よく理解できる 頸・肩・腰・股・膝の診療【改訂増補】

PRACTICAL

よく理解できる
整形外科診療の実際

ORTHOPEDICS

編集

防衛医科大学校名誉教授
冨士川 恭輔

慶應義塾大学整形外科教授
戸山 芳昭

● 編　集 ●

冨士川　恭輔	防衛医科大学校名誉教授
戸山　芳昭	慶應義塾大学医学部整形外科学教室　教授

● 執筆者 ● （執筆順）

戸山　芳昭	慶應義塾大学医学部整形外科学教室　教授
千葉　一裕	慶應義塾大学医学部整形外科学教室　助教授
藤村　祥一	独立行政法人国立病院機構相模原病院　副院長
松本　守雄	慶應義塾大学医学部ユニデン寄付講座運動器機能再建・再生学講座　助教授
中村　雅也	慶應義塾大学医学部整形外科学教室　講師
根本　孝一	防衛医科大学校整形外科学講座　教授
有野　浩司	防衛医科大学校病院整形外科　講師
関　敦仁	独立行政法人国立病院機構相模原病院整形外科　医長，リハビリテーション科医長，臨床研究センターリハビリテーション研究室　室長
吉川　泰弘	小田原市立病院整形外科　医長
加藤　直樹	防衛医科大学校整形外科学講座
中村　俊康	慶應義塾大学医学部整形外科学教室
石黒　隆	いしぐろ整形外科　院長
堀内　行雄	川崎市立川崎病院　副院長
山内　健二	独立行政法人国立病院機構箱根病院整形外科　医長
尼子　雅敏	陸上自衛隊北部方面衛生隊第101野外病院隊　隊長（二等陸佐）
高山　真一郎	国立成育医療センター整形外科　医長
仲尾　保志	慶應義塾大学医学部整形外科学教室　講師
田崎　憲一	荻窪病院　副院長

朝妻 孝仁	防衛医科大学校整形外科学講座　助教授
鎌田 修博	けいゆう病院整形外科　副部長
坂巻 豊教	独立行政法人国立病院機構箱根病院　副院長
柳本 繁	慶應義塾大学医学部整形外科学教室　講師
山田 治基	藤田保健衛生大学医学部整形外科学教室　教授
松本 秀男	慶應義塾大学医学部整形外科学教室　助教授
竹田 毅	慶應義塾大学医学部スポーツクリニック　助教授
川久保 誠	川久保整形外科クリニック　院長
田中 修	霧が丘整形外科皮膚科　院長
大谷 俊郎	慶應義塾大学医学部整形外科学教室　講師
冨士川 恭輔	防衛医科大学校名誉教授
小林 龍生	防衛医科大学校病院整形外科　講師
伊崎 寿之	小滝橋整形外科　院長
橋本 健史	慶應義塾大学月が瀬リハビリテーションセンター　助教授
伊部 茂晴	茨城県立こども福祉医療センター　医務局長
須田 康文	慶應義塾大学医学部整形外科学教室　講師
星野 達	稲城市立病院整形外科　リハビリテーション科　部長
早稲田 明生	国際親善総合病院整形外科　医長
宇佐見 則夫	至誠会第二病院整形外科　部長

改訂増補序

　約6年前に，臨床の現場で本当に役に立つ本を，という永井書店東京店の高山　静氏の薦めで「よく理解できる頸・肩・腰・股・膝の診療」という変則的な書を刊行しました．稀にしか遭遇しない疾患はすべて外し，毎日の通常の整形外科診療で頻繁に遭遇する代表的な疾患を理解しやすく記述し，また診療の合間にも読みやすくするために活字も少し大きめにしました．

　こんな企画が通用するのか，と不安もありましたが，思いのほか好評と聞いております．ただ，肘関節，手関節・手，足関節・足等にも日常の診療で遭遇する重要な疾患が少なくないので，次の機会に是非加えて欲しいという御意見を多く頂いたので，今回の改訂を機会に大幅に「手・足を伸ばし」ました．これによりほぼ全身を網羅する書に発展させることができました．

　編者も二人となりました．

　但し，当初からの方針は貫き，運動器の疾患を理解する上で不可欠な解剖・機能解剖を本文への導入とし，また日常臨床で稀にしか遭遇しない疾患は除いてあります．更に治療に関しては，手術療法の細部はそれぞれの専門書に譲り，保存療法に重点を置いております．

　幸い，今回も第一線でご活躍中の，それぞれの分野の専門医である多くの新しい先生方に加わって頂くことができました．これらの先生方は御多忙であるのを承知のうえで，頂いた原稿を編者が読者の立場で一語一句を読みました．そして内容もさることながら，読者の多くはその分野の専門医ではないので，何回も読み返さないと分かり難い文章や，不親切な記述は絶対に避けるべきという編者の信念から，可成りの部分を，また一度ならずも書き直して頂きました．

　少なからずお腹立ちがあったとは思いますが，こらえて御協力下さった著者の先生方に対しこの場を借りて心より感謝の意を表します．

　本書が，日常整形外科関連の疾患を取り扱う先生，研修医，ならびにコメディカルおよび学生の方々のお役に立てれば幸甚です．また本書に対する多くの御意見を頂ければ，必ず次の機会に生かしたいと思いますので宜しくお願いいたします．

　最後に，大幅な改訂に並々ならぬご尽力を頂いた永井書店東京店高山　静氏，編集部の皆様に心より感謝いたします．

平成17年5月

編　　者

初版序

　約2年ほど前,高山　静氏が私の部屋を訪ねて来られ,「是非一緒に整形外科の本を作りましょう」と私を誘いました.「いや,整形外科関連の教科書はたくさんあるから」と言いますと,「本当に現場で役に立つ本です.だけどペラペラな本は駄目です.格調の高い本です.実際にフロントで活躍している先生方が頻繁に遭遇する疾患を中心に丁寧に書いたらどうでしょう」

　整形外科領域で多い疾患となると,頸椎,肩関節,腰椎,股関節,膝関節になるな.しかし整形外科という広い分野の一部だけが書いてある本なんていいのか,と言いますと,内容が充実していれば大丈夫です,と自信ありげでした.充実していて臨場感がある内容となると,現在第一線で活躍している先生方に執筆をお願いしなくてはならない.そういう先生方はものすごく多忙だからとても引き受けてもらえまい.そうなるともう強引に頼むしかない,と思いました.

　幸い私が学んだ慶應義塾大学整形外科学教室および現在勤務している防衛医科大学校整形外科学教室には若手の適任者がたくさんいました.半分,いやほとんど命令するようなかたちでお願いしました.

　本書は,整形外科の先生はもちろん,開業されご自身の専門外ではあるが整形外科疾患を診療しなくてはならない先生のお役にも立てるように次のように企画しました.

　1) 基本的解剖
　疾患の概要を理解するに必要な基本的な解剖を,できるだけ簡潔に分かりやすく記載する.
　2) 診察法,診断法,治療法
　記載する各疾患のintroductionとして,自分が診察するつもりで総論的に記述する.また,確定診断に必要な補助診断法および診断上のpit holeを記述する.
　さらに病態,治療法について各論的に記述する.治療法は保存療法を中心にし,保存療法の限界,専門医に任せるtimingを明確にする.
　3) 編集者が大幅に修正,加筆することがある.

　実際かなりの部分に赤字を入れて著者の先生方に修正をお願い致しました.

　「本というのはこういうふうに編集するものですか」,「freshmanのときに初めて書いた発表原稿を先輩に直されたことを思い出し,久々に緊張感を味わいました」,「僕の書いた部分をほんの少しでも残して下さい」など,著者の先生方より少し皮肉まじ

りのいろいろな感想を頂きました．いずれもご多忙中のところ貴重な時間を割いて頂き心から感謝しております．

　丁度原稿が集まったとき，事情があって高山氏が永井書店に移られたので本書の発行が危ぶまれました．しかし高山氏のご努力により，本書は医学書出版の老舗である永井書店から世にでることになりました．本書は高山氏が手がける初めての整形外科関連の書ということで思い入れもあったようで，最後の校正，印刷の段では特にお世話になりました．

　日常の臨床で頻繁に遭遇すると思われる疾患を中心に記載し，教科書でありながら整形外科領域の疾患のすべてを網羅していない変則的な書でありますが，著者，編者，出版者が一体となって完成させたものです．本書を読まれた先生方のご意見，ご批判を頂き，それを次の機会に生かすようにしたいと思っております．

1999年3月吉日

冨士川　恭輔

目 次

A. 頸 部 　　　　　　　　　　　　　　　　　　　　　　　　　　　　1

A-1. 頸部の解剖 ……………………………………………戸山　芳昭/千葉　一裕…3
1. 骨格系……………………………………………………………………………3
   1) 椎骨……………………………………………………………………………3
   2) 椎間板…………………………………………………………………………7
2. 靱帯と筋群………………………………………………………………………8
   1) 靱帯……………………………………………………………………………8
   2) 筋群……………………………………………………………………………9
3. 神経系……………………………………………………………………………10
   1) 脊髄……………………………………………………………………………10
   2) 神経根…………………………………………………………………………11

A-2. 頸痛疾患の臨床所見・診察法・診断法 ………………………藤村　祥一…12
1. 分類………………………………………………………………………………13
2. 臨床症状からみた頸痛疾患……………………………………………………13
3. 診察法……………………………………………………………………………14
   1) 問診……………………………………………………………………………14
   2) 発症機転………………………………………………………………………14
   3) 疼痛の特徴……………………………………………………………………15
   4) 疼痛以外の症状………………………………………………………………15
   5) 頸部外疾患と他科疾患の関与………………………………………………15
4. 診察………………………………………………………………………………15
5. 補助診断法………………………………………………………………………16
   1) 画像検査………………………………………………………………………16
   2) 臨床検査………………………………………………………………………17
   3) 電気生理学的検査……………………………………………………………17
   4) アイソトープ検査……………………………………………………………17
   5) 生検……………………………………………………………………………18

A-3. 形態異常 ………………………………………………戸山　芳昭/千葉　一裕…19
1. 頭蓋—頸椎移行部奇形…………………………………………………………19
   1) 頭蓋底陥入症…………………………………………………………………21
   2) 後頭環椎癒合症………………………………………………………………21
   3) 軸椎歯突起形成異常/歯突起骨………………………………………………21
   4) Arnold-Chiari 奇形…………………………………………………………24
   5) 先天性頸椎癒合症(Klippel-Feil 症候群)……………………………………25
2. 斜頸………………………………………………………………………………25
   1) 先天性筋性斜頸………………………………………………………………26
   2) リンパ性斜頸…………………………………………………………………26
   3) 痙性斜頸………………………………………………………………………26

A-4. 炎症 ……………………………………………………松本　守雄/藤村　祥一…28
1. 化膿性脊椎(頸椎)炎……………………………………………………………28
   1) 病態……………………………………………………………………………28
   2) 診断……………………………………………………………………………28
   3) 治療……………………………………………………………………………31
2. 結核性脊椎(頸椎)炎……………………………………………………………32
   1) 病態……………………………………………………………………………32
   2) 診断……………………………………………………………………………32
   3) 治療……………………………………………………………………………35
3. リウマチ脊椎(頸椎)炎…………………………………………………………36
   1) 病態……………………………………………………………………………36
   2) 診断……………………………………………………………………………36
   3) 治療……………………………………………………………………………39
   付-1. 寝ちがえ/僧帽筋硬結……………………………………………………40
   付-2. 化膿性椎間板炎…………………………………………………………41

A-5. 外傷 ……………………………………………………千葉　一裕/戸山　芳昭…42
1. 頸椎捻挫…………………………………………………………………………42
   1) 病態……………………………………………………………………………42
   2) 分類と診断……………………………………………………………………43
   3) 画像所見………………………………………………………………………43
   4) 治療……………………………………………………………………………44
   付-3. 頸椎捻挫の慢性化………………………………………………………45

ii 目次

  2．頸椎の脱臼・骨折 ……………………………………………45
   1）分　　類 ………………………………………………45
   2）診　　断 ………………………………………………50
   3）治　　療 ………………………………………………51
  3．頸 髄 損 傷 ……………………………………………………53
   1）分　　類 ………………………………………………53
   2）診　　断 ………………………………………………54
   3）治　　療 ………………………………………………54
  付-4．中心性頸髄損傷(Schneider 型) ………………………55

A-6．変　　性 …………………………………………中村　雅也/藤村　祥一…57
 1．頸部椎間板ヘルニア ……………………………………………57
  1）病　　態 …………………………………………………57
  2）診　　断 …………………………………………………57
  3）治　　療 …………………………………………………59
 2．頸部椎間板症 ……………………………………………………60
  1）病　　態 …………………………………………………60
  2）診　　断 …………………………………………………60
  3）治　　療 …………………………………………………60
 3．頸部脊椎症 ………………………………………………………61
  1）頸椎症性脊髄症 …………………………………………61
  2）頸椎症性神経根症 ………………………………………63
 4．後縦靱帯骨化症 …………………………………………………64
  1）病態と成因 ………………………………………………64
  2）疫　　学 …………………………………………………64
  3）診　　断 …………………………………………………64
  4）治　　療 …………………………………………………67
 5．強直性脊椎骨増殖症(Forestier 病) …………………………67
  1）病　　態 …………………………………………………67
  2）診　　断 …………………………………………………68
  3）治　　療 …………………………………………………69
  付-5．頸肩腕症候群 …………………………………………69

A-7．腫　　瘍 …………………………………………松本　守雄/藤村　祥一…70
 1．頸 髄 腫 瘍 ………………………………………………………70
  1）病　　態 …………………………………………………70
  2）診　　断 …………………………………………………70
  3）治　　療 …………………………………………………74
 2．頸 椎 腫 瘍 ………………………………………………………75
  1）病　　態 …………………………………………………75
  2）診　　断 …………………………………………………75
  3）治　　療 …………………………………………………76
  付-6．転移性頸椎腫瘍 ………………………………………77

B．肩　　部　79

B-1．肩部の解剖 ……………………………………………………根本　孝一…81
 1．骨　　格 …………………………………………………………81
 2．筋　　腱 …………………………………………………………82
 3．神　　経 …………………………………………………………84
 4．脈　　管 …………………………………………………………86

B-2．肩痛疾患の診察法 …………………………………………根本　孝一…88
 1．問　　診 …………………………………………………………88
 2．視　　診 …………………………………………………………89
 3．触　　診 …………………………………………………………92
 4．運　動　診 ………………………………………………………93
 5．疾患特異的徴候 …………………………………………………93
 6．画 像 所 見 ………………………………………………………96

B-3．肩関節周囲炎 …………………………………………………有野　浩司…99
 1．肩峰下滑液包炎 …………………………………………………99
  1）病　　態 …………………………………………………99
  2）症　　状 …………………………………………………99
  3）診　　断 …………………………………………………99
  4）治　　療 …………………………………………………100
 2．石灰沈着性腱炎 …………………………………………………101
  1）症　　状 …………………………………………………101
  2）診　　断 …………………………………………………101
  3）治　　療 …………………………………………………101

　　　　　付-1．石　灰　症………………………………………………………………102
　　　3．上腕二頭筋長頭腱腱鞘炎………………………………………………………102
　　　　1) 症　　　状……………………………………………………………………102
　　　　2) 治　　　療……………………………………………………………………103
　　　4．狭義の五十肩………………………………………………………………………103
　　　　1) 症　　　状……………………………………………………………………104
　　　　2) 治　　　療……………………………………………………………………104
　B-4．腱板断裂……………………………………………………………有野　浩司…105
　　　　1) 症　　　状……………………………………………………………………105
　　　　2) 診　　　断……………………………………………………………………105
　　　　3) 治　　　療……………………………………………………………………106
　B-5．インピンジメント症候群…………………………………………根本　孝一…107
　　　1．診　　　断…………………………………………………………………………107
　　　2．治　　　療…………………………………………………………………………107
　　　　1) 保存療法………………………………………………………………………107
　　　　2) 手術療法………………………………………………………………………108
　B-6．動揺性肩関節………………………………………………………根本　孝一…109
　　　1．症状・診断…………………………………………………………………………109
　　　2．治　　　療…………………………………………………………………………110
　B-7．反復性肩関節脱臼…………………………………………………根本　孝一…111
　　　1．診　　　断…………………………………………………………………………111
　　　2．治　　　療…………………………………………………………………………112
　B-8．胸郭出口症候群……………………………………………………根本　孝一…113
　　　1．症状・診断…………………………………………………………………………113
　　　2．治　　　療…………………………………………………………………………116
　B-9．肩手症候群…………………………………………………………根本　孝一…117
　　　1．診　　　断…………………………………………………………………………117
　　　2．治　　　療…………………………………………………………………………117

C．肘　関　節　　119

　C-1．肘関節の解剖………………………………………………………関　　敦仁…121
　　　1．骨　　　格…………………………………………………………………………121
　　　2．靱　　　帯…………………………………………………………………………122
　　　3．筋………………………………………………………………………………………123
　　　4．血　　　管…………………………………………………………………………124
　　　5．神　　　経…………………………………………………………………………124
　C-2．肘関節の診察法……………………………………………………吉川　泰弘…127
　　　1．問　　　診…………………………………………………………………………127
　　　2．視診・触診…………………………………………………………………………127
　　　3．理学所見……………………………………………………………………………128
　　　　1) 関節可動域……………………………………………………………………128
　　　　2) 筋　　　力……………………………………………………………………128
　　　　3) 関節不安定性…………………………………………………………………128
　　　　4) 神経学的所見…………………………………………………………………129
　　　　5) 機能評価………………………………………………………………………129
　　　　6) 誘発テスト……………………………………………………………………129
　　　4．鑑別診断……………………………………………………………………………129
　　　　1) 変　　　形……………………………………………………………………129
　　　　2) 腫　　　脹……………………………………………………………………130
　　　　3) 疼　　　痛……………………………………………………………………130
　　　5．画像診断……………………………………………………………………………130
　　　　1) 単純X線写真…………………………………………………………………130
　　　　2) 断層X線写真…………………………………………………………………134
　　　　3) 機能X線写真…………………………………………………………………134
　　　　4) 関節造影………………………………………………………………………135
　　　　5) Ｃ　　Ｔ………………………………………………………………………135
　　　　6) Ｍ　Ｒ　Ｉ……………………………………………………………………136
　　　　7) 超音波撮影……………………………………………………………………136
　　　　8) 関節鏡検査……………………………………………………………………137
　　　　付-1．肘機能評価表(JOA)……………………………………………………138
　C-3．形態異常……………………………………………………………根本　孝一…139
　　　1．橈側列形成不全症（先天性内反手）……………………………………………139
　　　　1) 病　　　態……………………………………………………………………139

2）臨床症状 …………………………………………………139
3）画像所見 …………………………………………………140
4）診　　断 …………………………………………………140
5）保存療法 …………………………………………………140
6）手術療法 …………………………………………………140
　2．橈尺骨癒合症 …………………………………………………141
1）病　　態 …………………………………………………141
2）臨床症状 …………………………………………………141
3）画像所見 …………………………………………………143
4）診　　断 …………………………………………………143
5）保存療法 …………………………………………………143
6）手術療法 …………………………………………………143
　3．外　反　肘 …………………………………………………143
1）病　　態 …………………………………………………143
2）臨床症状 …………………………………………………144
3）画像所見 …………………………………………………144
4）診　　断 …………………………………………………144
5）保存療法 …………………………………………………145
6）手術療法 …………………………………………………145
　4．内　反　肘 …………………………………………………145
1）病　　態 …………………………………………………145
2）臨床症状 …………………………………………………146
3）画像所見 …………………………………………………146
4）診　　断 …………………………………………………146
5）保存療法 …………………………………………………146
6）手術療法 …………………………………………………146

C-4．炎症およびその類似疾患 ……………………………………加藤　直樹…147
　1．上腕骨外上顆炎 …………………………………………………147
1）病　　態 …………………………………………………147
2）臨床症状 …………………………………………………147
3）診　　断 …………………………………………………147
4）治　　療 …………………………………………………147
　2．上腕骨内上顆炎 …………………………………………………148
1）病　　態 …………………………………………………148
2）臨床症状・診断 …………………………………………148
3）治　　療 …………………………………………………148
　付-2．テニス肘 …………………………………………………149
　付-3．橈骨神経管症候群 ………………………………………149
　3．内側側副靱帯障害 ………………………………………………150
1）病　　態 …………………………………………………150
2）臨床症状・診断 …………………………………………150
3）治　　療 …………………………………………………150
　付-4．筋膜圧迫症候群 …………………………………………150
　4．肘頭部皮下滑液包炎 …………………………………………150

C-5．外　　傷 ………………………………………………………152
　1．小児肘内障 ………………………………………………有野　浩司…152
1）病　　態 …………………………………………………152
2）症　　状 …………………………………………………152
3）画像所見 …………………………………………………152
4）診　　断 …………………………………………………152
5）鑑別診断 …………………………………………………152
6）治　　療 …………………………………………………153
7）専門医に紹介するタイミング …………………………153
　付-5．輪状靱帯脱臼 …………………………………………154
　2．肘関節部骨端線損傷（骨端離解） ……………………有野　浩司…154
1）病　　態 …………………………………………………154
2）診　　断 …………………………………………………154
3）治　　療 …………………………………………………154
　3．肘関節脱臼 ………………………………………………有野　浩司…155
1）病　　態 …………………………………………………155
2）診　　断 …………………………………………………155
3）治　　療 …………………………………………………155
4）専門医に紹介するタイミング …………………………155
　4．上腕骨顆上骨折 …………………………………………有野　浩司…156
1）病　　態 …………………………………………………156
2）症　　状 …………………………………………………156
3）診　　断 …………………………………………………156

　　　　4）鑑別診断 …………………………………156
　　　　5）治　　療 …………………………………156
　　　　6）合 併 症 …………………………………157
　　　　7）専門医に紹介するタイミング …………157
　　　付-6．Volkmann 拘縮 ………………………157
　　5．上腕骨外顆骨折 ………………………有野　浩司…158
　　　　1）病　　態 …………………………………158
　　　　2）臨 床 症 状 …………………………………158
　　　　3）診断・鑑別診断 …………………………159
　　　　4）治　　療 …………………………………159
　　　　5）専門医に紹介するタイミング …………159
　　6．上腕骨内上顆骨折 ……………………有野　浩司…160
　　　　1）病　　態 …………………………………160
　　　　2）臨 床 症 状 …………………………………160
　　　　3）診　　断 …………………………………160
　　　　4）治　　療 …………………………………160
　　　　5）専門医に紹介するタイミング …………160
　　7．肘頭骨折 ………………………………有野　浩司…161
　　　　1）病　　態 …………………………………161
　　　　2）臨 床 症 状 …………………………………161
　　　　3）診　　断 …………………………………161
　　　　4）治　　療 …………………………………161
　　　　5）専門医に紹介するタイミング …………162
　　8．橈骨頭脱臼 ……………………………有野　浩司…162
　　　　1）病　　態 …………………………………162
　　　　2）臨 床 症 状 …………………………………162
　　　　3）診　　断 …………………………………162
　　　　4）治　　療 …………………………………162
　　9．橈骨頭骨折 ……………………………有野　浩司…162
　　　　1）病　　態 …………………………………162
　　　　2）症　　状 …………………………………162
　　　　3）診　　断 …………………………………163
　　　　4）治　　療 …………………………………163
　　　付-7．Monttegia 骨折 ………………………163
　　10．靱帯損傷 ………………………………根本　孝一…164
　　　　1）内側側副靱帯損傷 ………………………164
　　　　2）外側側副靱帯損傷 ………………………166
　　　　3）後外側回旋不安定症 ……………………168

C-6．変性および類似疾患 ……………………吉川　泰弘…170

　　1．肘部管症候群 …………………………………………170
　　　　1）解剖と病態 ………………………………170
　　　　2）臨 床 症 状 …………………………………171
　　　　3）検 査 所 見 …………………………………171
　　　　4）診　　断 …………………………………172
　　　　5）治　　療 …………………………………172
　　2．Panner 病 ……………………………………………174
　　　　1）病　　態 …………………………………174
　　　　2）臨 床 症 状 …………………………………175
　　　　3）画 像 所 見 …………………………………175
　　　　4）診　　断 …………………………………175
　　　　5）治　　療 …………………………………175
　　3．離断性骨軟骨炎 ………………………………………177
　　　　1）概念・病態 ………………………………177
　　　　2）臨 床 症 状 …………………………………177
　　　　3）画 像 検 査 …………………………………177
　　　　4）診　　断 …………………………………178
　　　　5）治　　療 …………………………………179
　　4．滑膜性骨軟骨症 ………………………………………180
　　　　1）病　　態 …………………………………180
　　　　2）臨 床 症 状 …………………………………180
　　　　3）画 像 所 見 …………………………………180
　　　　4）診　　断 …………………………………181
　　　　5）治　　療 …………………………………181
　　5．変形性肘関節症 ………………………………………182
　　　　1）病　　態 …………………………………182
　　　　2）臨 床 症 状 …………………………………183
　　　　3）画 像 所 見 …………………………………183
　　　　4）診　　断 …………………………………183

　　　　　5）治　　療 …………………………………………………………………183

D．手関節・手　　　　　　　　　　　　　　　　　　　　　　　　　　　　　187

D-1．手関節・手の解剖 …………………………………………中村　俊康…189
1．骨　　格 ……………………………………………………………………189
　1）手　関　節 ……………………………………………………………189
　2）手指関節 ………………………………………………………………191
2．筋・腱・靱帯 ………………………………………………………………193
　1）筋 ………………………………………………………………………193
　2）腱 ………………………………………………………………………194
　3）靱　　帯 ………………………………………………………………197
3．血管・神経 …………………………………………………………………198
　1）血　　管 ………………………………………………………………198
　2）神　　経 ………………………………………………………………199

D-2．手関節・手の診察法 …………………………………………石黒　　隆…200
1．概　　念 ……………………………………………………………………200
2．診察手順 ……………………………………………………………………200
　1）問　　診 ………………………………………………………………200
　2）視診，触診 ……………………………………………………………200
　3）画像所見 ………………………………………………………………203

D-3．形態異常 ………………………………………………………堀内　行雄…204
1．橈側列形成不全症（内反手，母指形成不全症）…………………………204
　1）概　　念 ………………………………………………………………204
　2）病　　態 ………………………………………………………………205
　3）臨床症状 ………………………………………………………………206
　4）画像所見 ………………………………………………………………206
　5）診　　断 ………………………………………………………………206
　6）保存療法 ………………………………………………………………206
　7）手術療法 ………………………………………………………………207
2．裂　手　症 …………………………………………………………………207
　1）概　　念 ………………………………………………………………207
　2）病　　態 ………………………………………………………………207
　3）臨床症状 ………………………………………………………………208
　4）画像所見 ………………………………………………………………208
　5）診断・鑑別診断 ………………………………………………………208
　6）保存療法 ………………………………………………………………209
　7）手術療法 ………………………………………………………………209
3．合指症・多指症・屈指症・斜指症・指節癒合症・巨指症・短指症 ……209
　3-1．合　指　症 ……………………………………………………………209
　　1）概念・病態 …………………………………………………………209
　　2）臨床症状 ……………………………………………………………209
　　3）画像所見 ……………………………………………………………211
　　4）診断・鑑別診断 ……………………………………………………211
　　5）保存療法 ……………………………………………………………211
　　6）手術療法 ……………………………………………………………211
　3-2．多　指　症 ……………………………………………………………211
　　1）概念・病態 …………………………………………………………211
　　2）臨床症状 ……………………………………………………………212
　　3）画像所見 ……………………………………………………………212
　　4）診断・鑑別診断 ……………………………………………………212
　　5）保存療法 ……………………………………………………………212
　　6）手術療法 ……………………………………………………………212
　3-3．屈　指　症 ……………………………………………………………213
　　1）概念・病態 …………………………………………………………213
　　2）臨床症状 ……………………………………………………………213
　　3）画像所見 ……………………………………………………………213
　　4）診断・鑑別診断 ……………………………………………………213
　　5）保存療法 ……………………………………………………………213
　　6）手術療法 ……………………………………………………………214
　3-4．斜　指　症 ……………………………………………………………214
　　1）概念・病態 …………………………………………………………214
　　2）臨床症状 ……………………………………………………………214
　　3）画像所見 ……………………………………………………………214
　　4）診断・鑑別診断 ……………………………………………………215
　　5）保存療法 ……………………………………………………………215
　　6）手術療法 ……………………………………………………………215

3-5．指節癒合症 …………………………………………………………215
　　　　　1）概念・病態 …………………………………………………………215
　　　　　2）臨床症状 ……………………………………………………………215
　　　　　3）画像所見 ……………………………………………………………215
　　　　　4）診断・鑑別診断 ……………………………………………………215
　　　　　5）保存療法 ……………………………………………………………216
　　　　　6）手術療法 ……………………………………………………………216
　　　3-6．巨指症 ………………………………………………………………216
　　　　　1）概念・病態 …………………………………………………………216
　　　　　2）臨床症状 ……………………………………………………………216
　　　　　3）画像所見 ……………………………………………………………216
　　　　　4）診断・鑑別診断 ……………………………………………………216
　　　　　5）保存療法 ……………………………………………………………216
　　　　　6）手術療法 ……………………………………………………………217
　　　3-7．短指症 ………………………………………………………………217
　　　　　1）概念・病態 …………………………………………………………217
　　　　　2）臨床症状 ……………………………………………………………217
　　　　　3）画像所見 ……………………………………………………………218
　　　　　4）診断・鑑別診断 ……………………………………………………218
　　　　　5）保存療法 ……………………………………………………………218
　　　　　6）手術療法 ……………………………………………………………218
　　4．先天性絞扼輪症候群 ……………………………………………………218
　　　　　1）概念・病態 …………………………………………………………218
　　　　　2）臨床症状 ……………………………………………………………219
　　　　　3）画像所見 ……………………………………………………………219
　　　　　4）診断・鑑別診断 ……………………………………………………219
　　　　　5）保存療法 ……………………………………………………………219
　　　　　6）手術療法 ……………………………………………………………219
　　5．Dupuytren 拘縮 …………………………………………………………219
　　　　　1）概　　念 ……………………………………………………………219
　　　　　2）病　　態 ……………………………………………………………220
　　　　　3）臨床症状 ……………………………………………………………220
　　　　　4）画像所見 ……………………………………………………………220
　　　　　5）診断・鑑別診断 ……………………………………………………221
　　　　　6）保存療法 ……………………………………………………………221
　　　　　7）手術療法 ……………………………………………………………221
D-4．炎症 ……………………………………………………………山内　健二…222
　　1．De Quervain 病 …………………………………………………………222
　　　　　1）病　　態 ……………………………………………………………222
　　　　　2）症状・診断 …………………………………………………………222
　　　　　3）治　　療 ……………………………………………………………223
　　　　　4）手術適応 ……………………………………………………………224
　　2．ばね指（弾撥指）…………………………………………………………224
　　　　　1）病　　態 ……………………………………………………………224
　　　　　2）症状・診断 …………………………………………………………225
　　　　　3）治　　療 ……………………………………………………………225
　　　　　4）手術適応 ……………………………………………………………225
　　　　付-1．小児ばね指（強直母指）………………………………………226
　　　　付-2．先天性握り母指 …………………………………………………226
　　3．急性化膿性屈筋腱腱鞘炎 ………………………………………………227
　　　　　1）病　　態 ……………………………………………………………227
　　　　　2）症状・診断 …………………………………………………………227
　　　　　3）治　　療 ……………………………………………………………227
　　　　　4）手術適応 ……………………………………………………………228
　　4．瘭　疽 ……………………………………………………………………228
　　　　　1）病　　態 ……………………………………………………………228
　　　　　2）症状・診断 …………………………………………………………229
　　　　　3）治　　療 ……………………………………………………………229
D-5．外傷 ………………………………………………………………………231
　　1．爪損傷，指尖損傷，指切断 ……………………………………石黒　隆…231
　　　　　1）概念・病態 …………………………………………………………231
　　　　　2）初期治療 ……………………………………………………………231
　　2．高圧注入外傷 ……………………………………………………石黒　隆…232
　　　　　1）概念・病態 …………………………………………………………232
　　　　　2）初期治療 ……………………………………………………………232
　　3．橈骨・尺骨遠位端骨折（脱臼含む）……………………………尼子　雅敏…232
　　　　　1）概念・病態 …………………………………………………………232

2）受傷機転 ……………………………………233
　　　3）臨床症状 ……………………………………233
　　　4）画像所見 ……………………………………233
　　　5）診　　断 ……………………………………234
　　　6）保存療法 ……………………………………237
　　　7）手術療法 ……………………………………240
　　　8）合　併　症 …………………………………242
　　　9）治療成績評価 ………………………………244
　4．手根骨骨折 ………………………………中村　俊康…244
　　　1）病　　態 ……………………………………244
　　　2）臨床症状 ……………………………………245
　　　3）診　　断 ……………………………………245
　　　4）保存療法とその限界 ………………………245
　　　5）手術療法 ……………………………………247
　　付-3．舟状骨骨折後偽関節 ……………………247
　　付-4．手根不安定症 ……………………………247
　5．舟状骨月状骨間解離・月状骨三角骨間解離・月状骨周囲脱臼・月状骨脱臼
　　　　　　　　　　　　　　　　　　　………中村　俊康…248
　　　1）概念・病態 …………………………………248
　　　2）臨床症状 ……………………………………249
　　　3）診　　断 ……………………………………250
　　　4）鑑別診断 ……………………………………250
　　　5）保存療法とその限界 ………………………251
　　　6）手術療法 ……………………………………252
　6．中手骨・指骨骨折(脱臼含む) ……………石黒　隆…254
　　　1）概　　念 ……………………………………254
　　　2）病態・臨床症状 ……………………………254
　　　3）治療方針 ……………………………………254
　　付-5．Bennett 骨折 ……………………………256
　7．三角線維軟骨複合体損傷 ………………中村　俊康…257
　　　1）病　　態 ……………………………………257
　　　2）診　　断 ……………………………………257
　　　3）鑑別診断 ……………………………………259
　　　4）治　　療 ……………………………………259
　　付-6．手関節鏡視下手術 ………………………260
　8．指関節脱臼，指関節靱帯損傷 ……………石黒　隆…260
　　　1）概　　念 ……………………………………260
　　　2）病　　態 ……………………………………260
　　　3）臨床症状 ……………………………………261
　　　4）診　　断 ……………………………………261
　　　5）治療方針 ……………………………………261
　9．槌　　　　指 ………………………………石黒　隆…262
　　　1）概　　念 ……………………………………262
　　　2）病　　態 ……………………………………262
　　　3）臨床症状・診断 ……………………………263
　　　4）治療方針 ……………………………………263
　　付-7．extension block を利用した closed reduction(石黒法) ……264
　　付-8．スワンネック変形 ………………………264
　10．屈筋腱・伸筋腱損傷 ……………………高山真一郎…264
　10-1．屈筋腱損傷 …………………………………265
　　　1）解剖学的事項 ………………………………265
　　　2）診　　断 ……………………………………266
　　　3）画像所見 ……………………………………267
　　　4）治　　療 ……………………………………268
　10-2．伸筋腱損傷 …………………………………269
　　　1）解剖学的事項 ………………………………269
　　　2）診断・治療 …………………………………269
　　付-9．ボタンホール変形 ………………………271
　11．末梢神経損傷・障害 ………………………仲尾　保志…271
　　　1）病　　態 ……………………………………271
　　　2）臨床症状・診断 ……………………………272
　　付-10．Tinel 徴候と Tinel 様徴候 ……………273
　　　3）診　　断 ……………………………………274
　　　4）治　　療 ……………………………………275
　　付-11．鷲手変形，猿手変形，下垂手変形 ……276
D-6．変性および類似疾患 ……………………………田崎　憲一…280
　1．ギヨン管(尺骨神経管)症候群 ………………………280
　　　1）尺骨神経管の解剖 …………………………280

- 2）原　　　因 …………………………………………………………281
- 3）病 型 分 類 …………………………………………………………281
- 4）診　　　断 …………………………………………………………281
- 5）治　　　療 …………………………………………………………282
- 2．手根管症候群 …………………………………………………………282
  - 1）手根管の解剖 …………………………………………………………282
  - 2）臨 床 症 状 …………………………………………………………282
  - 3）診　　　断 …………………………………………………………283
  - 4）治　　　療 …………………………………………………………284
- 3．ガングリオン …………………………………………………………285
  - 1）分　　　類 …………………………………………………………285
  - 2）診　　　断 …………………………………………………………286
  - 3）治　　　療 …………………………………………………………286
- 4．変形性関節症 …………………………………………………………286
- 4-1．遠位橈尺関節症 …………………………………………………………287
- 4-2．変形性手関節症(橈骨手根関節) …………………………………………………………287
- 4-3．手根骨間関節症(STT関節症など) …………………………………………………………288
- 4-4．母指CM関節症 …………………………………………………………288
  - 1）臨 床 症 状 …………………………………………………………288
  - 2）画 像 所 見 …………………………………………………………288
  - 3）治　　　療 …………………………………………………………288
- 4-5．metacarpal boss(第2，3 CM関節症) …………………………………………………………289
  - 付-12．ヘバーデン結節/ブシャー結節 …………………………………………………………289
- 5．キーンベック病(月状骨無腐性壊死，月状骨軟化症) …………………………………………………………290
  - 1）臨 床 症 状 …………………………………………………………290
  - 2）診　　　断 …………………………………………………………290
  - 3）治　　　療 …………………………………………………………290
  - 4）手 術 療 法 …………………………………………………………291

E．腰　　部　　293

E-1．腰部の解剖 …………………………………戸山　芳昭/千葉　一裕…295
- 1．骨 格 系 …………………………………………………………295
  - 1）椎　　　骨 …………………………………………………………295
  - 2）椎 間 板 …………………………………………………………297
- 2．靱帯と筋群 …………………………………………………………299
  - 1）靱　　　帯 …………………………………………………………299
  - 2）筋　　　群 …………………………………………………………300
- 3．神 経 系 …………………………………………………………300
  - 1）円 錐 部 …………………………………………………………300
  - 2）馬　　　尾 …………………………………………………………300

E-2．腰痛疾患の臨床所見・診察法・診断法 …………………………………朝妻　孝仁…302
- 1．問　　診 …………………………………………………………302
- 2．臨 床 所 見 …………………………………………………………302
- 3．診 察 法 …………………………………………………………303
  - 1）理学的所見(局所所見)の診察法 …………………………………………………………303
  - 2）神経学的所見 …………………………………………………………304
  - 付-1．クローヌス …………………………………………………………308
- 4．診 断 法 …………………………………………………………308
  - 1）画 像 検 査 …………………………………………………………308
  - 2）臨床検査法 …………………………………………………………314

E-3．形 態 異 常 …………………………………朝妻　孝仁…317
- 1．脊柱側弯症 …………………………………………………………317
  - 1）定義と疫学 …………………………………………………………317
  - 2）分　　　類 …………………………………………………………317
  - 3）診　　　断 …………………………………………………………320
  - 4）治　　　療 …………………………………………………………323
  - 付-2．脊柱後弯症 …………………………………………………………326
  - 5）治　　　療 …………………………………………………………326
- 2．潜在性脊椎破裂 …………………………………………………………326
- 3．Richard病 …………………………………………………………327

E-4．炎　　症 …………………………………鎌田　修博…328
- 1．化膿性脊椎炎 …………………………………………………………328
  - 1）病　　　態 …………………………………………………………328
  - 2）臨 床 症 状 …………………………………………………………328
  - 3）検 査 所 見 …………………………………………………………328

　　　　　　　　4）画像所見 ……………………………………329
　　　　　　　　5）診　　断 ……………………………………330
　　　　　　　　6）治　　療 ……………………………………331
　　　　　2．結核性脊椎炎 ………………………………………331
　　　　　　　　1）病　　態 ……………………………………331
　　　　　　　　2）臨床症状 ……………………………………331
　　　　　　　　3）検査所見 ……………………………………332
　　　　　　　　4）画像所見 ……………………………………332
　　　　　　　　5）診　　断 ……………………………………333
　　　　　　　　6）治　　療 ……………………………………334
　　　　　　付-3．化膿性椎間板炎 …………………………………334
　　　　　3．腰部筋・筋膜炎 ……………………………………335
　　　　　　　　1）病　　態 ……………………………………335
　　　　　　　　2）症　　状 ……………………………………335
　　　　　　　　3）画像診断 ……………………………………335
　　　　　　　　4）治　　療 ……………………………………335
　　　　　　付-4．ぎっくり腰 ………………………………………335
E-5．外　　傷 ………………………………………鎌田　修博…337
　　　　　1．腰椎圧迫骨折 ………………………………………337
　　　　　　　　1）病　　態 ……………………………………337
　　　　　　　　2）臨床症状 ……………………………………338
　　　　　　　　3）診　　断 ……………………………………338
　　　　　　　　4）治　　療 ……………………………………338
　　　　　2．破裂骨折 ……………………………………………339
　　　　　　　　1）病　　態 ……………………………………339
　　　　　　　　2）臨床症状 ……………………………………340
　　　　　　　　3）診　　断 ……………………………………340
　　　　　　　　4）治　　療 ……………………………………340
　　　　　3．屈曲—伸延損傷 ……………………………………341
　　　　　4．屈曲—伸延損傷と破裂骨折との合併損傷 ………341
　　　　　5．胸腰椎脱臼骨折 ……………………………………343
　　　　　　　　1）屈曲—回旋脱臼骨折 ………………………343
　　　　　　　　2）剪断脱臼骨折 ………………………………344
　　　　　　　　3）屈曲—伸延脱臼骨折 ………………………345
　　　　　　付-5．腰椎横突起骨折 …………………………………345
　　　　　　付-6．脊椎骨粗鬆症による脊椎圧迫骨折 ……………346
E-6．変性疾患 ………………………………………朝妻　孝仁…347
　　　　　1．腰椎椎間板ヘルニア ………………………………347
　　　　　　　　1）病　　態 ……………………………………347
　　　　　　　　2）疫　　学 ……………………………………348
　　　　　　　　3）症　　状 ……………………………………349
　　　　　　　　4）診　　断 ……………………………………349
　　　　　　　　5）治　　療 ……………………………………351
　　　　　2．腰部椎間板症 ………………………………………352
　　　　　　　　1）病　　態 ……………………………………352
　　　　　　　　2）症　　状 ……………………………………352
　　　　　　　　3）診　　断 ……………………………………352
　　　　　　　　4）治　　療 ……………………………………352
　　　　　3．腰椎分離症，すべり症 ……………………………352
　　　　　　　　1）病　　態 ……………………………………352
　　　　　　　　2）すべり症の分類 ……………………………353
　　　　　　　　3）腰椎分離症 …………………………………354
　　　　　　　　4）腰椎分離・すべり症 ………………………356
　　　　　　　　5）形成不全性腰椎すべり症 …………………356
　　　　　　　　6）腰椎変性すべり症 …………………………356
　　　　　4．変形性脊椎症(腰部) ………………………………357
　　　　　　　　1）病　　態 ……………………………………357
　　　　　　　　2）症　　状 ……………………………………357
　　　　　　　　3）診　　断 ……………………………………357
　　　　　　　　4）治　　療 ……………………………………357
　　　　　5．腰部脊柱管狭窄症 …………………………………358
　　　　　　　　1）病　　態 ……………………………………358
　　　　　　　　2）症　　状 ……………………………………358
　　　　　　付-7．間歇性跛行 ………………………………………358
　　　　　　　　3）診　　断 ……………………………………359
　　　　　　付-8．redundant nerve roots ……………………………361
　　　　　　　　4）治　　療 ……………………………………361

目次

```
            6．脊椎骨骨粗鬆症 ………………………………………………………362
                1）病　　態 …………………………………………………………362
                2）症　　状 …………………………………………………………362
                3）診　　断 …………………………………………………………362
                4）治　　療 …………………………………………………………363
        E-7．腫　　瘍 ………………………………………………………朝妻　孝仁…365
            1．脊髄腫瘍(腰部) …………………………………………………………365
                1）病　　態 …………………………………………………………365
                付-9．馬尾腫瘍 ……………………………………………………365
                2）症　　状 …………………………………………………………366
                3）診　　断 …………………………………………………………366
                4）治　　療 …………………………………………………………368
            2．脊椎腫瘍(腰部) …………………………………………………………368
                1）病　　態 …………………………………………………………368
                2）症　　状 …………………………………………………………368
                3）診　　断 …………………………………………………………368
                4）治　　療 …………………………………………………………371
```

F．股　関　節　　　　　　　　　　　　　　　　　　　　　　　　　　　　373

```
        F-1．股関節の解剖 ……………………………………………坂巻　豊教…375
            1．股関節の構造 ……………………………………………………………375
                1）骨　の　形　態 …………………………………………………375
                2）股関節周囲の構造 ………………………………………………376
        F-2．股関節疾患の臨床所見・診察法・診断法 …………坂巻　豊教…380
            1．臨　床　所　見 …………………………………………………………380
            2．診　察　法 ………………………………………………………………381
                1）問　　診 …………………………………………………………381
                2）疼　　痛 …………………………………………………………381
                3）歩行障害，跛行 …………………………………………………382
                4）脚　長　差 ………………………………………………………383
                5）関節可動域 ………………………………………………………383
                6）筋　　力 …………………………………………………………385
                7）疼痛発生部位の診察 ……………………………………………385
                8）小児股関節脱臼の徒手診察法 …………………………………385
            3．診　断　法 ………………………………………………………………386
                1）単純X線写真 ……………………………………………………386
                2）断層X線写真 ……………………………………………………387
                3）関　節　造　影 …………………………………………………387
                4）Ｃ　　Ｔ …………………………………………………………387
                5）Ｍ　Ｒ　Ｉ ………………………………………………………387
        F-3．形　態　異　常 ………………………………………………柳本　繁…389
            1．先天性股関節脱臼・臼蓋形成不全 ……………………………………389
                1）先天性股関節脱臼 ………………………………………………389
                2）臼蓋形成不全 ……………………………………………………392
            2．内・外反股 ………………………………………………………………394
                1）内　反　股 ………………………………………………………395
                2）外　反　股 ………………………………………………………395
        F-4．炎　　症 ………………………………………………………柳本　繁…396
            1．化膿性股関節炎 …………………………………………………………396
                付-1．乳児股関節炎 ………………………………………………397
            2．結核性股関節炎 …………………………………………………………397
            3．単純性股関節炎 …………………………………………………………399
                付-2．色素性絨毛結節性滑膜炎 …………………………………399
                付-3．滑膜性骨軟骨腫症 …………………………………………399
                付-4．仙腸関節炎 …………………………………………………400
                付-5．硬化性仙腸関節炎 …………………………………………401
        F-5．外　　傷 ……………………………………………………山田　治基…402
            1．大腿骨頸部骨折 …………………………………………………………402
                1）大腿骨頸部内側骨折 ……………………………………………403
                2）大腿骨頸部外側骨折 ……………………………………………406
            2．外傷性股関節脱臼および脱臼骨折 ……………………………………407
                1）後方脱臼および脱臼骨折 ………………………………………408
                2）中心性股関節脱臼骨折 …………………………………………410
        F-6．変性・壊死 …………………………………………………山田　治基…413
```

1．変形性股関節症 ……………………………………………………………413
　　1）病　　態 …………………………………………………………………413
　　2）臨床症状 …………………………………………………………………413
　　3）診　　断 …………………………………………………………………413
　　4）治　　療 …………………………………………………………………414
2．特発性大腿骨頭壊死症 ……………………………………………………417
　　1）病　　態 …………………………………………………………………417
　　2）臨床症状 …………………………………………………………………417
　　3）診　　断 …………………………………………………………………417
　　4）治　　療 …………………………………………………………………418
3．ペルテス病 …………………………………………………………………420
　　1）病　　態 …………………………………………………………………420
　　2）臨床症状 …………………………………………………………………420
　　3）診　　断 …………………………………………………………………420
　　4）治　　療 …………………………………………………………………422
　付-6．急速破壊型股関節症 …………………………………………………423

G．膝　関　節　　425

G-1．膝関節の解剖 …………………………………………松本　秀男…427
1．膝関節の骨軟骨形態 ………………………………………………………427
　　1）F／T関節 ………………………………………………………………427
　　2）P／F関節 ………………………………………………………………428
2．関節包，滑膜および滑液包 ………………………………………………429
3．靱　　帯 ……………………………………………………………………429
　　1）内側側副靱帯 ……………………………………………………………429
　　2）外側側副靱帯 ……………………………………………………………430
　　3）前十字靱帯 ………………………………………………………………430
　　4）後十字靱帯 ………………………………………………………………431
　　5）その他の靱帯 ……………………………………………………………431
4．半　月　板 …………………………………………………………………431
5．膝関節の筋群 ………………………………………………………………432
　　1）膝関節伸筋群 ……………………………………………………………432
　　2）膝関節屈筋群 ……………………………………………………………432
　　3）その他の筋 ………………………………………………………………433

G-2．膝関節疾患の臨床所見・診察法・診断法 ……………竹田　毅…434
1．臨床症状 ……………………………………………………………………434
　　1）疼　　痛 …………………………………………………………………434
　　2）腫　　脹 …………………………………………………………………436
　　3）機能障害 …………………………………………………………………436
　　4）変　　形 …………………………………………………………………438
2．診　察　法 …………………………………………………………………439
　　1）問　　診 …………………………………………………………………439
　　2）視診と触診 ………………………………………………………………439
3．診　断　法 …………………………………………………………………445

G-3．形態異常 ………………………………………………川久保　誠…448
1．反張膝・先天性膝関節脱臼 ………………………………………………448
　　1）臨床症状 …………………………………………………………………448
　　2）臨床診断 …………………………………………………………………448
　　3）治　　療 …………………………………………………………………449
2．Blount病 ……………………………………………………………………449
　　1）臨床症状 …………………………………………………………………449
　　2）診　　断 …………………………………………………………………450
　　3）治　　療 …………………………………………………………………451
3．分裂膝蓋骨 …………………………………………………………………451
　　1）臨床症状 …………………………………………………………………452
　　2）診　　断 …………………………………………………………………452
　　3）治　　療 …………………………………………………………………452
4．膝蓋骨不安定症 ……………………………………………………………453
　　1）臨床症状 …………………………………………………………………453
　　2）診　　断 …………………………………………………………………454
　　3）治　　療 …………………………………………………………………456
　付-1．anterior knee pain …………………………………………………457

G-4．炎　　症 ………………………………………………………………459
1．化膿性膝関節炎 ……………………………………………田中　修…459
　　1）感染経路 …………………………………………………………………459

- 2）起炎菌 …… 459
- 3）病態 …… 459
- 4）臨床症状・診断 …… 460
- 5）治療 …… 460
- 2．真菌性膝関節炎 …… 461
  - 1）診断 …… 461
  - 2）治療 …… 462
- 3．結核性膝関節炎 …… 462
  - 1）病態 …… 462
  - 2）診断 …… 462
  - 3）治療 …… 463
- 4．滑膜性骨軟骨症 …… 464
  - 1）診断 …… 464
  - 2）病期分類 …… 465
  - 3）治療 …… 465
- 5．棚障害 …… 大谷俊郎 …… 466
  - 1）概念 …… 466
  - 2）症状・診断 …… 467
  - 3）治療 …… 467
- 6．色素性絨毛結節性滑膜炎 …… 468
  - 1）概念 …… 468
  - 2）症状・診断 …… 468
  - 3）治療 …… 496
- 7．Hoffa病 …… 470
  - 1）概念 …… 470
  - 2）症状・診断 …… 470
  - 3）治療 …… 471
- 8．ジャンパー膝 …… 471
  - 1）概念 …… 471
  - 2）症状・診断 …… 471
  - 3）治療 …… 472

G-5．外傷 …… 474

- 1．Tangential osteochondral fracture …… 冨士川恭輔 …… 474
  - 1）発生機序 …… 474
  - 2）好発部位 …… 475
  - 3）好発年齢，性別 …… 475
  - 4）臨床症状 …… 475
  - 5）診断 …… 476
  - 6）治療 …… 477
- 2．半月板損傷 …… 冨士川恭輔 …… 478
  - 1）半月板の解剖，機能解剖 …… 478
  - 2）半月板の形態分類 …… 480
  - 3）半月板による膝関節障害 …… 481
  - 4）半月板の損傷形態 …… 482
  - 5）臨床症状 …… 482
  - 6）診断 …… 483
  - 7）治療 …… 485
  - 8）後療法 …… 487
  - 9）術後成績 …… 488
  - 付-2．小児半月板障害 …… 488
- 3．靱帯損傷 …… 松本秀男 …… 489
  - 1）膝関節靱帯損傷総論 …… 489
  - 2）内側側副靱帯損傷 …… 490
  - 3）外側側副靱帯損傷 …… 491
  - 4）前十字靱帯損傷 …… 492
  - 5）後十字靱帯損傷 …… 493
  - 6）複合靱帯損傷 …… 494

G-6．変性 …… 小林龍生 …… 497

- 1．変形性膝関節症 …… 497
  - 1）病態 …… 497
  - 2）臨床症状 …… 497
  - 3）X線写真所見 …… 498
  - 4）治療 …… 500
- 2．半月板石灰化症（偽痛風） …… 504
  - 1）病態，臨床症状，診断 …… 504
  - 2）治療 …… 505
- 3．離断性骨軟骨炎 …… 506

```
            1）病        態 …………………………………………………506
            2）臨 床 症 状 …………………………………………………507
            3）X 線写真所見 ………………………………………………507
            4）診断・鑑別診断 ……………………………………………508
            5）保存療法とその限界 ………………………………………509
            6）手術的治療 …………………………………………………509
        4．Osgood-Schlatter 病 …………………………………………510
            1）病        態 …………………………………………………510
            2）臨床症状・診断 ……………………………………………511
            3）治        療 …………………………………………………511
        5．膝蓋軟骨軟化症 ………………………………………………511
            1）病        態 …………………………………………………511
            2）臨床症状・診断 ……………………………………………512
            3）治        療 …………………………………………………513
    G-7．腫        瘍 ………………………………………………伊崎  寿之…516
        1．膝関節周辺の骨・軟部腫瘍 …………………………………516
            1）原発性骨良性腫瘍 …………………………………………518
            2）骨腫瘍類似疾患 ……………………………………………521
            3）骨悪性腫瘍 …………………………………………………523
            4）転移性骨腫瘍 ………………………………………………526
            5）軟部良性腫瘍 ………………………………………………526
            6）軟部悪性腫瘍 ………………………………………………527
        2．膝窩部囊腫 ……………………………………………………529
```

H．足関節・足　　531

```
    H-1．足関節・足の解剖 …………………………………………橋本  健史…533
        1．足関節・足の解剖 ……………………………………………533
            1）骨        格 …………………………………………………533
            2）腱 ・ 靱 帯 …………………………………………………534
            3）血管・神経 …………………………………………………540
    H-2．足関節・足の診察法 ………………………………………橋本  健史…543
        1．足関節・足の診察 ……………………………………………543
            1）問        診 …………………………………………………543
            2）歩容の観察 …………………………………………………543
            3）視        診 …………………………………………………543
            4）触        診 …………………………………………………543
            5）血液循環状態 ………………………………………………544
            6）関節可動域 …………………………………………………545
            7）筋        力 …………………………………………………545
            8）関節安定性 …………………………………………………545
            9）靴 の 状 態 …………………………………………………545
        2．足関節および足の画像診断 …………………………………546
            1）単純X線写真 ………………………………………………546
            2）C T 検 査 …………………………………………………549
            3）M R I ……………………………………………………550
            4）足関節ストレスX線写真検査 ……………………………551
            5）関節造影検査 ………………………………………………551
            6）超音波検査 …………………………………………………552
    H-3．形 態 異 常 …………………………………………………伊部  茂晴…553
        1．先天性脛骨・腓骨欠損 ………………………………………553
        1-1．先天性脛骨欠損症 …………………………………………553
        1-2．先天性腓骨欠損症 …………………………………………554
        2．先天性内反足 …………………………………………伊部  茂晴…554
            1）病        態 …………………………………………………556
            2）診        断 …………………………………………………556
            3）治        療 …………………………………………………558
        3．扁平足，下垂足(含む垂直距骨) ……………………伊部  茂晴…561
            1）外反扁平足 …………………………………………………561
            2）先天性垂直距骨 ……………………………………………562
            付-1．麻痺性尖足 ………………………………………………562
        4．外 反 母 趾 ……………………………………………須田  康文…563
            1）病        態 …………………………………………………563
            2）臨 床 症 状 …………………………………………………563
            3）画 像 所 見 …………………………………………………565
            4）診        断 …………………………………………………566
```

H-4. 炎　　症 ………………………………………………………… 星野　達…569

- 1．アキレス腱炎，アキレス腱周囲炎 ……………………………………………569
  - 1）病　　態 ……………………………………………………………………569
  - 2）臨床症状 ……………………………………………………………………569
  - 3）保存療法 ……………………………………………………………………570
  - 4）手術療法 ……………………………………………………………………570
- 2．ハグランド病 ……………………………………………………………………570
  - 1）病　　態 ……………………………………………………………………570
  - 2）臨床症状 ……………………………………………………………………570
  - 3）画像所見 ……………………………………………………………………570
  - 4）保存療法 ……………………………………………………………………571
  - 5）手術療法 ……………………………………………………………………571
- 3．後踵骨滑液包炎 …………………………………………………………………571
  - 1）病　　態 ……………………………………………………………………571
  - 2）臨床症状 ……………………………………………………………………571
  - 3）画像所見 ……………………………………………………………………572
  - 4）保存療法 ……………………………………………………………………572
  - 5）手術療法 ……………………………………………………………………572
- 4．踵　骨　棘 ………………………………………………………………………572
  - 1）病　　態 ……………………………………………………………………572
  - 2）臨床症状 ……………………………………………………………………573
  - 3）画像所見 ……………………………………………………………………573
  - 4）治　　療 ……………………………………………………………………573
- 5．足底腱膜炎 ………………………………………………………………………573
  - 1）病　　態 ……………………………………………………………………573
  - 2）臨床症状 ……………………………………………………………………573
  - 3）治　　療 ……………………………………………………………………573
- 6．痛　　風 …………………………………………………………………………574

H-5. 外　　傷 ……………………………………………………………………575

- 1．足関節果部骨折 …………………………………………………… 早稲田明生…575
  - 1）診　　断 ……………………………………………………………………575
  - 2）骨折の分類 …………………………………………………………………576
  - 付-3．Maisonneuve 骨折 …………………………………………………………578
  - 付-4．Tillaux 骨折 ………………………………………………………………578
  - 3）治　　療 ……………………………………………………………………578
- 2．脛骨天蓋部骨折 …………………………………………………… 早稲田明生…580
  - 1）病　　態 ……………………………………………………………………580
  - 2）骨折の分類 …………………………………………………………………581
  - 3）治　　療 ……………………………………………………………………581
- 3．距　骨　骨　折 …………………………………………………… 早稲田明生…583
  - 1）血　　行 ……………………………………………………………………583
  - 2）骨折の分類 …………………………………………………………………583
  - 3）頸部骨折 ……………………………………………………………………583
  - 4）体部骨折 ……………………………………………………………………586
  - 5）滑車部の骨軟骨骨折 ………………………………………………………588
  - 6）頭部骨折 ……………………………………………………………………589
- 4．踵　骨　骨　折 …………………………………………………… 早稲田明生…589
  - 1）診　　断 ……………………………………………………………………589
  - 2）病　　態 ……………………………………………………………………591
  - 3）治　　療 ……………………………………………………………………592
  - 4）後遺症・合併症 ……………………………………………………………593
- 5．足根骨骨折 ………………………………………………………… 早稲田明生…594
  - 1）舟状骨骨折 …………………………………………………………………594
  - 2）立方骨骨折・楔状骨骨折 …………………………………………………595
- 6．ショパール関節脱臼・骨折（横足根関節脱臼・骨折） ……… 早稲田明生…596
  - 1）病　　態 ……………………………………………………………………596
  - 2）診　　断 ……………………………………………………………………597
  - 3）治　　療 ……………………………………………………………………597
- 7．リスフラン関節脱臼・骨折（足根中足関節脱臼・骨折） …… 早稲田明生…598
  - 1）病　　態 ……………………………………………………………………598
  - 2）診　　断 ……………………………………………………………………598
  - 3）治　　療 ……………………………………………………………………600
- 8．中足骨骨折 ………………………………………………………… 早稲田明生…602
  - 1）診　　断 ……………………………………………………………………602
  - 2）治　　療 ……………………………………………………………………602

（5）治　　療 ……………………………………………………………………566
付-2．槌趾，マレット趾，鉤爪趾 …………………………………………………567

　　　　付-5．中足骨疲労骨折 ………………………………604
　　　　付-6．第5中足骨基部骨折 …………………………604
　　9．足趾骨折 ………………………………………早稲田明生…605
　　　　1）診　　断 ………………………………………605
　　　　2）治　　療 ………………………………………605
　　10．足関節外側靱帯損傷 ……………………………宇佐見則夫…606
　　　　1）病　　態 ………………………………………606
　　　　2）診　　断 ………………………………………607
　　　　3）治　　療 ………………………………………608
　　　　4）鑑別診断 ………………………………………610
　　　　付-7．腓骨筋腱脱臼 …………………………………611
　　11．アキレス腱断裂 ……………………………………星野　達…613
　　　　1）病　　態 ………………………………………613
　　　　2）臨床症状 ………………………………………613
　　　　3）診　　断 ………………………………………614
　　　　4）治　　療 ………………………………………614

H-6．変性およびその類似疾患 ……………………………………617

　　1．変形性足関節症 ……………………………………宇佐見則夫…617
　　　　1）原　　因 ………………………………………617
　　　　2）病　　態 ………………………………………617
　　　　3）治　　療 ………………………………………619
　　2．第1ケーラー病 ……………………………………橋本　健史…621
　　　　1）概念・病態 ……………………………………621
　　　　2）臨床症状 ………………………………………621
　　　　3）画像所見 ………………………………………622
　　　　4）診　　断 ………………………………………622
　　　　5）治　　療 ………………………………………622
　　3．第2ケーラー病（フライバーグ病） ………………橋本　健史…623
　　　　1）概念・病態 ……………………………………623
　　　　2）臨床症状 ………………………………………623
　　　　3）画像所見 ………………………………………623
　　　　4）診　　断 ………………………………………623
　　　　5）治　　療 ………………………………………623
　　4．踵骨骨端症（シーバー病） …………………………橋本　健史…624
　　　　1）概念・病態 ……………………………………624
　　　　2）臨床症状 ………………………………………624
　　　　3）画像所見 ………………………………………624
　　　　4）診　　断 ………………………………………624
　　　　5）保存療法 ………………………………………625
　　5．足根管症候群 ………………………………………橋本　健史…625
　　　　1）概念・病態 ……………………………………625
　　　　2）臨床症状 ………………………………………626
　　　　3）検査所見 ………………………………………626
　　　　4）診　　断 ………………………………………626
　　　　5）治　　療 ………………………………………626
　　6．足根洞症候群 ………………………………………橋本　健史…626
　　　　1）概念・病態 ……………………………………626
　　　　2）臨床症状 ………………………………………627
　　　　3）検査所見 ………………………………………627
　　　　4）診　　断 ………………………………………627
　　　　5）治　　療 ………………………………………627
　　7．モートン病 …………………………………………橋本　健史…628
　　　　1）概念・病態 ……………………………………628
　　　　2）臨床症状 ………………………………………628
　　　　3）画像所見 ………………………………………628
　　　　4）診　　断 ………………………………………628
　　　　5）治　　療 ………………………………………628
　　8．ズデック骨萎縮 ……………………………………橋本　健史…628
　　　　1）概念・病態 ……………………………………628
　　　　2）臨床症状 ………………………………………629
　　　　3）画像所見 ………………………………………629
　　　　4）診　　断 ………………………………………629
　　　　5）保存療法 ………………………………………629

索　引 ……………………………………………………………………631

A

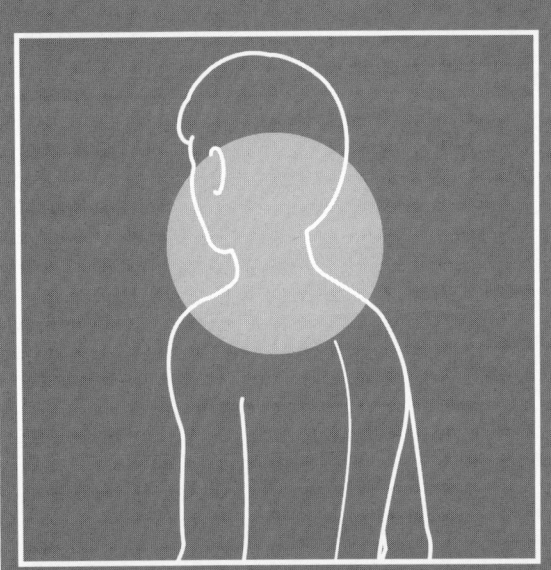

頸部

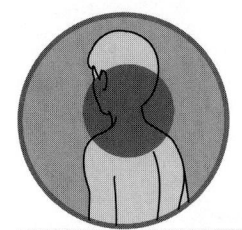

A-1
頸部の解剖

　頸椎は頭蓋を支える強い支持性と，多方向への大きい可動性という相反する特性を持ち，さらに後方の脊柱管内には脊髄が髄膜や脳脊髄液に保護され存在している．つまり，頸椎は頭蓋の支持器および運動器であるとともに，中枢神経の保護器官という役割がある．日常診療上，頸椎の疾患や外傷患者は非常に多く，その診断と治療には頸椎の解剖を理解しておく必要がある．

　そこで本項では，頸部の支持組織である椎骨，椎間板，靱帯，筋群および神経組織である脊髄，神経根の局所解剖を中心に概説する．

1. 骨　格　系

1) 椎　　　骨(vertebrae)

　頸椎は7個の椎骨よりなり，機能解剖学的に上位頸椎(第1頸椎：環椎と第2頸椎：軸椎)と下位頸椎(第3～第7頸椎)に大別される．上位頸椎と下位頸椎とでは形態が大きく異なり，機能的にもその動態と可動域に差がある．また上位頸椎ではすべての関節が椎間板を有さず滑膜関節よりなっているが，下位頸椎では椎体は椎間板により連結され，その両外側に小さな関節である鉤状関節〔ルシュカ(Luschka)関節〕が存在する．

　環椎(Atlas)は前弓，後弓，および両側の外側塊より構成される．外側塊は頭蓋の後頭顆をのせる凹面の上関節窩と，軸椎の上関節面に対応する凸面の下関節窩がある．前弓の中央部には前結節と呼ばれる骨隆起があり，その後面には軸椎の歯突起に対応する関節面がある．後弓中央部の骨隆起は後結節と呼ばれ，筋，靱帯が付着している．最外側部にある横突起には椎骨動脈を通す孔(横突孔)がある(図1)．

　軸椎(axis)は椎体上面の中央部に外側環軸関節の回旋軸である歯突起がある．この歯突起は椎体に対して約10°後方に傾斜し，生下時には椎体と軟骨結合している．両者間の骨性癒合は通常3～6歳頃までに完成するが，X線写真上，約1/3は成人になっても癒合線が残存しているので歯突起骨折との鑑別に注意する必要がある．歯突起の外側には2つの関節面があり，環椎の下関節面と対応して外側環軸関節を形成している．この関節面は平坦ないしやや凸面状で，内

4　A．頸　　部

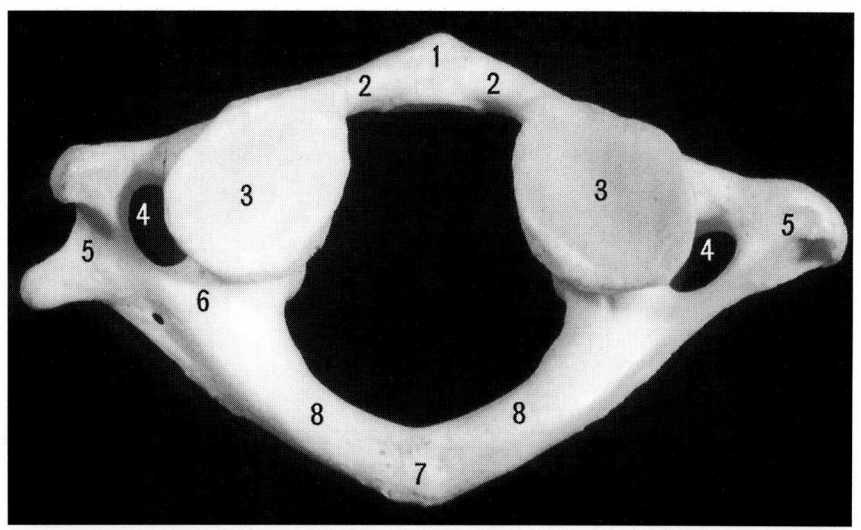

a．環椎上面

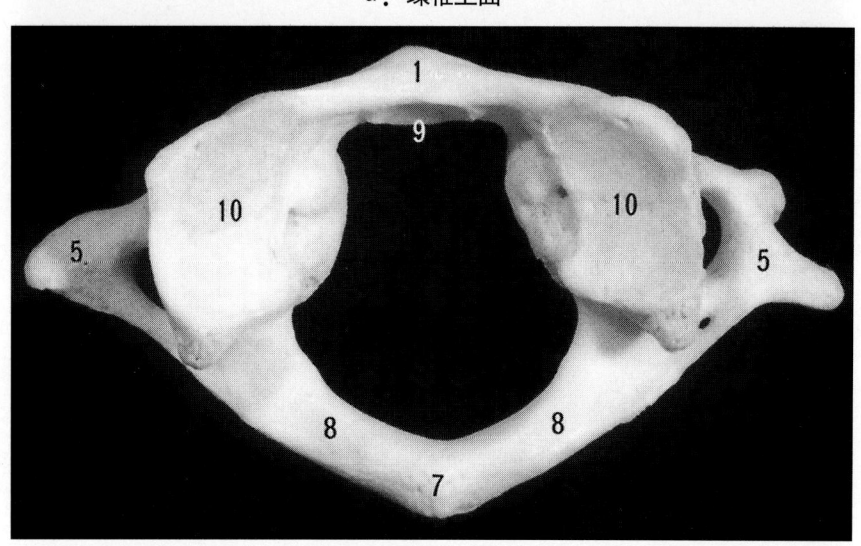

b．環椎下面

図1　環椎晒骨標本

1：前結節　　2：環椎前弓　3：上関節面　4：横突孔
5：横突起　　6：頸動脈溝　7：後結節　　8：環椎後弓
9：歯突起窩　10：下関節面

　上方から下外方へ傾斜している．また横突起には椎骨動脈が通っている横突孔がある．この環軸椎間は頸椎の回旋運動の約50～60％を担っている(図2)．
　下位頸椎(lower cervical spine)はほぼ類似した構造をしている．椎体は左右に平坦に広がるが，外側部には堤防状に隆起した鉤状突起があるため凹面状を呈する．これに反し椎体下面は横方向に凸面を形成している．この上下の鉤状突起がルシュカ関節を形成している．この関節は退行変性により骨棘が生じやすく，骨棘は神経根圧迫の原因となる．横突起は前部と後部に分かれ，その先端はそれぞれ前結節，後結節と呼ばれている．この横突起基部には椎骨動脈が通る横突孔がある．関節突起は椎体の外側に位置し，上関節突起と

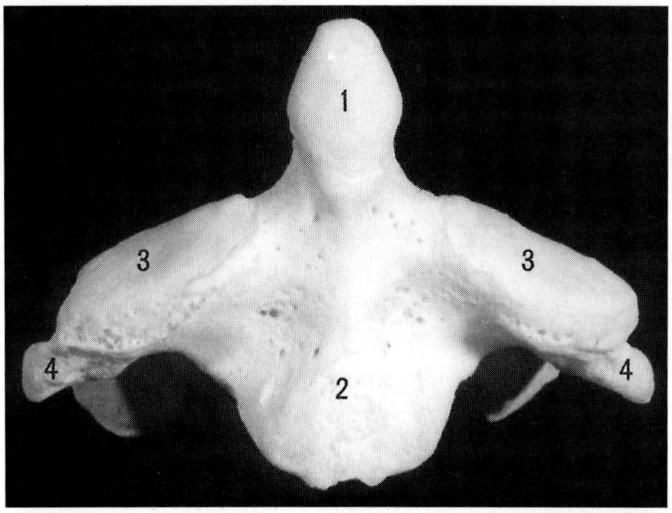

1. 頸部の解剖　5

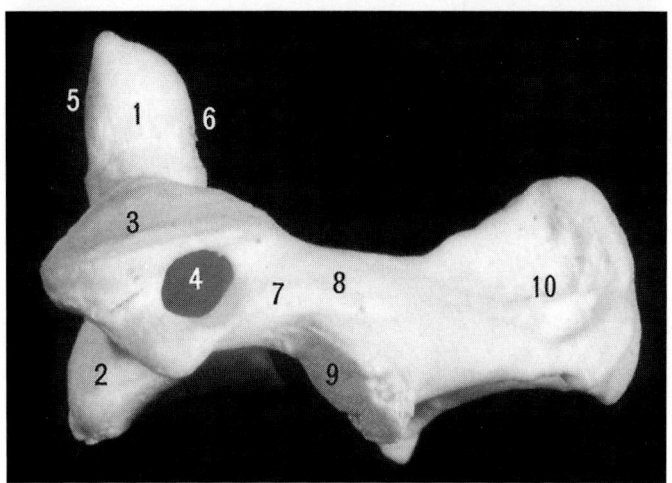

a．軸椎前面

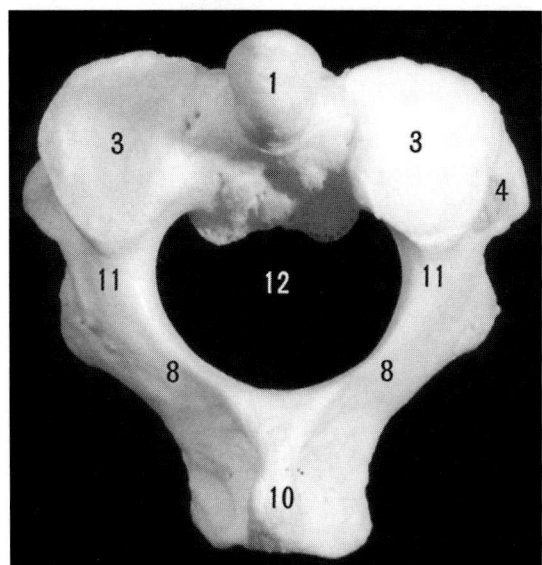

b．軸椎側面

c．軸椎上面

図2　軸椎晒骨標本
1：歯突起　　2：椎体　　3：上関節面　4：横突孔
5：前関節面　6：後関節面　7：関節突起間部
8：椎弓　　9：下関節面　10：棘突起　11：椎弓根
12：脊柱管

6　A．頸　　部

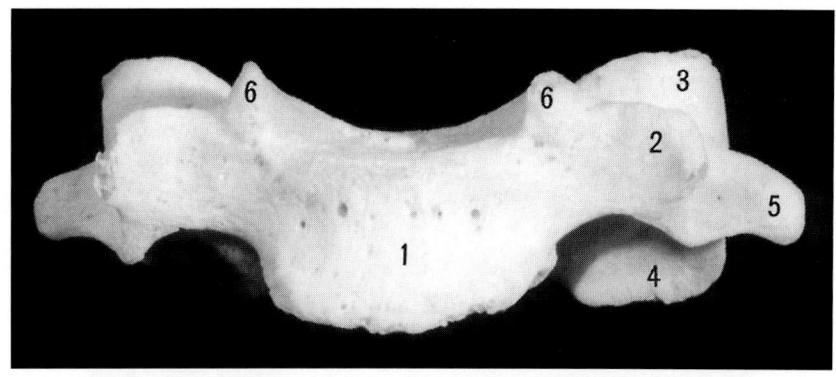

a．下位頸椎前面

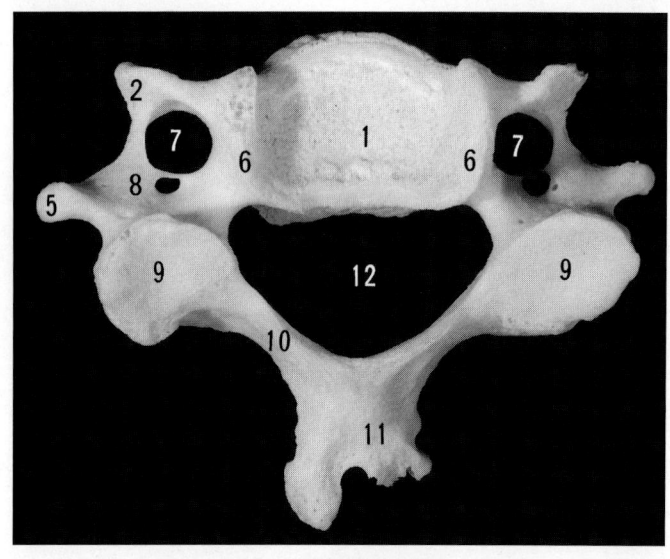

b．下位頸椎下面

図3　下位頸椎（第5頸椎）晒骨標本

　1：椎体　　　　2：前結節　　3：上関節突起　　4：下関節突起　　5：後結節
　6：鉤状突起　　7：横突孔　　8：脊髄神経溝　　9：上関節面　　　10：椎弓
11：棘突起　　12：脊柱管

　下関節突起により成り，椎弓根によって椎体と連結している．上位の下関節突起は下位の上関節突起と椎間関節を形成する．神経根とそれに伴走する根動静脈などが通る椎間孔は，下方で椎弓根，内側で椎体と鉤状突起，外側で関節突起と境をなし，前外方を向いている．その大きさは，上下径が約9～12 mm，前後径が約4～6 mmである．棘突起は第3頸椎から次第にその大きさが増し，通常は第7頸椎が最も大きい．また第3頸椎から第5頸椎の棘突起は軸椎と同様に先端が二分している（図3）．
　脊髄を納めている脊柱管の形状は椎体側を底辺とした逆三角型を呈し，前方は椎体後面，側方は椎弓根内側面，後方は椎弓で囲まれている．脊柱管は前後径よりも左右径が大きく，脊柱管はX線写真側面像で前後径を計測する．成人の脊柱管前後径正常値は，第2頸椎は約21 mm，第3頸椎は約16 mm，第6頸椎は約18 mmである．脊柱管狭小とは，下位頸椎部でX線写真上，12 mm以下の場合をい

う．頸椎の可動域は，健常人の全頸椎前後屈可動域が約130°，このうち下位頸椎が100〜110°とされている．同様に側屈の可動域は約45°，一側への回旋可動域は約80〜90°である．

2）椎間板(intervertebral disc)

椎間板は髄核，線維輪，軟骨終板からなり，後頭環椎関節と環軸関節を除くすべての頸椎椎間に存在する．中心部に髄核が位置し，その外周を線維輪が取り巻いている．成人では第6/7頸椎椎間板が最も厚く，大きな可動性が与えられている．この椎間板は主に髄核により内圧が保持され，shock absorber としての機能を有している．しかし，その機能は以下に述べる加齢による椎間板の変性，とくに髄核の含水量の減少に伴い低下する．

髄核(nucleus pulposus)は膠原線維とムコ多糖類から成るゲル状物質で，胎生期の脊索細胞に由来し含水量が高い．生下時には約90％が水分で，その後加齢とともに水分含有量は減少する．また，加齢により軟骨基質のムコ多糖類にも変化が生じ，コンドロイチン硫酸/ケタラン硫酸比も低下するといわれている．この変化は MRI の T2強調像で椎間板の輝度低下として鋭敏に描出される．

髄核を囲む線維輪(annulus fibrosus)は，複数の薄層よりなる膠原線維を含む線維軟骨から構成されている．線維輪の各層は髄核を中心に同心円上に配列している．これらの線維は外層では椎体骨端輪，内層では線維軟骨板に Sharpey 線維により強固に付着している．線維輪は前方で厚く，後方で薄い構造になっているため，頸椎は前弯位となる．加齢とともに線維輪は断裂し，高齢者では髄核と線維輪を肉眼的に区別することは難しくなる(図4)．

軟骨終板(cartilage endplate)は椎体上下面の骨性終板を覆う硝子軟骨であり，無血管組織である椎間板の代謝や栄養の通路として重要である．

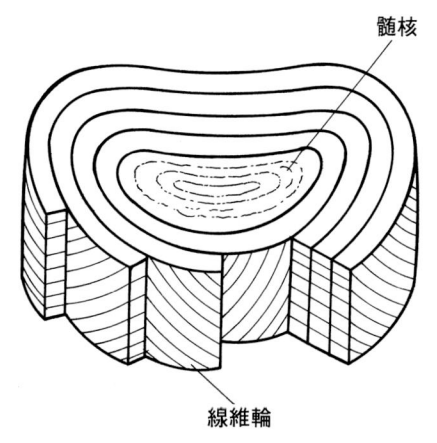

図4　椎間板の構造
線維輪は各層ごとに線維走行が交叉している．
(戸山芳昭ら，1989[4])

2. 靱帯と筋群

1) 靱　　　帯(ligament)

　　上位頸椎部の靱帯は，いろいろな形態を有する椎骨に支持性を与え，かつ前後屈，側屈，回旋など多様な運動を誘導，制御している．このため，頭蓋から上位頸椎部では複雑な靱帯結合を有している．前環椎後頭膜は大後頭孔前縁と環椎前結節間にある強靱な靱帯で，下方は前結節部から前縦靱帯に移行する．後環椎後頭膜は大後頭孔後縁から環椎後弓間に広く存在し，前方は外側塊に至る薄い靱帯である．また，頭蓋から軸椎歯突起間を結合している靱帯として，歯突起先端から大後頭孔前縁に位置する歯尖靱帯や，歯突起の側面から後頭窩ないし環椎外側塊に至る一対の翼状靱帯がある．とくに翼状靱帯は後頭－環軸椎間での回旋と側屈運動を制御する重要な靱帯である．また，後頭骨斜台から尾側に延びて軸椎高位で後縦靱帯に移行する蓋膜も存在する．さらに環軸椎間の安定性を維持するうえで最も重要な環椎十字靱帯は，両側の環椎外側塊間に張っている環椎横靱帯と，大後頭孔前縁から歯突起後面を経て軸椎の椎体後面に至る環椎縦靱帯によって構成され，歯突起を後方から環椎に固定している．臨床上，外傷や炎症などにより横靱帯や翼状靱帯に弛緩や断裂が生じると，環軸椎間は不安定となり，環椎は前方へ亜脱臼する．

　下位頸椎では，椎体の前後に前・後縦靱帯が位置し，さらに頸椎後方部には椎弓間に黄色靱帯，棘突起間に棘間靱帯や項靱帯などがある．前縦靱帯(anterior longitudinal ligament)は，頭側は環椎前結節に付く前環椎後頭膜に移行し，各椎体と椎間板に付着しながら尾側は仙骨に至る．この靱帯は数層に分かれ，表層の線維は比較的長く4～5椎体間を，深層は隣接椎体間を結合している．椎体部では厚いが椎間板部では薄く，頸椎の伸展を制御している．後縦靱帯(posterior longitudinal ligament)は頭側では蓋膜に連続し，軸椎椎体後面から下方の仙骨まで縦走する．この靱帯は頸椎部で最も厚く，椎体部ではその幅は狭いが椎間板部では外側まで幅広い．深層と浅層の2層に分かれ，深層は椎間板線維輪および椎体偶角部と強く結合している．浅層は主に正中方向に長く，薄い膜状で，外側は硬膜に付着し，さらに神経根を包む薄い膜へと移行する．この2層間の結合は弱いため，臨床上，椎間板ヘルニアでは脱出ヘルニア塊が深・浅層間に存在していることが多い．この靱帯が骨化したものを後縦靱帯骨化症といい，脊柱管が狭小化すると重篤な脊髄麻痺をきたすこともある．黄色靱帯(yellow ligament)は椎弓の腹側にあって，各椎弓間を結ぶ弾性線維の豊富な靱帯である．上位椎弓下縁腹側から下位椎弓上縁背側に付着し，外側は椎間関節前面を覆う．伸縮性はきわめて高いが，加齢とともにその弾性が失われることと，椎間板

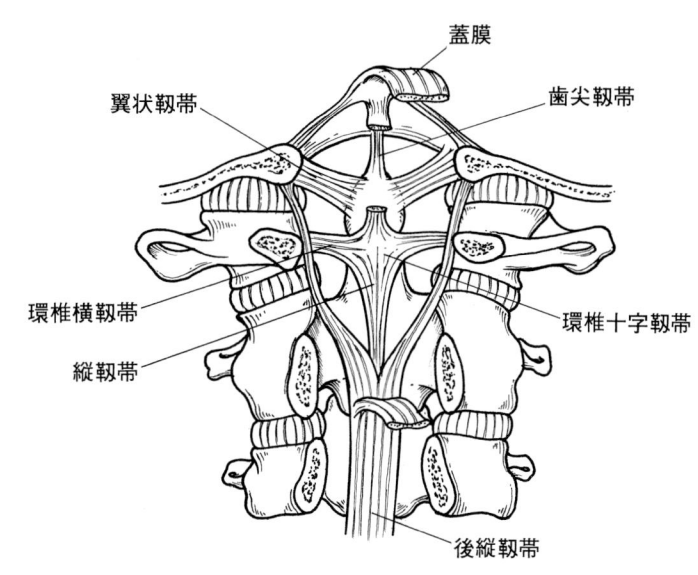

a. 後頭骨〜第3頸椎高位の正中矢状断

b. 同高位の脊柱管内後面

図5　頸椎靱帯組織の構造

狭小化に伴う脊柱の長軸方向の短縮とがあいまって，後屈時には脊柱管内にたわみ突出するようになる．棘間靱帯(interspinous ligament)は棘突起間を前上方から後下方へ斜走する靱帯で，頸椎部では腰椎部に比べ発達が悪く薄い．棘上靱帯は外後頭隆起から各棘突起に結合しつつ第7頸椎棘突起先端へ付着し，棘間靱帯とともに項靱帯(ligamentum nuchae)を形成する(図5).

2）筋　　　群(muscle)

頸部筋群は，頭，頸部の多様な動きに対応するために筋肉の起始・停止部や走行が複雑である．

表層筋群として，前方部には顔面下部を下方に引く広頸筋，側方

部には頭部を斜め下方に傾け回転させる胸鎖乳突筋(筋性斜頸の原因となる筋)，後方部には肩甲骨の挙上や前方回転，頭部を後外側へ傾ける僧帽筋(肩こりに最も関連した筋)がある．

　後部筋群は後頭骨から頸椎後方要素の棘突起や横突起に付着する筋群で，頭，頸部の伸展，側屈，回旋などと同時に，脊柱を支持し直立させる働きを持っている．

　後頭骨から環椎ないし軸椎に付着する筋群には，大後頭直筋，小後頭直筋，上頭斜筋，下頭斜筋がある．次に上位胸椎の横突起に起始し，上行して軸椎や中下位頸椎の棘突起ないし後頭骨などに停止する筋群(頸椎の前弯位保持に関連した筋群)には頭板状筋，頸最長筋，頭最長筋，頸半棘筋，頭半棘筋，多裂筋がある．

　前方筋群は頸椎椎体の前方を縦走する筋群で，頭，頸部の屈曲，側屈などに関与し，頸長筋，頭長筋，外側頭直筋，前頭直筋がある．

　側方筋群は下部頸椎の側面に位置し，頸椎の屈曲，側屈，回旋，肩甲骨の挙上などに関与する．頸椎の前結節，後結節，横突起などを起始とし，第1ないし第2肋骨や肩甲骨に停止する筋群で，前，中，後斜角筋(胸郭出口症候群をきたす筋群)や肩甲挙筋がある．

3. 神 経 系

1) 脊　　　髄 (spinal cord)

　脊髄は脳とともに中枢神経系に分類され，成人では第1～2腰椎高位で脊髄円錐部として終わる．頸髄の横断面は軸椎高位までは円形に近く，中下位頸椎高位では楕円形となる．頸髄は第5～6頸椎高位でやや太くなりこの部位を頸部膨大部という．頸髄の中心には中心管という細い穴があり，脊髄前面にある縦の溝を前正中裂，後面にある溝を後正中溝という．

　頸髄を横断面でみると，中心側にH字型をした灰白質とそれを取り囲む白質がある．灰白質の前方の拡大部を前角，後方の突出部を後角，中央を中心灰白質と呼び，血管が豊富で桃灰色をしている．前角には運動神経細胞(前角細胞)，後角には知覚神経細胞(後角細胞)が集合している．白質は主に有髄神経線維からなり，前索，側索，後索に大別される．それぞれの索の中には多数の伝導路があり，知覚系は刺激を脊髄から脳に伝える上行路を形成し，運動系は脳からの命令を脊髄を下って遠心性のニューロンに伝達する下行路となる．

　この脊髄は脳と同様に3層の髄膜で覆われている．外層が強い線維性の硬膜(dura mater)で，中間層がクモ膜(arachnoid)と呼ばれて硬膜に密着した非常に薄い透明の膜である．脊髄の表面には内層である薄く血管に富んだ軟膜(pia mater)が直接ついている．クモ膜と軟膜の間のクモ膜下腔には脳脊髄液が存在する．髄液は無色透明

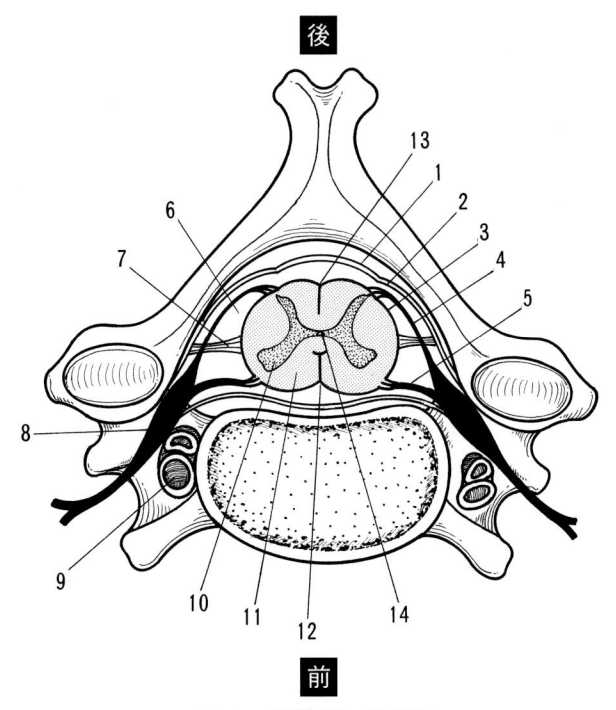

図6 頸椎部の横断面

1：硬膜　　　　2：クモ膜　　　3：軟膜　　　　4：後根　　　　5：前根
6：クモ膜下腔　7：歯状靱帯　　8：脊髄神経節　9：椎骨動脈　　10：脊髄灰白質
11：脊髄白質　 12：前正中裂　 13：後正中溝　 14：脊髄中心管

で，脳の脈絡叢で産出される．脳脊髄液は脊髄を保護するとともに脊髄，神経根の栄養と老廃物の交換，代謝に関与している．

脊髄の血液循環は3本の動脈，つまり前方の前正中裂に沿って縦走する1本の前脊髄動脈と，後外側溝の近くに沿って縦走するより細い2本の後脊髄動脈により血液が供給されている(図6)．

2) 神 経 根(nerve root)

脊髄からは31対の脊髄神経が出ている．頸髄部には8対の頸髄神経があり，椎間孔を通って脊柱管外に出てからは主に腕神経叢を形成する．脊髄近辺ではそれぞれの脊髄神経は前根と後根に分かれている．前根は遠心性の神経線維で運動情報を伝える．後根は求心性の神経線維で知覚情報を伝達する．前根は脊髄の前外側溝から出て，後根は後外側溝から脊髄内に入る．

文献

1) 小谷善久，鐙　邦芳，金田清志：脊柱の機能解剖とバイオメカニクス(頸椎－頸胸椎)．金田清志監修，新図説臨床整形外科講座，第2巻―脊椎・脊髄，pp10-18，メジカルビュー社，東京，1996．
2) 小山素麿：脊椎，脊髄，末梢神経の解剖．半田　肇監修，脊椎，脊髄，末梢神経の外科，pp1-30，南江堂，東京，1993．
3) 松本守雄，戸山芳昭，平林　尚ほか：頸椎部の放射線学的解剖―椎骨，靱帯，椎間板を中心として．脊髄脊椎 10：275-281，1997．
4) 戸山芳昭，平林　洌：脊椎・椎間板の変性疾患の臨床．画像診断 9：633-643，1989．
5) 山岸正明：脊髄，馬尾，神経根の解剖・生理と機能障害．金田清志監修，新図説臨床整形外科講座，第2巻―脊椎・脊髄，pp38-52，メジカルビュー社，東京，1996．

[戸 山　芳 昭／千 葉　一 裕]

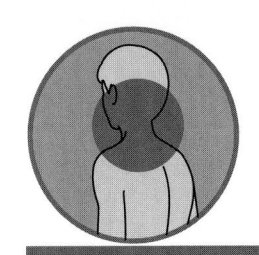

A-2 頸痛疾患の臨床所見・診察法・診断法

頸痛は多くの疾患により引き起こされる症候名である．頸痛をきたす疾患は頸痛のみにとどまらず，肩こり，後頭部痛，さらに肩，腕，指の疼痛やしびれなど多彩な症状を合併する．このような症状を引き起こす疾患をすべて包括して広義の頸肩腕症候群と総称する．このうち病態が明らかなものには独立した疾患名が用いられるが，なかには病態が不明のものがあり，これらに対しては狭義の頸肩腕症候群という症候名が用いられる(表1)．

ここでは頸部に起因する頸痛疾患の分類，臨床症状，診察法，診断法について述べる．

表1 頸肩腕症候群の病態分類

I. 頸髄・頸神経根障害
  1. 形態異常：頭蓋頸椎移行部骨性奇形，先天性頸椎癒合症
  2. 炎症：化膿性頸椎炎，結核性頸椎炎，リウマチ性頸椎炎
  3. 外傷：頸椎・頸髄損傷
  4. 変性：頸椎椎間板ヘルニア，頸椎症
  5. 靱帯骨化：頸椎後縦靱帯骨化症
  6. 腫瘍：頸椎・頸髄腫瘍

II. 腕神経叢・鎖骨下動静脈障害
  1. 胸郭出口症候群

III. 末梢神経障害
  1. 肘部管症候群
  2. 手根管症候群

IV. 局所軟部障害
  1. 頸部筋・筋膜炎
  2. 寝ちがえ
  3. 肩関節周囲炎
  4. 上腕骨外顆炎
  5. 狭窄性腱鞘炎

V. 狭義の頸肩腕症候群

1. 分類

頸痛をきたす頸部疾患は，病態別に頸椎障害，頸髄障害，頸部軟部障害，病態不明に大別される．

(1) 頸椎障害

[形態異常] 頭蓋頸椎移行部骨性奇形（頭蓋底陥入症，環椎後頭癒合，環椎後頭骨化，環椎後弓形成不全，歯突起形成不全，遊離歯突起，環軸椎癒合），先天性頸椎癒合症．

[炎　　症] 化膿性脊椎炎，結核性脊椎炎，椎間板炎，リウマチ性脊椎炎，強直性脊椎炎．

[外　　傷] 上位頸椎損傷，下位頸椎損傷．

[変　　性] 頸椎椎間板ヘルニア，頸椎症，強直性脊椎骨増殖症．

[靱帯骨化] 後縦靱帯骨化症．

[腫　　瘍] 原発性頸椎腫瘍，転移性頸椎腫瘍．

(2) 頸髄障害

[形態異常] Arnold-Chiari 奇形，脊髄空洞症．

[外　　傷] 頸髄損傷．

[腫　　瘍] 大孔腫瘍，頸髄腫瘍，脊髄動静脈奇形．

(3) 頸部軟部障害

頸部筋・筋膜炎
寝ちがえ（急性項部痛）
頸部捻挫

(4) 病態不明

狭義の頸肩腕症候群

2. 臨床症状からみた頸痛疾患

頸部に起因する頸痛をきたす疾患の臨床症状は，病態により多彩である．

(1) 頸部痛のみで機能障害のないもの

頸部痛，肩こりなどを訴え，筋硬結を伴う圧痛点を有するが，頸部の機能障害は認めない．筋疲労による筋・筋膜炎，筋発育不良によるなで肩などがある．

(2) 頸部痛に機能障害を伴うもの

頸部痛と頸椎運動制限を訴える．多くの頸椎疾患，とくに形態異常，炎症，外傷，腫瘍などに起因するが，しばしばみられる寝ちがえもこれに含まれる．

（3）神経症状を伴うもの

神経症状は頸痛をきたす疾患の主要症状といっても過言ではない．多くは神経根症状と脊髄症状である．上肢症状としては疼痛，しびれ，こわばり，脱力などを訴える．これらは神経根性，脊髄髄節性あるいは脊髄索路性の症状であるが，頸椎椎間板ヘルニア，頸椎症，後縦靱帯骨化症などで発現する．体幹・下肢症状である痙性歩行，しびれと知覚障害，排尿障害などは脊髄索路症状で，多くの頸椎・頸髄疾患で発現する．また，頭蓋頸椎移行部の形態異常や外傷では，脳幹・小脳症状，上位頸髄症状，上位頸神経根症状，椎骨脳底動脈不全症状などが発現する．脳幹・小脳症状には眼振，運動失調，上位頸髄症状には特徴的な cruciate paralysis, hemiplegia cruciate, clockwise marching palsy などの交差性運動麻痺，偽アテトーシス，上位頸神経根症状には後頭部の根性疼痛と知覚障害，椎骨脳底動脈不全症状には回転性めまいがある．

3. 診 察 法

外来で頸痛を訴える患者を診察した場合に，その所見から頸痛をきたす原因を大まかに把握せねばならない．そのためには正確な診断名を追求するよりも，むしろまず局所病態を把握することが大切である．問診と診察による臨床所見を正確に把握することは確定診断に必要な画像検査，臨床検査など補助診断法を無駄なく選択するうえに重要である．

1）問　　診

頸痛をきたす疾患の診断は，患者から病歴を正確に聴取することから始まる．問診では，年齢，性別，職業，既往歴などを十分念頭におき，発症から現在に至るまでの経過を把握する．その要点は発症機転，疼痛の特徴，疼痛以外の症状，頸部外疾患や他科疾患の関与などを注意深く聴取することである．

2）発症機転

発症の契機の有無，発症が急性か慢性かを聴取する．契機のある急性頸痛では頸椎椎間板ヘルニア，寝ちがえ，外傷などが疑われ，契機のない急性頸痛では炎症性疾患，出血性疾患などが疑われる．契機のない慢性頸痛では形態異常，変性，腫瘍，筋・筋膜炎などが疑われる．

3）疼痛の特徴

疼痛の部位，強度と性質，経時変化，増悪・軽快の要因などを具体的に聴取し，疼痛の特徴をつかむ．部位については広がり，深さ，境界とともに頸部，後頭部，肩部など疼痛の局在および上肢，手指への放散痛，疼痛の強さと性質については激痛，鈍痛，肩こりなど，持続性については一過性，持続性，増悪と軽快の繰り返しなど，安静，体動，姿勢との関連などについて詳細に問診する．安静時の激痛は化膿性脊椎炎，転移性腫瘍などが疑われるが，運動時の疼痛は変性疾患が最も疑われる．

4）疼痛以外の症状

疼痛以外にしびれを主とした知覚障害，脱力やこわばりを主とした運動障害，排尿障害，その他めまいや不安定感などの運動失調，頸椎運動制限などを聴取する．とくに四肢のしびれを訴える場合には，それが知覚異常(paresthesia)や知覚鈍麻(hypoesthesia)などの知覚障害であるのか，あるいはこわばりであるのかなど患者により訴えがさまざまであるので正しく鑑別する必要がある．また上肢の運動麻痺のうち痙直性麻痺であるこわばりは手指巧緻運動障害として患者は早期から訴えるが，脱力や筋萎縮が軽度の場合は患者が気づかずにいることが少なくない．

5）頸部外疾患と他科疾患の関与

整形外科的疾患でも胸郭出口症候群，肩関節周囲炎，上腕骨外顆炎，肘部管症候群，手根管症候群など頸部に起因しない疾患，また，内科，耳鼻科，眼科，歯科的疾患による症状はしばしば頸部疾患と類似するので問診の段階で念頭におくべきである．さらに訴えが執拗で，しかも整合性を欠く場合は心因性疾患も考慮せねばならない．

4．診　　察

診察は頸部局所所見と神経学的所見，次いで頸部外所見，全身所見について系統的に行う．

（1）頸部局所所見

［視　　診］姿勢，歩容，脊柱外形，皮膚，筋萎縮，不随意運動など．

［触・打診］頸椎および後頭部の骨の触知．叩打痛，傍脊柱筋の緊張状態と圧痛の触知．

［運 動 診］頸椎運動性(屈曲，伸展，側屈，回旋)および運動時の疼痛誘発部位．

16　A．頸　　部

(2) 神経学的所見

運動，知覚，反射を基本として神経学的定性診断および高位診断を行う．ほかに神経根障害には神経伸展，圧迫試験を行う．

［運　　動］筋萎縮，筋力テスト，握力，運動失調．
［知　　覚］表在知覚(触覚，痛覚，温冷覚)，深部知覚(振動覚，位置覚)．
［反　　射］表在反射(皮膚反射)，深部反射(腱反射)，病的反射．
［神経伸展試験］Spurling テスト(neck compression test)，Jackson テスト(positive hyperextension compression test, shoulder depression test)．

(3) 頸部外所見

肩，肘，手関節，手指の疾患の有無を確認する．胸郭出口症候群の鑑別には Morley テスト，Adson テスト，Allen テスト，Eden テスト，Wright テストなどを行う．

(4) 全身所見

内科，耳鼻科，眼科，歯科疾患はしばしば頸部に症状を呈する．

5. 補助診断法

問診と診察により病歴と現症により病態の大要を把握したら，局所病態の詳細な情報を得るため画像検査，臨床検査，必要があればさらに特殊検査を段階的に行い確定診断を下す．検査は診断目的に沿って必要なもののみ的確に処方すべきである．

1) 画像検査

単純Ｘ線写真，断層Ｘ線写真，造影法，CT，MRIなどの画像検査が行われるが，通常は単純Ｘ線写真とMRIが基本になり，外来診断においては第一選択される．それぞれの画像検査の有用性と限界を十分に認識したうえで選択する．

(1) 単純Ｘ線写真

通常の正面像では第3頸椎以下の情報が，開口位像では上位頸椎の情報が得られる．側面像では個々の頸椎の状態，頸椎全体の形態，その他脊柱管狭窄や後縦靱帯骨化の有無が確認でき，機能撮影(前後屈位撮影)では頸椎不定性の有無，斜位像では椎間関節，椎間孔の異常などが確認できる．

(2) 断層Ｘ線写真

正面像または側面像で脊椎病変や脊椎形態異常などを単純Ｘ線像よりも詳細に確認できることがある．

（3）造 影 法

　　脊髄造影は頸椎・頸髄疾患による脊髄圧迫病変の高位診断，椎間板造影は椎間板病変の鑑別診断，責任病巣の確認に有用である．また，選択的脊髄血管造影は脊髄血管腫や脊髄動静脈奇形の確定診断に有用である．

（4）CT

　　頸部の骨病変，軟部組織病変ともにCTによりいろいろな情報が得られるが，とくに骨病変の局在診断に有用である．しかし，病変の全体像の確認や質的診断には限界がある．造影法との組み合わせによるCTM，CTDは横断面の局在診断が明確にできる．

（5）MRI

　　頸椎・頸髄疾患の矢状断像，冠状断像，横断像が得られ，その情報はX線写真，CTを凌ぐことが多い．頸椎の海綿骨病変が明瞭に描出され，しかもX線像やCT像に描出されにくい早期病変が発見でき，さらに軟部組織への病変の波及も確認できるため局在診断にきわめて有用である．椎間板病変，脊髄圧迫病変，脊髄内病変などの診断も従来の造影法と比べ非侵襲的に明確に把握でき，しかも脊髄内病変の質的診断もほぼ可能になっている．T1強調画像で椎体は高信号の骨髄と無信号の骨皮質として描出され，脊髄，椎間板は中～高信号，脳脊髄液は低信号として描出されるため各組織は明確に識別できる．さらにGd-DTPAによる造影MRIは腫瘍を明瞭に描出できる．T2強調画像では脳脊髄液が高信号となるため脊髄との識別は困難となるが，硬膜管が描出され，脊髄造影と同価値を持つ．ただ骨化と石灰化の病変は無信号として描出されるので識別不能であり，X線写真，CTに劣る．

2）臨床検査

　　血液生化学的検査，免疫血清検査，細胞機能検査などを診断目的に沿って行う．炎症には赤沈，末梢血，白血球百分率，CRP，ASO，RFなど，腫瘍には腫瘍マーカーのAFP，CEA，CA19-9などがある．必要に応じて髄液検査，微生物検査なども行う．

3）電気生理学的検査

　　筋電図，神経伝導速度，誘発電位（運動神経誘発電位，知覚神経誘発電位，体性感覚誘発電位）などの検査は脊髄神経根障害の定性および高位診断のために行われる．

4）アイソトープ検査

　　^{99m}Tc-MDP，^{67}Ga-citrateなどによる骨シンチグラフィーを行う．骨性病変の全身検出能と局在診断に優れているが，質的診断は困難である．腫瘍性病変の診断に常用されるが，炎症性疾患，変性

疾患，代謝性疾患との鑑別にも用いられる．

5）生　　検

腫瘍，炎症，骨粗鬆症などの確定診断のために組織診断と起因菌同定などが行われる．とくに転移性脊椎腫瘍と脊椎炎の鑑別不能の場合には生検が不可欠である．

文献

1) Bailey RW : The cervical spine, p1-249, Lea & Febiger, Philadelphia, 1974.
2) 藤村祥一，小林慶二：頭蓋・頸椎移行部損傷の診断．脊椎脊髄　3：589-596，1990．
3) 藤村祥一：頸椎疾患の診断における CT，CTM，MRI，超音波の必要性．MB Orthop 42：121-133，1991．
4) 藤村祥一：脊椎および椎間板疾患による脊髄神経根障害．Clinical Neuroscience 12：800-803，1994．
5) 藤村祥一：頭蓋・頸椎移行部骨性奇形の治療．MB Orthop 88：49-59，1995．
6) 平林　洌：頸腕症候群―基本的事項とその現状―．日災害医誌 22：357-367，1974．
7) Schmorl G, Junghanns H : The human spine in health and disease. p1-423, Grune & Stratton, New York, 1971.
8) Torklus D, Gehle W : The upper cervical spine. p1-85, Georg Thieme Verlag, Stuttgart, 1972.

［藤村　祥一］

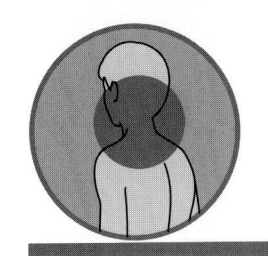

A-3
形態異常

　脊椎の形態異常は発生学的に頭蓋―頸椎移行部に多く認められる．この頭蓋―頸椎移行部とは大後頭孔を中心に後頭骨から環椎，軸椎を含めた領域をいう．この高位に発生する形態異常は骨性と神経性に分けられるが，生ずる奇形も多様であり，重複していることが多い．その臨床症状は多彩であり，まったくの無症候性のものから，軽微な外傷によって重篤な神経障害をきたしたり，ときには致命的な状態に陥ることもある．このため，的確な診断と病態に即した治療法の選択が重要である．

1. 頭蓋―頸椎移行部奇形

　頭蓋―頸椎移行部の形態異常には，骨性の奇形と神経性の奇形とがあり，両者はよく合併して存在する．骨性奇形は後頭骨，環椎，軸椎の奇形に分けられる．後頭骨の奇形には扁平頭蓋底，頭蓋底陥入症などが，環椎の奇形には環椎―後頭癒合症，環椎後弓形成不全ないし二分症，軸椎の奇形は歯突起の発生異常によるものが多く，歯突起形成不全や歯突起骨（os odontoideum）などがある．ほかには頸椎の2椎以上に骨性癒合がみられるKlippel-Feil症候群（軸椎と第3頸椎癒合症が最も多い）もある．神経性の奇形にはArnold-Chiari奇形があり，脊髄空洞症を合併していることが多い．

　これらの奇形に伴う臨床症状は，斜頭，短頭，毛髪線低下，肩甲骨高位，頸椎の運動障害，頭痛，項部痛などの局所症状と，大後頭孔高位における神経圧迫症状に分けられる．神経障害は大孔症候群（foramen magnum syndrome）と呼ばれ，脳幹部・脳神経症状（顔面知覚障害，外転筋麻痺，facial spasm，嚥下障害，胸鎖乳突筋・僧帽筋萎縮，構音障害，舌萎縮など），小脳症状（運動失調，眼振など），上位頸髄・延髄症状（表在性・深部知覚障害，四肢運動麻痺，ときに膀胱直腸障害など），頸神経根症状（後頭部痛，頸部痛，しびれ感など），椎骨脳底動脈不全症状（回転性めまい，drop attackなど），脳圧亢進症状（頭痛，嘔吐，眼底うっ血乳頭など）である．

　このように臨床症状はきわめて多彩のため，確定診断に難渋し，治療が遅れることが多いので注意すべき疾患群である．また，この高位の障害はときに重篤な脳・脊髄麻痺や突然死の危険性もあるた

め，詳細に患者の神経症状・所見を把握，検討したうえで，疑わしいときは早めに専門医(整形外科・神経内科・脳神経外科医)に紹介することが肝要である．

頭蓋-頸椎移行部奇形に対する画像診断には，まず一般の単純X線写真側面前後屈機能撮影と開口位正面像を基本とする．X線写真における代表的な測定値の正常値は，①Chamberlain line(硬口蓋後端と大後頭孔後縁を結ぶ線；正常の歯突起先端はこの線の1±3.6 mm下に位置する)，②McGregor line(硬口蓋後端と後頭骨最下端を結ぶ線；正常の歯突起先端はこの線を5 mm以上超えて頭側に位置しない)，③McRae line(大後頭孔の前・後縁を結ぶ線；正常では歯突起先端はこの線より下に位置する)，④Height-index of Klaus(鞍結節と内後頭隆起を結ぶ線から歯突起先端までの距離；30 mm以下を異常とする)，⑤Bimastoid line(左右の乳様突起先端を結ぶ線；正常では歯突起先端はこの線より10 mm以上超えない)，⑥Digastric line(左右の乳様突起切痕を結ぶ線；正常では歯突起先端はこの線と交差しない)，⑦環椎歯突起間距離(Atlanto-dental distance)(環椎前弓後縁と歯突起前縁との距離；成人では3 mm以下，

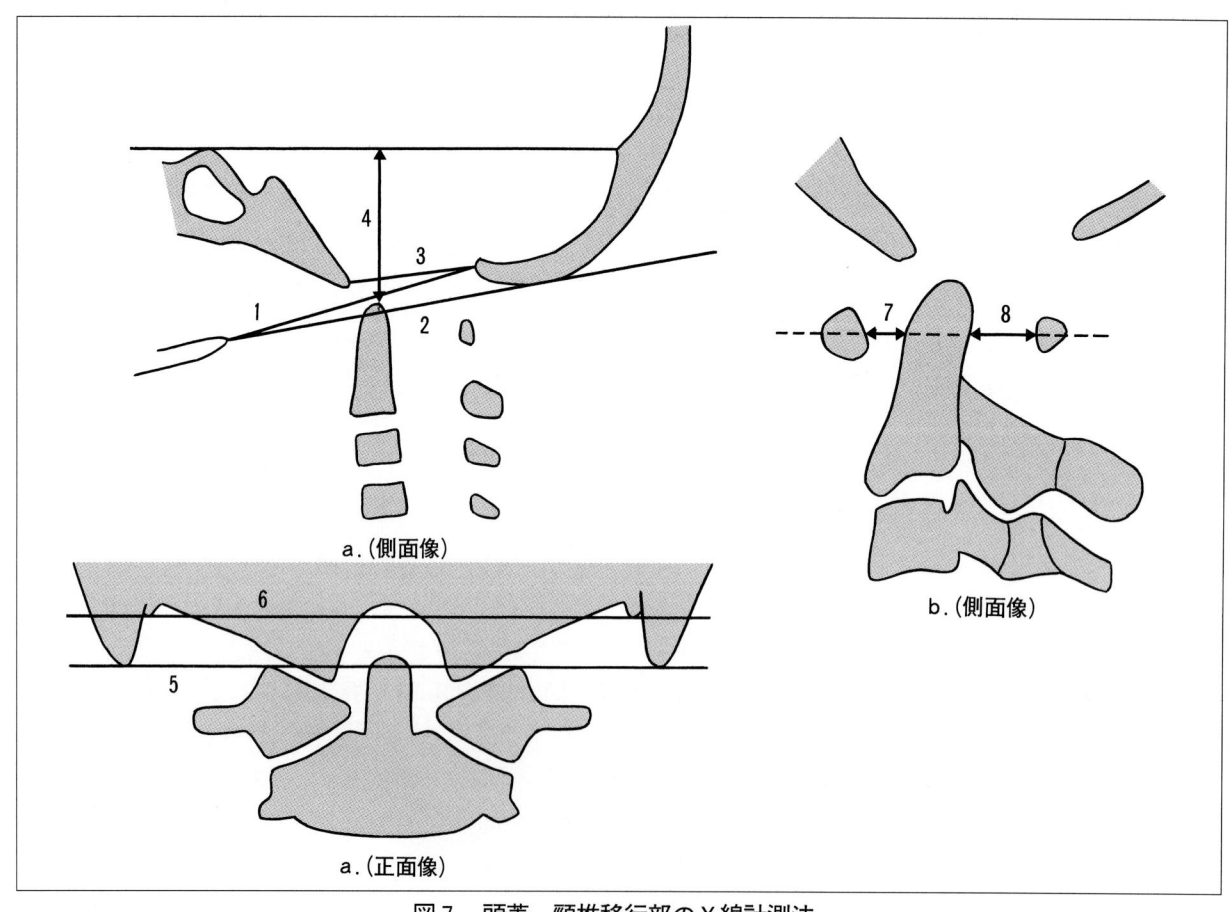

図7　頭蓋-頸椎移行部のX線計測法
a．Craniometry　　b．Cervicometry
1：Chamberlain line　　2：McGregor line　　3：McRae line
4：Height-index of Klaus　　5：Bimastoid line　　6：Digastric line
7：Atlanto-dental distance(ADD)　　8：Space available for the cord(SAC)

小児では 4 mm 以下が正常)，⑧環椎部脊柱管最小前後径ないし残余脊柱管前後径(Space available for the cord)(環椎後縁から歯突起後縁までの最短距離；正常成人で平均 22 mm)，⑨環軸椎間不安定指数(Instability Index)(単純 X 線写真側面前後屈機能撮影において，最大と最小脊柱管前後径の差を最大前後径で割った値×100)などがある(図 7)．本高位は X 線的に鮮明な画像が描出されにくいため，症例により断層撮影を追加する．さらに神経障害を認める場合には，CT や MRI を必ず撮像し検討する必要がある．とくに MRI は同高位の外傷や腫瘍，奇形などの疾患群には必須の検査法であり，脊髄造影よりも有用な情報を提供してくれる．また最近では，3D-CT などにより本高位の骨性奇形が立体的に多方向から描出され，より正確に形態の異常が把握可能である．

以下に日常診療でよくみられる頭蓋―頸椎移行部奇形を取り上げ，その診断と治療について概説する．

1) 頭蓋底陥入症(basilar impression)

大後頭孔の後縁が頭蓋内に入り込んでいる病的状態をいう．大後頭孔周辺の骨の先天性発育不全により発生する一次性と，先天性骨系統疾患(osteogenesis imperfecta など)や後天性骨代謝異常(Paget 病，慢性関節リウマチなど)による二次性のものがある．延髄や脳幹部，脊髄への機械的圧迫が加わると発症する．神経障害を有する例は手術適応であるが，X 線上で陥入症が進行している場合は発症していなくても予防的に手術を行うことが多い．手術は後頭下開頭による大後頭孔減圧術ないし経口進入法による前方除圧法が行われる．画像上で陥入症を認めても無症候性の場合には定期的な経過観察とする．頸部痛などの局所症状の場合には，頸椎装具を着用させて保存的に治療する(図 8)．

2) 後頭環椎癒合症(assimilation of atlas)

環椎の前弓，後弓，外側塊などが種々の程度に後頭骨と癒合した状態をいう．頭蓋底陥入症など他の奇形を合併することが多い．癒合が非対称性であると，ときに斜頸や頸椎側弯の原因となる．この奇形のみで治療を要することは少なく，多くは他の合併した奇形の治療が優先される(図 8)．

3) 軸椎歯突起形成異常(hypoplasia or agenesis of dens)/歯突起骨(os odontoideum)

軸椎歯突起奇形に分類される．一般的には，歯突起が欠損していたり，低形成や軸椎椎体の基部で分離している状態であり，分離した歯突起の部分を os odontoid という．歯突起が分離しているために環軸椎間に不安定性が生じ，環軸関節脱臼をきたす例が多い．症

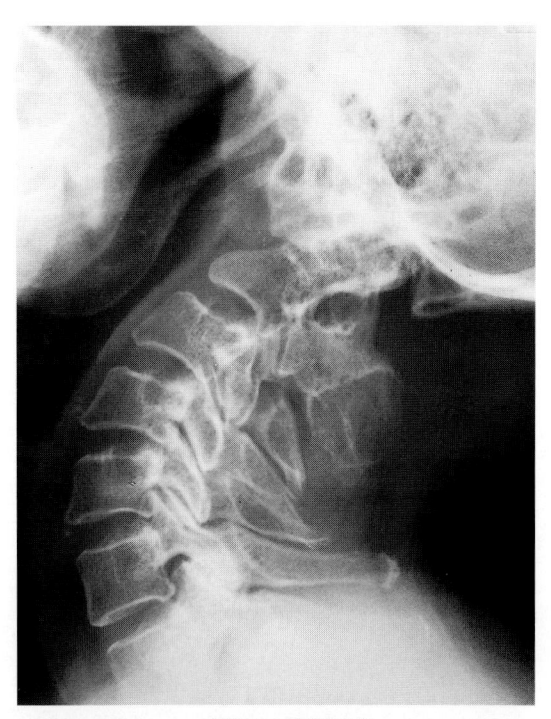

a．単純X線側面像

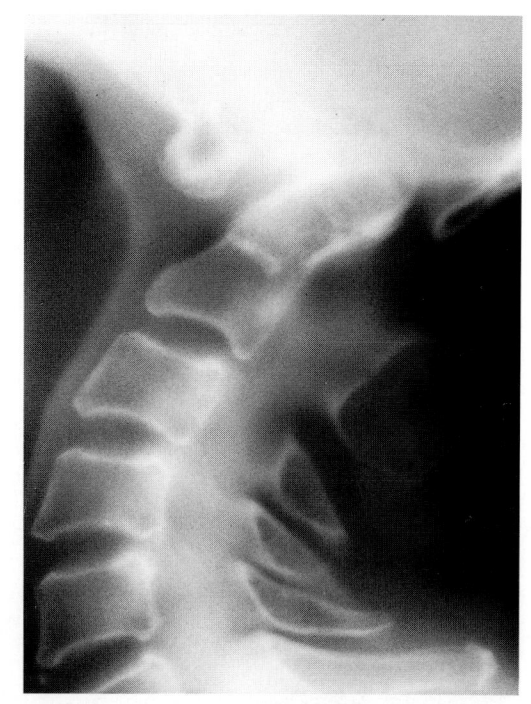

b．側面断層像

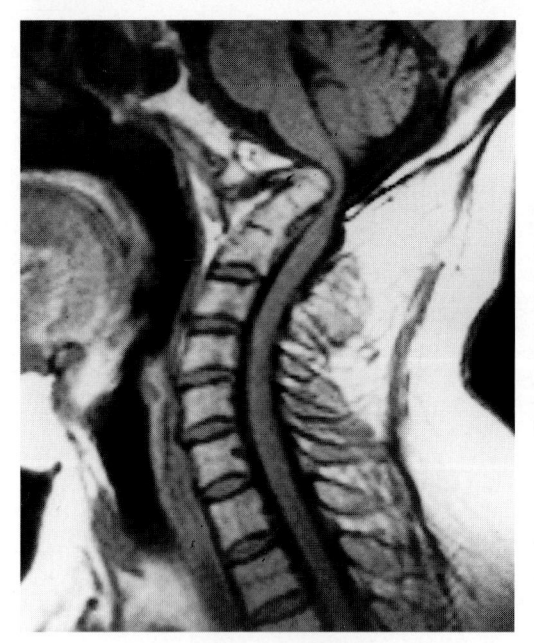

c．MRI（T1強調画像）

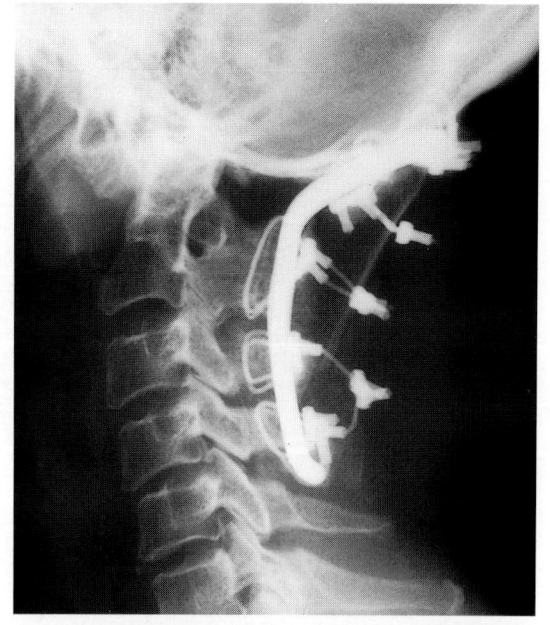

d．手術後（術前に頭蓋直達牽引で整復を行い，その後に大後頭孔減圧術と後頭―頸椎間後方固定術を行った）

図8　環椎後頭癒合症を合併する頭蓋底陥入症（環軸椎脱臼を合併）

状は無症候性から，後頭部痛などの局所症状，また神経が圧迫されて重篤な脊髄麻痺をきたすこともある．脳幹・脊髄症状，椎骨動脈不全症状を有する場合には手術適応となる．しかし，神経障害がなくても脊柱管前後径が11 mm 未満や Instability Index が40％以上などの脊柱管狭小や高度不安定性例には，将来の脊髄症発現を予防する目的で手術を行うことも多い．また，学童や運動選手など活動

3. 形態異常　23

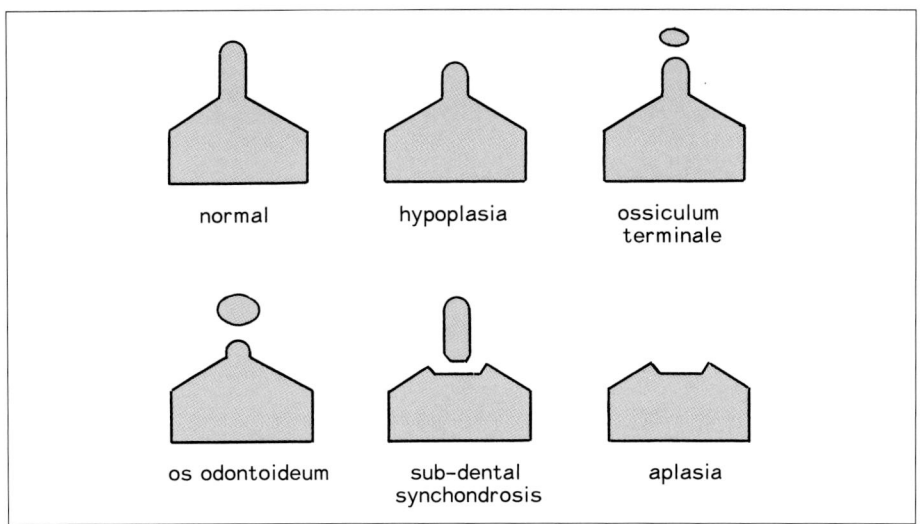

図9　軸椎歯突起形成異常の分類

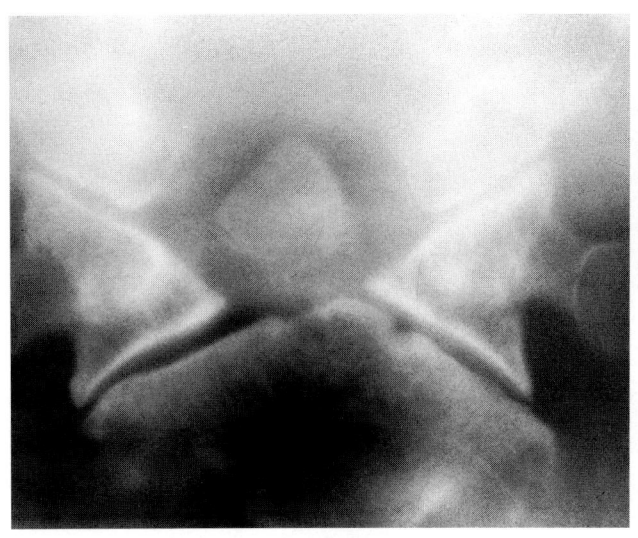

a．正面断層像

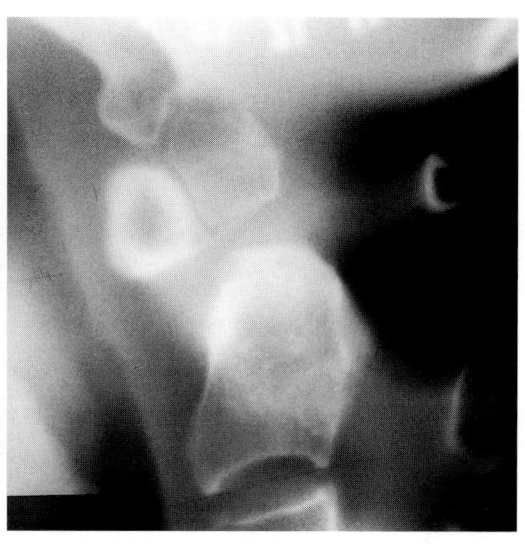

b．側面断層像

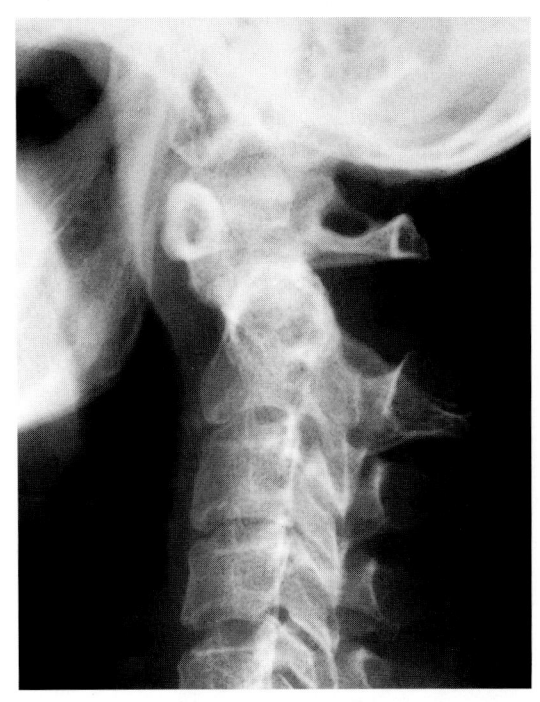

c．単純X線側面像

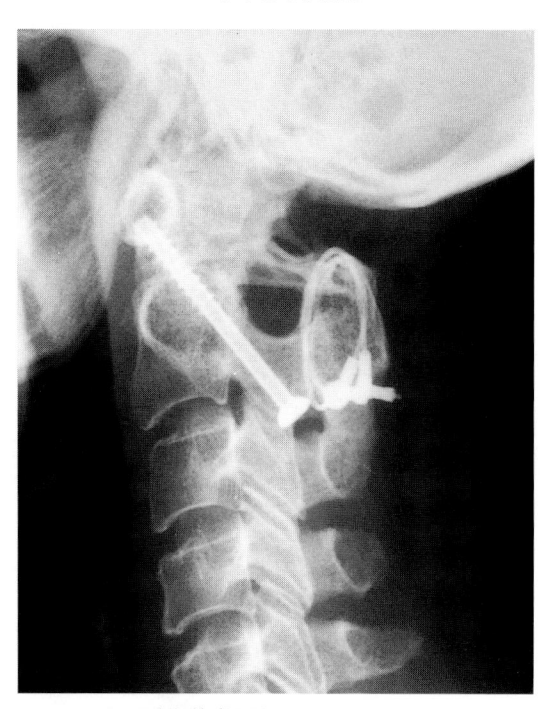

d．手術後（螺子とワイヤーによる環軸椎間後方固定術を行う）

図10　Os odontoideum

性の高い人も予防的手術が考慮される．手術は一般的に環軸椎の後方固定術が行われる．装具療法などの保存的治療で分離した歯突起が骨癒合することはなく，手術を行わない場合には十分な生活指導と定期的な経過観察が必要であるが，本疾患と診断されたら一度は専門医の診察を受けさせて今後の治療方針について相談することが肝要である(図9，10)．

4）Arnold-Chiari 奇形(Arnold-Chiari malformation)

小脳および脳幹の一部が延長，下垂して脊柱管内に陥入している奇形である．大後頭孔で脊髄を圧迫する疾患のなかでは最も多く，19世紀末に Chiari により報告され，その程度により3型に分類されている．1型は小脳，延髄が下垂し脊柱管内に嵌入しているもので，成人に多く脊髄空洞症を伴っていることが多い．2型は小脳や脳幹および第4脳室が延長，下垂して脊柱管内に嵌入しているものである．Chiari 奇形のなかでは最も多く，脊椎破裂や脊髄髄膜瘤を合併しているため，ほとんどは小児例である．3型は小脳全体が二分脊椎の骨欠損部より脱出しているもので，後頭—頸椎髄膜瘤を伴っている．本症には小脳・延髄の圧迫症状と脳脊髄液の循環不全により生じる脊髄空洞症の合併頻度が高い．無症候性の場合には MRI により経過観察を行うこともあるが，上肢の筋萎縮や脊髄麻痺が認められる場合や，MRI で空洞がきわめて大きく膨満している場合，また経時的に少しずつ症状の進行がみられる場合には手術の適応となる．手術には大後頭孔減圧術ないし空洞—クモ膜下腔シャント術がある．この疾患は一般的に有効な保存的療法はなく，経過観察か手術かのどちらかが選択される(図11)．

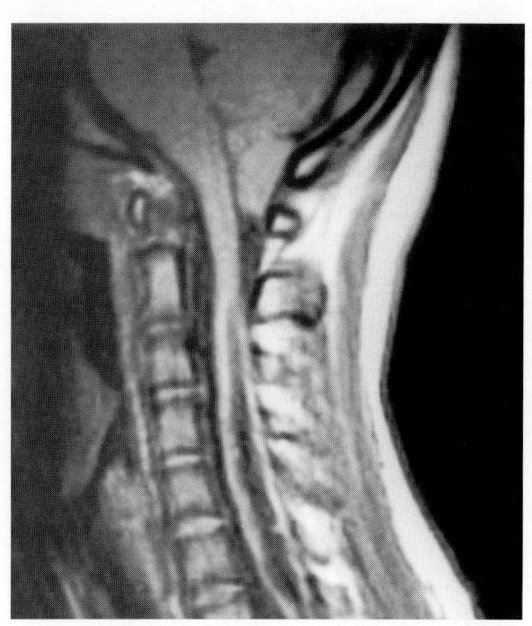

図11 脊髄空洞症を伴う Arnold-Chiari 奇形
(MRI-T1 強調画像)

5）先天性頸椎癒合症(Klippel-Feil 症候群)

2椎以上の頸椎に骨性癒合がみられるもので，第2～第3頸椎癒合症が最も多く，他の頭蓋底陥入症や環軸椎脱臼などとの合併が多い．神経学的には無症状のことが多く，経過観察でよい．だだし，合併する奇形や脱臼により症状が出現している場合には手術の適応となる．また，多椎が癒合している場合は負荷のかかる隣接椎間に異常可動性や不安定性が出現し，脊髄症をきたすこともある．この場合には治療の対象となる(図12)．

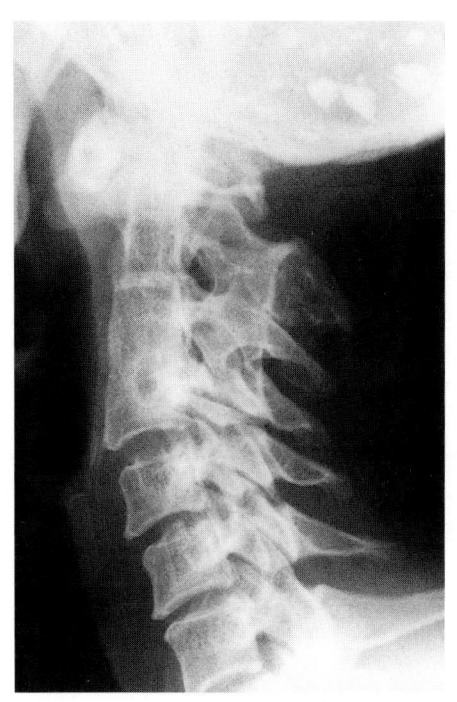

図12　Klippel-Feil 症候群の単純X線側面像
　　　（第2，3，4頸椎の癒合を認める）

2. 斜　　　頸(torticollis)

斜頸とは，先天性あるいは後天性の各種原因によって，頭部が一方の肩に向かって傾き，同時に首のねじれと顔面や頭蓋の不均整を伴う変形をいう．古くは神中が，『斜頸とは，種々の原因により頭部が斜めに拘縮位をとるもの』と定義した．先天性と後天性に分けられ，筋性・骨性・関節性・リンパ性・痙性・麻痺性・習慣性・眼性・耳性などの原因がある．臨床的に重要なものは，先天性筋性斜頸，リンパ性斜頸，痙性斜頸である．

1）先天性筋性斜頸（congenital muscular torticollis）

股関節脱臼，内反足とともに三大重要先天性疾患の一つで，しばしばこれらの障害が合併することがあり，全身を詳細に診察することが大切である．本疾患は胸鎖乳突筋の筋腹内に腫瘤が出現し，これが線維化して拘縮を起こすものである．この腫瘤は，筋線維の退行変性とこれに平行して起こる筋線維間結合組織の増殖性変化により惹起される肉芽組織であり血腫ではない．殿位分娩や難産で生まれた新生児で胸鎖乳突筋の分枝高位筋腹内に種々の大きさの腫瘤を生後1～3週で発見される．症状は，胸鎖乳突筋内腫瘤，頭部の罹患筋側への傾斜，顔面の回旋，頸椎の運動制限，頭蓋・顔面の非対称などである．診断はそれほど難しいものではないが，念のため頸椎の単純X線写真撮影を行い，頸椎の奇形や癒合椎の有無を検索し骨性斜頸やKlippel-Feil症候群を鑑別する必要がある．治療は保存的療法が原則であり，日常生活内（授乳，睡眠，抱くときなど）で頭位に注意させ，できるだけ矯正位を保持するように指導する．決して無理な矯正操作やマッサージは行ってはいけない．どうしても胸鎖乳突筋の短縮や線維化が強く，顔面や頭部の変形が進行し，強い運動制限を認めるときには手術療法も考慮されるため，できれば小児を専門とした整形外科のある病院に紹介したほうがよい．

2）リンパ性斜頸

10歳前後の子どもで扁桃，アデノイドなどのリンパ組織の最も大きい時期に，頭部や顔面，耳鼻科領域の疾患後に頸部にある深部椎体前リンパ節に炎症が生じ，この疼痛を軽減するために反射性に頸部筋群が緊張して斜頸位を呈するものである．頸部の疼痛により頸椎運動制限が生じているためで，筋性斜頸のように胸鎖乳突筋に過度の緊張や腫瘤がみられることはない．原因疾患の治療と局所の安静で自然に治癒する．通常は1～2週間で全治するが，重症例では数ヵ月もの経過をとることもある．

3）痙性斜頸（spastic torticollis）

治療が困難であるばかりでなく，整形外科，精神科，脳神経外科などの境界領域の疾患であり，他科との協力のもとに診断，治療を考える必要がある．その原因は心因性要因の強い機能的なものから，中枢神経系の障害やパーキンソン症候群の一分症としてみられるものまで多岐にわたる．関与する筋群には胸鎖乳突筋をはじめ多くの頸部筋群がある．症状も安静時にはまったく斜頸を呈さず，人前や精神的に緊張したときなどに発症する．患者は自分の意志で制御できないため，肩こりや筋肉痛などの肉体的負担とともに，精神的負担も大きく，神経症やうつ病になる患者もみられる．原因がはっき

りしないので，対症療法に徹する以外方法はない．精神的要因の強い患者には専門医による精神療法を行う．

文献

1) 藤井英治：頭蓋・頸椎移行部の奇形．泉田重雄，矢部　裕監修，エース整形外科，pp280-285，南山堂，東京，1990．
2) 藤村祥一：頭蓋・頸椎移行部の骨性奇形の治療．MB Orthop 8（4）：49-59，1995．
3) 小山素麿：頭蓋―頸椎移行部の奇形．半田　肇監修，脊髄，末梢神経の外科，pp198-214，南江堂，東京，1993．

［戸山　芳昭／千葉　一裕］

A-4 炎　　症

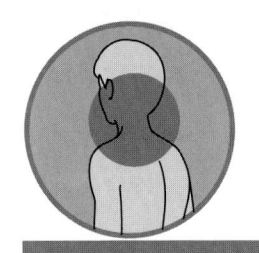

1. 化膿性脊椎(頸椎)炎(pyogenic spondylitis)

化膿性脊椎炎は，結核性脊椎炎に比較してまれとされていたが，近年増加する傾向にある．好発年齢は50歳以上の高齢者で，糖尿病，尿路結石，肝障害，透析を要する慢性腎不全，膠原病，アルコール中毒，ステロイド使用などの基礎疾患を有する患者が多い．頸椎における化膿性脊椎炎の頻度は全脊椎中最も低く，諸家の報告でも10％前後である．

1）病　　態

血行性感染例では泌尿器感染，呼吸器感染などの先行感染を認めるものが多いが，感染源が明らかでない場合も少なくない．また椎間板造影や星状神経節ブロック後に生じた医原性の症例も報告されている．

血行性感染例では多くの場合，起因菌が脊椎の終板付近に定着して感染巣を形成し，椎間板を破壊し隣接椎体におよぶ．骨破壊とともに比較的早期より骨新生を生じる点が，結核性脊椎炎とは異なるところである．

起因菌の多くは黄色ブドウ球菌で，その他大腸菌，緑膿菌などのグラム陰性桿菌などがある．最近で compromised host を中心にメチシリン耐性ブドウ球菌(MRSA)による化膿性脊椎炎の報告も増えている．

2）診　　断

（1）臨床症状

起因菌や患者の全身状態などにより多様な臨床経過を示し，急性型，亜急性型，潜行型(慢性型)に分類されている．従来，急性型の頻度が高かったが，最近は亜急性型，潜行型の頻度が増加している．

症状は病型により異なるが，頸部痛，頸椎運動制限，肩甲部痛などの局所症状と発熱，倦怠，体重減少などの全身症状である．また，頸椎の化膿性脊椎炎では脊髄症状を発現する危険性が高いとされている．

（2）画像検査
　　[単純X線写真]

　発症当初は明らかな変化を認めず，4週ほど経過してから終板の不整，椎間腔狭小などの所見が出現する．後咽頭腔の腫脹像も重要な所見である．6～8週になると椎体辺縁部の溶骨性変化，終板の侵蝕などが進行し，椎体の圧壊をきたす(図13a)．炎症が鎮静する後期には椎体前方の骨棘などの反応性骨新生，骨硬化が現れ，最終的には椎体は骨性あるいは線維性に癒合することが多い．亜急性型や潜行型では初診時に溶骨性変化を示していることがあり，転移性脊椎腫瘍との鑑別が問題になる．

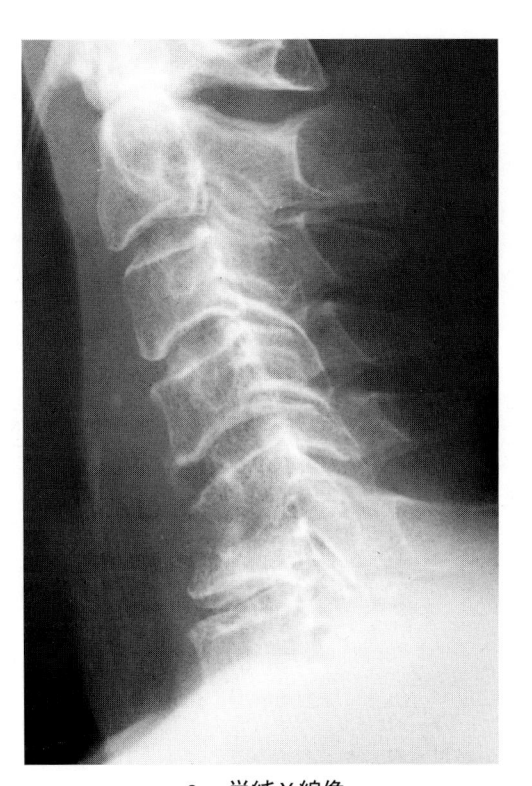

a．単純X線像
図13a　化膿性脊椎炎(64歳，男性．発症後2カ月)
　　C5-6の椎間狭小化および後弯形成を認める．

[MRI]

　早期より病巣が捉えられ，膿瘍の広がりや，神経組織の圧迫の有無を観察することができる．初期には浮腫などを反映して，T1強調像で低輝度(図13b)，T2強調像(図13c)で高輝度となる．またgadolinium(Gd)-DTPA の投与によりT1強調像の低輝度領域は造影される．転移性脊椎腫瘍でも同様の信号パターンを示すが，多くの場合椎弓根を含めて椎体全体に病巣が及ぶのに対して，化膿性脊椎炎や結核性脊椎炎は病巣が椎間板を中心としているのがほとんどである．進行期に椎体の骨新生や骨硬化が出現すると，T2強調像で病巣中心部が高輝度，周辺の骨硬化部が低輝度となる．慢性期には骨硬化部の拡大により低輝度領域が広がる．

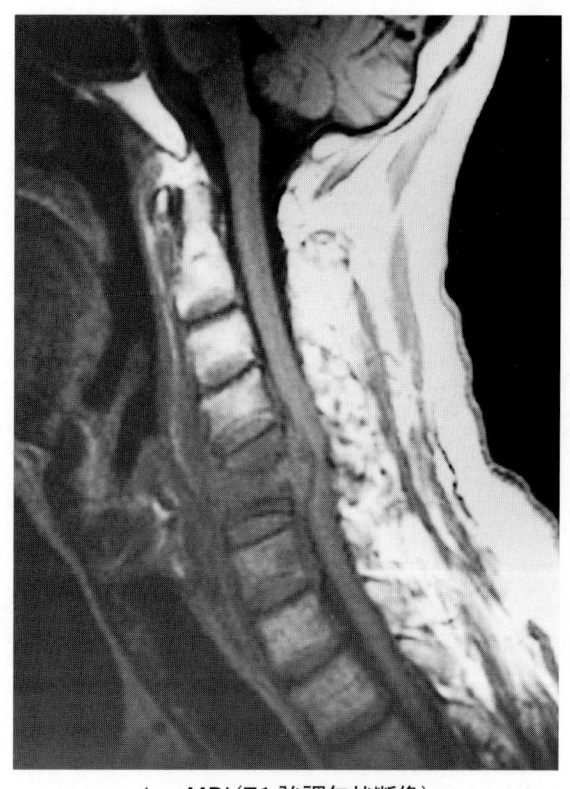

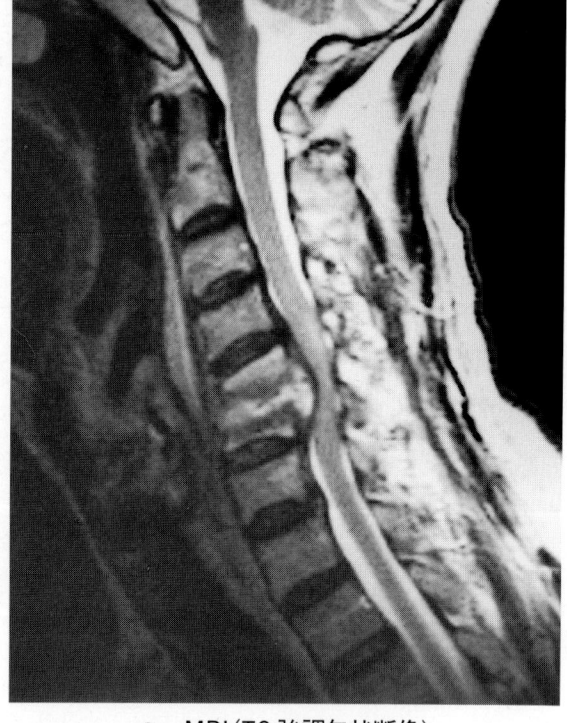

b．MRI(T1強調矢状断像)　　　　　　c．MRI(T2強調矢状断像)

図13b, c　化膿性脊椎炎(64歳，男性．発症後2ヵ月)
椎体はT1強調像で低輝度，T2強調像で高輝度を呈する．脊髄を圧迫する硬膜外膿瘍の形成を認める．また後咽頭腔の腫脹を認める．

[CT]

　骨破壊や骨新生の状態の把握に有用である．

[骨シンチグラフィー]

　^{99m}Tc を用いた骨シンチグラムや ^{67}Ga シンチグラムでは病巣を早期から捉えることが可能である．

（3）臨床検査

赤沈は高度に亢進し，CRPも高値となる．白血球増多もみられるが，正常値を示すことも少なくない．潜行型ではこれらの指標が陰性であることもある．

（4）生　　検

臨床所見や画像所見で診断困難な例は，悪性腫瘍や結核性脊椎炎との鑑別のため，また起因菌の同定のために生検を行う必要がある．針生検は椎間板造影と同様の手技で前方より透視下に行う．生検材料は一般細菌のみならず，結核菌，真菌についても培検索する必要がある．

生検前に抗生剤投与が行われていたり，弱毒菌感染例では起因菌が検出されないことも少なくない．一般に起因菌の検出率は30〜50％と低い．

3）治　　療

（1）保存療法

治療の基本は保存療法である．

［安　　静］

臥床による全身の安静，あるいは頸椎装具による局所の安静をはかる．椎体の圧壊や亜脱臼を生じているものにはhalo vestを装着することもある．感染の鎮静化とともに，頸部痛が軽減し，単純X線写真所見で椎間腔が狭小化し局所安定性が得られるまで装具は継続する．通常の経過発症から4〜6ヵ月である．

［抗　生　剤］

抗生剤による化学療法が治療の主体となる．抗生剤は基本的にセフェム系，ペニシリン系，アミノグリコシド系などの殺菌的なものを選択する．肝機能障害や腎機能障害などの基礎疾患を有する患者が少なくないため，抗生剤の腎毒性，肝毒性には十分配慮する．

起因菌がすでに判明している場合は，感受性試験の結果にしたがい抗生剤を選択する．MRSAには塩酸バンコマイシン（1〜2 g/dayを6時間毎あるいは12時間毎に点滴静注）の投与が有効である．起因菌が不明の場合は，グラム陽性菌を標的にした第一世代あるいは第二世代のセフェム系抗生剤が第一選択となる．前立腺肥大，尿路結石などがあり，尿路感染の先行が疑われる例では，大腸菌などのグラム陰性菌も念頭におき，セフェム系抗生剤に硫酸ゲンタマイシン（ゲンタシン，80〜120 mg/dayを2〜3回に分けて筋注，点滴静注）や硫酸アミカシン（アミカシン，200から400 mg/dayを2回に分けて筋注，点滴静注）などのアミノグリコシド系抗生剤を併用したり，ピペラシリン（ペントシリン，2〜4 g/dayを一日2〜4回に分けて静注・点滴静注）などの広域ペニシリンを使用する．

使用期間は，基本的には少なくともCRPが陰性化するまでは経

静脈投与を行い，その後は経口に切り替える．経静脈投与は4週間以上続行するほうが治癒率が高い．経口投与はCRPの陰性化後も2ヵ月間は続行することが望ましい．

(2) 手術療法

進行性の脊髄症状を伴う例，著明な椎体破壊があり遅発性麻痺が危惧される例などが手術適応となる．また，十分な保存療法にもかかわらず感染の鎮静化が得られないものや再発例も手術適応となる．

手術法は病巣郭清，神経除圧，頸椎支持性の獲得が同時に可能な前方固定術が目的にかなっている．前方からの十分な病巣郭清後に，腸骨あるいは腓骨を用いて自家骨移植を行う．

2. 結核性脊椎(頸椎)炎(tuberculous spondylitis)

結核患者数は第2次世界大戦後一貫して減少してきたが，最近その減少速度が鈍化している．また，患者の高齢化や，compromised hostの感染者の増加，耐性菌の出現など新たな病態を呈している．

脊椎は骨関節結核の好発部位ではあるが，結核性脊椎炎の頸椎発生例は少なく，全結核性脊椎炎の1〜5％とされている．

1) 病　　態

脊椎カリエスは呼吸器などの一次感染巣からの血行感染で生じるが，一次感染巣が明らかでないことも多い．結核菌は主に椎体終板付近に感染巣を作り，軟骨板を破壊し，病巣は椎間板，さらに椎間板をはさんで隣接椎体へと広がる．骨組織は乾酪壊死に陥り腐骨を形成する．冷膿瘍(cold abcess)は時に前・後縦靱帯を越えて後咽頭腔や硬膜外腔に波及し，咽後膿瘍あるいは硬膜外膿瘍となる．

2) 診　　断

(1) 臨床症状

全身症状は乏しいことが多い．局所症状として頸部痛，肩・上肢痛，頸部可動域制限，棘突起の叩打痛などがある．咽後膿瘍が気管や食道を圧迫して，嚥下障害や呼吸困難をきたすことがある．頸椎結核性脊椎炎で脊髄症状を呈する頻度は15〜40％と比較的高い．脊髄麻痺の進行は一般に緩徐であり，頸部痛出現後2ヵ月前後を要する．

（2）画像検査

［単純X線写真］

臨床症状出現時にはX線写真上明らかな異常を認めないことが多い．初期のX線写真上の変化は椎体終板の侵蝕や椎体の萎縮であり，次第に椎間腔の狭小が進行する．引き続き，椎体の破壊，腐骨の形成，後弯形成が認められる．一般に骨新生には乏しい(**図14a**)．椎体前方に膿瘍を形成すれば後咽頭腔の軟部腫脹像がみられる．

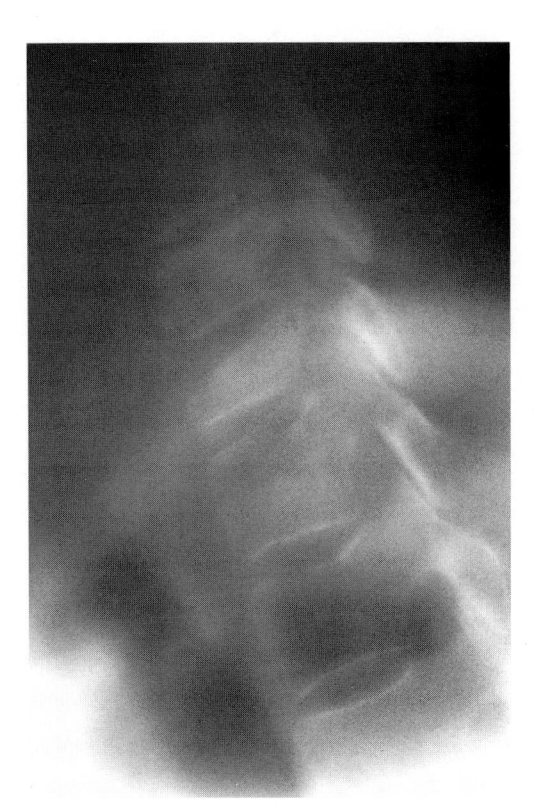

a．断層像
図14a　結核性脊椎炎(67歳，女性)
C6-7に椎間腔の狭小化後弯形成を認める．

34　A. 頸　　部

[MRI]
　X線写真所見に変化がみられる以前に病変を捉えることが可能であり，有用な検査法である．初期には椎間板周囲に T1 強調像で低輝度(図14b)，T2 強調像で高輝度(図14c)の病変を認める．進行期には T2 強調像では高輝度と低輝度の混合した像がみられる．また Gd-DTPA により，膿瘍辺縁が造影されるのが特徴とされ rim enhancement と呼ばれる(図14d)．

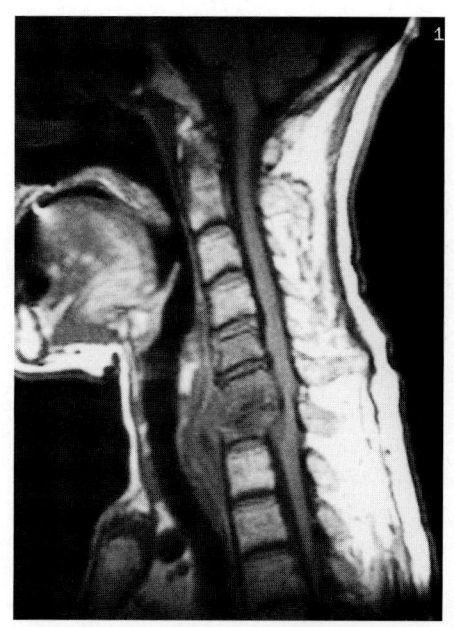

b．MRI(T1 強調矢状断像)

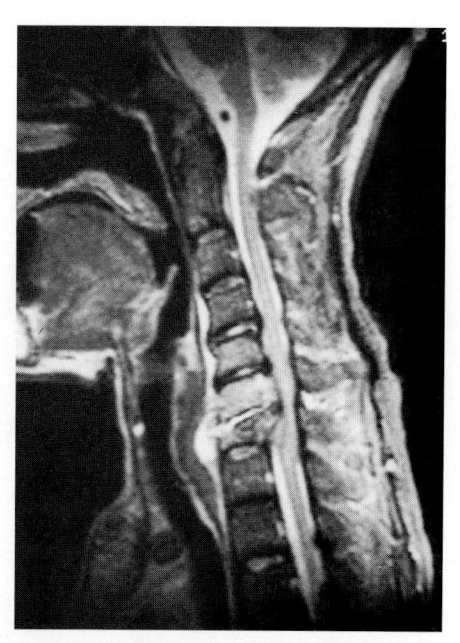

c．MRI(T2 強調矢状断像)

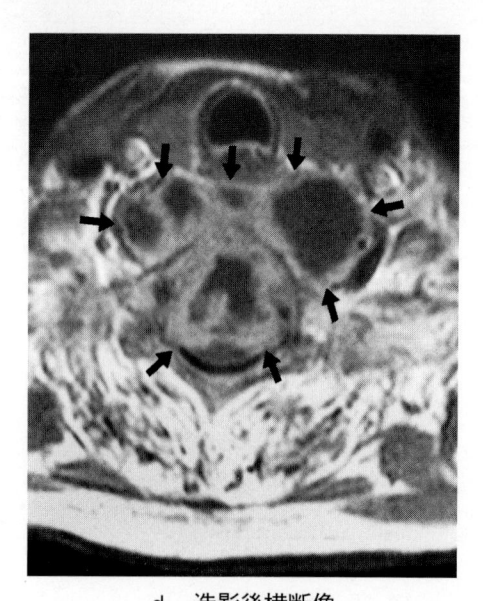

d．造影後横断像

図14b〜d　結核性脊椎炎(67歳，女性)
椎体は T1 強調像で低輝度，T2 強調像で高輝度を呈する．造影 MRI では rim enhancement(矢印)を認める．

（3）血液検査

赤沈の亢進，CRP陽性などの非特異的な所見のみである．Mantoux反応は陽性である．血液検査は必ずしも診断の決め手にはならない．

（4）生　　検

化膿性脊椎炎と同様，生検による組織診断，細菌学的診断が有用である．細菌学的にはガフキー染色，培養に加え，最近では結核菌のDNA検出法であるpolymerase chain reaction法（PCR法）が用いられ早期診断に役立っている．

3）治　　療

保存療法では治癒まで長期を要し，その間椎体の圧壊が進行して頸椎柱のmalalignmentを発生する危険があること，腐骨や壊死椎間板を認める例では抗結核剤の効果が期待できないので，小児例や全身状態不良例を除いては化学療法を併用し手術療法がとられることが多い．とくに脊髄麻痺を認めるものは手術の絶対適応である．

（1）保存療法

椎体の圧壊を予防し，局所の安静を保つために頸椎装具は不可欠である．

抗結核剤としては，現在ではリファンピシン（リファジン，リマクタン，RFP, 0.45 g/dayを毎日，早朝空腹時に内服），イソニコチン酸ヒドラジド（イスコチン，INH, 0.2～0.5 g/dayを通常1から2回に分けて食後に毎日内服），硫酸ストレプトマイシン（SM, 0.5～0.75 g/dayを連日あるいは1.0 g週2回筋注）またはエタンブトール（EB, 0.75～1.0 g/dayを1から2回に分けて食後に毎日内服）を用いた3剤併用，あるいはこれにピラジナミド（ピラマイド，PZA, 1.5から2.0 g/dayを1～2回に分けて毎日内服）を加えた4剤併用療法が提唱されている．3剤併用療法は6ヵ月間行い，その後，さらに3～6ヵ月間はINH, RFPの2剤投与を行う．これらの薬剤の副作用には十分留意すべきであり，投与前に，聴力検査，視力検査，肝機能検査などを行っておく必要がある．

（2）手術療法

手術は化膿性脊椎炎と同様である．前方から直達し病巣郭清，神経除圧，後弯変形矯正後，自家骨を用いて骨移植を行う．

3. リウマチ脊椎(頸椎)炎(reumatoid spondylitis, RA 頸椎)

RA の頸椎病変の頻度は高く，RA 患者の約50%に発現する．頸椎病変の出現は RA 発症後平均10年とされている．

頸椎病変は上位頸椎および中下位頸椎ともに認められるが，とくに上位頸椎病変の頻度が高い．両者が合併することもまれではない．

1) 病　　態

上位頸椎では，RA 性滑膜炎が内側および外側環軸関節に生じ，関節包や横靱帯が弛緩し環軸関節の前方亜脱臼が生じる．さらに外側環軸関節や後頭環椎関節の破壊が進行していく．上位頸椎病変は，前方亜脱臼，垂直性亜脱臼，後方亜脱臼に分けられるが，これらの複合性亜脱臼もある．また側方亜脱臼や回旋性亜脱臼を生じる場合もある．多くの場合，まず前方亜脱臼が生じ，進行すると垂直性亜脱臼が生じる．後方脱臼はまれであるが，高度な歯突起の侵蝕や骨折を伴って生じることがある．

中下位頸椎では椎間関節や前・後縦靱帯の椎間板付着部などに RA 病変が生じる．RA 病変は椎体や椎間板にも波及し，椎体，椎間板の破壊をきたす．硬膜外腔に RA 性肉芽を形成することもある．

2) 診　　断

(1) 臨床症状

局所症状は項・頸部痛が多く，後頭部痛，頸椎運動時軋音などの訴えもある．

高度の前方亜脱臼例，垂直性亜脱臼例では脊髄・延髄麻痺をきたす危険性が高い．しかし，前方亜脱臼の程度と脊髄症状の発生は必ずしも相関しない．RA 患者では四肢関節破壊による運動障害がすでに存在しているため，脊髄障害による運動障害の有無が判然としないことが多い．したがって腱反射亢進と病的反射や知覚障害の有無を十分検査する必要がある．

まれに椎骨動脈不全症状を発現することもある．頸部を回旋したときに生じるめまい，耳鳴，失神発作などが特徴である．

脊髄・延髄麻痺による突然死の報告もあるが，その頻度は極めてまれである．

（2）画像検査
［単純Ｘ線写真］

頸椎中間位側面像における環椎歯突起間距離（atlanto-dental interval；ADI）の正常値は成人で3 mm，小児で4 mmであるが，この数値より大きいものが前方亜脱臼とされる．前方亜脱臼は前屈位で顕著となり，後屈位で改善ないし整復されることが多い（図15）．しかし前方亜脱臼進行例では後屈位をとっても整復されないこともある．垂直性亜脱臼の指標には Ranawat ら，あるいは Redlund-Johnell らの計測法がある（図16）．

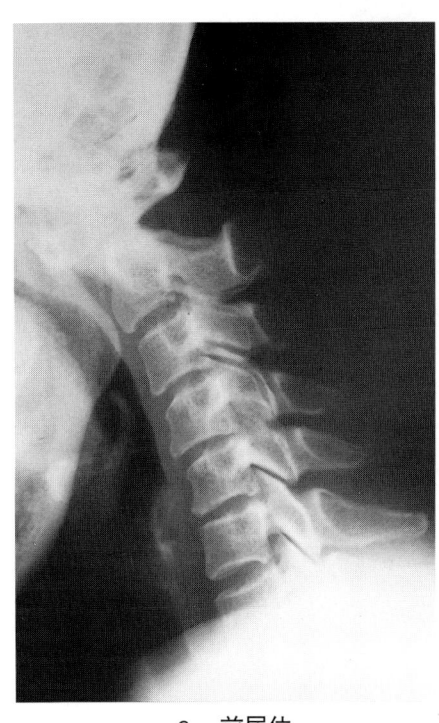

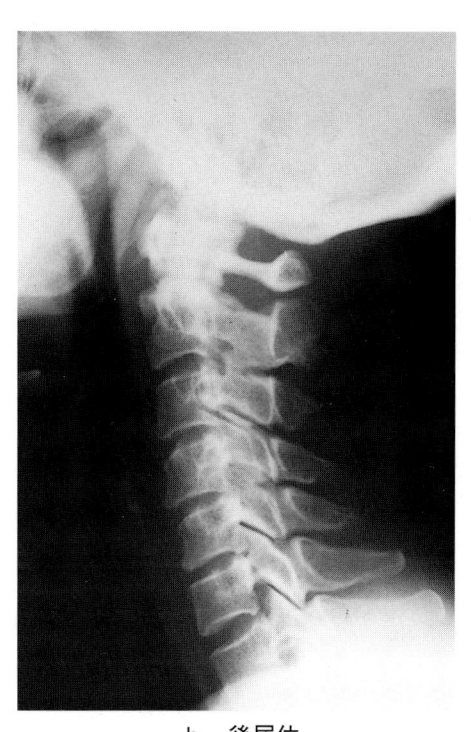

a．前屈位　　　　　　　　b．後屈位

図15　環軸椎前方亜脱臼（49歳，女性）
前屈位で ADI は 8 mm であるが後屈位では整復される．

a．Ranawat 法　　　　　　b．Redlund-Johnell 法

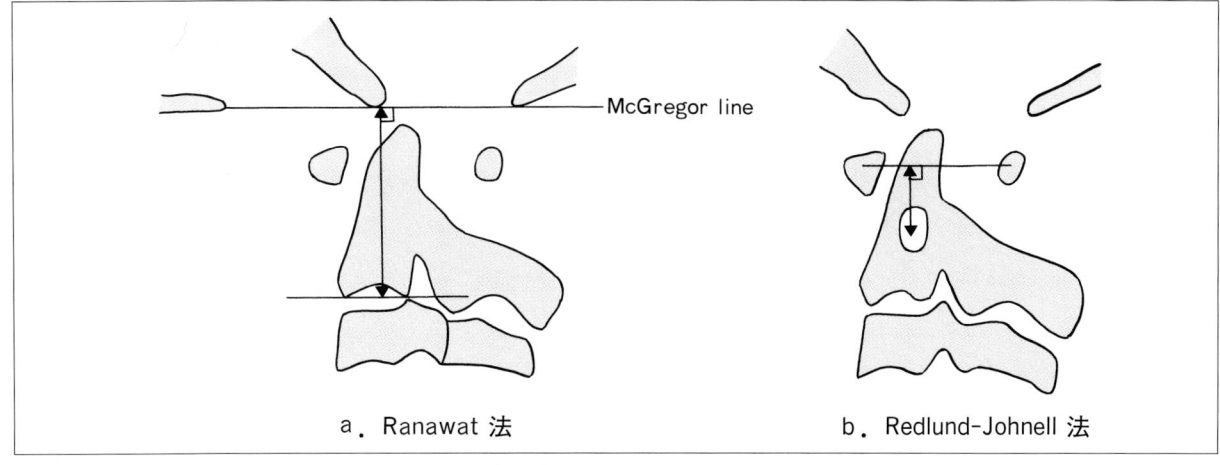

図16　日本人では，Ranawat 値は男性 13 mm，女性 12 mm 以下，Redlund-Johnell 値は男性 33 mm，女性 27 mm 以下で異常とされる．（Morizono Y ら，1987[3]）

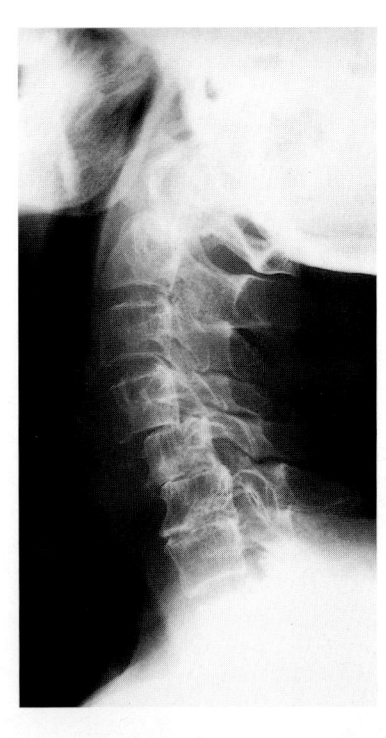

図17　中下位頸椎病変(61歳女性)
C4-5に前方亜脱臼を認め,C5-6,6-7では著明な椎間狭小を認める.

下位頸椎のRA変化は,骨棘を伴わない椎間腔狭小,椎体終板の侵蝕と破壊,椎体の前方すべりなどである.中下位頸椎病変は多椎間に認めることが多い(図17).椎体の骨性あるいは線維性強直を生じることもある.多関節破壊型,あるいはムチランス型のRAでは垂直性亜脱臼を含め,高度上位頸椎病変の発現頻度が高くなる.

[MRI]

RA性肉芽の状態,あるいは延髄,脊髄の圧迫状態の確認に適している(図18).歯突起後方にしばしばRA性肉芽の増殖を認め,これらはGd-DTPAの投与により造影される.

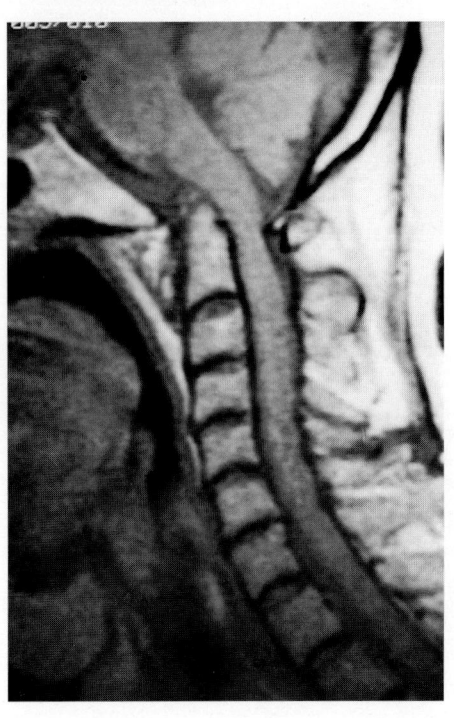

図18　MRI T1強調像(62歳,女性)
垂直性亜脱臼を認め,頭蓋内に陥入した歯突起により延髄がわずかに圧迫されている.

3）治　　療

　内科的全身治療が基礎となることは言うまでもない．

　RAの上位頸椎病変に対する手術の適応は，脊髄・延髄麻痺がある場合，椎骨動脈不全症状がある場合，保存療法では軽快しない耐え難い頸部痛がある場合などである．環軸椎亜脱臼はみられるが臨床症状は軽い症例に対して，以前は予防的手術をすすめる意見も多くみられたが，最近ではRA頸椎の自然経過の検討などから，予防的手術に対しては批判的な意見が強い．

（1）保 存 療 法

［装具療法］

　保存療法としては装具による頸椎固定が基本となる．ADIが8mm未満のものや動態撮影で不安定性が顕著でないものはソフトカラーで十分である．ADIが8mmを超えるものや垂直性亜脱臼を伴うものは顎付き頸椎カラー（フィラデルフィアカラー，オルソカラー）を用いる．硬性装具は顎関節痛を訴えることが少なくないので好ましくない．

［理学療法］

　頸部痛や脊髄症状に対する頸椎間歇牽引は禁忌である．グリソン牽引も顎関節痛をきたすので好ましくない．頸背部に対する温熱療法は軽症例には有効である．

［ブロック注射］

　大後頭神経痛のある例では大後頭神経ブロックが有効である．また，環軸関節亜脱臼のため強い頸部痛を訴える例には環軸関節ブロックも有効である．

（2）手 術 療 法

　環軸椎前方亜脱臼が主体で，垂直性亜脱臼がないかあっても軽度な例には環軸椎後方固定術が適応される．手術法はMcGraw法，Brooks法などのwiring法，Hallifaxなどのcramp法，環軸椎の外側塊をscrewで固定するMagerl法などがある（図19）．後屈位で良好な整復位が得られないものには術前にHalo装置やBartonなどによる頭蓋直達牽引で整復を行う必要がある．

　垂直性亜脱臼合併例や中下位頸椎病変合併例では後頭骨を含め，中下位頸椎あるいは胸椎までの広範囲固定が適応される．とくに多関節破壊型やムチランス型では広範囲固定が適応されることが多い．手術法は，Luque rectangular rod，鈴木式rod（図20），椎弓根スクリューなどのinstrumentationを使用することにより強固な固定が得られ早期離床が可能である．

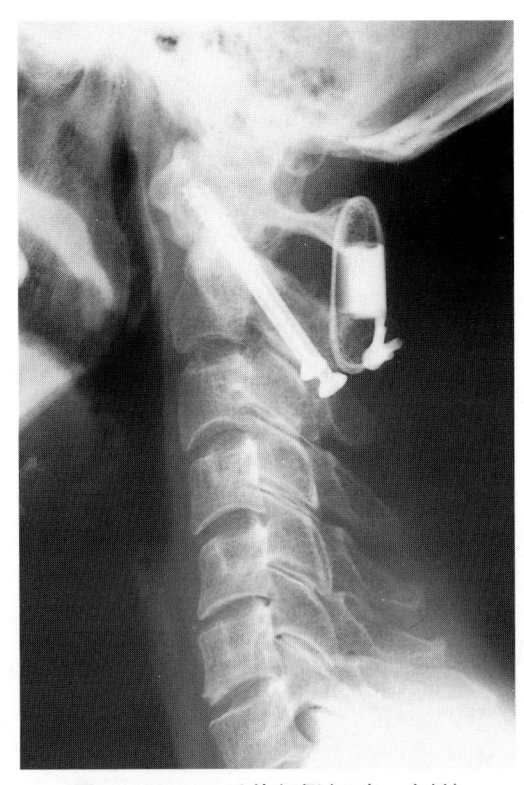

図19 Margel 法施行例（53歳，女性）

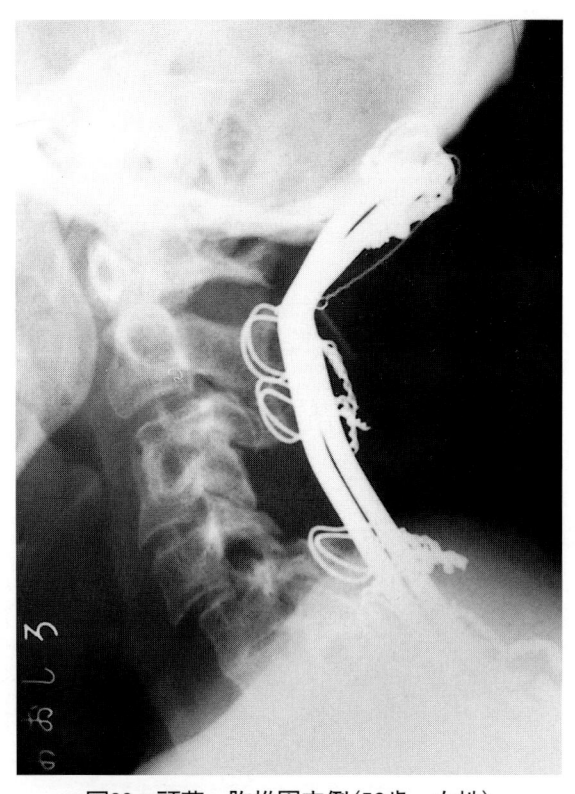

図20 頭蓋・胸椎固定例（52歳，女性）
多椎間病変に対して鈴木式 rod により頭蓋・胸椎固定を行った．

　病変が中下位頸椎のみに限局している場合は病態に即した手術法の選択が必要である．前方亜脱臼に対する前方固定術は理にかなった手術法であるが，非固定椎間にしばしば新たな病変をきたすことも少なくないので，長期的に安定した成績を得ることができる利点から広範囲椎弓形成術が第一選択の治療法とされる．

付-1．寝ちがえ/僧帽筋硬結

　寝ちがえはなんら原因なく発症する急性項部痛をいい，高度の頸椎可動制限，椎間関節部の圧痛を伴う．睡眠中の頭位不良が誘因になり起床直後に起こることが多いが，急激に頭部を回旋する際にも起こる．頸椎の加齢的変化に関連し，椎間関節症に捻挫のような外力が加わったものと考えられている．30歳以降の中年に好発し若年あるいは老年にはほとんど発生しない．単純X線写真上著変は認められない．数日間で自然に軽快することが多い．発症直後には頸椎カラーで頸部の安静をはかり消炎鎮痛剤を投与する．激痛には椎間関節ブロック注射が奏功することもある．

　僧帽筋硬結は頸部を特殊な姿勢で長時間保持したときに起こる筋緊張症状と考えられ，肩こりを訴え，圧痛を伴う．保存療法が選択され慢性に経過する例に対しては，柔軟体操で筋疲労を取り除き，消炎鎮痛剤を投与する．圧痛点ブロック注射が奏功することもある．

付-2. 化膿性椎間板炎

　原因には血行性のものと術後あるいは椎間板造影後に発生する二次性のものがある．臨床症状，検査所見は化膿性脊椎炎と同様である．単純X線写真では椎間腔の狭小化を早期から認めるが，進行とともに，隣接椎体に病巣が波及し化膿性脊椎炎と同様の画像所見を呈するようになるため，両者の鑑別は必ずしも容易ではない．また両者をあえて異なった病態として扱う必要もないとする意見もある．

　治療は保存療法が原則であり，安静，抗生剤の投与などでほとんどが完治する．最終的には椎間狭小化や椎塊形成を生じる．若年者では治癒後に椎間高の回復が見られることもある．

文献

[化膿性脊椎(頸椎)炎]
1) Ghanayem AJ, Zdeblick TA : Cervical spine infections. Orthop Clin North Am 27 : 53-67, 1996.
2) 樫本　修, 国分正一, 桜井　実ほか：脊椎感染症：脊椎カリエスと化膿性脊椎炎．脊椎脊髄 5：939-948, 1992.
3) 川口　哲, 横串算敏, 横澤　均ほか：MRSAによる脊椎炎と硬膜外膿瘍の5症例．東日本臨整会誌 8：126-129, 1996.
4) 川上　守, 玉置哲也, 浜崎広洋ほか：化膿性脊椎炎の治療成績―とくにその手術適応と手術時期について．整形外科 41：1492-1498, 1990.
5) 国分正一, 津久井俊行, 酒井克宜ほか：化膿性脊椎炎―診断と治療について―．臨整外 13：307-316, 1978.
6) Rocca HL : Spinal sepsis. Rothman RH and Simeone FA (eds), The Spine (vol 11), 752-774, W. B. Saunders, Philadelphia, 1982.
7) 里見和彦, 大谷　清, 満足駿一ほか：化膿性脊椎炎の臨床像．臨整外 15；594-600, 1980.

[結核性脊椎(頸椎)炎]
1) Al-Mulhim FA, Ibrahim EZ, El-Hassan AY, et al : Magnetic resonance imaging of tuberculous spondylitis. Spine 20 : 2287-2292, 1995.
2) Loembe PM : Tuberculosis of the lower cervical spine (C3-C7) in adults : diagnostic and surgical aspects. Acta Neurochir Wien 131 : 125-129, 1994.
3) 近藤有好：新しい結核医療の基準の概略．結核予防会編, 結核医療の基準とその解説, pp18-26, 1996.
4) 大山泰生, 大谷　清, 谷戸祥之ほか：頸椎カリエスの治験例．臨整外 30：1029-1035, 1995.
5) Rezai AR, Lee M, Cooper PR, et al : Modern management of spinal tuberculosis. Neurosurgery 36 : 87-97, 1995.

[リウマチ脊椎(頸椎)炎]
1) 藤原桂樹, 米延策雄, 越智隆弘ほか：慢性関節リウマチに伴う上位頸椎病変の自然経過．臨整外 24：551-556, 1989.
2) Magerl F, Seeman PS : Stable posterior fusion of the atlas and axis by transarticular screw fixation. Kehr P, Weidner A (eds), Cervical Spine I, pp322-327, Springer-Verlag, Wien, 1987.
3) Moriozono Y, Sakou T, Kawaida H : Upper cervical involvement in rheumatoid arthritis. Spine 12 : 721-725, 1987.
4) Ranawat CS, O'Leary P, Pellici P, et al : Cervical spine fusion in rheumatoid arthritis. J Bone Joint Surg 61A : 1003-1010, 1979.
5) Redlund-Johnell I, Pettersson H : Radiographic measurements of the cranio-vertebral region. Acta Radiologica Diagnosis 25 : 23-28, 1984.
6) 鈴木信正：頸椎疾患に対するLuque法．医学のあゆみ 145：4-6, 1988.
7) 戸山芳昭, 松本守雄, 藤村祥一ほか：リウマチ性頸椎病変手術例の予後．整形外科 46：1585-1591, 1995.

[松本　守雄/藤村　祥一]

A-5
外　　傷

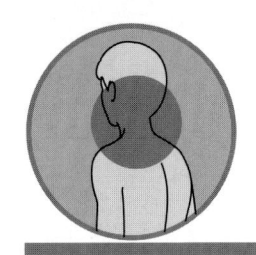

1. 頸椎捻挫

　　頸椎捻挫は日常診療において最も遭遇する頻度が高い頸部外傷であり，近年の交通外傷の増加に伴いその受傷者数は増加傾向にある．頸椎捻挫，頸部挫傷，鞭打ち損傷など，その呼称は一定しておらず，種々の病態が混在する waste basket である．基本的には頸椎外傷のうちX線写真上明らかな異常所見を認めない軟部組織損傷が主体となる病態をいう．交通外傷によることが多いが，スポーツ外傷，転落，転倒などでも発生する．多くの症例は良好な経過をたどる反面，明らかな骨傷や重篤な神経症状などの他覚的所見がないため，治療が安易かつ漫然と長期にわたって続けられる傾向がある．年余にわたり症状が持続する例，自律神経症状や精神神経症状が加重し病態が複雑化する例，保障問題が絡み，医師，患者間の信頼関係が損われる例などもまれではない．症例ごとに受傷原因や病態のみならず，患者の性格，職業を含めた背景までも把握し，注意深く適切な全人的治療を行うことが肝要である．

1）病　　態

　　従来より本損傷は追突された際の頸椎の急激な過伸展と，それに引き続く頭部の慣性による過屈曲の複合（いわゆる鞭のしなり現象）で発生すると考えられていたが（図21），スポーツ中の単純な頭部への打撲で発生する例もあり，さまざまな受傷機転で起こることがわかってきた．頸部への直達外力よりも頭部，体幹に加わった衝撃による介達外力により頸椎が急激に過伸展あるいは過屈曲されて生じ

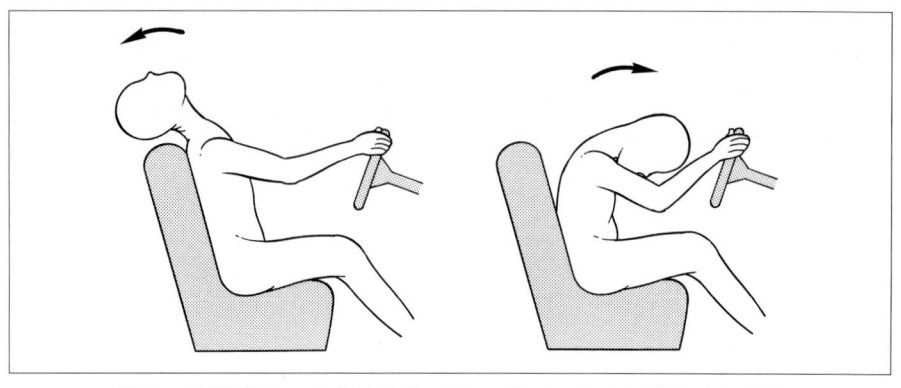

図21　頸椎捻挫の古典的発症メカニズム（いわゆる鞭打ち現象）

る．頸部の筋肉，腱，靱帯，関節包の断裂，損傷による出血，浮腫が主な病態であり，ときに椎間板，脊椎にも損傷が及ぶことがある．外傷性頸部症候群と総称され，主となる症状により頸椎捻挫型，自律神経型，神経損傷型に分類される．

2）分類と診断

（1）頸椎捻挫型

最も頻度の高い型で外傷性頸部症候群の70〜80％を占める．受傷直後にまったく症状を認めない例から一過性の意識障害を伴う例まであるが，多くは受傷後数時間〜48時間後より頭痛，頸肩腕痛，頸部運動制限が出現し発症する．この3大徴候に加えて嘔気，項部硬直，上肢痛，頸部の不快感や違和感，四肢のしびれなどをみる例や，腰背部痛を訴える例もある．他覚的に筋硬直，圧痛，頸椎運動制限などは認めるものの，不定の知覚障害以外，運動障害，反射異常や筋萎縮など明らかな神経症状をみない．

（2）自律神経型（Barré-Liéou症候群）

頸椎捻挫型に次いで多く，外傷性頸部症候群の10〜20％を占める．症状は頭痛，めまい，嘔気，眼精疲労，耳鳴り，動悸，頭重感，発汗過多，情緒不安定，記憶力減退，不眠など自律神経障害に起因すると思われる多彩かつ不定の症状が中心となる．その病態は未だ解明されていないが，頸部軟部組織や交感神経節損傷などの器質的障害を契機に，頸部交感神経や固有刺激受容体が刺激され，それに続発する脳幹を含む中枢神経系の機能障害，椎骨動脈循環不全，頸筋緊張亢進などが主因と推測されている．またC3/4椎間板障害による交感神経幹刺激が原因であり，同椎間の固定が有効であるとの報告もある．以上に加え精神神経症的要因，あるいは補償問題など社会的要因などの重複もあり，病態をより複雑なものとしている．頸椎捻挫型と明確な鑑別が不能な例や頸椎捻挫型からの移行例もあり，独立した型として分類すべきではないとの意見もある．

（3）神経損傷型

この型はさらに神経根障害型，脊髄損傷型に細分類されるが，本型の診断に関しては異論も多く，頸椎捻挫に含めるのは一過性の脊髄震盪あるいは軽度の神経根症状をみる場合に限定されるべきとの考えもある．明らかな神経根障害が持続する場合は外傷性椎間板ヘルニアや腕神経叢麻痺などの確定診断が得られる可能性が高く，脊髄損傷型の場合，大半は受傷以前からOPLLや頸椎症を有する中心性脊髄損傷であり，頸椎捻挫よりむしろ脊髄損傷の一型として分類されることが多い．いずれにせよこの型の頻度は高くない．

3）画像所見

既存の椎間狭小や不安定性などの椎間板変性所見，骨棘形成など

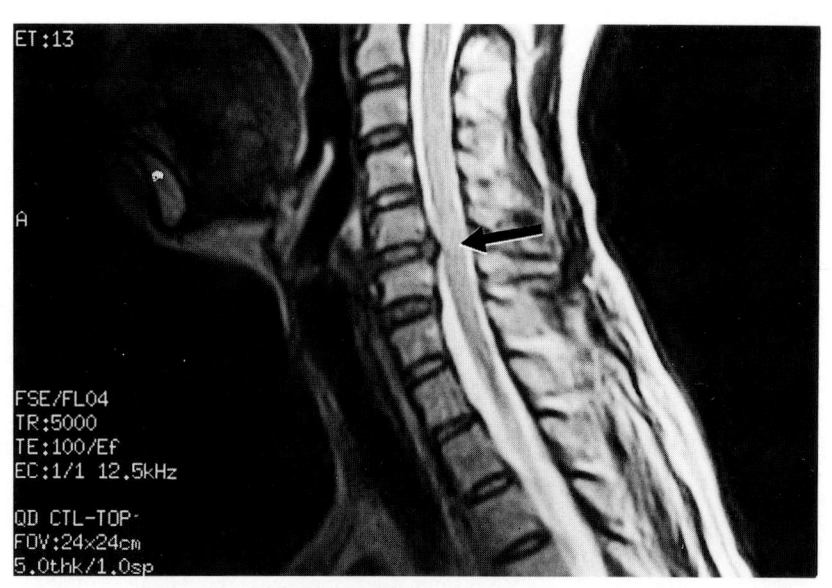

図22 C5/6外傷性椎間板ヘルニア(矢印)のMRI像

の頸椎症性変化を除き明らかな異常をみないが，ときとして前弯の減少，局所後弯などの頸椎配列の乱れ，後咽頭腔軟部組織の腫脹をみる．しかし，頸椎湾曲の直線化や軽度の後湾は健常人でも高率に認められるため，その病的意義に関しては異論も多い．多くの場合，MRI上明らかな異常を認めないが，ときに軟部の出血，浮腫などが描出されることがある．単純X線ではっきりとしない骨傷や外傷性の椎間板ヘルニアの鑑別にMRIはきわめて有用であり(図22)，症状の強い例や神経症状を認める例では不可欠な検査である．

4) 治 療

頸椎捻挫における軟部組織の損傷は病理組織学上，受傷後1～2週の出血，浮腫を伴う炎症期，2～3週の炎症消褪期，3～4週の瘢痕形成期，それ以後の組織・機能修復期の4期に分けることができ，おのおのの時期に応じた適切な治療を行うべきである(表2)．炎症期には頸椎の安静，固定が主体となり，障害の程度に応じて装具による固定を行う．最近では，床上安静はかえって患者の重症感を強め経過を長引かせることがあるとし，その施行には否定的な意見が多い．消炎鎮痛剤，筋弛緩剤などの内服薬や湿布を適宜処方する．この時期の牽引や運動療法は禁忌である．2～3週以降は温熱療法や軽い頸部等尺運動療法を開始し，症例によっては7kg以下の

表2 頸椎捻挫の病期別治療の概略

受傷後期間(週)	病理	治療
1～2	炎症期	固定，安静，内服，湿布
2～3	炎症消褪期	内服，湿布，温熱，軽い等尺運動
3～4	瘢痕形成期	温熱，マッサージ，等尺運動，(牽引？)
4～	組織・機能修復期	等尺および等張運動など積極的理学療法

軽い牽引を行うこともあるが，その是非に関しては異論も多く，われわれもその適応はきわめて限定されると考えている．4週以降は筋力や，脊椎の可動性の回復の目的で，積極的な運動療法を行う．注射は症状の強い亜急性期例に対する局所ブロック注射やBarré-Liéou症候群に対する星状神経節ブロックを行うことがある．頸椎固定はできるだけ短期間にとどめ，牽引もただ漫然と続けることなく，最長でも1～2ヵ月以内とすべきである．われわれの経験からはできる限り休職休業はさせない．あるいは患者の状態が許す限り可及的早期に職場に復帰させるほうが症状の回復が早い．3ヵ月以上の保存治療に抵抗するものはMRIを行い，その所見に応じて椎間板造影，脊髄造影などを施行し，椎間板損傷，椎間板ヘルニアあるいは骨傷の見逃しなどを除外すべきである．これらを除外できた場合は6ヵ月をめどに症状固定へもっていくようにする．もし器質的損傷による責任病変が判明した場合には観血的治療も考慮する．訴病の疑いのある例や保障問題が絡んでいる心因性要素の強い症例では手術の可能性を示唆するとその後比較的短期に症状が軽快することを経験する．

付-3．頸椎捻挫の慢性化

本損傷は軟部組織主体の損傷であり，本質的に予後は良好であるが，損傷程度がひどい場合はもちろん，保障問題のこじれや，職場への不満などの社会的，心理的要因や患者自身の性格的要因で長期化する例をみる．一方，受傷直後からの牽引やマッサージ，漫然とした長期間の固定や牽引など，不適切な治療から生じる遷延例が多いことも事実である．病態を十分理解し，それに応じた適切な治療を心がけ，慢性化を防止すべきである．

2．頸椎の脱臼・骨折

頸椎の脱臼，骨折は整形外科領域では最も重篤な外傷の一つであり，近年の交通外傷，スポーツ外傷の増加に伴いその頻度はさらに増加傾向にある．頸髄損傷を合併する危険性が高く，その有無により予後が大きく左右される．加えて頭部外傷をはじめ他の部位の重篤な外傷の合併が多く，初期に見逃されやすい．一般医家の責務は，初診時に正しい診断を下し，適切な初期治療を行い，脊髄に新たな損傷を与えることなく専門機関へ移送することである．

1）分類

受傷機転は直達外力よりも頭部や体幹に加わる介達外力によるものが多い．本損傷はその発生高位により大きく後頭骨，C1，C2の上

位頸椎損傷とC3以下の中下位頸椎損傷に分類される．

（1）上位頸椎損傷

上位頸椎損傷の頻度は報告により異なるが全頸椎損傷の約20（16〜29）％を占め，以前考えられていたほどまれではない．とくに小児の頸椎損傷はほとんどが上位頸椎損傷である．頸部痛が強い，頭を両手で支える，大後頭神経の刺激による後頭部痛がみられるなどの症状が特徴的である．生命維持に重要な下部延髄と上部脊髄が存在する反面，脊柱管が広いため神経症状はないかあっても軽度のことが多い．重度の損傷では重篤な四肢麻痺をきたし，ときには致命的でさえある．損傷部位によって以下のごとく細分類される．

a．**環椎後頭関節脱臼**　きわめてまれで多くは即死する．

b．**環椎後弓骨折**　頸部の過伸展により生じ，歯突起骨折など他の頸椎損傷との合併が多いが，本骨折自体は麻痺の合併は少なく予後は良好である．

c．**Jefferson 骨折（環椎破裂骨折）**　長軸方向の強い圧迫力によ

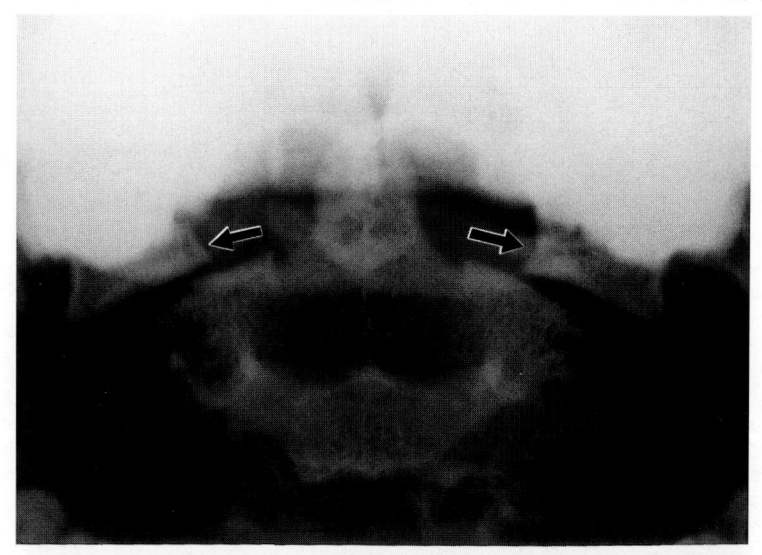

a．開口位正面で環椎側塊の離開（矢印）をみる．

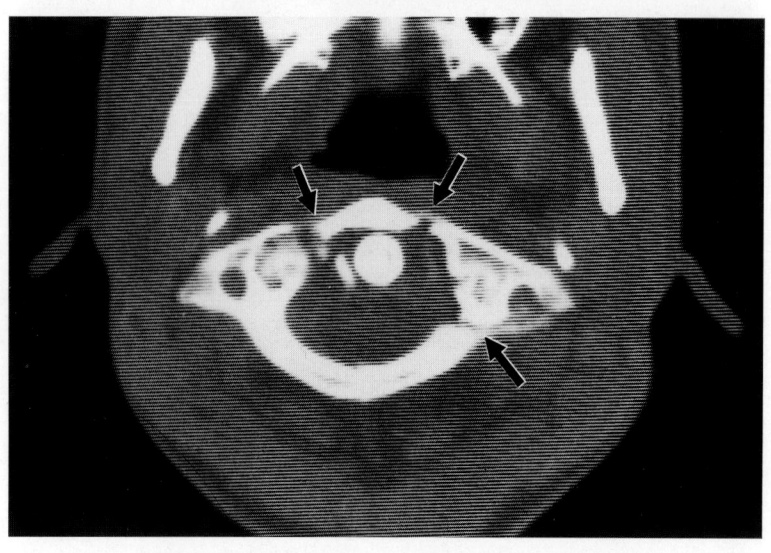

b．CT では前弓と後弓に骨折線（矢印）を認める．
図23　環椎 Jefferson 骨折

り発生する．脊柱管が拡大するためむしろ神経損傷を合併することは少ない．不安定性や変形を後遺する例では観血的治療の対象となる(図23)．

　　d．**環椎側塊骨折**　側屈強制により発生する．非常にまれである．
　　e．**環軸椎脱臼**　完全脱臼は非常にまれであり，致命的な場合が多い．過屈曲によって生じる前方亜脱臼が多い．特殊な型に小児に発生する環椎回旋位固定がある．小児が突然斜頸を呈する場合には本症の可能性があり注意を要する(図24)．
　　f．**軸椎歯突起骨折**　上位頸椎損傷で最も頻度が高い．歯突起尖端部の裂離であるⅠ型，歯突起基部の骨折であるⅡ型，骨折線が椎体海綿骨にまで及ぶⅢ型に分類される．Ⅰ型は非常にまれでⅡ型，Ⅲ型が多い．転位のない例では見逃されやすく，保存治療ではⅡ型は偽関節に，Ⅲ型は変形治癒に陥る頻度が高い．Ⅰ型およびⅢ型の安定型以外は前方螺子固定法など手術の適応となる(図25)．
　　g．**Hangman 骨折**　軸椎関節突起間骨折あるいは外傷性軸椎すべり症とも呼ばれる．椎弓根で骨折が生じ椎体と椎弓が離開する．絞首刑受刑者に多発したため命名されたが，交通事故など他の受傷機転でも発生する．神経症状の合併はまれで，原則的に保存治療が適応となるが，転位が大きく高度の角状後弯を呈する場合は観血的治療の適応となる(図26)．
　　h．**軸椎椎体骨折**　比較的まれである．

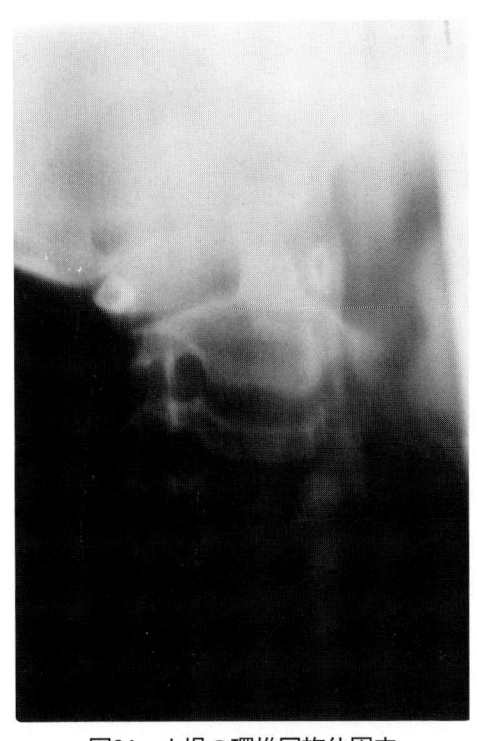

図24　小児の環椎回旋位固定
歯突起と左右側塊間の距離に非対称性をみる．

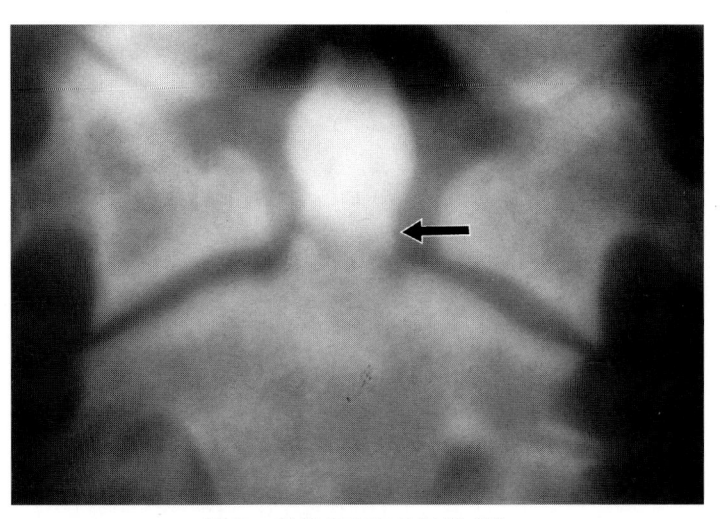

図25　軸椎歯突起骨折(矢印)
歯突起の基部で折れた Anderson のⅡ型，不安定性が強く偽関節に陥りやすい．

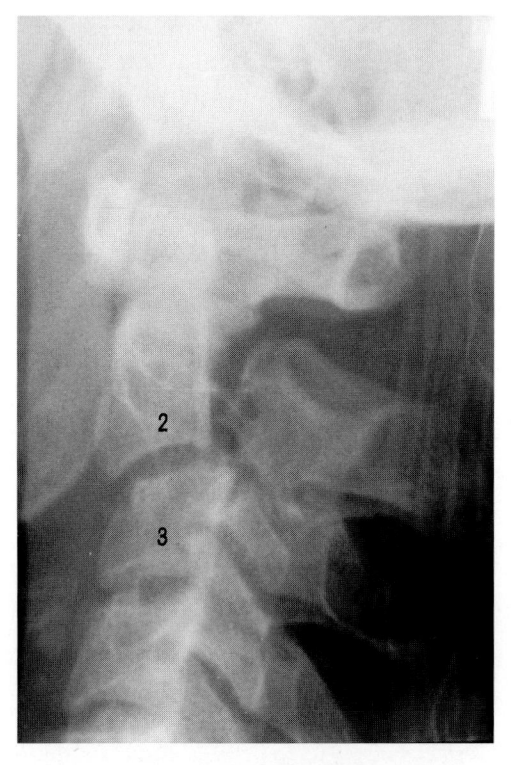

図26 Hangman 骨折
Levine 分類のⅡ型，軸椎椎体の前方転位とC2/3 椎間での角状変形を認める．

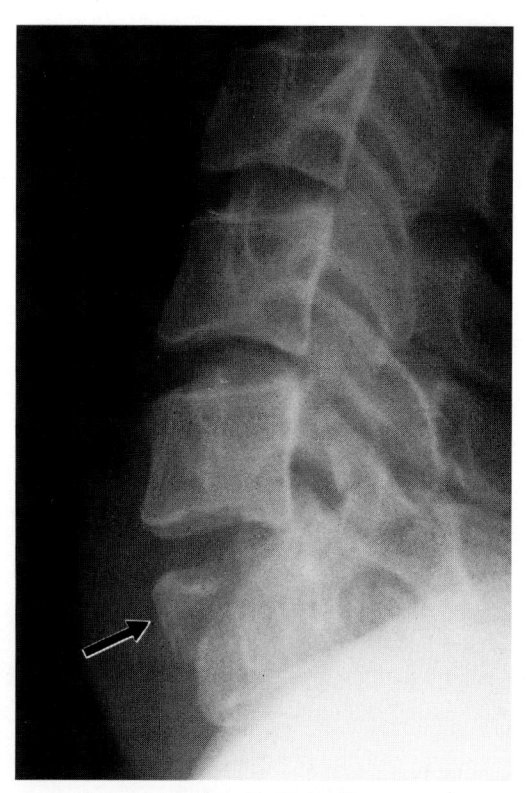

図27 伸展損傷
第6頸椎の chip fracture（矢印）をみる．

（2）中下位頸椎損傷

　　全脊椎損傷の20〜30％を占め，胸腰移行部損傷に次いで多い．第4，5，6頸椎高位に多発し，この部の脊柱管は狭いため脊髄損傷の合併が高率（70〜80％）にみられ，かつ麻痺が高度なことが多く予後は不良である．下位頸椎損傷は一般に損傷メカニズムにより分類される．

　　a．伸展損傷　頻度が高く，軽度の中心性損傷から完全横断性損傷まで種々の程度の脊髄損傷を合併することが多い．椎体前方に剥離小骨片（chip fracture）をみることもあるが（図27），X線写真上明らかな骨傷を示さない例もまれではない．

　　b．屈曲損傷　椎体の破裂骨折，bilateral facet interlocking などの型をとる（図28，29）．後方には棘間靱帯の損傷による棘突起間の開大，椎弓骨折などを，前方には tear drop fracture をみることも多い．重篤な脊髄損傷の合併が多い．

　　c．伸展回旋損傷　まれである．

　　d．屈曲回旋損傷　unilateral facet interlocking の型をとる．これは単純X線写真正面，側面像は描出されにくく，斜位像で診断がつくことが多い（図30）．重症な脊髄麻痺の合併は少ないが，直達牽引によっても整復が困難なことがあり治療に難渋することがある．

　　e．側方屈曲損傷　側塊の骨折，鈎突起骨折などの型をとるが非常にまれである．腕神経叢麻痺を合併することがある．

5. 外　傷　49

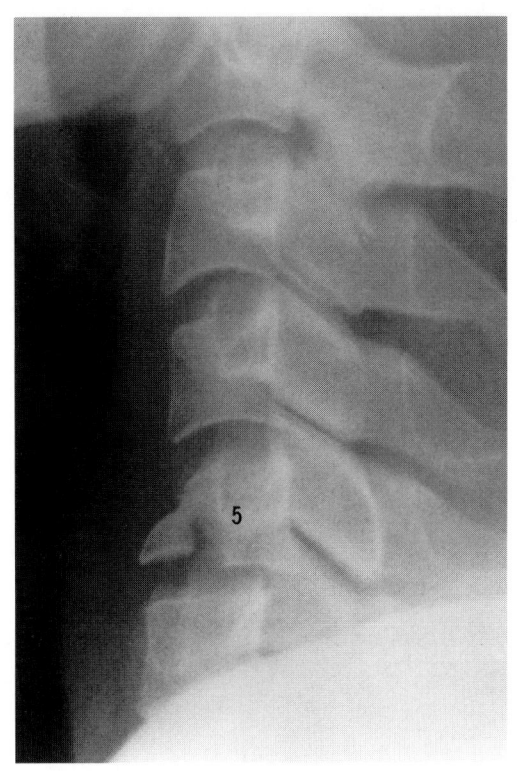

図28　屈曲損傷
第5頸椎の破裂骨折をみる．

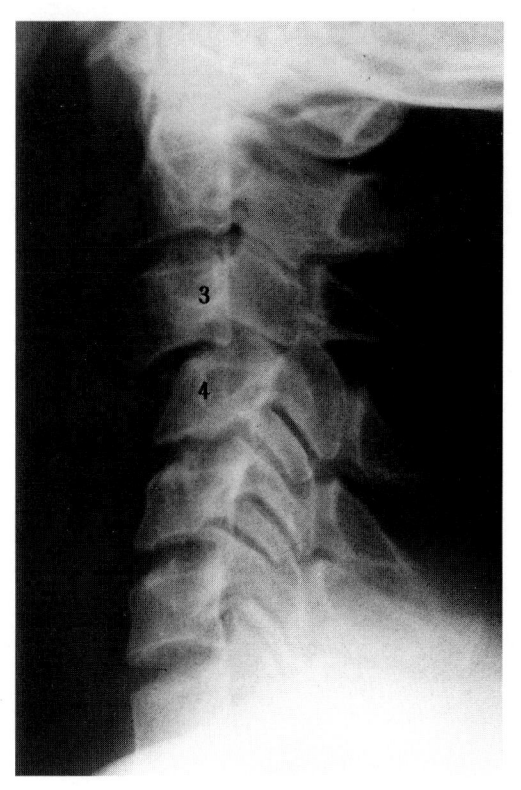

図29　屈曲損傷
第3頸椎 bilateral facet interlocking の形をとる．

　　f．軸圧損傷　椎体圧迫骨折の型をとり安定型であるが頸椎ではまれである．
　　g．その他　椎弓や棘突起の単独骨折は伸展，屈曲，回旋いずれの受傷機転でも発生する．とくに後者は付着筋の牽引力による裂離

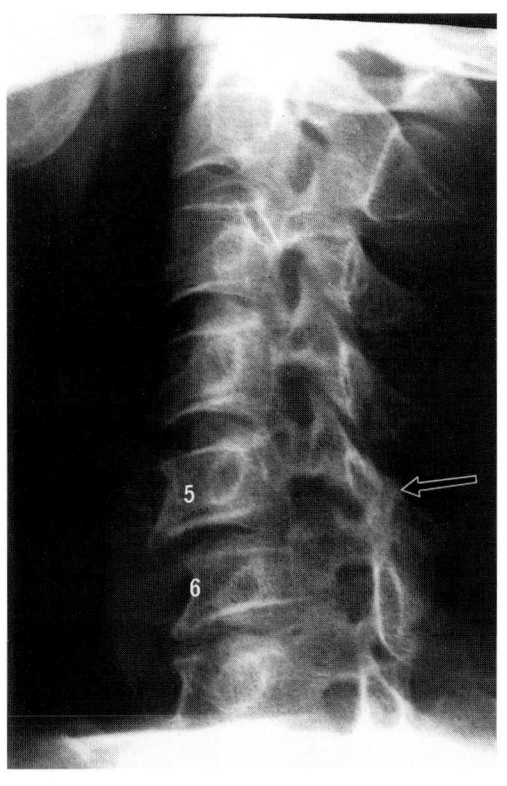

図30　屈曲回旋損傷
　unilateral facet interlocking（矢印）
　斜位像でC5とC6間に椎弓根像のずれと椎間孔の拡大をみる．

骨折(clay shoveler's fracture)としてもみられる．

2）診　　断
（1）問診および診察

　　交通事故，転落，スポーツ，頭部への落下物，第3者行為など受傷原因を可能な限り把握する．それにより外力の大きさ，合併症の有無などをある程度推測できる．頭部外傷の合併による意識障害を呈することも多く，その場合は目撃者や救急隊員から情報を得る．前頭部に創があれば伸展損傷，後頭部なら屈曲損傷など頭部，体部の創の位置により受傷機転をある程度推定できるので着衣をとり全身の挫創，擦過傷の有無を確認する．神経学的検査は四肢の運動，反射，知覚検査を中心に迅速に行う．筋力は各髄節を代表する筋につき行う（表3）．こうして麻痺の有無，程度，高位を把握する．

表3　各髄節の代表的運動機能と支配筋

髄節	運動機能	支配筋
C4	呼吸	横隔膜
C5	肘屈曲	上腕二頭筋
C6	手関節背屈	手根伸筋
C7	肘伸展	上腕三頭筋
C8	指屈曲	指屈筋群
T1	指外転	骨間筋，虫様筋

（2）X線写真検査

　　X線写真は臥位正側2方向撮影が基本であるが，上位頸椎損傷が疑わしい場合には開口位正面も不可欠となる．Unilateral facet interlocking は斜位像によってのみ診断が可能な場合があるので疑わしい場合は追加撮影する．急性期は二次的損傷を起こすことがあるのでまず基本撮影を行い，その所見に基づき必要に応じ斜位や動態撮影を行う．動態撮影は医師の厳重な監視下に行うべきである．頭部，胸部，腹部，骨盤など他臓器損傷の合併の有無の確認も忘れてはならない．比較的見落としやすいのが，胸椎，腰椎など下部脊椎の損傷であり，これらを常に念頭におき診察を行い，必要があればX線写真により確認する．また下位頸椎損傷を見逃さないように，側面X線写真は上肢を下方へ牽引し肩を引き下げて撮影し，それでも両肩の陰影に隠れる場合は一側の上肢を挙上する swimmer's position（図31）で撮影を行う．明らかな骨傷を認めない場合でも後咽頭腔陰影の腫大，椎間腔狭小あるいは開大，棘突起の配列の乱れなどに注意し，必要に応じ断層，CT，MRIを追加する．転位のない歯突起骨折や肩に重なりやすい下位頸椎損傷には断層撮影がとくに有効であり，環椎の破裂骨折，環軸椎回旋位固定，unilateral facet interlocking，椎弓骨折にはCTが有用である．

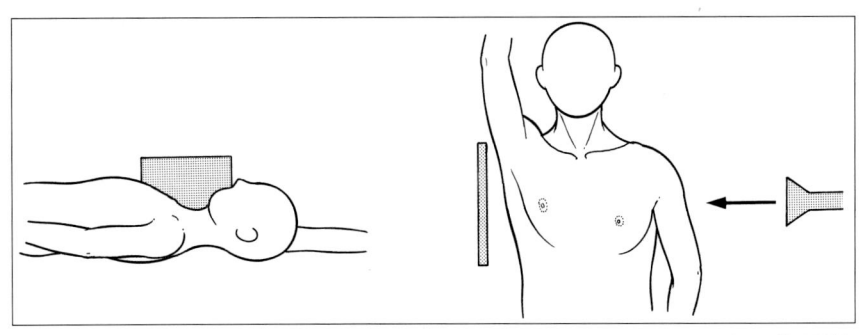

図31　片側の上肢を挙上した位置での swimmer's position による側面像撮影

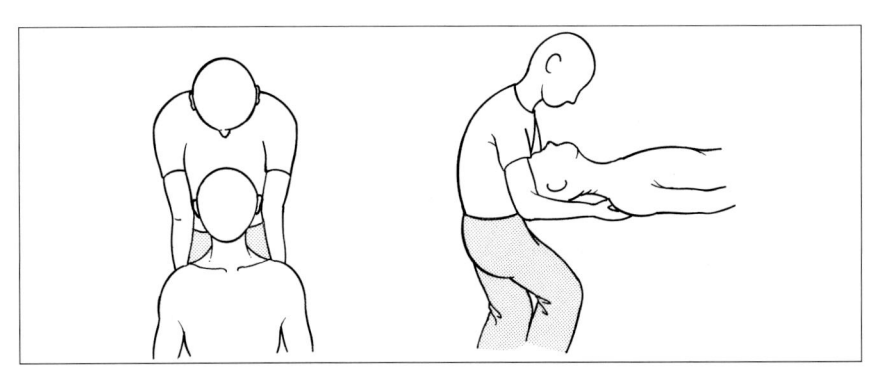

図32　頸椎頸髄損傷の疑いのある患者の移動には必ず頭部と体幹を一体として扱う all in one piece を心がける．

（3）M R I

脊髄症状が合併している場合は，以前常用されていた脊髄造影に代わり非侵襲性のMRIが第一選択となる．脊髄損傷の程度，範囲，高位の確定に非常に有用である．また単純X線写真では診断困難な骨傷や椎間板損傷などの診断にも大変有用なので脊髄麻痺がない例でも可及的早期に実施すべき検査である（図32）．

3）治　　　療
（1）救急処置

頸椎・頸髄損傷の疑いのある患者を診察する場合は，相当の外力が身体に加わっていることを前提とし，まず vital sign の check が不可欠である．一般の救急救命処置と同様に，血圧低下がある場合は血管確保による輸液，輸血を行い，呼吸状態によっては酸素の投与を行う．ただし，気管内挿管は二次性の脊髄損傷を避けるためにも診断が確定し，頸椎の適切な固定を行うまでは安易に施行すべきではない．気管切開も後の前方手術との兼ね合いからも，救命上やむをえない場合を除き避けるべきである．挿管する場合は頸椎を可能な限り動かさないで行う経鼻挿管が望ましい．したがって頸髄損傷の疑いがあり呼吸状態が悪い例は，麻酔専門医のいる機関へ急送することが望ましい．移送に際しては，頭部と体幹が一体となるように頭部を両前腕で抱え，両手を肩の下に入れ all in one piece（図32）で患者を保持するように心がけ頸椎の安定化をはかる．また静脈

を確保し緊急に備え，可能な限り医師あるいは看護婦が付き添って移送する．

（2）初期治療

頸椎損傷が明らかとなった場合はもちろん，確定診断のつく前の疑いの段階でも頸椎の絶対安静を保つためまず砂囊，装具による固定あるいは牽引を行う．牽引療法には一時的安静を目的とした介達牽引と長期の安静や固定に加え，脱臼の整復も可能な頭蓋直達牽引がある．前者には主にグリソン係蹄を用い，後者は Crutchfield 型，Barton-Cone 型の牽引装置や Gardner-Wells tong 型などの halo ring を用いる．頸椎脱臼が診断されたら可及的早期に整復を行うが，直達牽引による整復が原則であり徒手整復は熟練した専門医以外は禁忌である．例外的に小児の環椎回旋位固定は介達牽引で整復可能なことが多い．

（3）中長期治療

上位頸椎損傷は保存療法が原則であり，とくに環椎回旋位固定，ADD が 7 mm 以下の環軸椎前方脱臼，Jefferson 骨折，軸椎歯突起骨折Ⅰ型や安定型Ⅲ型，Hangman 骨折のⅠ，Ⅱ型が，一定期間の牽引に引き続き halo-vest, plaster-cast, SOMI, 頸椎カラーなど種々の固定装具を用いた保存療法の適応となる．歯突起骨折のⅡ型や不安定型のⅢ型，その他の骨折でも不安定性の遺残が予測される例，粉砕が強く関節の不適合を起こす例，陳旧例で遅発性の麻痺を生じた例などでは観血的治療が適応される（図33）．中下位頸椎では骨折の安定性のみならず脊髄損傷の合併の有無も考慮して治療方針を決定する．保存治療は脊髄損傷を合併しない安定型骨折（圧迫骨折，棘突起骨折，椎弓骨折など）に適応され，それ以外は患者の状態が許す限り観血的治療の対象となる．とくに外傷性椎間板損傷による疼痛，神経障害は手術により回復の可能性が強く観血的治療のよい適応である．ただし本損傷の頻度は低い．

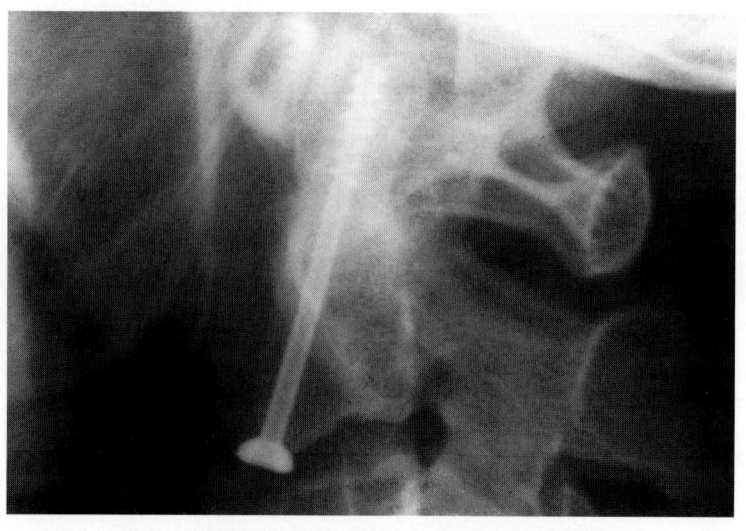

図33 軸椎歯突起骨折に対する前方螺子固定術

観血的治療の目的は神経組織の除圧と損傷脊椎，椎間板の固定により，二次損傷を防止すると同時に早期のリハビリテーションを可能とする環境を作ることにより脊髄の残存機能を最大限引き出すことである．完全麻痺の場合，除圧は無効ともいわれているが，わずかな麻痺髄節の下降が患者の ADL を大きく改善することもあり，また不完全麻痺ではすべての例に何らかの改善がみられたとの報告もあることから，積極的に手術を施行することが多い．観血的治療には前方除圧固定術，後方固定術，前後合併手術が損傷部位や不安定性の程度によって選択される．

3. 頸髄損傷

頸髄損傷は頸椎損傷のおよそ50%に合併し，人間が被りうる最も重度な外傷の一つであり，生命予後のみならず社会的予後がきわめて悪い．外力による直接の圧迫，挫滅のための一次損傷と，それに引き続く出血，阻血，浮腫，低酸素，梗塞などによる二次損傷があり，両者の兼ね合いにより麻痺の重症度が決まる．

1) 分 類
(1) 完全損傷

頸髄損傷の急性期には完全，不完全に関わらず一過性にすべての脊髄機能が消失する脊髄ショックの状態となる．通常24〜48時間で脊髄ショックを離脱するため受傷後48時間経過後に完全に随意運動，知覚が消失している場合は非回復性の完全損傷と考えられる．C4以上のレベルでは呼吸筋の麻痺があり人工呼吸が必要となる．受傷後早期に肛門反射，球海綿体反射が出現する場合は完全麻痺の可能性が高い．肛門部の知覚や長母趾屈筋の運動がわずかでも残っている場合(sacral sparing)不完全損傷の期待が持てる．

(2) 不完全損傷

軽い運動障害のみのものから完全麻痺に近いものまでさまざまな程度のものがあり一概に予後が良いとはいえない．以下の型に分類されているが，overlap もあり分類不能な例も多い(図34)．

a．前部脊髄損傷
脊髄前部の損傷であり，損傷部位以下のほぼ完全な運動知覚障害がみられ，深部知覚のみ温存されている．最も予後が悪い．

b．中心部脊髄損傷
最も多い型であり，脊髄の中心部分が損傷される．比較的予後が良いとされる(付-4参照)．

c．Brown-Séquard 症候群
一側の運動麻痺と反対側の知覚障害がみられ，脊髄片側の障害で

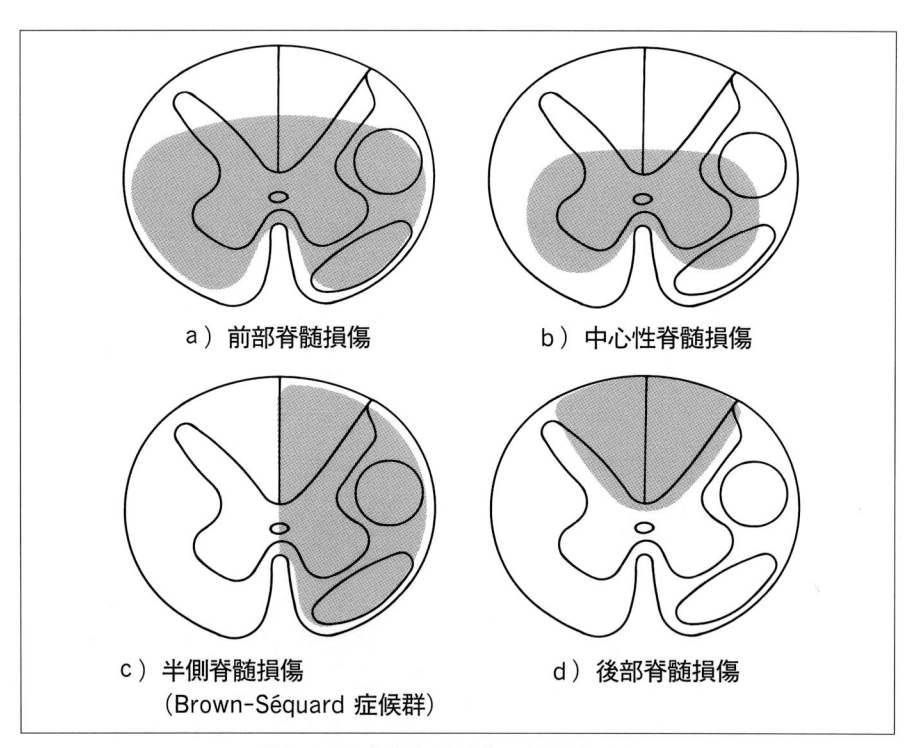

図34　不完全脊髄損傷の横断位分類

a）前部脊髄損傷
b）中心性脊髄損傷
c）半側脊髄損傷（Brown-Séquard 症候群）
d）後部脊髄損傷

ある．予後は比較的良好であるが，外傷によって生じることはまれである．

d．後部脊髄損傷

深部知覚が主に障害されるもので非常にまれである．

2) 診　　　断

脊髄損傷の有無の判定は難しくないが，完全，不完全を含めた損傷型，高位（機能が残存している髄節の最上端），損傷程度（一般に Frankel の分類が用いられるが不十分な点があるので見直しが行われている）を急性期に迅速に診断するにはかなりの熟練を要する．MRI は重要な情報源となる．

3) 治　　　療

急性期は全身状態の管理が中心となり，気道確保，呼吸，循環動態管理などの救急処置は頸椎損傷と同様である．とくに呼吸障害による血中酸素分圧の低下，血圧低下による循環障害は損傷脊髄に悪影響を与えるので注意を要する．腸管麻痺に対する処置，カテーテルによる尿路管理なども行う．忘れがちであるが頻度の高い合併症である急性期の消化管出血に注意する．脊髄麻痺に対しグリセオールやマンニトール急速静注による脱浮腫療法，超早期のステロイド剤の大量投与，脊髄冷却療法，高圧酸素療法などが行われることがあるが，いずれもその有効性に関しては定説がなく，前2者以外は一般的ではない．手術療法も完全麻痺に対しては無効との意見も多

いが，不完全麻痺では何らかの改善をみる例も多く，また完全損傷でも骨傷の安定化による早期リハビリ開始などの利点を考慮し，積極的に適応されることが多い．とくに脱臼が牽引療法で整復されない例や，骨片が脊柱管内に陥入している例では可及的早期の手術が必要である．手術自体の適応や原則は頸椎損傷と同様で，内固定，ハローベストなどの併用により早期離床をはかる．固定を伴わない椎弓切除は不安定性を助長するため禁忌である．また陳旧性頸椎損傷による遅発性麻痺は回復の可能性が高いので観血的治療の良い適応である．

脊髄損傷による麻痺の程度，したがってその患者の予後は受傷時の外力による一次損傷によってほぼ決まっているが，受傷直後の適切な処置，引き続く迅速な固定や観血的治療により，新たな損傷の加重を避けると同時に二次損傷の程度を軽減することは可能であり，それが頸椎・頸髄損傷治療に携わるすべての医師，看護婦，パラメディカルの責務である．

付-4．中心性頸髄損傷（Schneider 型）

最も頻度の高い脊髄損傷であり，日常診療で遭遇する機会が多い．多くは頸椎の過伸展により発生するが，過屈曲で発生をみたとの報告もある．脊髄の中心動脈に栄養される領域である灰白質，錐体路深層，脊髄視床路が障害される．その機序として，1）急激な過伸展に伴い，脊髄が膨隆した椎間板および黄靱帯に挟み込まれ(pincer mechanisim)，前後方向の圧迫による応力が脊髄中心部に集中する，2）脊髄中心部のとくに辺縁部は中心動脈と脊髄表面の pial plexus の支配境界部にあたるため阻血による血行障害が起きやすい，3）脊髄中心灰白質は細胞成分が多く，疎な組織のため出血，浮腫が起こりやすい，などが考えられている．特徴的な臨床症状として温痛覚が障害され深部覚が温存される上肢の解離性知覚障害，上肢優位の運動麻痺が挙げられ，膀胱直腸障害はみないことが多い．臨床症状より上肢型と四肢型に分類される（図35）．前者は中枢側より回復する上肢のみの運動障害，C8領域中心に限局する温痛覚障害を特徴とし，灰白質の浮腫などによる可逆的損傷と考えられ，予後は比較的良好である．後者はより高齢者に多く，白質にまで及ぶ広範な病変により発生し，膀胱直腸障害を伴うこともあり，とくに初期は完全横断障害との鑑別が困難な例もある．

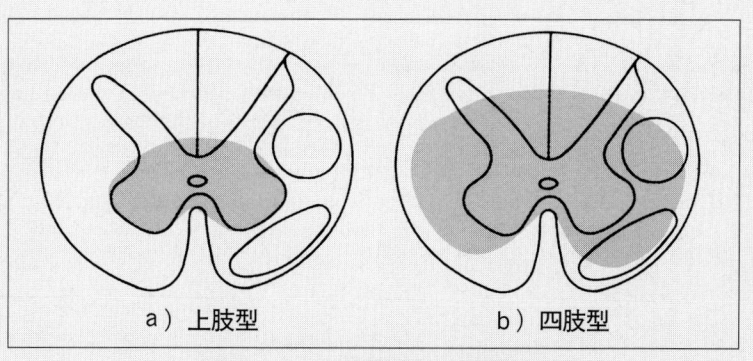

a）上肢型　　b）四肢型

図35　中心性脊髄損傷の障害範囲

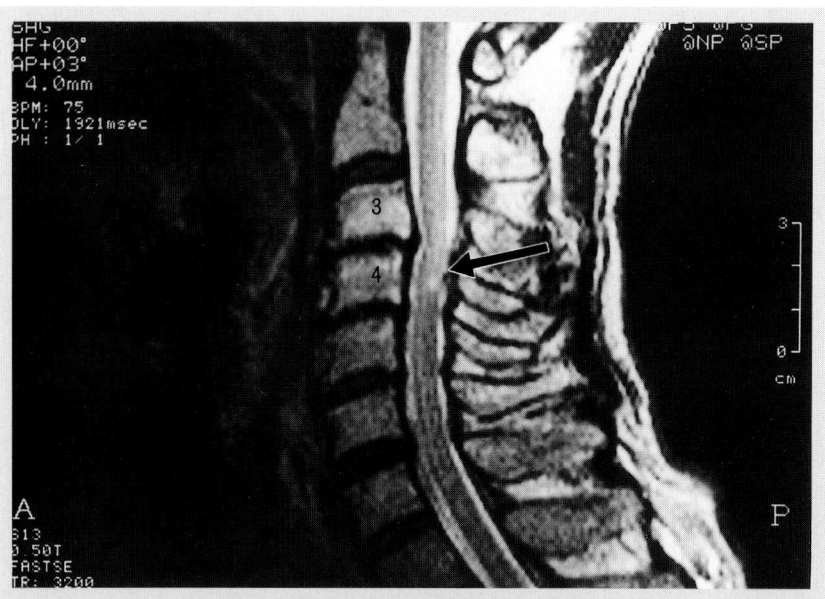

図36 中心性脊髄損傷患者のMRI像
C3/4 で前方骨棘による脊柱管の狭窄とC4 高位の髄内の高輝度領域(矢印)を認める.

予後は不良である.単純X線写真上骨傷はない例がほとんどであるが,受傷前より頸椎症性変化,脊柱管狭窄,OPLL など何らかの既存病変を有することが多い.MRI 上は椎間板,骨棘などによる脊髄の圧迫がみられる.T2 強調像で脊髄内に高輝度の領域を認める例は予後が不良とされている.

治療は原則として受傷後早期のステロイド剤投与,頸椎の安静,固定を中心とした保存療法が行われるが麻痺の回復が悪く,諸検査で骨棘,脊柱管狭窄,OPLL,ヘルニアなど明らかな脊髄圧迫因子が認められた場合は観血的治療が適応される(図36).

文献

1) 池田亀夫, ほか:鞭打ち損傷の発生機転―いわゆる鞭打ち損傷の発生機序ならびに病態―. 外科治療 2:627-632, 1970.
2) 高取健彦:低速度車両衝突実験:車の衝突により頭・頸部にむち打ち運動は発生するか. 脊椎脊髄 5:1018-1022, 1992.
3) 森 健躬:Whiplash injury による脊髄麻痺. 災害医学 11:661-668, 1968.
4) 井形高明, 十河敏晴:頸椎鞭打ち損傷. 図説整形外科学講座2, 頸椎・胸椎, メディカルビュー社, 東京, 1987.
5) 田村壽將:Barré-Liéou 症候群における手術成績. 整形外科 38:1003-1008, 1987.
6) 小林慶二:上位頸椎損傷. 日整会誌 54:1571-1585, 1980.
7) Selecki BR, et al:Injuries to the cervical spine and cord in man. p199, Australian Medical Publishing, Glebe, New South Wales, 1970.
8) 米延策雄, ほか:脊椎・脊髄損傷のプライマリーケア. 整形外科 Mook 46:52-61, 1986.
9) Chiba K, et al:Anterior screw fixation for fractures of the odontoid process. Clinical results in 46 cases. Eur Spine J 4:42-48, 1994.
10) Norrel HA:Fractures and dislocations of the spine. eds. Rothman RH, et al:The Spine, pp529-535, Saunders, Philadelphia, 1975.
11) 柴崎啓一:外傷性頸椎・頸髄損傷の臨床症状. 脊椎脊髄 1:99-105, 1988.
12) Frankel HL, et al:The value of postural reduction in the initial management of closed injuries of the spine with paraplegia and tetraplegia. Paraplegia 7:179-192, 1969.
13) Schneider RC, et al:The syndrome of acute central cervical spinal cord injuries with special reference to the mechanism involved in hyperextension injuries of the cervical spine. J Neurosurg 11:546-577, 1954.

[千葉 一裕/戸山 芳昭]

A-6 変性

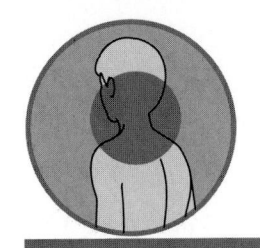

1. 頸部椎間板ヘルニア

1）病態

頸部椎間板ヘルニアとは，椎間板を構成する線維輪が破綻し髄核が脊椎管内あるいは椎間孔内へ脱出したものをいう．定型的なヘルニア(soft disc hernia)は少なく，脊椎症(hard disc hernia)を合併することが多いため，後者に含まれて取り扱われることが多い．30～40歳台に多く頸椎症より若年である．単椎間が多いが多椎間もあり，その場合は頸椎症を合併していることが多い．C5/6，C6/7，C4/5間の順に頻度が高い．

2）診断

（1）臨床症状

［局所症状］

頸部の疼痛や運動制限が主症状である．とくに頸椎の伸展が制限され，伸展を強制することにより上肢への放散痛が誘発されやすい．

［神経根症状］

側頸部，肩甲骨内側の疼痛や肩，上肢，手指への放散痛やしびれなどである．障害神経領域に知覚障害，筋萎縮や腱反射の低下・消失が生じる．頸椎を後側方へ伸展すると患側上肢へ痛みが放散する(Spurlingテスト)．

［脊髄症状］

障害髄節に一致した上肢の運動障害や知覚障害とともに上下肢の錐体路症状である巧緻運動障害や痙性歩行が出現する．進行すると膀胱直腸障害も出現してくる．

（2）画像検査

［単純X線写真］

疼痛により頸椎の生理的前弯が消失することがあるが，定型的ヘルニア(soft disc hernia)では異常所見を示すことは少ない．ときに椎間狭小がみられることがある．

［MRI］

ヘルニアのスクリーニング検査法として広く用いられている．T1強調像では，髄核は脊髄と類似の信号強度を示し，線維輪と後縦靱帯は低信号を示す．脱出した髄核は元の椎間板と同様に，T1強調像

では中間的な信号強度，T2強調像では高信号を示し，椎間板ヘルニアの診断は可能である．またMRIでは，脱出髄核自体の診断に加え二次的な髄内変化も診断可能である．脱出髄核による脊髄圧迫のほかに，T2強調像では脊髄内の浮腫，脱髄，軟化，壊死などの二次的変化は髄内高信号として描出され，T1強調像で低信号を示す場合には脊髄軟化，囊包形成をきたしていると考えられる(図37a, b).

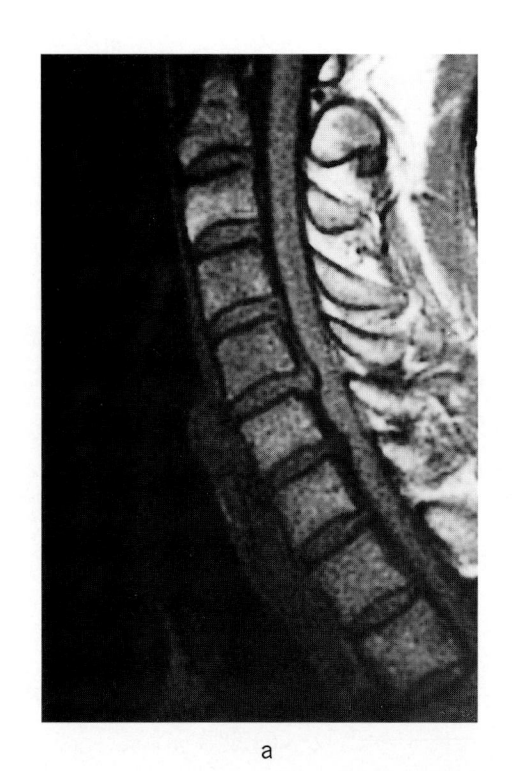

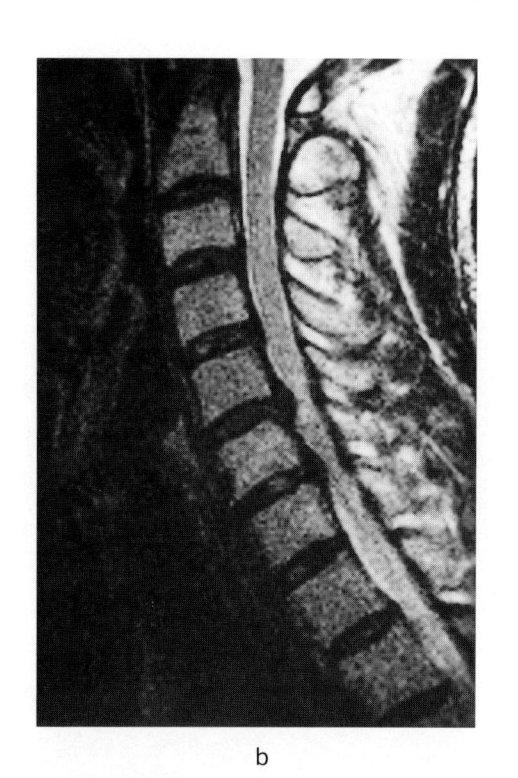

図37 頸部椎間板ヘルニア MRI
a：T1強調像
b：T2強調像
C5/6, 6/7レベルで椎間板は後方に突出し頸髄を圧迫している．

[脊髄造影，造影後CT(CTM)]

MRIの登場により脊髄造影が施行される機会は減少している．しかし，手術を考慮するうえではいまだ必要な検査法である．脊髄造影では神経根囊や側柱の陰影欠損，造影柱の前方圧排がみられる．さらに，CTMではヘルニアと硬膜管との横断位での関係がより明らかとなる(図37c, d, e).

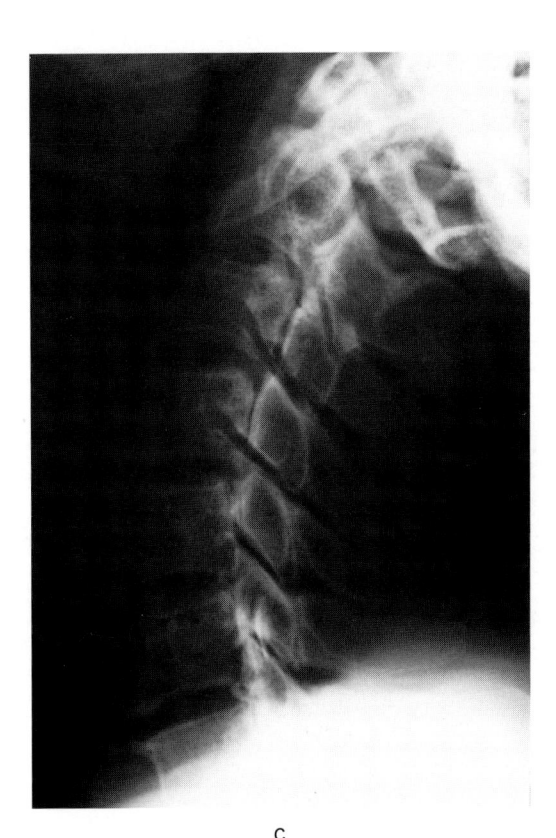

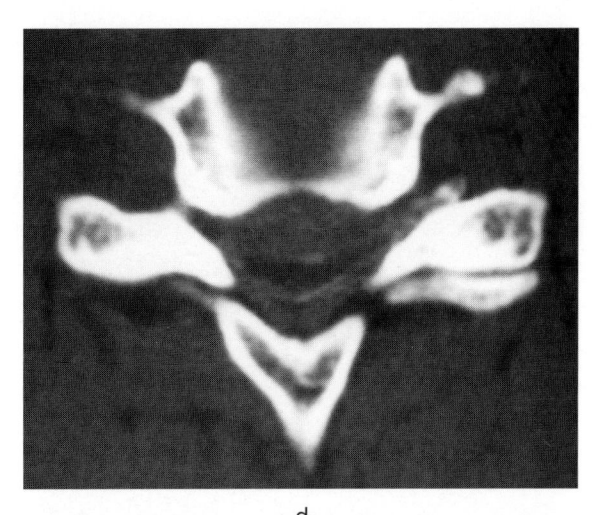

図37 頸部椎間板ヘルニア
c:脊髄造影
d, e:造影後 CT
C5/6 レベルでほぼ完全ブロック像を呈し，脊髄は C5/6 レベルでは正中，C6/7 レベルではやや右側前方より圧迫され，ブーメラン状に変形している．

3) 治　　療
(1) 保存療法

　　　　　　　　局所症状のみか軽症の神経根症状の場合は外来治療を原則とし，急性期には頸椎装具で安静と固定を図る．薬物療法は消炎鎮痛剤や筋弛緩剤を用いる．消炎鎮痛剤は内服に加え，坐剤も併用する．圧痛点ブロックは局所麻酔剤の注射が有効なこともある．急性期における頸椎牽引療法は避けるべきである．急性期を過ぎれば，牽引療法，温熱療法，マッサージ療法も有効である．

　　　　　　　　中等度以上の神経根症状を伴う場合は入院治療を勧める．急性期には頸椎装具で安静臥床をとらせる．安静を徹底させるために疼痛が増強しない程度に 3〜4 kg でグリソン牽引を行う．除痛効果が十分得られない場合には，硬膜外ブロック，選択的神経根ブロックを行う．

(2) 手術療法
［適　　応］
　　　　　　　　高度の頑固な根性疼痛と筋萎縮が高度でかつ進行性の場合には手

術に踏み切る．脊髄症状を呈するものは，保存療法に固執することなく，神経症状が重篤になる前に手術を行うべきである．

[手術法]

手術法は前方法と後方法に大別される．通常，1～2椎間病変の場合には，前方法が採用される．しかし，3椎間以上の病変では，前方法か後方法かの意見が分かれるところであり，3椎間までなら積極的に前方法と採用している報告がある一方，3椎間以上では後方法を採用すべきとの報告もみられる．定型的頸部椎間板ヘルニア(soft disc hernia)では通常，病変が1椎間に限局していることが多く，前方除圧固定術が第一選択される．

2. 頸部椎間板症

1) 病　　態

変性に基づく椎間板機能の破綻が，脊椎洞神経に障害を与えて頸や肩に症状をひき起こすことから，これを狭義の頸部椎間板症と定義している．加齢とともに進行する椎間板変性の初期段階としての意義をもつ．

2) 診　　断

(1) 臨床症状

若い女性に好発し，特別の外傷歴もなく漠然とした頸部痛，肩こりを訴えてることが多い．神経根症状や脊髄症状はほとんどみられない．

(2) 画像検査

単純X線写真で罹患椎間の後弯変形を見ることがあるが，通常ほとんど異常を認めない．

3) 治　　療

保存療法が原則である．急性期には頸椎装具で安静と固定を図り，消炎鎮痛剤や筋弛緩剤などの薬物療法を併用する．急性期の牽引療法は避けるべきであり，急性期を過ぎれば牽引療法，温熱療法，マッサージ療法も有効である．

3. 頸部脊椎症

1）頸椎症性脊髄症
（1）病　態

頸椎症性脊髄症は，狭義には骨棘を伴う頸椎症性変化により，広義には加齢変性により脊髄が圧迫されて脊髄麻痺が生じた状態をいう．病型としては，1）灰白質を中心に障害され，上肢に症状が限局した中心型，2）錐体路，脊髄視床路に障害が拡大し，四肢の症状がみられる横断型，3）一側の脊髄視床路から錐体路，灰白質さらに対側の灰白質，錐体路・脊髄視床路に及んだ Brown-Séquard 型がある．

（2）診　断
a．臨床症状

初期症状としては，手指のしびれ，こわばり，足のもつれで発症するものが多い．しばしば，頸椎伸展で四肢，体幹へ放散する疼痛が生じる．進行に伴い，胸部・腹部の拘扼感，腰部の灼熱感，下肢のしびれなどが加わる．さらに，手指のしびれに疼痛を伴い，巧緻運動障害，痙性歩行障害，膀胱障害も出現する．下肢のしびれは体幹まで上行し歩行障害はさらに進行する．

b．画像検査
[単純X線写真]

椎間の異常可動性，不安定性，狭小化に加えて，椎体・椎間関節の骨硬化，椎体上下縁における前方および後方の骨棘形成が見られる．これらの所見はC5/6を中心に，C4/5，C6/7に高頻度に出現する（図38a）．

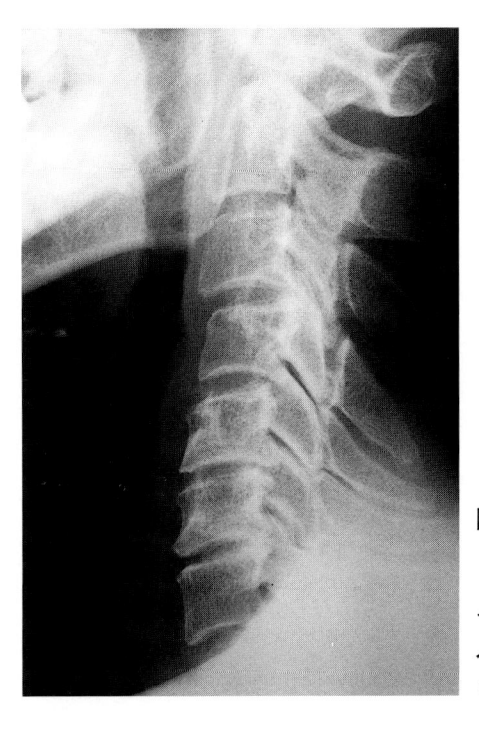

図38a　頸椎症性脊髄症
　a：単純X線側面像
　C3/4レベルで前方，C4/5レベルで後方すべりを認め，C5/6, 6/7レベルの椎間狭小と後方骨棘形成がみられる．

[MRI]

スクリーニング検査として重要である．T1強調像で頸髄実質が，T2強調像でくも膜下腔が明瞭で，頸髄の圧迫，偏位，扁平化などが明らかになる．また，T2強調像でみられる髄内高信号は，脊髄の浮腫，脱髄，軟化，囊胞形成などを示すものとされ，予後との関係が注目されている（図38b, c）．

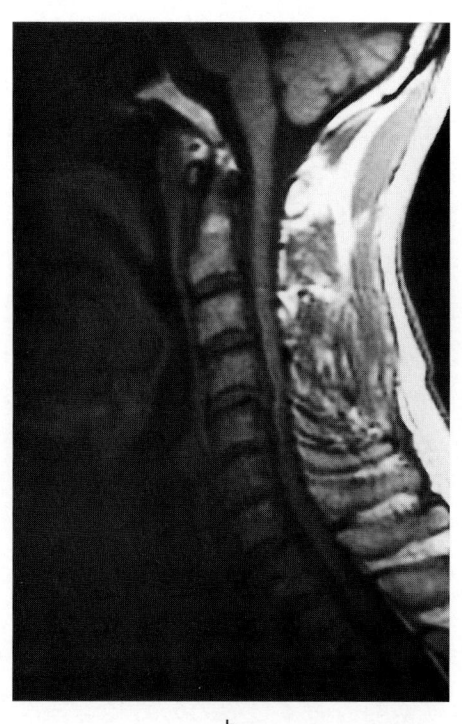

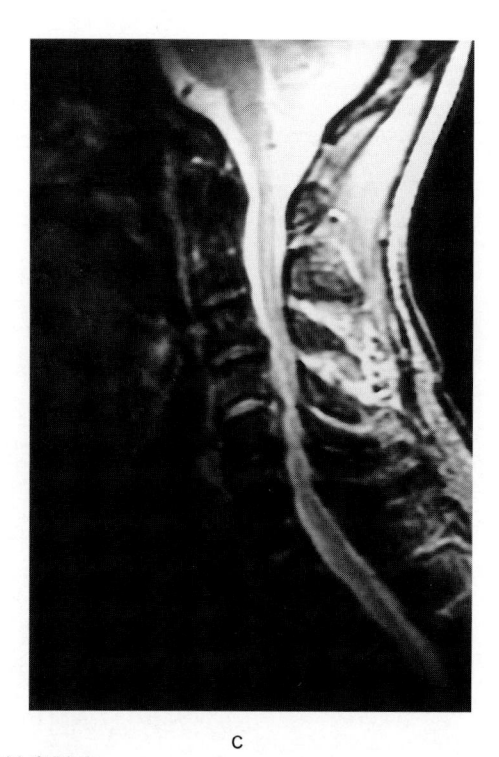

図38b, c　頸椎症性脊髄症
b：T1強調像
c：T2強調像
C4/5レベルで椎間板は後方に突出し，C3/4, 5/6, 6/7レベルでは後方骨棘，前方すべりにより脊髄は圧迫されている．

[脊髄造影・造影後CT（CTM）]

手術を考慮する場合に行う入院検査である．脊髄造影は高位診断に有用である．頸髄造影動態撮影により動的な脊髄圧迫状態の把握ができる．CTMは横断位診断に有用である．

(3) 治　療

a. 保存療法

軽症の脊髄症状では保存療法を第一選択する．安静，頸椎カラー装着により頸椎不安定性などの動的因子を除去し，消炎鎮痛剤，筋弛緩剤などの薬物療法を併用する．頸椎牽引や温熱療法で症状の改善が得られることがある．しかし，多くは徐々にあるいは急激に脊髄麻痺が進行し悪化することがあり，手術時期を逸しないように考慮するべきである．

b．手術療法
[適　応]

書字，更衣，食事動作に支障のある手指巧緻運動障害，歩行障害，膀胱機能障害が明らかで，日常生活動作(ADL)上支障をきたす脊髄症状がある場合には手術適応となる．日本整形外科学会頸髄症治療判定基準点数(JOA スコア)で評価すると，10点以下では絶対的適応，11〜13点では相対的適応となる．14点以上でも脊柱管狭窄があれば，転倒などによる脊髄症状の急激な悪化を予防するためにも手術を考慮する．

[手術法]

1〜2椎間に病変が限定されている場合には前方除圧固定術が適応となる．3椎間以上の病変，高齢者，発育性脊柱管狭窄症を合併する場合は後方除圧術が適応となる．除圧手術法は椎弓切除術に代わり，現在では片開き式あるいは棘突起縦割式など術後脊柱の安定性を損われない脊柱管拡大術(椎弓形成術)が一般的である．

2) 頸椎症性神経根症
(1) 病　態

頸椎症性神経根症は，骨棘を伴う頸椎症性変化により神経根が圧迫されて神経根症状が生じた状態である．神経根の圧迫部位は，椎間孔入口部から椎間孔内である．また，圧迫を受ける神経根は，障害椎間高位の椎間孔を通過する神経根である．40〜60歳に誘因なく発症するものが多い．障害椎間 C6/7, C5/6, C4/5 椎間の順である．

(2) 診　断
a．臨床症状

急性期には，頸部，後頭部，肩甲間部痛，ときに狭心症と誤診されやすい前胸部痛や片側上肢に放散痛がみられる．上肢痛は，障害神経根の dermatome に一致し，頸椎の伸展で誘発，増強される．経過とともに重圧感，手指のしびれに変わる．障害神経根の支配筋には筋萎縮，筋力低下，知覚障害，腱反射の低下・消失がみられる．

b．画像検査
[単純X線写真]

頸椎症性変化，とくに骨棘による椎間孔周辺(Luschka 関節部，椎間関節部)の変形，狭小が明らかである．

(3) 治　療

一般に本症は保存療法によく反応する．多少の神経脱落症状が残存しても日常生活動作に支障をきたすことは稀で，手術療法の適応は限られる．

a．保存療法

頸椎の安静が重要で頸椎カラーが有効である．薬物療法としては，消炎鎮痛剤，筋弛緩剤を投与し，装具，薬物療法を併用してまず外

来治療を行う．症状改善の得られない例や神経脱落症状の著明な例は，入院治療を考慮する．入院により頸椎持続牽引が有効な場合もある．硬膜外ブロック，選択的神経根ブロックの併用も有効である．疼痛が軽減すれば，温熱療法や頸椎の自動・抵抗運動による頸椎可動域訓練，頸部周囲および上肢筋力訓練を行う．

b．手術療法
［適　応］

3ヵ月以上の保存療法にもかかわらず症状改善がない場合，いったん症状が改善しても日常生活への復帰により再発を繰り返す場合，神経脱落症状の改善が得られずADL上支障をきたす場合には手術が適応される．

［手術法］

前方法と後方法に大別される．前方法は，前方固定術単独，前方除圧術単独なども行われるが，前方除圧固定術が一般的である．後方法の選択は限られる．

4．後縦靱帯骨化症(OPLL)

1）病態と成因

脊柱管前面にある頸椎椎体後壁を連結する後縦靱帯の骨化により，脊柱管狭窄を生じ頸髄症を引き起こす疾患である．骨化の成因はいまだ不明であるが，局所因子としては頸椎不安定性，外傷，椎間板変性，弯曲異常などによる後縦靱帯への過剰負荷が，また全身因子としては遺伝的骨化素因，ホルモン異常，糖代謝異常，カルシウム代謝異常などが報告されている．

2）疫　学

日本などのアジア地域に多く(発生率約2％)，イタリア(約1.8％)を除く欧米では低く(0.1〜0.2％)，民族差あるいは社会環境差のある疾患である．50歳以降に多く30歳未満は非常に少ない．男女比は2：1で男性に多い．また，同一家系内発生例が検討され，常染色体優性遺伝の可能性が指摘されている．

3）診　断
(1) 臨床症状

無症状の例から重度の四肢麻痺を呈する例にいたるまでその程度はさまざまである．初発症状は上肢のしびれ感が最も多い．次いで項部・肩部痛，下肢のしびれ感，下肢の運動障害，上肢の運動障害の順である．骨化の進行に伴い，手指の知覚障害・巧緻運動障害，下肢・体幹の知覚障害，痙性歩行障害，膀胱直腸障害が加わり，典

型的な脊髄症状を呈するようになる．椎間のすべりや不安定性の発生など動的因子が加わらなければ，高度圧迫にもかかわらずほとんど無症状に経過する例も少なくない．しかし，いったん症状が出現するとその進行は早い．また外傷の影響ついては既に靱帯骨化による脊髄圧迫が存在しているため，軽微な外傷でも脊髄症状の出現あるいは増悪が起こりやすい．

（2）画像検査

[単純X線写真]

骨化のX線学的形態より，分節型，混合型，連続型，その他(限局型)に分類される(図39)．骨化巣は椎体後方に頭尾側方向に広がる線状陰影として描出される(図40a)．骨化の起こり方から全身性の骨化傾向が強く，進行も比較的早い hyperostotic type と，骨棘から発展し，分節型・限局型の形態をとり骨化の進行も緩徐 spondylotic type に分類される．骨化が未成熟の場合は，単純X線写真では捉えにくく，断層X線写真側面像が有効である(図40b)．

[MRI]

骨化層は T1, T2 強調像ともに低信号となる．MRI は単純X線写真，CT では捉えられない靱帯肥厚や併存する椎間板ヘルニアを描出でき，これらが骨化巣不連続部では圧迫因子になることもありうるので注意を要する．また，靱帯骨化による脊髄圧迫の程度，脊髄内信号の変化による脊髄内病変の把握ができる．近年，骨化巣の信号変化による骨化進展の予測も行われている(図40c, d)．

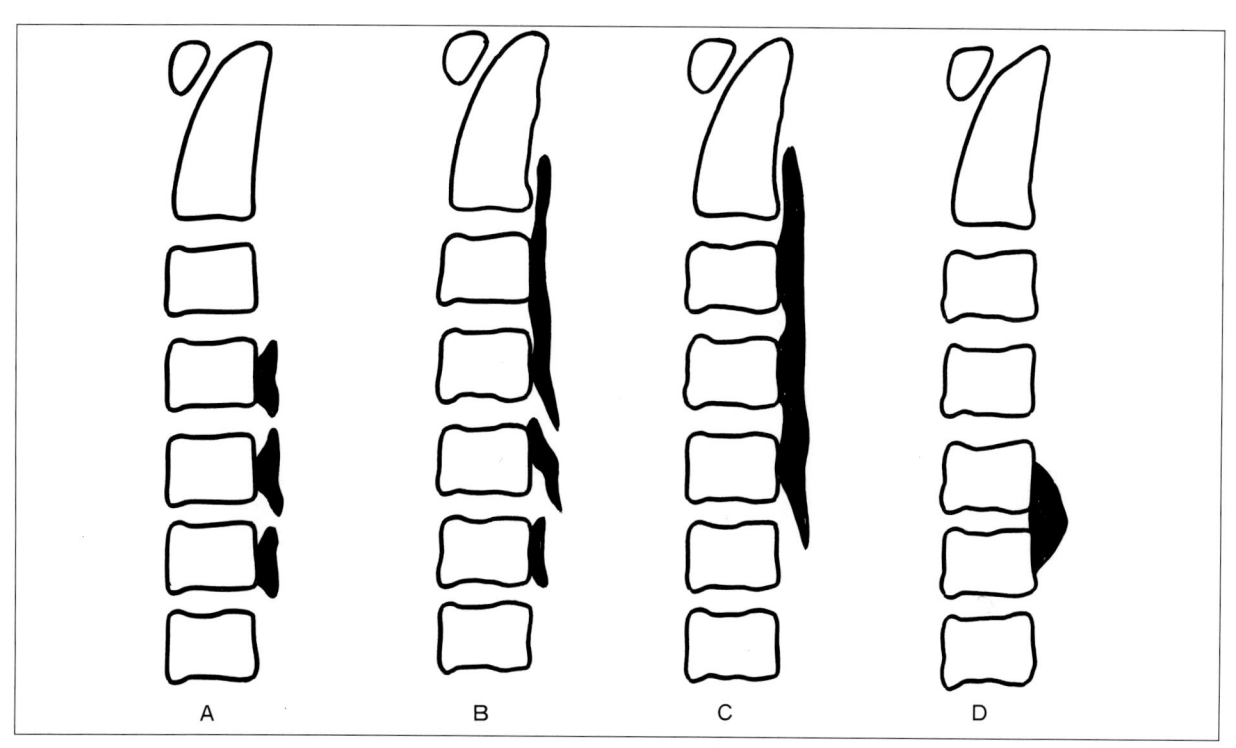

図39　頸椎 OPLL の分類
A：分節型　B：混合型　C：連続型　D：限局型

66　A. 頸　　部

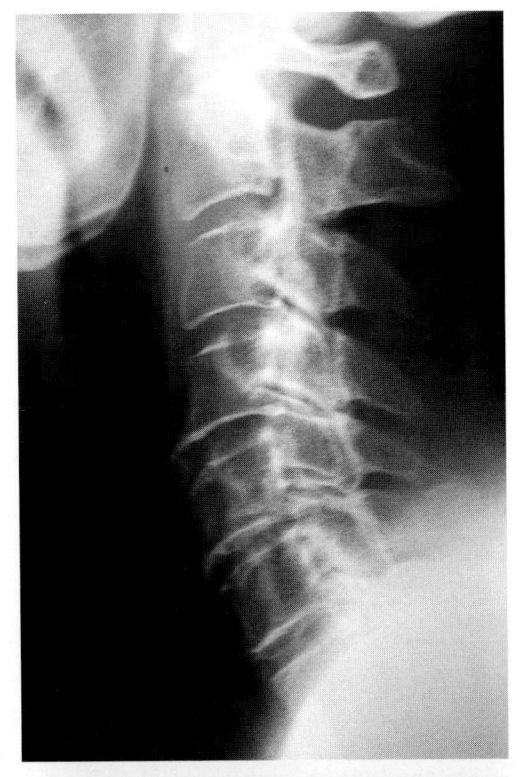

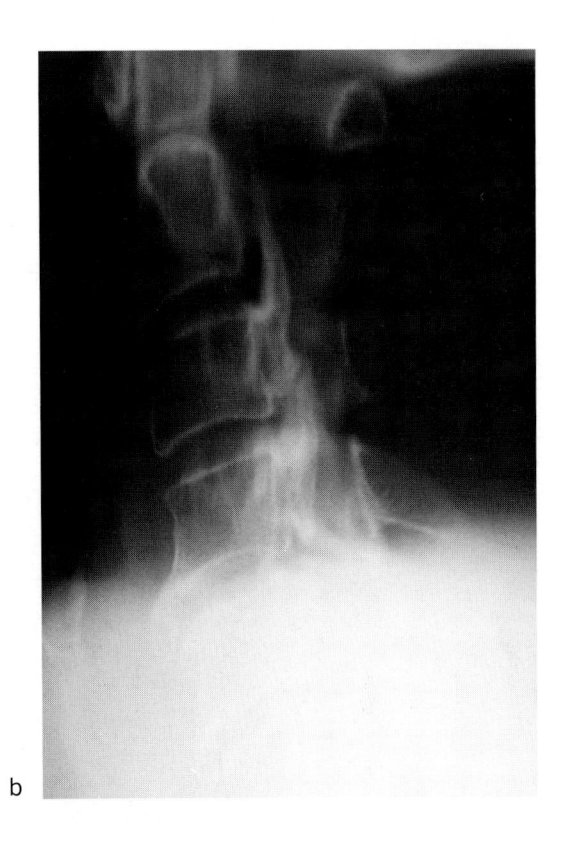

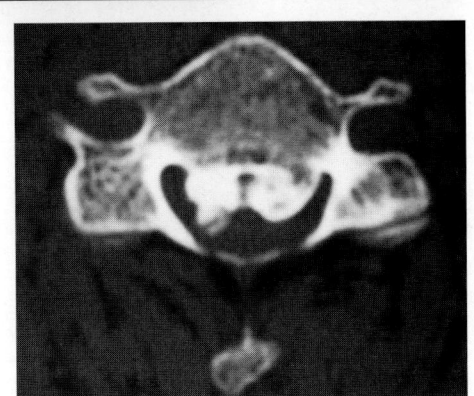

図40　頸椎後縦靱帯骨化症(OPLL)
a：単純X線側面像
C2椎体後面よりC6レベルに混合型OPLLを認める．
b：断層X線側面像
c：CT像(C3椎体レベル)
MRI
d：T1強調像
e：T2強調像

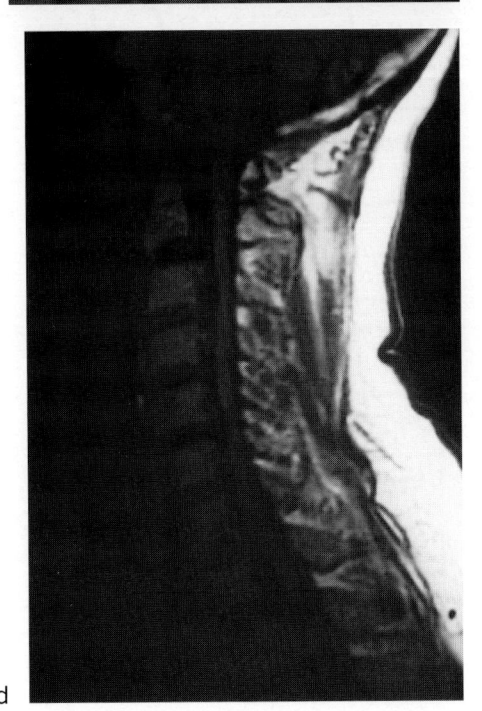

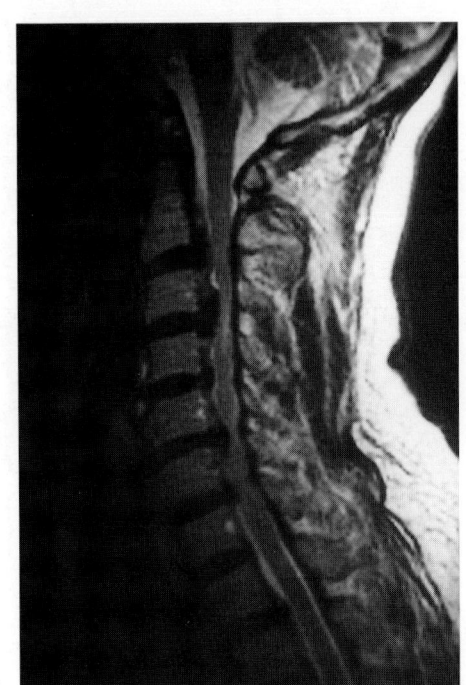

[CT]

骨化巣の描出に最も鋭敏であり，骨化の有無のみならず横断位の骨化形態，硬膜骨化の有無などを明らかにすることが可能である(図40e)．

[脊髄造影，造影後CT]

手術を考慮する場合には原則として行い，脊髄圧迫の状態を正確に把握し，除圧範囲を決定する指標とする．

4) 治　療

(1) 保存療法

ADL上支障のないものは，神経症状が発現していても保存療法を行い，厳重にその経過を観察することを原則とする．その際，最も重要なことは日常生活動作の指導である．とくに，脊髄症状を合併している例では転倒しやすいので，頭頸部に外傷を受けぬよう常に細心の注意を払うことを指示する．保存療法としては頸椎装具で安静を保ち，薬物療法とともに四肢の機能訓練を行いADLの維持，改善に努める．

(2) 手術療法

[適　応]

保存療法にもかかわらず脊髄症状が進行するもの，ADLに著しい支障をきたすもの，外傷を契機に脊髄症状が出現あるいは増悪し改善傾向の少ないものなどが手術適応となる．患者の年齢，職業，罹病期間など手術適応決定因子は多い．

[手術法]

脊柱管拡大術による後方法と前方椎間固定術や前方除圧固定術による前方法とに大別される．前方法は，1) 骨化巣が2椎体範囲内のもの，2) 分節型，混合型で骨化が断続している椎間に脊椎症性変化や椎間板ヘルニアを合併するものに適応される．一方，後方法は，1) 骨化巣が3椎体以上に及ぶもの，2) 発育性脊柱管狭窄を合併するもの，3) 高齢者で早期離床を必要とするものに適応される．

5. 強直性脊椎骨増殖症(Forestier病：ASH)

1) 病　態

50歳以上中高年に好発し，胸椎中央を中心として強直性脊椎炎とは異なった瀰漫性に厚い特有な骨棘が椎体前面，側面に骨性架橋を生じる．しかし，仙腸関節，椎間関節，椎間板の変化は少ない．本症は，全身の靱帯や腱などの付着部の骨化を伴い全身骨化素因が考えられている．後縦靱帯骨化症との関連も注目されている．

2）診　　断

（1）臨床症状

疼痛の頻度は少なく炎症所見がみられないことが強直性脊椎炎との鑑別になる．頸椎の前方骨化は大きくなると嚥下障害をきたすことがある．

（2）画像検査

[単純X線写真]

Forestierの分類では，stage 1 は椎体前縁にごく軽度の層状肥厚と椎間板前縁に不鮮明な不規則な陰影がみられる．頸・胸椎では小さい三角形の陰影(prediscal nucleus)がみられる．stage 2 では椎体前縁の肥厚が明瞭となり，かつ椎体上縁を越えて上方へと延長し，腰椎では candle flame の形状を呈する．stage 3 では prediscal nucleus が上下の靱帯骨化と癒合し，腰椎における candle flame も上位の椎体に接近する．このように形成された骨橋は強直性脊椎炎と異なり，盛り上がった部分があり armor plating と形容され，椎体前後径が増加する(図41)．

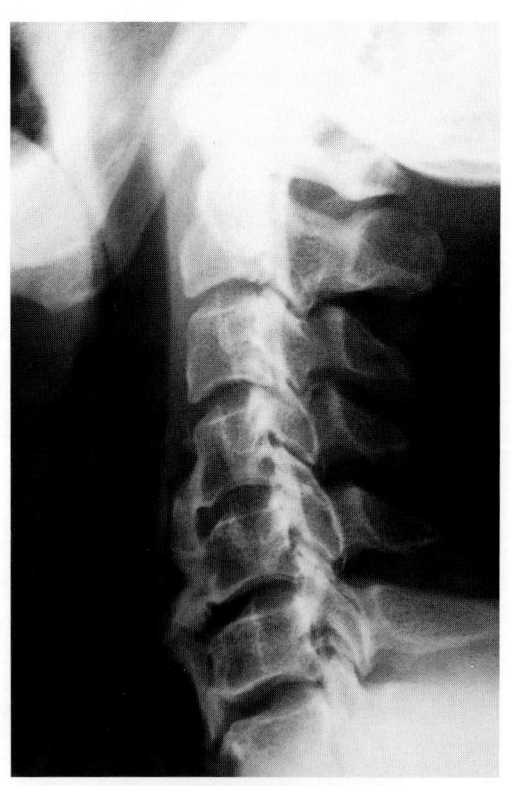

図41　強直性脊椎骨増殖症
単純X線写真側面像

3）治　　療

治療対象になることはほとんどないが，嚥下障害が出現すれば手術適応となり，前方骨化摘出術が行われる．

付-5．頸肩腕症候群

頸肩腕部に発生する疼痛性疾患の総称であり，このうち病態不詳のものを狭義の頸肩腕症候群という．頸痛，肩こり，上肢の重感，手指のしびれ，冷感などを主要症状とし，その他めまい，易疲労感，腰痛などの不定愁訴と伴うことが多い．一般に自覚的愁訴のみが多彩で，しかも他覚的所見をほとんど欠く．筋発育不良，なで肩などの体質的素因とうつ傾向，未熟などの性格的素因に肉体的あるいは精神的負荷が加わり発症し，慢性経過をとる．若い女性に好発する本症候群は保存療法を優先させ，徹底させることが重要である．先ず，患者の信頼を得ることに努める．保存療法として，安静，理学療法，薬物療法が行われるが，主体は薬物療法であり，消炎鎮痛剤，筋弛緩剤，向精神薬剤，循環促進剤，精神賦活剤，自律神経調整剤の投与とともに局所麻酔剤とステロイド剤の混注によるブロック注射を併用する．

文献

1) 服部　奨：頸部脊椎症性ミエロパチーの病態と病型．臨整外 10：990-998，1975．
2) 片岡　治ほか：頸椎症性脊髄症における dynamic canal stenosis について．臨整外 10：1133-1143，1975．
3) 宮坂和男ほか：頸椎症性根・脊髄症における神経放射線学．神経進歩 37：267-276，1993．
4) 阪本林太郎ほか：脊柱靱帯骨化の Magnetic Resonance Imaging と病理組織所見．整形外科 44：1091-1099，1993．
5) 国分正一ほか：頸椎症性脊髄症における脊柱因子と脊髄圧迫の MRI．臨整外 27：495-502，1992．
6) 平林　洌：頸髄症に対する後方除圧法としての片開き式頸部脊柱管拡大術について．手術 32：1159-1163，1978．
7) 黒川高秀ほか：棘突起縦割法頸椎脊柱管拡大術．別冊整形外科 No.2：234-240，南江堂，1982．
8) 中村雅也ほか：頸椎後縦靱帯骨化症の手術治療成績と外傷の関連について．臨整外 31：1339-1342，1996．
9) 中村雅也ほか：頸椎後縦靱帯骨化症の手術治療成績と外傷の関連―MRI 髄内高信号の臨床的意義―．臨整外 32：11-15，1997．

［中村　雅也/藤村　祥一］

A-7 腫瘍

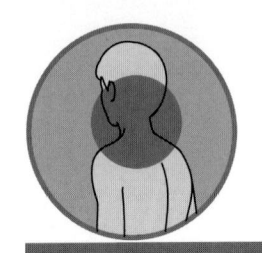

1. 頸髄腫瘍

1）病態

全脊髄腫瘍中頸髄発生例は20％前後である．脊髄腫瘍はその占拠部位から髄内腫瘍，硬膜内髄外腫瘍，硬膜外腫瘍に分けられる．髄内腫瘍は上衣腫（ependymoma）や星状細胞腫（astrocytoma）などの神経膠腫（glioma）が最も多く，まれに血管芽細胞腫（hemangioblastoma），軟膜下脂肪腫（subpial lipoma）などもみられる．硬膜内髄外腫瘍は最も頻度が高く，神経鞘腫（neurinoma, neurilemoma）と髄膜腫（meningioma）が大部分を占める．硬膜外腫瘍は転移性腫瘍を除くと頻度は低く，神経鞘腫や髄膜腫がまれにみられる．

硬膜内外から椎間孔を経て脊柱管外に発育する腫瘍を砂時計腫（dumbbell tumor）と呼ぶ．神経鞘腫が最も多く，頸椎部に発生した神経鞘腫はとくに砂時計腫を呈しやすい．

2）診断

（1）臨床症状

中下位頸椎部に発生する脊髄腫瘍は頸背部痛，dermatome に一致した上肢痛，上肢のしびれで発症することが多い．これらの症状は夜間に増強することもある．徐々に手指巧緻運動障害，歩行障害，知覚障害などの脊髄症状が出現する．温痛覚障害は髄内腫瘍では下降性に，髄外腫瘍では末梢から上行性に進行することが多いとされている．腫瘍が片側占拠の場合は，同側の運動障害と深部知覚障害，対側の温痛覚障害を呈する Brown-Séquard 徴候を呈する．

頭蓋頸椎移行部の腫瘍は多彩な症状を呈する．局所症状は頸部痛に加え，第二頸神経根の圧迫による後頭部痛を発症することもある．神経症状としては患側上肢と対側下肢の運動麻痺を特徴とする hemiplegia cruciata 型や，両側上肢の痙性麻痺である cruciate 型の麻痺をを呈することがある．第 Ⅸ, Ⅹ, Ⅺ, Ⅻ 脳神経障害や三叉神経脊髄路の障害により顔面や頭部の疼痛や知覚障害を呈することもある．

（2）画像検査

［単純X線写真］

基本的には直接診断には有用ではないが，腫瘍による二次的な骨

変化を捉えることが可能である．砂時計腫などでみられる椎間孔の拡大や，椎弓根の狭小化，椎弓の菲薄化，椎体後縁の圧痕(scalloping)，椎弓根管距離の拡大などは特徴的な所見である．

[M R I]

本症の診断には不可欠である．腫瘍の解剖学的な把握のみならず，組織診断もある程度可能であるとされている．

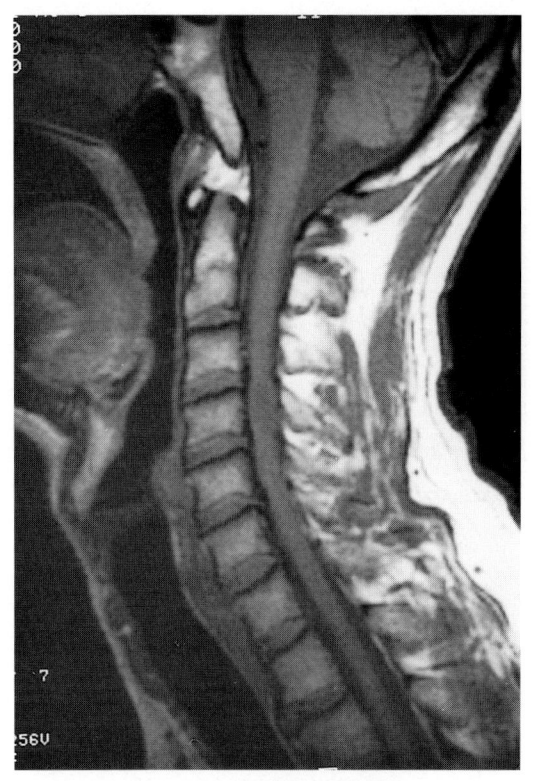

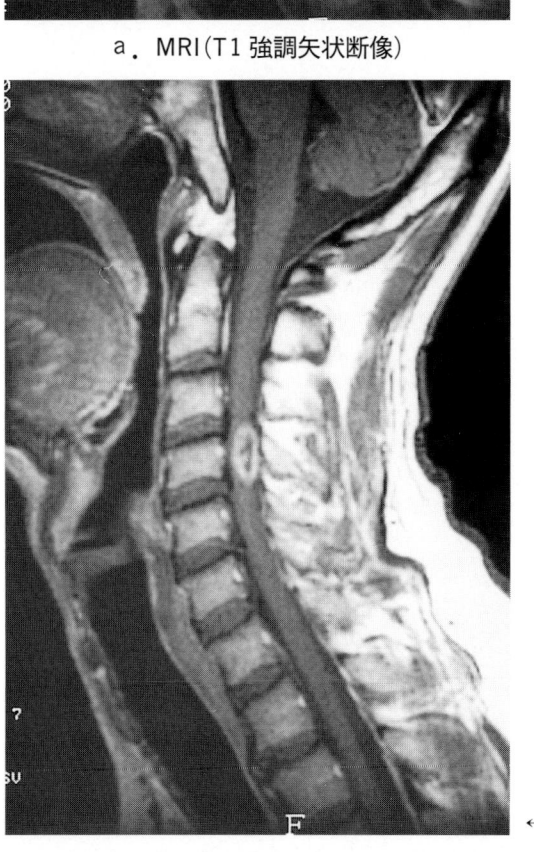

a．MRI(T1強調矢状断像)

b．MRI(T2強調矢状断像)

←c．MRI造影像

図42　神経鞘腫(44歳，男性)
T1強調像では腫瘍は明らかではないが，T2強調像で脊髄後方に高輝度の腫瘍を認める．腫瘍はGd-DTPAにより不均一に造影される．

神経鞘腫ではT1強調像で低〜等輝度，T2強調像で高輝度を呈し，gadolinium(Gd)-DTPAにより強く造影される(図42)．しかし，神経鞘腫は腫瘍内部の囊胞形成や細胞配列の違いなどから不均一な造影を示す場合が少なくない．また，腫瘍縁と硬膜とのなす角度が鋭角を示す場合が多い．髄膜腫はT1強調像で低〜等輝度，T2強調

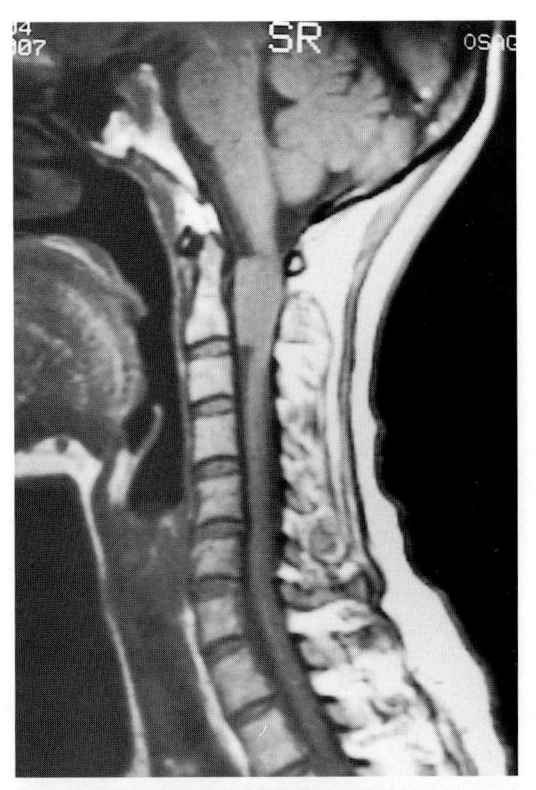

a．MRI(T1強調矢状断像)

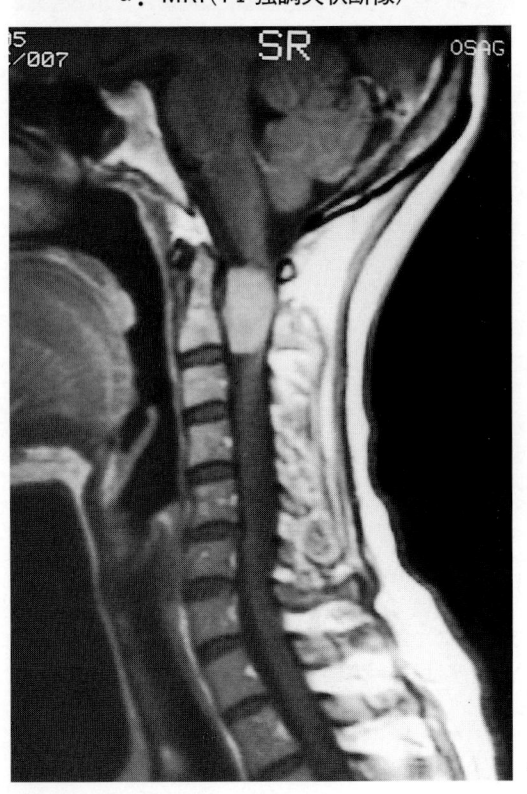

b．MRI(T2強調矢状断像)

図43　髄膜腫(49歳，女性)
　脊髄前方にT1強調像で脊髄と等輝度，T2強調像では高輝度の腫瘍を認め，Gd-DTPAにより均一に造影される．

←c．MRI造影像

像では均一な高輝度を呈し，Gd-DTPAにより均一に造影される(図43)．髄膜腫は硬膜内層より発生し硬膜に基部を有するため腫瘍の外縁と硬膜のなす角度は鈍角を示す．

星状細胞腫はT1で低輝度，T2で高輝度を呈し，その境界は不明瞭でありGd-DTPAにより境界不明瞭な淡い造影像を呈する．上衣腫はT1強調像で等輝度，T2強調像で境界明瞭な高輝度を呈する(図44)．造影MRIでは境界明瞭な均一で比較的強い造影効果を示す．腫瘍の上下端に囊胞形成を認めることが多い．血管芽細胞腫はGd-DTPAにより強い造影効果を認め高頻度に囊胞形成をともなう．軟膜下脂肪腫は腫瘍が髄表に顔を出し，T1強調像で高輝度を呈するのが特徴である(図45)．

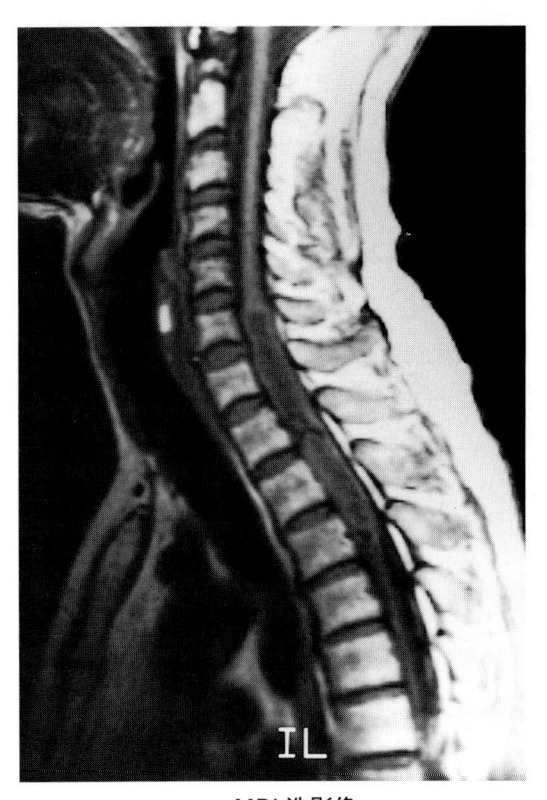

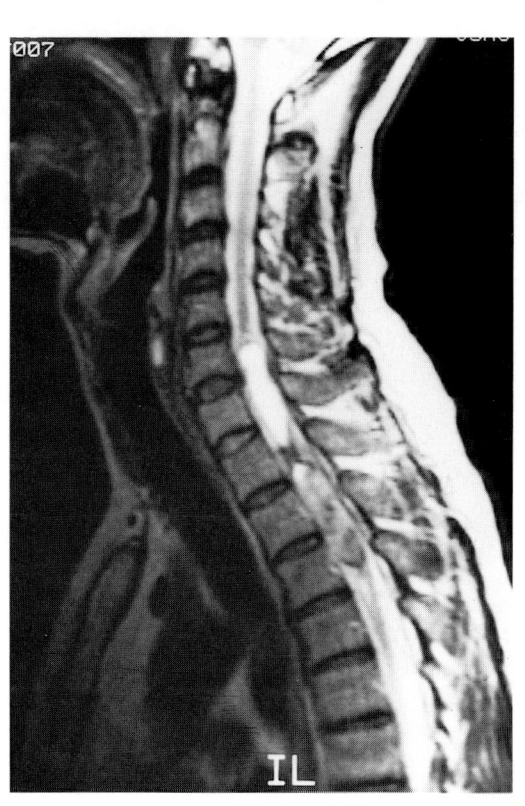

a．MRI造影像　　　　　　　b．T2強調矢状断像

図44　上衣腫(47歳，男性)
髄内にGd-DTPAで淡く造影され，T2強調像でわずかに高輝度を呈する境界明瞭な腫瘍を認める．腫瘍の上下にT2強調像で高輝度を呈する囊腫を認める．

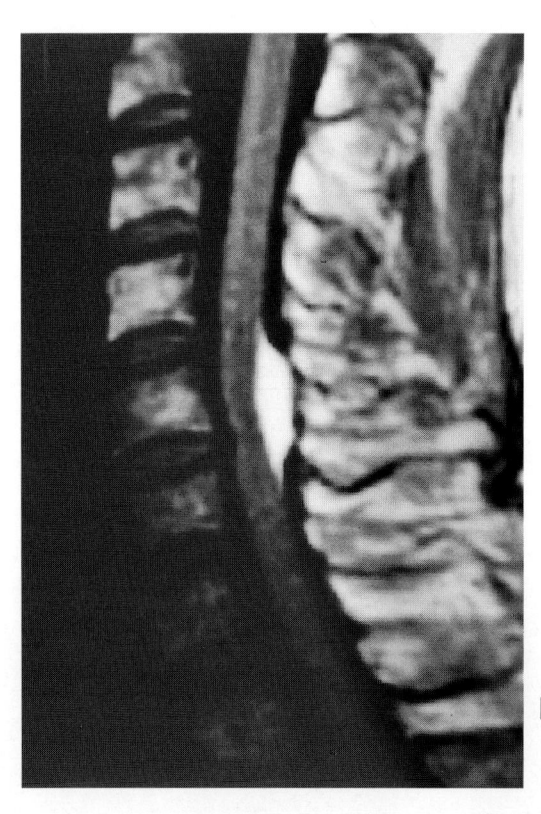

図45 軟膜下脂肪腫(56歳,男性)
MRI T1強調矢状断像：
髄表に底部を有する高輝度の腫瘍を認める．

[脊髄造影・造影後CT(CTM)]

脊髄造影，CTMでは腫瘍の局在を知ることができる．脊髄造影では硬膜内髄外腫瘍は腫瘍下縁で造影柱が停止する騎跨状あるいは帽子型欠損像を呈する．硬膜外腫瘍では硬膜外側からの圧迫のため筆先状を呈する．髄内腫瘍では脊髄の腫大像を認める．

3）治　　療

脊髄腫瘍は摘出手術が基本である．最も頻度の高い硬膜内髄外の神経鞘腫は，腫瘍側の片開き式脊柱管拡大術あるいは片側椎弓切除術で後方より腫瘍を摘出することができる．砂時計腫を呈し腫瘍が椎間孔を越えて前方に発育している場合は，後方より脊柱管内の腫瘍を摘出した後，一期的に前方より残存腫瘍を摘出する．髄膜腫は硬膜ごと摘出し，硬膜欠損部は人工素材(Gore-Tex)の人工硬膜で補填する．硬膜を残すと再発率が高い．脊髄前方に存在する場合は，CUSAを用いて腫瘍を縮小させた後に摘出するのが安全である．側方あるいは後側方進入路がとられることもある．

髄内腫瘍は椎弓切除，硬膜切開の後，後正中裂を鈍的に分けて腫瘍に達する．上衣腫は境界が明瞭であるため全摘可能であるが，星状細胞腫はほとんどの場合全摘不可能である．Grade 3以上のmalignant astrocytomaでは術後あるいは生検後に放射線照射を行うが，予後は極めて不良である．軟膜下脂肪腫は全摘不可能であり部分摘出と硬膜補填にとどめる必要がある．

2. 頸椎腫瘍

1）病　態

頸椎に発生する原発性腫瘍はまれであり，全国骨腫瘍者登録一覧表（昭和47年～平成6年）によれば全骨腫瘍のわずか0.5％，全脊椎腫瘍の15％を占めるにすぎない．良性腫瘍と悪性腫瘍に大別される．良性腫瘍には，骨軟骨腫(osteochondroma)，骨芽細胞腫(osteoblastoma)，類骨骨腫(osteoid osteoma)，巨細胞腫(giant cell tumor)，血管腫(hemangioma)などが比較的多く，悪性腫瘍には骨髄腫(myeloma)，脊索腫(chordoma)，骨肉腫(osteosarcoma)，ユーイング肉腫(Ewing sarcoma)などがあるがいずれも頻度は低い．その他，腫瘍類似疾患には好酸球性肉芽腫症(eoginophilic granuloma)，動脈瘤様骨嚢腫(aneurysmal bone cyst)などがある．

2）診　断

（1）臨床症状

症状は頸・背部部痛などの局所症状で始まることが多い．疼痛のため斜頸位を呈したり，頸部の可動域制限をきたすことも多い．椎体の病的骨折を伴うと脊髄症状や神経根症状を発現することがある．

（2）画像検査

[単純X線写真]

腫瘍によりそれぞれ特徴のある所見を呈する．血管腫は椎体の縦の骨梁が明瞭となり，いわゆる"すだれ模様"を示す．骨軟骨腫は椎弓根や椎弓などの後方要素に発生することが多く，椎骨に基部を有する骨性隆起として捉えられる．骨芽細胞腫と類骨骨腫も後方要素に好発し，腫瘍周辺が骨硬化像を示し，中心部にnidusがみられる．両者の鑑別はしばしば困難である．動脈瘤様骨嚢腫はしばしば骨外に広がり，いわゆる"balloon out lesion"を示す．

[M R I]

腫瘍の広がり，神経組織の圧迫などが確認できる．血管腫は腫瘍内に脂肪を豊富に含むため，T1，T2強調像とも高輝度を呈することが多い．類骨骨腫はT1強調像では低輝度，T2強調像では石灰化部や骨硬化部は低信号，nidusは高輝度と不均一な像を呈する．またnidusはGd-DTPAにより強く造影される．骨芽細胞腫もほぼ同様の所見を呈する．脊索腫はT1強調像では比較的低輝度，T2強調像では高輝度を呈するが石灰化部は低輝度となる（図46）．骨肉腫は一般にT1強調像では低輝度を呈し，T2強調像では低輝度～高輝度領域の混在がみられる．動脈瘤様骨嚢腫はときに液面形成がみられる

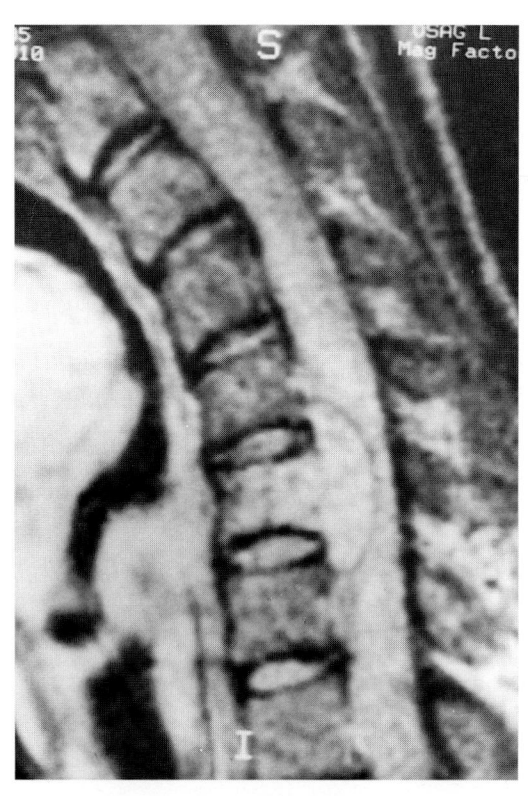

図46 脊索腫(30歳,女性)
MRIプロトン強調像:
C6椎体は高輝度を呈し,腫瘍により脊髄は圧迫されている.

ことなどが特徴である.

[その他の画像検査]

CT, 骨シンチグラフィー, 血管造影などが診断に用いられる.

(3) 生　　検

画像所見では確定診断が不可能のため, 多くの場合生検が必要である. 生検は経皮的針生検でも可能であるが, より確実に標本を採取するために開放生検を行うのがよい. 軸椎の腫瘍では経口的に生検を行う.

3) 治　　療

まったく無症状のもの, とくに骨軟骨腫や血管腫などは経過観察でよい. また, 小児に好発する好酸球性肉芽腫は自然退縮するので頸椎装具による経過観察でよい.

頸椎腫瘍は解剖学的な問題から一部の後方発生例を除いて全摘が困難であり, 病巣搔爬による腫瘍内切除にとどまることが多い. 脊髄麻痺例では可及的早期の除圧術が必要である. 悪性腫瘍のうち脊索腫などは境界が明瞭なので全摘が可能なこともある. 骨髄腫は放射線療法, 化学療法が奏功する. その他の悪性腫瘍は完全摘出が困難なため, 病巣を可及的に摘出し脊髄除圧をはかり, 人工椎体を用いて脊柱支持性を再建する. さらに化学療法, 放射線療法などの補助療法が必要である.

付-6. 転移性頸椎腫瘍

1. 病　態
脊椎は転移性骨腫瘍の好発部位である．全国骨腫瘍者登録一覧表(昭和47年～平成6年まで)によれば，全転移性脊椎腫瘍中，頸椎発生例の割合は16%であり，胸，腰，椎に比し少ない．原発巣は肺癌，乳癌，胃癌，甲状腺癌，前立腺癌，子宮癌などが多い．

2. 診　断
1) 臨床症状
初期には強い頸部痛，背部痛を訴え，神経根症状である上肢痛も訴える．腫瘍の組織型によっても進行速度は異なるが進行すると四肢麻痺を生じる．上位頸椎部の転移性腫瘍では頸部を手で支えなくては頭の保持が困難なほど激烈な頸部痛，後頭部痛を訴えることもある．

2) 画像検査
単純X線写真では初期の変化を捉えることが困難であり，骨破壊がかなり進行してから発見されることが多い．転移性腫瘍の多くは溶骨性の変化を示すが，多くの前立腺癌や一部の乳癌，肺癌などは造骨性の変化を示すことがある．MRIではT1強調像で低輝度，T2強調像で高輝度を呈し，Gd-DTPAで造影されることが多い．脊髄圧迫の有無の把握に有用であり，本疾患の第一選択の画像診断法である．骨シンチグラムでは多くの場合，アイソトープの集積を認める．前立腺癌や乳癌では多発性の骨転移を認めることが多い．

3. 治　療
原発巣や重要臓器への転移の有無により治療方針は異なり，患者の予後や社会的あるいは家族的背景，疼痛の程度，脊髄麻痺の有無などを考慮して治療方針を決定する必要がある．脊髄麻痺がなく，疼痛のみの場合は頸椎装具，放射線療法，モルヒネ投与(MSコンチン，アンペック坐薬など)などの保存療法が第一選択となる．しかし，保存療法が無効の場合は手術療法も考慮される．脊髄麻痺例では保存療法はほとんど無効であるので手術を考慮する．その際，6ヵ月以上の生命予後が見込まれる患者を手術適応とする意見が多い．しかし，頸椎部では麻痺によりもたらされる日常生活動作の障害が大きく，また麻痺の上行により呼吸障害を生じれば，生命的予後にも悪影響を及ぼすため，胸腰椎部と比較して手術療法の重要性が高い．術前麻痺が重度であるほど神経学的予後は不良なので手術を行うのであれば早期手術がよい．手術方法には後方除圧に加えLuque rodなどを用いた後方固定，前方除圧と人工椎体を用いた椎体置換術などがある．

文献

[頸髄腫瘍]

1) Guidetti B, Fortuna A : Differential diagnosis of intramedullary and extramedullary tumors. Handbook of clinical neurology (vol 19), New York, Elsevier North-Holland, pp51-75, 1975.
2) 井須豊彦：脊髄髄内腫瘍の画像診断．脊髄脊椎　2：879-883，1989．
3) 小山素麿：脊髄髄内腫瘍の手術．脊髄脊椎　2：893-900，1989．
4) Masaryk TJ : Spinal Tumors. In Modic MT, Masaryk TJ and Ross JS (eds) : Magnetic Resonance Imaging of the Spine, pp249-314, Mosby, St. Louis, 1994.
5) Nitter K : Spinal meningiomas, neurinomas and neurofibromas and hourglass tumors. In Vinken PJ, Bruyn GW (eds) : Handbook of clinical neurology (vol 20), New York, Elsevier North-Holland, pp177-322, 1976.
6) 里見和彦：頸髄腫瘍．三浦幸雄編，図説整形外科診断治療講座 14，pp116-131，メジカルビュー，東京，1991．
7) 戸山芳昭，平林　洌，藤村祥一ほか：脊髄腫瘍―診断と手術をふまえて．骨・関節・靱帯 1：165-176，1988．

8) 戸山芳昭,松本守雄,鎌田修博:脊髄砂時計腫瘍の手術手技―脊柱再建ないし固定術の適応とその方法:脊椎脊髄 10:125-133,1997.

[頸椎腫瘍]
1) McGavran SF, Spady HA : Eosinophilic granuloma of bone, a study of 28 cases. J Bone Joint Surg 42-A : 979-992, 1960.
2) 日本整形外科学会骨軟部腫瘍委員会:全国骨腫瘍者登録一覧表,1994.
3) Rosenberg AE, Schiller AL : Tumorous lesions of the spine : An overview : In Sundaresan N, Schmidek HH, Schiller AL, and Rosenthal DI (eds), Tumors of the Spine, pp82-85, WB Saunders Company, Philadelphia, 1990.
4) 斉藤正史,田中 守,鵜飼 茂ほか:軸椎に発生した脊索腫の一例.整形外科 36:201-204,1985.
5) 佐々木泰志,町田 徹:脊椎腫瘍―原発性脊椎腫瘍.脊椎脊髄 5:889-892,1992.

[松本 守雄/藤村 祥一]

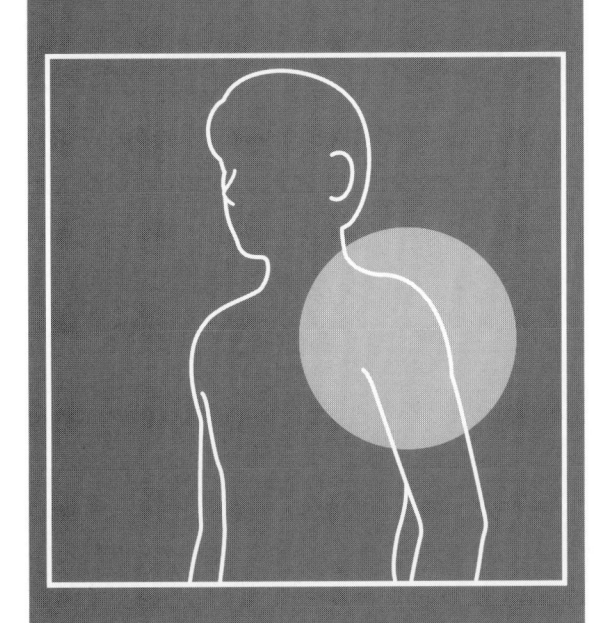

B

肩部

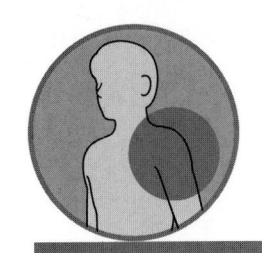

B-1
肩部の解剖

1. 骨格

　肩関節は上腕骨骨頭(ボール)と肩甲骨関節窩(ソケット)からなる球関節(ball and socket joint)である(図1)．肩関節にはボールの大きさに比してソケットが相対的に小さい，人体において運動の自由度が最も大きい，常時上肢で下方に牽引されているなどの特徴がある．これらの特徴が肩関節のいろいろな病態の背景にある．また，肩峰，烏口肩峰靱帯，上腕骨頭で構成される機能的関節を第2肩関節と呼ぶ(図2)．

　肩を構成する骨は，上腕骨，肩甲骨，鎖骨である．上腕骨頸部には大小2つの結節があって，大結節には棘上筋，棘下筋，小円筋が停止し，小結節には肩甲下筋が停止する．2つの結節の間の結節間溝には上腕二頭筋長頭腱が通る．また，大・小結節下部は骨折の好発部位であるので外科頸と呼ばれ，骨頭下部の真性頸部である解剖頸と区別される(図1)．

　肩甲骨は解剖学的に関節窩，烏口突起，肩峰，肩甲棘，棘上窩，棘下窩などの部分に分かれる．肩甲棘は第3胸椎の高位にある．肩甲骨と胸郭の間には肩甲胸郭関節があるが，これは解剖学的関節で

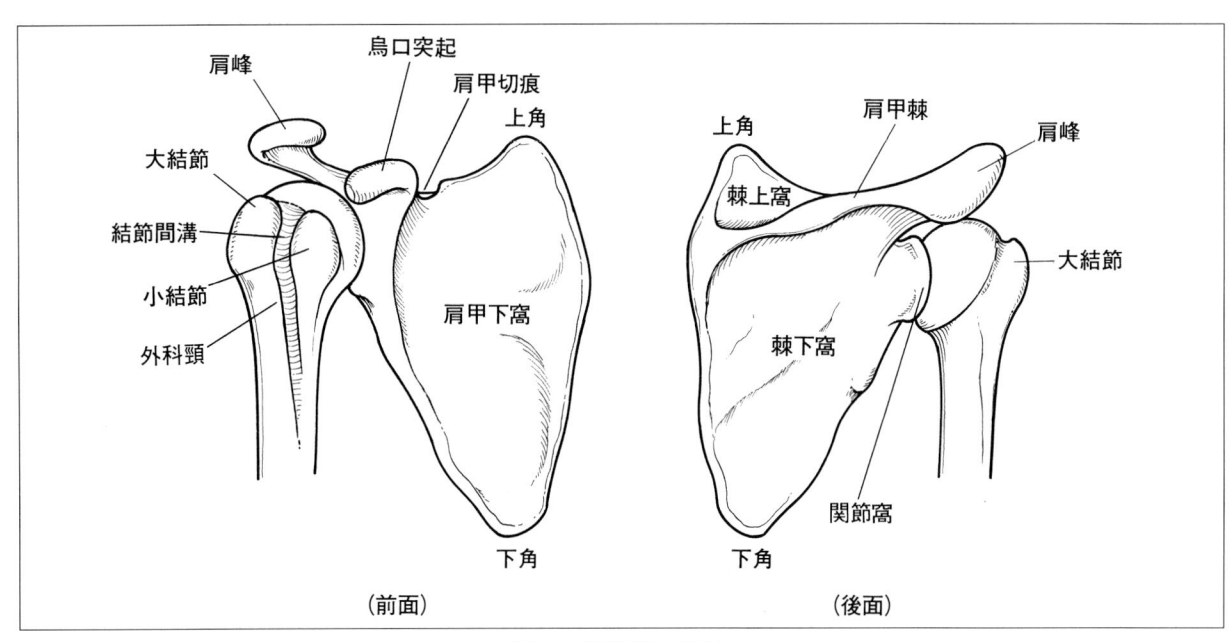

図1　肩関節の骨格

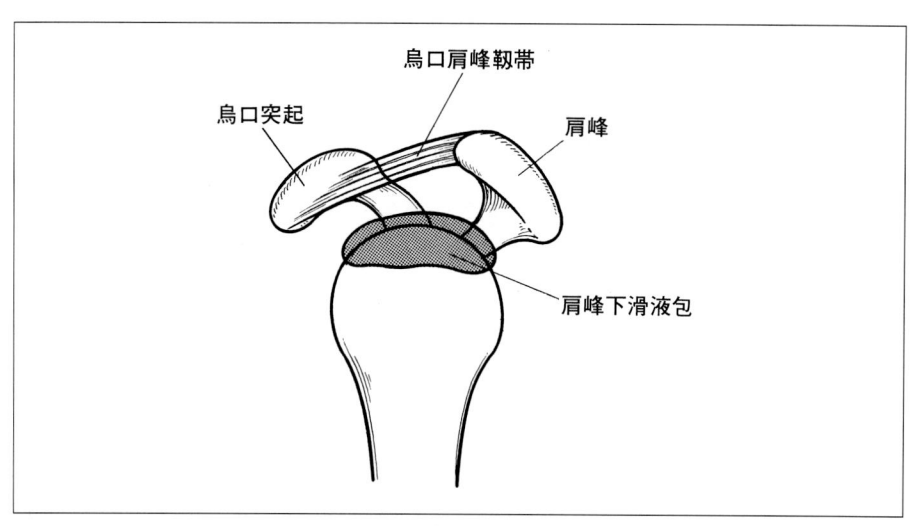

図2 第2肩関節

はなく機能的関節である．肩峰は鎖骨との間に肩鎖関節を形成する．肩峰と腱板の間には肩峰下滑液包がある．烏口突起には上腕二頭筋短頭腱と烏口腕筋が起始する．肩甲切痕を肩甲上神経が通過し，この部で絞扼性神経障害を発生することがある(図1)．

鎖骨はクランク状になだらかに彎曲している．鎖骨は肩峰との間に肩鎖関節を，胸骨との間に胸鎖関節を形成する．鎖骨骨折は最も高頻度に発生するが，とくに鎖骨の中1/3に好発する．鎖骨と胸郭の間を腕神経叢と鎖骨下動脈が通過する．第1肋骨を床とし鎖骨を天井とする部分を胸郭出口といい，ここで神経血管束が圧迫を受けると胸郭出口症候群を発生する．

2. 筋　　腱

肩甲帯と上腕骨を結ぶ筋には，三角筋，棘上筋，棘下筋，小円筋，肩甲下筋，大円筋，上腕二頭筋，烏口腕筋，上腕三頭筋がある．体幹と肩甲骨を結ぶ筋には，僧帽筋，大・小菱形筋，肩甲挙筋，小胸筋，鎖骨下筋，前鋸筋がある．体幹と上腕骨を結ぶ筋として，広背筋，大胸筋がある．

腱板(rotator cuff)は棘上筋，棘下筋，小円筋，肩甲下筋の4つの筋の腱で構成される(図3)．腱板は臼蓋に対して上腕骨頭を安定化させるとともに運動の力源となる．棘上筋，棘下筋は肩甲上神経に支配され，小円筋は腋窩神経に，肩甲下筋は肩甲下神経の支配下にある．腱板は肩峰下滑液包と肩関節腔の間の隔壁となる(図4)．腱板の結節部付近，特に棘上筋腱停止部付近は，肩峰と骨頭の間にあって圧迫を受けやすいのみならず血管分布に乏しいので，退行変性を起こしやすくcritical areaと呼ばれる．

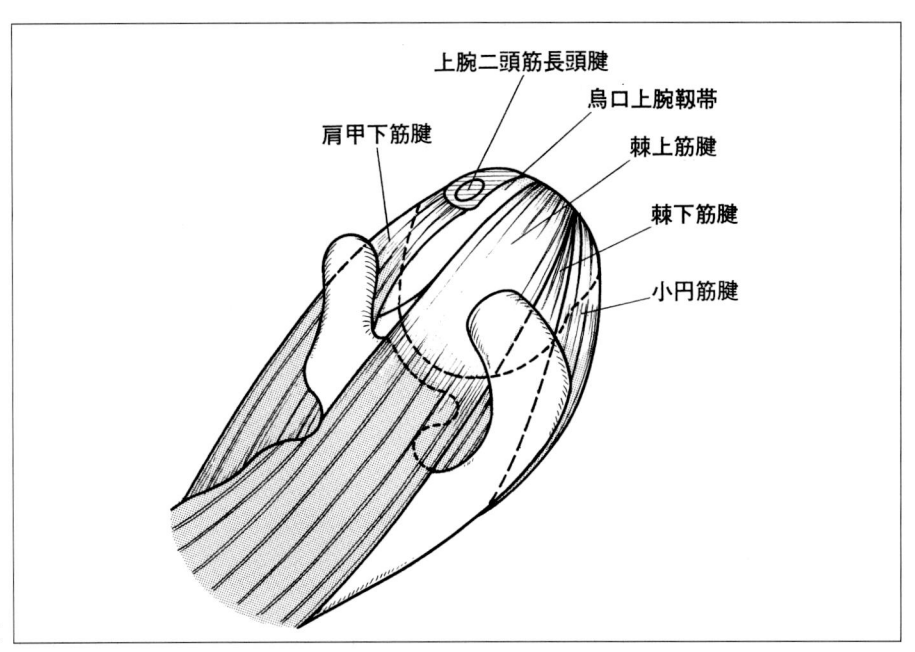

図3 腱板を構成する腱

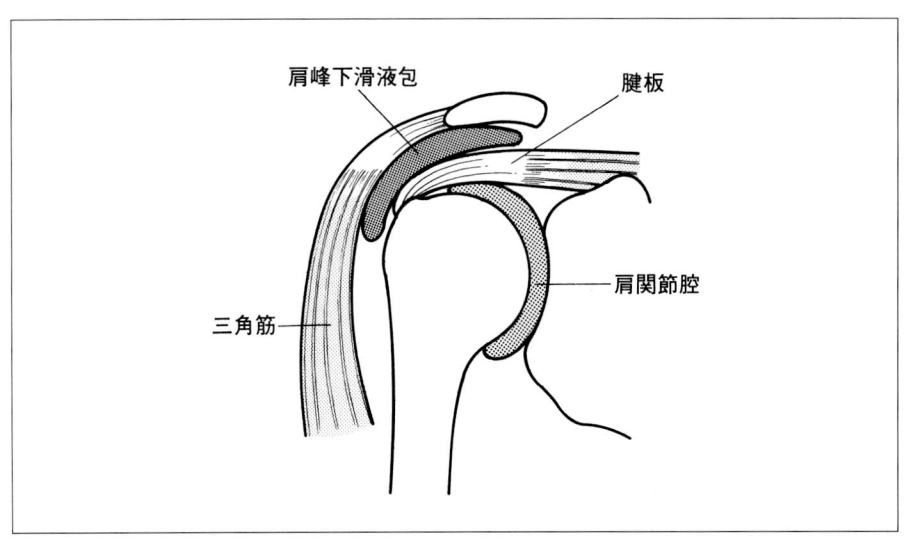

図4 腱板の前額面

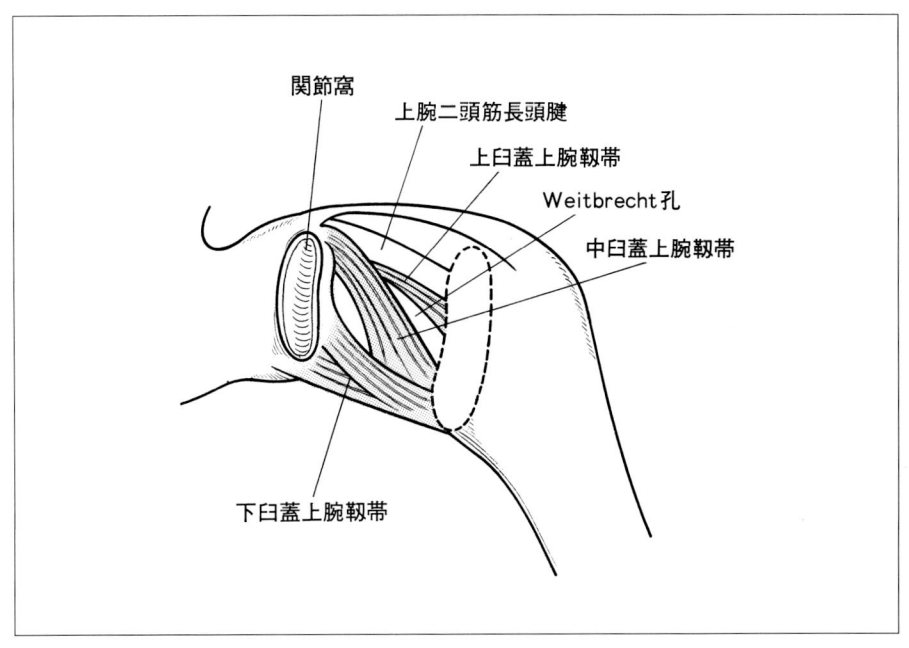

図5 臼蓋上腕靱帯
上腕骨頭を切除して後方から前方を見る．

三角筋は鎖骨，肩峰，肩甲棘から起始して上腕骨三角筋粗面に停止する．腋窩神経に支配される．

大胸筋は鎖骨，胸骨，腹直筋鞘から起始して上腕骨大結節稜に停止する．内側・外側胸筋神経に支配される．

広背筋は胸腰椎棘突起，腸骨，下部肋骨から起始して上腕骨小結節稜に停止する．胸背神経支配である．広背筋は遊離筋皮弁に最も利用される筋である．

僧帽筋は副神経と頸部神経叢に支配されるため，全型腕神経叢損傷でも麻痺を生じない．しかし，頸部リンパ節生検の際，副神経が損傷されて麻痺を起こすことがある．

上腕二頭筋長頭腱は上腕骨結節間溝で皮下断裂を起こすことがある．この場合，力コブが末梢側に偏位する．

上・中・下臼蓋上腕靱帯は関節内靱帯であり，関節包を補強している(図5)．上・中臼蓋上腕靱帯の間に肩甲下筋下滑液包への開口部があり，これを Weitbrecht 孔という．烏口上腕靱帯は烏口突起と大・小結節を結合し，この靱帯と肩甲下筋腱の間が腱板疎部である．

烏口肩峰靱帯は烏口突起と肩峰を結合し，上腕骨骨頭との間に第2肩関節を作るが，impingement 症候群では切離せざるを得ないことがある．烏口鎖骨靱帯は烏口突起と鎖骨を結合するが，肩鎖関節脱臼の際に断裂する．

3. 神　　経

腕神経叢は，通常，第5頸神経根から第1胸神経根で構成される．神経根(root)，幹(trunk)，索(division)，束(cord)を経て各末梢神経に至る(図6)．腕神経叢損傷は臨床上重大な神経損傷で大きな機能障害をもたらすことが多い．

長胸神経は第5，6，7神経根から出て前鋸筋を支配する．長胸神経麻痺によって翼状肩甲が発生する．

肩甲上神経は上神経幹から分岐して後方に回り肩甲切痕を通って棘上筋，棘下筋を支配する(図7)．肩甲切痕を通過する部位で神経損傷を発生しやすい．

肩甲下神経は後索から分岐して肩甲下筋を支配する．

胸背神経は後索から分岐して広背筋と大円筋を支配する．

腋窩神経は後索から分岐して後方に回り，後上腕回旋動静脈とともに上方を肩関節包，外側を上腕骨頸部，内側を上腕三頭筋長頭，下方を大円筋で囲まれる間隙である四辺形間隙(quadrilateral space)を通って，小円筋，三角筋に運動枝を，肩関節外側皮膚に知覚枝を出す(図8)．

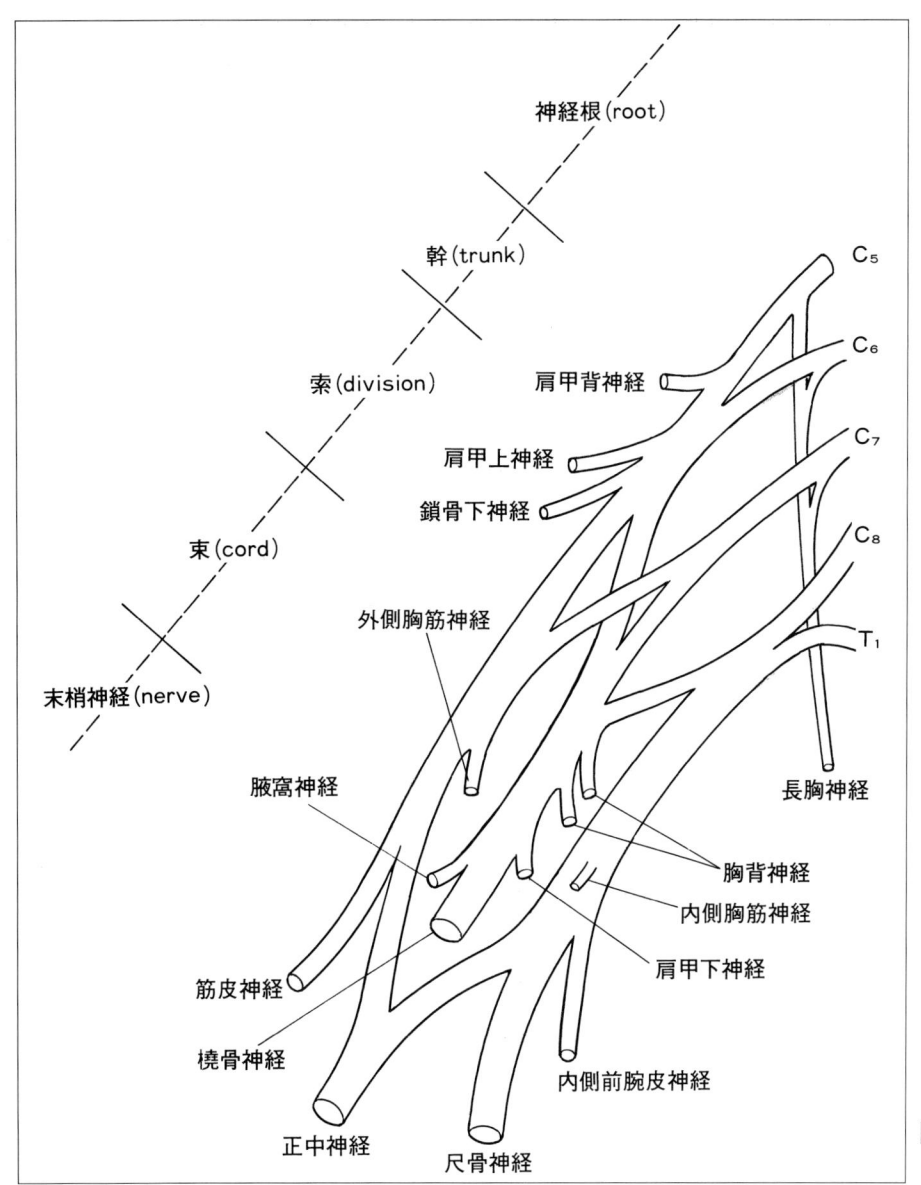

図6 腕神経叢

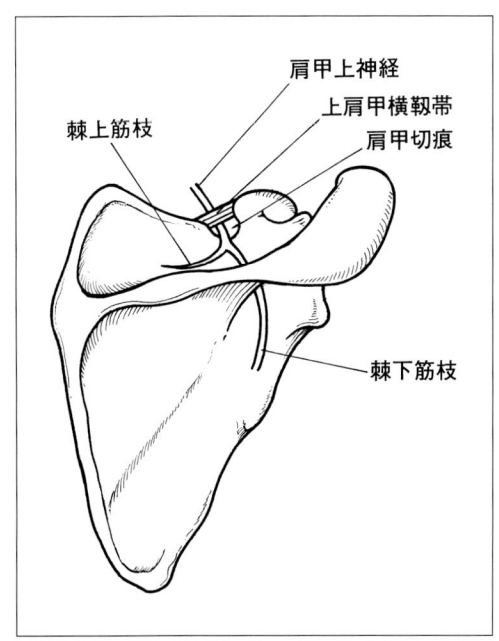

図7 肩甲上神経

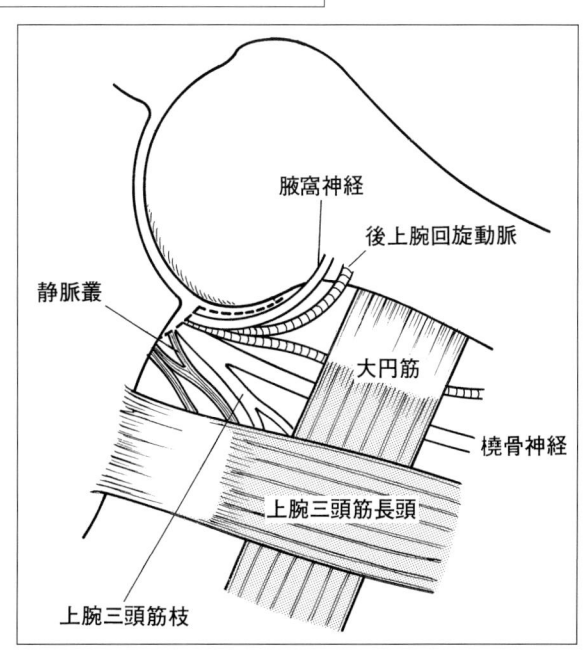

図8 Quadrilateral space

4. 脈　　　管

　鎖骨下動脈から腋窩動脈，上腕動脈に至るまでに肩関節周囲に分枝を出す(図9)．

　肩甲下動脈は腋窩動脈から分岐し，さらに胸背動脈と肩甲回旋動脈に分かれる．胸背動脈は広背筋を栄養し，広背筋皮弁の際に重要な動脈である．

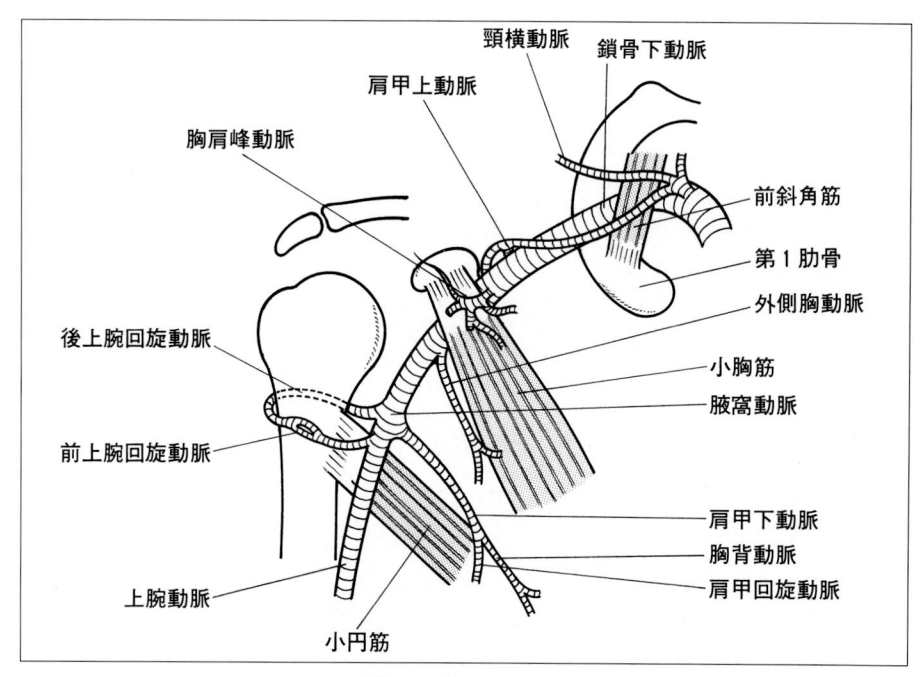

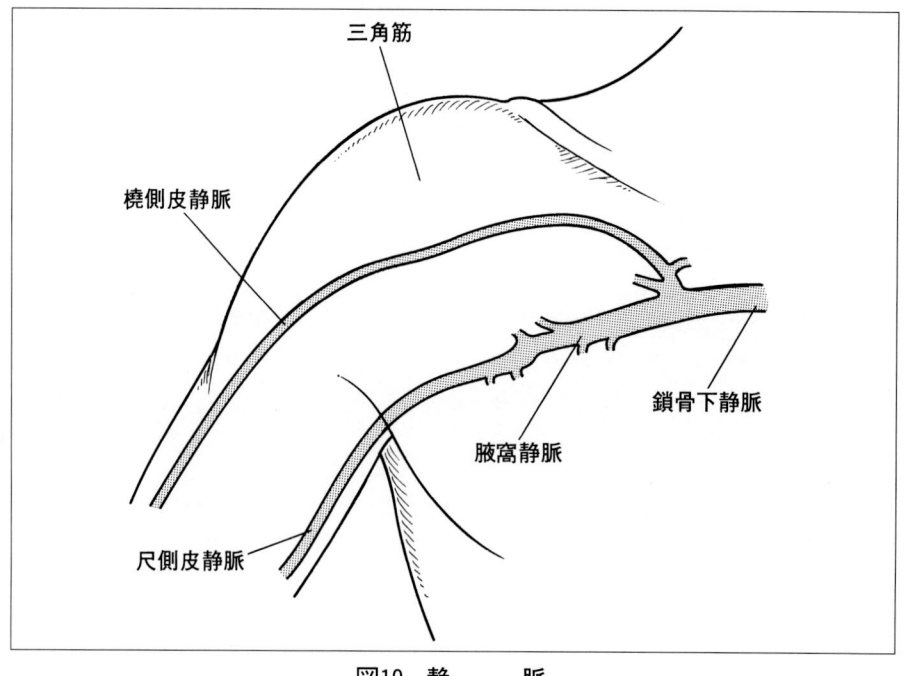

図9　動　　　脈

図10　静　　　脈

前・後上腕回旋動脈は腋窩動脈から分岐して肩関節周囲の筋と上腕骨骨頭を栄養する．この動脈を損傷すると上腕骨骨頭壊死が発生することがある．後上腕回旋動脈は腋窩神経とともにquadrilateral spaceを通過する．

　肩関節周囲の静脈で重要なものは，橈側皮静脈(V. cephalica)と尺側皮静脈(V. basilica)である(図10)．ともに腋窩静脈を経て鎖骨下静脈に至る．橈側皮静脈は大胸筋と三角筋の間を走り，肩関節前方手術の際の展開の道しるべとなる．

[根本　孝一]
（文献は118頁参照）

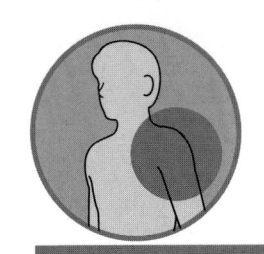

B-2
肩痛疾患の診察法

一般的には，問診，視診，触診，運動診，画像検査の順序で行う．

1. 問 診

問診ではまず患者の性別，年齢を参考にする．外傷性肩関節脱臼，肩鎖関節脱臼，上腕二頭筋長頭腱断裂は男性に多く，石灰性腱炎は女性に多い．若年者に多い疾患は，反復性肩関節前方脱臼，loose shoulder，中高年者に多い疾患は五十肩，腱板断裂，高年女性に多い疾患は上腕骨近位端骨折である．既往歴として肩関節脱臼などの外傷歴や五十肩などを確認する．慢性関節リウマチ，痛風，糖尿病など基礎疾患の存在も重要であり，家族歴としても確認する．職業や趣味の情報も参考になる．長時間上肢を挙上する作業に携わる職業では腱板断裂が多く，投球歴の長いスポーツ選手には impingement syndrome が多い．

疼痛，運動障害，不安定性，肩こりなどを主訴とすることが多いが，なかでも疼痛の頻度は最も高い．病歴については，発症時期，増悪因子，治療歴およびその効果，症状の経過などを確認する．

[疼 痛]

まず，疼痛部位を確認する．患者に指で痛い場所を指示させる．首から肩にかけての疼痛であれば頸椎疾患が，大結節の疼痛であれば腱板断裂，結節間溝の疼痛であれば上腕二頭筋長頭腱腱鞘炎が疑わしい．自発痛か運動時にあるのか，安静時にも発現するのかも確認する．自発痛の強い疾患は石灰性腱炎，化膿性肩関節炎，悪性腫瘍などであり，とくに石灰性腱炎では著明な疼痛が急に発症する．夜間痛の強い疾患は五十肩，腱板断裂である．肢位と疼痛の関連も重要であり，肩関節外転時に疼痛が増悪するのは五十肩，腱板断裂である．過去6ヵ月以上も五十肩として治療を受けながら軽快しない例では腱板断裂の可能性が高い．急激に発症した激痛は石灰性腱炎の可能性が高い．

[運動障害]

肩関節運動時に疼痛を伴うか否かを確認する．疼痛を伴えば炎症，腱板断裂，五十肩，石灰性腱炎を考える．疼痛を伴わなければ麻痺性疾患の疑いがある．

[不安定性]

外傷性肩関節脱臼，肩関節亜脱臼，反復性肩関節脱臼，loose shoulder などの場合がある．自己の意志で脱臼できるものは随意性肩関節脱臼である．脱臼した後，自分で整復できるものは亜脱臼である．どの方向に不安定であるかも重要であり，下方に緩いものは loose shoulder である．以前に脱臼の既往があるか，あれば固定の方法と期間を尋ねる．初回脱臼時に充分に固定しない場合には反復性肩関節脱臼に移行することが多い．

[肩こり]

頸部椎間板症などの頸椎疾患によることが多い．若年者では胸郭出口症候群，loose shoulder のこともある．中高年者では五十肩で肩こりを訴えることがあるが，同時に頸椎疾患を合併していることも多い．

[轢音]

どのような運動でどのような轢音を発するのかを尋ねる．

2. 視　　　診

必ず上半身を裸にして，健側と比較しながら診察する．前方，後方，外側方から見る．

[前方からの視診]

僧帽筋萎縮は副神経麻痺によるが，医原性が多いので手術の既往を確認する．胸鎖関節の突出(図11)は胸鎖関節脱臼，鎖骨近位端骨折，胸鎖関節炎である．鎖骨の変形(図12)，皮下出血は鎖骨骨折，腫脹は骨髄炎，腫瘍を疑う．鎖骨遠位端の突出(図13)は肩鎖関節脱臼か鎖骨遠位端骨折である．肩関節の腫脹(図14)は肩峰下滑液包炎や化膿性肩関節炎による．三角筋の隆起が消失して上腕骨軸が内方

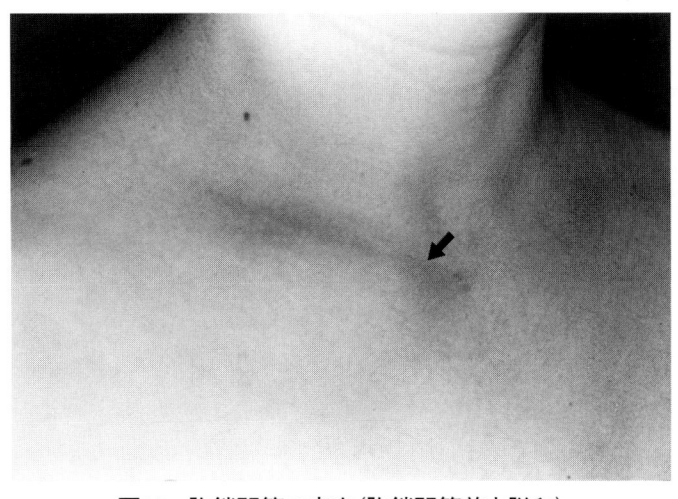

図11　胸鎖関節の突出(胸鎖関節前方脱臼)

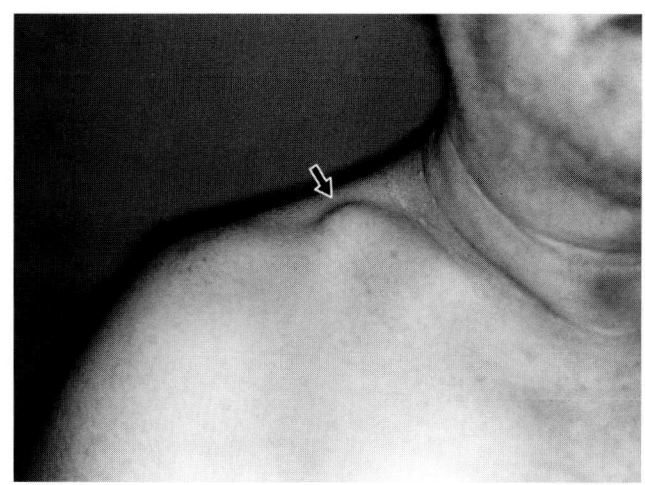

図12 鎖骨の変形
（鎖骨偽関節）

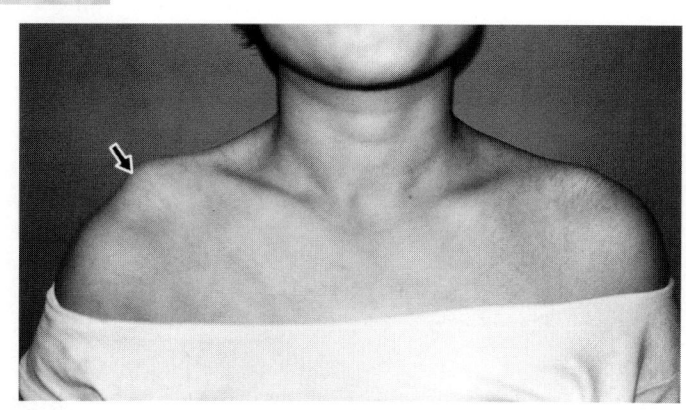

図13 鎖骨遠位端の突出
（肩鎖関節脱臼）

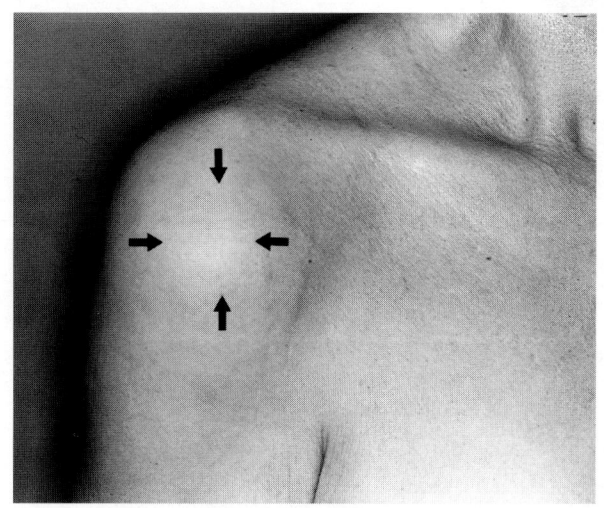

図14 肩関節前面の腫脹（肩関節血腫）

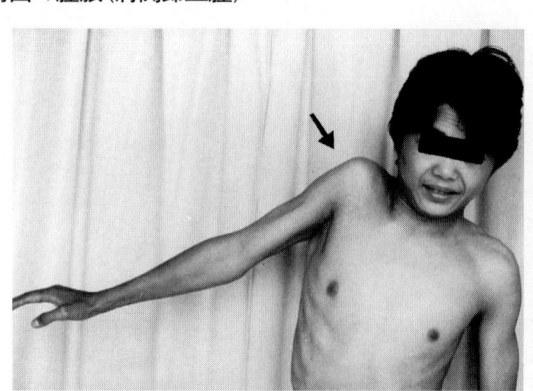

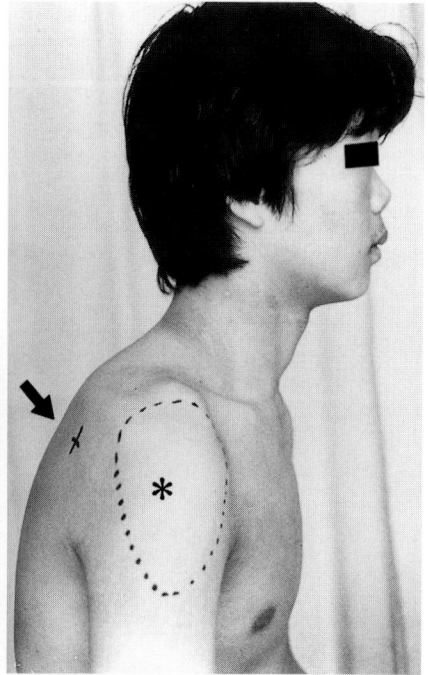

図15 →：三角筋萎縮，↓：Tinel 徴候，＊：肩外側皮膚の知覚障害（Quadrilateral space syndrome）

に偏位しているのは肩関節前方脱臼である．三角筋萎縮(図15)は腕神経叢損傷や quadrilateral space syndrome など腋窩神経麻痺の症状として出現する．上腕二頭筋の力コブの遠位方向への偏位(図16)は上腕二頭筋長頭腱断裂である．

［後方からの視診］

翼状肩甲(図17)は長胸神経麻痺による前鋸筋麻痺，三角筋拘縮症などで出現する．棘下筋萎縮(図18)は腕神経叢損傷や肩甲上神経の絞扼性神経障害で出現するが，それ以外にも腱板断裂などで広く見られる．

［外側方からの視診］

上腕骨骨頭の位置異常(図19)は側面で明瞭となり，肩関節後方脱臼では骨頭の後方逸脱が明らかとなる．上腕骨骨頭の下方偏位(図20)は肩峰と上腕骨骨頭の間隙の拡大として見られ，腕神経叢損傷，loose shoulder で出現する．

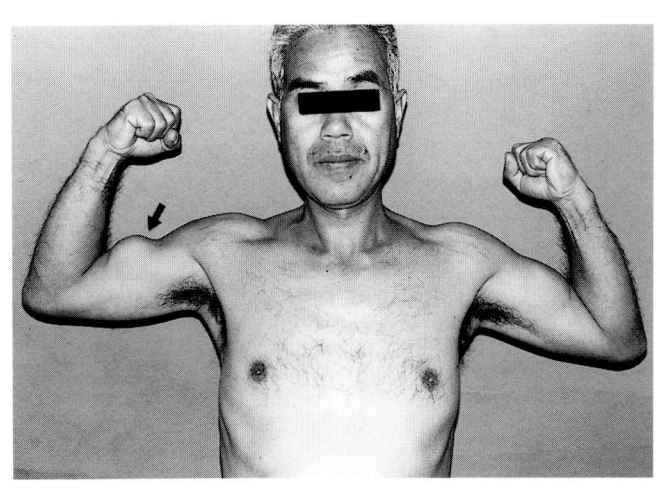

図16　上腕二頭筋の力コブの遠位方向への偏位（上腕二頭筋長頭腱断裂）

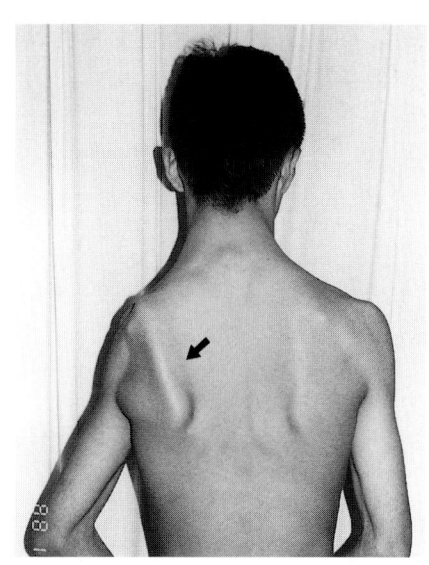

図17　翼状肩甲（三角筋拘縮症）

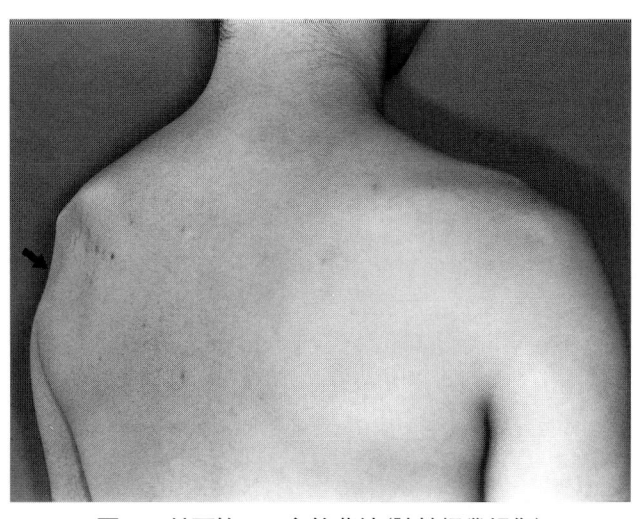

図18　棘下筋，三角筋萎縮（腕神経叢損傷）

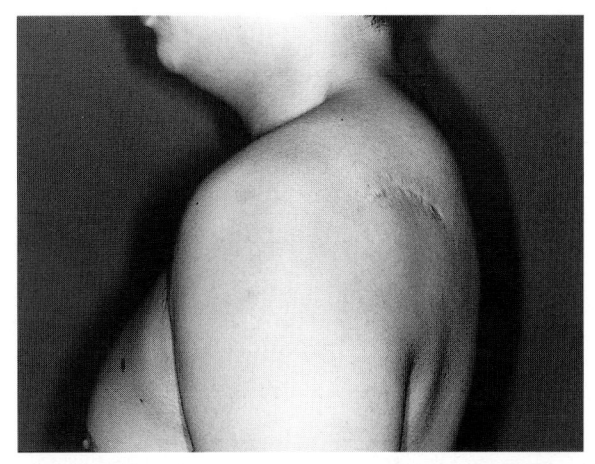

(1) 肩関節前方脱臼

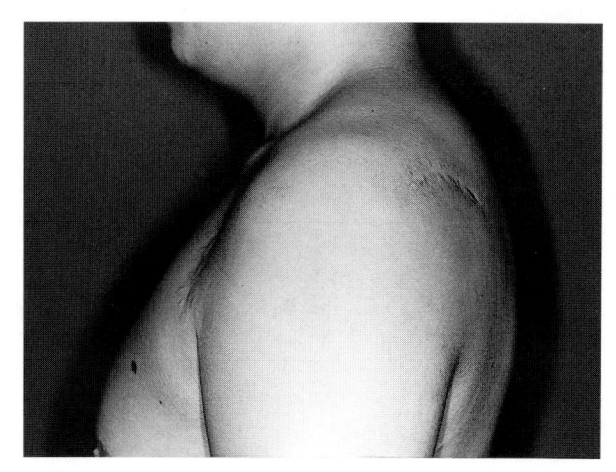

(2) 正常位置

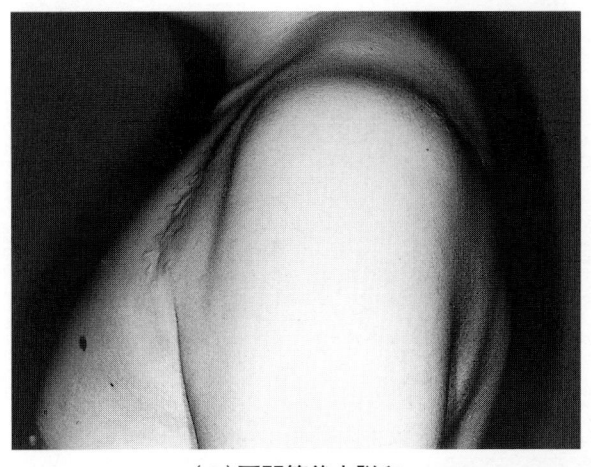

(3) 肩関節後方脱臼

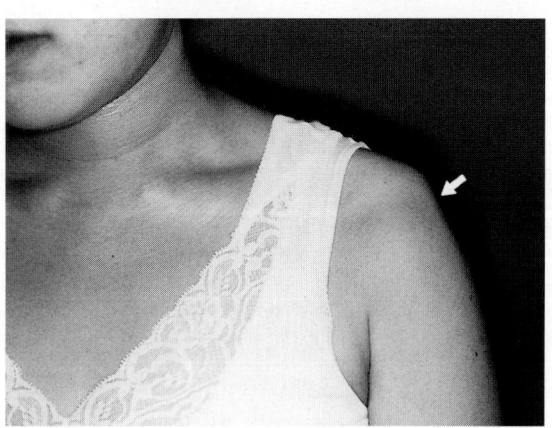

図19 上腕骨骨頭の位置異常
　　（肩関節随意性前後方脱臼）

図20 上腕骨骨頭の下方偏位
　　（Loose shoulder）

3. 触　　診

[前方からの触診]

　烏口突起の外側にある腱板疎部の圧痛は腱板疎部損傷で見られる．上腕骨の結節間溝に圧痛があれば上腕二頭筋長頭腱腱鞘炎を疑う．腕神経叢節後損傷では鎖骨上窩または鎖骨下窩に Tinel 徴候がある．肩鎖関節脱臼では肩鎖関節にピアノキー症状を触知する．胸鎖関節脱臼では胸鎖関節の膨隆を触知する．肩関節前面に波動を触

知するのは関節液の貯留が増加しているときである．
　［後方からの触診］
　肩甲上神経の絞扼性神経障害では肩甲切痕に Tinel 徴候があり，quadrilateral space syndrome（図13）では quadrilateral space に Tinel 徴候がある．肩甲骨内上角の圧痛は同部の滑液包炎であることが多い．僧帽筋の筋緊張の亢進は頸椎疾患に見られる．
　［外側方からの触診］
　大結節に圧痛があれば腱板断裂を疑う．

4. 運　動　診

　各方向の自動運動と他動運動を調べる．
　［挙上障害］
　有痛性の挙上障害（図21）は五十肩，腱板断裂，石灰性腱炎，上腕二頭筋長頭腱炎，化膿性肩関節炎である．

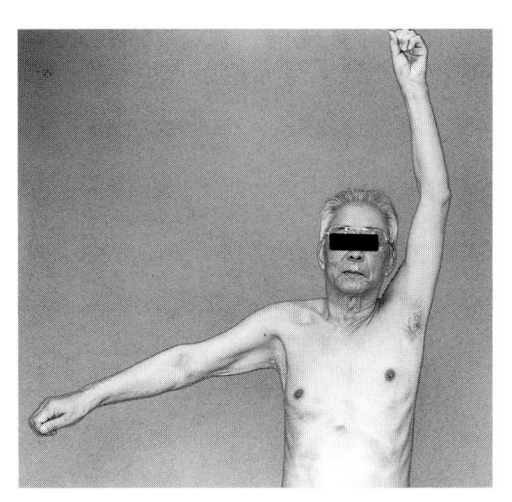

図21　有痛性の挙上障害（腱板断裂）

　［拘　　縮］
　五十肩では拘縮を伴うことが多く，腱板断裂では伴わないことが多い．片麻痺では拘縮を伴うが，他の麻痺性疾患では伴わないことが多い．三角筋拘縮症（図17）では肩関節の内転が制限される．

5. 疾患特異的徴候

　各疾患の特異的徴候には次のようなものがある．
　［Painful arc 徴候］
　肩関節を挙上させると70°〜120°で疼痛を感じ，その前後では疼痛

がない．腱板断裂において見られる．

　［Drop arm 徴候］
　診察医が患者の手を持って最大挙上位まであげた後，90°まで下げたときに急に手を離すと，その肢位を保持できずに手が落下する現象で，腱板断裂において見られる．ただし，腋窩神経麻痺の際も陽性となる．

　［Crepitus 徴候］
　患者に肩関節を挙上させたとき，肩外転90°付近で肩峰に軋音を触知する場合は腱板断裂がある．

　［Impingement 徴候］
　2つの方法があり，いずれも Impingement 症候群に特異的である．

　i）Neer 法（図22）　診察医が患者の手を持って他動的に肩関節をやや内旋位で挙上すると肩峰下に疼痛がある．

　ii）Hawkins 法（図23）　内旋，前挙90°でさらに内旋を加えたときに肩峰下に疼痛がある．

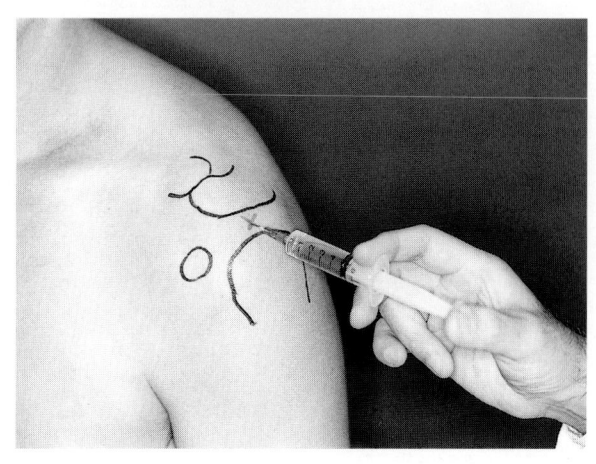

　［Impingement injection テスト（プロカインテスト）］（図24）
　肩峰下滑液包内に1％キシロカイン5ccを注射して肩関節の疼痛の消失を見る．肩峰下滑液包炎では疼痛が消失して肩の挙上が可

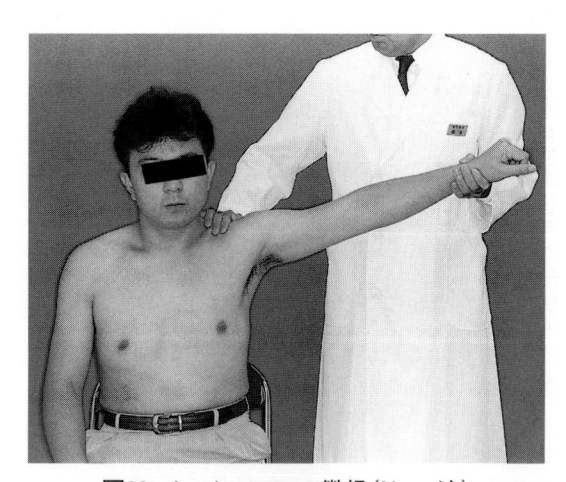

図22　Impingement 徴候（Neer 法）

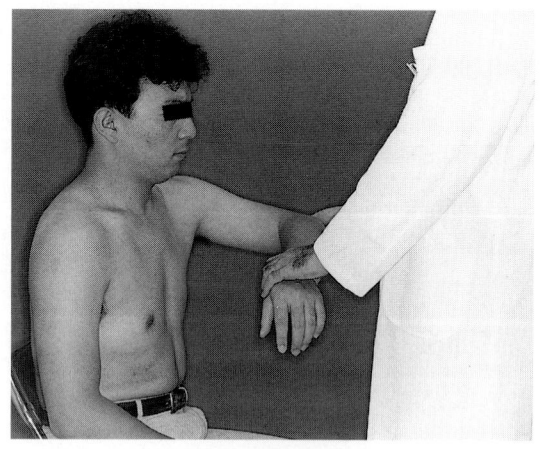

図23　Impingement 徴候（Hawkins 法）

図24　Impingement injection テスト
　　　（プロカインテスト）

能になる．

　［Effusion 現象］（図25）

　肩峰下滑液包にキシロカイン注入時に，滑液または血液の逆流がある場合は腱板断裂がある．

　［Yergason 徴候］（図26）

　患者の前腕を回外外旋させ，診察医が前腕に抵抗を加えた際に，結節間溝に疼痛が誘発されれば，上腕二頭筋長頭腱腱鞘炎がある．

　［Speed 徴候］（図27）

　患者に肘伸展，前腕回外位で肩関節の前方挙上をさせる際に結節間溝に疼痛を誘発すれば，上腕二頭筋長頭腱腱鞘炎がある．

　［前方 Apprehension 徴候］（図28）

　肩関節の外転外旋伸展位で脱臼を起こすような不安感を呈する徴候をいい，反復性肩関節前方脱臼に特異的である．

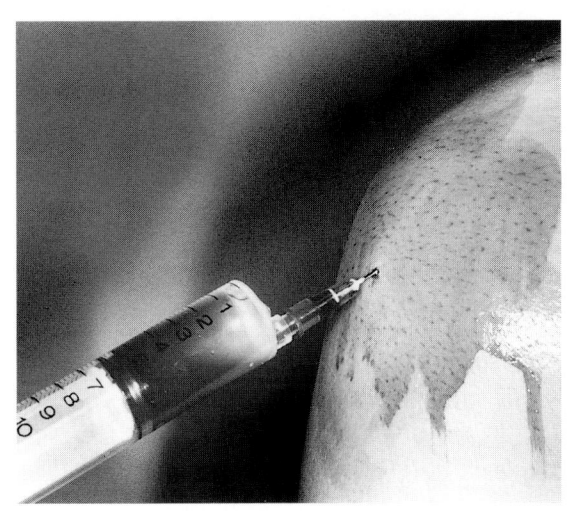

図25　Effusion 現象

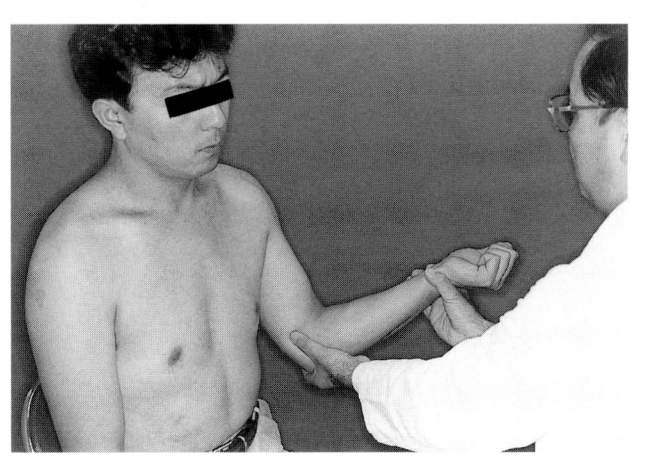

図26　Yergason 徴候

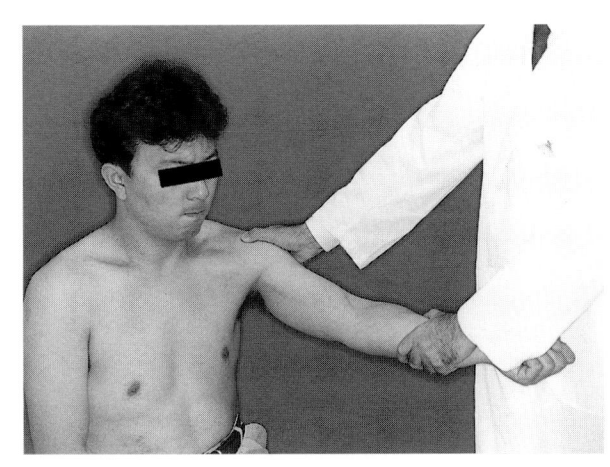

図27　Speed 徴候

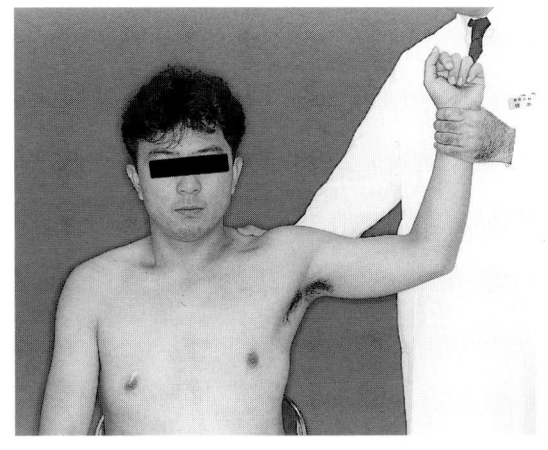

図28　前方 Apprehension 徴候

［下方引き下げテスト］（図29）
上肢を下方に引き下げて，下方に亜脱臼するかどうかを調べる．Loose shoulder の際に陽性となる．

［壁押しテスト］
患者に両手を壁について壁を押させると，長胸神経麻痺があれば，翼状肩甲が明瞭となる．

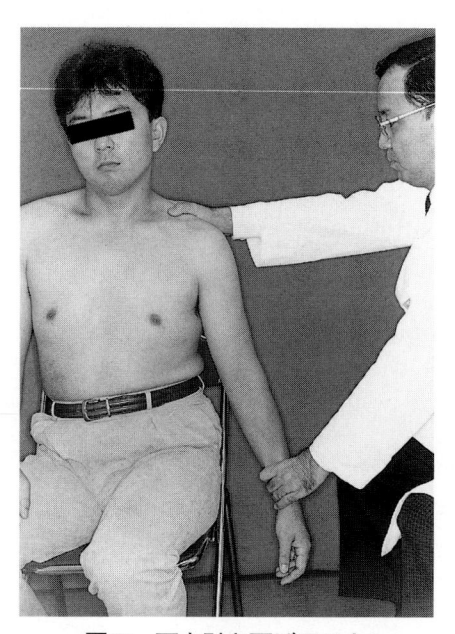

図29　下方引き下げテスト

6. 画像所見

画像検査には単純 X 線写真，肩関節造影，肩峰下滑液包造影，CT，MRI，超音波検査などの検査法がある．

［単純 X 線写真］
最も基本的な検査法である．通常は正面と軸射，あるいは正面と側面（スカプラ Y）の2方向を撮影する．外傷の既往があれば骨折線，脱臼の方向を同定する．非外傷性の場合は肩峰骨頭間距離（AHI），骨頭の位置をチェックするほか，石灰化像，骨欠損，骨棘，遊離体，腫瘍などの有無を見る．AHI（図30）は正常では 7 mm 以上であり，6 mm 以下が異常で，5 mm 以下では腱板広範囲断裂（図31）を疑う．骨頭の下方偏位（図39，p. 109）は loose shoulder，腋窩神経麻痺の場合に出現する．石灰化像（図32）は石灰性腱炎で出現する．反復性肩関節脱臼では臼蓋前縁の骨欠損（bony Bankart lesion），骨頭後外側の骨欠損（Hill-Sachs lesion）が認められる（図41，p. 111）．関節内外に多数の遊離体が存在すれば osteochondromatosis である．

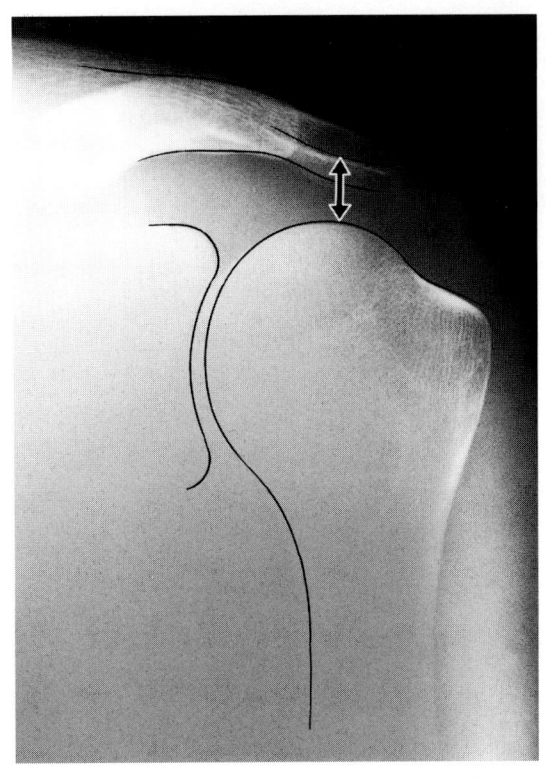

図30　単純X線像（正常，AHI＞7 mm）

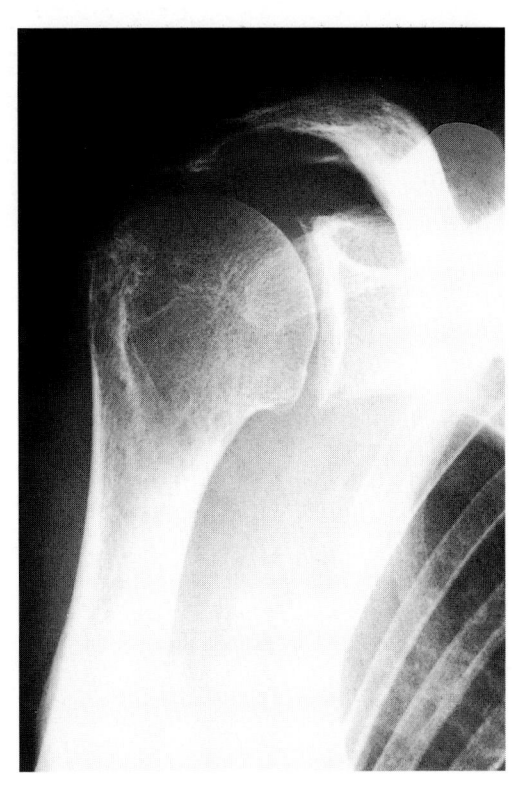

図31　単純X線像（腱板広範囲断裂，AHI＜5 mm）

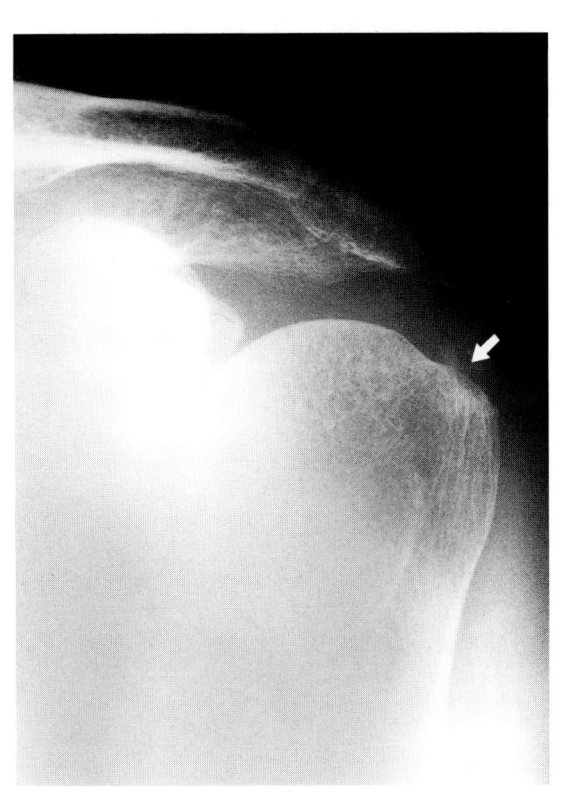

図32　石灰化像（石灰性腱炎）

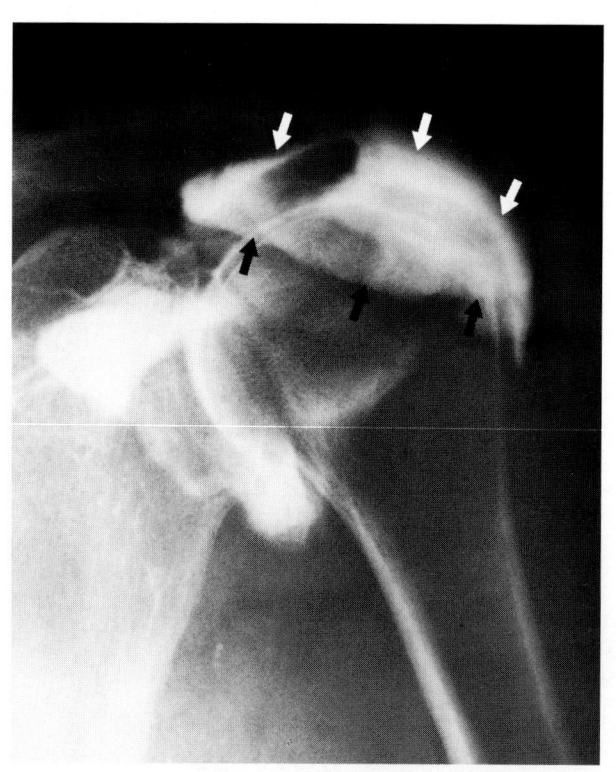

図33 肩関節造影像．造影剤の肩峰下滑液包内への漏出（腱板断裂）

[肩関節造影]

腱板断裂では造影剤が断裂部を通って肩峰下滑液包内に漏出する（図33）．ただし不全断裂では移行しない．腱板疎部損傷(rotator interval lesion)では外転外旋位で腱板疎部から造影剤の膨隆が見られる．関節腔の縮小は拘縮の際に見られる所見である．Loose shoulder では立位で5 kgの重垂を手にもって撮影すると骨頭が下方に脱臼し造影剤が骨頭上に残ってスキー帽のように見える(図40, p. 109)．

[根 本 孝 一]

（文献は118頁参照）

B-3
肩関節周囲炎

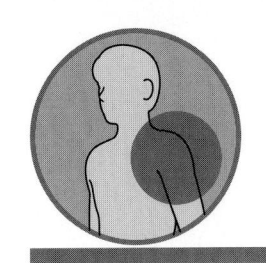

　肩関節周囲炎は肩関節の可動域制限と疼痛を症状とする症候群で，肩峰下滑液包炎，石灰沈着性腱炎，上腕二頭筋長頭腱腱鞘炎，非外傷性腱板断裂，狭義の五十肩（癒着性関節包炎，凍結肩）などが含まれる．過去に肩峰下滑液包炎，上腕二頭筋長頭腱腱鞘炎，腱板炎への石灰沈着，棘上筋腱の断裂などに原因を求めたが定説とはならず，その他に肩以外の頸椎変化，内臓疾患，神経麻痺などとの関連を重視するものも存在した．肩関節周囲炎はあくまで basket name で，ある疾患に確定診断がついたら診断名を変更すべきである．信原によると肩峰下滑液包炎・腱板炎43％，石灰沈着性腱炎4％，上腕二頭筋腱鞘炎12％，狭義の五十肩25％であった．狭義の五十肩は50歳位以後にはっきりした原因がなく発症し，疼痛と拘縮による可動域制限が存在するものを指す．

1．肩峰下滑液包炎

1）病　　　態

　腱板の変性のために腱板の機能低下が起こると，肩関節挙上時に烏口肩峰弯隆に腱板が衝突しやすくなり腱板炎を経て，二次的に肩峰下滑液包炎を生じ発症する．それにより滑液包の潤滑能が低下し，可動域制限，疼痛の原因となる．滑液包の滑膜が肥厚することでさらに肩関節挙上時に腱板が烏口肩峰弯隆に衝突しやすくなり，また疼痛を生じる悪循環に陥る．

2）症　　　状

　肩の疼痛，違和感，夜間痛，それらに伴う睡眠障害などや，最大挙上，外転時の疼痛，可動域制限，painful arc 徴候などを症状とする．慢性では三角筋萎縮を伴う．局所の発赤，腫脹などの炎症症状はみられない．

3）診　　　断

　単純X線像，関節造影では特別異常所見を認めない．肩峰下滑液包に局所麻酔剤を注射すると挙上時に疼痛が劇的に消失して挙上運動が可能になる．これをプロカインテストという．肩峰下滑液包の

関節鏡視で滑液包腱板側に不整や細線維化や滑液包に滑膜などの増殖などがみられる．

4）治　療

（1）保存療法

保存療法が主となる．

急性期は局所の安静を保つ．疼痛が強い場合は三角巾などで固定を行う．

薬物療法は消炎鎮痛剤の内服薬や外用薬を投与する．高齢者が少なくなく，投与期間が少し長くなることがあるので胃腸障害などの副作用の出現に注意を要する．また，水溶性ステロイド剤と局所麻酔剤の混合液や高分子ヒアルロン酸ナトリウム（アルツ®）の肩峰下滑液包への注射を行う（図34）．高分子ヒアルロン酸ナトリウムは粘度が高く注射器に吸入しにくいが，注射器にすでに充填された製品も発売されている．一般に夜間痛がとれるまで1〜2週間に1回ステロイド剤＋局麻剤の注入を行い，数回後疼痛が軽減してきたらヒアルロン酸製剤に変更する．

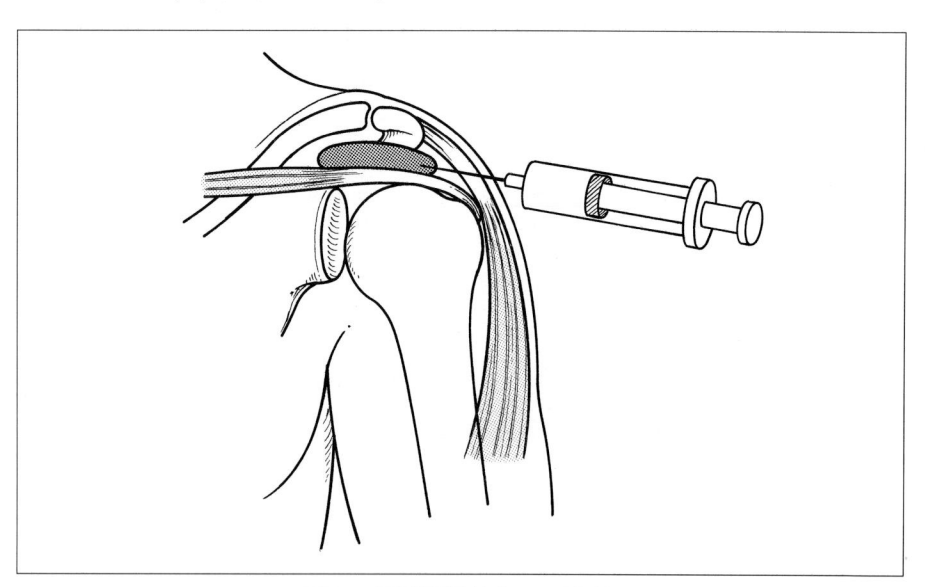

図34　肩峰下滑液包への注射

急性期を過ぎたものには温熱療法も併せて行うと有効である．ホットパックや超短波，超音波などがよく行われている．温熱療法の後に肩関越可動域訓練を行う．慢性例では著しい肩関節拘縮可動域制限を合併することが多い．自他動運動を行う．滑車，CPMなどを用いると便利である．訓練時の疼痛が強いときはまず上体を前屈して肩の振り子運動（Codman体操）から行うとよい．

疼痛に伴って筋力低下もみられるときは，肩関節周囲筋の筋力増強訓練も併せて行う．

保存的治療を6ヵ月間位行っても疼痛が著しく対象療法に抵抗するものは専門医に紹介するのが望ましい．

（2）手術療法

肩峰形成術，烏口肩峰靱帯切除術，shaving などが有効とされ，近年関節鏡視下に行われることも多い．

2. 石灰沈着性腱炎

石灰化は変性した腱板の修復過程で生じるといわれているが機序は不明である．棘上筋腱の大結節付着部（いわゆる critical potion）は変性が起こりやすいので，石灰沈着が起こりやすい．その化学成分は炭酸やリン酸のカルシウム塩である．

とくに誘因なく急性に肩関節部の激烈な疼痛が現れ，肩関節の自動運動はまったく不能となり，救急車で来院することさえある．このような場合は石灰沈着性腱炎を疑うべきである．

1）症　　　状

疼痛，可動域制限，睡眠障害などを症状とする．疼痛が著しく強い際は肩関節のわずかな運動さえ行えないことがある．

2）診　　　断

誘因なく急性に発症する上記症状がみられ，単純X線写真で石灰沈着像が認められれば診断は容易である．石灰沈着像は1方向のみでは見落とされることがあるので2方向以上の撮影が必要である．

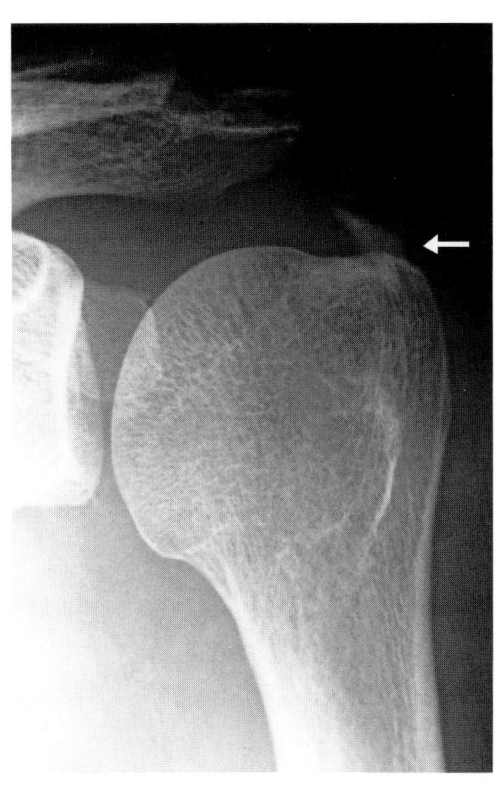

図35　腱板付着部の石灰化像

この陰影は大結節の腱板付着部に多くみられ，楕円形の比較的辺縁のはっきりしたものと，雲のように不鮮明なものがある(図35)．穿刺により泥状の石灰を吸引することもある．

3）治　　療

(1) 保存療法

急性発作時は局所の安静を保ち，三角巾などで肩関節の運動を制限する．外用薬，消炎鎮痛剤を投与し18G針で穿刺を行い，石灰を吸引した後水溶性ステロイド剤と局麻剤の混合液を注入する．注射だけ行うこともある．石灰が吸引されると劇的に疼痛が軽快する．

Cimetidineが石灰沈着性腱炎に有効な例がある．筆者も2〜3週で効果が得られた経験があるが，作用機序や有効率はまだ不明である．

(2) 手術療法

激しい疼痛は1〜2週でとれるが，陳旧性となり再発を繰り返す時は専門医に紹介するのが望ましい．手術療法として石灰摘出術が行われるが，鏡視下に行うことも可能となってきた．

付-1．石灰症(Calcinosis)

皮下結合組織，筋，腱，関節包などにカルシウム塩が沈着するものをいい，石灰痛風(calcium gout)とも呼ばれる．約半数に膠原病を伴い，そのなかでCRST症候群で強皮症に伴うものが多い．筋肉内に広範に石灰化を起こしたものは骨化性筋炎という．

3．上腕二頭筋長頭腱腱鞘炎

上腕二頭筋長頭腱が肩胛骨関節窩粗面より起こり上腕骨頭の上を通り，上腕骨頭上で屈曲して結節間溝を下がって行く部位で炎症を生じて発生する．また，長頭腱は第2肩関節(suprahumeral gliding mechanism)の下面の一部であり，インピンジメント症候群の影響も受ける．

1）症　　状

上腕二頭筋長頭腱が走行する結節間溝の圧痛，運動時痛や同部で長頭筋腱を内外に他動的に動かした際の疼痛を症状とする．また上腕二頭筋長頭腱に緊張を加える Yeagason テスト(肘関節屈曲位で抵抗下に前腕を回外し，結節間溝に痛みが出現するかをみる)，speedテスト(肘関節伸展，前腕回外位で抵抗下に肩関節を挙上し，結節間溝に痛みが出現するかをみる)が陽性であり，結節間溝への局麻剤注射で疼痛が軽快する．X線写真所見では異常がないことが多いが，結節間溝部に骨硬化像をみることもある．

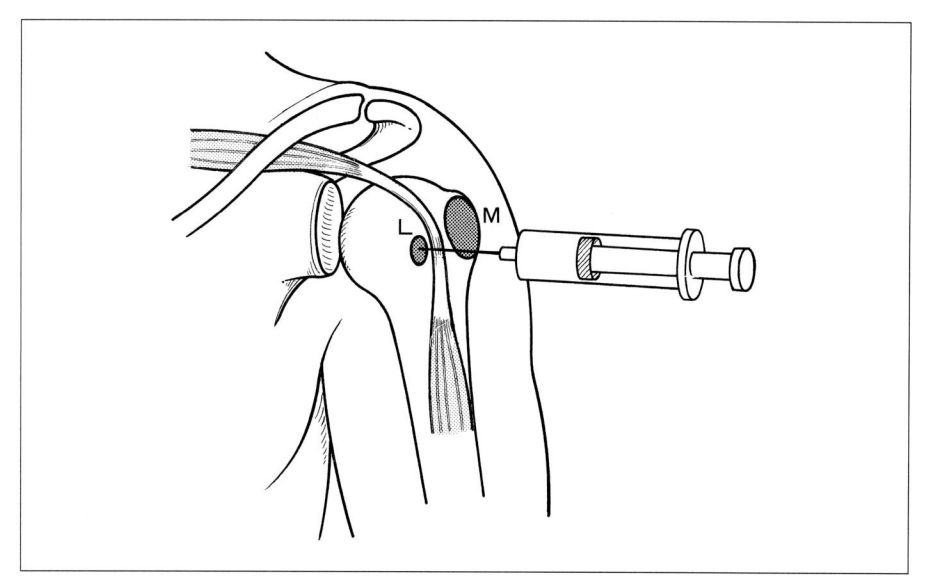

図36　結節間溝への注射

2）治　　療

（1）保存療法

多くの場合保存療法で十分である．急性期に局所の安静を行う．外用薬，消炎鎮痛剤を投与し，疼痛が著明な場合はステロイド剤と局麻剤の混合液を結節間溝へ注射する（図36）．

急性の疼痛がある程度鎮静したら関節可動域運動を行う．拘縮が残存したら自動，他動運動，温熱療法を併用する．運動訓練時に疼痛があっても心配ないことを患者に十分説明し不安感を除く．

（2）手術療法

疼痛が持続する場合，ステロイド剤と局所麻酔剤の注射が無効の場合は専門医に紹介するのが望ましい．手術療法としては上腕二頭筋長頭腱を結節間溝で切離し，同部へ縫着する手術が行われる．

4．狭義の五十肩

五十肩は江戸時代から有痛性肩関節疾患に対して意味が明確でないまま使用されてきた．はっきりした原因がなく，肩関節を中心とした痛みがあり，肩関節の運動制限をきたすという三木の定義が長年用いられてきたが，信原が肩関節周囲炎を病変部位により分類し，原因・病態が明らかになったものを除外し，残ったものを狭義の五十肩とする解釈を示した．五十肩の概念は未だはっきりと固まっておらず，病態もいろいろな説に分かれている．予後は一般に良好で1年から1年半で自然回復するが，回復にさらなる長期間を要する場合もある．

1) 症　状

　　肩周囲の疼痛と可動域制限が，言葉通り50歳代を中心に40〜60歳代に多くみられる．疼痛が出現，増悪する時期(freezing phase)，疼痛よりも可動域制限，拘縮が主となる時期(frozen phase)，可動域拘縮が少しずつ改善し回復に向かう時期(thawing phase)の3つの時期に分けられる．

2) 治　療

　　freezing phase には疼痛の緩和のため消炎鎮痛剤の投与，激痛のときは局所の安静をはかる．frozen phase 以降は拘縮除去のための理学療法が主となる．
　　特殊な方法として，関節内に大量の生理食塩水や局麻剤を注入するパンピング療法があり広く行われている．また，全麻下に一気に可動域を拡大させるマニプレーション，観血的拘縮除去が行われることもある．

［有野　浩司］
（文献は118頁参照）

B-4 腱板断裂

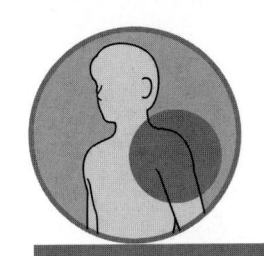

　腱板は肩甲下筋，棘上筋，棘下筋，小円筋の4筋からなる．これらが上腕骨大結節および小結節に停止し，三角筋とともに上肢の挙上を行う．腱板の中でとくに棘上筋腱は肩峰と上腕骨の間に挟まれ変性を起こしやすく，それに外傷が加わると断裂することがある．変性の少ない若い人には完全断裂は生じにくい．高齢者でははっきりした外傷の既往がなくても腱板断裂を生ずる．肩の挙上が可能なら腱板断裂はないと考えられた時代もあったが，実際は腱板断裂があっても筋力は弱いものの肩の挙上が可能な場合は少なくない．

　腱板断裂は完全断裂と不全断裂に分けられ，完全断裂も大きさによって小断裂，中断裂，大断裂に分類される．また，不全断裂は滑液包側断裂，関節包側断裂，腱内断裂に分かれる．不全断裂の診断がつかない頃は，不全腱板断裂も肩関節周囲炎の一部とされたが，診断技術の進歩とともに肩関節周囲炎とは異なる病態として扱われるようになった．

1）症　　状

　肩関節の挙上障害，運動痛が主症状である．肩関節挙上時に肩峰下に発する Crepitus（捻発音），棘下筋の筋萎縮，外転筋力の低下，painful arc 徴候（肩外転時60度位から120度位までの間に疼痛があり，挙上してしまえば疼痛が軽快する），断裂部の圧痛，drop arm 徴候（上肢を他動的に挙上させ，外転位で保持していた手を離すと患者は挙上位を保持できない）などが65〜20％の程度でみられる．

2）診　　断

　単純X線写真では，大断裂で肩峰と上腕骨頭間の距離が減少しており，陳旧例では変形性関節症性変化をみることがある．肩関節造影所見では肩関節から肩峰下滑液包への造影剤の漏出が観察され，肩関節と肩峰下滑液包の連絡した所見が得られる（図37）．不全腱板断裂の滑液包側，関節包側，腱内断裂の鑑別はMRI検査でできるようになった．

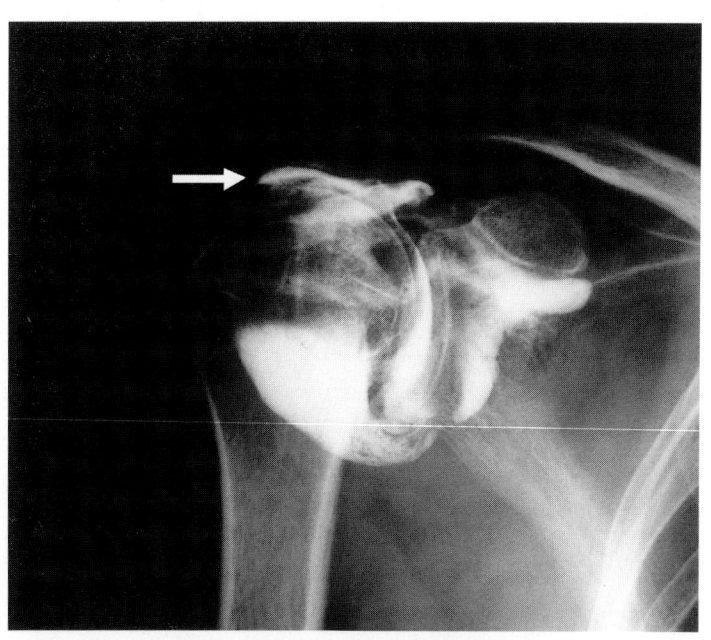

図37 腱板断裂の肩関節造影所見
肩関節と肩峰下滑液包の連絡した像がみられる（矢印）

3）治療

完全断裂か不全断裂か，断裂の部位，程度によって治療法は異なるが，一般に外傷性の腱板断裂には手術的治療を，変性を基盤とした非外傷性断裂や陳旧性断裂には保存療法を行う．手術以外に断裂した腱板の修復は期待できないが，残存する健常部や上腕二頭筋長頭腱などの機能的代償作用に期待することもある．

（1）保存療法

外傷性断裂急性期には三角巾などで安静を保つ．

疼痛に対しては消炎鎮痛剤の投与とステロイド混入局麻剤の肩峰下滑液包への注射を行い，局所の炎症の消退をはかる．

急性期の症状が鎮静したら残存する筋での挙上訓練，Codman体操を行う．これにより完全断裂でも挙上可能となる場合がある．

（2）手術療法

断裂の大きさなどに応じた腱縫合術，腱形成術などが行われる．術後はそれぞれの術式に応じた綿密な後療法が必要である．

［有野 浩司］
（文献は118頁参照）

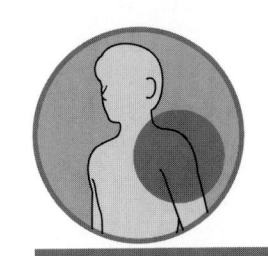

B-5 インピンジメント症候群
(Impingement syndrome)

　Impingement とは肩峰下腔で上腕骨骨頭が肩峰前縁下面の前方1/3，烏口肩峰靱帯，ときに肩鎖関節下面でに衝突する現象をいう．放置すると病変は肩峰下滑液包，棘上筋腱，上腕二頭筋長頭腱におよび腱板断裂を生ずる．

　進行程度によって3つの stage に分けられる．Stage 1 は浮腫と出血が主病変で，通常25歳以下に発生し病変は可逆的である．Stage 2 は肩峰下滑液包の線維化と腱炎を主病変とし，通常25〜40歳に発生する．Stage 3 は骨棘形成と腱板断裂を主病変とし，通常40歳以上に発生する．

1. 診　　断

　肩関節の疼痛と運動障害を主症状とする．特異的症状は Neer 法(図22, p. 94)や Hawkins 法(図23, p. 94)により起こる impingement 徴候である．いずれも肩関節挙上時に腱板の critical area が肩峰，烏口肩峰靱帯に衝突する際の疼痛を再現するものである．

　Impingement injection テストは肩峰下滑液包内に1％キシロカイン5ccを注射して肩関節の疼痛の消失を見るものであり，肩峰下滑液包炎では疼痛が消失して肩の挙上が可能になる(図24, p. 94)．

2. 治　　療

　Stage 1 は保存療法，Stage 3 は手術療法の適応となる．Stage 2 は状態に応じて適応をつける．

　保存療法には日常生活動作の指導，運動訓練，筋力増強訓練，理学療法，薬物療法などがある．疼痛を誘発する日常生活動作のみ禁止する．

1）保存療法
（1）運動訓練，筋力増強訓練

　可動域の維持と拘縮を防止するために肩関節訓練を行う．訓練用の滑車や肩輪転器を用いると便利である．Codman 体操，すなわち

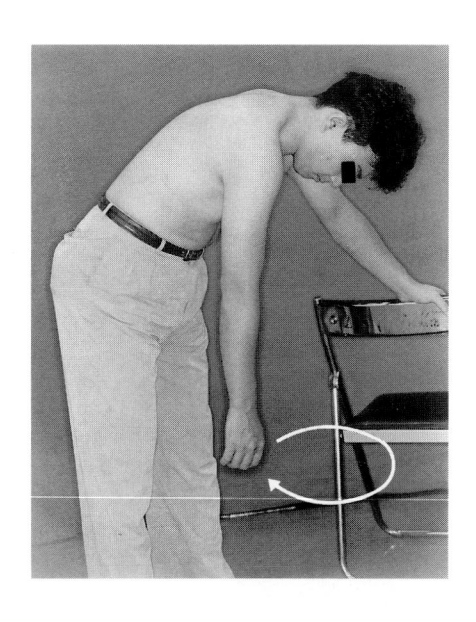

図38 Codman 体操

上体を前屈して手で円を描くように肩の振り子運動を行う(図38).両手で棒を握って肩の運動を行うのもよい.可動域を定期的に評価し改善をはかる.

さらに肩周囲筋の筋力訓練を行う.筋力テストを定期的に行い評価しつつ行う.粗大な運動から功緻的運動に移行する.

(2) 理学療法

温熱療法は慢性的疼痛に対して有効である.ホットパック,超短波,超音波などの方法がある.温熱は疼痛緩和,局所循環増大の効果がある.運動療法の直前に行うと効果的である.

活動後の急性疼痛には寒冷療法を行う.冷却は疼痛緩和,浮腫軽減,筋弛緩の効果がある.温熱・寒冷療法は少なくとも2～3週間継続して行う必要がある.

(3) 薬物療法

薬剤は NSAIDs(非ステロイド抗炎症剤)の内服薬や外用薬を投与する.NSAIDs は患者により有効性と副作用に多少差があるのでいくつかの薬剤を試みるが,長期間投与は可及的避けねばならない.皮膚の弱い患者には,外用薬を直接皮膚にあてずガーゼの上からあてる.

また,ステロイド剤と局麻剤混合液を肩峰下滑液包内に注入すると劇的効果を上げることが多い.ただし,本注射は漫然と継続せず数回に限るべきである.

2) 手術療法

Stage 2 に対しては烏口肩峰靱帯切離術と肩峰形成術を行う.近年,肩関節鏡視下に行う鏡視下肩峰除圧術が普及してきた.Stage 3 に対しては肩峰形成術と腱板修復術を行う.

[根本 孝一]

(文献は118頁参照)

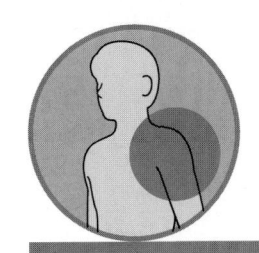

B-6
動揺性肩関節
(Loose shoulder)

　動揺性肩関節はInferior and multidirectional instabilityとも言われる．一般に他動的に肩関節を下方に引き下げると容易に亜脱臼するものをいう．その病態は全身的結合織疾患，臼蓋形成不全，肩甲骨の外転筋力低下，腱板疎部の弛緩などである．

1. 症状・診断

　女性若年者に多く通常は両側性である．一般に加齢とともに不安定性は減少する．症状は肩の不安定感，疼痛，易疲労感などである．全身的結合織疾患では全身の関節弛緩症状のほか，各種症候群を構成する他の病態が合併することがある．また，家族歴も参考とする．
　徒手的または重垂を持たせて下方へ引き下げることにより肩峰と骨頭の間に陥凹を生じ，これを引き下げテストまたはsulcus signと呼ぶ(図29, p. 96)．立位5kg負荷で単純X線写真を撮ると骨頭の下

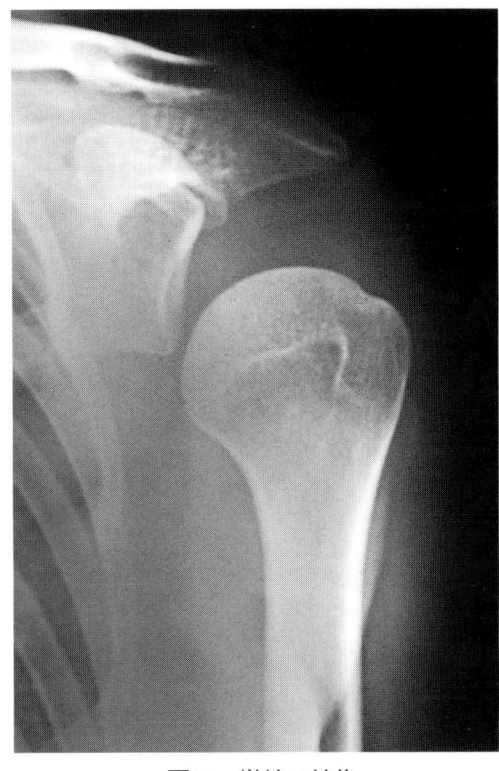

図39　単純X線像
立位5kg負荷での骨頭下方偏位．

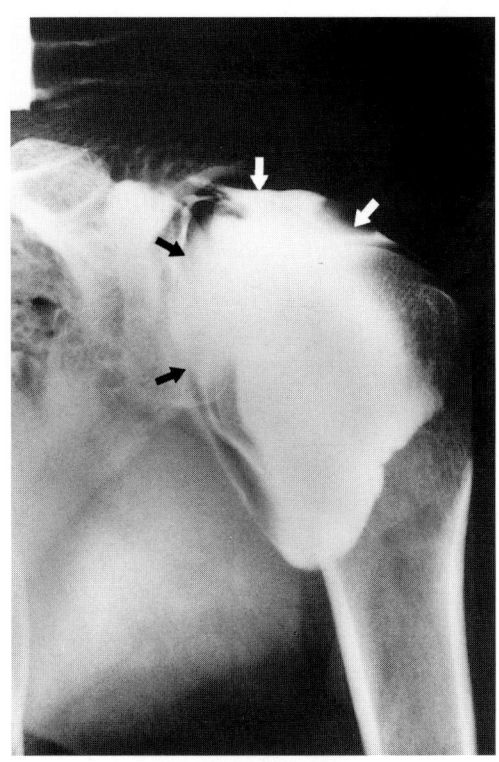

図40　肩関節造影像
立位5kg負荷でのスキー帽子様陰影．

方偏位を認める(図39)．関節造影では同様の負荷で骨頭が下方に脱臼し，造影剤が骨頭上に残ってスキー帽子様の陰影を呈す(図40)．

2. 治　　　療

放置しても加齢とともに症状は改善することがあるので，手術適応は慎重に決定する．

［保存療法］

日常生活で下垂位での重量物の保持を控えさせる．スポーツではボーリングとoverthrowの投球動作を禁止する．また肩周囲筋の三角筋，上腕二頭筋，上腕三頭筋，烏口上腕筋，および腱板構成筋(棘上筋，棘下筋，小円筋，肩甲下筋)の筋力を増強させる．

［手術療法］

疼痛が強い場合や，日常生活動作の障害の大きい場合は手術を行う．関節包縫縮術(inferior capsular shift法)，関節窩骨切り術，大胸筋移行術などの方法がある．

［根 本 孝 一］
（文献は118頁参照）

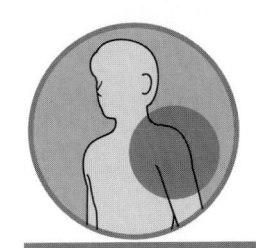

B-7
反復性肩関節脱臼
(Recurrent dislocation of the shoulder)

　外傷性肩関節前方脱臼の既往があり，その後に脱臼を反復するものをいう．習慣性肩関節脱臼ともいう．関節弛緩のある肩関節では初回脱臼は軽微な外傷を契機として発生する．病態としては，肩甲下筋と関節包の弛緩，下臼蓋上腕靱帯の弛緩，関節唇の剥離欠損（Bankart lesion），臼蓋前縁の骨欠損，大結節後外側の骨欠損（Hill-Sachs lesion）がある．

1. 診　　断

　過去の外傷歴，最近数年間の脱臼歴を聴取する．整復操作を加えず自然に整復されれば亜脱臼である．肩関節の外旋外転位を強制すると脱臼を起こすような不安感を呈するのを apprehension 徴候といい，反復性肩関節脱臼に特徴的である（図28, p.95）．単純X線写真，CT，MRI，造影 MRI などで Bankart lesion, Hill-Sachs lesion が確認できる（図41，図42）．

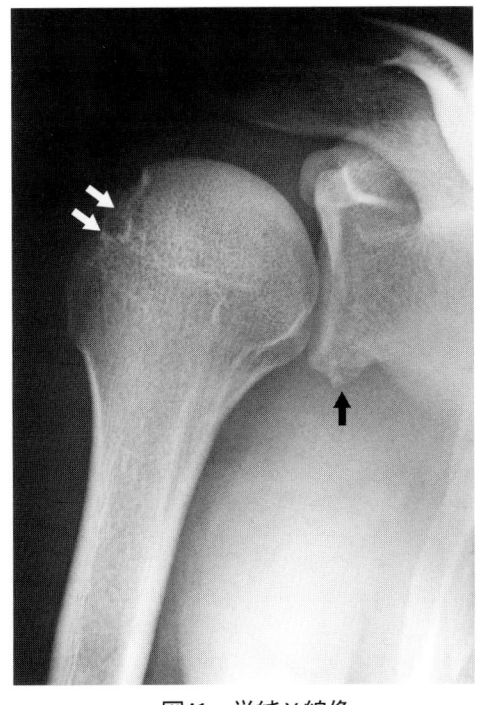

図41　単純X線像
↑：Bankart lesion，↓↓：Hill-Sachs lesion

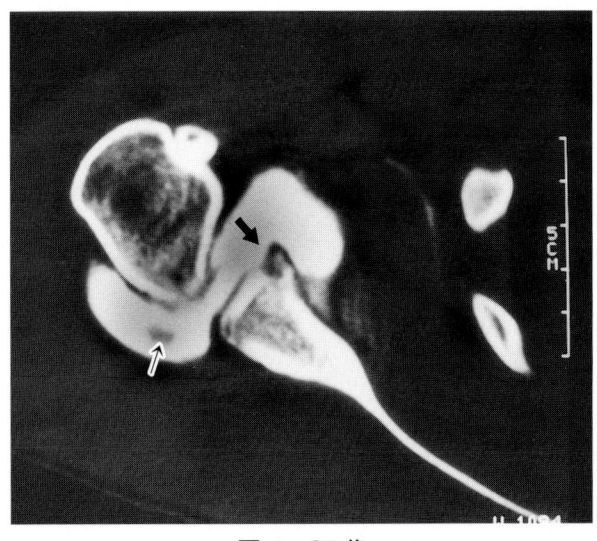

図42　CT像
↓：Bankart lesion，↑：関節内遊離体

2. 治　　療

　　一般に保存療法は無効で手術療法が適応となることが多い．
　[保存療法]
　　日常生活動作として肩関節の外転外旋動作すなわち背泳やoverthrowの投球のような動作を禁止する．水泳中に脱臼を起こすと生命に関わるので，海での水泳は絶対に一人で行ってはならない．
　　筋力増強訓練は基本的な治療とする意見もあるが，実際には必ずしも効果が期待できるとは限らない．
　[手術療法]
　　多数の術式があるので個々の症例によって術式を選択する．関節鏡視下に剝離した関節唇を上方に引き上げて縫着するバンカート修復術が適応となる症例もある．

[根本　孝一]
（文献は118頁参照）

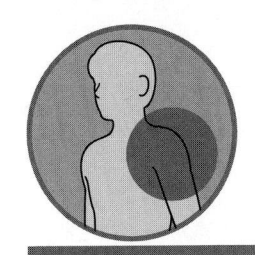

B-8 胸郭出口症候群
(Thoracic outlet syndrome)

　胸郭出口症候群は第1肋骨と鎖骨の間に形成される胸郭出口において，腕神経叢，鎖骨下動静脈が圧迫または牽引されて上肢の疼痛しびれ感を起こす症候群である．圧迫型は圧迫部位によって，頸肋症候群，肋鎖症候群，斜角筋症候群，過外転症候群に細分される．20～40歳に好発し女性に多く，上肢を挙上して作業する者に多い．なで型の体型は牽引型，怒り肩の体型は圧迫型である．

1. 症状・診断

　症状は主として神経症状である．示指，中指，環指の3本の指の疼痛としびれ感を中心に上肢全体の鈍重感を主訴とする．挙上位で症状が増悪し，とくに電車の吊革を摑む動作などに困難を感じることが多い．
　臨床症状と各種の誘発テストによる．Morley test（鎖骨上窩圧迫テスト）（図43），Roos test（3分間運動負荷テスト）（図44），脈管テストとして Wright test（図45），Adson test（図46），Eden test（図47）などがある．このうち Morley test，Roos test，Wright test の信頼性が高い．補助診断法には単純X線写真で頸肋や肋骨奇形を確認すること（図48），指尖容積脈波検査を行い Wright 肢位で血流低下を確認すること，血管造影により狭窄部位を確認することなどがある（図49）．頸椎疾患や他の末梢神経障害との鑑別が必要である．重複神経障害（double lesion neuropathy）として胸郭出口症候群に頸部神経根障害や絞扼性末梢神経障害が合併する場合もある（図50）．

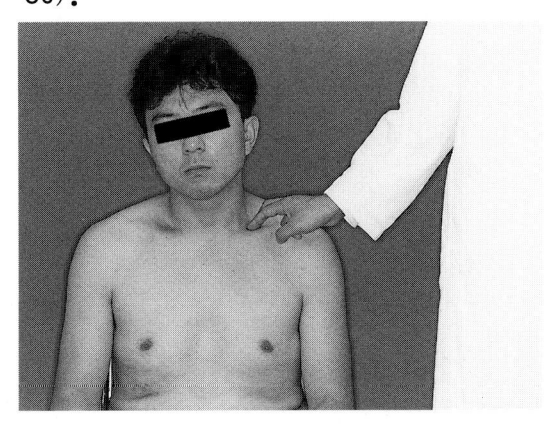

図43　Morley test
　鎖骨上窩を圧迫して末梢への放散痛をみる．

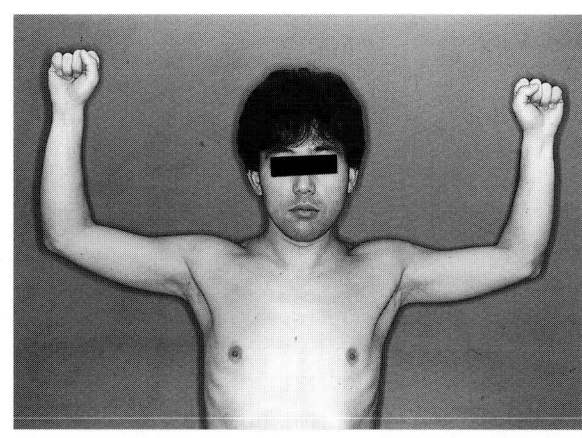

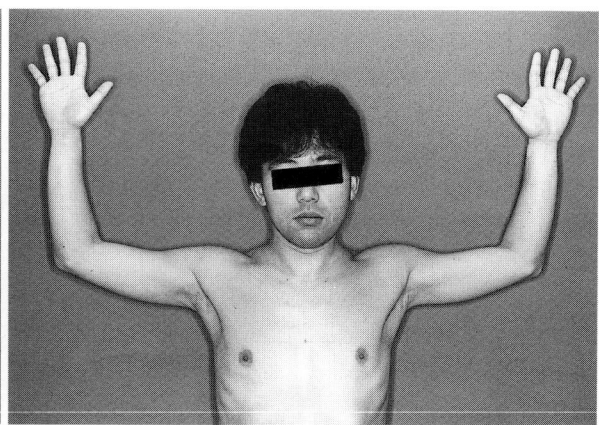

図44 Roos test
両上肢外転外旋位で3分間手指の屈伸運動を行わせ，手指の疲労としびれ感の出現をみる．

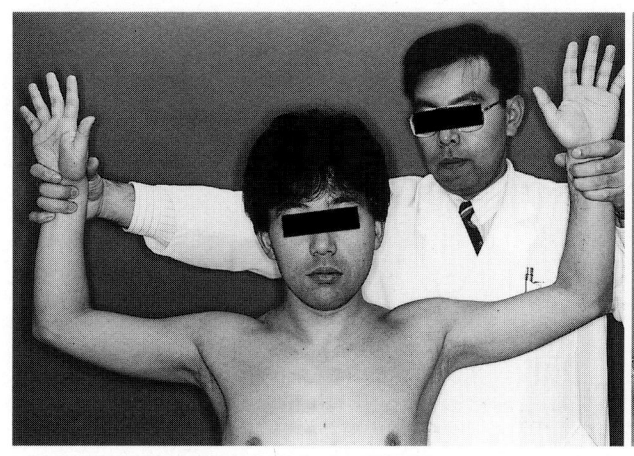

図45 Wright test
両上肢を挙上して徐々に外転外旋位を取らせ，橈骨動脈の拍動減弱または消失をみる．

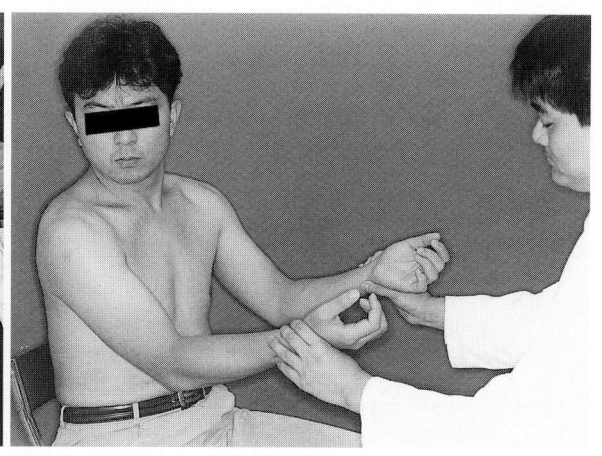

図46 Adson test
頭部を患側に向けて深吸気をさせ，橈骨動脈の拍動減弱または消失をみる．

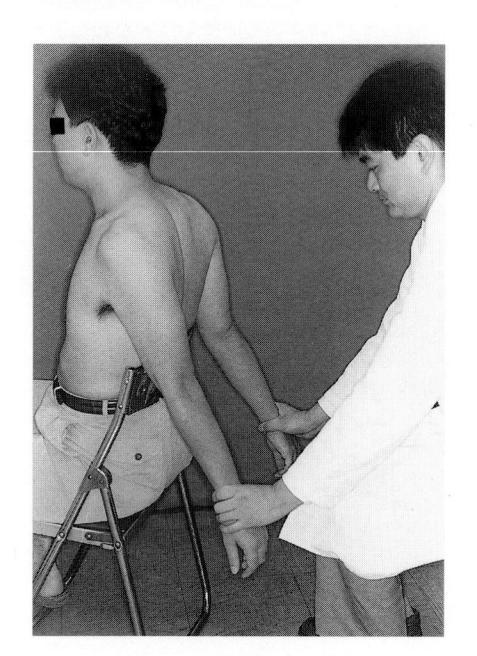

図47 Eden test
両肩を後下方に引き下げ，橈骨動脈の拍動減弱または消失をみる．

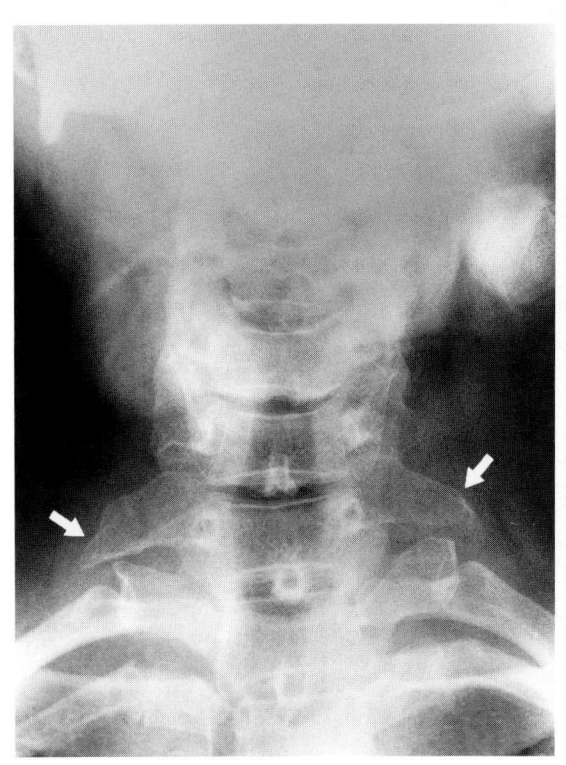

図48　長大な第7頸椎横突起

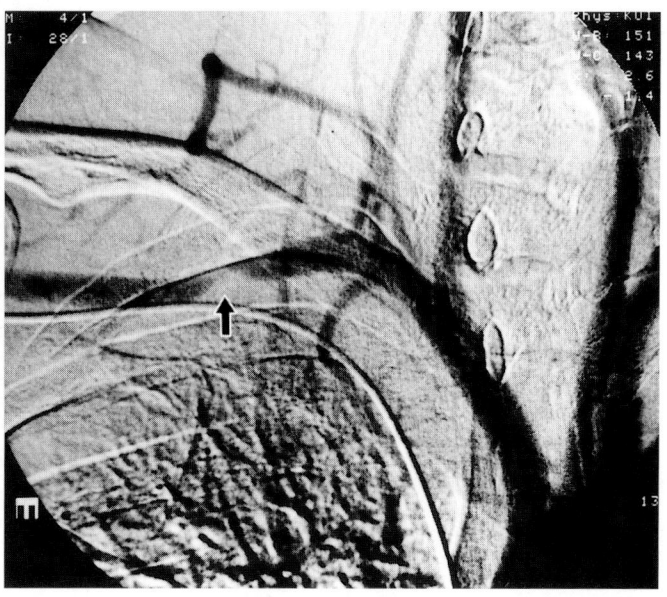

図49　血管造影像
↑：鎖骨下動脈の狭窄部位

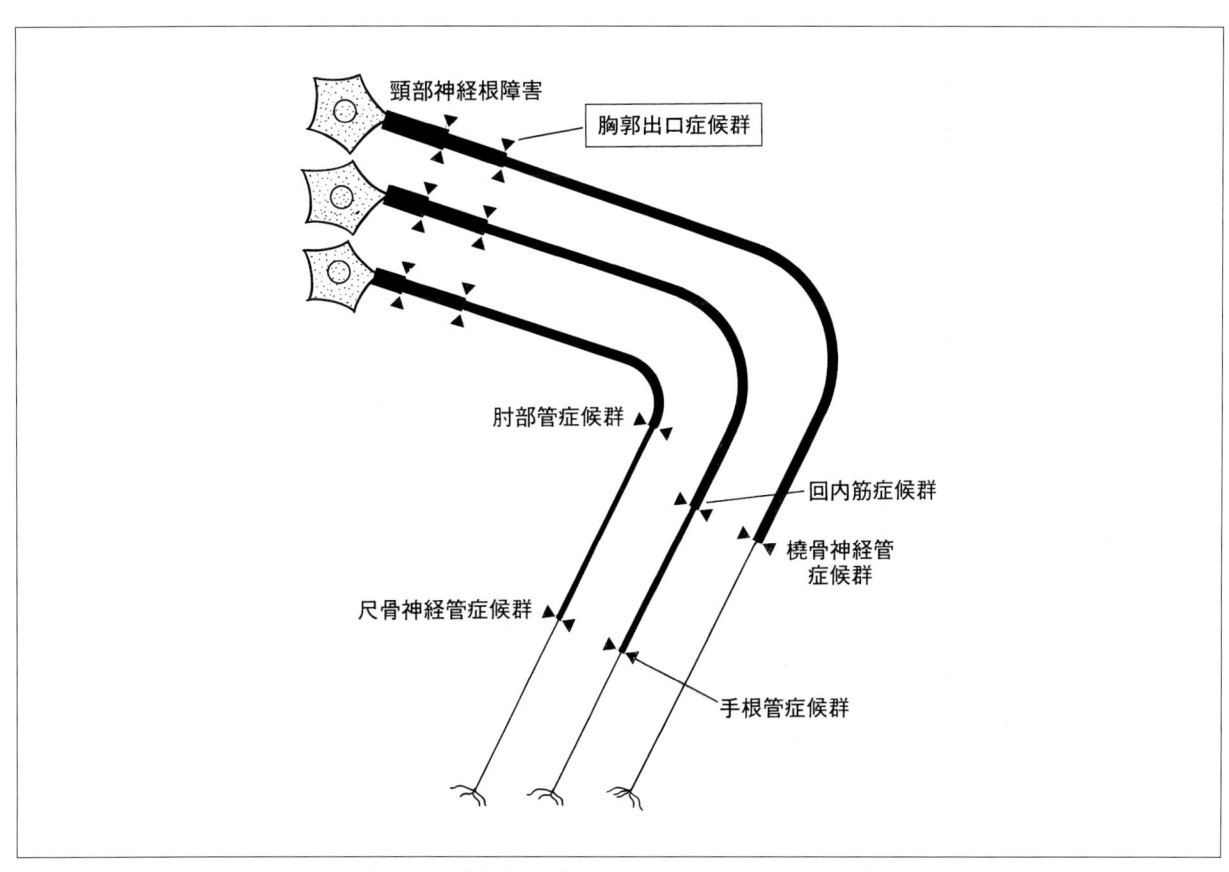

図50　重複神経障害(double lesion neuropathy)
胸郭出口症候群に頸部神経根障害や絞扼性神経障害が合併する場合がある．

2. 治　　療

　一般的には保存療法で軽快する．圧迫型で保存療法に反応せず，日常生活動作や職務に著しい支障のある場合は手術を行う．頸椎牽引は禁忌であり症状を増悪する．

　[保存療法]

　症状を出現，増悪する動作，たとえば上肢挙上位での作業，重量物の運搬などを控えるように指導する．血管症状を主にする場合は禁煙させる．

　温熱療法(ホットパック，超短波，超音波)，NSAIDs，末梢循環改善剤，Vitamin B_{12} 剤，筋弛緩剤などの投与は対症療法である．

　神経ブロック療法として前斜角筋ブロック，星状神経節ブロックを行う．

　圧迫型に対しては肩甲帯の筋力増強訓練が有効であるという意見もある．牽引型に対しては姿勢矯正を目的とした装具療法が有効である．肩甲骨装具によって肩甲骨を挙上させ，肩が下垂した不良姿勢を矯正する(図51)．

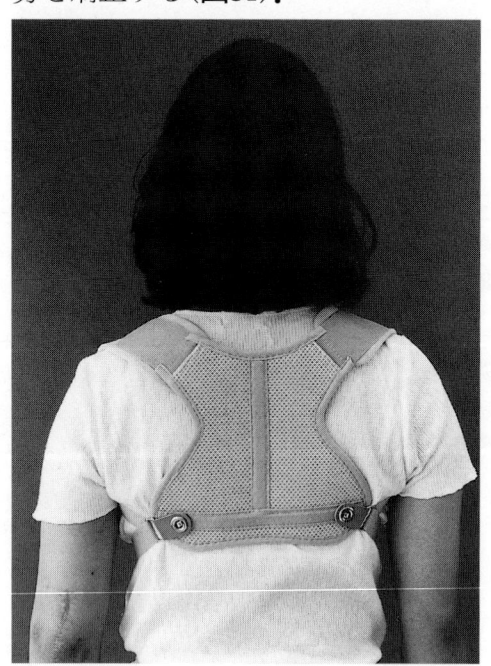

図51　肩甲骨装具

　[手術療法]

　圧迫型に対し，日常生活を著しく障害する場合に適応となる．手術法として本邦で広く行われているのは経腋窩的第1肋骨切除術であるが，鎖骨上窩を展開して直視下に索状物等の圧迫因子を除去する方法もある．

[根　本　孝　一]

(文献は118頁参照)

B-9 肩手症候群
(Shoulder-hand syndrome)

　肩手症候群は反射性交感神経性ジストロフィ(reflex sympathetic dystrophy)の概念に含まれる，肩の疼痛に手の疼痛，腫脹，運動制限を伴う症候群である．基礎疾患は外傷，頸部脊椎症，心筋梗塞，脳卒中などである．肩の手術を契機として発症することもある．中高年者に好発し，精神的因子の関与も示唆されている．発生機序は不明であるが，交感神経の過緊張が関連している．病期は第1期(急性期，手の腫脹の強い時期)，第2期(亜急性期，疼痛の最も強い時期)第3期(慢性期，線維化と骨萎縮の完成する時期)に分かれる．早期診断，早期治療が極めて重要である．病期が進行すると治療は非常に困難であり，しばしば廃用手に至る．

1. 診　　断

　臨床症状から本症を早期に疑うことが重要である．単純X線写真で骨萎縮，3相シンチグラムで集積像を認める．

2. 治　　療

　まず，原因疾患を解明しその治療を行う．手の症状に対しては原則として保存療法を行うが，決定的な治療法がないのが現状である．薬物療法(NSAIDs，ステロイド剤，ノイロトロピン®)，神経ブロック，理学療法(自他動での関節可動域訓練，温冷交代浴)などを総合的に行う．初期では患肢挙上が浮腫の軽減に有効である．関節可動域訓練は患者が疼痛に耐えられる限度内で行うべきであり，疼痛を増大させるとかえって逆効果である．手指の伸展拘縮にはギヨン管での尺骨神経ブロックが，疼痛には星状神経節ブロックが有効である．

［根本　孝一］
（文献は次頁）

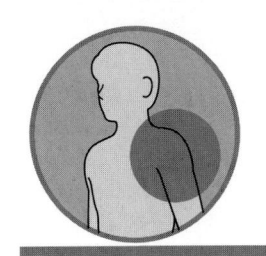

文献

[B-1, 2, B-5～9]
1) Lankford LL : Reflex sympathetic Dystrophy (Green DP, ed.), Operative Hand Surgery [Vol. 1], pp633-663, Churchill Livingstone, New York, 1988
2) Leffert RD : Thoracic Outlet Syndrome (Gelberman RH, ed.), Operative Nerve Repair and Reconstruction [Vol. 2], pp1177-1195, Lippincott, Philadelphia, 1991
3) 福田宏明：肩関節疾患の診察法．福田宏明，三笠元彦，伊藤信之編．肩診療ハンドブック，pp31-44, 医学書院, 東京, 1998
4) 石橋　徹：肩手症候群．整形外科　41：608-616, 1990
5) 伊藤信之：非外傷性肩不安定症の概念と病態．整形・災害外科　37：961-969, 1994
6) 小川清久：肩インピンジメント症候群(stage 1, 2)の保存的治療．整形・災害外科　37：899-905c, 1994
7) 信原克哉：肩のつくり．肩その機能と臨床　第3版, pp10-30, 医学書院, 東京, 2001
8) 三笠元彦：Arthrography 1. 肩関節．整形・災害外科　27：1355-1366, 1984
9) 三笠元彦：診察法．室田景久, 白井康正, 桜井　実編．図説整形外科診断治療講座 12, 肩・肩甲帯障害, pp2-17, メジカルビュー社, 東京, 1990
10) 髙木克公：胸郭出口症候群．福田宏明, 三笠元彦, 伊藤信之編．肩診療ハンドブック, pp228-233, 医学書院, 東京, 1998
11) 筒井廣明：肩の基本構造．山本龍二編．図説肩関節 Clinic, pp2-12, メジカルビュー社, 東京, 1996
12) 山鹿真紀夫ほか：胸郭出口症候群の保存的治療．整形・災害外科 37：1135-1142, 1994
13) 山本龍二：反復性肩関節脱臼．山本龍二, 加藤文雄, 水野耕作編, 肩関節の外科, pp266-274, 南江堂, 東京, 1989

[B-3, 4]
1) 安達長夫：いわゆる五十肩について．整形外科 22：410-421, 1971
2) 安達長夫：肩関節周囲炎．肩関節の外科, 山本龍二ほか編, pp135-150, 南江堂, 東京, 1989
3) 信原克哉ほか：肩関節周囲炎について．整形外科 29：1005-1013, 1978
4) 三笠元彦：腱板および肩峰下滑液包の病態からみた五十肩の治療．日関外誌 8：451-456, 1989
5) 樋口富士男ほか：Cimetidine が効を奏した石灰沈着症．整形外科 46：1549-1554, 1995

C 肘関節

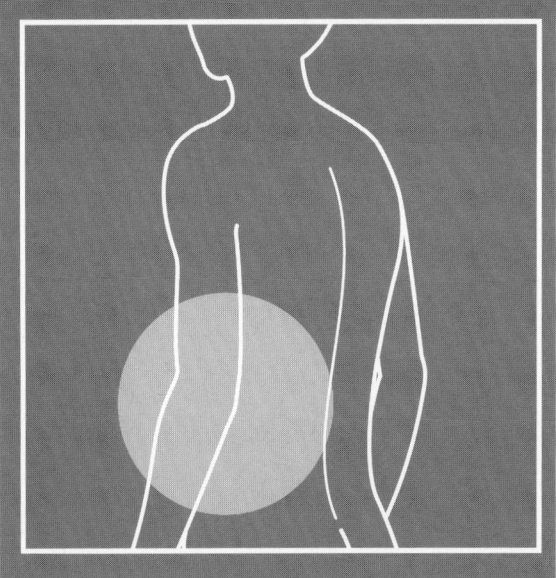

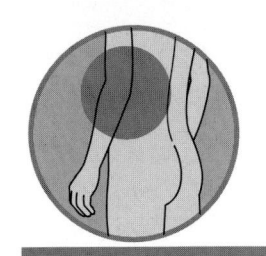

C-1
肘関節の解剖

　肘関節は，肩関節とともに，物を操作する手を任意の空間に運ぶ働きがある．肘の屈曲・伸展や回内・回外の運動により，この働きを可能にしている．また，肘は，上体の重みを支える強度と支持性を有し，内反・外反にも耐えうる構造をもっている．このような運動や構造を理解することは，肘関節の診療に際して重要である．

1. 骨　　格

　肘関節は，上腕骨，尺骨，橈骨よりなる複合関節である．関節面は，上腕骨滑車・小頭，尺骨滑車切痕・橈骨切痕，橈骨頭より形成される．上腕骨滑車と尺骨滑車切痕からなる腕尺関節は蝶番関節であり，肘の屈伸に関与する(図1)．上腕骨顆部は，側面から見た場合，上腕骨軸に対して約30°前方に傾いている(図2-1)．正面からは，屈伸運動軸が上腕骨長軸に対して約6°外反している[1](図2-2)．尺骨滑車切痕は，鈎状突起と肘頭との境界部には硝子軟骨を欠

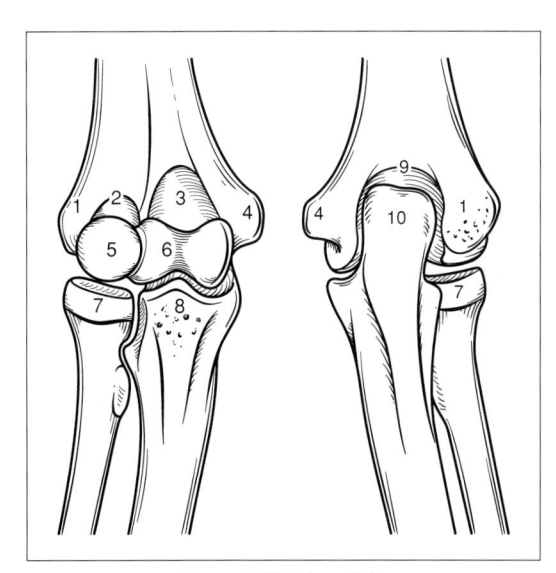

図1　肘関節の骨格
1：外側上顆　2：橈骨窩　3：鈎突窩
4：内側上顆　5：小頭　6：滑車
7：橈骨頭(外周は，環状面)　8：鈎状突起
9：肘頭窩　10：肘頭

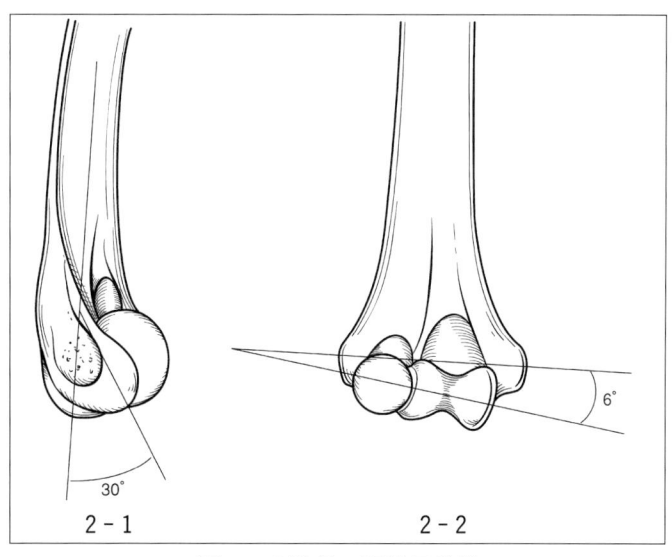

図2　上腕骨と関節運動軸
2-1：側面像．上腕骨骨幹部に対して運動軸は30°傾いている．
2-2：正面像．内・外側上顆に対して，運動軸は6°傾斜している．

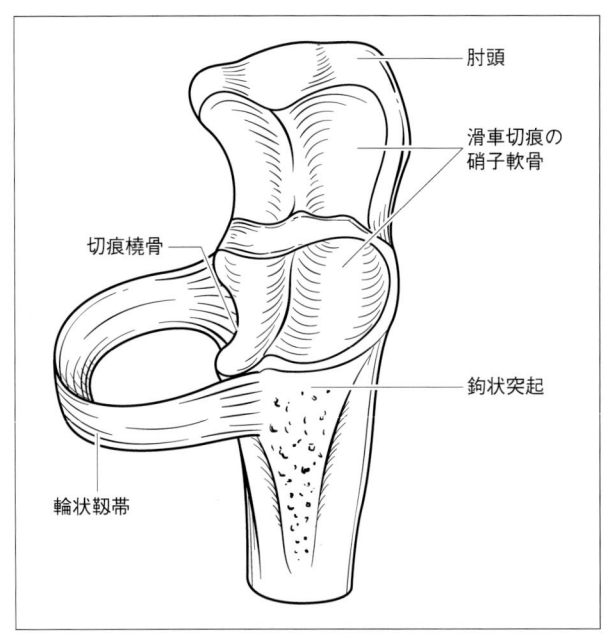

図3 尺骨近位端の構造
滑車切痕関節面は肘頭と鉤状突起の境界部で硝子軟骨を欠く．尺骨橈骨切痕は，輪状靱帯とともに橈骨環状面を取り巻いている．

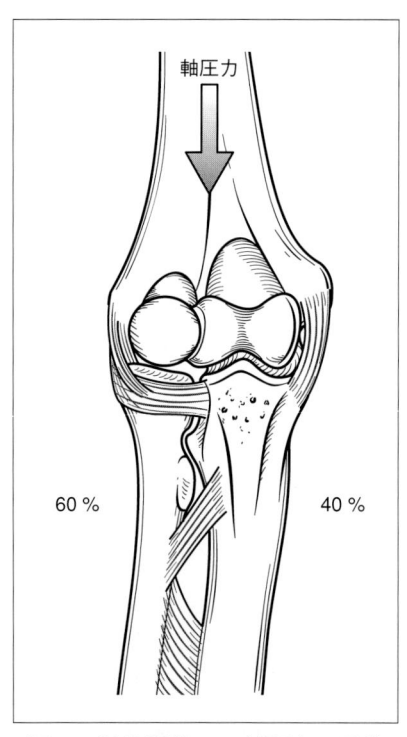

図4 肘伸展位での軸圧力の分散
腕橈関節が60％を担う．

くことが多い[1]．経肘頭進入の際には，この部位の骨切りが展開も良く，望ましい(図3)．橈骨頭環状面と尺骨橈骨切痕からなる近位橈尺関節は，車軸関節の形態を示す．上腕骨小頭と橈骨関節窩からなる腕橈関節は球関節で，肘の屈伸とともに回内外も許容する(図1)．

肘伸展・回外時に上腕と前腕の軸のなす外方の角を肘外偏角(carrying angle)と呼ぶ．正常は男性154°〜178°，女性158°〜178°とある[2]．ときに補角で表現されることもあるので注意を要する．また，肘伸展時に軸圧が負荷された場合，腕橈関節の方が腕尺関節よりも大きな荷重を受けることが，実験的に示されている[3](図4)．

2. 靱　　帯

肘関節は，内側側副靱帯，外側側副靱帯，輪状靱帯により制動されている(図5)．内側側副靱帯は索状の前斜走靱帯と扇状の後斜走靱帯からなり，特に前者が重要で，これが損傷されると外反不安定性を生じる．また，後者が肥厚・瘢痕化すると，肘関節の可動域が制限される．関節授動術に際しては，まずこの後斜走靱帯を切除する[4]．外側側副靱帯では，外側上顆と尺骨回外筋稜を結ぶ靱帯(外側尺側側副靱帯)が重要とされる．この靱帯の損傷は，内反不安定性だけでなく，後外側回旋不安定性や肘関節の反復性脱臼にもつながる．

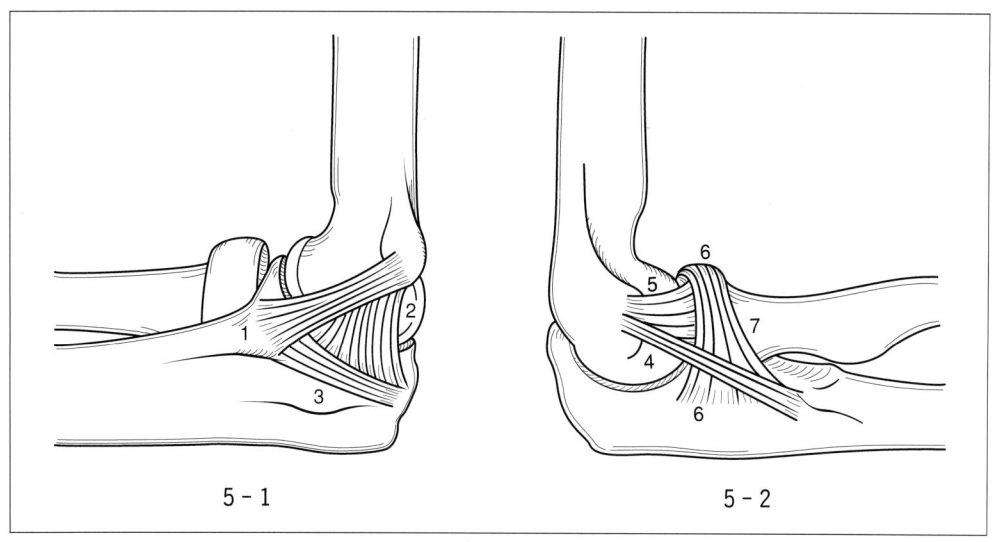

図5 肘関節の靱帯
5-1：内側側副靱帯．1：前斜走靱帯，2：後斜走靱帯，3：横靱帯．
5-2：外側側副靱帯と輪状靱帯．4：外側尺側側副靱帯，5：橈側側副靱帯，
　　　6：輪状靱帯，7：副側副靱帯．

主に起始部が損傷され裂離骨折を伴うこともある．不安定性のある症例で外側靱帯損傷を疑う際は，表層の伸筋群筋膜には異常のみられない場合でも，筋膜を分けて，深層の靱帯起始部の観察を要する．輪状靱帯は，橈骨頭環状面を取り巻き，4/5周を占めている(図3)．外側側副靱帯と輪状靱帯は，実際は一体構造となっており，複合体として外側の制動を担っている．

3. 筋

　肘関節を屈曲する筋は，上腕二頭筋と上腕筋(ともに筋皮神経支配)，腕橈骨筋(橈骨神経支配)である．上腕二頭筋は，橈骨結節に停止するため前腕を回外する作用ももつ．伸筋は，主に上腕三頭筋(橈骨神経)であるが，肘筋も関与する．肘筋支配神経は，高位で橈骨神経から分岐した筋枝が上腕三頭筋内側頭を通過して肘筋に達する．後外側から肘関節に進入する際は，注意を要する．また，肘関節をまたぐ筋には，回内・屈筋群と回外・伸筋群がある(表1)．なかでも円回内筋と回外筋は，隣接して橈骨に停止し，前腕の回内と回外を行う．ほかの筋は，手関節や指の運動に関与する[5]．

表1 肘関節をまたぐ筋群

筋	起始	停止	作用	支配神経
上腕二頭筋	肩甲骨関節上粗面 肩甲骨烏口突起	橈骨粗面	肘関節屈曲 前腕回外	筋皮神経(C5,6髄節)
上腕筋	上腕前面遠位2/3	尺骨粗面	肘関節屈曲	筋皮神経(C5,6髄節)
上腕三頭筋	肩甲骨関節下結節 上腕骨橈骨神経溝より遠位の骨幹部 上腕骨橈骨神経溝より近位部	肘頭	肘関節伸展	橈骨神経(C6,7,8髄節)
肘筋	上腕骨外側上顆後面	尺骨近位部後縁	肘関節伸展	橈骨神経(C6,7,8)
腕橈骨筋	上腕骨外側縁下部	橈骨茎状突起基部	肘関節屈曲	橈骨神経(C6,7髄節)
長橈側手根伸筋	上腕骨顆部外側縁	第2中手骨基部	手関節背屈・橈屈	橈骨神経(C6,7,8髄節)
短橈側手根伸筋	上腕骨外側上顆	第3中手骨基部	手関節背屈・橈屈	橈骨神経(C6,7,8髄節)
尺側手根伸筋	上腕骨外側上顆 尺骨近位部後縁	第5中手骨基部	手関節背屈・橈屈	橈骨神経深枝(C6,7,8髄節)
総指伸筋	上腕骨外側上顆	示指-小指中節骨基部背側 示指-小指指背腱膜	示指-小指MP関節伸展	橈骨神経深枝(C6,7,8髄節)
小指伸筋	上腕骨外側上顆	小指指背腱膜 小指中節骨基部背側	小指MP関節伸展	橈骨神経深枝(C6,7,8髄節)
回外筋	上腕骨外側上顆 尺骨回外筋稜 橈骨輪状靱帯 尺骨粗面	橈骨上部外側面	回外	橈骨神経深枝(C5,6,7髄節)
円回内筋	上腕骨内側上顆 尺骨粗面	橈骨外側中央	回内	正中神経(C6,7髄節)
橈側手根屈筋	上腕骨内側上顆	第2中手骨基部	手関節橈屈・掌屈	正中神経(C6,7髄節)
長掌筋	上腕骨内側上顆	手掌腱膜	手関節掌屈	正中神経(C7,8,T1髄節)
尺側手根屈筋	上腕骨内側上顆 肘頭から尺骨中央	豆状骨	手関節掌屈・尺屈	尺骨神経(C7,8,T1髄節)
浅指屈筋腱	上腕骨内側上顆 尺骨粗面 橈骨近位部前面	示指-小指中節骨基部	示指-小指PIP関節屈曲	正中神経(C7,8,T1髄節)

4. 血　　管

　　上腕動脈が肘関節の前方で橈骨動脈と尺骨動脈に分かれ，後者はさらに総骨間動脈を分岐する．これはすぐに前・後骨間動脈になる．肘内側，外側ともに側副動脈(上・下尺側側副動脈，橈側反回動脈)があり，肘関節の内側に進入の際には，側副動脈の温存または止血に注意する(図6)．上尺側側副動脈から尺側反回動脈(後枝)までは尺骨神経に伴走し，また，上腕深動脈から橈側反回動脈は，橈骨神経と併走する．

5. 神　　経

　　肘関節を通過する主な神経は，橈骨神経，正中神経，尺骨神経である(図7)．橈骨神経は，上腕筋と腕橈骨筋の間を通り，上腕骨遠

1．肘関節の解剖　125

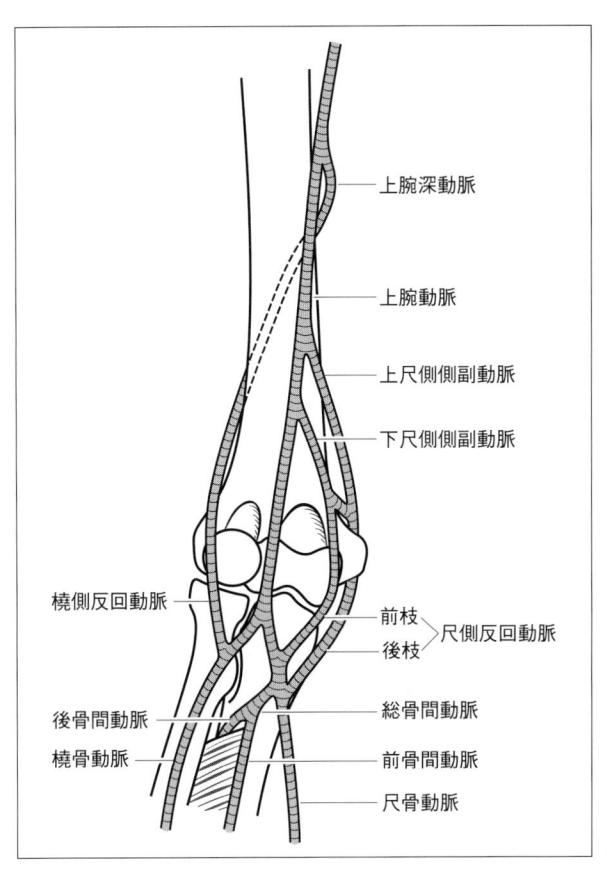

図6　肘周囲の側副動脈

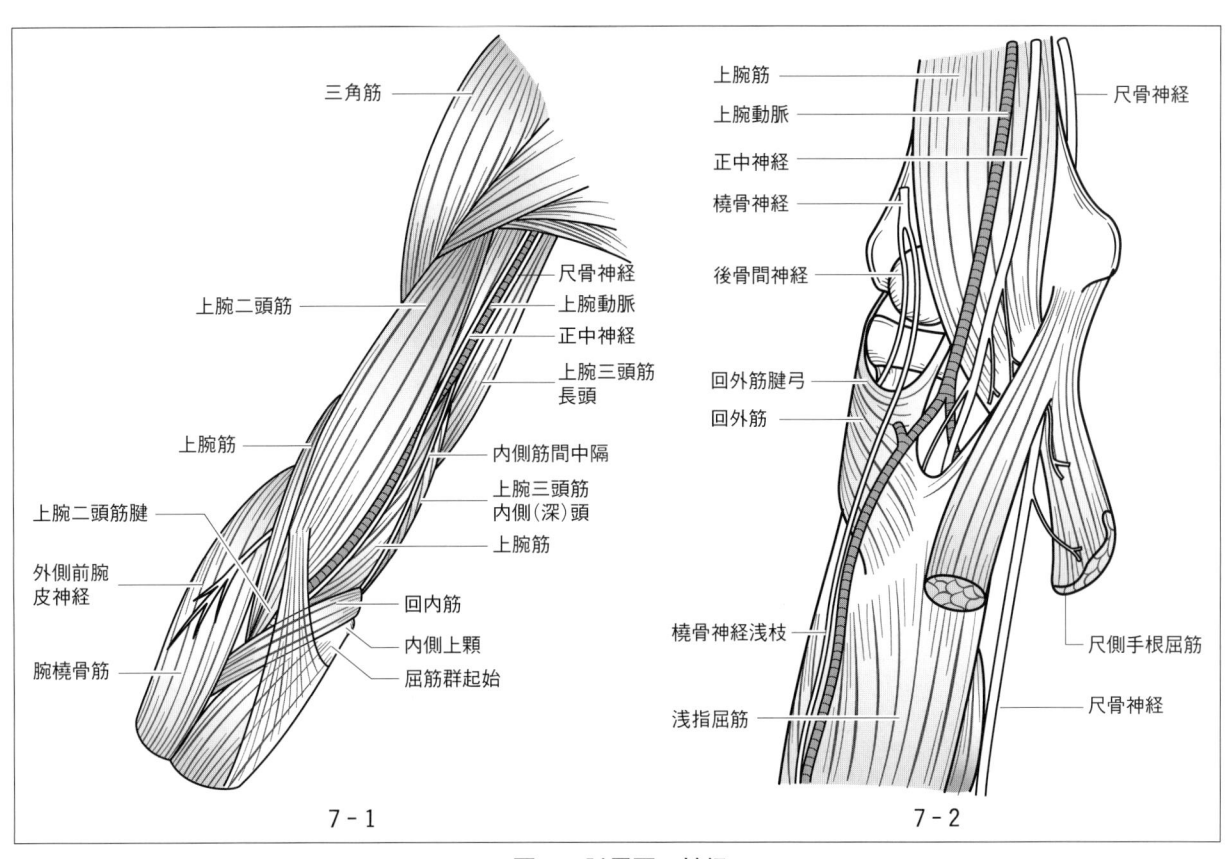

図7　肘周囲の神経
7-1：肘前面の神経と周囲筋の関係．
7-2：浅層筋群を一部切除して，橈骨神経，正中神経，尺骨神経を観察．
　　　回外筋近位端は腱弓となる．

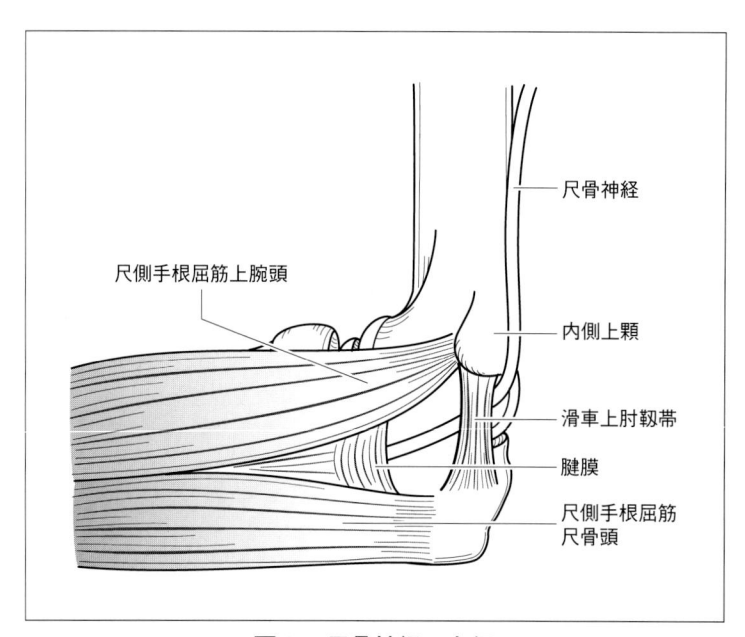

図8 尺骨神経の走行
滑車上肘靱帯の深部を通過し，尺側手根屈筋腱膜の深層に入る．
この部で絞扼されることがある．

位前方で深枝(回外・伸筋群筋枝，後骨間神経)と浅枝(知覚枝)に分岐する．深枝は，橈骨頭前方の回外筋腱弓(arcade of Frohse)を通過して前腕伸側に至る．橈骨頭の脱臼により，深枝は損傷されやすい．正中神経は上腕二頭筋や上腕筋の尺側に沿って肘前面に達し，前骨間神経を分岐したあと，浅指屈筋腱弓の深層に入る．肘関節前方進入の際は，上腕二頭筋腱を内方へよけると，直視下に正中神経を保護できる．このあと，上腕筋を線維方向に分けると関節前方に到達する．

尺骨神経は上腕内側筋間中隔の後面に沿って肘に達し，内側上顆後方の滑車上肘靱帯から尺側手根屈筋腱膜の深層へ入る(図8)．尺骨神経麻痺では，この部位で絞扼されていることが多い．筋皮神経は，烏口腕筋，上腕二頭筋，上腕筋に筋枝を出したあと，肘関節前方では外側上腕皮神経となり，前腕外側皮下へ向かう．

文献

1) Morrey BF : Anatomy of the elbow joint. Morrey BF(ed), The elbow and its disorders, pp16-52, W. B. Saunders Company, Philadelphia, 1993.
2) 長野　昭ほか：基礎解剖学．長野昭編，整形外科手術のための解剖学―上肢，p4，メジカルビュー社，東京，2000.
3) An KN, et al : Biomechanics of the elbow. Morrey BF(ed), The elbow and its disorders, pp53-72, W. B. Saunders Company, Philadelphia, 1993.
4) 伊藤恵康：肘関節部．長野昭編，整形外科手術のための解剖学―上肢，pp136-179，メジカルビュー社，東京，2000.
5) 森　於兎ほか：上肢の筋．小川鼎三編，解剖学，pp333-377，金原出版，東京，1982.

［関　敦仁］

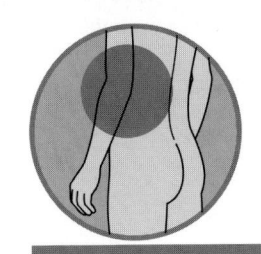

C-2
肘関節の診察法

1. 問　　診

(1) 主　　訴

肘関節の疼痛，運動障害，変形，腫脹などがある．

(2) 既　往　歴

職業歴，スポーツ歴については具体的な動作，時間，期間などを含め詳細に聴取し，外傷，多発性関節炎，頸椎疾患の既往についても聞く．

(3) 現　病　歴

発症の時期，原因あるいは誘因，症状の経過について，また，症状と作業・動作との関連，日内変化，治療歴について聴取する．

2. 視診・触診

1) 診察室へ入室したときの肢位に注意し，上肢全体を健側と比較しながらよく観察する．

2) 診察するポイントは以下のとおりである．

正面から筋萎縮の有無，肘の内・外反変形，carrying angle（肘関節の解剖，122頁参照）をみてから，側・後方からも変形の有無を確認し，皮膚の性状や炎症所見（腫脹，発赤，熱感など）もチェックする．

次に肘関節を触診し，疼痛の部位，性状，具体的な圧痛点を確認し，肘を他動的に動かし，運動時痛や放散痛，ロッキングや軋音，関節の不安定性を調べる．

さらに末梢側の神経麻痺（知覚，運動障害），循環障害を調べる．必要に応じて頸椎および腕神経叢部のチェックも行う．

肘部管症候群が疑われる場合には，尺骨神経の硬さ，Tinel sign の有無と部位，尺骨神経の脱臼（肘屈曲時に内上顆を乗り越え前方に逸脱する）の有無についても観察する．

3. 理学所見

1) 関節可動域

日本整形外科学会・関節可動域表示および測定法に準じて計測する．正常の可動域は伸展0°，屈曲145°，回内90°，回外90°（いずれも参考値）である．

2) 筋　力

屈曲，伸展，回内，回外などの筋群について調べる．

3) 関節不安定性

肘関節を約15°屈曲させて前方関節包を弛緩させた状態で内反，外反ストレスを加え，側方の不安定性を調べる．健側とも比較する．

・PLRI test (Pivot shift test)（図9）

O'Driscoll が1991年に提唱した後外側回旋不安定性（postero lateral rotatory instability：PLRI）を調べるテストで，外側側副靱帯尺側線維（LUCL）を含む外側側副靱帯複合体の破綻によって陽性になる．

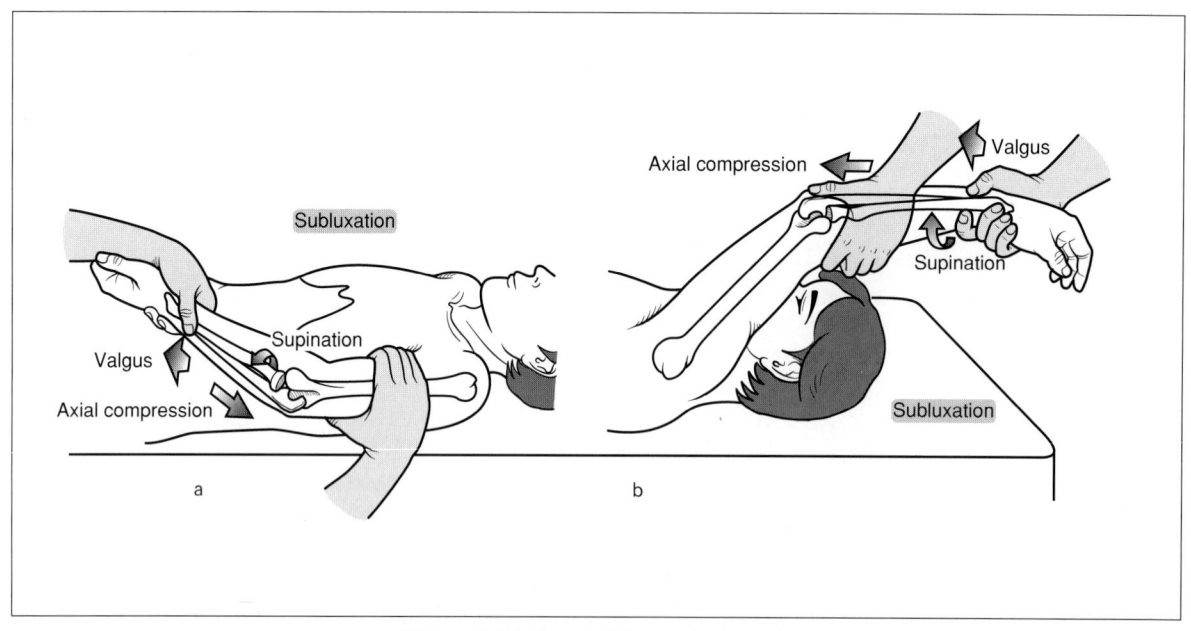

図9　PLRIテスト（Pivot shift test）
前腕への外旋力と肘関節への外反かつ軸圧を加えつつ肘関節を徐々に屈曲していく．Apprehension や腕橈関節部の dimple の出現，さらに屈曲した際に click とともに dimple が消失すれば陽性と判定する．aおよびbの2通りの方法があるが，bの方が誘発されやすい．
(O'Driscoll SW, et al, 1991[3])

4）神経学的所見

肘部に起因する神経障害が疑われる場合には，神経学的所見を詳細に調べる．例えば肘部管症候群では尺骨神経領域の知覚障害，小指球筋や骨間筋の筋力低下と萎縮，鷲手変形などが存在する．また，前骨間神経麻痺では母指IP関節，示・中指のDIP関節の屈曲不良(tear drop sign)や肘屈曲時の前腕回内力の低下が出現するが，知覚障害はない．後骨間神経麻痺では，母指の伸展・外転と示・中・環・小指のMP関節の伸展が不良(drop finger＝下垂指)となるが知覚障害はない．

5）機 能 評 価

日本整形外科学会肘機能評価法(JOA score)では，疼痛，機能，可動域，関節動揺性，変形の5項目を100点満点で点数表示している(付-1，138頁)．

6）誘発テスト

（1）外側上顆炎に対して

a．Thomsenテスト

肘関節伸展位として手関節を抵抗下に背屈させると外側上顆に疼痛が誘発される．

b．中指テスト

中指の伸展を抵抗下に行うと外側上顆から橈骨頭に疼痛が誘発される．

c．Chairテスト

肘関節伸展位，前腕回内位として椅子を片手で持ちあげさせると外側上顆に疼痛が誘発される．

（2）内側上顆炎に対して

a．ゴルフ肘テスト

肘関節伸展位として手関節を抵抗下に掌屈させると内側上顆に疼痛が誘発される．

4．鑑 別 診 断

骨折や脱臼は単純X線写真や臨床症状から容易に診断がつく．ここでは主要症状から考えられるそのほかの肘の疾患をあげる．

1）変　　　形

骨折後の変形治癒や偽関節，関節リウマチ，変形性肘関節症，Charcot関節(神経病性関節症)．

2) 腫　　脹

全体的腫脹は，関節リウマチ，変形性肘関節症，化膿性関節炎，関節血腫など．限局性腫脹は腫瘍，肘頭滑液包炎，痛風結節（肘頭部），猫ひっかき病（内側上顆近位のリンパ節の腫脹）など．

3) 疼　　痛

内側：変形性肘関節症（腕尺関節），内側上顆炎，肘部管症候群．
外側：変形性肘関節症（腕橈関節），外側上顆炎，橈骨管症候群，離断性骨軟骨炎．
後方：変形性肘関節症（肘頭部），上腕三頭筋腱炎，肘頭滑液包炎，滑膜ひだ障害（後外側）．
前方：円回内筋症候群，前骨間神経症候群．

5. 画像診断

1) 単純 X 線写真

最も重要かつ基本的な画像診断法であり，正確な撮影とともに的確な読影が必要とされる（図10）．基本は正側2方向撮影であるが，必要に応じて斜位撮影，軸射撮影，機能撮影を行う．

(1) 正面撮影

肩関節屈曲90°，肘関節伸展位，前腕回外90°の肢位で撮影する．可動域制限（伸展制限）のある場合は，通常前腕後面にフィルムを置き，肩関節屈曲90°以下で前腕を基準としてフィルムに対して垂直に撮影し，腕橈・腕尺関節がはっきり描出されるようにするとよい．た

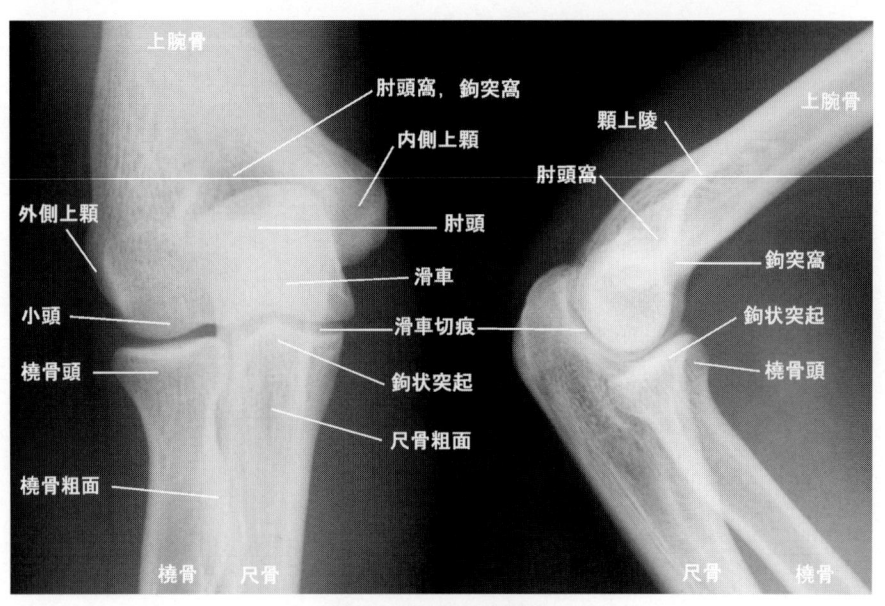

図10　単純X線写真
正面像（左）および側面像（右）．

だし，上腕骨の関節内骨折などの場合には上腕後面にフィルムを置き，上腕を基準とした撮影を行う．

（2）側面撮影

肩関節屈曲90°，肘関節屈曲90°，前腕回内外中間位の肢位で外側より入射する．

（3）その他の撮影

①尺骨神経溝撮影(軸射撮影)(図11)

撮影法は肘関節を最大屈曲させ，上腕を20°外旋位とし，上腕後面にフィルムを置く．遠位から近位方向へ20°傾斜させてフィルムに対して垂直に投射する．主に肘部管症候群や変形性肘関節症に対する撮影法で，尺骨神経溝の深さや変形，骨棘形成の観察が可能となる．

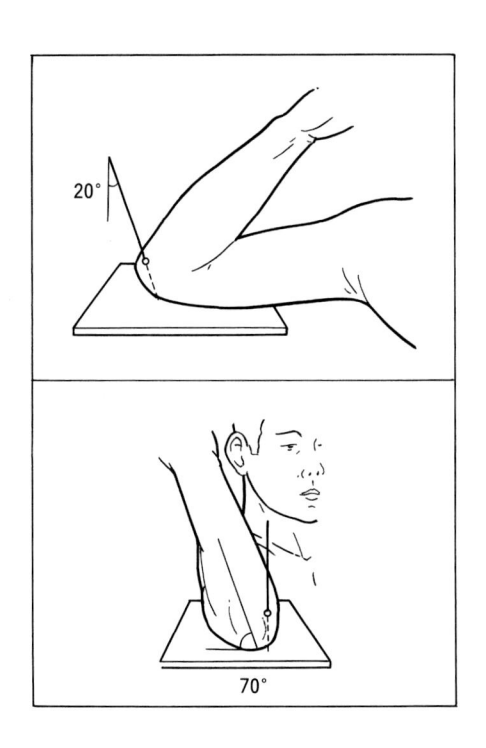

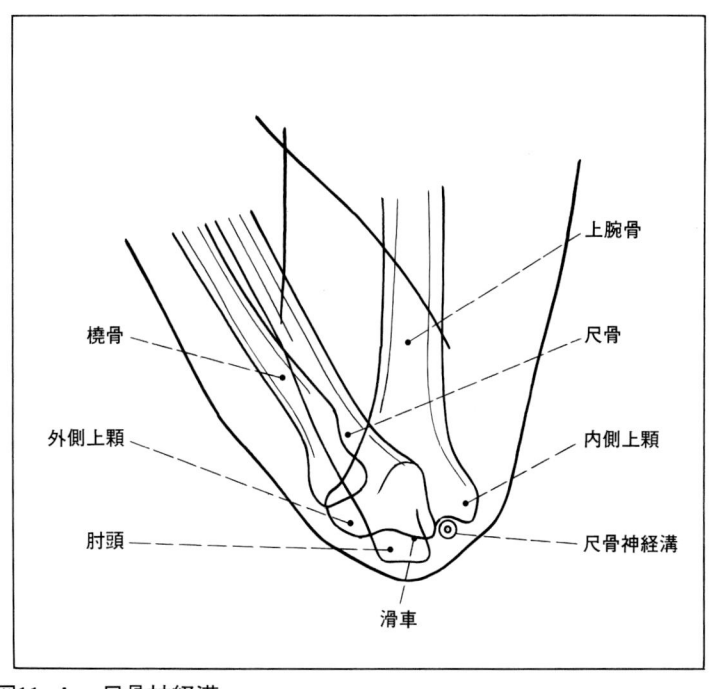

図11-A　尺骨神経溝

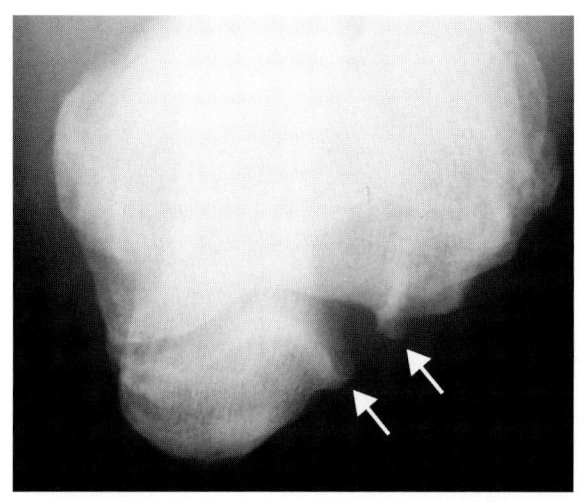

図11-B　尺骨神経溝撮影
　尺骨神経溝を構成する肘頭および滑車内側縁の骨棘形成(矢印)が明らかとなる．

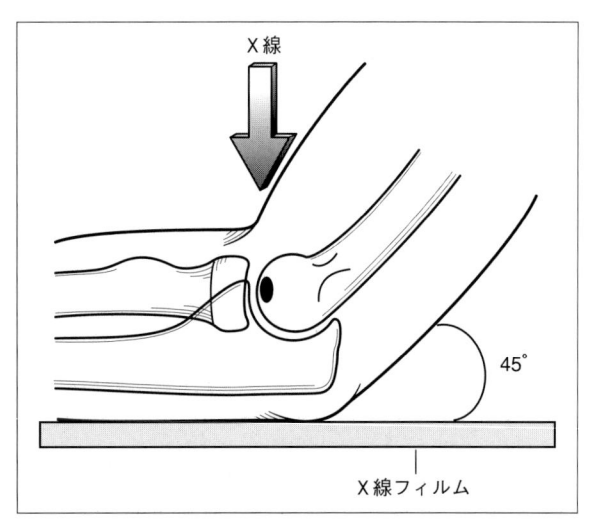

図12　肘屈曲位撮影(tangential view)
小頭下端から前方部を投射するため，離断性骨軟骨炎の病変部(黒丸部分)の描出に有用である．

②斜位撮影

正側2方向では不明瞭な骨折，骨折の転位状態や離断性骨軟骨炎などの骨軟骨病変の存在を把握する場合に有用である．

③屈曲位撮影(tangential view)(図12)

離断性骨軟骨炎では肘関節を45°屈曲位とし，前腕を基準とする正面像として病巣部を投射させるようにする．

(4) 読影のポイント

骨陰影のみならず軟部陰影にも注意して読影する必要がある．

①骨陰影
・上腕骨と尺骨の長軸のなす角(carrying angle)．
・各部位の形態の異常，骨折の有無．
・腕橈関節，腕尺関節，近位橈尺関節の関節面の対向，不整，破壊像．
・関節裂隙の狭小化，骨棘形成，関節内遊離体の有無．

②軟部陰影
・軟部組織の腫脹，腫瘍などにおける石灰化の有無．
・fat pad sign(図13)

関節内の血腫あるいは関節液の貯留によって関節窩の脂肪体(fat pad)が圧排された状態が側面像に描出される．外傷直後に fat pad sign がみられる場合は関節内骨折の可能性が高いため，単純X線写真で骨折が明らかでない場合でも骨折ありとして治療する必要がある．また，fat pad sign 陽性の場合は関節包の断裂はないが，陰性の場合は関節包が断裂しているため骨片の転位が増強する可能性があり，関節内骨折(特に小児上腕骨外顆骨折)に対する治療法を決定するうえで重要なポイントとなる．

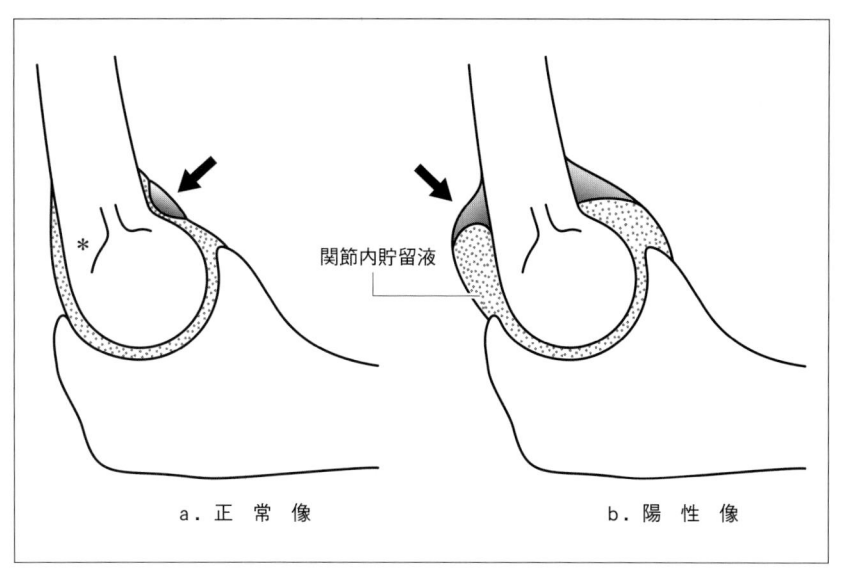

図13 fat pad sign
a：正常像．fat pad は後方では肘頭窩内にありほとんど描出されないが（＊），前方では描出されることもある（矢印）．
b：陽性像．後方の fat pad の圧排像に注意し（矢印），これが見える場合は診断価値がある．前方の fat pad はさらに近位に圧排される．

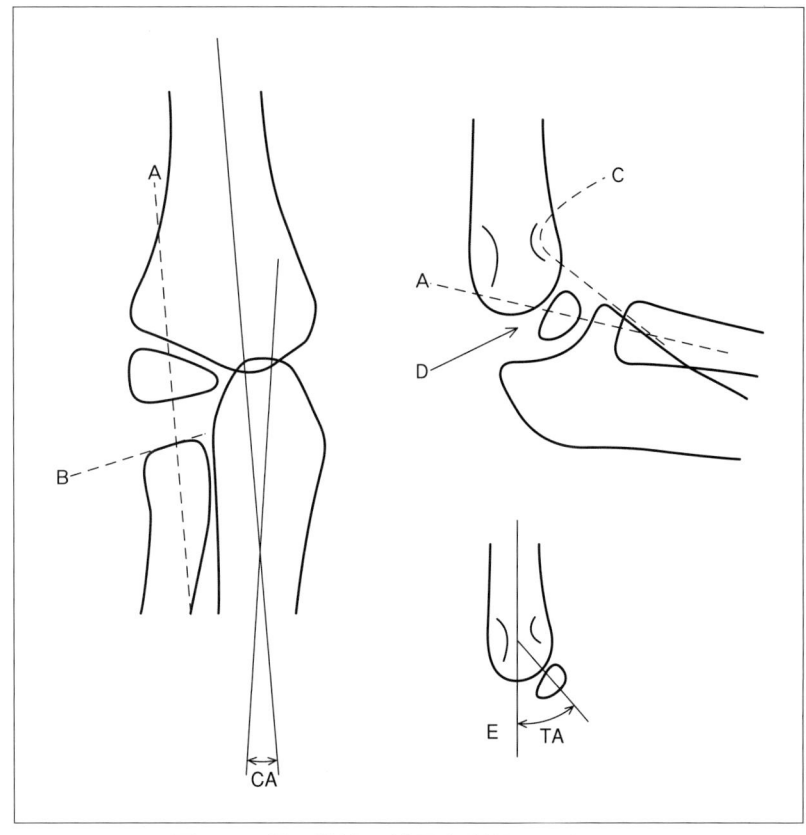

図14 小児の単純Ｘ線写真読影上のポイント
A：橈骨頸部軸はどの方向でも外顆骨端核中心を通る．
B：橈骨頸部骨幹端は外側に傾斜していることがある．
CA：上腕骨長軸と尺骨長軸のなす角度．20°≦：外反肘，0°＞：内反肘
C：外顆核前縁は鉤状突起前縁のカーブにつながり，鉤突窩のカーブの延長線より前に出ない．
D：外顆骨端核と骨幹端の対向は，後方が前方より開大している．
E：上腕骨長軸と外顆長軸のなす角度（TA：tilting angle）は35〜45°．

（伊藤恵康，1999[1]より一部改変）

（5）小児の単純X線写真

　　小児の単純X線写真は骨端線，骨端核が存在するため，骨折を正確に診断することがしばしば困難となる．そこで，単純X線写真の正確な2方向撮影と健側との比較が重要となるが，いくつかの読影上のポイントを図14に示す．

2）断層X線写真

　　骨折における骨折線の走行や骨片の転位状態，骨癒合の状態，骨棘や関節遊離体の有無，離断性骨軟骨炎における病巣部の範囲などを把握するのに有用である．

3）機能X線写真

　　肘関節の内側および外側側副靱帯損傷による関節不安定性を調べるために行う．ストレス下に撮影するため疼痛に伴う筋緊張を起こさないよう麻酔下で行うのが望ましい．

（1）内・外側不安定性（図15）

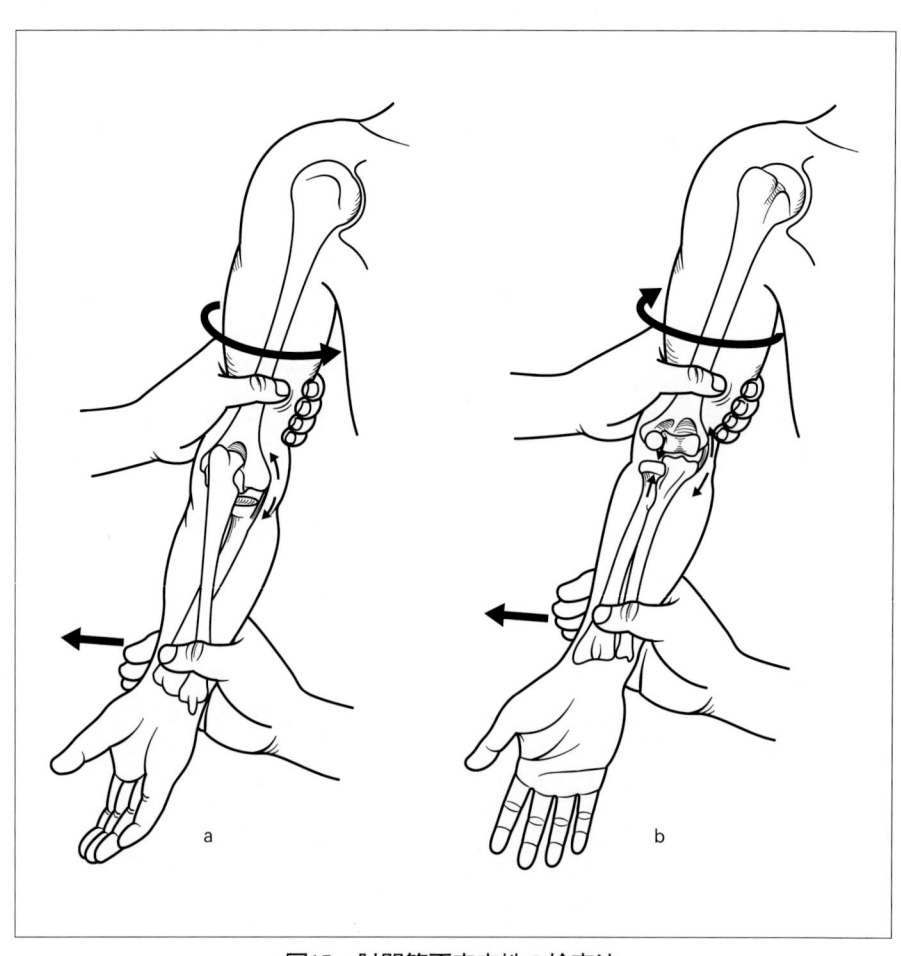

図15　肘関節不安定性の検査法
a：外側不安定性．上腕を最大内旋させる．
b：内側不安定性．上腕を最大外旋させる．
（鳥山正人ら，2000[6]）

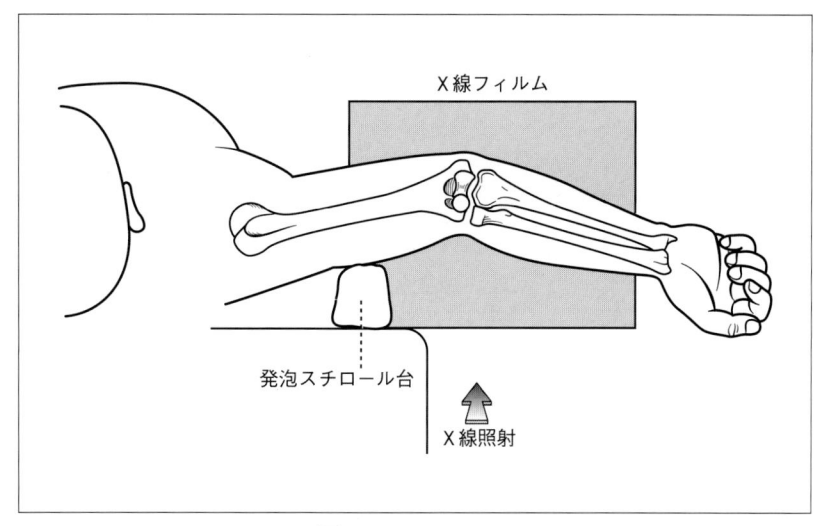

図16 Gravity test
患者を仰臥位にして患側上肢を上腕からベッドサイドへ出し，自重の外反力を利用する．上腕は外転，外旋位とし，X線照射方向は頭側から尾側方向で肘関節正面像になるように撮影する．(Schwab GH, et al, 1980[5]より一部改変)

肘関節を15°屈曲位とし，外側不安定性をみる場合には上肢を最大内旋させて内反ストレスを，内側不安定性をみる場合には上肢を最大外旋させて外反ストレスを用手的に加えて撮影を行う．ストレスX線写真正面像からそれぞれ腕尺関節内側および腕橈関節外側の間隙を計測し，健側と比較することが望ましい．内側の場合は関節面の2mm以上の開大は内側側副靱帯損傷を意味する．

(2) Gravity test(図16)
内側側副靱帯損傷などによる内側の関節不安定性を調べる検査で，前腕の自重による外反ストレスだけで撮影する方法である．健側と比較し2mm以上の差がある場合に陽性とする．

(3) PLRI test(Pivot shift test)(図9)
肘関節の後外側回旋不安定性に対するストレステストであるが，X線撮影によりPLRIのstage分類が可能となる．

4）関節造影

関節腔内に造影剤や空気を注入し，関節面の軟骨の状態，遊離体の有無，偽関節部の連続性，関節滑膜の状態，靱帯断裂の有無などを調べるのに用いられる．造影後にCTや断層撮影を行うこともある．

5）CT

単純X線写真ではわからない横断像が撮影できるため，骨折では関節内骨折における骨片の転位の把握や微小骨折の診断に，変形性肘関節症では骨棘や関節遊離体の把握に有用である．また，骨軟部腫瘍，離断性骨軟骨炎，滑膜性骨軟骨腫症などに対しても用いられ

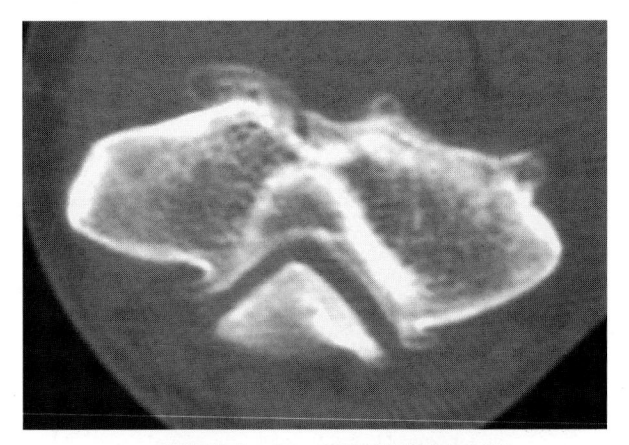

a．横断像（48歳・変形性肘関節症例）
肘頭窩と鉤突窩に骨棘形成を認める．

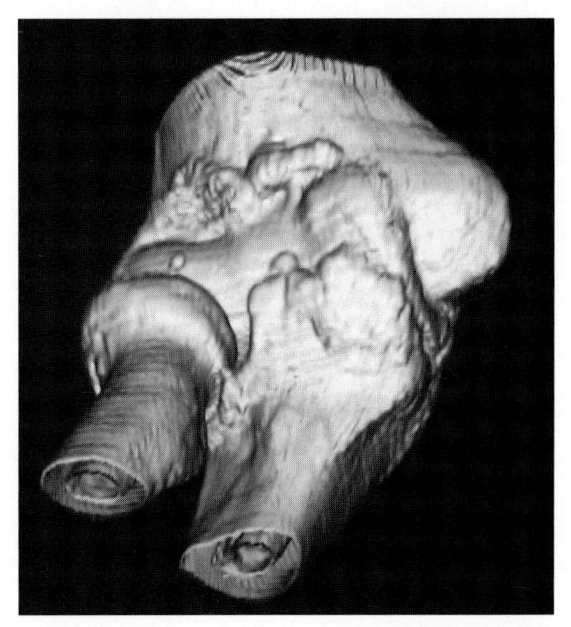

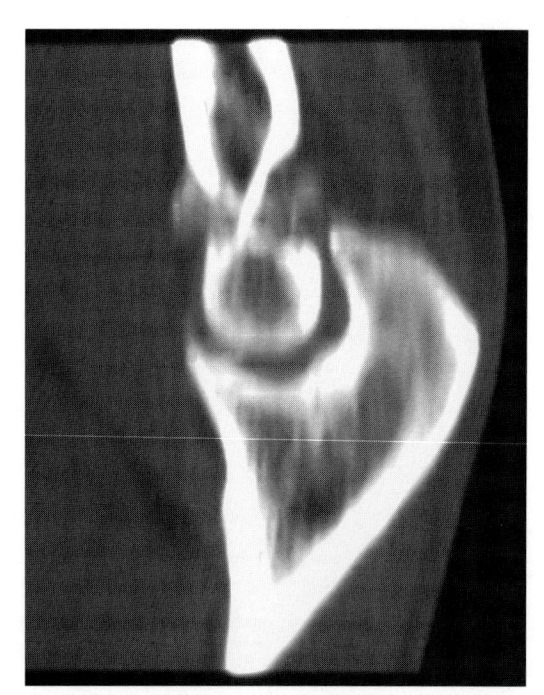

b．矢状断像（同症例）
肘頭および鉤状突起先端と鉤突窩や肘頭窩の骨棘形成が明らかである．

c．3D-CT像（同症例）
遠位側より肘関節前方をみたところ．

図17　CT

る．最近では3D-CT撮影による立体像や矢状断像の構成からより詳細に患部の病態把握が可能となり，応用範囲は拡大している（図17）．

6）MRI

骨・軟骨をはじめ軟部組織の描出に優れているため有用性は高く，肘離断性骨軟骨炎の早期診断や病巣部の把握，肘頭の疲労骨折，変形性肘関節症の遊離体，内側側副靱帯損傷，骨・軟部腫瘍の診断などに使用される（図18）．

7）超音波撮影

軟部腫瘍の部位，大きさ，形態などの観察や離断性骨軟骨炎による関節軟骨の変形，剥離，不整などの観察に使用される．無侵襲で外来で行うことのできる検査として有用であるが，撮影法や読影に習熟する必要がある．

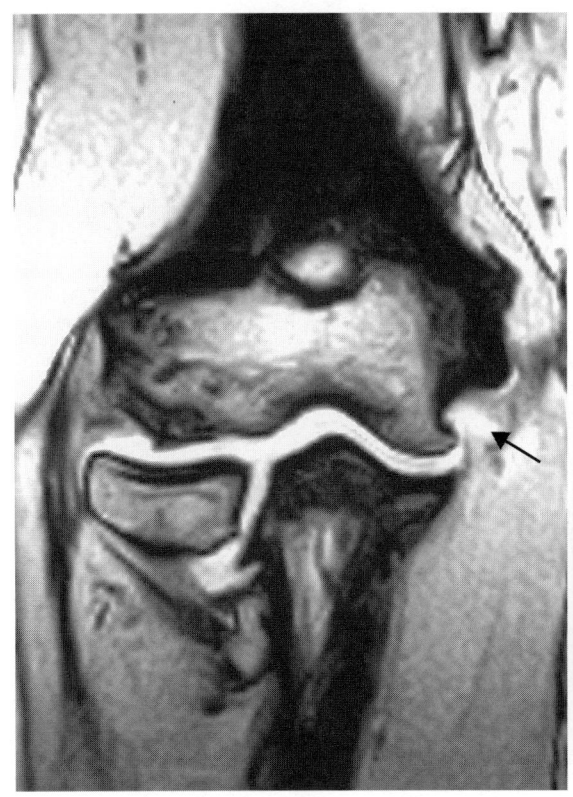

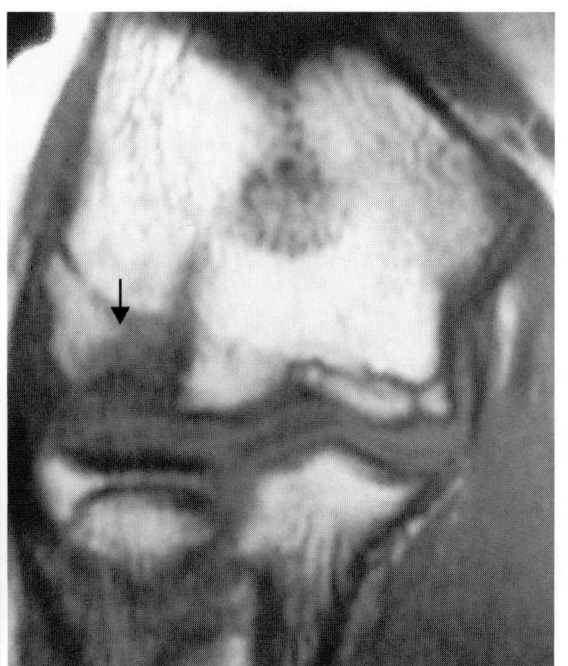

a．内側側副靱帯は断裂して瘢痕化し，近位側より関節液の漏出を認める（矢印）．T2*脂肪抑制像．

b．離断性骨軟骨炎の病巣部が低信号領域として描出される（矢印）．T1強調像．

図18　MRI

8）関節鏡検査

手術に先立って骨・軟骨や滑膜の病態確認，手術法の選択を目的として使用され，その後に鏡視下手術に移行することが多い．手術としては，関節リウマチに対する滑膜切除術，関節遊離体摘出術，離断性骨軟骨炎に対する骨穿孔術ほか，変形性関節症に対する骨棘切除術などが行われる．

文献

1) 伊藤恵康：小児関節周辺骨折の診断と治療―特に陳旧例の治療について．日整会誌 73：1-10，1999．
2) 西島雄一郎：肘の診察法．新図説臨床整形外科講座―5，肩・上腕・肘．平澤泰介編，pp196-215，メジカルビュー社，東京，1994．
3) O'Driscoll SW, Bell DF, Morrey BF：Posterolateral rotatory instability of the elbow. J Bone Joint Surg 73-A：440-446, 1991.
4) 小野村敏信，石井清一：日本整形外科学会肘機能評価法．日整会誌 66：591-603，1992．
5) Schwab GH, Bennett JB, Woods GW, et al：Biomechanics of elbow instability：the role of the medial collateral ligament. Clin Orthop 146：42-52,1980.
6) 鳥山正人，水貝直人，及川久之：診察の進め方．整形外科・外来シリーズ 9―手・肘の外来，龍順之助編，pp166-183，メジカルビュー社，東京，2000．
7) Waite RJ, Cummings TM, Busconi Brian, et al：Elbow, chapter 35. Magnetic Resonance Imaging, 3rd ed, Stark DD(ed), pp733-770, Mosby, St. Louis, 1999.

［吉川　泰弘］

付-1. 肘機能評価（JOA）

肘機能評価法（JOA）

[100点満点]

I. 疼痛（30点）
- な　し ………………………… 30点
- 軽　度 ………………………… 25″
- 中等度 ………………………… 20″
- 高　度 ………………………… 15″
- （空欄） ……………………… 10″
- （空欄） ……………………… 5″
- （空欄） ……………………… 0″

II. 機能（20点） ………… [A]＋[B]．日常動作に簡便装具使用：はい，いいえ

[A]

日常動作	容易	困難	不能
●洗顔動作	2点	1点	0点
●食事動作	2″	1″	0″
●シャツのボタンかけ	2″	1″	0″
●コップで水をそそぐ	2″	1″	0″
●用便の始末	2″	1″	0″
●靴下の脱着	2″	1″	0″

12点

[B]

筋力		
5	5点	
4	4″	
3	3″	
2	2″	
1	1″	
0	0″	

8点

III. 可動域（30点） ……… [A]＋[B]．伸展角度がプラス表示の時は 0°

[A]

屈曲＋伸展	
屈曲（　°）	136°以上 ……… 22点
伸展（　°）	121°～135°…18″
屈曲＋伸展	91°～120°…15″
＝［A］	61°～90°…10″
	31°～60°… 5″
22点	16°～30°… 3″
	15°以下 … 0″

[B]

回外		回内
回旋可動域	151°以上 ……… 8点	
回外＋回内	121°～150°… 6″	
＝［B］	91°～120°… 4″	
8点	31°～90°… 2″	
	30°以下 … 0″	

マイナス表示の時は 0点

IV. 関節動揺性（10点） …… [A]＋[B] 10点

[A]
- 正常（動揺性なし） ………… 10点
- 10°以下の動揺性 …………… 5″
- 11°以上の動揺性 …………… 0″

[B]　橈骨頭の状態
- 亜脱臼 …………………………… 3点
- 脱　臼 …………………………… 5″

V. 変形（10点） ……………… [A]＋[B]．マイナス表示の時は 0点

[A]

内反変形の場合		外反変形の場合	
な　し	10点	15°以下	7″
10°以下	7″	20°以下	4″
15°以下	4″	30°以下	3″
16°以上	0″	31°以上	5″

[B] その他の変形（屈曲・回旋変形，骨格異常による醜形）
- な　し（15°以下） ……………… 0点
- 軽　度（16°～30°） …………… -2″
- 中等度（31°～45°） …………… -3″
- 高　度（46°以上） ……………… -5″

（　）：屈曲変形角度を示す

肘機能評価・参考

I. 疼痛判定基準（30点） ……………………………………（　）点

	疼痛（自発・運動痛）	日常生活の支障	スポーツ・重労働の支障	疼痛対策の有無（鎮痛剤など）
●な　し	な　し	な　し	な　し	な　し
●軽　度 …… 30点	時　々	な　し	少しあり	な　し
●中等度 …… 25″	常　時	動作によってあり	あ　り	時々必要
●中等度 …… 20″	常　時	全ての動作時にあり	かなりあり	常に必要
●中　　 …… 15″	常　時	かなりあり（できない）	高度（できない）	常に必要
●高　度 …… 10″	常　時	肘をかろうじて使用	高度（できない）	常に必要
…… 5″				
…… 0″				

II. 日常動作簡便法（12点） ………………………………（　）点

	容易	やや困難	困難	不能
洗　顔 動　作：顔に手掌がつけられれば可	3点	2点	1点	0点
シャツのボタンかけ：胸に手掌がつけられれば可	3″	2″	1″	0″
用　便　の　始　末：肛門部に手がとどけば可	3″	2″	1″	0″
靴　下　の　着　脱：足先に手がとどけば可	3″	2″	1″	0″

III. 上顆炎（20点） ……… [A]＋[B]　上顆炎テスト（いずれかの疼痛誘発テスト）

[A]　圧　痛 …………… 10点　　[B]
- － ………………… ±　　　　 － ……… 10点
- ± ………………… 5″　　　　 ± ……… 5″
- ＋ ………………… 2″　　　　 ＋ ……… 2″
- ＋＋ ……………… 0″　　　　 ＋＋ …… 0″

○誘発テストは判定者が選択

IV. スポーツ能力（20点） ………………………………（　）点
- 低下なし …………………………………… 20点
- 軽度低下（同じスポーツを継続） ……… 10″
- かなり低下（同じスポーツをレベルを下げて継続）… 5″
- 著しく低下（同じスポーツの継続は不能） ………… 0″

○外傷（障害）発生時のスポーツを対象とする．
○そのスポーツ（　　　　　　　　　　）
○肘関節以外の要素が判定に含まれれば，評価は不能とする．

V. 治療成績改善率 ………………………………………（　）％

治療後成績改善率（％）＝ (術後総合点（　）－術前総合点) / (正常肘総合点（100点）－術前総合点) ×100

---

*石井清一ほか：日本整形外科学会肘機能評価法．日整会誌 66：591-603, 1992．

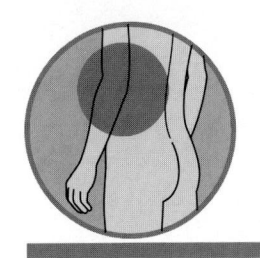

C-3
形態異常

1. 橈側列形成不全症（先天性内反手）

1）病　態

先天性の前腕骨欠損は，欠損の部位によって長軸欠損と横軸欠損に分かれる．長軸欠損は橈側列欠損，中央列欠損，尺側列欠損に分かれ，程度により部分欠損から完全欠損まである．中央列欠損，尺側列欠損および横軸欠損はまれなので，ここでは橈側列欠損，とくに先天性内反手について記載する（図19, 20）．

2）臨床症状

機能上の問題と整容上の問題がある．橈骨の形成不全の程度には発育不全から部分欠損，完全欠損まである．典型的な内反手では，手根骨が橈側に脱臼して手関節は大きく橈屈して不安定である．母指球筋の形成不全を伴うことが多く，母指の対立運動が障害される．前腕の筋，神経，血管の異常も伴う．脊椎奇形，心奇形，鎖肛など，ほかの合併奇形を有することがある．

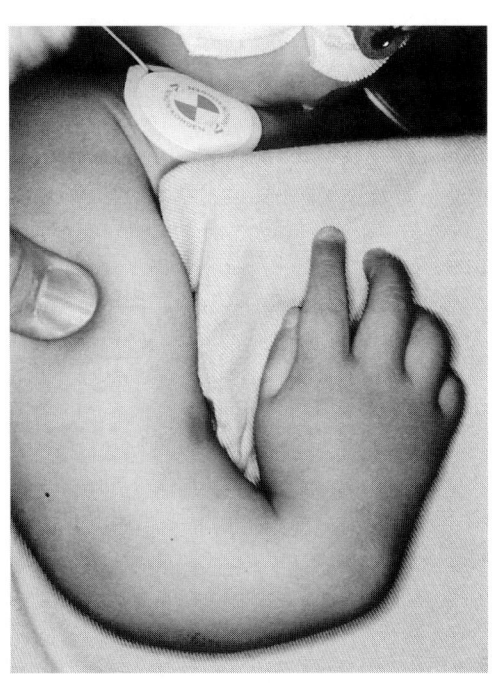

図19　橈側列形成不全症
　　　（先天性内反手）
　1歳7ヵ月，男児，両側性．手関節は極端に橈屈している．母指はやや低形成である．

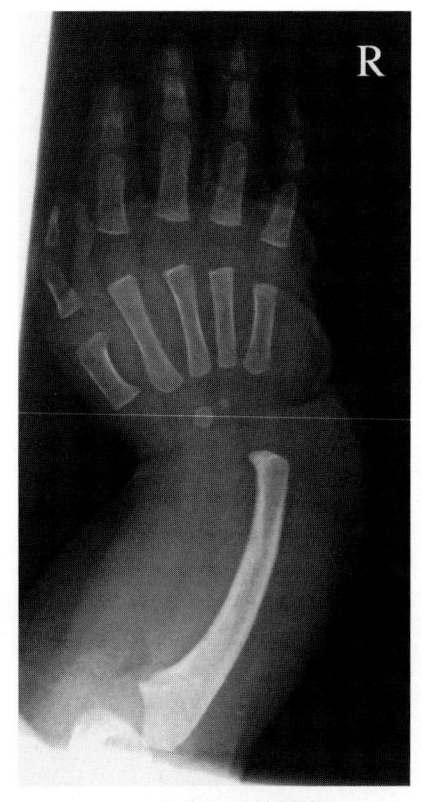

a．術前のX線写真　　　　　　b．中央化手術後のX線写真
橈骨が欠損し，手関節は橈屈している．

図20　図19の症例のX線写真

3）画像所見

前腕全長の単純X線写真で種々の程度の橈骨の形成不全，手関節の橈屈変形，母指の形成不全を認める．必ず対側と比較する．また手根骨撮影により骨成長の状況を確認する．

4）診　　断

臨床症状と画像所見により診断は容易である．病歴聴取では母親の妊娠中の異常，薬物摂取の有無，分娩の状況を確認する．家族内発生はまれであるが一応家族歴も聴取する．全身的検索を行いほかの合併奇形の有無を調べる．小児科の併診も依頼する．

5）保存療法

治療の目標は把持機能の獲得と整容の改善である．装具療法により成長に伴う変形の進行を防止する．しかし限界がある．

6）手術療法

橈側列形成不全症（内反手）は中央化手術（centralization）の適応である．これは前腕を one bone forearm としてその延長上に手根骨を置く術式である．術後も変形の再発防止のため長期間装具の装用を必要とする．母指形成不全は程度によって5段階に分けられて

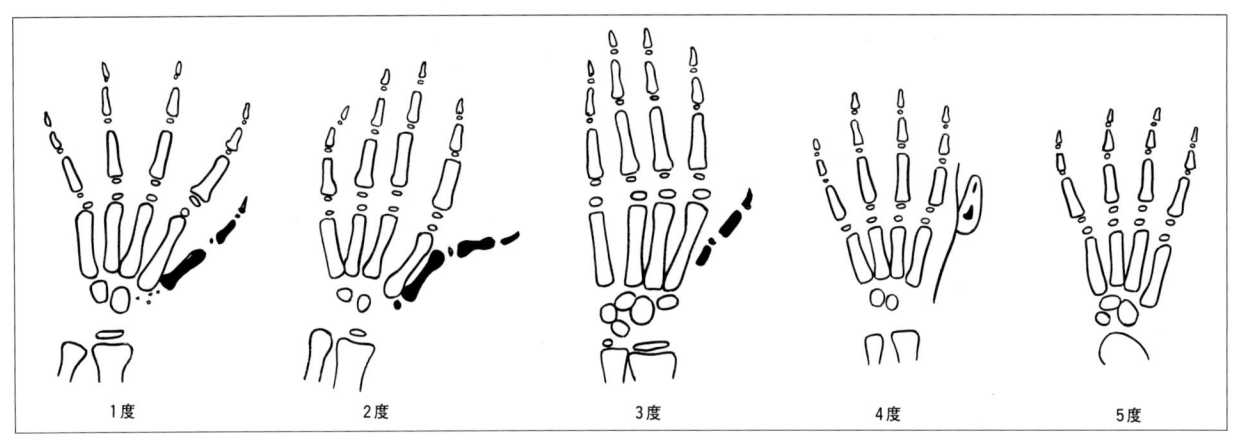

図21 Blauth 分類(伊藤恵康，1995[2])より改変)

1度：母指はやや細いか短い．母指球筋にも軽度の低形成があり，対立運動が多少制限される．
2度：母指はさらに低形成で，母指球筋の低形成または欠損のため対立運動ができない．第1指間が狭い．橈側手根骨の低形成がある．MP関節は不安定である．
3度：第1中手骨中枢部が欠損する．母指球筋は欠損し，長母指屈筋腱・伸筋腱の低形成がある．母指の自動運動は不可能である．
4度：末節と基節の一部をもつ痕跡的な母指が細い茎で連続する．いわゆる「ブラブラ母指」である．
5度：母指の完全欠損．

おり(Blauth 分類，図21)，その状況に応じた手術が必要である．

2. 橈尺骨癒合症

1）病　　態

橈尺骨癒合症には先天性と後天性がある．後天性は外傷後に強直を生じたものであり，橈尺骨近位部骨折後の近位橈尺関節の強直や前腕圧挫後の前腕骨間膜の骨化により生じる．ここでは先天性橈尺骨癒合症について記載する(図22, 23)．Cleary-Omer は X 線所見により次の4型に分類している．1型：骨性癒合がない．2型：骨性癒合があるがほかの異常はない．3型：骨性癒合があり橈骨頭は低形成で後方に脱臼する．4型：骨性癒合があり橈骨頭は前方に脱臼し茸状変形がある．

前腕の良肢位は，利き腕では中間位からやや回内位，非利き腕では中間位からやや回外位とされる．この理由は利き手で箸やペンを持ち，非利き手で茶碗を持つためである．したがって，利き腕では回外位，非利き腕では回内位に固定されるとADL上の障害が大きい．これに対し中間位に近い肢位での固定であれば障害は比較的少ない．また回内の不足は肩関節の外転によって代償できるが，回外の不足を肩関節で代償することはできない．

2）臨床症状

前腕の回内位強直，回旋障害である．ただし，手関節の代償によ

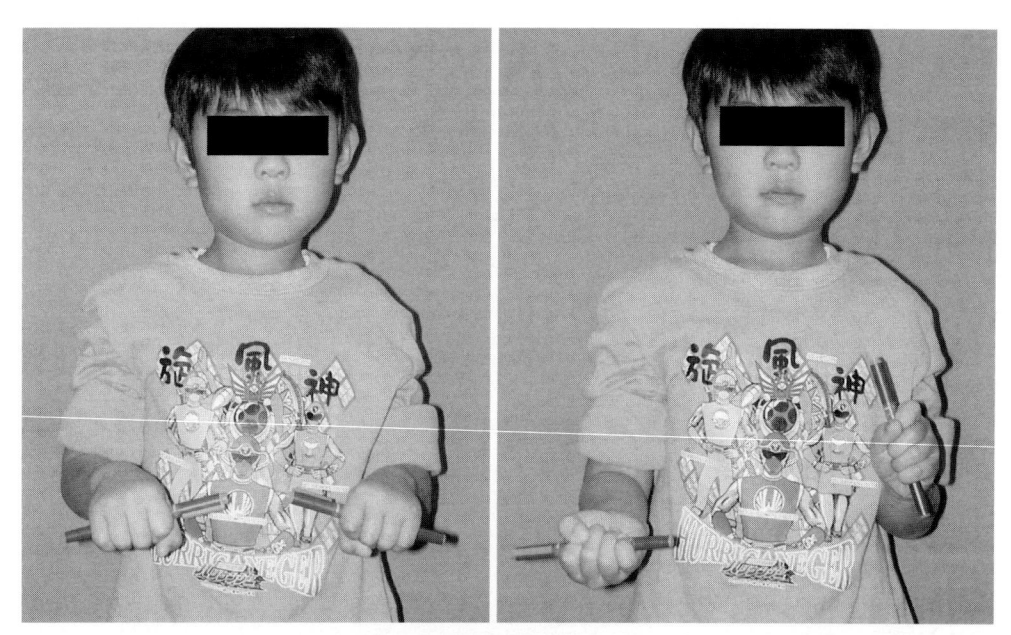

図22 先天性橈尺骨癒合症
6歳，男児．左前腕の回外が不可能である．しかし，手関節の代償により見かけ上の回旋がある程度は可能である．

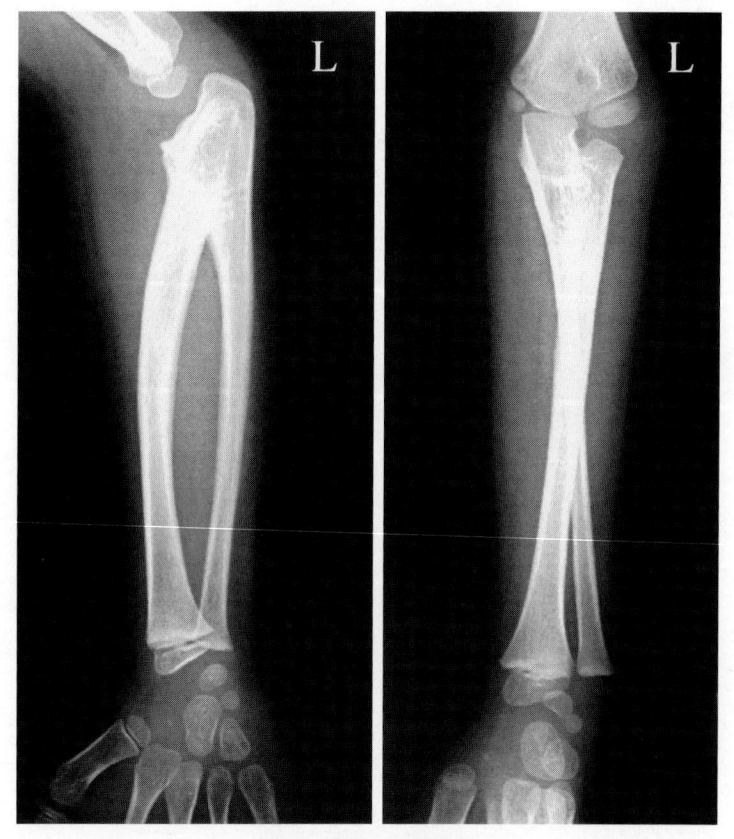

図23 単純X線写真
橈骨と尺骨の近位部は骨性に癒合し，橈骨頭は後方に脱臼している．

り見かけ上の回旋がある程度可能である．肘関節の屈伸が若干障害されることがある．手関節の屈伸は障害されない．

3）画像所見

単純X線写真は前腕全長2方向を撮影する．近位橈尺関節が癒合しており，橈骨頭が脱臼していることもある．橈骨は彎曲している．乳幼児で軟骨性に癒合している場合は骨性癒合が明らかでないこともある．CTおよび3D-CTは骨癒合部を立体的に把握するのに有用である．画像上，骨癒合の程度，橈骨頭脱臼の有無，橈骨尺骨の彎曲の状況，さらに手関節の形態もみる必要がある．

4）診　　断

臨床症状と画像所見により診断は容易である．病歴聴取ではいつから症状があるか（いつ親が気づいたか），外傷の既往の有無を確認する．母親の妊娠中の異常，薬物摂取の有無，分娩の状況を確認する．家族内発生はまれであるが一応家族歴も聴取する．また合併奇形についても検索する．小児科の併診も依頼する．

5）保存療法

無効である．中間位に近い肢位での固定であれば障害は比較的少ないので治療の対象にならない．

6）手術療法

ADL障害の程度によって手術適応を決定する．一般に30°以上の回内位強直に対して行う．小学校入学前後の時期に手術を行う．通常，良肢位に固定するための矯正回旋骨切り術を行う．橈骨遠位1/3の部位での回旋骨切り術が低侵襲で効果が確実である．また，血管柄つき遊離筋膜脂肪弁移植による授動術は技術的に難しく侵襲も大きいが，かなりの回内外運動を獲得でき両側性の場合に有用性が高い．

3．外　反　肘

1）病　　態

正常の肘関節はやや外反位を呈す．前腕軸と上腕軸のなす角を肘関節の外偏角（carrying angle）といい，成人では10～15°である（図24）．女性の外偏角は男性に比してやや大きい．正常の外偏角よりも大きい場合，外反肘という．先天性の場合もあるが，多くは後天性（外傷性）であり，上腕骨外顆骨折後の外顆偽関節により発生する（図25, 26）．

2）臨床症状

小児では整容上の問題のみである．成人では肘関節の不安定性，疼痛，可動域制限を伴うことがある．外傷後十数年以上経過して尺骨神経麻痺を発生することがあり，これを遅発性尺骨神経麻痺という．

3）画像所見

肘関節3方向（正面，側面，尺骨神経溝撮影）の単純X線写真により，関節面の傾斜，外顆偽関節，関節内遊離体，関節症変化，尺骨神経溝の状態をみる．外偏角のみならず回旋変形も確認する．3D-CTは変形を立体的に把握するのにきわめて有用である．

4）診　　断

臨床症状と画像所見により診断は容易である．外見上の変形を対側と比較しつつ確認する．この際，手掌を前方に向けた基本肢位で観察する．患者は自覚せずに見かけ上の変形を代償する肢位をとっている場合があるので気をつけて観察する必要がある．また，肘の伸展制限があるため外旋位で観察すると外偏角を過大に評価することになる．病歴聴取ではいつから症状があるか（いつ親が気づいたか），外傷の既往，治療歴を確認する．尺骨神経麻痺の有無は必ず確かめる．

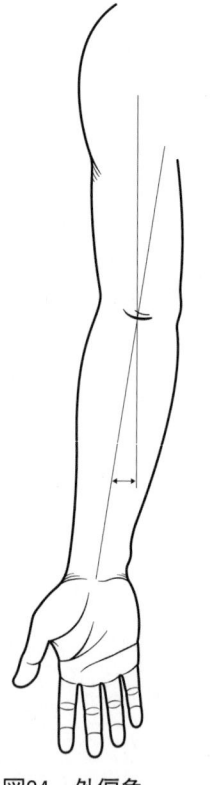

図24　外偏角（carrying angle）
正常値は成人で10〜15°である．

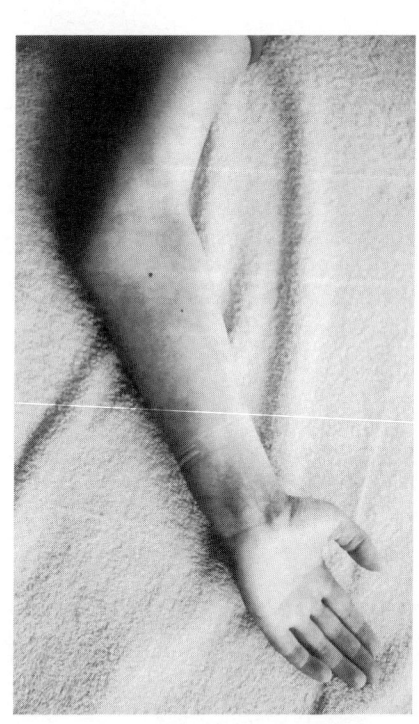

図25　外反肘
上腕骨外顆骨折後の外顆偽関節．45歳，女性，左肘．伸展制限のために外旋しており実際よりも外反が強く見えることに注意が必要である．

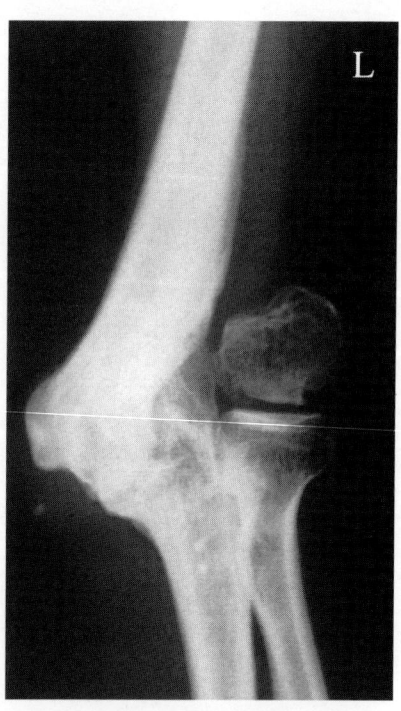

図26　単純X線写真
上腕骨外顆の偽関節を認める．

5）保存療法

軽度の外反肘であれば治療の対象にならない．保存療法は変形に対して無効である．

6）手術療法

遅発性尺骨神経麻痺に対して尺骨神経の除圧手術(Osborne 法，King 変法，前方移行術など)が必要である．手内筋萎縮が強い場合は腱移行術の適応がある．外顆偽関節に対して骨移植を行って骨癒合を得させるべきか否かについては，偽関節部を固定すると可動域が減少する危険性があるので，賛否両論がある．しかし，外顆偽関節後の変形性関節症は対処不能のため少なくとも成人前であれば骨接合を検討すべきである．

4．内 反 肘

1）病　　態

正常の肘関節は生理的に外反であるので，すべての内反肘は病的である．多くは後天性(外傷性)であり上腕骨顆上骨折後に発生する

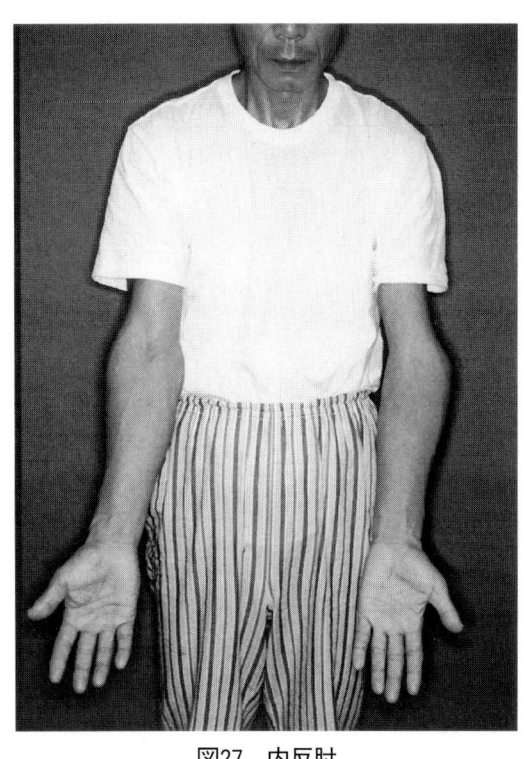

図27　内反肘
上腕骨顆上骨折後．55歳，男性，左肘．外側側副靱帯の弛みのために内反不安定性がある．

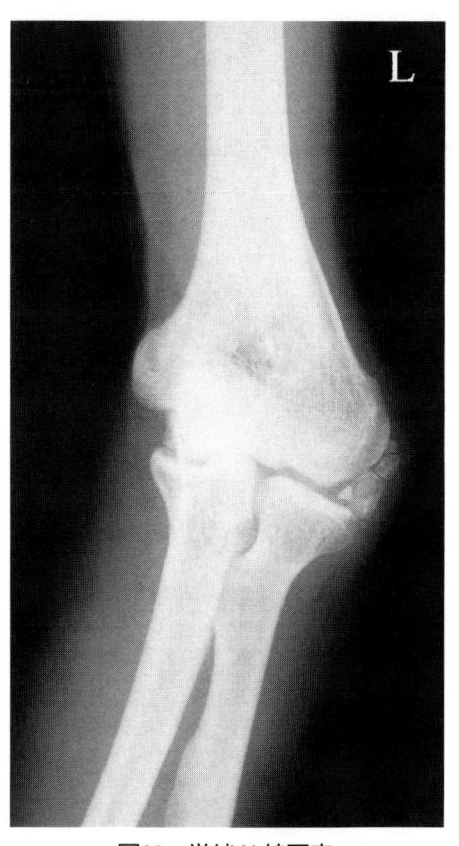

図28　単純X線写真
腕橈関節の骨片は剥離骨片が肥大したものと思われる．

(図27, 28).

2）臨床症状

整容上の問題である．肘の過伸展変形，内旋変形，屈曲制限を伴うことが多いが機能的問題は少ない．疼痛は伴わない．まれに遅発性尺骨神経麻痺を起こす．

3）画像所見

肘関節2方向(正面,側面)の単純X線写真により,関節面の傾斜,関節内遊離体,関節症変化の状況をみる．外偏角のみならず回旋変形も確認する．3D-CTは変形を立体的に把握するのにきわめて有用である．

4）診　　断

臨床症状と画像所見により診断は容易である．外見上の変形を対側と比較しつつ確認する．患者は自覚せずに見かけ上変形を代償する肢位をとっている場合があるので気をつける必要がある．尺骨神経麻痺の有無をみる．病歴聴取ではいつから症状があるか(いつ親が気づいたか)，外傷の既往，治療歴を確認する．

5）保存療法

軽度の内反肘であれば治療の対象にならない．保存療法は変形に対しては無効である．

6）手術療法

20°以上の内反肘の場合は整容上の観点から，またスポーツ愛好家では外側不安定性の観点から，上腕骨矯正骨切り術の適応がある．この際，内反変形のみならず回旋変形も矯正する必要がある．

文献

1) Cleary JE, Omer GE : Congenital proximal radio-ulnar synostosis. J. Bone & Joint Surg 67A : 539-545, 1985.
2) 伊藤恵康：先天異常．手の外科学，内西兼一郎編，pp235-265，南山堂，東京，1995．
3) 金谷文則，普天間朝上，新垣　晃ほか：血管柄付き遊離筋膜脂肪弁移植を用いた先天性橈尺骨癒合症の授動術．日手会誌 13：588-591，1996．
4) Kashiwa H, Ogino H, Tsuchida H, et al : Simple rotation osteotomy of the radius for congenital radioulnar synostosis. Congenital differences of the upper limb (Proceedings of the 15th International Symposium on Congenital Differences of the Upper Limb), pp270-273, 2000.
5) 三浦隆行：アトラス手の先天異常．金原出版，東京，1984．
6) 根本孝一：絞扼性神経障害．総合リハビリテーション 26：133-140，1998．
7) 津下健哉：手の外科の実際．改訂第6版，pp561-637，南江堂，東京，1985．
8) 津下健哉：肘関節へのアプローチ．後側方切開の利用，pp35-39，南江堂，東京，1991．

［根本　孝一］

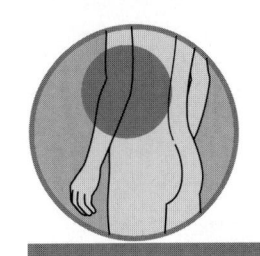

C-4
炎症および類似疾患

1. 上腕骨外上顆炎

1）病　　態

　　肘関節外側部痛を訴える炎症性疾患はしばしば後述するテニス肘（付-2）と呼ばれ，その多くは上腕骨外上顆炎であり保存療法が有効である．しかし鑑別すべき疾患には橈骨神経管症候群（radial tunnel syndrome）など重要な疾患があり，保存療法に抵抗を示す場合にはこうした疾患も念頭におくべきである．上腕骨外上顆炎は，肘関節外側部周囲の運動時痛・圧痛を症状とする一連の症候群としてとらえるべき疾患であり，くり返される微小外力を原因とする長橈側手根伸筋および短橈側手根伸筋の外上顆付着部の付着部障害（enthesopathy）といわれている．特に深層に付着している短橈側手根伸筋が原因であることが多い[1]．

2）臨床症状

　　臨床症状として，上腕骨外側上顆の前腕伸筋腱起始部の限局性圧痛が特徴的である．急性期では前腕伸筋全体に痛みが及ぶことがある．ときに同部位に腫脹，硬結を認めることがある．通常画像上は異常をみない．

3）診　　断

　　繰り返し動作の既応・局所の限局性の圧痛で診断される．抵抗下手関節伸展テスト（Thomsen's test），抵抗下中指伸展テストが補助診断法として有用である（図29）．

4）治　　療

　　治療の原則は保存療法であり，まず上肢の比較的安静，繰り返し動作の中止を指導する．加えて消炎鎮痛剤の経口投与，湿布や軟膏などの局所投与を行う．疼痛が著しい場合にはステロイド剤＋局麻剤の局所注射が有効である．頻回の使用は組織の脆弱性を招く危険性があるため控えたほうがよい．一度症状が鎮静化すれば，その後の再発を防ぐための前腕の筋・腱の柔軟性の向上と筋力強化をはかることも重要である．

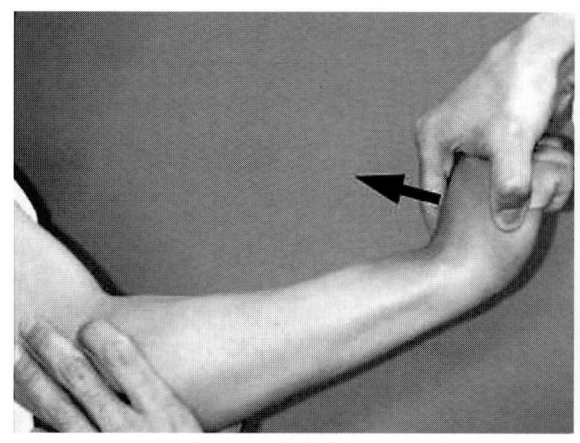

図29-A　抵抗下手関節伸展テスト(Thomsen's test) 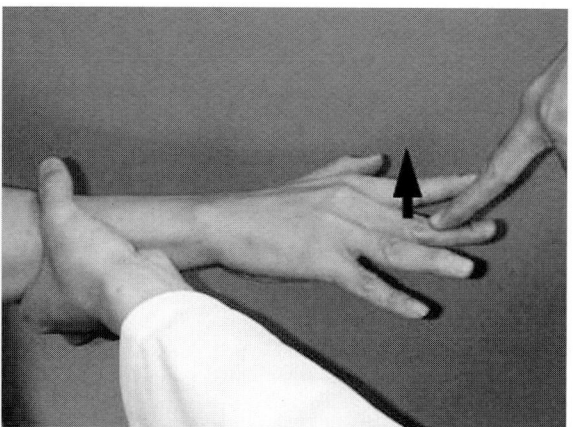　　　図29-B　抵抗下中指伸展テスト

2．上腕骨内上顆炎

1）病　　態

上腕骨内上顆炎はゴルフ肘，フォアハンドテニス肘と呼ばれ，肘の内側部に痛みを生じるスポーツ障害として重要な疾患であるが外上顆炎と比較して頻度は少ない[2]．その病態は，基本的に上腕骨外上顆炎と同じように，手指，手関節を頻回に使用することにより屈筋群起始部に慢性の機械的刺激が加わり，同部位の筋および腱の繊維に微小断裂，炎症，変性が起こり，ついで周囲に線維化や肉芽形成を生じる一連の変化である．この変化は円回内・橈側手根屈筋移行部に初発する．これが進んで尺骨神経周囲に炎症や変性変化が及ぶと肘部管症候群を引き起こして多彩な症状を呈する．肘部管症候群を合併する頻度は報告者により異なるが23〜60％と言われており，上腕骨内上顆炎の診断の際には肘部管症候群の存在の有無についても検討しなければならない．

2）臨床症状・診断

臨床症状としては，上腕骨内上顆に限局性の圧痛があり，時に前腕回内屈筋群にかけて圧痛，放散痛が存在する．誘発テストとしては抵抗下手関節屈曲テスト，抵抗下前腕回内テストの2種があり，特に後者のテストは敏感度が高い（図30）．基本的には圧痛所見とこれらの誘発テストが陽性であれば，上腕骨内上顆炎としてよい．

3）治　　療

治療は基本的に上腕骨外上顆炎と同じである．保存療法としてステロイド剤＋局麻剤の局注が有効である．

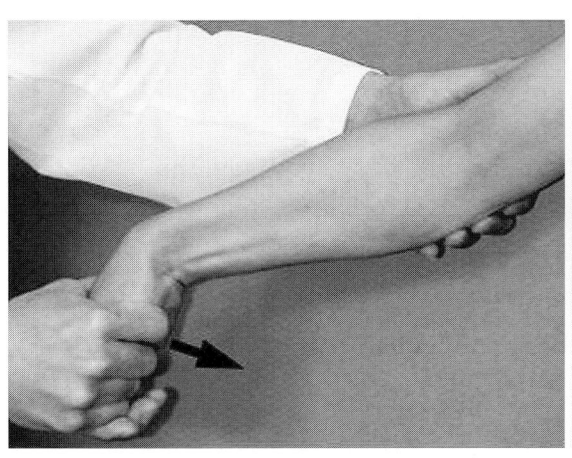

図30-A　抵抗下手関節屈曲テスト 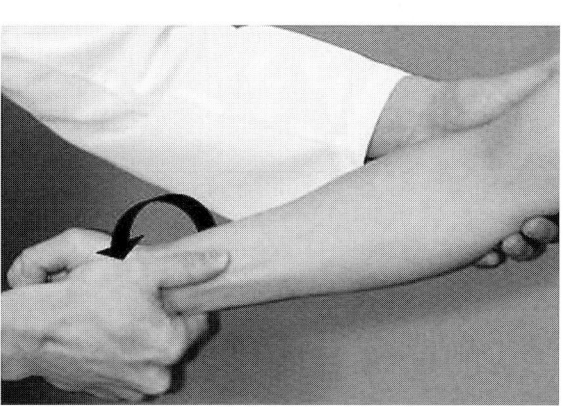　　　　　図30-B　抵抗下前腕回内テスト

付-2．テニス肘

　　テニス肘という言葉は1883年 Major の"lawn tennis elbow"の論文に初めて記載され[3]，以後上腕骨外上顆炎とほぼ同意語として使われている．実際はテニス以外のスポーツにもみられ，また部位についても内側部の疼痛を訴えることもあるためテニス肘という名称は適当でないという意見もあるが，この言葉は世に広く普及しているため，一般にテニス選手にみられる肘痛を総称してテニス肘と呼ぶことが多い．
　　テニス肘にはテニスの打法により，バックハンドテニス肘とフォアハンドテニス肘に分類されている．バックハンドテニス肘は上腕骨外上顆炎と呼ばれているものである．これはテニスをすることによる前腕伸筋群の過度の使用によって，筋および腱の微細断裂が生じ，加えて上腕骨外側上顆の伸筋付着部にも炎症を起こしてくるものである．これに対し，フォアハンドテニス肘は，前腕回内屈筋群の起始部である上腕骨内上顆に炎症が生じた結果，肘関節内側部に疼痛を訴えるもので，一般にレクリエーションレベルでは生じることは少なく，上級者やプロ選手に多い．これは上級者になるとフォアハンドストロークやサーブ時に強烈なトップスピンをかける選手が多いためとされ，頻度としては前者が後者の10倍多い[4]．

付-3．橈骨神経管症候群（radial tunnel syndrome）

　　橈骨神経管とは腕橈関節前面にはじまり，回外筋入口部（arcade of Frohse）から回外筋深・浅層間を通り，その遠位出口部までの橈骨神経走行路を指す[5][6]．橈骨神経管症候群はこの橈骨神経管内を走行する後骨間神経が圧迫されて発症する絞扼性神経障害である．ときに上腕骨外上顆炎と類似した症状を示す．圧迫要因にはガングリオンなどの腫瘍性病変も含まれるため，術前検査として MRI を行うことが望ましい．保存療法の予後は不良で手術療法が選択されることが多い．

3. 内側側副靱帯障害

1）病態

繰り返される外反ストレスにより肘関節内側側副靱帯障害が生じるが，このなかで野球肘と総称される障害が一般によく知られている．野球肘はその障害部位から内側型，外側型，後方型，混合型などに分類されているが，この内側側副靱帯障害（内側型）が大部分を占める．肘関節の安定性に重要な内側側副靱帯が機能不全による不安定性が離断性骨軟骨炎をはじめとする外側型や，肘頭先端部損傷をきたした後方型に進展すると考えられている．

2）臨床症状・診断

局所の圧痛，外反および過伸展強制時での内側部の疼痛などの症状のほか不安定性を合併することもある．補助診断法として徒手ストレスX線写真，関節造影，MRIなどの画像検査も有効である．徒手ストレスX線写真では両側を比較して内側関節裂隙の2mm以上の開大差を陽性所見とする．

3）治療

治療は，まず局所の比較的安静を中心とした保存的な治療を行う．スポーツ選手の場合は少し疼痛が軽快すると運動を再開するので，再発を繰り返しつつ悪化することが多い．手術適応は保存的治療に抵抗を示し，かつ競技レベルのスポーツの継続を強く希望する例にのみ限定すべきである．

付-4．筋膜圧迫症候群（fascial compression syndrome：Bennett病変）

Bennettは肘関節内側の屈筋腱付着部に繰り返しの機械的刺激による炎症性組織障害を起こし，著明な腫脹と疼痛を訴える特異な症例を報告し，fascial compression syndrome（筋膜圧迫症候群）と呼んだ．本症は屈筋群に過負荷を加えることにより筋肉内に浮腫が生じ，これが硬い筋膜に取り囲まれたコンパートメント内で圧迫症状を引き起こしたものである．

治療はまず，局所の安静と冷却療法を行う．しかし改善傾向の得られない場合には筋膜切開を要する．

4. 肘頭部皮下滑液包炎

肘関節における滑液包炎として最も多く，肘頭部皮下に卵形の流動性に富んだ緊満した腫瘤をみる．これは1回の強力な打撲もしくは摩擦などの慢性の反復刺激により肘頭の滑液包に反応性に滑液や血液が貯留したものである．肘頭部の腫脹を主訴とするが，疼痛を

訴えることは少ない．肘関節の可動域は通常制限されない．鑑別疾患として痛風，偽痛風，関節リウマチ，感染などがある．治療は穿刺排液したあと，冷却および局所を圧迫固定して抗炎症剤を投与する．ステロイド剤を注入することもある．感染性滑液包炎を疑う場合には穿刺，穿刺液の培養を行い，抗生物質を投与する．

　基本的には保存的治療を行うが，再発を繰り返すような難治例では滑液包の切除をすることもある．

文献

1) 柏木大治：テニス肘の研究．日整会誌 54(9)：986-987, 1983.
2) O'Dwyer KJ, et al：Medial epicondylitis of the elbow. Int Orthop 19(2)：69-71, 1995.
3) Major HP：Lawn tennis elbow. British Med J 2：557, 1883.
4) Kulund DN, et al：Tennis injuries：Prevention and treatment. Am J Sports Med 7(4)：249-253, 1979.
5) Roles NC, et al：Radial tunnel syndrome, resistant tennis elbow as a nerve entrapment. J Bone Joint Surg (Br) 54(3)：499-508, 1972.
6) Lister GD, et al：The radial tunnel syndrome. J Hand Surg (Am) 4(1)：52-59, 1979.

[加藤　直樹]

C-5 外傷

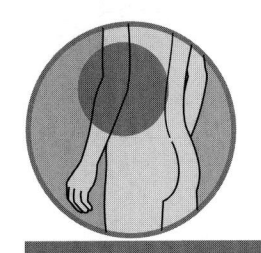

1. 小児肘内障

1）病態

肘関節伸展位で小児の手や前腕を持って急に強く引いたときに橈骨頭が遠位に引っ張られ橈骨頸部をはちまきのように囲んでいる輪状靱帯が橈骨頭から外れかかった状態である．2〜4歳くらいの小児に起こるため小児肘内障または単に肘内障という．回内位で生じることが多いとされる．学童期以上では輪状靱帯の弛みが減り抜けがたくなるので肘内障は起きがたくなる．

2）症状

患児は疼痛のため泣くだけで，上肢をほとんど動かさず下垂させているので疼痛の局在を本人の訴えから知るのは困難である．関節の腫脹，変形はみられず外見上明らかな外傷はない．橈骨頭部に圧痛があり，肘関節は伸展位のまま動かさない．

3）画像所見

単純X線写真では異常はみられない．

4）診断

問診が重要である．つき添いの大人から患肢の手を持って引っ張ったり，上方へ引き上げたりしたあとに急に患肢を動かさなくなったことが聞き出されればまず肘内障を考える．以前に同様なことがあり整形外科を受診したとか，突然肘関節部に疼痛を訴え動かさなくなったが，遊んでいるうちにいつのまにか治ったことがあるかということも確認する．肘関節を屈伸しようとすると痛がるが，手関節や肩関節を動かしても痛がることがある．

5）鑑別診断

患児の訴えがあてにならないので患側上肢全体にわたる外傷が鑑別診断にあげられる．外見上の外傷があり，肩，肘，手関節に腫脹，変形があれば骨折を考える必要がある．実際には肘関節周辺の上腕骨顆上骨折，上腕骨外側骨折，肘頭骨折，手関節周辺の橈骨遠位端骨折などである．

6) 治　　療

　　　　肘関節に腫脹，変形があればまず単純 X 線写真を撮影して骨傷の有無を確認し，骨折があればその治療を行う．患児を向かい合うように座らせたとえば受傷が右肘なら，術者の左手で肘を外側から掌を上にして持ち，母指で前面から橈骨頭を軽くほかの指との間に挟む．右手で前腕遠位を持ち回外にして肘を屈曲させる．左手に整復感をクリックとともに感じる(図31)．麻酔は通常必要ない．1 回で無効なときは整復操作をくり返し，深屈曲位で回内外を行うと整復される．受診を待っている間や服の着替えなどをしている間に自然に整復されることも少なくない．肘内障をくり返す場合は，親に学童期になれば通常肘内障は起きなくなることを話し安心させ，手を強く引くことをしないように話す．

　　　　整復の確認は万歳をさせたり，玩具や菓子など子どもが欲しがる物を肩の上前方に示し，患児が患側の手を使うかを見る．肩を挙上し肘を屈曲するようになれば整復されている．整復直後から元どおりに上肢を使用するようになる．

7) 専門医に紹介するタイミング

　　　　ほかの骨傷の心配がないときは徒手整復を行えば治癒するが，整復操作を行っても患側上肢を使わない場合は専門医に紹介する．

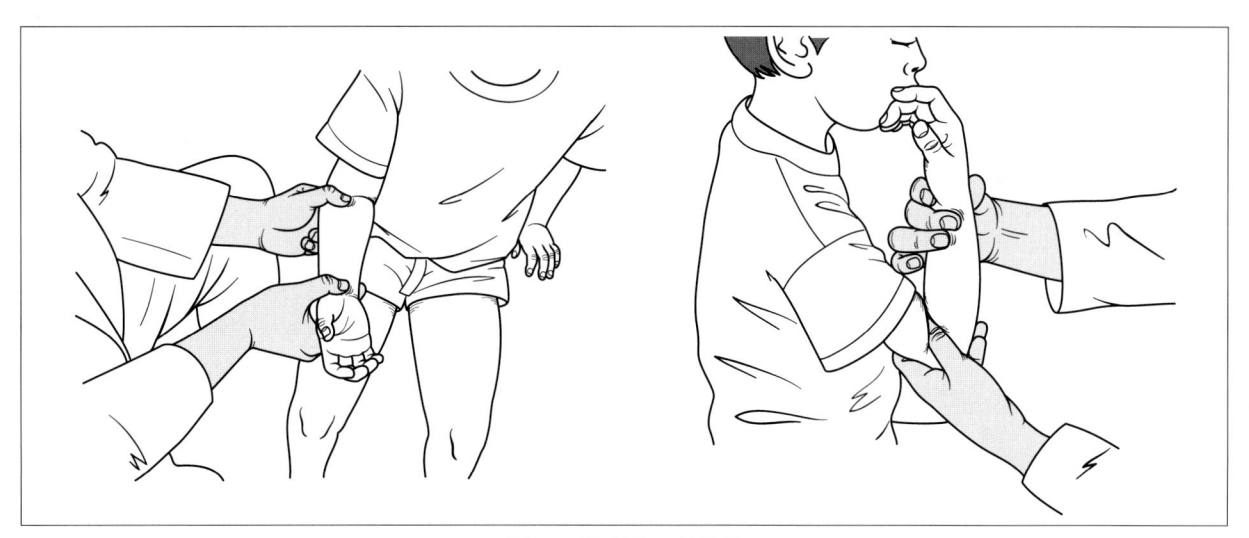

図31　肘内障の整復法
前腕回外位で肘関節を屈曲させ，橈骨頭に添えた母指でクリックを確認する．

付-5. 輪状靱帯脱臼

肘内障は輪状靱帯が橈骨頭から外れかかった状態であり，輪状靱帯は損傷しないことが多い．5歳以上になっても肘内障をくり返す場合は輪状靱帯の損傷が疑われる．肘内障が乳幼児期に多く年長児以降まれとなるのは輪状靱帯に対して橈骨頭が相対的に大きくなるためといわれていたが，解剖学的研究で橈骨頭が単純X線写真上写らない軟骨の時期でも橈骨頭はすでに輪状靱帯より大きく，輪状靱帯が脱臼するのは靱帯が乳幼児のときに緩いためと橈骨頭から頸部にかけてのくびれの形状が鈍な部分と少し鋭な部分があるためとされる．回旋肢位は回外位で緩いとするものや回内位で脱臼しやすいという意見があり一致をみない．成人の外傷性橈骨頭脱臼は輪状靱帯が損傷し橈骨頭から外れ，整復不能のときは輪状靱帯の修復を要する．

2. 肘関節部骨端線損傷（骨端離解）

1）病　　態

小児期の肘関節は軟骨成分が多く，単純X線写真でも骨折の診断が難しいことが少なくない．一般に骨端線損傷は骨成長終了前の十代に多いが，上腕骨遠位骨端線損傷は2〜8歳くらいに多く好発年齢が異なる．上腕骨遠位の骨端線損傷は外側または内側の骨片を含むSaltar-Harris II型を示すことが多く，上腕骨外顆骨折などとの鑑別が必要となる．

2）診　　断

単純X線写真で行う．Fat pad signがあれば関節内骨折が疑われる．骨端核の出現時期と位置関係が診断に有用である．橈骨頭と上腕骨外側顆骨端核が対向していないときは上腕骨遠位骨端線損傷が考えられ，橈骨頭と上腕骨外顆骨端核が対向し，外顆骨端核と上腕骨遠位が対向しないときは外顆骨折が考えられる．正確な骨端線損傷の診断は単純X線写真のみでは困難で関節造影検査を要することも多い．

3）治　　療

骨端線損傷で転位がない場合は3週間の固定後に後療法を始めればよいが，多くの場合は手術的治療となるため，骨端線損傷が疑われる場合は専門医に紹介したほうがよい．まれに肘頭の骨端線損傷が肘伸展を多用する運動などで起こるが，肘頭骨折同様に治療する．

3. 肘関節脱臼

1）病　　態

　　一般にいう橈・尺骨がともに上腕骨に対して脱臼する肘関節脱臼は肩関節脱臼に次いで多い．橈・尺骨の上腕骨に対する脱臼方向は後方，後側方脱臼が多い．肘関節を過伸展して手をついて転倒した際に受傷することが多い．

2）診　　断

　　単純X線写真で行う．内外側側副靱帯剝離骨折や上腕骨内上顆，橈骨頸部，鉤状突起骨折などを伴うことがあるので注意する．

3）治　　療

　　伝達または局所麻酔下に徒手整復する．小児で3週間，高齢者では1週程度外固定したあとに可動域訓練を行う．
　　小児の肘関節脱臼で固定期間が短い場合などに別項(168頁)の後外側回旋不安定症(PLRI)へ移行することがあるので，経過観察を慎重に行う．

4）専門医に紹介するタイミング

　　整復後に内反または外反ストレスで強い不安定性を示すときには屈筋群や靱帯の手術的修復を要する．また，固定中に再脱臼するものも紹介したほうがよいと思われる．関節内に骨片などが陥入するものは絶対的手術適応である(図32)．

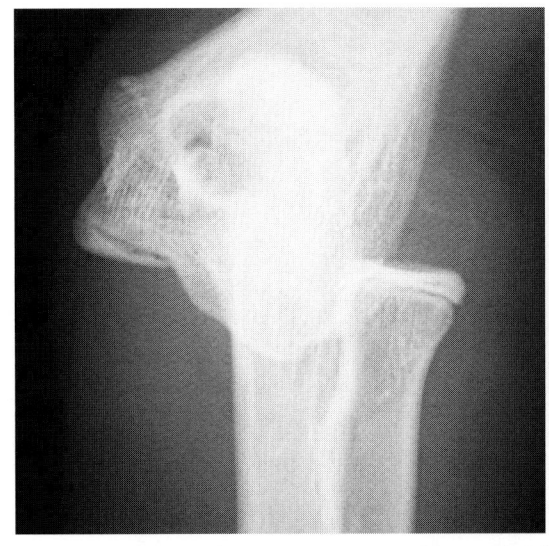

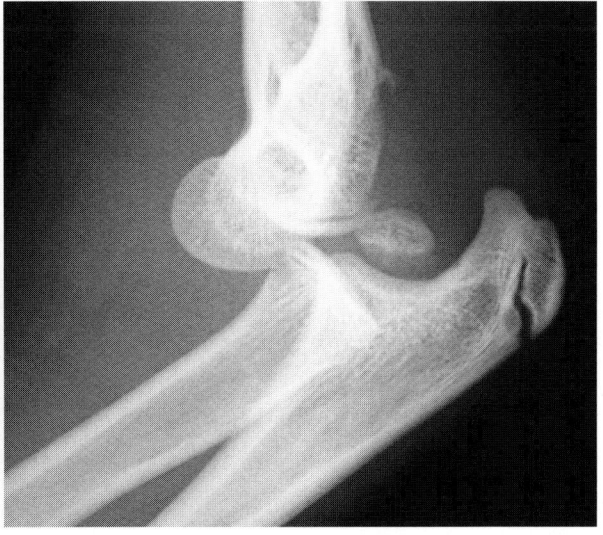

図32　肘関節脱臼　12歳，女児
内上顆骨片が関節内に陥入した場合は手術が必要である．

4. 上腕骨顆上骨折

1）病　　態

　　上腕骨顆上骨折は小児では2～12歳に好発し，小児の肘関節周辺骨折の約60％を占める代表的な骨折で，ほかの骨折や神経血管障害の合併が多い．成人では高齢者に多く，小児と成人で治療法が大きく異なる．上腕骨遠位は解剖学的特徴として前後が薄く，とくに内側が薄く粉砕しやすい．肘関節伸展位で転倒し，肘関節が肘頭を支点とし過伸展を強制され受傷する．前腕骨側が後方へ転位する伸展型が大部分を占める．肘関節屈曲位で肘を直接受傷し，前腕骨側が前方へ転位する屈曲型があるが，まれである．高齢者では顆上部より遠位での通顆骨折となる．まず小児の骨折について述べる．

2）症　　状

　　肘関節の近位に疼痛，腫脹，変形がみられる．著しい腫脹や，骨折端で神経が圧迫，損傷を受けることもある．とくに循環障害はVolkmann拘縮を合併することがある．必ず手指の運動障害，知覚障害の有無を確認する．

3）診　　断

　　肘関節伸展位で手をついて，肘関節近位に強い疼痛と腫脹を訴えたらまず上腕骨顆上骨折を考える．単純X線写真は必ず正側2方向を撮影し，顆上骨折の診断を行うだけでなく，ほかの肘関節部の骨折との鑑別が重要である．手指の屈曲伸展や知覚鈍麻の有無，動脈の拍動の減弱があれば，神経損傷や循環障害を疑う．

4）鑑別診断

　　肘関節周囲の骨折すべてとの鑑別を要す．上腕骨外顆骨折，上腕骨遠位骨端線損傷，橈骨頭骨折などがあり，顆上骨折とは単純X線写真で鑑別される．

5）治　　療

　　転位が小さい場合は肘関節屈曲位，前腕回内外中間位で外固定する．大きな転位がある場合に対する保存的治療には徒手整復と牽引療法がある．徒手整復法は全身麻酔を要し，腫脹が増大し，循環障害が出現したときに手術的治療を緊急に行う必要があるので，専門医がいる施設以外では慎重に実施すべきである．牽引療法は絆創膏を用いた垂直牽引が循環障害の危険が少なく多く用いられている．前腕軽度回内位で牽引したところに上腕近位部まで絆創膏を貼り，腫脹による循環障害を防ぐために全周とならないように横向きの絆創膏で補強する．絆創膏同士が長軸方向に少し重なるように貼り固

定力を上げる．牽引により肩から体幹が浮き上がってしまうのをタオルなどで腋を押さえる．腫脹，絆創膏，強い牽引のため水疱形成などの皮膚障害が起こることがあるので慎重な観察が必要である．包帯で牽引する方法もあるが，包帯を用いた牽引がずれたとき，より狭い範囲で牽引を行うことにより，骨折部より遠位の健常部で循環障害を起こす危険がある．垂直牽引法は腫脹が強いときに一番危険が少ない方法であるが，循環障害が起きた場合には緊急処置を要することに変わりはない．

6）合併症

一番危険で絶対に避けなければならないのは循環障害によるコンパートメント症候群から起こるVolkmann拘縮である．神経障害は近位骨片の前方先端が筋肉を破り神経を圧迫したり損傷した際に起こる．正中神経と橈骨神経に多い．神経麻痺がみられれば神経剥離術を要する．

7）専門医に紹介するタイミング

腫脹が継続し，前腕から手指に及ぶ著しい疼痛，手指の運動・知覚障害を認めたらVolkmann拘縮が疑われるので，早急に専門医に依頼する．広汎な筋膜切開による緊急除圧手術が必要になることがある．Volkmann拘縮は不可逆的な障害がわずか数時間で完成してしまうことを強調しておく（図33-1～4）．

成人の通顆骨折は単純X線写真で診断は難しくないが，転位の小さなものでも偽関節になりやすく手術を要するので専門医に紹介する．手術が行えない場合は長期間の外固定を要し，肘関節可動域制限などの機能障害を遺残する．偽関節になり，遠位骨片の欠損が起こると手術的治療も困難になる．

付-6．Volkmann拘縮

Volkmann拘縮は小児の肘関節周辺の骨折後に続発する非可逆性の前腕屈筋群の筋拘縮であり，とくに上腕骨顆上骨折後に多い．急性期の症状は疼痛（pain），蒼白（pallor），腫脹（puffiness），運動麻痺（paralysis），異常知覚（paresthesia），脈拍触知不能（pulselessness）の6Pが有名である．肘周辺の外傷後に激しい疼痛を訴え，鎮痛剤が無効なときはまずVolkmann拘縮を疑う．遠位で脈拍の触知が可能でも本症を否定することはできない．小児の場合，訴えが的確でないため，より慎重な観察が必要である．本症が疑われたときは外固定が圧迫していればまずギプス，副子，包帯などを除去する．包帯だけでも圧迫の原因となりうる．診断には点滴セットと注射器と血圧計または市販のキットを用いた筋膜内圧の測定があるが，圧迫除去で症状が軽快しないときは至急専門医に紹介する．緊急の筋膜切開を要しVolkmann拘縮が一度起こると完全な機能回復は望めない．前腕以遠での強い圧迫による部分型や手内在筋の同様な筋拘縮が知られている．

158　C．肘関節

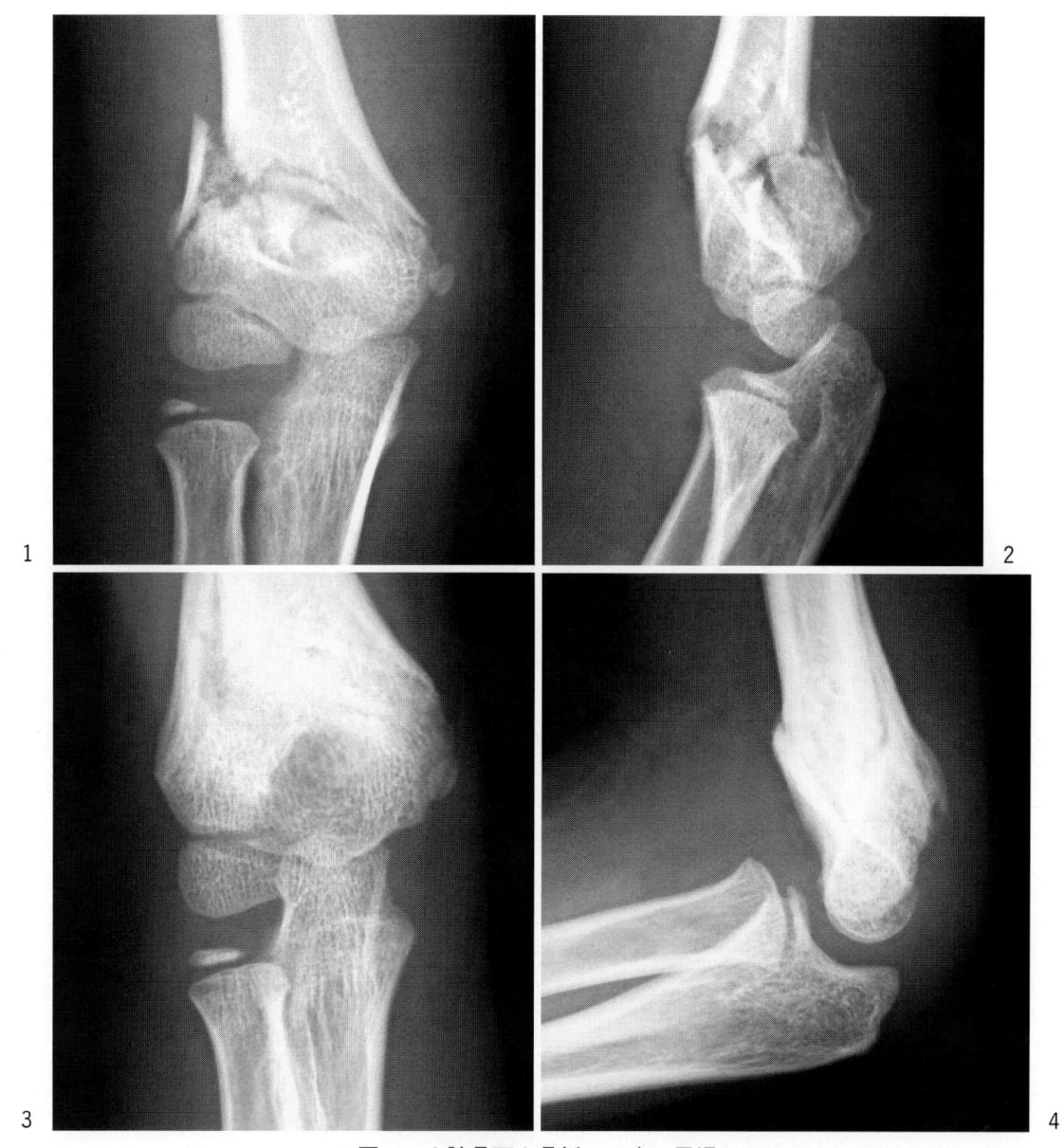

図33　上腕骨顆上骨折　7歳，男児
1，2：初診時単純X線写真．垂直牽引による保存的治療を行った．
3，4：2ヵ月後骨癒合は完成した．

5．上腕骨外顆骨折

1）病　　　態

　　　　上腕骨外顆骨折は小児の骨折のなかで手術を要することが多く，顆上骨折に次いで頻度が高い．転落・転倒し肘関節に内反が加わった際の牽引力または外反時に橈骨頭の強い急激な圧迫を受けて起こる．

2）臨床症状

　　　　肘関節外側に限局性の疼痛，腫脹がみられる．

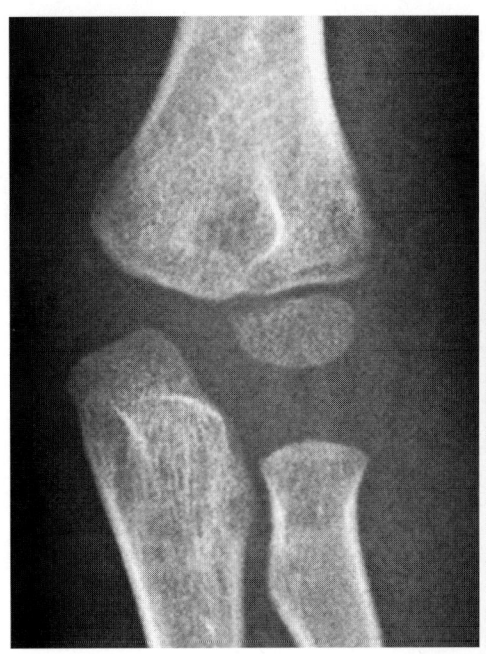

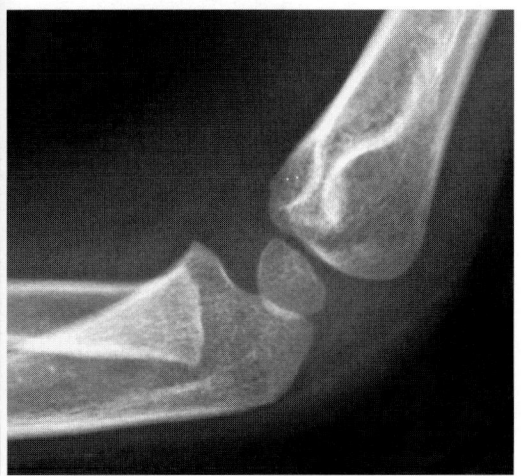

図34　上腕骨外顆骨折　5歳，女児
保存的に治療し4週で骨癒合した．

3）診断・鑑別診断

外傷の既応と単純X線写真で診断される．外側の骨幹端に骨折線があり，転位がほとんどないこともあり，慎重な単純X線写真の読影が必要である．

外側に骨折を伴う上腕骨遠位骨端線損傷との鑑別が必要となる．

4）治　　療

転位がないものは外固定3〜4週ののち可動域訓練を行う．固定肢位は回内・外中間位で肘関節屈曲90度という意見と回内位深屈曲位という意見がある．骨癒合が完成するまで経過をみる．疼痛が軽度だからと放置すると壮年以降に尺骨神経麻痺や外反肘などで偽関節に気づくこともある（図34, 35）．

5）専門医に紹介するタイミング

転位のあるものや最初転位がなくても経過観察中に転位が増大したら紹介する．患児の保護者に最初転位がなくても転位の増大により手術になる可能性が高いことを初診時に説明しておくことが大切である．

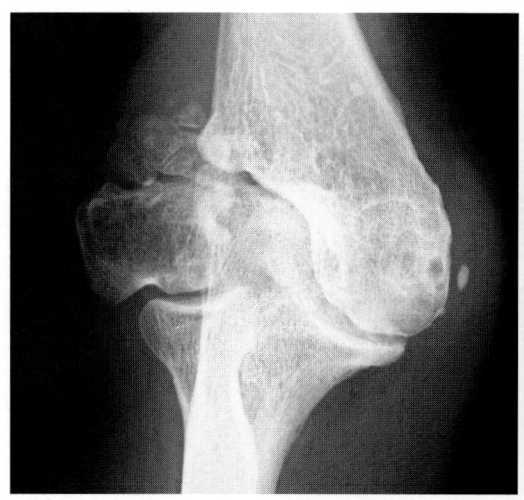

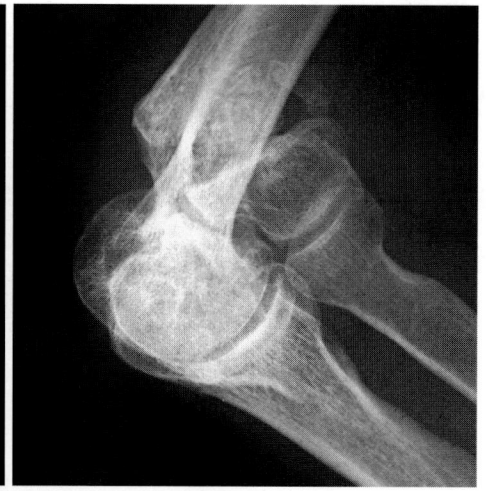

図35 上腕骨外顆骨折後偽関節 45歳，男性
小児期の骨折を放置した．遅発性尺骨神経麻痺で神経剝離術を行った．

6. 上腕骨内上顆骨折

1）病　　　態

　　上腕骨内上顆骨折は，内側上顆に起始する肘関節屈曲・回内筋群が内上顆とともに転位するため，手術的に治療されることが多い．内上顆には肘内側側副靱帯も付着しており，その修復も肘の安定性に重要である．上腕骨内上顆の骨端核の出現する4～5歳から骨端核の癒合する15歳くらいまでに生ずることが多い．骨端核の出現前に本骨折が発生し，あとから骨端核が出現するものもある．転位のあまりないものは保存的に治療されるが，転位の大きなものや内上顆が関節内に陥入したものは手術が必要になる．

2）臨床症状

　　肘関節内側の上腕骨下端部に腫脹，疼痛，限局性圧痛がある．

3）診　　　断

　　単純X線写真で診断される．

4）治　　　療

　　転位のあまりないものは保存的に治療されるが，転位の大きなものや内上顆骨片が関節内に陥入したものは手術が必要になる．

5）専門医に紹介するタイミング

　　転位があるものは手術適応なので専門医の診察を勧めたほうがよい．骨片が肘関節内に陥入したものは手術の絶対適応である（図36）．

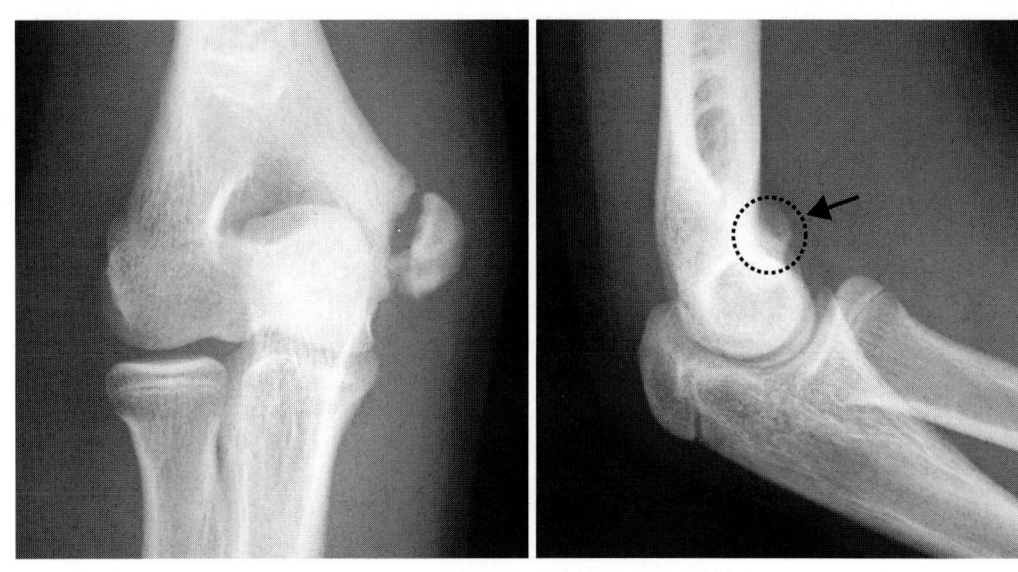

図36　上腕骨内上顆骨折　14歳，男児
正面では転位は小さく見えるが，側面で内上顆骨片（矢印）は前方へ1cm転位している．手術的治療を行った．

7. 肘頭骨折

1）病　　態

肘頭骨折は転倒などで直接肘頭部を打撲する直達外力や肘伸展，ときに上腕三頭筋が強く牽引する介達力により起こる．肘関節は拘縮を起こしやすいので早期に可動域訓練を行うために手術となることが多い．

2）臨床症状

肘関節痛，肘関節後方（肘頭付近）を中心とした腫脹，限局性圧痛．

3）診　　断

局所の圧痛，腫脹，変形などの臨床症状と単純X線写真で診断できる．関節内骨折であり関節面の粉砕，欠損の評価には断層撮影やCTが有用である．

4）治　　療

転位のあるものは手術適応となることが多い．転位がないものは保存的に4週の外固定を行い仮骨の形成を単純X線写真で確認後，可動域訓練を開始する．高齢で手術が不可能な場合，腫脹が軽快したあと可動域訓練を始め，線維性癒合のみの偽関節となることをよしとすることになる．多くの手術で行われる鋼線締結法（tension band wiring）は，肘関節屈曲時に骨折部に圧迫力がかかり早期に骨癒合が期待できる良い方法である．

5）専門医に紹介するタイミング

骨折部の骨膜が破綻し離解がある場合には手術目的で専門医の受診を勧める．肘関節の可動域を保つため早期可動域訓練を希望する場合は転位が小さくても手術により強固な内固定を行うこともある（図37）．

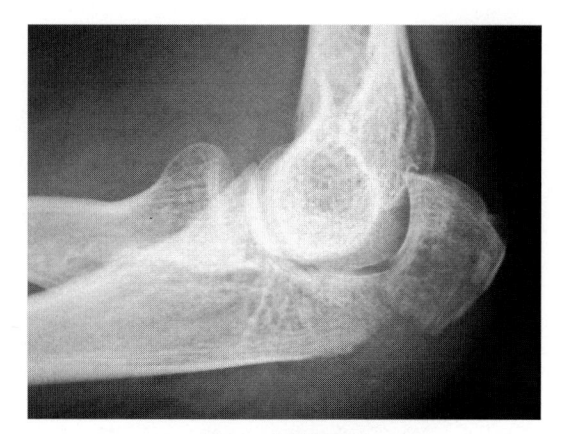

図37　肘頭骨折
転位があり手術適応である．

8. 橈骨頭脱臼

1）病　　態

橈骨頭は上腕骨小頭に肘関節の屈曲角度，前腕の回内・外にかかわらず対向している．橈骨頭が上腕骨小頭に対して対向しないものを橈骨頭脱臼といい，先天性と後天性（外傷性）がある．

2）臨床症状

屈曲制限，回外制限などの可動域制限や外傷時の疼痛，橈骨頭に一致した限局性の圧痛などがある．後骨間神経麻痺を伴い，手指の伸展制限を呈すことがある．

3）診　　断

単純X線写真で上腕骨小頭との対向をみる．尺骨近位の骨折の合併（Monttegia骨折）に注意する．

4）治　　療

先天性橈骨頭脱臼は手術的，外傷性は徒手整復可能で整復位が保持できれば保存的に治療される．

9. 橈骨頭骨折

1）病　　態

橈骨頭骨折は肘外反や転倒などで起こる．肘関節の脱臼骨折に合併することもある．

2）症　　状

肘関節外側の疼痛，腫脹および限局性の圧痛である．

3）診　　断

単純X線写真で橈骨頭に骨折線を認める．転位の有，無，粉砕骨折に分けられる．

4）治　　療

転位のほとんどないものは保存的に治療される．2，3週の外固定後可動域運動を行う．転位がある場合や粉砕骨折の場合は手術的に治療されるので専門医に紹介する．

粉砕の場合にはできるだけ橈骨頭を温存する治療が選ばれ，橈骨頭切除はできるだけ避けるようになった．

付-7．Monttegia骨折

Monttegia骨折は橈骨の骨折がない尺骨の近位3分の1での骨折で転位があるときに生じる近位の橈尺骨間離解である．近年尺骨近位の骨折に橈骨頭脱臼を伴うものも含める傾向がある．

1）症　　状
他の肘関節部の骨折と同様に肘関節痛，腫脹である．

2）診　　断
X線で尺骨近位の骨折に腕橈関節の脱臼がみられる．橈骨頭の脱臼方向によるBadoの分類が用いられる．2方向の撮影が必要である．尺骨が前方凸変形を示す急性塑性変形に伴う橈骨頭脱臼もある．尺骨近位の骨折がある場合，必ず橈骨頭の上腕骨への対向を確認する．

3）治　　療
尺骨の徒手整復で橈骨頭も整復される場合は保存的治療が可能であるが橈骨頭の再脱臼に注意する．橈骨頭の脱臼が整復できない場合やより解剖学的整復を行う場合は手術となる．

4）専門医に紹介するタイミング
尺骨骨折のみならず橈骨頭も整復できない場合は専門医に紹介する．陳旧性のMonttegia骨折は非常に治療に難渋する．

文献

1) 堀内行雄：救急外来で見られる事故関連疾患　肘内障．小児科臨床 53：2301-2305，2000．
2) 河本浩栄ほか：開業医院での小児骨端線損傷の疫学調査．日本小児整形外科学会雑誌 9：259-263，2000．
3) 三枝憲成ほか：上腕骨顆上骨折に対する垂直牽引療法　各種転位の自然経過について．整形外科 40：161-170，1989．
4) 鈴木克侍ほか：小児上腕骨外顆骨折 Wadsworth 1型の治療．骨折 25：719-721，2003．
5) 伊藤惠康：上腕骨遠位部・肘関節部骨折．冨士川恭輔ほか編，pp241-359，南山堂，東京，2000．
6) Chambers HG, et al：Subluxation of the radial head, in Fractures in Children, Rockwood CA et al(ed), pp878-887, Lippincott, Philadelphia, 1996.

［有野浩司］

10. 靱帯損傷

1）内側側副靱帯損傷

（1）病　態
　　　　　内側側副靱帯は内側上顆に起始し尺骨内側に停止し扇状を呈す．内側側副靱帯は前斜走線維，後斜走線維，横走線維に分かれるが，臨床的に重要なのは前斜走線維である．前斜走線維が断裂すると外反動揺性を生じる．損傷の形態には実質部の断裂と起始部の剝離がある．内側側副靱帯のみならず屈筋群起始部の断裂を伴うことがある．

（2）受傷機転
　　　　　転倒して手をつき肘関節の外反を強制することによる．ときに肘頭骨折や橈骨頭骨折を伴う．なお，スポーツ障害として，反復する投球動作により内側側副靱帯損傷が起こることがある．

（3）臨床症状
　　　　　肘関節の外反動揺性を生じる(図38)．屈筋群の断裂を伴うと外反動揺性が著明となる．急性外傷では内側側副靱帯損傷の部分の圧痛，腫脹，皮下出血がある．

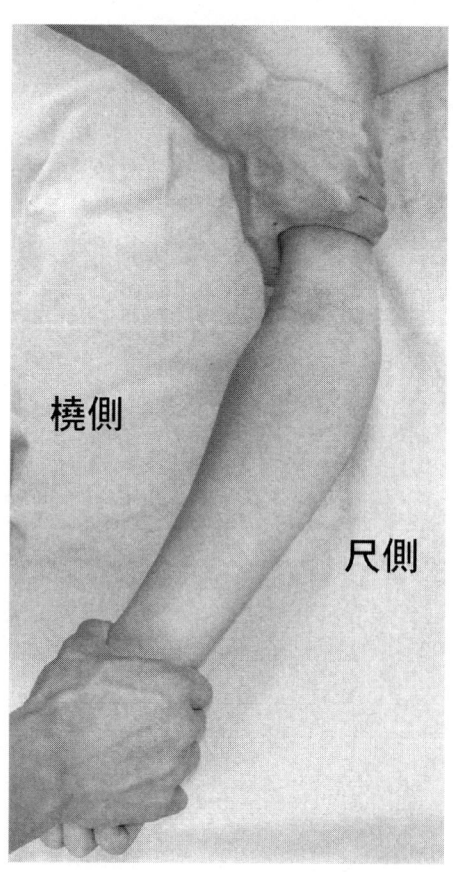

図38　内側側副靱帯損傷
　16歳，男，右肘．柔道中に受傷．肘関節の著しい外反動揺性を認める．

(4) 画像所見

単純X線写真で，内側上顆や尺骨鉤状突起に剥離骨折を認めることがある．外反ストレス負荷正面像で肘関節内側の開大を認める(図39)．関節造影で造影剤の漏出をみる(図40)．MRIではT1強調像の冠状断で断裂部が描出される．T2強調像の冠状断では，剥離部に関節液が浸入すると高信号域として描出される(図41)．

(5) 診　　断

臨床症状による．肘関節は完全伸展位では骨性にロックされて安定し側方動揺性を検出しにくいので，徒手検査は肘関節軽度屈曲位で行う必要がある．画像所見を参考にする．

(6) 保存療法

急性外傷では著しい外反動揺性がない限り，労働者，スポーツ愛好家でなければ保存的治療を行う．肘関節90°屈曲位で3週間外固定を行う．その後，支柱つきブレースを装用させ可動域訓練を行う．可動域訓練は自動運動を原則にし，改善が遅い場合はdynamic splintを用いる．絶対に暴力矯正をしてはならない．

(7) 手術療法

急性外傷で著しい外反動揺性がある場合は手術適応である．スポーツ障害で投球側であれば外反ストレス負荷正面像で健側に比して関節裂隙に2mm以上の差がある場合は手術適応とされる．起始部断裂の場合はsuture anchorを用いて原位置に縫着する．実質部断裂の場合は長掌筋腱を用いて再建する．屈筋起始部の断裂があれば修復する．

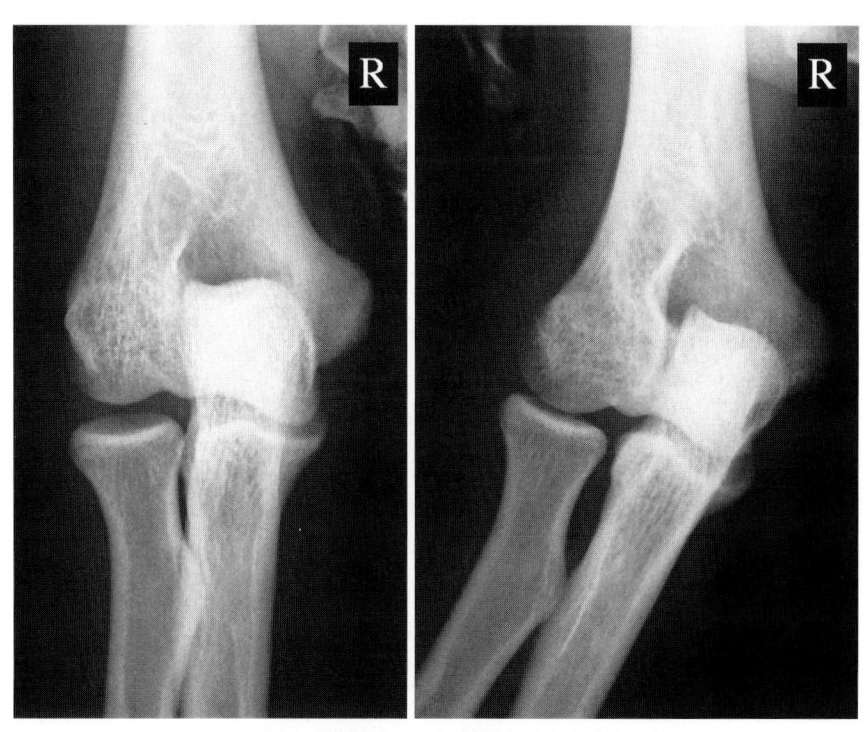

図39　外反ストレス負荷X線正面像
肘関節内側の開大を認める．

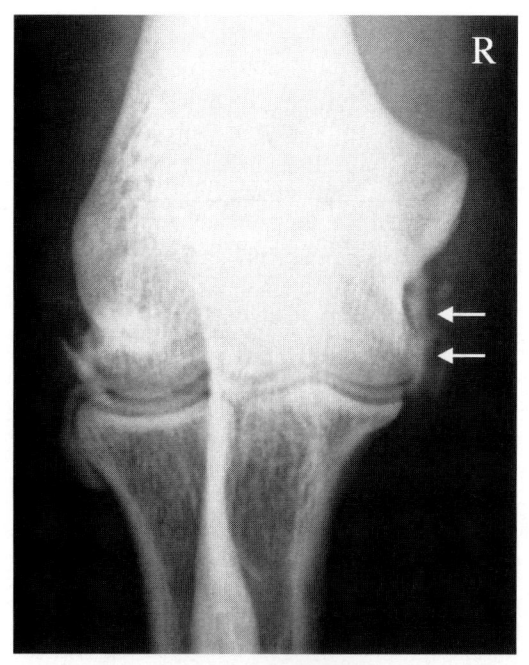

図40 関節造影
断裂部で造影剤の漏出を認める．

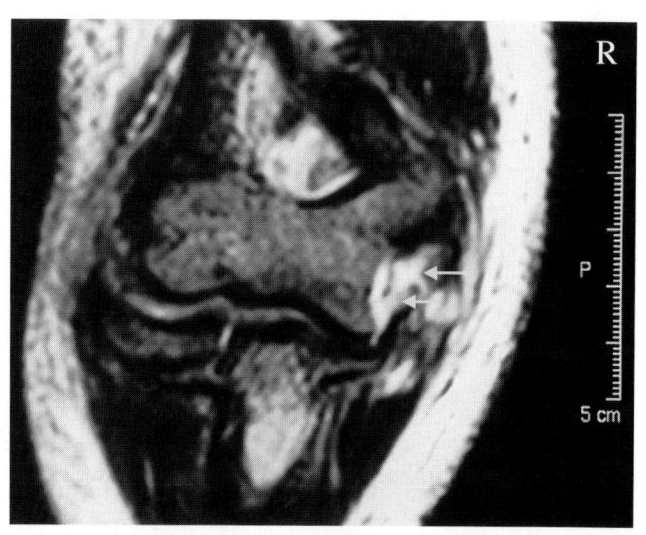

図41 MRI，T2強調像の冠状断
断裂部は関節液が浸入し高信号域として描出されている．

2）外側側副靱帯（複合体）損傷

（1）病　　態

外側側副靱帯は radial collateral ligament, lateral ulnar collateral ligament(LUCL), annular ligament, accessory collateral ligament で構成され，とくに LUCL が重要とされてきた．しかし，最近の研究によれば，外側側副靱帯は Y 構造をなし複合体として肘関節外側の支持機構として働く．さらに肘関節包も安定性に寄与している．起始部で靱帯と骨膜が連続性を保ちながら複合体全体として剥離することが多い．なお，実験的には LUCL のみが損傷されるといわゆる後外側回旋不安定症(posterolateral rotatory instability; PLRI)を生じるとされる．

（2）受傷機転

肘関節脱臼に伴って損傷することが多い．脱臼は転倒して手をついて肘関節の過伸展を強制，または手部が固定されたまま躯幹の回旋により前腕が過回外されて起こる．

（3）臨床症状

肘関節の内反動揺性を生じる(図42)．外側側副靱帯損傷の部分の圧痛，腫脹，皮下出血がある．

（4）画像所見

単純 X 線写真では，上腕骨外上顆付近に剥離骨折をみることがある．橈骨頭骨折を伴うこともある．肘関節軽度屈曲位の内反ストレ

ス負荷正面像で肘関節内側の開大を認める．関節造影で造影剤の漏出をみる(図43)．MRIではT1強調像の冠状断で断裂部が描出される．T2強調像の冠状断では，剥離部に関節液が浸入すると高信号域として描出される(図44)．

(5) 診　　断

臨床症状による．肘関節は完全伸展位では骨性にロックされて安定し側方動揺性を検出しにくいので，徒手検査は肘関節軽度屈曲位で行う必要がある．画像所見を参考にする．

(6) 保存療法

急性外傷では整復後に著しい不安定性がない限り保存的に治療する．肘関節90°屈曲位で3週間外固定を行う．その後支柱つきブレースを装用させ可動域訓練を行う．可動域訓練は自動運動を原則にし，改善が遅い場合はdynamic splintを用いる．絶対に暴力矯正をしてはならない．

(7) 手術療法

急性外傷で整復後に著しい不安定性がある場合は手術適応がある．実質部断裂の場合は採取した長掌筋腱を用いて再建する．靱帯の連続性を保ちながら起始部で剥離している場合は suture anchor

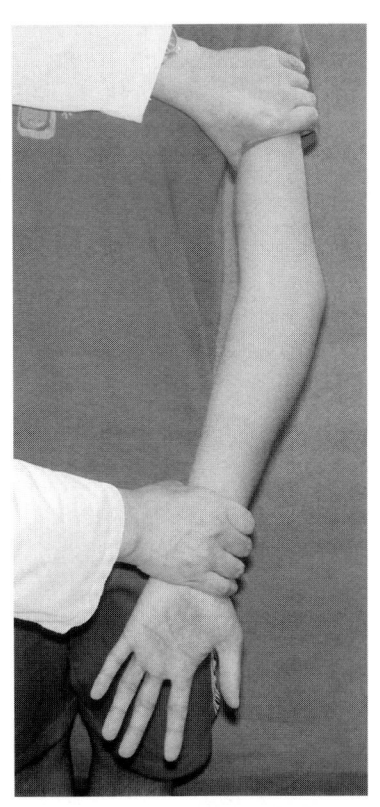

図42　外側側副靱帯損傷
19歳，男，左肘．落馬により受傷．肘関節の著しい内反動揺性と後外側回旋不安定症(PLRI)を認める．

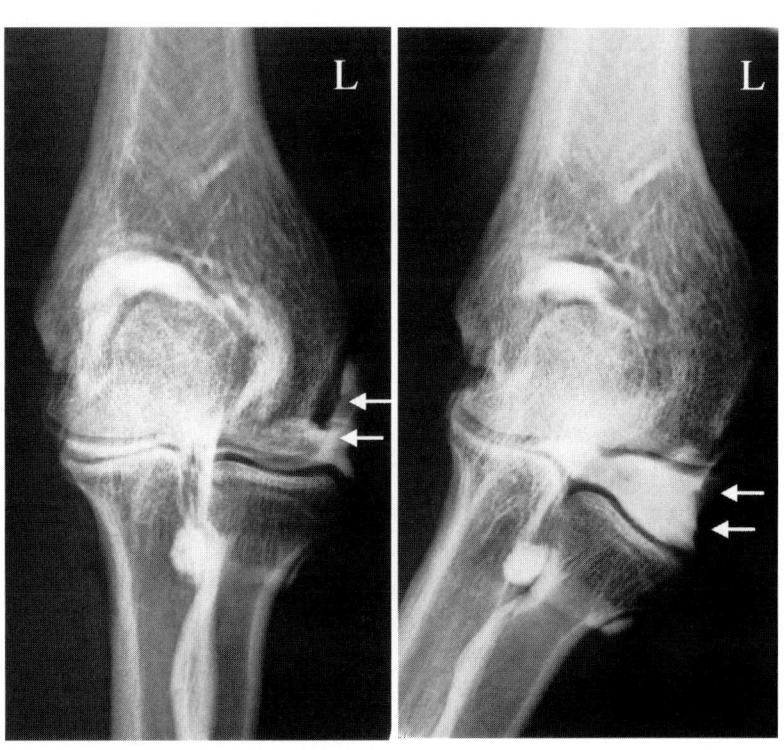

図43　関節造影
断裂部で造影剤の漏出と，内反ストレス負荷時に腕橈関節に造影剤の貯留を認める．

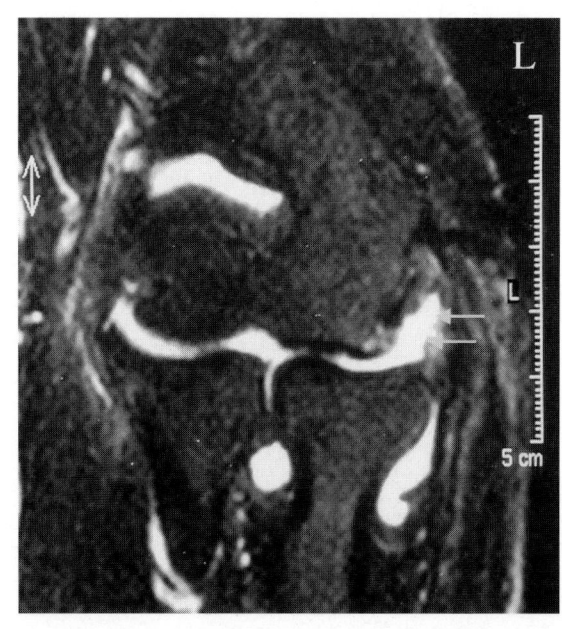

図44　MRI, T2強調像の冠状断
　　　断裂部は関節液が浸入し高信号域として描出されている.

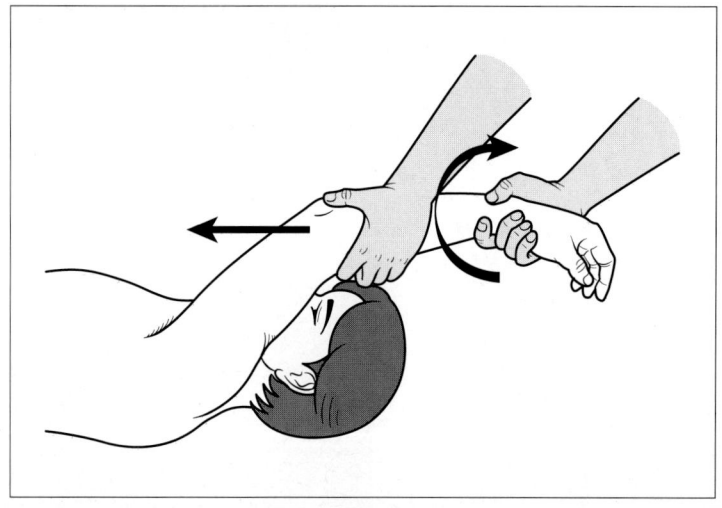

図45　PLRIテスト
　患者を仰臥位として，肩関節を挙上した状態で前腕を回外位に保持し外反かつ軸圧を加えつつ肘関節を徐々に屈曲していくと患者は脱臼感を訴え，他覚的には橈骨頭中枢部に陥凹が生じさらに屈曲すると轢音とともに陥凹が消失する.
（関　敦仁ら，1995[8]より改変）

を用いて原位置に固定するか，骨孔をあけて縫着する．陳旧例では外側側副靱帯複合体を全体として中枢に引き上げて固定する必要がある．

3）後外側回旋不安定症(posterolateral rotatory instability；PLRI)
（1）症　状
　肘関節を伸展し前腕を回外するだけでロッキングや弾発感を生じる．高度な例では軽微な力で脱臼感を感じる．多くの場合反動揺性を伴う．高度な内反肘にもみられることがある．

(2) 診　　断

徒手検査としてPLRIテストが有用である(図45)．患者を仰臥位として検者は頭側に立って，肩関節を挙上した状態で前腕を回外位に保持し外反かつ軸圧を加えつつ肘関節を徐々に屈曲していくと患者は脱臼感を訴える．他覚的には橈骨頭中枢部に陥凹が生じさらに屈曲すると轢音とともに陥凹が消失することを陽性所見とする．なお，PLRIテストは覚醒時よりも麻酔下で検出しやすい．

(3) 治　　療

手術適応である．しかし，活動性の低い患者では必ずしも手術を必要としない．

文献

1) 飛騨　進：肘関節側副靱帯の機能解剖．外傷性肘関節拘縮の病態と治療に関連して．日整会誌 68：864-877，1994．
2) 堀井恵美子：肘不安定症の病態と治療．整形・災害外科 46：203-209，2003．
3) 伊藤恵康：上腕骨遠位部・肘関節部骨折．骨折・脱臼，冨士川恭輔，鳥巣岳彦編，pp241-343，南山堂，東京，2000．
4) 伊藤恵康，辻野昭人，鵜飼康二ほか：スポーツによる肘関節尺側側副靱帯損傷．整形・災害外科 46：211-217，2003．
5) 正富　隆：肘関節内側側副靱帯損傷．NEW MOOK 整形外科 No. 5：159-166，1998．
6) O'Driscol SW, Bell DF, Morrey BF：Posterolateral rotatory instability of the elbow. J.B.J.S. 73A：440-446, 1991.
7) Osborne G, Cotterill P：Recurrent dislocation of the elbow. J.B.J.S. 48B：340-346, 1966.
8) 関　敦仁，堀内行雄，高山真一郎：肘関節の後外側不安定症．MB Orthopaedics 8：37-43，1995．
9) 関　敦仁：肘関節外側側副靱帯の機能解剖．慶應医学 74：235-248，1997．

[根本　孝一]

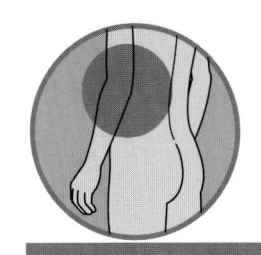

C-6
変性および類似疾患

1. 肘部管症候群

1) 解剖と病態

　尺骨神経は肘関節内側で上腕骨内側上顆と肘頭の骨性の壁に挟まれ，底部は内側側副靱帯，表層は内側上顆と肘頭間に張る支帯からなる肘部管内を走行する．

　この部位では尺骨神経の滑走や移動は非常に少ないため容易に圧迫され，関節運動による機械的刺激も加わり，絞扼性神経障害 (entrapment neuropathy) として肘部管症候群を発症する．絞扼は大部分が尺側手根屈筋の上腕頭と尺骨頭の間に張る fibrous band (Osborne band, tendinous arch, arcuate ligament とも呼ばれる) によるものであるが，内側上顆と肘頭の間に張る滑車上肘筋・靱帯や尺骨神経溝もしばしば絞扼する(図46)．肘部管以外でも deep flexor pronator aponeurosis，内側上顆の近位約 8 cm に存在する arcade of Struthers や連続する上腕内側筋間中隔も絞扼部位 (entrapment point) となり，これらも肘部管症候群の範疇で扱われている．

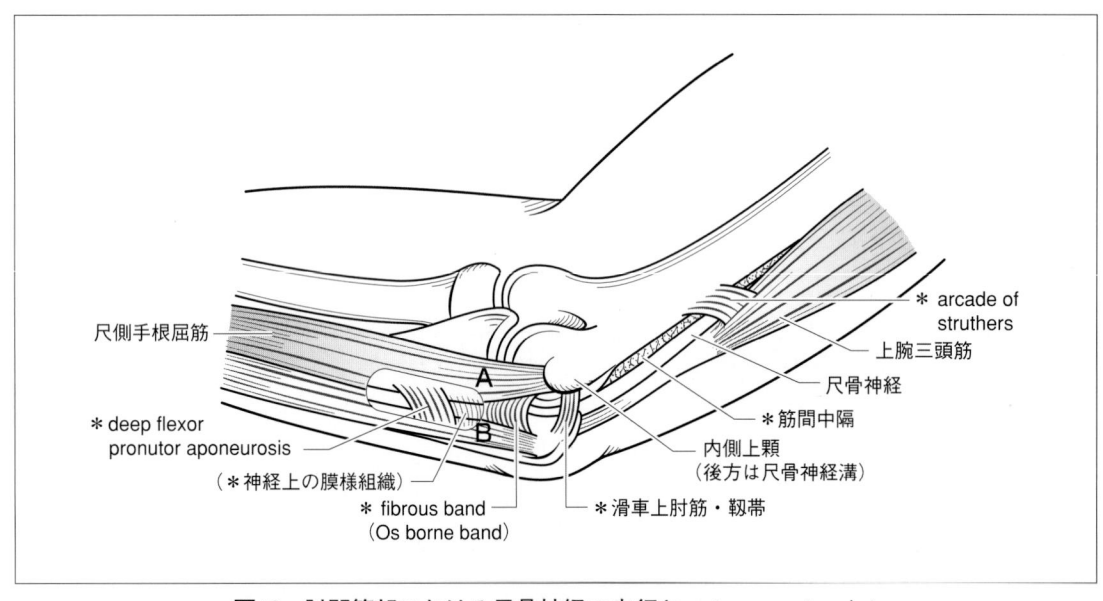

図46　肘関節部における尺骨神経の走行と entrapment point
　主な entrapment point は 5 ヵ所(*印)であるが，fibrous band の遠位に神経を覆う膜様組織[呼称：perineurial membranous arch (仲尾保志ら，2002[6])] がみられることもある．A：尺側手根屈筋上腕頭　B：尺側手根屈筋尺骨頭

[原因と病因]

明らかな原因となる器質的障害のない特発性といわれるものが最も多く，職業やスポーツによる肘の過度使用が誘因となるが，周産期や更年期の発症は内分泌障害の関与が示唆されている．原因が明らかな2次性のものとして，変形性肘関節症，ガングリオンなどの腫瘤，尺骨神経の習慣性脱臼があり，これらは神経の圧迫が主因でそれに牽引や摩擦が加わって神経障害を生じるとされている．また，上腕骨外顆偽関節後の外反肘などによる遅発性尺骨神経麻痺(tardy ulnar palsy)も広義の肘部管症候群として扱われるが，この場合は神経の強い牽引が主因とされている．

2）臨床症状

自覚症状は環指尺側と小指，手背尺側のしびれや知覚障害として初発することが多く，痛みを伴うことや前腕から上腕のしびれやだるさを訴えることもある．進行すると手指の巧緻運動障害や握力の低下が出現し，さらに骨間筋や小指球筋の萎縮，鷲手変形(claw hand deformity)が明らかとなる(図47)．

3）検査所見

単純X線写真で骨病変の有無を必ず確認する．骨棘や関節周囲に骨化のある場合には通常の正側2方向の撮影以外に尺骨神経溝撮影，断層撮影やCTも有用である．

電気生理学的検査として神経伝導速度の測定は有用であり，伝導速度の低下や肘関節上下での遅延は診断のポイントとなる．特殊な方法としてのinching法は障害部位をさらに明確にする．進行例では針筋電図で尺骨神経の支配筋に脱神経電位などの神経原性変化が

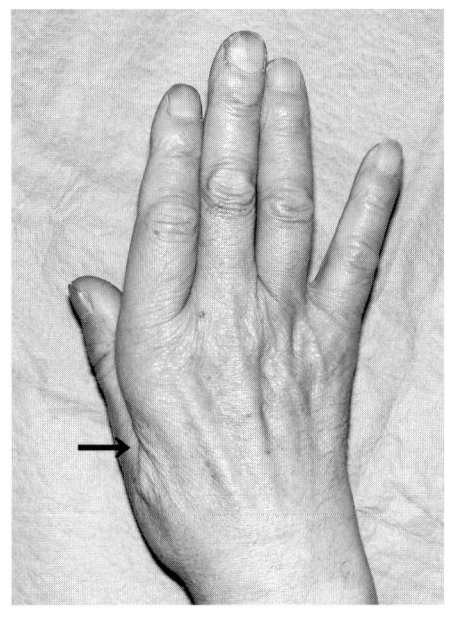

図47 骨間筋の萎縮
母指内転時に第1背側骨間筋の隆起は消失し(矢印)，小指内転も不可能である．

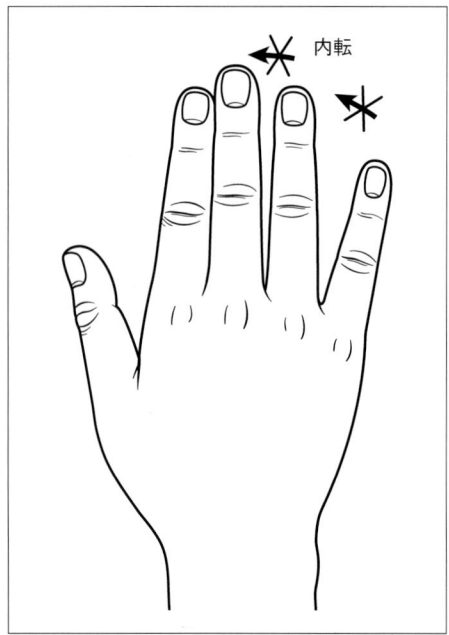

図48　finger escape sign
　小(環)指は掌側骨間筋の麻痺により内転が不可能で外転位をとる．本来は頸髄症による錐体路症状に特有の所見として，grade 0〜4 に分類されているが，尺骨神経麻痺の一所見としても用いられる．

出現する．

4）診　　　断

　環指尺側と小指，手背尺側の知覚障害，電気生理学的検査，進行例では運動障害，筋萎縮，鷲手変形などから診断される．
　肘部管における Tinel 様徴候や症状誘発試験としての elbow flexion test(肘関節の屈曲と手関節の伸展でしびれが増強)が有用である．また，arcade of Struthers や上腕内側筋間中隔における疼痛や Tinel 様徴候も忘れずに調べておく必要がある(とくに上腕三頭筋が発達したスポーツ選手では絞扼部位となることが多い)．
　病期が進行すると小指球筋や骨間筋の筋萎縮や運動障害が明らかとなり，尺骨神経麻痺を示す finger escape sign(図48)，Froment's sign(図49)，cross finger test(指交叉試験)(図50)などが陽性となる．
　鑑別診断として Guyon 管症候群(尺骨管症候群)があるが，手関節尺側の Tinel 様徴候や手背尺側に知覚障害がないことが鑑別のポイントとなる．また，double crush syndrome として頸椎疾患，胸郭出口症候群などの合併も考慮に入れ，頸椎の単純 X 線写真，MRI や傍脊柱筋の筋電図による検索を行い，障害高位を確定する必要がある．

5）治　　　療
(1) 保存療法

　特発性肘部管症候群のうち，若年齢層で筋萎縮や運動障害のない発症初期の軽症例が適応となる．保存療法は日常生活動作指導，装具療法により尺骨神経に対するストレス軽減を目的として3〜6ヵ

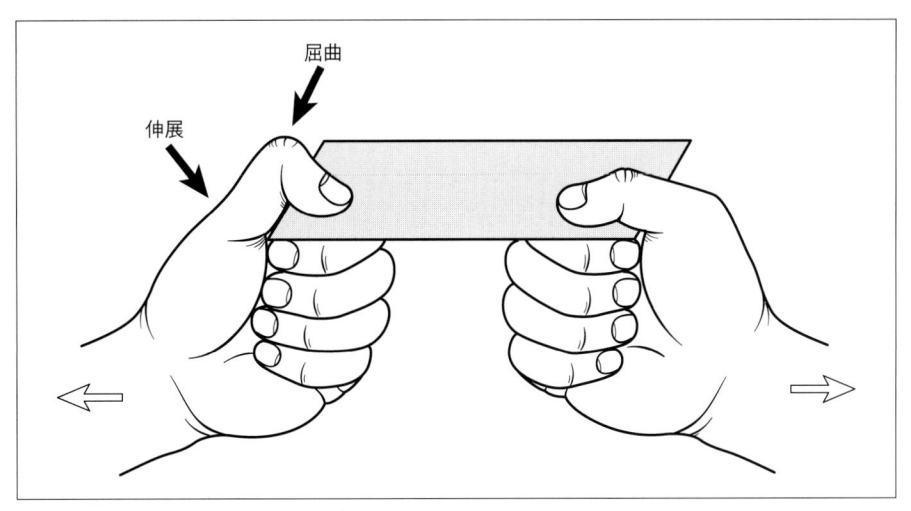

図49 Froment's sign
紙を母・示指で側方つまみさせて引き抜くと，母指内転筋の麻痺によりMP関節が不安定で伸展位となり，長母指屈筋が代償するため母指IP関節が過屈曲する．

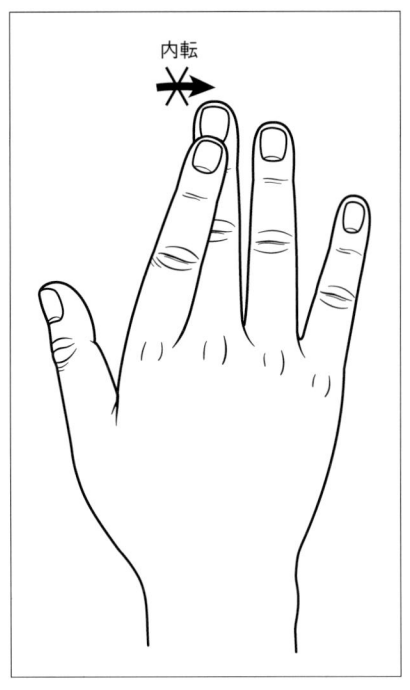

図50 cross finger test
骨間筋の麻痺により示指を中指に重ねることが不可能となる．

月行い，改善率は50〜86％とされている．

しかし，中高年齢層の場合は，病期の進行が早く重症化しやすいこと，重症化すると手術後の改善が得られにくいこと，変形性関節症やガングリオンに起因する場合は保存療法の有効性が低いことから，最初から手術療法を選択する．

a．日常生活動作指導

肘を屈曲位で保持しないよう指導し，スポーツや職業による肘関節の過度使用を禁止する．また，夜間には肘関節部にタオルを厚めに巻いて肘関節の屈曲を防止する．

b．装 具 療 法

肘関節を屈曲30〜60°に保持した手関節を含むlong arm splintを

夜間に装着する．あるいは肘関節に0〜45°の可動性をもたせたsplintを昼間も含めて装着する方法もある．

####　c．薬物療法

炎症症状が強く，絞扼部での強い疼痛を訴える場合には，消炎鎮痛剤の内服に加えてステロイド剤の関節内注入を行うこともある．

（2）手術療法

一般的に行われている主な手術法は以下の5種類である．

####　a．Osborne法
本来はfibrous bandのみを切離する方法であるが，必要な場合は遠位の腱膜や滑車上肘筋・靱帯，arcade of Struthersも切離する．最近では内視鏡下に小皮切で行う方法も提唱されている．

####　b．King変法
絞扼部のfibrous bandの切離と上腕骨内側上顆の部分切除を行う．

####　c．肘部管形成術
絞扼するfibrous bandの切離と骨棘により狭小化した尺骨神経溝の拡大形成を行う．

####　d．皮下前方移行術
尺骨神経を内側上顆前方の皮下に移行し，筋膜弁や脂肪弁などで神経が元の尺骨神経溝に戻らないようにする．

####　e．筋層下前方移行術
尺骨神経を内側上顆から剥離した前腕屈筋群の下に移行する．

変形性肘関節症に起因する症例ではガングリオンの合併例が多いことに注意し，可動域不良の場合には骨棘切除術，joint debridementを併用することが多い．

2．Panner病

1）病　態

小児に発生する上腕骨小頭の骨端症で，1927年Pannerが「ペルテス病に類似した上腕骨小頭の特異病変」として最初に報告した．欧州ではosteochondrosis of the capitellumとも呼ばれているが，離断性骨軟骨炎とは明らかに異なる疾患であり，自然修復が良好で後遺障害をほとんど残さない．

発症年齢は3〜12歳であるが，大部分は7〜9歳であり，圧倒的に男子に多く，利き手の発症が多い．野球などのスポーツが誘因となることもあるが，明らかな誘因のない場合が多い．

病因は上腕骨小頭の阻血性壊死であり，上腕骨外顆骨端核への栄養血管は後方から入る1，2本の終動脈しかないため，血行障害に陥りやすいと考えられている．成因としては小外傷のくり返しによる循環障害，骨折による骨壊死，内分泌の異常などの説がある．近年，ペルテス病の発生に家庭内受動喫煙が関与しているという説が

報告されたことから，本症の発生にも受動喫煙が関与しているとする意見もある．

2）臨床症状

肘関節の疼痛・腫脹，軽度の運動制限が主な症状である．他覚症状としては肘関節外側部の圧痛と屈曲および伸展制限を認めるが，回内外制限はみられない．

3）画像所見

（1）単純X線写真

ペルテス病に類似した像を呈する．初期には外顆骨端核の辺縁や内部に骨折線様の透亮像がみられ(図51a)，次第に骨端核全体の不規則な濃淡陰影となる(図51b)．経過とともに辺縁が不鮮明となり，骨端核全体が分節化して偏平化したようにみえる．修復期になると骨端核内の硬化像の出現とともに分節化した陰影は消失し，輪郭も明瞭となる(図51c)．最終的に正常の骨梁構造を有する健側と同形の骨端核に再形成されるが(図51d)，まれに骨端核の偏平化や肥大化が残存することがある．

（2）MRI

発症から修復までの変化が単純X線写真よりも鋭敏に確認でき，特に発症初期や修復期の病態を把握するのに有効である．

4）診　　断

特徴的な単純X線写真所見から診断は容易であるが，両側を撮影して比較する必要がある．離断性骨軟骨炎との鑑別診断が重要であるが，本症は年齢が低いこと，病巣部が外顆骨端核のほぼ全域に及ぶこと，スポーツ歴がない場合が多いことなどがポイントとなる(表2)．

表2　Panner病と離断性骨軟骨炎の鑑別

	Panner病	離断性骨軟骨炎
年齢・性	10歳以下・ほとんど男子	10歳以上・ほとんど男子
罹患側	利き腕が多い	利き腕が多い
スポーツ歴	ほとんどない	あり(特に野球)
症状	疼痛，運動制限	疼痛，運動制限
単純X線写真	上腕骨小頭の全体が変化 透亮像→濃淡像→分節化→修復像	上腕骨小頭の一部が変化 透亮型，初期・晩期分離型，遊離型(関節内遊離体)
治療	保存	保存，手術療法
予後	自然経過で治癒	関節症変化の発生多い

5）治　　療

治療の基本は肘関節の安静であり，スポーツや日常生活での過度

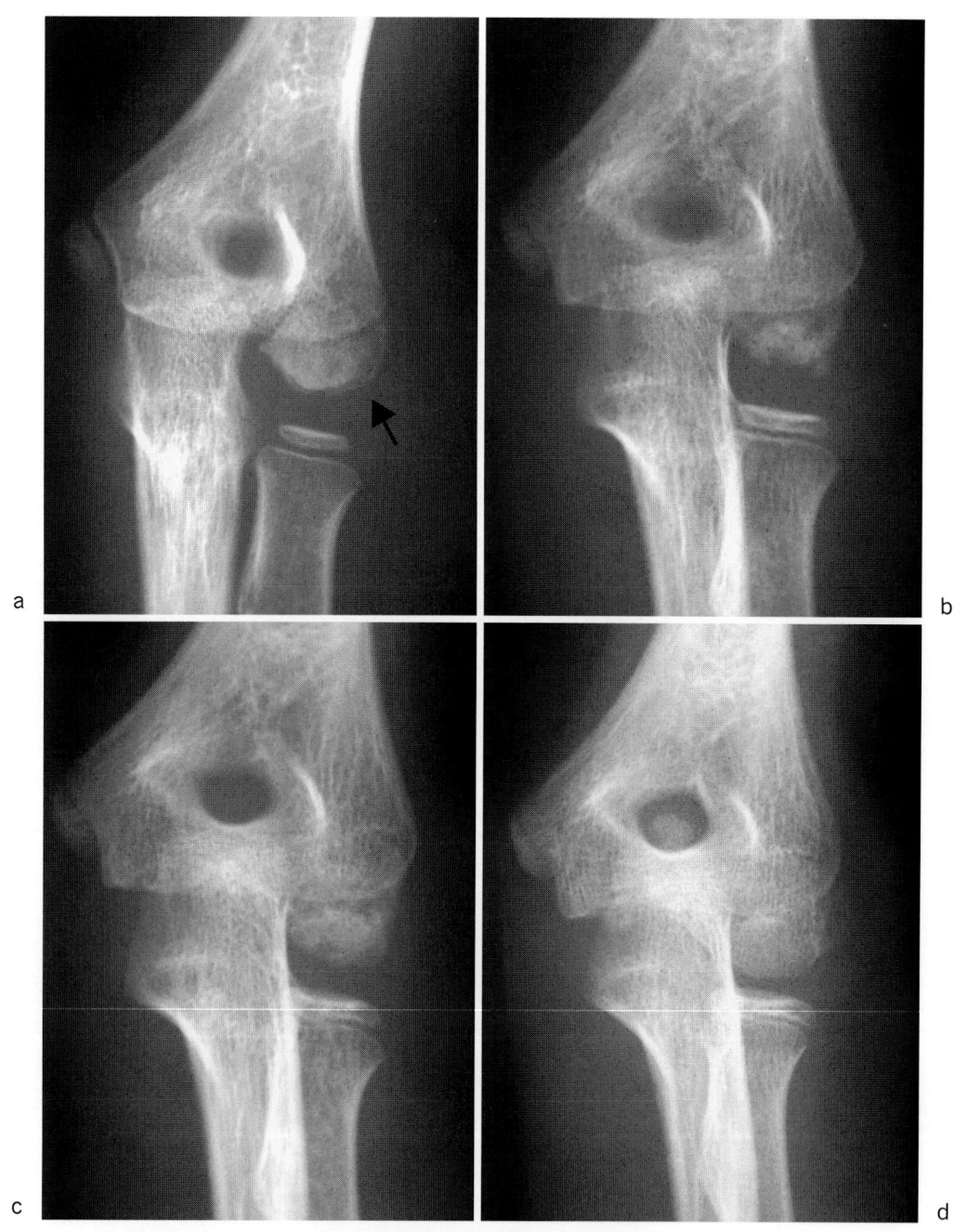

図51 Panner 病の単純 X 線写真
a：発症時7歳．外顆骨端核辺縁に透亮像が認められる（矢印）．
b：8歳．骨端核の輪郭の不鮮明化と全体的に濃淡陰影がみられる．
c：9歳．分節化陰影は消失しつつある．
d：11歳．完全に修復されている．

の使用を禁止する．家庭内受動喫煙を避けることが重要という意見がある．初期に腫脹や疼痛がある場合には3〜4週の外固定を行う．完全な修復までは通常1〜3年を要するが，肘にストレスのかからないスポーツは修復期に入った時点で許可し，野球など肘にストレスのかかるスポーツは修復が完了するまで禁止する．

　本疾患は自然経過としてほぼ完全に修復されるので，手術療法の適応はないが，機能障害としてわずかな屈曲拘縮を残すことがある．

3. 離断性骨軟骨炎

1) 概念・病態

軟骨下骨に壊死が生じ母床より分離し，次いで関節軟骨が軟骨下骨とともに周囲から分画され骨軟骨体として離断し，次第に遊離体を形成していく疾患である．König(1887)が病因を外傷による炎症反応と考え，osteochondritis dissecans と呼称してから今日までこの名称で呼ばれている．

欧米では膝関節の発生が多いのに対し，わが国では膝関節に次いで肘関節の発生が多いのは少年野球の影響が大きい．

肘関節ではほとんどが上腕骨小頭の骨端部に発生するが，まれに滑車や橈骨頭にも発生することがある．好発年齢は10〜15歳の骨端線閉鎖前の骨成長が旺盛な時期で，上肢をよく使用する運動選手，特に野球の投手に多く，男子の利き手に多い．

成因は諸説あるが，成長期の未熟な腕橈関節の骨軟骨にくり返す圧迫力や剪断力が加わることによるという反復外傷説を支持する意見が多い．

2) 臨床症状

初発症状は肘関節の疼痛で，運動時に出現するか増強し，関節の腫脹や関節液の貯留を伴うこともある．次第に運動制限が出現する．

他覚所見としては，肘関節の屈曲あるいは伸展時の疼痛があり，最大屈曲位あるいは最大伸展位で増強する．上腕骨小頭前外側の圧痛があり，進行すると肘関節の屈曲，伸展の可動域制限がみられる．

3) 画像検査

(1) 単純X線写真

3型に分類する三浪の病期分類がよく用いられる(図52)．つまり，正面像にて上腕骨小頭に限局した骨梁の透明化を認める透亮型，病

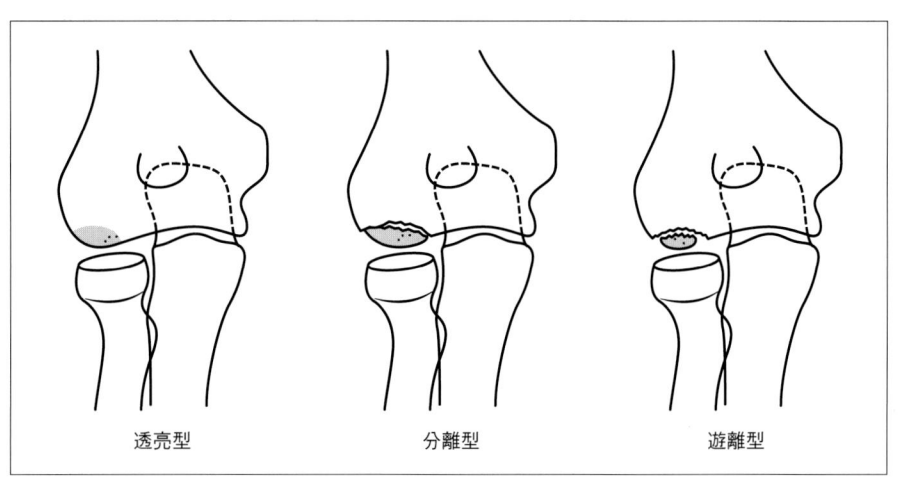

図52 三浪らのX線病型分類（透亮型，分離型，遊離型）

178　C. 肘 関 節

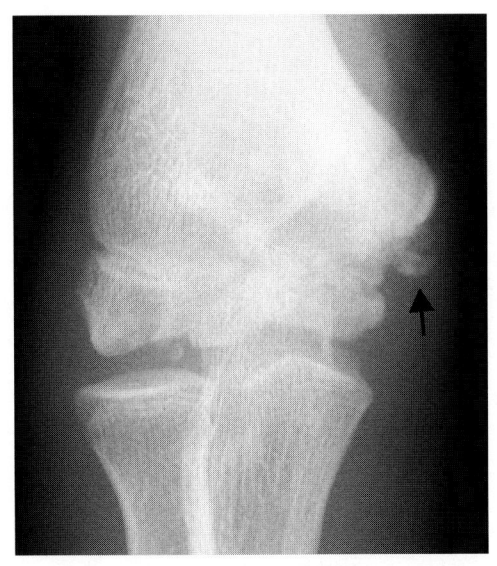

図53　単純X線写真
12歳, 男児, 野球歴3年(投手). 外顆の離断性骨軟骨炎は遊離型で, 内側型の野球肘障害もみられる(矢印).

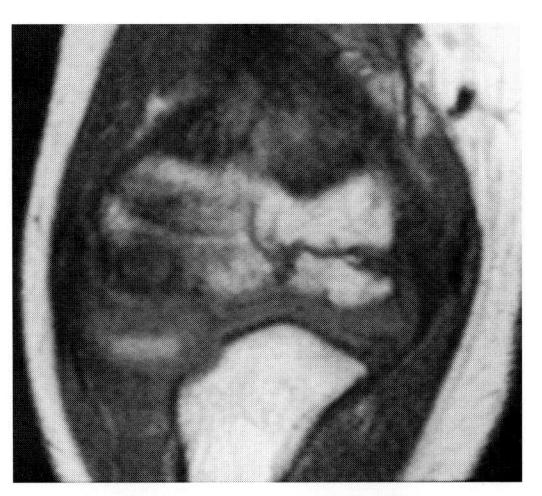

図54　MRI(図53と同一症例)
T1強調像で広汎な低信号領域を認める.

巣部と母床との間に透明帯を認める分離型(さらに骨軟骨片の動揺性のない初期と動揺性のある晩期とに分類), 病巣部が完全に剥離して遊離体となった遊離型である(図53).

本症に対する有効な撮影法は, 肘を45°屈曲位として前腕下にフィルムを置いて撮影する正面像(tangential view, 132頁, 図12)や内側前方からの斜位像がある. また, 所見が疑わしい場合には健側の単純X線写真との比較が必要である.

(2) MRI

関節軟骨および軟骨下骨の詳細な病態の把握にきわめて有用な検査法である. 病巣部はT1強調像で低信号領域として描出され, 早期診断が可能で病巣の位置と範囲の把握が可能となる(図54). また, T2強調像による病巣部内の線状の高信号領域(high signal interface)は, 病巣部が母床から剥離して関節液が流入した状態であることを示す.

(3) そ の 他

関節造影, 断層撮影, CT撮影は分離型, 遊離型の病態を把握する目的で, とくにMRIのない場合に行われる. 超音波検査は習熟すれば簡便に行える点や, 動的評価も可能な点で有用である. 関節鏡検査は直視下に病巣部の関節軟骨の観察が可能であり, 術前検査として行われることが多い.

4) 診　　　断

スポーツ歴, 前述の臨床症状や画像所見から診断される. 鑑別診断としてPanner病や骨軟骨骨折があげられる(175頁, 表2を参

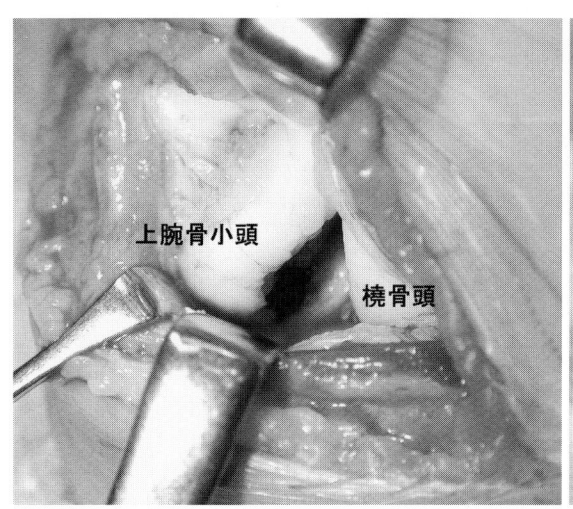

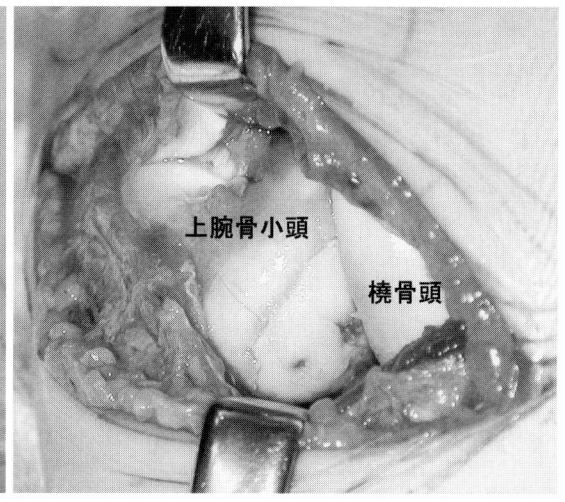

図55　術中所見（X線と同一症例）
上腕骨小頭関節面の大きな欠損部を認め（左），遊離した骨軟骨片を海綿骨移植後に骨釘で固定した（右）．

照）．

5）治　　療

治療方針は基本的に単純X線写真による病型分類に基づいて決定されるので，まず病型分類を的確に行うことが大切である．また，進行例ではいずれの治療においても軟骨面の完全修復を得るのは困難であり，最終的に単純X線写真上軽度の関節症変化や橈骨頭の肥大などを高率に発生する．

（1）保存療法

保存療法は自然治癒の期待できる発症初期の透亮型がよい適応であるが，初期分離型に対しても行うこともある．上肢の運動，とくに投球動作を禁止して肘関節の安静を保つことが原則である．腫脹のある場合には外固定を3～4週行う．投球動作の禁止期間は半年から1年以上に及ぶが，単純X線写真やMRI所見で十分な修復を認めるまでは再開を許可しない．

病期の進行程度や安静保持の程度によって違いはあるものの，実際の保存療法の有効性は50％以下であることを念頭におき，活発な児童で長期安静は不可能と判断した場合や，保存療法で改善がみられない場合には早期に手術療法に移行する必要がある．

（2）手術療法

手術療法は保存療法抵抗例，初期および晩期分離型，遊離型に対して適応される．さまざまな手術方法があり，一定のコンセンサスは得られていない．主な手術法には，①骨軟骨片切除術，②骨穿孔術，③遊離骨釘移植術，④骨軟骨片接合術（軟鋼線，吸収ピン，骨釘などを使用し骨移植も併用；図55），⑤骨軟骨柱移植術（モザイクプラスティー：膝関節より数本の円筒形骨軟骨を採取し移植する方法，あるいは肋骨肋軟骨移植）などがあげられる．

また，腕橈関節の減圧を目的とした外顆楔状骨切り術も行われている．

手術療法においても投球動作の禁止期間は術後5〜10ヵ月に及び，単純X線写真やMRIで病巣部の修復を確認してから投球を許可する．

4. 滑膜性骨軟骨症

1）病　態

滑膜内に多発性の軟骨や結節状の骨軟骨腫が形成され，次第に滑膜から遊離して多数の関節内遊離体を形成する疾患である．

病因については諸説あるが，外傷，炎症，循環障害あるいは発生学的異常などから滑膜が軟骨へ化生し，その後軟骨内に石灰化や骨化を生ずるという説が支持されている．病理学的には滑膜細胞の軟骨細胞への化生や内軟骨性骨化を認め，良性の病変である．

Milgramは病理組織学的検討を行い，病態を3相(phase)に分類している(表3)．この分類法は治療方針を決定するうえで有用である．

発生部位では膝関節が圧倒的に多く，肘関節の発生は少ない．発症年齢は20〜40歳に多く，性別では男性に多い．

表3　Milgramの分類

第1相(intrasynovial involvement) 　滑膜内で軟骨が活発に形成される時期．滑膜内病変が主体となる． 　滑膜内に多数の軟骨性の小結節を認め，関節内遊離体はない． 第2相(intrasynovial involvement and free bodies) 　滑膜内の軟骨形成と関節内遊離体が同時にみられる． 第3相(multiple free bodies) 　滑膜自体の活動性病変(軟骨形成)は鎮静し，関節内に多数の遊離体が存在する．

2）臨床症状

初発症状は肘関節の違和感や運動障害が多い．急性期には急性滑膜炎の症状を呈する．遊離体が増加すると疼痛，ロッキング，軋音を伴うようになり，関節の腫脹，関節液の貯留，滑液包炎もみられる．骨軟骨腫や関節包の肥厚などによる圧迫から尺骨神経麻痺や後骨間神経麻痺をきたすこともある．また，変形性肘関節症を高率に合併し，経過とともに変形は進行していく．

3）画像所見

単純X線写真で関節内に多数の骨軟骨性の遊離体がみられる(図56)．単純X線写真に写らない軟骨性遊離体の確認や関節面と遊離

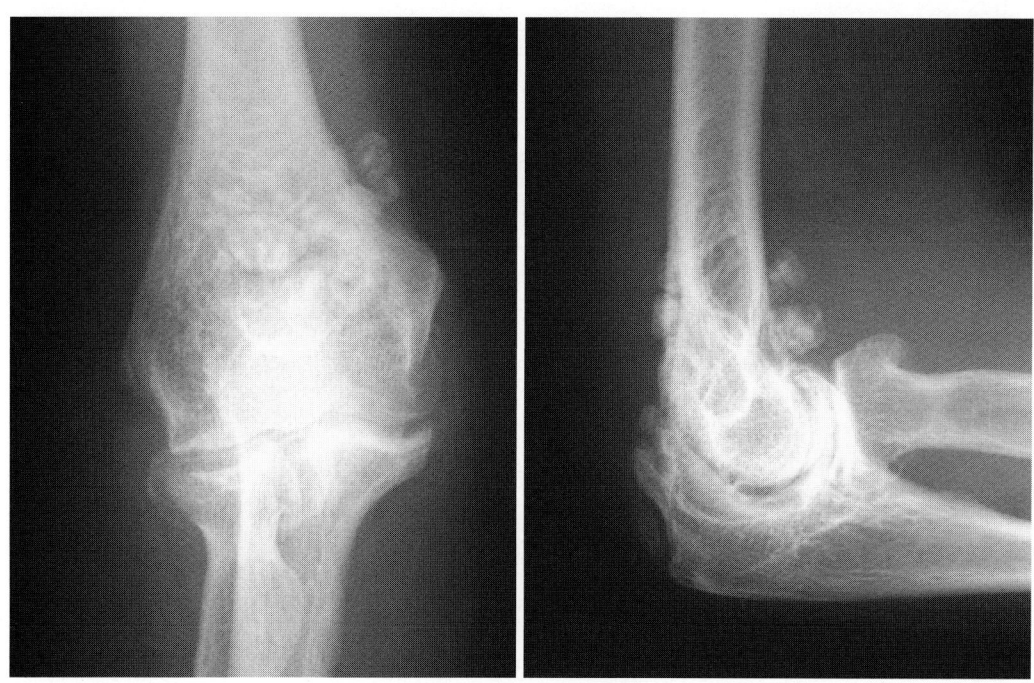

図56　単純X線写真
多数の骨軟骨片と変形性関節症変化を認める．この症例は尺骨神経麻痺も合併していた．

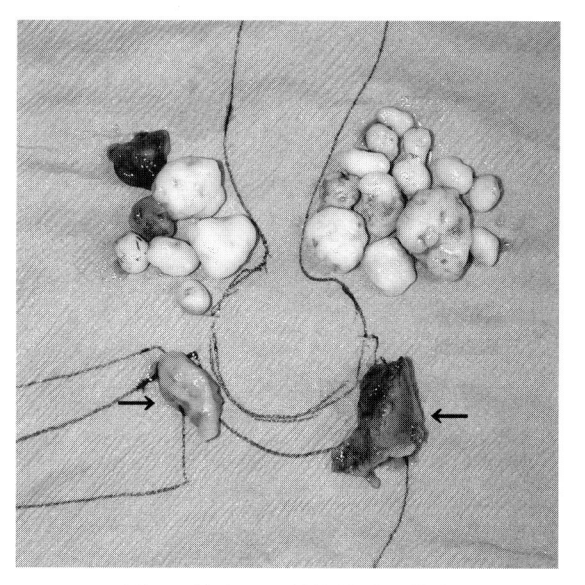

図57　摘出した骨軟骨腫と骨棘
骨軟骨腫は鉤突窩と肘頭窩に集中していた．
矢印は骨棘．

4）診　　断

　単純X線写真で多数の遊離体が確認されれば診断は容易であるが，骨軟骨腫が異常に大きい場合には病理組織学的診断を必要とすることもある．骨性成分を含まない例ではMRIが診断に有用である．鑑別診断としては離断性骨軟骨炎，骨軟骨骨折などがある．急性期では化膿性関節炎を思わせる発赤，熱感，腫脹，疼痛などの症状を示すことがある．関節症変化が強い場合や遊離体の数が少ない場合には，変形性関節症との鑑別に注意を要する．

体の位置関係を把握する場合には，関節造影，CT，MRIが有用となる．

5）治　　療

　手術療法が原則である．Milgramの分類で第1相は鏡視下滑膜切

除術，第2相は増殖部の滑膜切除術＋関節内遊離体摘出術，第3相は滑膜病変は既に鎮静化しているので処置は不要で関節内遊離体の摘出のみ行う（図57）．また，神経麻痺を合併する場合には併せて神経剝離術，除圧術も行う．報告によると再発率は0～41％であるが，悪性化することはない．

5. 変形性肘関節症

1）病　　態

　肘関節の関節軟骨の変性および破壊を主病態とする疾患である．肘関節を酷使する重労働者や野球を中心としたスポーツ選手に発生する非外傷性（くり返しの機械的ストレス）の肘関節症が多く，骨折，骨軟骨損傷，靱帯損傷など外傷後に二次的に発生する外傷性の肘関節症は少ない．

　非外傷性関節症の成因は，腕橈関節では橈骨頭の過剰な回旋運動により関節軟骨の摩耗，変性が主体となるが，腕尺関節では肘関節の屈伸運動と外反ストレスにより骨棘形成が主体となると考えられている（図58）．

　外傷性関節症については，外傷時の骨・軟骨損傷，骨性要素（関節）の不適合，外傷に続発する異所性骨化などが成因となる．

　年齢については重労働による関節症は40歳以降の発生が多いのに対して，スポーツや外傷による関節症では40歳以前の若年者の発生が多い．

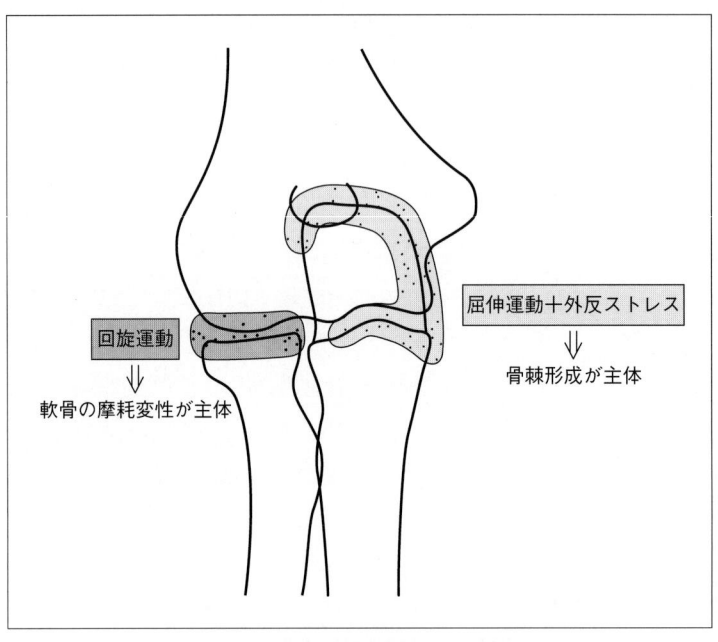

図58　変形性肘関節症の成因

2）臨床症状

主な症状は肘関節痛と関節可動域制限である．疼痛は運動時に増強し，安静時に軽減する．また，可動域制限は多くは屈曲・伸展がともに障害されるが，外傷性肘関節症の場合には回内・外運動も制限されることもある．病期の進行により骨棘が増大すると可動域制限は増強し，しばしばガングリオンの形成や肘部管症候群の合併をみる．骨棘が遊離して関節内遊離体となるとロッキングを生ずることもある．

3）画像所見

（1）単純X線写真

関節症変化としての関節裂隙の狭小化，骨棘形成，橈骨頭の肥大，軟骨下骨の硬化像を認める（図59）．骨棘形成は鉤状突起と肘頭周囲，腕尺関節内側に多くみられる．ときに関節内遊離体を認めるが，関節リウマチとは異なり関節破壊像を呈することはまれである．

（2）CT

骨棘や遊離体の位置，方向，大きさを把握するのに有用であり，術前計画を立てる目的で撮影されることが多い．3D-CTは変形を立体的かつ連続的に多方向から把握するのに有用である（図60）．

（3）その他

断層X線写真は単純X線写真で像が重なるなどして不明瞭な部分の骨棘，遊離体，異所性骨化の確認が可能となる．また，MRIは外傷後の拘縮合併例に対して，内側側副靱帯や関節包など軟部組織，あるいは関節軟骨の病態把握に有用である．

4）診断

職業，スポーツ歴や外傷歴を聴取したうえで，臨床所見，単純X線写真から診断は容易である．

5）治療

肘関節可動域が40～110°の範囲で維持されれば日常生活動作に大きな支障がないため，保存療法が選択されることが多い．可動域がこの範囲より減少し，強い疼痛があり日常生活動作や職業に支障がある場合，肘部管症候群を合併している場合には手術療法の適応となる．ただし，スポーツ選手ではわずかな骨棘でも疼痛による障害が大きいことが多いため（特に肘頭部），可動域制限がほとんどなくても手術療法の適応となることがある．

（1）保存療法

①安静・外固定

肘関節の疼痛や可動域制限は，肘関節の骨棘や関節軟骨の磨耗などの物理的障害のほか滑膜の炎症にも由来していることが多いた

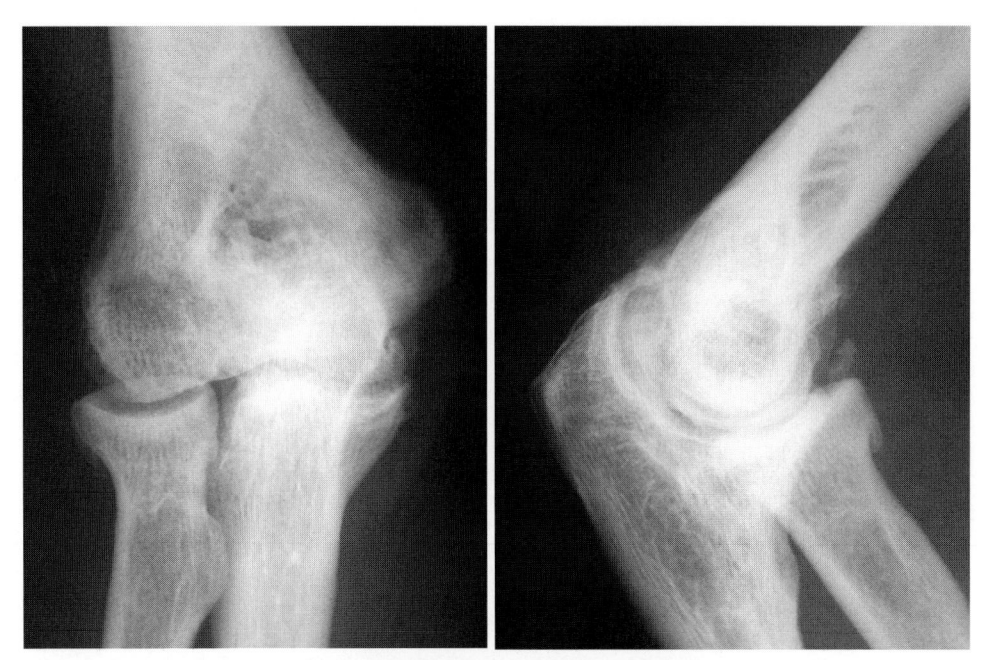

図59 変形性肘関節症の単純X線写真
腕尺関節内側や肘頭に骨棘形成がみられ，関節裂隙は狭小化し，前方には遊離体が存在する．

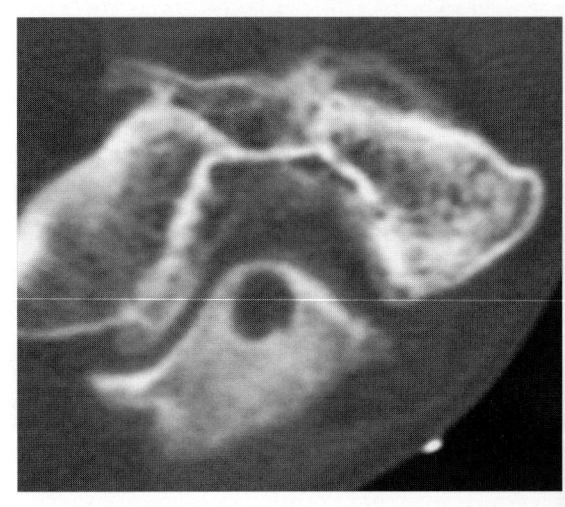

図60 変形性関節症のCT（a：横断像，b：3D像）
単純X線写真でははっきりしなかった嚢胞形成，骨棘の部位や形状など詳細な病態を立体的に把握するのに有用である．

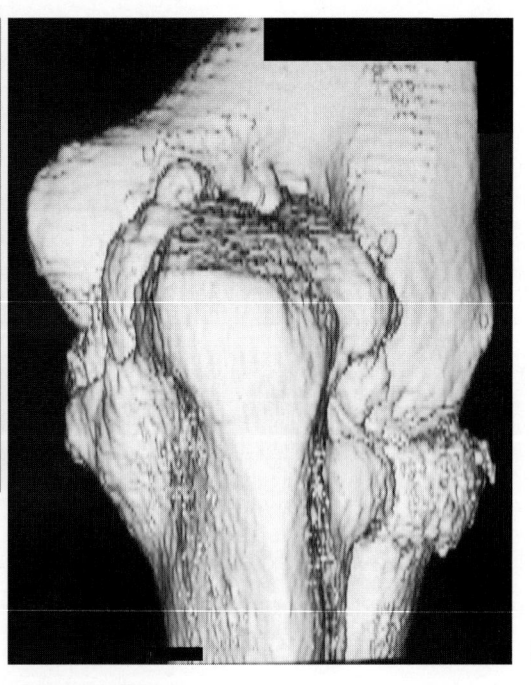

め，肘関節の安静をとらせることが基本である．そのためにはまず労働やスポーツを休止させ，症状に応じてシーネ固定や内外反あるいは屈伸を制動する装具を着用する．同時に肘に負担がかからないように生活様式の改善を指導する．

②薬物療法

強い疼痛がある場合には，消炎鎮痛剤の経口剤や外用剤の使用に加えてステロイド剤の関節内注入が効果的である．ただしステロイド性関節症の発生や感染を予防する意味で頻回の注入は避ける必要

がある．また，ヒアルロン酸の関節内注入も有効であるが，保険適用にはなっていない．

③理学療法

肘関節の炎症が軽減したあとに行う．温熱療法による局所の血行改善，レーザーなどによる鎮痛，前腕屈筋・伸筋の筋力増強訓練（等尺性運動が中心），無理のない範囲での可動域訓練などを行い疼痛の緩和と可動域の維持をはかる．

（2）手術療法

手術療法の目的は骨棘切除や遊離体摘出により関節可動域を改善させ，疼痛を軽減することである．骨棘切除は可動域制限の主因となる鉤状突起〜鉤突窩，肘頭〜肘頭窩および腕尺関節内側縁を中心に行い，必要があれば腕橈関節に対しても行う．また，とくに外傷性関節症では軟部組織に由来する拘縮を解除するため，内側側副靱帯後斜走線維の切除や前・後方の関節包切離も行うことが多い．

進入法には主に（後）内側法および前方進入法と，後外側進入法（津下法）があるが，いずれにしても十分な骨棘切除を行うことが重要である．

最近では関節鏡視下手術が主に遊離体切除や滑膜切除，肘頭後方，肘頭窩，鉤突窩の骨棘切除に対して行われている．

文献

[肘部管症候群]
1) Dellon AL : Review of treatment results for ulnar nerve entrapment at the elbow. J Hand Surg 14-A : 688-700, 1989.
2) Dimond ML, et al : Cubital tunnel syndrome treated by long-arm splintage. J Hand Surg 10 : 430, 1985.
3) 生田義和，村田英明：尺骨神経絞扼障害．図説整形外科診断治療講座―13，長野　昭編，pp106-117，メジカルビュー社，東京，1991．
4) 伊藤恵康ほか：スポーツ選手にみられる Struthers' Arcade による尺骨神経の entrapment neuropathy．臨床スポーツ医学 14：797-798，1997．
5) 仲尾保志，堀内行雄，高山真一郎ほか：肘部管症候群の年齢による治療方針の違いについて．日肘会誌 6：61-62，1999．
6) 仲尾保志，高山真一郎，堀内行雄：肘部管症候群の病態と治療．関節外科 21：44-50，2002．
7) 岡本雅雄，阿部宗昭：変形性肘関節症とそれに伴う肘部管症候群．整形外科有痛性疾患 保存療法のコツ，上，室田景久編，pp197-201，全日本病院出版会，東京，2000．

[Panner病]
1) 荒木博之，金江　浩，薗田恭輔ほか：全経過を観察し得た Panner 病の一例．整形外科と災害外科 44：712-714，1995．
2) Glueck CJ, Freiberg RA, Crawford A, et al : Secondhand smoke, hypofibrinolysis, and Legg-Perthes disease. Clin Orthop 352 : 159-167, 1998.
3) 伊藤恵康，鵜飼康二，豊島宏二ほか：肩・肘―離断性骨軟骨炎，Panner 病，上腕骨頭壊死．関節外科 19：548-557，2000．
4) Mata SG, Aicua EA, Ovejero AH, et al : Legg-Calve-Perthes disease and passive smoking. J Pediatr Orthop 20 : 326-330, 2000.
5) 中川照彦，土屋正光，石突正文ほか：Panner 病の診断と治療．整・災外 40：467-475，1997．
6) 荻野利彦，福永徳三郎：Panner 病．関節外科 10：889-897，1991．
7) Panner HJ : A peculiar affection of the capitelum humeri, resembling Calve-Perthes' disease of the hip. Acta Radiol 10 : 234-242, 1929.
8) 安永英樹，宮本義明，山田　徹ほか：Panner 病2例の治療経験．整形外科 49：1481-1485，1998．

[離断性骨軟骨炎]
1) 平地一彦，三波明男：外側型野球肘の診断と治療―離断性骨軟骨炎―．MB Orthop 16：27-34，2003．
2) 三浪三千男，中下　健，石井清一ほか：肘関節に発生した離断性骨軟骨炎25例の検討．臨

整外 14：805-810，1979．
3) 岡　義範：離断性骨軟骨炎，新図説臨床整形外科講座—5，平澤泰介編，pp230-235，メジカルビュー社，東京，1994．
4) Oka Y, Ikeda M : Treatment of severe osteochondritis dissecans of the elbow using osteochondral grafts from a rib. J Bone Joint Surg 83-B: 738-739, 2001.
5) Takahara M, Ogino T : Non-oerative treatment of osteochondritis dissecans of the humeral capitellum. Clin Orthop 363 : 108-115, 1999.
6) 吉津孝衛：離断性骨軟骨炎に対する手術療法．NEW MOOK 整形外科 11，越智隆弘，菊地臣一編，pp116-130，金原出版，東京，2002．

[滑膜性骨軟骨症]
1) Fahmy NMR, et al : Ulnar nerve palsy as a complication of synovial osteochondromatosis of the elbow. Hand 13 : 308-310, 1981.
2) Jones JR, et al : Synovial chondromatosis presenting with peripheral nerve compression ; a report of two cases. Ibid 12 : 25-27, 1987.
3) Kamineni S, O'Driscoll SW, Morrey BF : Synovial osteochondromatosis of the elbow. J Bone Joint Surg 84-B : 961-966, 2002.
4) 丸谷雅人，田山信敬，横村信夫ほか：肘滑膜骨軟骨腫症に伴う尺骨・後骨間神経麻痺の1例．整形外科 48：190-192，1997．
5) Milgram JM : Synovial osteochmaromatosis. J Bone Joint Surg 59A : 792-801, 1977.
6) Mueller T, Barthel T, Cramer A, et al : Primary synovial chondromatosis of the elbow. J Shoulder Elbow Surg 9 : 319-322, 2000.
7) 立石博臣：滑膜骨軟骨腫症，新図説臨床整形外科講座—11，リウマチとその周辺疾患，井上　一編，pp244-247．メジカルビュー社，東京，1994．

[変形性肘関節症]
1) 堀内行雄，高山真一郎，浦部忠久ほか：肘関節拘縮に対する手術法の検討—皮切ならびに術中可動域について．日肘会誌 2：37-38，1995．
2) 井上貞宏：変形性肘関節症の成因—解剖学的観察から—．MB Orthop 12：1-8，1999．
3) 伊藤恵康，宇沢充圭，松賢次郎ほか：外傷性肘関節拘縮の授動術．関節外科 9：317-324，1990．
4) 貴島　稔：手術適応疾患ならびに鏡視下手術の実際．整形外科関節鏡マニュアル—手関節鏡・肘関節鏡，奥津一郎編，pp95-105，メジカルビュー社，東京，1999．
5) 宮野須一，石井清一：変形性肘関節症の病態—臨床所見とX線像から見た病態．MB Orthop 12：28-35，1999．
6) 千馬誠悦，島田洋一，吉田澄子：外傷後の変形性肘関節症，NEWMOOK 整形外科—11，越智隆弘，菊地臣一編，pp100-105，メジカルビュー社，東京，2002．
7) 高山真一郎，仲尾保志，池上博康：非外傷性変形性肘関節症，NEWMOOK 整形外科—11，越智隆弘，菊地臣一編，pp106-115，メジカルビュー社，東京，2002．
8) 津下健哉：重度変形性肘関節症の治療経験．日肘会誌 1：31-32，1994．

［吉川　泰弘］

D

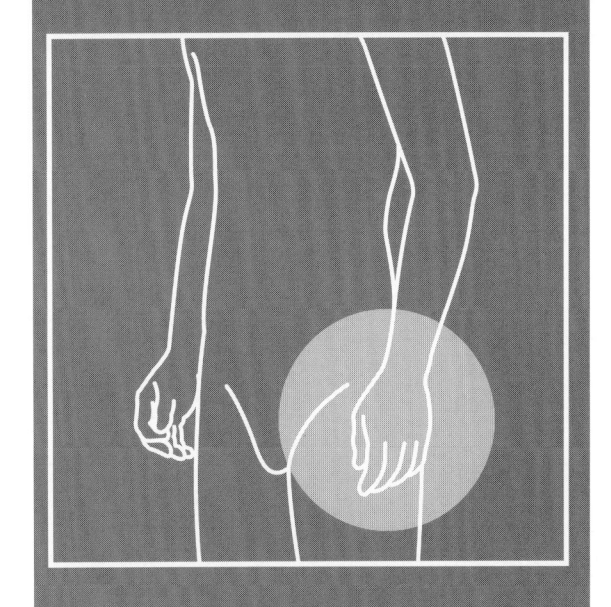

手関節・手

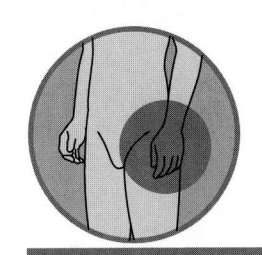

D-1
手関節・手の解剖

　手は触る・つまむなどの動作のみならず，感情の表現器官，感覚器官としての役割を演ずる．これらの機能を達成するために複雑な解剖構造をもつ．また，手関節は手を目的位置に到達させるために肘・前腕とともに複雑な運動性を有する．

1. 骨　格

1）手関節

　手関節は橈骨手根関節(radiocarpal joint)，手根中央関節(midcarpal joint)および遠位橈尺関節(distal radioulnar joint)から構成される複合関節で，手関節のもつ掌屈・背屈・橈屈・尺屈・前腕回内・回外運動を司る．橈骨手根関節，手根中央関節が掌背屈・橈尺屈を担い，遠位橈尺関節が回内外運動を担う．橈骨手根関節は橈骨遠位関節面と舟状骨・月状骨・三角骨からなる近位手根列から構成され，手根中央関節は近位手根列と大菱形骨・小菱形骨・有頭骨・有鉤骨からなる遠位手根列から構成される．また，遠位橈尺関節面では橈骨尺骨切痕と尺骨頭が対向する(図1)．この橈骨手根関節と手根中央関節は舟状骨月状骨間(SL)靱帯および月状骨三角骨間(LT)靱帯で隔てられ，橈骨手根関節と遠位橈尺関節は三角線維軟骨複合体(triangular fibrocartilage complex：TFCC)で隔てられるそれぞれ独立した関節である．手根中手骨間(carpomatacarpal：CM)関節や三角骨と豆状骨間の関節，豆状骨三角骨間関節を手関節に含める報告もある．
　橈骨手根関節は全体的に凹状を呈する橈骨関節面と全体として凸状の近位手根列が対応し，舟状骨に対する橈骨舟状骨窩，月状骨橈側に対向する橈骨月状骨窩の間にはfacetが存在する．月状骨尺側と三角骨にはTFCCが対向する．橈骨関節面は尺側方向への傾斜(ulnar inclination または radial inclination)と掌側傾斜(volar tilt)があるため，尺屈，掌屈しやすい構造となっている．手根中央関節は橈側の舟状骨の凸面と大・小菱形骨間凹面が対応する舟状・大菱形・小菱形骨間関節(scapho-trapezio-trapezoidal joint：STT joint)と有頭骨・有鉤骨が凸面，舟状骨体部・月状骨・三角骨が凹面を形成する狭義の手根中央関節からなり，全体としてS状を呈す

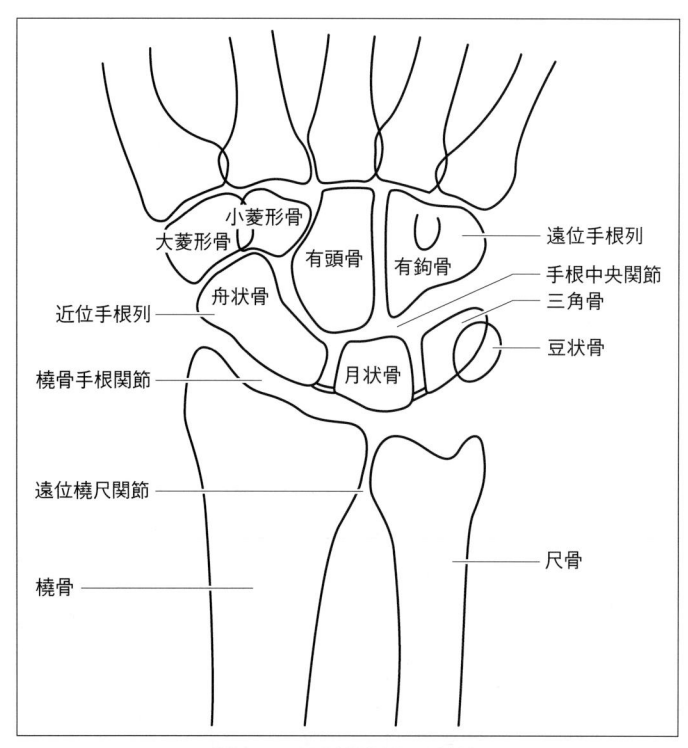

図1　手関節単純X線像

る．このため，過剰な橈尺屈は制限され，さらに舟状骨の動きもある程度規定される．舟状骨の動きは手関節が橈屈すると掌屈し，手関節が尺屈すると背屈する．

　橈骨手根関節と手根中央関節の複合運動により手関節の掌背屈・橈尺屈および分回し運動がなされる．それぞれの関節面の特徴，および筋・腱の配置からとくに手根中央関節面の特徴から純粋な掌背屈や橈尺屈はしにくく，その複合運動である橈背屈から掌尺屈方向へのいわゆるダーツ投げ運動が最も力が入る運動として知られている．

　遠位手根列はほとんど相互手根骨間の動きがなく，一塊として動く一方，近位手根列を構成する舟状骨-月状骨-三角骨はSLおよびLT靱帯間で動きを生じる．舟状骨は橈屈時には掌屈，尺屈時には伸展しやすい傾向がある．一方，月状骨には筋付着がないため，ほかの手根骨の配列でその姿勢が規定される．近位手根骨相互間の連絡が絶たれる，つまりSL靱帯やLT靱帯が断裂すると舟状骨は単独に掌屈しやすく，三角骨は背屈しやすい(図2)．月状骨は連結する骨に影響されるため，SL靱帯断裂では舟状骨は掌屈し，三角骨は背屈し，月状骨は三角骨とLT靱帯を介して連結しているため背屈する．手根不安定症でのDISI変形である．逆にLT靱帯が断裂すると三角骨は背屈し，舟状骨-月状骨は掌屈する．VISI変形である．

　近位手根列の舟状骨結節，豆状骨掌側から大・小菱形骨，有鉤骨鉤間は手根管といわれ，正中神経と長母指屈筋腱，4本の浅指屈筋腱，4本の深指屈筋腱が通過する(図3)．同部位で腱鞘炎などによ

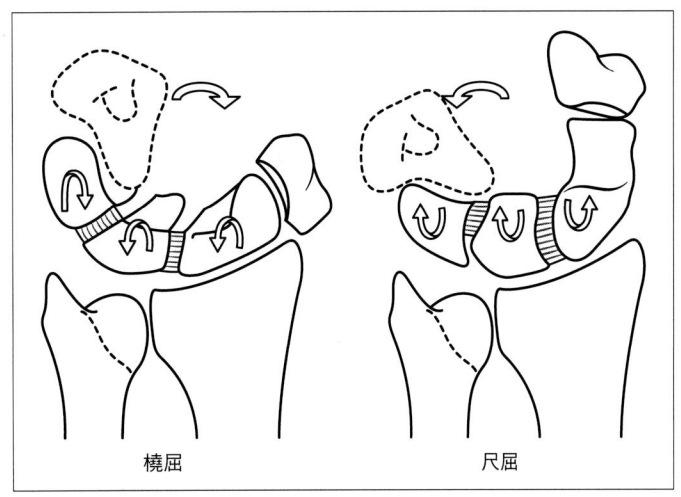

図2 手関節橈尺屈時の近位手根列の回転
橈屈時には手根骨は掌屈し，尺屈時には手根骨は背屈する傾向がある．

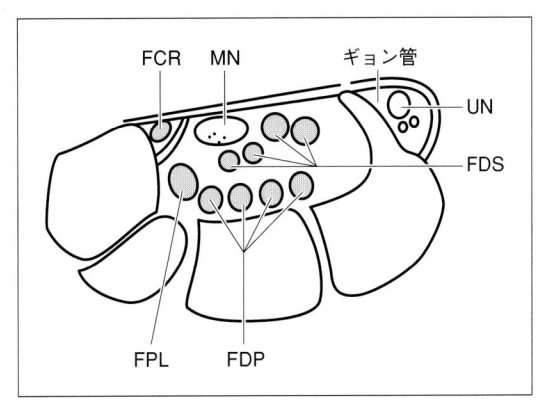

図3 手根管解剖図
FCR：橈骨手根屈筋腱
FPL：長母指屈筋腱
FDS：浅指屈筋腱
FDP：深指屈筋腱
MN：正中神経
UN：尺骨神経

る腱の膨隆で正中神経が圧迫されると手根管症候群を生じる．また，また有鉤骨鉤尺側では尺骨神経，尺骨動静脈が通過するギヨン(Guyon)管がある．

遠位橈尺関節は橈骨尺骨切痕と尺骨頭がなす関節で，掌・背側橈尺関節包およびTFCCで構成される．関節の運動は前腕回内外運動で，近位橈尺関節と協調し，手を下に向ける(回内)，上に向ける(回外)動作を肩関節を動かすことなく達成する．TFCCは遠位橈尺関節のprimary stabilizerで，かつ同関節の有する回内外運動を制御する．また，尺骨手根骨間靱帯を含むため，尺骨手根骨間の支持と同時に手関節尺側のクッション機能も有する．前腕の回旋中心が通過する小窩から尺骨茎状突起基部から起始し，橈骨尺骨切痕遠位に停止する．TFCCが断裂すると遠位橈尺関節不安定性が生じる．

2）手指関節

手指の関節は手根中手(CM)関節，中手指節骨間(metacarpophalangeal：MP)関節，指節間(interphalangeal：IP)関節で構成される．示指から小指には3指節，母指には2指節あるため，示指

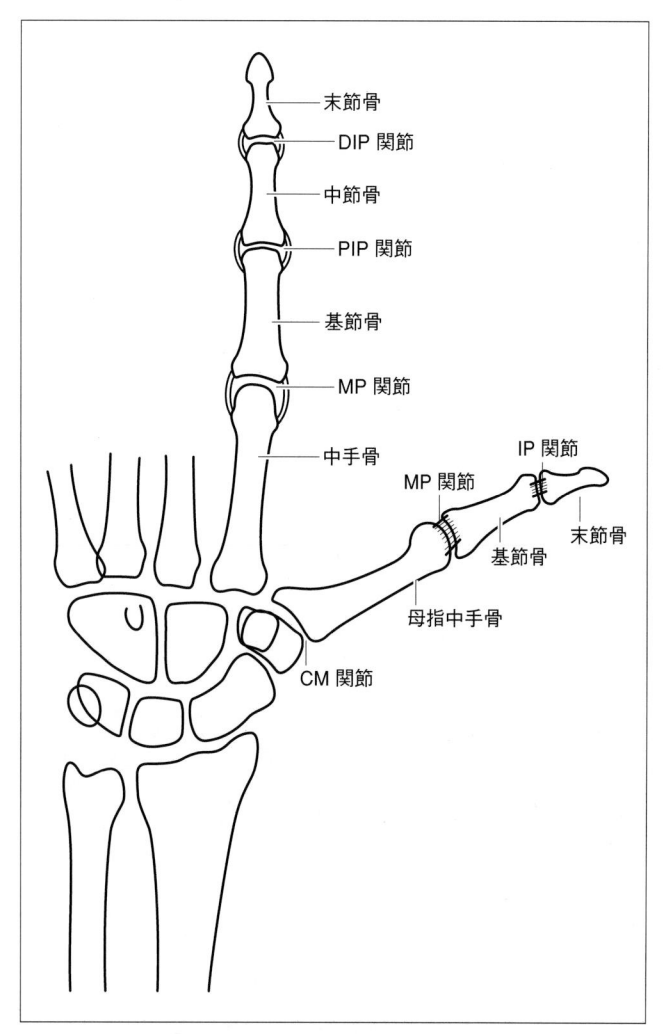

図4　手指の骨格

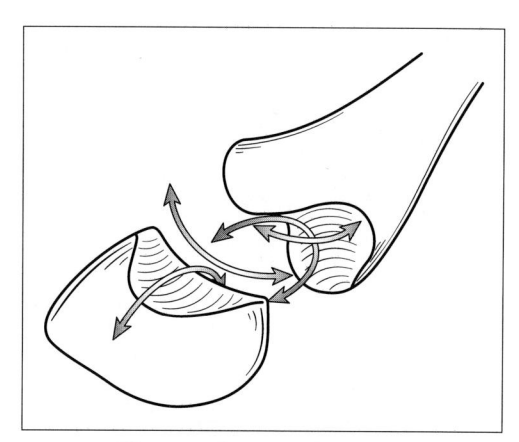

図5　母指CM関節の構造
鞍関節形成をなす．

から小指のIP関節は近位指節間(proximal IP：PIP)関節と遠位指節間(distal IP：DIP)関節に分かれる．それぞれを構成する骨は第1-5中手骨，第1-5基節骨，第2-5中節骨，第1-5末節骨で，それぞれ側副靱帯，関節包で連結されている(図4)．

　CM関節は母指を除いてきわめて安定な関節で，第4および5中手骨のみが有鉤骨間で若干の可動性を有する．この尺側2中手骨の可動性は握り締め機能に有用で，母小指間での対立運動にも機能する．母指CM関節は大菱形骨・第1中手骨の関節で，大菱形骨面は掌背凸，橈尺凹で，中手骨関節面は掌背凹，橈尺凸の，いわゆる鞍関節をなし，母指の掌背屈，内外転のみならず，対立，回旋および分回し運動を可能にする(図5)．とくに母指においては対立運動が重要で，これにより指腹ピンチや握り，つかみ動作が可能となる．ほかの指には代償できない機能のため，対立運動の要である母指CM関節は変形性関節症が生じやすい．

　MP関節とPIP関節の主運動は屈曲，伸展でMP関節では示指〜小指では屈曲90°，過伸展30°，母指では屈曲50°，過伸展10°の可動

域を有する．また，側副靱帯の緊張が緩む伸展位では外転・内転運動および回旋運動が可能である．さらに屈伸と内外転，回旋を複合した分回し運動も可能になる．MP関節は尺屈しやすい構造で，これは側副靱帯の長さが橈尺側で異なること，指屈筋腱の位置，つまみ操作の際の母指からの圧力などによる．RAにおける尺側偏位はMP関節で生じる．示指〜小指のPIP関節，DIP関節と母指のIP関節は蝶番関節で伸展，屈曲のみが可能である．その可動域はPIP関節と母指IP関節では屈曲90°，伸展0°で，DIP関節では屈曲70°，伸展0°と若干可動域が小さい．

2. 筋・腱・靱帯

1) 筋

手および手関節にある筋は大きく手内にある手内筋または小手筋(intrinsic muscle)と，筋膜が前腕に存在する手外筋(extrinsic muscle)に分けられる．手内筋は手の微妙な運動を担い，すばやい運動や巧緻運動に関与する一方，手外筋は強い動作，握力，手関節および手指の強い屈曲，伸展に機能する．また，拮抗的に機能すると手関節や各指関節を任意の位置に固定することもできる．

手外筋は主に手関節の屈曲・伸展，橈屈・尺骨，手指の屈曲・伸展と前腕の回内・回外に機能し，屈曲・回内筋群と伸展・回外筋群に分けられる．屈曲・回内筋群は主に正中神経支配(一部尺骨神経支配)，伸展・回外筋群は橈骨神経支配(一部尺骨神経支配)である．

屈曲・回内筋群では回内を主に行う筋(主動筋)は円回内筋，方形回内筋，手関節の屈曲筋は橈側手根屈筋，尺側手根屈筋である．指屈筋のうち，浅指屈筋はPIP関節の屈曲，深指屈筋はDIP関節の屈曲に機能する．また，長母指屈筋は母指IP関節の屈曲に関与する．一方，伸展・回外筋群では回外には回外筋(上腕二頭筋も関与する)が機能し，腕橈骨筋は肘屈曲，手関節伸展に長・短橈側手根伸筋，母指伸展には長・短母指伸筋，指伸展には総指伸筋，とくに示指および小指の伸展にはそれぞれ固有示指伸筋，小指伸筋があたる．尺側手根伸筋は多機能の筋で，前腕の尺側に位置し，遠位橈尺関節の動的支持機構(dynamic stabilizer)であると同時に，尺側手根屈筋と機能すると手関節尺屈に，橈側手根伸筋と機能すると手関節伸展に働く．

一方，手内筋は母指球筋群，小指球筋，虫様筋，背側および掌側骨間筋からなる(図6)．母指球筋は短母指外転筋，短母指屈筋，母指対立筋，母指内転筋で構成され，母指の運動に関与し，母指内転筋と短母指屈筋深頭が尺骨神経支配，そのほかは正中神経支配である．したがって正中神経麻痺が生じると母指の対立が困難になり，

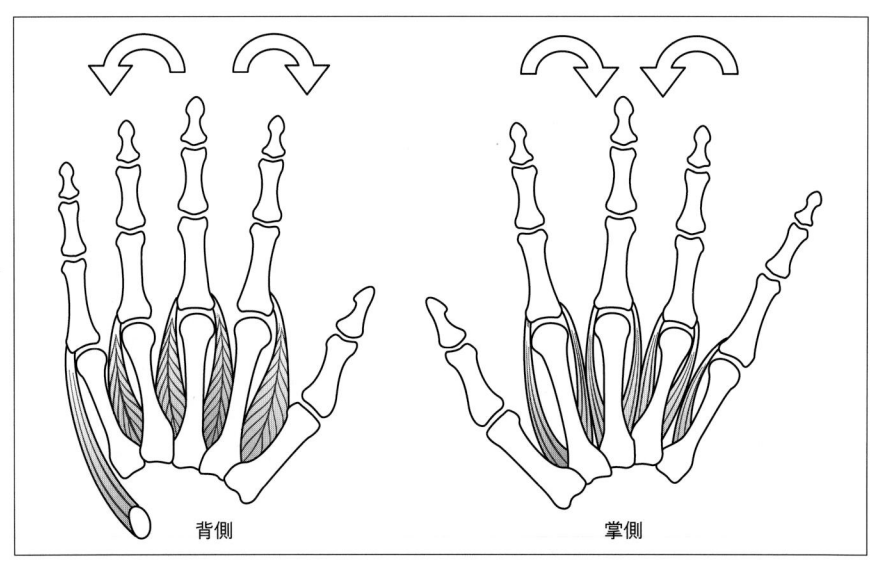

図6 背側および掌側骨間筋の構造
背側骨間筋は手指の外転および開排に，掌側骨間筋は内転に機能する．

いわゆる猿手を生じる．小指球筋は短掌筋，小指外転筋，短小指屈筋，小指対立筋から構成される．いずれも尺骨神経支配である．母指球筋群と小指球筋群は手の横アーチの維持に重要な筋でもある．虫様筋は第1から第4まであり，第1，2虫様筋は正中神経支配，第3，4虫様筋は尺骨神経支配である．示指から小指までの深指屈筋腱から起始し，指背腱膜に停止する筋で，MP関節の屈曲とPIP，DIP関節の伸展に機能し，さらにPIP，DIP関節では深指屈筋とは拮抗的に働くため，指の微小位置を決定する．骨間筋は第1-4背側骨間筋と第1-3掌側骨間筋があり，骨間筋は虫様筋同様，MP関節屈曲，PIP，DIP関節伸展に機能すると同時に背側骨間筋は指の外転および開排に，掌側骨間筋は指の内転に機能する．手内筋は先述した横アーチの保持とともに指尖，指腹つまみ，側方つまみ，ピンチや巧緻性のあるつかみ動作に関与する．尺骨神経麻痺が生じると手内筋の麻痺が生じ，MP関節過伸展，PIP，DIP関節屈曲，すなわち鷲手変形（claw hand）を生じるが，先に述べたように第1，2虫様筋のみが正中神経支配のため，通常環・小指のみに鷲手変形を生じる．

2）腱

腱は筋からの力を関節に伝え，動かす重要な構造である．腱束の集合体で構成され，各腱束間の疎性結合織であるエンドテノン（endotenon），腱束を被覆するエピテノン（epitenon）を筋の固有腱膜から分化したパラテノン（paratenon）が覆う．屈筋腱ではパラテノンが分化し，メゾテノン（mesotenon）となるが，これは袋状を呈し，滑膜腱鞘（synovial bursa）とも呼ばれる．手部の腱の周囲にも腱鞘が存在し，とくに屈筋腱腱鞘は滑膜腱鞘と靱帯性腱鞘（pulley）に分けられる．

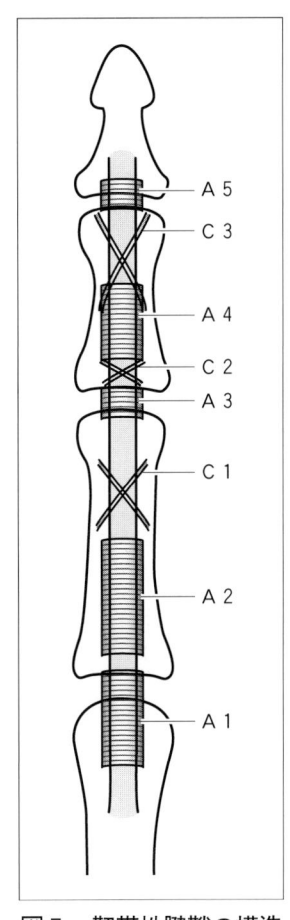

図7　靱帯性腱鞘の構造

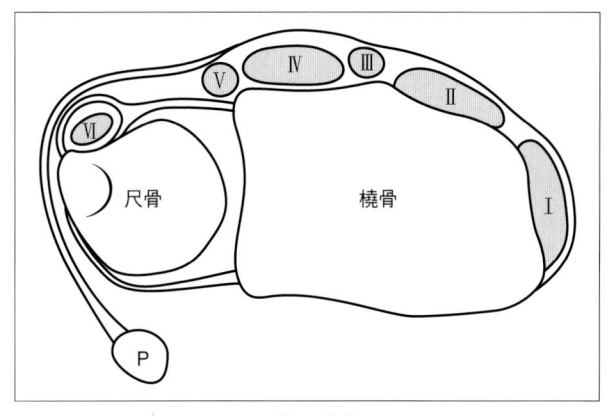

図8　背側伸筋区画
Ⅰ：第1伸筋区画　Ⅱ：第2伸筋区画　Ⅲ：第3伸筋区画
Ⅳ：第4伸筋区画　Ⅴ：第5伸筋区画　Ⅵ：第6伸筋区画
P：豆状骨

　前腕部では屈筋群の腱は前腕深部筋膜腔にほとんどの腱が入る．指屈筋腱に浅指屈筋腱と深指屈筋腱があり，前腕から中手骨レベルでは浅層に浅指屈筋腱が，深層に深指屈筋腱が存在する．浅指屈筋腱が中節骨に停止しPIP関節の屈曲を，深指屈筋腱が末節骨に停止しDIP関節を屈曲するため，基節骨レベルで深指屈筋腱が浅指屈筋腱末梢の孔を通過し，浅指屈筋腱が橈側と尺側に枝分かれし，停止する．同部位を腱交叉(chiasma)と呼ぶ．屈筋腱は現在5つの区画に区分される．とくに有名なのはMP関節レベルからPIP関節レベルまでのZone 2で，同部位で腱が断裂されると腱交叉を含むため，高率で腱癒着を生じる．No mans' landとも呼ばれる．
　指屈筋の滑膜腱鞘は橈側滑液包(radial bursa)，尺側滑液包(ulnar bursa)，屈筋腱周囲滑液包(flexor bursa)からなる．化膿性腱鞘炎が生じた場合の波及範囲の把握に有用である．示指〜小指屈筋腱鞘はA-1からA-5の5つの強固な靱帯性腱鞘とC-1からC-3のX型を呈する靱帯性腱鞘および滑膜腱鞘で構成される(図7)．靱帯性腱鞘は腱が骨から離れずに，有効に関節を屈曲させるための重要な機構で，とくにA-2とA-4靱帯性腱鞘が非常に重要と考えられてい

る.母指ではMP関節レベルにA-1 pulleyが,IP関節レベルにA-2 pulleyが位置する.ばね指の際に切離するのはA-1 pulleyである.

伸筋腱は手関節レベルの伸筋支帯(extensor retinaculum)で第1から第6伸筋区画(compartment)を通過する(図8).第1伸筋区画には長母指外転筋腱,短母指伸筋腱,第2伸筋区画には長・短手根伸筋腱,第3伸筋区画には長母指伸筋腱,第4伸筋区画には総指伸筋腱および固有示指伸筋腱,第5伸筋区画には小指伸筋腱,第6伸筋区画には尺側手根伸筋腱が入る.

指伸展機構は指背腱膜とも呼ばれ,指伸筋腱から連続する正中索(central slip)と虫様筋,骨間筋から連続する側索(lateral band),両者を連結する矢状索(saggital band),正中索,側索の双方から連続する終止伸腱(terminal tendon)から構成される複雑な構成体である(図9).正中索はPIP,DIP関節の伸展を,側索は矢状索を介してPIP関節の,終止伸腱を介してDIP関節の伸展を担う.正中索が断裂するとPIP関節が屈曲し,これにより緊張が増加した側索によりDIPが過伸展し,ボタン穴変形を呈し,終止伸腱が断裂するとDIPの伸展ができなくなり槌指(mallet finger)を呈する.末節骨の骨折を伴う骨性槌指(mallet finger of bony origin)と区別して腱性槌指(mallet finger of tendon origin)と呼ぶこともある.

手掌腱膜は長掌筋から連続し,屈筋支帯を越えると扇状に拡がる.縦走線維と横走線維があり,縦走線維はDupuytren拘縮の際に拘縮

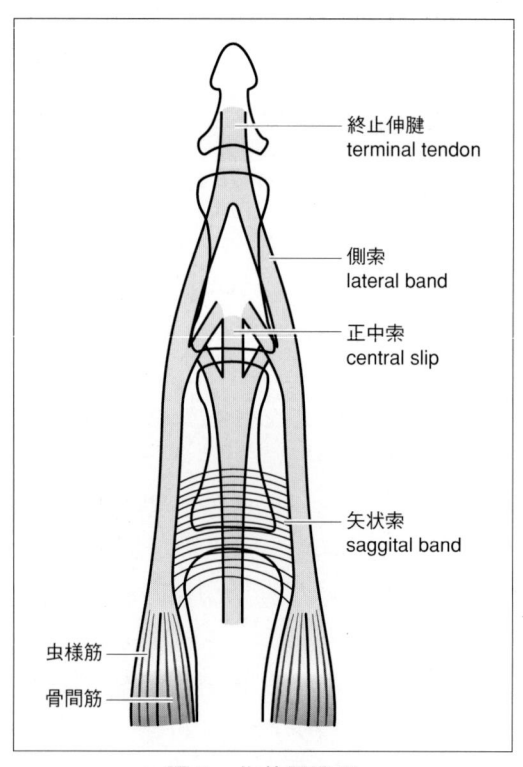

図9 指伸展機構

が生じる部位であると同時に母指対立再建の Camitz 法で採取される部位でもある．

3）靱　　帯

　靱帯は関節の支持性に機能する．手関節では関節外(extrinsic)靱帯と関節内(intrinsic)靱帯に分けられる．関節外靱帯は強固で，前腕と手根骨間，近位手根列と遠位手根列を連結し，掌側靱帯群と背側靱帯群に分けられる．掌側靱帯の命名には多くの説があるが，Berger によれば橈骨舟状骨有頭骨間(radio-scapho-capitate：RSC)靱帯，橈骨舟状骨月状骨間(radio-scapho-lunate：RSL)靱帯，長橈骨月状骨間(long radiolunate：long RL)靱帯，短橈骨月状骨間(short radiolunate：short RL)靱帯，TFCC の一部として尺骨月状骨間(ulnolunate：UL)靱帯，尺骨三角骨間(ulnotriquetral：UT)靱帯がある．背側には背側橈骨手根骨間(dorsal radiocarpal)靱帯，背側手根骨間(dorsal intercarpal)靱帯が存在する(図10)．関節内靱帯には舟状骨月状骨間(SL)靱帯，月状骨三角骨間(LT)靱帯に加え，舟状骨-大菱形骨-小菱形骨間(STT)靱帯，存在には疑問があるが有鉤骨三角骨間(hamatotriquetral：HT)靱帯がある．遠位手根列間の靱帯は強固に連結しているため，ほとんど動きを生じない．SL, LT, STT, HT の各靱帯に損傷が生じると手根不安定症が生じるとするのが現在最も支持されている Lichtman の ring theory である．

　MP 関節や PIP 関節などの指関節では側副靱帯が重要な側方支持機構である．MP 関節では側副靱帯は屈曲位で緊張し，伸展位では弛緩するため，側方不安定性の検査は MP 関節屈曲位で検査する．

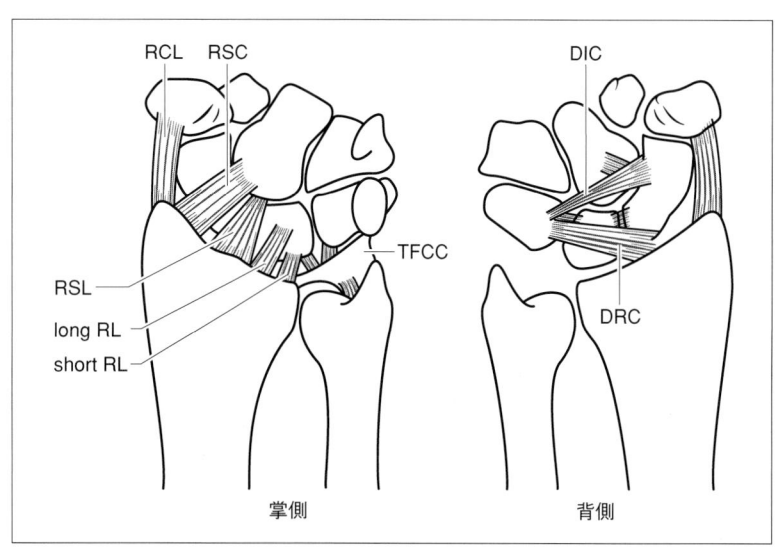

図10　手関節の靱帯構造
RCL：橈側側副靱帯　RSC：橈骨舟状骨有頭骨間靱帯
RSL：橈骨舟状骨月状骨間靱帯　RL：橈骨月状骨間靱帯
TFCC：三角線維軟骨複合体　DIC：背側手根骨間靱帯
DRC：背側橈骨手根骨間靱帯

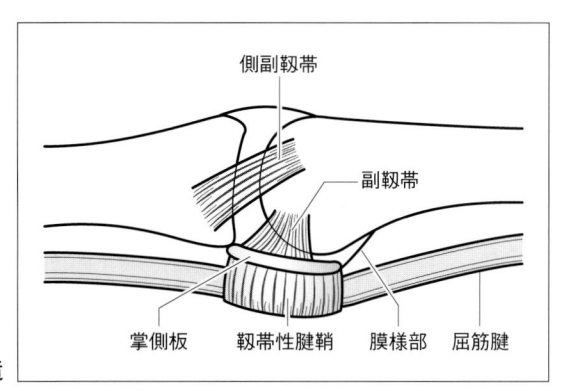

図11 掌側板の構造

　また，MP関節の側副靱帯が損傷した場合の固定肢位はMP 90°屈曲位が好ましい．MP関節側副靱帯損傷で問題となるのは母指尺側側副靱帯であり，同靱帯の損傷は gamekeeper's thumb, skier's thumb と呼ばれ，母指MP関節と橈側不安定性を生じる．母示指間の側方ピンチや指腹ピンチの際に不安定性が生じる．PIP関節の側副靱帯は伸展位で緊張し，屈曲位では弛緩するため，PIP伸展位で検査しなければならない．

　MP関節，PIP関節での特徴的な支持構造は掌側板(volar plate)である(図11)．MP関節の掌側板は線維軟骨板で，遠位は厚く，弾力性があり，近位側は屈曲性に富む薄く柔らかい膜様部である．MP関節側副靱帯の矢状索，深横手根靱帯，屈筋腱の靱帯性腱鞘A-1 pulleyが付着している．母指MP関節では掌側板の側方には種子骨が存在する．母指のMP関節lockingではこの種子骨がMP関節に陥入し生じる．PIP関節では掌側板および側方には過伸展防止機構である手綱靱帯(checkrein ligament)が存在し，側副靱帯の膜様部に連続する．

3．血管・神経

1）血　　管

　手の主な動脈は橈骨動脈および尺骨動脈で，橈骨動脈は手関節部で掌・背側手根枝，浅掌枝を出し，橈骨茎状突起から背側へ抜け，snuff box に至る．再び手掌へ戻ったあと，母指主動脈，示指橈側動脈を分岐し深掌動脈弓に至る．深掌動脈弓から3本の掌側中手動脈を出し，それぞれ総掌側指動脈に合流する．一方，尺骨動脈はGuyon管を通ったあと，浅掌動脈弓と深掌動脈弓に分かれる．浅掌動脈弓は手掌腱膜下を通過し，1本の固有掌側指動脈，3本の総掌側指動脈を出し，橈骨動脈の浅掌枝と吻合する．3本の掌側指動脈はそれぞれ分岐し，示指尺側から小指橈側までの範囲を栄養する．背側の動脈は後骨間動脈と掌側の指動脈から連続するが，非常に細い．

静脈は皮下浅層を走る表在静脈と主幹動脈に沿う伴走静脈に大別される．

2）神　　経

手関節・手に及ぶ神経には橈骨神経，正中神経，尺骨神経がある．いずれの神経も腕神経叢から分かれるが，橈骨神経は上腕骨後方を回りこみ，肘外側前方に出たあと，知覚神経である浅枝と運動神経である深枝（後骨間神経）に分かれる．深枝は回外筋浅頭の付着部が形成するFroseのarcadeを貫通し，伸筋群に分岐を出す．浅枝は手背背側と母指背側の知覚を分担する．

正中神経は肘内側を通過後，円回内筋の両頭間を通り，浅指屈筋への分枝，前骨間枝，本幹に分かれる．前骨間枝（前骨間神経）は長母指屈筋，示指深指屈筋，方形回内筋を支配するため，前骨間神経麻痺では母指IP屈曲，示指DIP屈曲が障害される．本幹は屈筋腱とともに手根管を通過後，母指球筋枝（運動枝）と母指，示指，中指，環指橈側の知覚を支配する知覚枝に分かれる．

尺骨神経は上腕二頭筋―上腕三頭筋間，肘部管を通過後，尺側手根屈筋への枝を出し，手関節手前で背側枝を分岐，Guyon管を通過後，小指と環指尺側の固有知覚を司る浅枝と手内筋に分枝する運動神経である深枝に分かれる．尺骨神経麻痺では鷲手を生じるが，尺側手根屈筋の萎縮や手背の知覚障害がみられれば肘部での圧迫を，これらがみられなければGuyon管での障害を疑う．

文　献

1) Nakamura T, Yabe Y, Horiuchi Y : Functional anatomy of the triangular fibrocartilage complex. J Hand Surg 21B : 561-566, 1996.
2) 室田景久編：手の機能解剖と治療の基本．整形外科MOOK 39：56-192，1985．
3) 新潟手の外科研究所編：手の機能解剖学，第17回新潟手の外科セミナーテキスト，pp1-44，1997．

［中村　俊康］

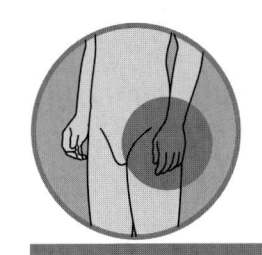

D-2
手関節・手の診察法

1. 概　　念

　　手関節および手の疾患は多種多様であるが，外傷によるものと，それ以外のものとに大別できる．診断にあたってはまず詳細な問診から始める．次に視診により腫脹や傷の有無を確認したうえで，触診により診断を進めていく．手関節および手の機能解剖についても認識する必要がある．

2. 診察手順

1）問　　診

　　診察を進めるうえで非常に重要である．いつ頃からどのような症状があったのか，症状が進行しているかなど，また，患者の職業的なことなども聞く．外傷ではいつどのようにして受傷したのか，他医で初療を受けた場合にはその治療内容についても聞く．必要があれば前医の画像を借りてもらう．
　　局所的な症状に限らないこともあるのでほかの症状についても聞き出すことが大切で，現在治療中の疾患や内服薬があれば聞き出しておく．

2）視診，触診

　　必要であれば肘上ぐらいまでは衣服を脱がせる．理学所見の主なものは視診，触診，可動域測定，握力測定，知覚検査，疼痛の誘発テストなどである．手関節および手全体を視診し，発赤，腫脹部位がないかをまず観察する．腫脹や擦過傷がある場合には，診察すべき箇所の検討がおおよそつく．圧痛部位の存在は画像診断の助けとなるので，できるだけ圧痛部位を特定するように努める(図12)．

（1）骨折や靱帯損傷を疑う場合

　　手関節や指の動きに伴った痛みがあるか，まず，自動的な可動域と他動的な可動域をみる．靱帯損傷を疑う場合にはストレスを加えると痛みが誘発され，関節の不安定性が明らかとなる．次に，単純X線写真，ストレスX線写真撮影など必要な補助的診断を行う．

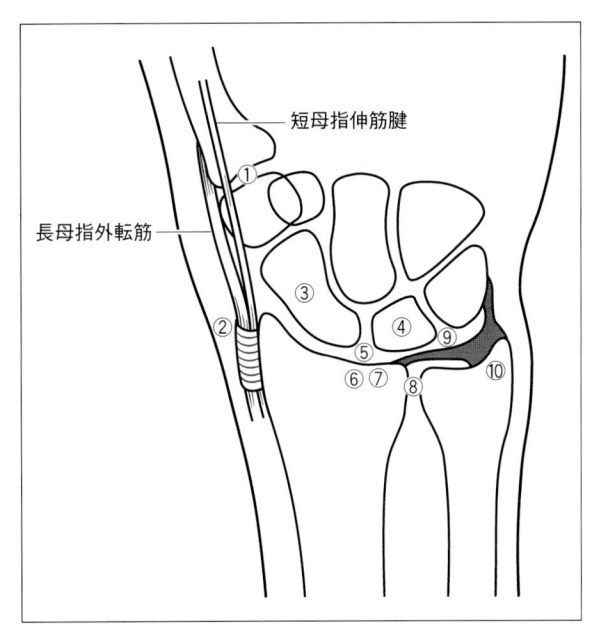

図12　手関節部でよくみられる圧痛部位と疾患
1．橈　側
　①第1 CM 関節症
　②de Quervain 病
　③舟状骨骨折
2．中　央
　背側面
　　④キーンベック病
　　⑤ガングリオン
　掌側面
　　⑥手根管症候群（Tinel 徴候にて判断）
　　⑦屈筋腱腱鞘炎
3．尺　側
　⑧遠位橈尺関節障害
　⑨三角線維軟骨（TFC）損傷
　⑩尺骨茎状突起骨折

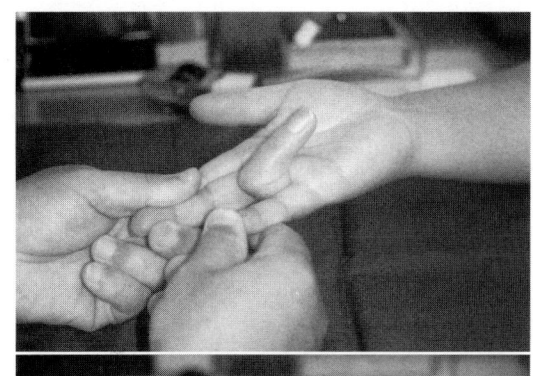

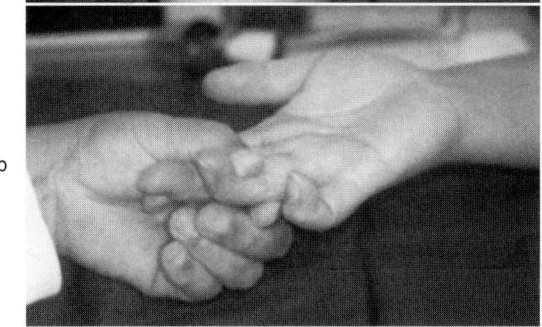

図13　指の屈筋腱損傷の見分け方
a：浅指屈筋腱損傷の有無はほかの指を伸展位に保持・固定し，PIP 関節の屈曲が可能かをみる．
b：深指屈筋腱損傷の有無は中節部を押さえて固定し，DIP 関節の屈曲が可能かをみる．

（2）腱損傷の見分け方

　腱損傷には開放創に伴った損傷もあれば皮下断裂もある．また，完全断裂や不全断裂のこともあるので，開放創のある場合には直接損傷部を確認する．一般的な腱損傷の有無の判断は以下の手順によって行う（図13）．指の深指屈筋腱（FDP）の損傷は PIP 関節を伸展位に保持し，DIP 関節の自動屈曲運動が可能かで判断する．しかし，浅指屈筋腱（FDS）の損傷は FDP による指の屈曲を制限したうえで，PIP 関節単独の屈曲ができるかによって判断する．

（3）神経損傷・麻痺の見分け方

　正中神経，尺骨神経，橈骨神経など末梢神経固有の特徴があることを認識したうえで運動や知覚障害について検索する（図14）．筋の萎縮がある場合には神経麻痺の診断がつけやすいが，そうでない場合には一本ずつ数を数えるように指を折り，次いで母指と小指をしっかりと向かい合わせ母指球筋の硬さを確認する．そして，最後に

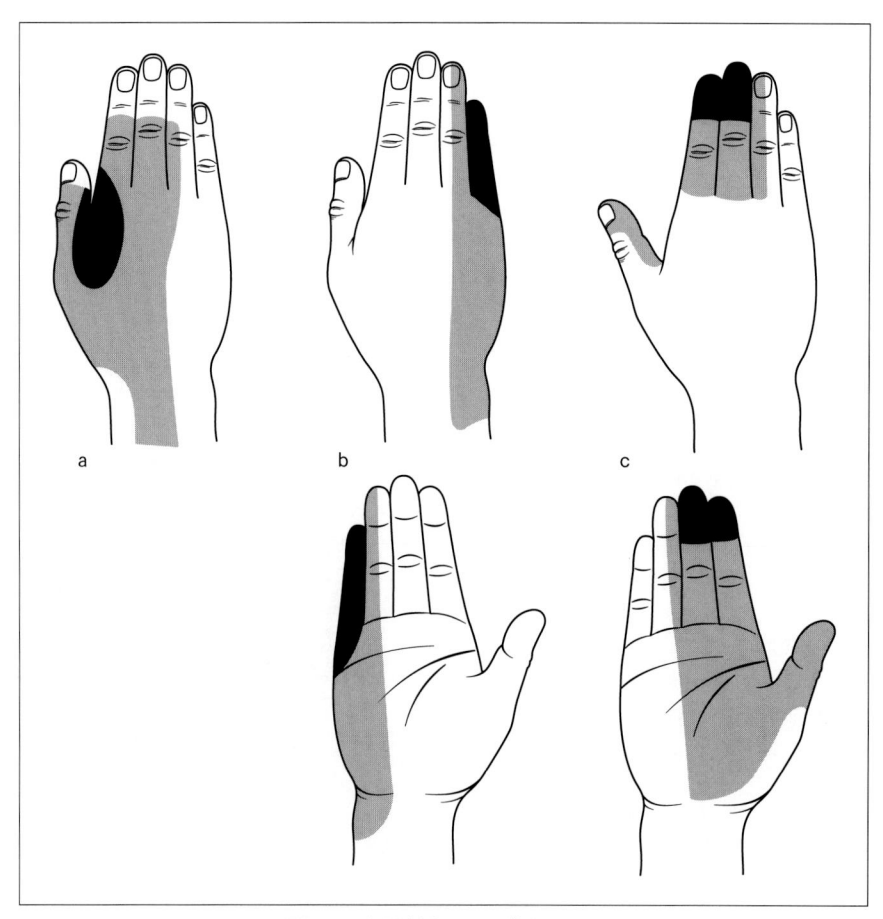

図14　末梢神経の知覚支配域
　　　固有支配領域は濃い部分．
　　a：橈骨神経　b：尺骨神経　c：正中神経

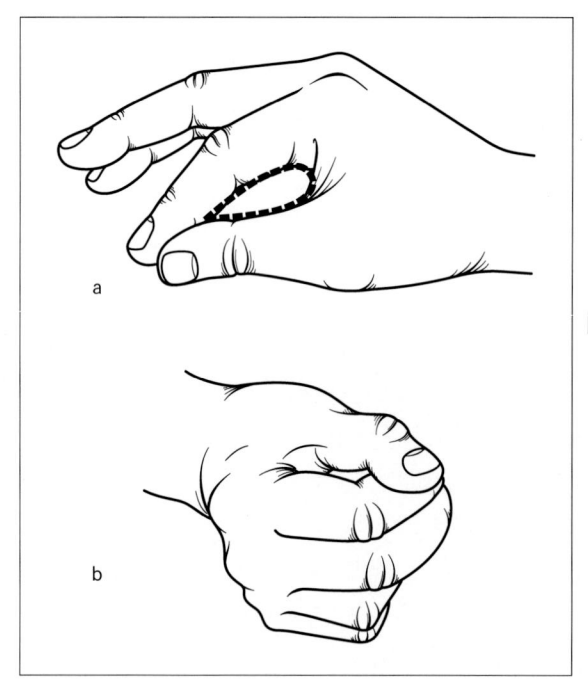

図15　異常なつまみ動作
 a：前骨間神経麻痺による涙滴型つまみ（tear drop sign）
　　母指IP関節と示指のDIP関節の屈曲ができないので，第一指間は涙滴型のスペースができる．
 b：尺骨神経麻痺のフローマン（Froment）徴候
　　母指内転筋が麻痺しているため，母指MP関節は過伸展し母指IP関節は屈曲したつまみ動作を行う．

指を伸展した状態で指の開閉を行わせる．いずれかの動きに問題がある場合にはそれに該当する末梢神経の損傷あるいは麻痺が疑われる(図15)．知覚検査は左右を比較したり，違う神経領域を比較してみる．

(4) その他

ばね指のように弾撥現象を伴っている場合には診断は容易である．しかし，念のためにMP関節の掌側に圧痛点があるかも確認する．靭帯性腱鞘に発生したガングリオンはMP関節の掌側面に硬い腫瘤として触知するが，指の屈伸に伴った可動性はない．

3）画像所見

近年における画像診断の進歩には著しいものがある．しかし，最も基本的な補助診断法は単純X線写真である．見落としを避けるため，正しい方向での撮影が必須である．単純X線写真で捕捉できない場合に，初めてCTやMRI検査などが行われる．

(1) 単純X線写真

手関節の基本的な撮影肢位は，手関節掌背屈および橈尺屈中間位で正面と側面の二方向撮影である．骨折などを疑わせる場合には両斜位撮影を加えた四方向撮影を行う．中手骨およびMP関節部に対しての側面像は隣接指との重なりを避けるため，できるだけ側面像に近い斜位像を撮影する．指ではフィルムに平行に指をおくことで正確な側面像が撮影できる．関節面に対しては関節面の接線方向に入射するように撮影する．陥没骨片を伴っている場合には両斜方向の撮影も加える．

(2) 関節造影

手関節の靭帯損傷や三角線維軟骨複合体(triangular fibrocartilage complex：TFCC)損傷の診断には関節造影が有力である．橈骨手根関節腔に注入した造影剤が遠位橈尺関節に流入した場合にはTFCC損傷が疑われる．

(3) その他

MRIやCTは横断像が得られるので，陥没骨折面の観察や骨折の有無の判断に有用なこともある．軟部腫瘍，不顕性ガングリオンの発見やキーンベック病の骨壊死の早期診断などには有用である．

文献

1) 津下健哉：診察法．上肢の外科，生田義和，土井一輝，三浪明男編，pp28-33，医学書院，東京，2003．
2) 楠　正敬，香月憲一：手関節痛の診断．肘と手・手関節の痛み，中村蓼吾編，pp88-105，南江堂，東京，1997．
3) 矢部　裕，堀内行雄：上肢の末梢神経絞扼障害．Patient education guide No. 4，日本臓器，大阪，1997．
4) 堀井恵美子：TFCC損傷．上肢の外科，生田義和，土井一輝，三浪明男編，pp285-286，医学書院，東京，2003．

［石黒　隆］

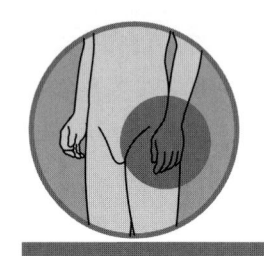

D-3
形態異常

　形態異常には先天性のものと後天性のものがある．
　先天異常は，表現形により病名がつけられ，分類も同様に主に表現形で行われてきたが，近年発生メカニズムを考慮した分類法が試みられている．現在Swansonらの分類(**表1**)(1976, 1983改定)が臨床でよく使われており，国際手の外科学会の先天異常委員会でも用いられている．最近では，日本手の外科学会先天異常委員会のSwanson修飾分類が用いられるようになってきた．

表1　Swansonの分類(細分類の抜粋)

I. 形成障害(発育障害)	
A. 横軸性形成障害(横軸欠損)	
B. 縦軸性形成障害(縦軸欠損)	
a. 橈側列形成不全症	内反手　母指形成不全症
b. 尺側列形成不全症	
c. 中央列形成不全症	裂手症
d. 中間部形成不全症	
II. 分離障害	合指症　屈指症　指節癒合症
III. 重複	多指症
IV. 過成長	巨指症　斜指症
V. 発育不全(低成長)	短指症
VI. 先天性絞扼輪症候群	先天性絞扼輪
VII. 骨系統疾患に伴うもの	

1. 橈側列形成不全症(内反手，母指形成不全症)

　橈側列形成不全症には，内反手と母指形成不全症がある．前腕から変形のある上位型を内反手(**図16**)と呼び，手にのみ形成障害がある低位型を母指形成不全症(**図17**)と呼ぶ．Swanson分類もSwanson修飾分類でもI.形成障害のうちの縦軸性形成障害(縦軸欠損)に分類される．3万人の出生に1人の割合で発生する．

1) 概　　　念

　上肢の形成時期(胎生期4～7週)になんらかの障害が加わり，橈側列の形成が障害されて発現する．この時期はほかの部分の形成時期でもあり，脊椎奇形，心奇形，鎖肛などの合併奇形にも注意する．

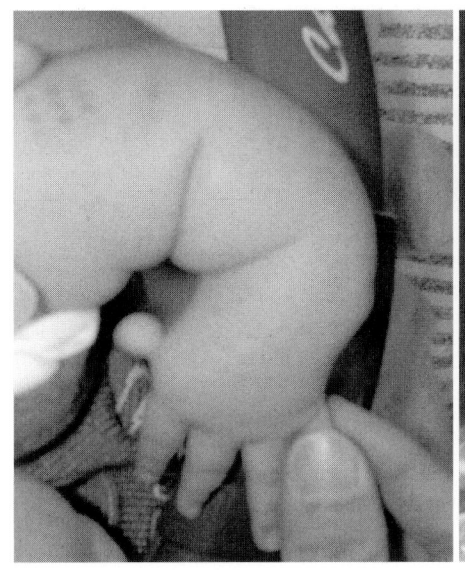

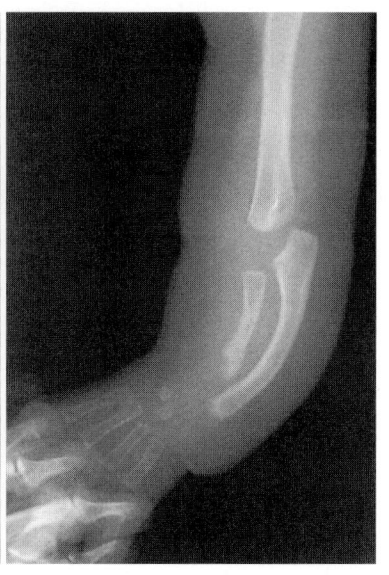

図16 内反手
橈側列形成不全による内反手.
　A：前腕は内反し浮遊母指を伴う.
　B：単純X線写真所見においても，著明な橈骨低形成と尺骨の彎曲がみられる.

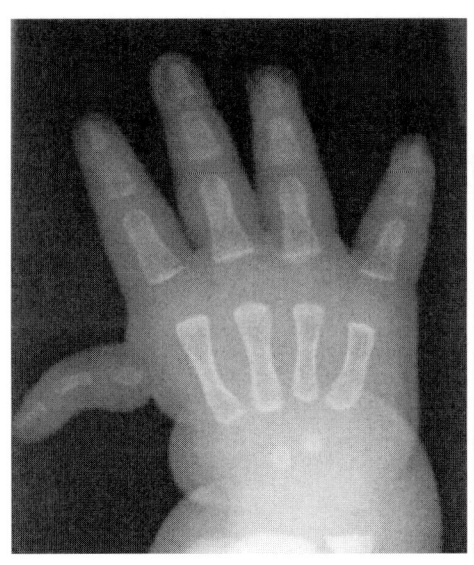

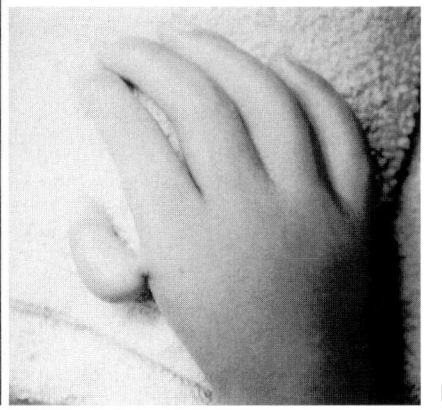

図17 母指形成不全症
　A：単純X線写真所見上，Blauth分類Ⅲ度で母指の低形成と第1中手骨近位部の欠損がみられる.
　B：Blauth分類Ⅳ度の浮遊母指（ぶらぶら母指）.

2）病　　態

　　上位型の内反手では，橈骨は完全欠損から部分的形成不全までさまざまな形成不全を呈する．尺骨は短縮・彎曲し，橈側の手根骨発育不全や軟部組織異常を伴い，手関節は著明に橈屈（内反）する．手部は内反手では母指欠損や浮遊母指など高度な母指形成不全症を合併する．低位型は橈側列形成不全の軽症型で，欠損奇形のなかでは裂手とともに頻度が高く Blauth(1967)はこれを5段階に分類して

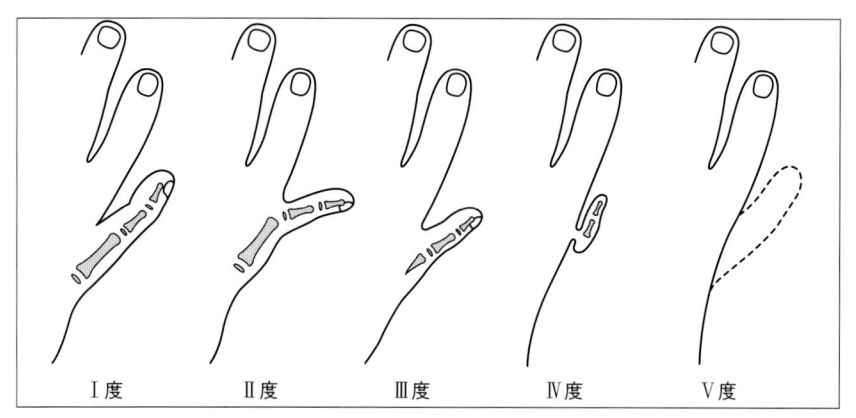

図18 Blauthの分類(1967)
Ⅰ度：母指球筋の低形成　Ⅱ度：母指球筋の低形成と母指内転拘縮
Ⅲ度：第1中手骨近位部の欠損　Ⅳ度：浮遊母指　Ⅴ度：母指の全欠損

いる(図18).

3) 臨床症状

いろいろな程度の内反手が存在するが，高度のものは前腕は著明に短く内反し，母指のみならず示(中)指も欠損することもあり，補助手としても使いにくい．低位型ではⅠ度の母指が使いにくい程度のものもあるが，母指の機能障害や欠損のため，示・中指間で物をつまむなどで代償していることが多い．

4) 画像所見

単純X線写真上，程度により橈骨，手根骨，母指などのさまざまな低形成や欠損がみられる．新生児では手根骨の骨端核はみられず，存在する骨端核も通常の出現時期より遅れることが多い．母指の低形成ではBlauth Ⅱ度以上では骨の形成不全を伴う．

5) 診断

通常は形態の異常により視診により診断は容易であるが，Blauth Ⅰ，Ⅱ度では，反対側が正常であれば左右比べて診断する．合併奇形が疑われるときは，先天性心疾患を合併するHolt-Oram症候群や血液疾患を伴うFanconi症候群などを念頭におき，全身検索を行う必要がある．

6) 保存療法

手の内反変形，母指機能不全，前腕短縮，手指機能障害が問題になる．

内反変形に対しては，内反を進めないように装具療法が適応になる．装具も手の発育に伴って何度もつくり変える必要がある．強い矯正で皮膚を損傷しないように，装着前後に両親にチェックしてもらう．手術はなにを矯正するかで異なるが，早めに手の外科の専門

医に紹介するほうがよい．

母指欠損や高度の母指機能不全では，手術が遅れると示・中指間でものをはさむようになるが，対立位はとれないので十分な使用はできない．必要に応じて母指の機能を再建する手術を行うことになる．

前腕短縮に対しては，保存療法は無効である．

手指機能障害に対しては，関節拘縮の予防や自・他動運動を両親に指導し，無理がない範囲で励行させる．また，両手遊びで指を使わせるなどの指導をする．

7）手術療法

機能獲得には低年齢にもかかわらず，多数回の手術が必要になる．術前に全身状態の十分な検索と両親への十分なインフォームド・コンセントが必要である．

橈骨欠損による内反に対する手術法は，手根部の部分切除を行う尺骨中央化手術が行われてきた．最近では，骨切除をせず腱移行で矯正する Buck-Gramucko の橈側化術も行われている．

母指欠損や高度の母指機能不全の手術は，Blauth I 度では母指対立再建術，II 度では母・示指間指間形成と母指対立再建術，III 度では第1 CM 関節の再建と母指対立再建術，IV 度では第1中手骨と第1 CM 関節の再建と母指対立再建術または浮遊母指切除と示指の母指化術，V 度では示指の母指化術が適応になる．

前腕の短縮変形に対しては，創外固定器を使用し，尺骨を仮骨延長法などで矯正する方法が試みられている．軟部組織の低形成を伴うので十分な延長量は得にくい．

2. 裂手症

1）概念

手の中央列が欠損する先天異常である．従来の Swanson の分類によると I. 形成障害（発育障害）の B. 縦軸性形成障害 c. 中央列形成不全症に分類される．しかし，Swanson 修飾分類では，IV. 指列誘導障害に分類され，合指症などと同じカテゴリーに入る．5万人の出生に1人の割合で発生する．

2）病態

定型的裂手と非定型裂手に分けられる．定型的裂手は中指の欠損と第3中手骨の形成不全があるので，中央に深い切れ込みがある．通常，両側性で裂足も合併し優性遺伝する．非定型裂手は裂手症候群ともいわれ，外見は裂手であるが欠損した指の成分が周囲にあり，

隣接指が太く骨性合指があったり，横走骨(cross bone)や中央列に多指が存在するものまでさまざまな移行型がみられる．通常片側性で遺伝はしない．

3）臨床症状

手の中央列がさまざまな程度に欠損する(図19)．骨性合指や横走骨などがなければ，むしろ手はやわらかく使いやすく，中央陥凹部を使って上手に手を使用していることも多い．

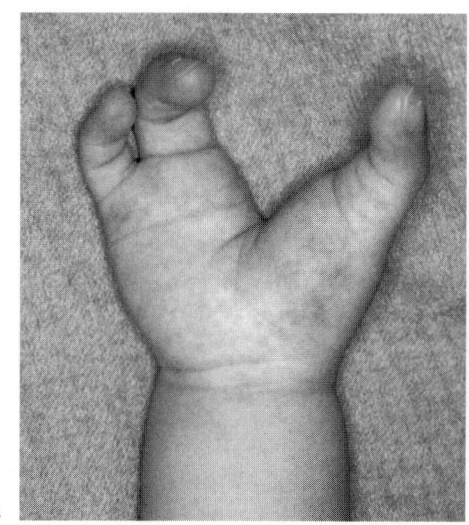

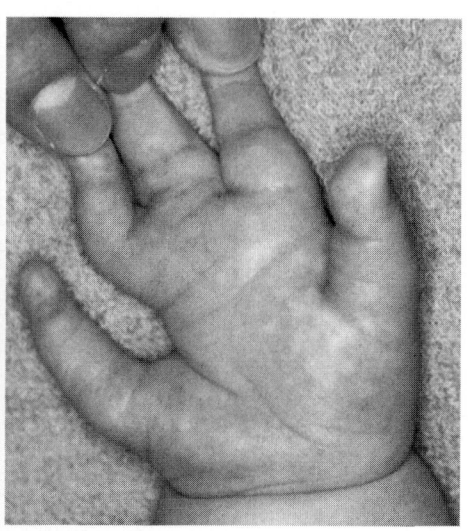

図19　裂手症
A：示・中指の欠損する非定型裂手．環指にあたる指が太くなっている．
B：環・小指間の非定型裂手．

4）画像所見

単純X線写真で形成，欠損が明らかになる．定型的裂手は中央列が欠損するもので中指のみの欠損から，第3中手骨欠損，さらに大部分の指が失われて2本指や1本指になるものまである．非定型裂手は中央列欠損の形態もさまざまで，欠損した中指の成分が隣接指に融合したように見えることが多い．示・環指が太いだけのものから，骨性合指を呈したり横走骨が存在したり，中指が細く2つに分かれて多指になるものまでいろいろな移行型がある．

5）診断・鑑別診断

中央列が欠損していることで裂手の診断はつくが，定型的か非定型かの判定が必要になる．合指症で，中手骨まで骨性合指があるときには鑑別診断が必要になる．

6）保存療法

定型的裂手では手はうまく使えることが多い．むしろ，裂手の部分で物をはさむことができるので，示・環指を軽くテーピングして示・環指間を使わせないようにし，母指を使わせるようにする．

7）手術療法

定型的裂手では，手術は美容を目的に行うこととなり，指間を閉鎖し中手骨レベルの裂け目を小さくする．生後半年以降に行う．非定型裂手では，変形に合わせた治療が必要になる．骨性合指や多指の手術，横走骨切除とともに裂手を形成する．機能的な問題が少なければ，2歳以降が望ましい．

3. 合指症・多指症・屈指症・斜指症・指節癒合症・巨指症・短指症

Swansonの分類によると合指症，屈指症，指節癒合症はII.分離障害に分類され，多指症はIII.重複，巨指症と斜指症はIV.過成長，短指症はV.発育不全に分類される．日本手の外科学会先天異常研究会が作成したSwanson修飾分類では，合指症はVI.指列誘導異常に分類され，屈指症と指節癒合症はII.分離障害，多指症はIII.重複，巨指症はV.過成長，短指症と斜指症はVI.発育不全（低成長）に分類される．合指症と斜指症はもとの分類と異なるジャンルに入っている．

3-1. 合指症

1）概念・病態

手の先天異常のなかでは多指症に次いで多い．指の発生で指放線が癒合して誘導されると骨性合指になり，その後に起こる生理的細胞死が障害され指間が形成されないと皮膚性合指となると考え，Swanson修飾分類では分離障害でなく指列誘導異常に分類されている．2,000〜3,000人の出生に1人の割合で発生する．

男性に多く，片側例は両側例より少し多い．常染色体優性遺伝（約10%）が認められる．裂手（足）症，多指（趾）症，合趾症，短指症などと合併する．

2）臨床症状

皮膚性合指症（図20A，B），結合織性合指症（図20C），骨性合指症（図21），全指癒合症がある．1ヵ所のものは中・環指間合指症が最も多い．皮膚性合指には指間部が上昇している程度から指尖部まで完全に癒合しているものまである．結合織性合指症は骨性の癒合は

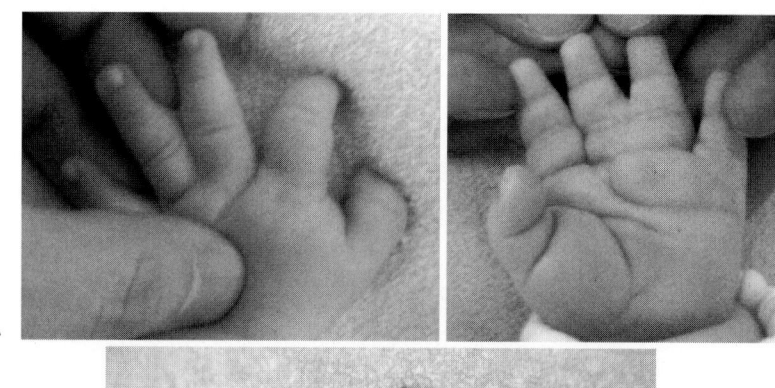

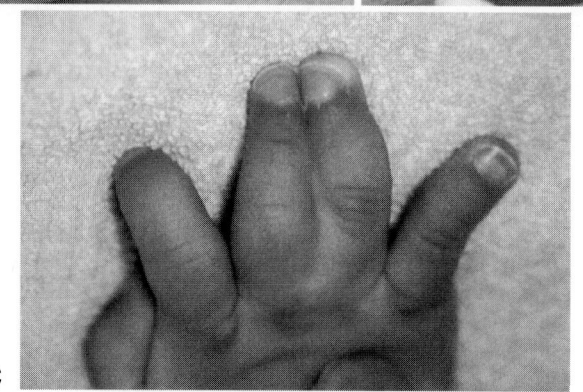

図20 皮膚性合指症・結合織性合指症
A：左中・環指の皮膚性合指（背側からみたところ）．
B：左中・環指の皮膚性合指（掌側からみたところ）．
C：右中・環指の結合織性合指（中・環指間は結合織でしっかりと癒合していてほとんど動かない）．

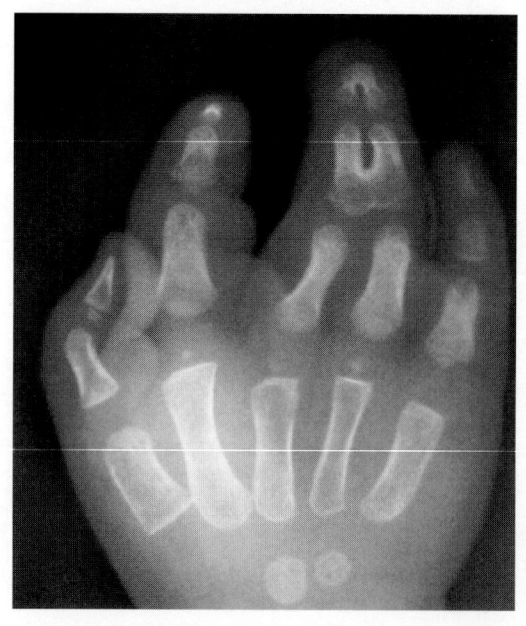

図21 骨性合指症
中・環指の中節骨・末節骨に骨性合指がみられる．

ないが，皮膚性と異なり合指部の動きがほとんどない．骨性合指症は指尖のみが癒合するものから，指全長が骨性に癒合するものまである．全指の癒合もある．皮膚性合指の機能障害は少ないが，骨性合指では程度により指の屈伸が著明に制限される．

3）画像所見

単純X線写真上，皮膚性合指と結合織性合指症は骨には異常を認めないが，骨性合指ではさまざまな程度の癒合を認めることができる．

4）診断・鑑別診断

合指は診察上容易に診断できる．皮膚性か結合織性か骨性かの鑑別は単純X線写真で行う．骨性合指が中節骨まで及んだものは，裂手症との鑑別が困難なこともある．絞扼輪症候群の先端合指やApert症候群における合指症などとは鑑別する．

5）保存療法

無効である．軽症の皮膚性癒合は機能障害がなければ放置してもよい．

6）手術療法

通常，軽症例であれば生後半年以降1年くらいで手術を行うことが多い．複雑な手術操作を要する場合は3歳前後に行う．握り動作に障害があれば，生後半年以降に障害を取り除く手術を行うが，根治手術は早期に行う必要はない．複数指の癒合では，分離手術は2回以上に分けて行う．その間隔は3ヵ月以上あける必要がある．

3-2. 多指症

1）概念・病態

指放線形成時期に障害され過剰な指放線が形成されると多指症になる．指の先天性形態異常で最も多い．多指症には，母指多指症(図22)，中央列多指症，小指多指症，ミラーハンド(5指症)がある．圧倒的に多いのが，母指多指症で男性の右に多い．遺伝性は母指多指症単独の症例ではほとんどないと考えてよい．1,000人の出生に1人の割合で発生する．

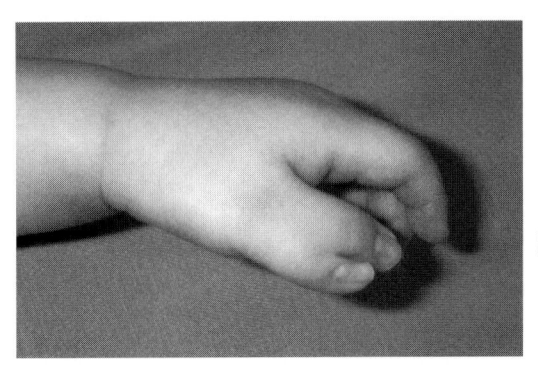

図22 母指多指症
母指が基部から重複している．
(母指多指症のWassel分類では
Ⅴ型；中手骨分岐型)

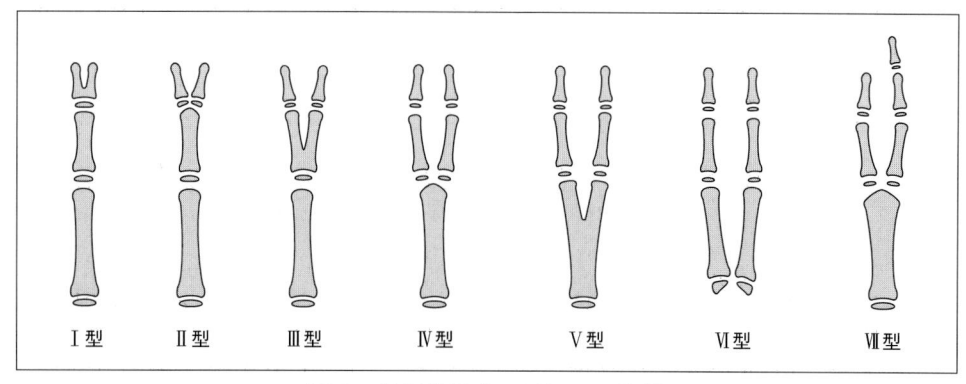

図23　母指多指症の Wassel 分類
Ⅰ型：末節骨分岐型　Ⅱ型：末節骨重複型　Ⅲ型：基節骨分岐型
Ⅳ型：基節骨重複型　Ⅴ型：中手骨分岐型　Ⅵ型：中手骨重複型　Ⅶ型：三指節型

2）臨床症状

母指多指症にはいろいろな形態のものがあり，大きさや分岐の位置により Wassel は7型に分類している（図23）．いろいろな母指多指があるが，2つの成分に分かれたためと思われる．重複するおのおのの指の大きさは健側の母指より小さいことが多く，動きも悪いことがある．小指多指症も余剰指の大きさはいろいろである．

3）画像所見

余剰指に骨成分があれば単純X線写真で確認でき，分類にあてはめることができる．

4）診断・鑑別診断

多指があれば多指症と診断できる．中央列多指症は非定型裂手のことがほとんどで，小指多指症は先天異常症候群の部分症であることが多いのでほかの異常に注意する．

5）保存療法

なし．

6）手術療法

生後半年以降1年くらいの間に手術を行う．母指多指症の基節骨型などで軟骨の shaving，骨切りや母指球筋停止部の移行が必要なものは，できるだけ1回の手術で済ます．カニ爪変形など複雑な例は数回の手術を要することもある．

3-3. 屈 指 症（図24）

1）概念・病態

指のPIP関節やDIP関節が屈曲位をとる先天異常で単指のことも、多数指のこともある。明らかな原因は不明である。放置すると多くの例は成長期に変形は進行し、成長が終了すると進行は停止する。

2）臨床症状

通常両側性で小指に多い。生下時からみられるものは性差がなく、生後数年して発症するものは女性に多い。

3）画像所見

PIP関節では、単純X線写真側面像で基節骨骨頭は小さく、それに対して中節骨基部関節面は広がっているのが特徴的である。

4）診断・鑑別診断

特別な誘因なく、指のPIP関節やDIP関節が屈曲位をとっていることと単純X線写真側面像の特徴的な所見で診断する。Marfan症候群や先天性多発性関節拘縮症などの全身疾患は除く。

5）保存療法

早期に副子や装具を用いて矯正する。5歳以下の年少児では、粘

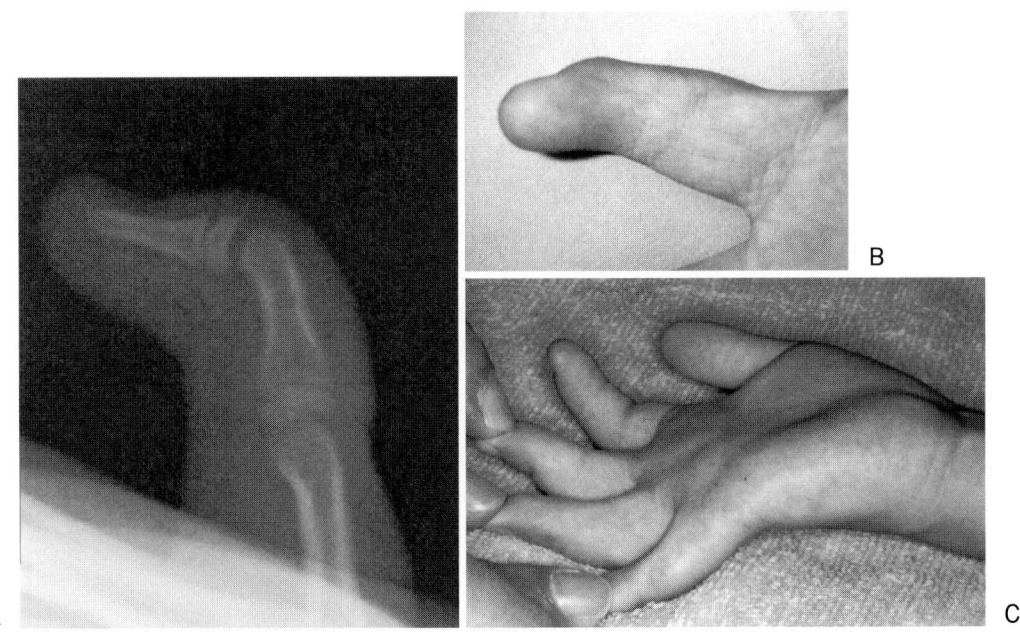

図24 屈指症
A：単純X線写真上、末節が屈曲し、中節骨頭の低形成がみられる（本症例はDIP発症例）。
B：小指DIP関節の屈指（Aと同じ）。
C：中―小指の多発性屈指。

り強い保存療法を行うことで矯正可能なことが多い．再発しやすいので長期に夜間装具を用い，成長終了まで経過観察することが必要である．

6）手術療法

半年以上の保存療法で無効な場合は手術を行う．年長になるほど手術による矯正は困難になる．

3-4. 斜指症（図25）

1）概念・病態

DIPまたはPIP関節で橈側あるいは尺側方向へ指が曲がっているものを斜指症という．高頻度に短指症を合併し，低形成の指骨（三角指節骨）が原因のことが多いのでSwanson修飾分類では低形成に分類されている．合指症，多指症，裂手症を合併する．小指斜指症は先天異常症候群と合併し優性遺伝するものが多い．

2）臨床症状

患指は指関節で橈側あるいは尺側方向へ偏位している．

3）画像所見

単純X線写真で指節骨が台形や三角形を呈し，指関節で偏位している．長軸に平行な骨端線が存在する三角指節骨を伴うことがある．

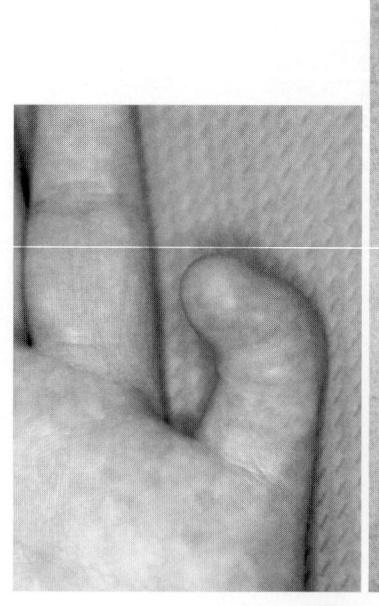

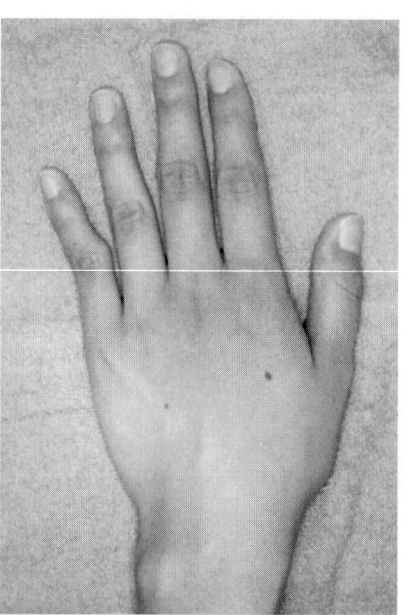

図25　斜指症
A：小指DIP関節の斜指．
B：小指PIP関節の斜指（正常との判別が必要）．

4）診断・鑑別診断

小指に多いが正常でもわずかな偏位が認められることも多く，正常との境界が問題となる．

5）保存療法

なかなか困難であるが，装具による矯正を行う．偏位が20°未満ならそのまま様子観察でよい．

6）手術療法

偏位が20°を超え，整容的に問題があり，患者が矯正を強く望む場合は手術適応がある．手術は矯正骨切り術を行う．

3-5. 指節癒合症（図26）

1）概念・病態

指節骨がたがいに癒合しているもので，指節間関節が軽度の可動域制限をもつものから骨性癒合するものまで種々の程度がある．両側性で，中・環・小指に多く，常染色体優性遺伝である．

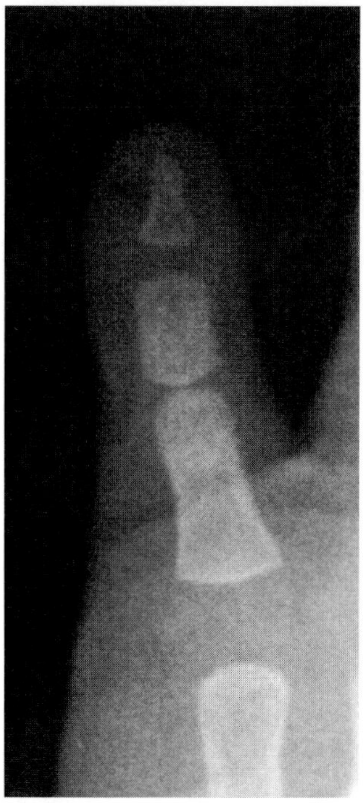

2）臨床症状

多くの場合PIP関節部で癒合がみられ，MP関節やDIP関節部の罹患は少ない．骨性強直はまったく動かないが，軟骨性癒合では20～30°の可動域がある．

3）画像所見

単純X線写真上中節骨は未発達なことが多く，幼小児では軟骨性の癒合のため，関節裂隙は存在するが狭い．これは，放置すると徐々に骨性癒合になる．

図26 指節癒合症
1歳，小指．単純X線写真上，PIP関節の関節裂隙が著明に狭小化している．

4）診断・鑑別診断

骨性癒合ではPIP関節の可動性はまったくないため，皮線の形成がない．軟骨癒合では軽度の動きはあるが皮線は低形成である．単純X線写真所見も参考になる．ほかの先天異常に合併することも多いので注意する．指が短いときは短指症との鑑別が必要になる．

5）保存療法

まだ骨性癒合がない場合には，軽度の可動性を保持するために，他動的に1日30回屈伸するように両親に指示する．

6）手術療法

通常手術の適応はない．伸展位強直に対し，屈曲骨切り術を行うことがある．

3-6. 巨指症（図27）

1）概念・病態

指の基本的な形態はそれほど悪くないが，ほかの指に比べ異常に大きいものをいう．腱や血管の太さは正常で，神経と脂肪組織の肥大が特徴である．正中神経と尺骨神経支配域に生じる．生下時から存在し指に限局し成長が少ないものと，2本以上の指が罹患し成長とともに大きくなるものがある．後者は手掌や前腕も肥大し，合指症が合併することがある．

2）臨床症状

視診で他指に比較して明らかに大きい．片側罹患が多い．性差はなく遺伝も証明されていない．示・中指に多く，多数指罹患の場合は隣接して発現する．

3）画像所見

単純X線写真上，指の肥大した部位に一致して指節骨が肥大しているのが認められる．MRIでは神経の異常な肥厚と蛇行がみられる．

4）診断・鑑別診断

指の形態自体はそれほど悪くないが，ほかの指に比べ異常に大きく太い．リンパ管腫，血管腫，動静脈瘻などの原因疾患がなければ巨指症と診断する．

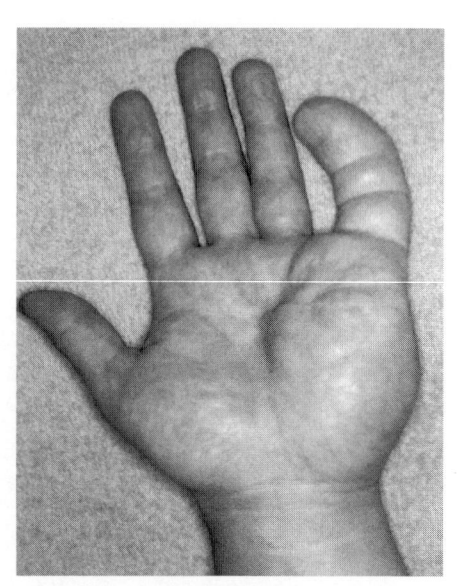

図27　巨指症
右小指の巨指症．小指球部から肥大している．

5）保存療法

なし．

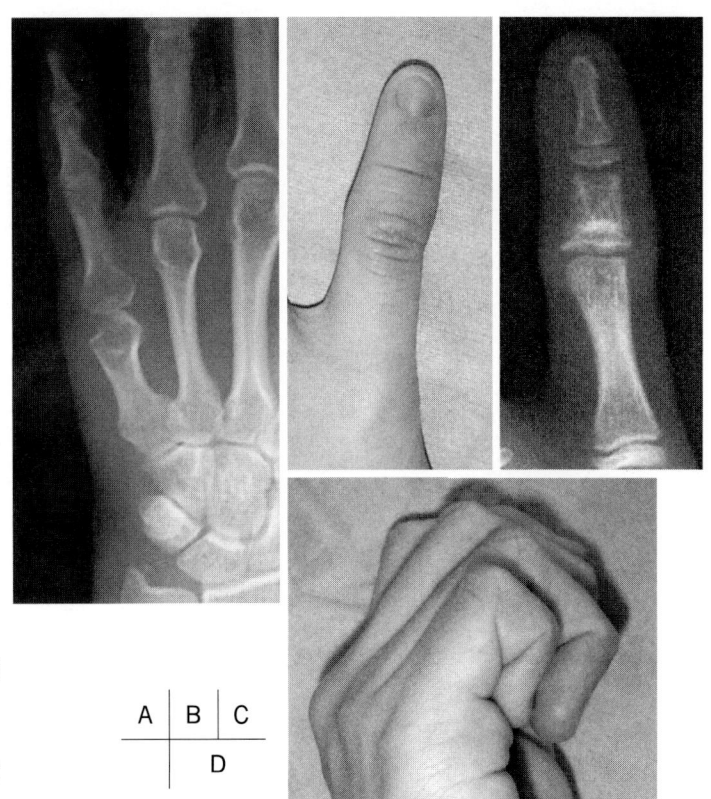

図28 短指症
A：単純X線写真上，第5中手骨の著明な短縮がみられる．
B：右小指中節骨短縮症．伸展位．
C：単純X線写真上，右小指中節骨に著明な短縮がみられる．
D：右小指屈曲時に中節骨の短縮が著明である．

6）手術療法

手の先天異常のなかでも治療が最も困難なものの一つである．手術時期には諸説がある．成長を勘案して指を短縮する方法や指を細くする方法がとられるがなかなか困難なことが多い．

3-7. 短 指 症（図28）

1）概念・病態

指節骨や中手骨が成長異常により短縮したものを短指症という．指短縮を生じる時期が出生直後のものと成長期のものとがある．短縮の場所により，末節骨短縮症，中節骨短縮症，基節骨短縮症，中手骨短縮症と呼ばれる．第5中節骨短縮症が最も多く，次いで母指末節骨短縮症，中手骨短縮症の順である．合併症には多指(趾)症，合指(趾)症，裂手症，Kirner変形，指節癒合症などがある．常染色体優性遺伝である．

2）臨床症状

指節や中手骨が短縮するが，機能障害を訴えることは少ない．第3・4中手骨短縮症では，MP関節の屈曲が障害される．

3）画像所見

単純X線写真上，成長期では骨端核や骨端線の形状の不規則化（円錐形骨端）や，骨端線の早期閉鎖がみられる．成人では指骨や中手骨が短縮しているのがみられる．

4）診断・鑑別診断

診察上短縮を疑った場合は，単純X線写真で確定診断する．通常は見ただけで診断可能なことが多い．末節骨長径より中節骨長径が短ければ中節骨短縮症と診断する．短指症は，先天異常症候群に合併することが多く，これらの症候群の存在に注意する．

5）保存療法

なし．

6）手術療法

指骨では整容的な問題のみなので通常手術は行わない．中手骨の手術は一期的に延長して欠損部に骨移植をする方法と創外固定器をつけて仮骨延長をする方法がある．

4．先天性絞扼輪症候群（図29）

1）概念・病態

Swanson分類では，Ⅵ．先天性絞扼輪症候群に分類され，Swanson修飾分類でも同様である．先天性絞扼輪症候群とは，四肢にみられる輪状のくびれから先端合指，切断（遠位部欠損）に至るまでの種々の程度の奇形が含まれる．

遺伝性はない．原因は単一のものとは考えにくく，指放線形成後になんらかの障害が加わり発症したものと考えられる．

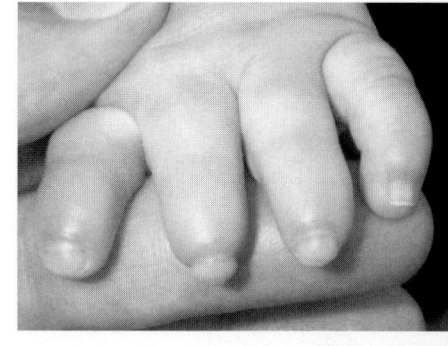

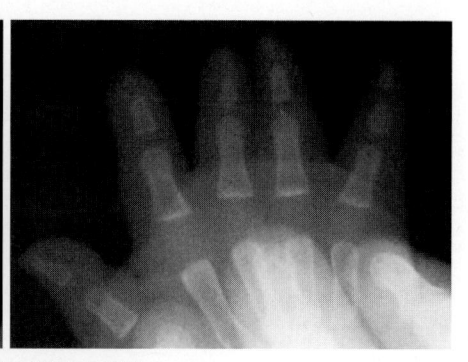

図29　先天性絞扼輪症候群
A：左示・中・環指末節（中節）の絞扼輪症候群．
B：単純X線写真上，絞扼輪の末梢は低形成であるが，その中枢には低形成の部分はない．

2）臨床症状

絞扼輪の範囲は指や前腕を半周取り囲むものから全周取り囲むものまである．深さも種々みられ，深いものでは末梢側にリンパ浮腫が生じる．先端合指症では，先端部の骨は癒合変形するが指の中枢部は癒合していないので，有窓性合指症とも呼ばれる．切断も，指尖から前腕中央まで種々存在する．両側例が多く，上肢罹患例の半数以上に下肢絞扼輪を伴う．先天性内反足の合併が多く，心奇形や唇裂なども合併する．

3）画像所見

軽度の絞扼輪では単純X線写真に所見がないが，深いものでは末梢の低形成を合併することもある．先端合指では先端部の骨は癒合・変形するがその中枢部の指節・中手骨に癒合はない．切断では罹患骨の断端の形状は種々であるが，絞扼輪あるいは切断部位より中枢に骨の低形成が存在しないのが特徴である．

4）診断・鑑別診断

絞扼輪，先端合指症，切断のうち1つがあれば本症候群と診断する．絞扼輪が存在すれば診断は容易である．先端合指症は，指中枢部の開窓，絞扼輪や切断の合併などでほかのものと鑑別できる．切断と横軸欠損との鑑別点は，絞扼輪症候群では単純X線写真でその中枢に骨の低形成が存在しないことである．

5）保存療法

リンパ浮腫に対して圧迫包帯などリンパ浮腫の防止策やマッサージなどを行う．軽症の絞扼輪なら経過をみることもある．

6）手術療法

絞扼輪に対しては，深部の瘢痕を含めて絞扼輪を切除する．程度の軽いときは一期的手術でよいが，複数回に分けて行うほうが末梢の血行の面から安全である．手術時期はリンパ浮腫を合併していれば1歳未満で行う．

5．*Dupuytren 拘縮*

1）概念

後天性の形態異常の1つであるDupuytren拘縮は，手掌腱膜の肥厚・短縮が主因で生じ，指，とくに環・小指のMP関節が屈曲することが多い．

Dupuytren拘縮は，手掌腱膜の結節形成と，それに続く瘢痕性収

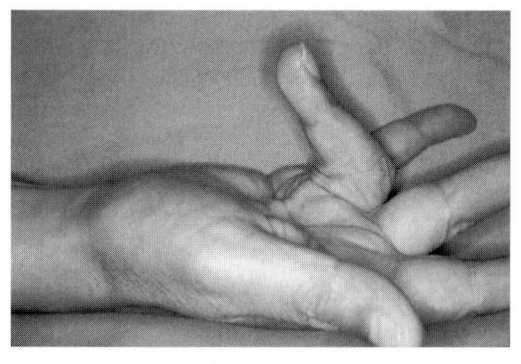

図30 Dupuytren拘縮
環指のDupuytren拘縮．手掌部とPIP関節にかけて著明な索状物形成がみられる．

表2 Dupuytren拘縮のMeyerding分類

0度；手掌部の結節(nodule)や皮膚陥凹(pit)がみられるが，屈曲拘縮はない．
1度；1指のみの屈曲拘縮あり(60°以下)．
2度；2指以上の指の屈曲拘縮あり，1指の屈曲角の総和は60°以下．
3度；2指以上の指の屈曲拘縮あり，そのうちの少なくとも1指には60°以上の屈曲拘縮あり．
4度；全指に多少にかかわらず屈曲拘縮あり．

縮により手指の伸展障害を生じる疾患である．400年ほど前からその存在は指摘されており，1831年にDupuytrenが本症の正確な記載と手術による治療法を報告した．40歳以上の男性に多く，人種別では白人に多く黒人に少ない．黄色人種はその中間といわれるが，老人ホームの検診などで調査した結果では，軽症例が多いが日本人の発症も決して少なくない．

2）病　　態

長掌筋腱が手掌で扇上に拡がり手掌腱膜となる．この腱膜は手掌の皮膚の移動性を制限する働きがある．縦走線維と横走線維とがあり，末梢は指側面の深層筋膜に停止する．Dupuytren拘縮は，縦走線維の病的肥厚と短縮により拘縮が生じた状態で環・小指に発症することが多い．原因は明らかではない．

病理学的にはfibromatosisと考えられており，Luckは病理組織学的に，増殖期，退縮期，終末期に分類している．

3）臨床症状

環・小指の遠位手掌皮線部に皮膚と癒着した小結節として初発する．進行すると縦走線維の肥厚は索状物として触れ，手指はMP関節部で屈曲位をとり伸展障害が生じる．進行するとPIP関節の伸展も障害される(図30)．Meyerdingは進行度を5段階に分類している(表2)．

日本人には少ないが，著明に進行した例では手掌に指尖が食い込むようになり，清潔が保てなくなり，感染が生じることがある．全指に及ぶこともあり，手以外にも足底腱膜，まれに陰茎にも発生する．

4）画像所見

単純X線写真上では骨，関節に明らかな異常を認めない．

5）診断・鑑別診断

初期では手掌腱膜部の結節（nodule）の触知，皮膚の小陥凹（pit）がみられる．進行すると皮膚と癒着した索状物（cord）を触れ，伸展障害を認めるようになる．足底部の腫瘤もチェックする．いわゆる"マメ"とは，生じる部位が異なること，腱鞘ガングリオンや屈筋腱腱鞘の肥厚などとは結節の深さが異なることで鑑別する．ばね指のPIP関節屈曲拘縮との鑑別も必要になる．

6）保存療法

装具療法，酵素やステロイド剤注射などあるが効果は不定である．指MP関節の伸展制限が生じ，テーブルに手掌が完全につかなくなれば手術の適応がある．また，PIP関節に拘縮が生じたら，早めに手術を勧めることも大切である．

7）手術療法

腱膜切離術，腱膜部分切除術，全腱膜切除術などがある．MP関節のみの屈曲拘縮に対する手術成績は良好であるが，PIP関節の拘縮を伴うと成績は不良になることが多い．

文献

1) 藤澤幸三：10．Dupuytren拘縮．第7章変性疾患，上肢の外科 第1版，生田義和ほか編，pp369-370，医学書院，東京，2003．
2) 市川 亨，堀内行雄，山中一良ほか：Dupuytren拘縮手術例の検討．日手会誌 10：424-427，1993．
3) Meyerding HW：Dupuytren's contracture. Arch Surg 32：320-323, 1936.
4) 日本手の外科学会先天異常委員会：手の先天異常分類マニュアル．日手会誌 13：455-467，1996．
5) Swanson AB, et al：A classification for congenital malformation. J Hand Surg 8-A：693-702, 1983.
6) 多田浩一，荻野利彦，砂川 融：第3章先天性疾患と骨系統疾患．上肢の外科 第1版，生田義和ほか編，pp203-230，医学書院，東京，2003．
7) Takayama S, Nakao Y, Ikegami H, et al：A modified abductor digiti minimi opponensplasty in congenital hypoplastic thumb with laxity of metacarpophalangeal joint. Congenital differences of the upper limb. Ogino T (ed), pp196-200, 2001.
8) 津下健哉：第32章手の先天異常．手の外科の実際 第6版，pp561-637，南江堂，東京，1985．
9) 内西兼一郎：先天異常 手の外科学 第1版，内西兼一郎編，pp235-265，南山堂，東京，1995．
10) Wassel HD：The result of surgery for polydactyly of the thumb. A review. Clin Orthop 54：175-193, 1969.

［堀内 行雄］

D-4
炎　　症

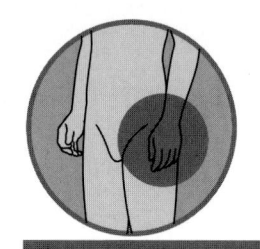

1. De Quervain 病

1）病　　態

橈骨茎状突起部の伸筋腱腱鞘第一区画における狭窄性腱鞘炎で，1895年に報告したスイスの外科医 de Quervain の名にちなんで呼ばれている．伸筋腱腱鞘第一区画では，長母指外転筋腱と短母指伸筋腱が骨と伸筋支帯に囲まれて通過し，角度を変えて母指の方向に向かう．この部における機械的刺激による炎症により疼痛，腱鞘の肥厚，腱の滑動障害を引き起こす(図31)．

手の過度の使用や外傷が誘因となるものもあるが，原因が不明なものが多い．女性の発症が圧倒的に多く，周産期と更年期に2つのピークがあることより，女性ホルモンの失調による腱や腱鞘の浮腫が背景にあることが推測される．

2）症状・診断

橈骨茎状突起部の疼痛を訴え，母指の動きや手関節の尺屈で疼痛が増強する．手ぬぐいが絞れない，物を強く握れないなどの症状を訴えることが多い．他覚的には橈骨茎状突起部より腱の走行に沿っての腫脹，圧痛があり，慢性化したものでは腱鞘が肥厚し硬い腫瘤を触れる(図32)．まれにばね現象やガングリオンを認めることがある．

疼痛誘発テストとして Finkelstein テストがある．これは検者が

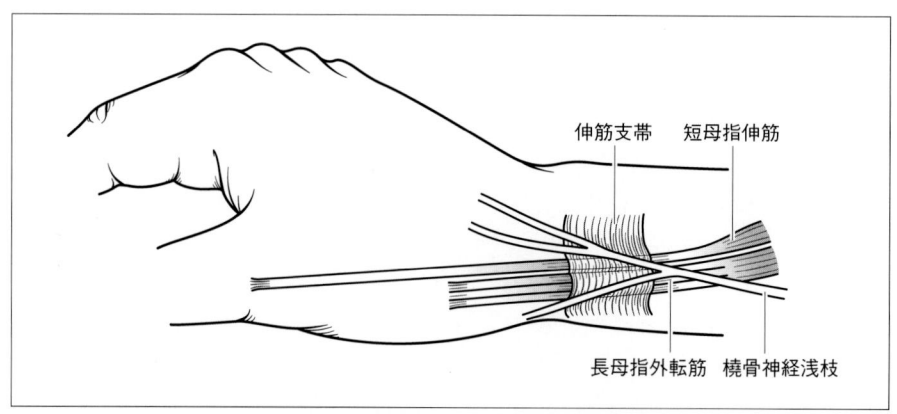

図31　伸筋腱腱鞘第一区画付近の解剖
橈骨神経浅枝がすぐ近くを走行していることに注意．
（内西兼一郎ら，1995[5]）より一部改変）

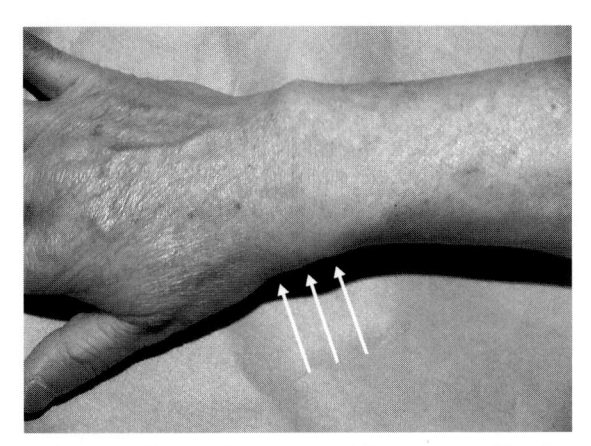

図32 橈骨茎状突起部から近位にかけて腫脹がみられる

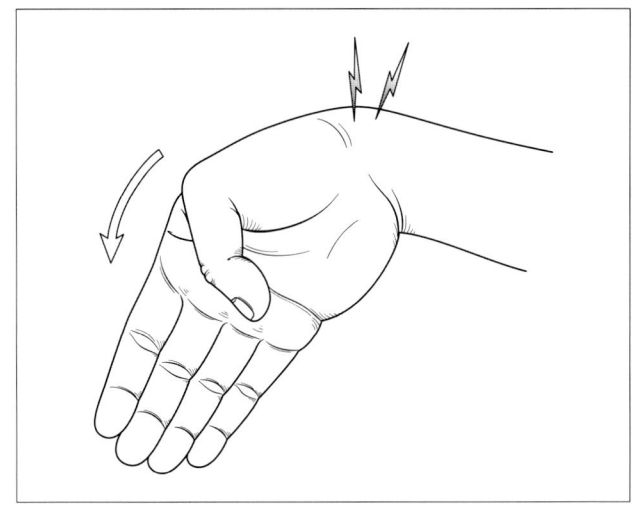

図33 Finkelstein テスト
検者が母指とともに手関節を他動的に尺屈することにより，疼痛が誘発されれば陽性である．

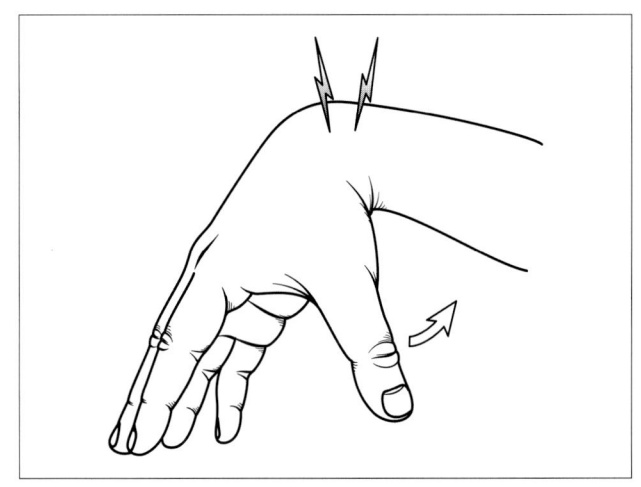

図34 岩原・野末の徴候
手関節を最大掌屈位に保持し，母指の自動伸展，外転を行わせ，疼痛が誘発されれば陽性である．

母指とともに手関節を他動的に尺屈させると，伸筋腱腱鞘第一区画部に疼痛を訴えるものである(図33)．また主に短母指伸筋腱の絞扼を示すテストとして，岩原・野末の徴候がある．これは手関節を最大掌屈位に保持し，母指の自動伸展，外転を行わせると疼痛を訴えるものである(図34)．

鑑別を要する疾患としては橈骨茎状突起骨折などの外傷，母指CM関節症，伸筋腱腱鞘第二，第三区画の腱鞘炎などがある．単純X線写真を撮り，圧痛点の局在を注意深く調べることにより鑑別可能である．

3) 治　　療

まず母指や手関節の安静を指示し，症状に応じて副子や弾力包帯

による固定を患者自身に行わせる．同時に外用，内服の消炎鎮痛剤を投与する．慢性例では温熱療法などの物理療法を行うこともある．

症状が強い場合は水溶性ステロイドと局麻剤を合わせて1〜1.5 ml を腱鞘内へ注射する．1〜2週の間隔をあけて，3〜4回まで行ってもよい．橈骨茎状突起部での注射では橈骨神経浅枝を傷つけないように，刺入時に母指・示指への放散痛がないことを確認する．

4）手術適応

腱鞘内注射終了後1ヵ月は経過を観察するが，症状の改善がみられない症例，一時的に軽快してもすぐに再発する症例，職業や家庭の事情で短期間での治療を望む症例では手術の適応がある．

手術は腱鞘切開であり，局所麻酔での外来手術で可能である．

2. ばね指（弾撥指）

1）病　態

母指から小指のMP関節掌側にある靱帯性腱鞘（A-1 pulley）を屈筋腱が通過する際，なんらかの機械的刺激により炎症を惹起し，疼痛を引き起こす（図35）．炎症が持続すると肥厚による腱鞘内腔の狭小化や腱滑膜の肥厚により屈筋腱の滑動性が障害され，ばね現象やロッキングを起こす．40〜50歳以降の女性に多くみられ，ほとんどは特発性であるが，関節リウマチやほかの膠原病，糖尿病，透析などに併発する症例では多指に及び，腱滑膜の肥厚を伴うことが多い．

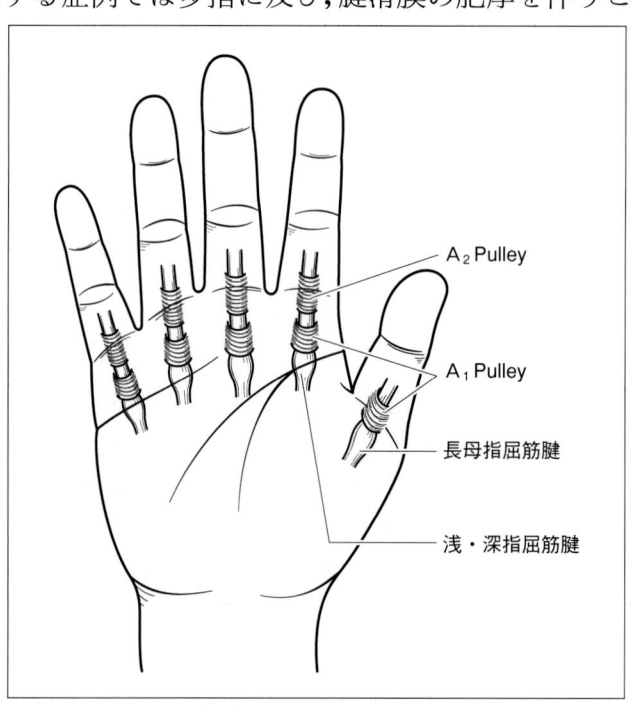

図35　MP関節掌側にある靱帯性腱鞘（A1-pulley）に屈筋腱が引っかかる．

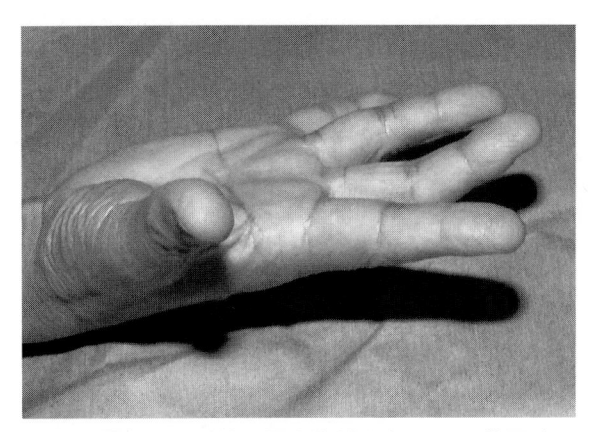

図36 中指PIP関節の屈曲拘縮を起こし、伸展時に疼痛を伴う.

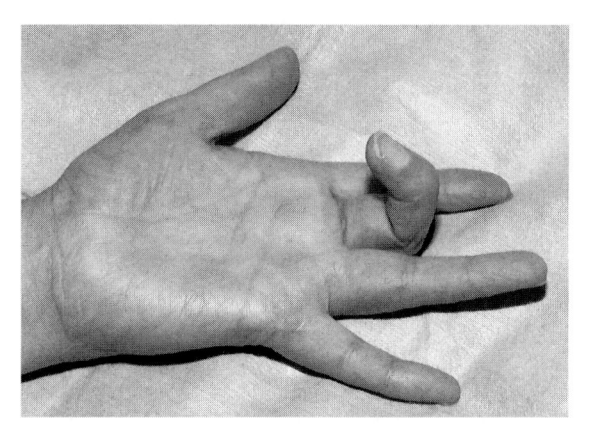

図37 中指の自動伸展が不可能となった（ロッキング）.

2）症状・診断

　手指の使用により疼痛を訴え，MP関節部掌側の皮下の硬結，圧痛がある．指の屈伸に際し引っかかりがあり，ばねが外れるようにして指が伸展するばね現象を伴えば診断は容易である．その際検者の指でMP関節部掌側を触れながら，指の屈伸を行うと腱の肥厚部の動きとともにクリックを感ずる．またPIP関節や母指IP関節の伸展不全が出現することがある（図36）．狭窄の著しい場合には屈曲した指の自動伸展が不可能となるロッキングを起こし（図37），長期に及ぶと他動的に完全に伸展させることも困難となる．

3）治療

　まず原因となる手作業をやめさせ，外用，内服の消炎鎮痛剤の投与を行う．副子による固定は手の使用に不便なため継続が難しい．症状が強いときは腱鞘内注射を行う．水溶性ステロイドと局麻剤を合わせて1mlを25～27ゲージ針を使用し腱鞘内へ注入する．1～2週の間隔をあけて，3～4回まで行ってもよい．消毒には十分注意し，注射当日は水の使用を禁止する．長時間作用が継続する懸濁性ステロイドを使用することもあるが，糖尿病症例では感染を起こしやすいので注意を要する．

4）手術適応

　2ヵ月保存的治療を行っても，ばね現象やPIP関節や母指IP関節の屈曲拘縮が改善しない症例やすでにロッキングを起こしている症例は手術の適応を考慮する．
　手術法は腱鞘切開で，局所麻酔による外来手術が可能である．
　また関節リウマチでは腱滑膜の肥厚があり，放置すると腱の皮下断裂をきたすおそれがあるので早期に手術に踏み切る．

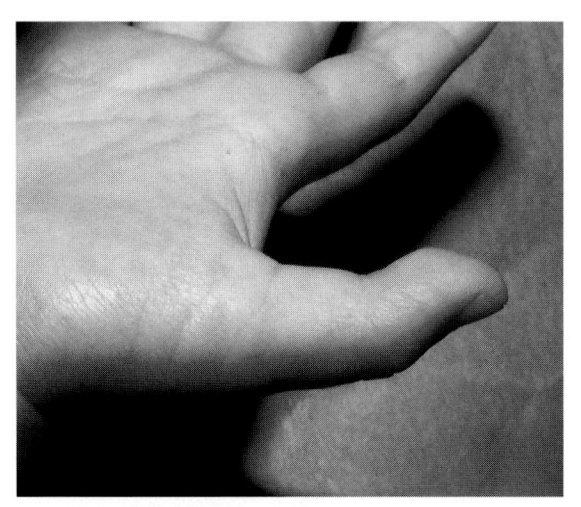

図38　小児ばね指
母指IP関節の完全伸展が不可能である．

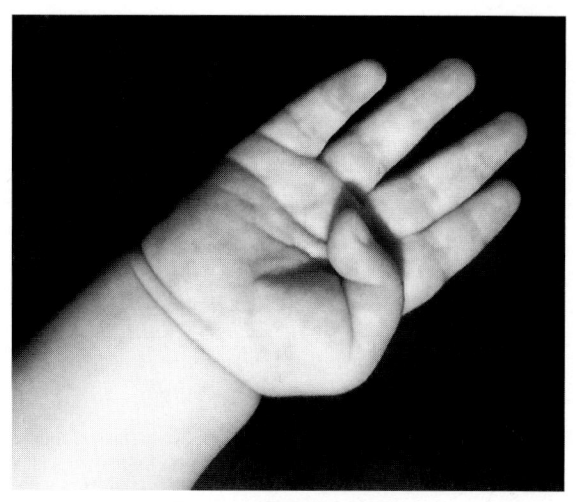

図39　先天性握り母指
示指〜小指は自動伸展するが，母指の自動伸展はできない．

付-1．小児ばね指（強直母指）

　0〜3歳頃，母親が患児の母指IP関節が屈曲位のまま伸展できないことに気づき来院する．発生原因は不明であるが，膨隆した腱の一部がA-1 pulleyに引っかかり他動的にもIP関節が伸展不能となる（図38）．軽症例ではばね現象が生ずることもある．ほとんどの例で母指に発症するが，他指にみられることもある．検者の指を母指MP関節掌側にあて母指の屈伸を行うと，腱とともに動く硬結を触れる．
　自然治癒が30〜50％期待できるため，治療はまず保存的に行われる．アルフェンスシーネ，プラスチックなどによる各種の装具療法があり，固定範囲もIP関節のみ固定するものから，手関節まで固定するものまでさまざまで，固定時間も一日中装着させる場合と夜間のみの場合がある．治療成績では50〜90％が治癒したとの報告がある．装具療法は3〜6ヵ月以上の長期にわたるため，治療法およびその成績を両親によく説明し理解させることが大切である．しかし小児の装具療法は長期の装着が困難で中断されることもあり，その場合には学齢期まで経過観察を行う．
　保存的治療に反応せず，学齢期前までに自然治癒がみられない症例は手術適応である．

付-2．先天性握り母指

　先天的に母指MP関節の伸展障害をきたす状態である．通常新生児では母指を握った状態になっている．成長とともにほかの指は自動伸展するが，母指を自動伸展できない状態が生後4〜5ヵ月過ぎても残存するとき本症と診断する（図39）．第一中手骨は内転位，MP関節は屈曲位をとり母指が手掌の上にある（thumb in palm）．母指IP関節の他動伸展が不可能となる小児ばね指とは，鑑別が可能である．両側例が多く，同一家系内発生がみられる．
　原因として生下時の屈筋と伸筋のアンバランス，母指伸筋腱の形成不全や欠損，掌側軟部組織の拘縮などが考えられる．
　治療はまず母指を伸展，外転位に保持する装具を装着させる．軽症例では3〜6ヵ

月の装具装着により改善することが多い．生後6ヵ月以内に治療を開始できれば良好な成績が期待できることが多い．保存的治療に抵抗する症例，すなわち装具療法によっても母指伸展障害が残存する症例と皮膚の拘縮がみられ他動的にも母指を伸展できない症例は手術適応である．

3. 急性化膿性屈筋腱腱鞘炎

1）病　　態

手指において屈筋腱は滑膜性腱鞘や滑液包に取り囲まれ，この部は腱の潤滑な滑走のため滑液で満たされた閉鎖腔になっている．示・中・環指では先端からMP関節まで滑膜性腱鞘に覆われ，母・小指では手関節を越えて橈側・尺側滑液包となり，これらの滑液包はしばしば手根管で交通している（図40）．手掌や指の刺創が腱鞘に達し，ひとたび感染を起こすと，滑膜性腱鞘内や滑液包内に容易に感染が波及する．次第に形成された膿瘍が周囲に拡大し，母指球腔や中手掌腔などの筋膜腔に波及する．放置すると腱の滑動性が著しく阻害され，ときに血行障害のため腱の壊死を引き起こし，手指の高度な機能障害が残存する．

2）症状・診断

手指の腫脹，発赤，熱感，疼痛などの炎症症状で発症する．まず外傷の有無を確認する．手掌や指の刺創などの外傷が原因となることがほとんどであるが，明らかな外傷がない症例もときにみられる．Kanavelの四徴と呼ばれる次の症状があれば，診断の助けとなる．①指の瀰漫性腫脹，②屈筋腱腱鞘に沿った圧痛，③指の屈曲拘縮，④指の他動的伸展時痛の4つである（図41）．

エコーやMRIが膿瘍の存在を証明する補助的診断になるが，急性期ではこれらの検査は至急行わなければならない（図42）．穿刺により排膿があれば，細菌培養，薬剤感受性検査を行う．

鑑別を要する疾患として化膿性関節炎や蜂窩織炎があるが，これらでは腱鞘に沿った圧痛がないことより鑑別可能である．また炎症症状が軽く慢性に経過している症例では結核や非定型抗酸菌による腱鞘炎の可能性も考慮する必要がある．

3）治　　療

抗生剤の投与，副子による安静，患肢の高挙を行う．発症後48時間以内の症例では保存的治療が有効なことが多い．使用する抗生剤は，一般に刺創による感染ではグラム陽性菌を念頭におき選択するが，動物咬傷や免疫不全のある患者では混合感染を考慮して選択する必要がある．

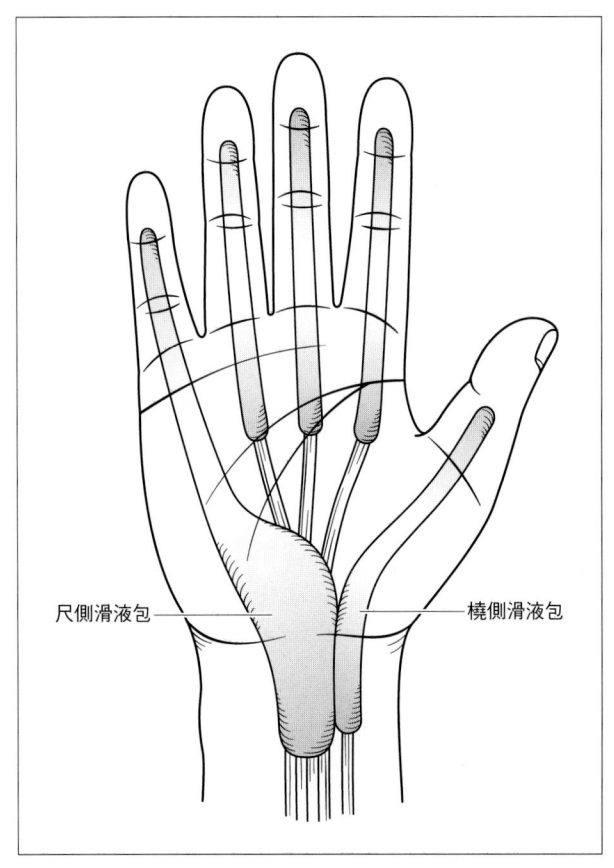

図40　滑膜性腱鞘と滑液包
(内西兼一郎ら，1987[18]より一部改変)

尺側滑液包　　橈側滑液包

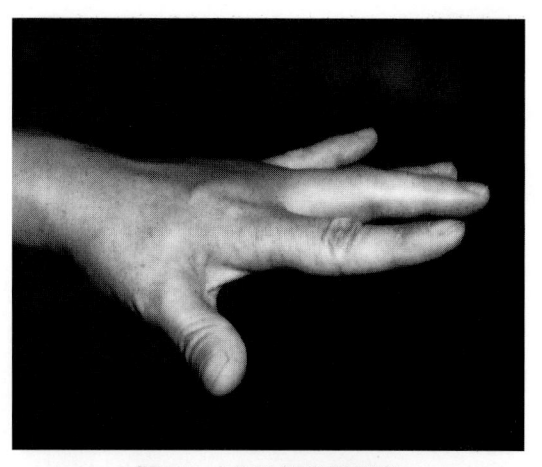

図41　中指化膿性腱鞘炎
中指全体の腫脹とPIPの軽度屈曲拘縮がみられる．

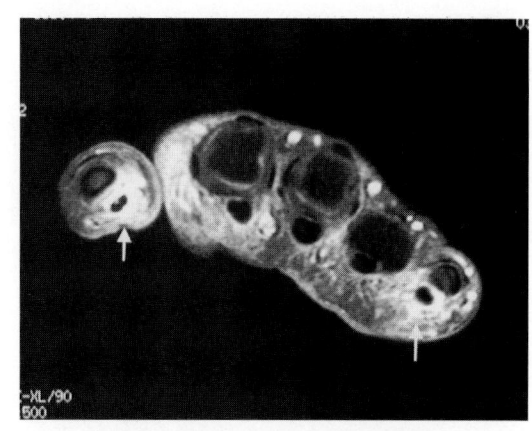

図42　母指・小指化膿性腱鞘炎
母指の動物咬傷より炎症が小指に波及した．MRI上，母指と小指の腱周囲が高輝度を呈する（矢印）．同部の滑膜の増生と滑液の貯留による．

4) 手術適応

急性に発症し48時間以上経過している症例，初期に抗生剤を投与しても48時間以内に改善のみられない症例では手術の適応がある．

4. 瘭　疽

1) 病　態

指尖指腹部の皮下組織は皮膚から末節骨まで強靭な線維性組織が多数張っており，その間に多数の小囊が存在し脂肪組織を内包する（図43）．この構造は指尖のつまみ動作に有利に働く．しかしこの部位に一度感染が成立すると，小囊内に膿が貯留して圧が上昇し激しい疼痛を引き起こす．指尖部は神経の知覚終末が密集して，疼痛に過敏である．膿瘍が小囊を破って周囲に波及すると骨髄炎，皮膚壊死，化膿性腱鞘炎，化膿性関節炎などを引き起こす（図44）．

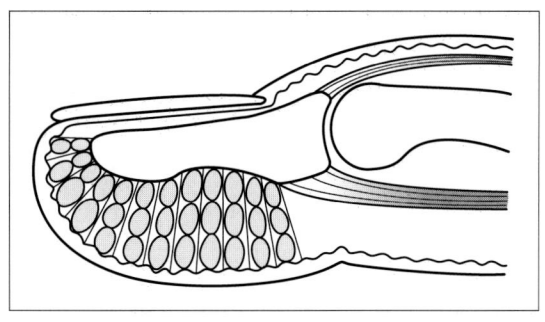

図43 指尖部の解剖
指腹部は強靭な線維性組織が張っており，その間に多数の小嚢が存在し，脂肪組織を内包する．
（内西兼一郎ら，1987[18]より一部改変）

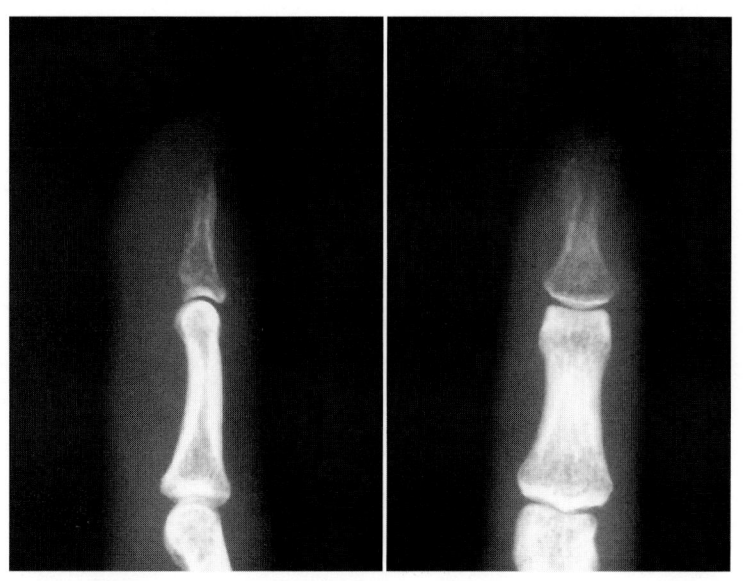

図44 膿瘍が深部に達し骨膜を破ると，骨髄炎を併発する．末節骨は破壊されている．

2）症状・診断

　小さな外傷が先行することが多いが，すでにその外傷は治療していることがある．指尖部に傷を受けやすい職業の人では記憶していないこともある．指尖部の急激な腫脹，発赤，脈打つような激しい疼痛があれば，本症を疑う．皮膚に膿瘍が及んできていれば診断は容易であるが，深部の強靭な隔壁内の膿瘍では診断が困難なことがある．激しい疼痛が12時間以上続けば，膿瘍があると考える必要がある．

3）治　　療

　本症を疑えばまず抗生剤の投与を行うが，漫然と投与し続けることは避けなければならない．皮下に波動感があり膿瘍が明らかなとき，症状が強く膿瘍の存在が強く疑われるときは切開排膿が必要である．また抗生剤を投与しても48時間以上腫脹が続き症状が軽減しないときは，やはり切開排膿が必要である．
　切開方法に関しては以下のことに十分に注意する必要がある．
・指神経の損傷を避ける　・瘢痕を残さないようにする　・屈筋腱腱鞘を傷つけて感染を拡げない　・確実なドレナージを行う

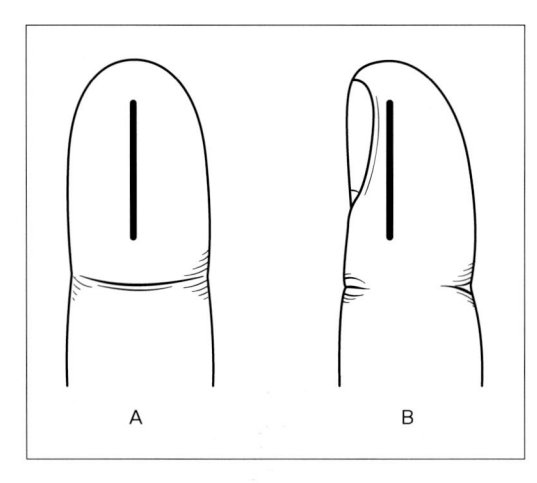

図45 皮膚切開線
A：正中縦切開　B：側方縦切開

　掌側の皮下に明らかな膿瘍があるときは指尖部の掌側正中切開を行うが，確実に正中を切開しないと神経を損傷するおそれがある．深部に膿瘍があるときは側方縦切開を行う．これは爪縁の2〜3 mm掌側方に縦切開を加えるものであるが，掌側に寄り過ぎるとやはり神経を損傷するおそれがある．炎症の強い側で切開をするが，明らかでないときは母・小指では橈側に示・中・環指では尺側に切開を加える．指尖端まで切開が及び fish mouth incision となると，循環障害のため皮膚壊死を起こすことがあるのでできるだけ避け，両側に側方縦切開を加えるほうがよい(図45)．

文献

[De Quervain 病]
1) 堀内行雄：茎状突起痛(de Quervain 病)．整・災外 30：1051-1056，1987．
2) 野末　洋：De Quervain 氏狭窄性腱鞘炎の保存的治療について．整形外科 13：212-216，1962．
3) Finkelstein H : Stenosing tenovaginitis at the radial styloid process. J Bone Joint Surg 12-A : 509-540, 1930.
4) 麻生邦一ほか：狭窄性腱鞘炎の治療．日手会誌 6：941-944，1990．
5) 内西兼一郎ほか：手の外科学．pp224-225，南山堂，東京，1995．

[ばね指(弾撥指)]
6) Saldana MJ : Trigger Digits : Diagnosis and Treatment. J Am Acad Orthop Surg 9 : 246-252, 2001.
7) 南條文昭：狭窄性腱鞘炎の治療．日手会誌 6：937-940，1990．
8) McCarroll HR : Congenital Flexion Deformities of the Thumb. Hand Clinics 1 : 567-575, 1985.
9) 道振義治ほか：小児弾撥指の自然経過に関する考察．整形外科 29：1648-1650，1978．
10) Mih AD : Congenital Clasped Thumb. Hand Clinics 14 : 77-84, 1998.
11) 根本孝一ほか：小児バネ指の保存的治療．日手会誌 11：151-155，1994．
12) 内西兼一郎ほか：手の外科学．pp223-224，南山堂，東京，1995．

[急性化膿性屈筋腱腱鞘炎　瘭疽]
13) Boles SD : Pyogenic Flexor Tenosynovitis. Hand Clinics 14 : 567-578, 1998.
14) Neviaser RJ : Tenosyovitis. Hand Clinics 5 : 525-531, 1989.
15) Canales FL : The Treatment of Felon and Paronychias. Hand Clinics 5 : 515-523, 1989.
16) Wright II PE : Hand infections. In Campbell's Operative Orthopaedics, Canale ST (ed), pp3809-3825, 10th edition, Mosby, St. Louis, 2003.
17) 黒川高秀ほか：整形外科手術 8-B，手の手術II．pp61-67，中山書店，東京，1995．
18) 内西兼一郎ほか：手の外科入門．pp166-169，南山堂，東京，1987．

[山内　健二]

D-5
外　傷

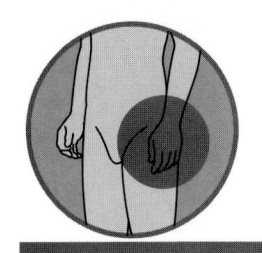

1. 爪損傷，指尖損傷，指切断

1）概念・病態

指尖部の皮下組織は多数の小嚢に分離されており，物をつまむ際に皮膚の移動が少ない．また，爪が副子の役割を果たす．指尖部は圧挫などの外傷を受けやすい．

2）初期治療

（1）爪下血腫

注射針の針先や先端を焼いたクリップの先で爪甲に1〜2ヵ所穴をあけ，血腫を排出させて内圧を下げる．

（2）爪の剝離と爪床損傷

末節骨の骨折や小児では骨端線損傷に伴って爪根部が逸脱することがある．骨折部の整復操作をまず行い，できるだけ爪をもとの状態に戻す．

（3）指尖部切断

遊離皮膚移植，局所皮弁，有茎植皮など断端形成術の方法もあるが，最近ではもっぱら侵襲が少なく簡便なアルミホイル被覆療法が行われる（図46）．

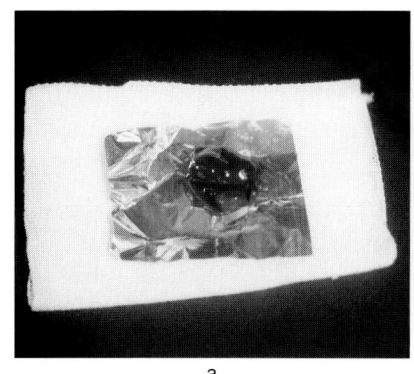

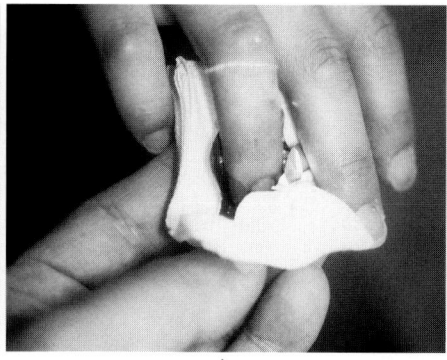

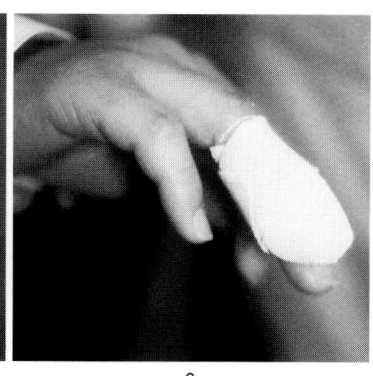

図46　アルミホイル被覆療法
　切断面より末節骨の一部が突出する場合には，あらかじめ軟部組織と同一平面となるまで骨を咬除する．
　a：ガーゼの上にアルミホイルを置き，その上にイソジン®ゲルをのせる．
　b：切断面をアルミホイルで覆う．
　c：弾力絆創膏により固定するが，場合によっては油紙をあてがうこともある．

（4）指　切　断（骨欠損を伴ったもの）

母指はできるだけもとの状態に近づけるような再接着術の適応となる．しかし，単指切断の場合は整容的な適応のある場合以外は，絶対的な再接着術の適応とはならない．DIP 関節よりも末梢のレベルでは断端形成術よりもアルミホイル被覆療法などによる保存的治療を選択することが多い．

2. 高圧注入外傷

1）概念・病態

スプレーガンなどによる高圧注入外傷は刺入部が小さくても高圧で注入された化学物質やガスなどが深部まで広範囲に注入されているため，初期治療を誤ると二次感染を起こし，最悪の場合は切断に至ることもある．

2）初期治療

治療は十分に局所を展開して洗浄とデブリドマンを行う．手指高圧注入外傷の予後はきわめて悪く約半数のものは切断を余儀なくされている．

［石　黒　　　隆］
（文献は277頁参照）

3. 橈骨・尺骨遠位端骨折（脱臼含む）

1）概念・病態

橈骨遠位端骨折は，上肢の骨折で最も頻度が高く，高齢者社会を迎えた現在，転倒して手をつくなどの軽い外傷でも発生する骨折である．しかし，骨折にはさまざまな型があり，整復・固定法も一律ではなく，ギプスによる固定から手術による整復固定法まで多くの方法がある．実際には，画像診断により骨折型を把握したうえで治療法を計画する．従来，高齢者においては，大まかな整復と固定により比較的良好な成績が得られるといわれてきたが，近年の研究により解剖学的に正しい整復がその後の運動機能に大きく影響することが明らかとなった．そこで解剖学的知識と X 線学的知識を駆使して，正しい整復・固定法を選択し，治療成績の向上に努めるべきである．

好発年齢のピークは 2 相性である．一つは10歳代にピークがあり，活動性の高い男性に多い．20歳代から40歳代では一定の頻度で発生

する．さらに50歳代以降でもう一つのピークがあり，圧倒的に女性に多く，閉経後の骨粗鬆症との関連が強い．

骨折が関節に及ばない関節外骨折と関節内に及ぶ関節内骨折に分類され，それぞれはさらに骨折の部位，転位状態により細分類される(図49，235頁参照)．

2）受傷機転

受傷機転は大きく分けて2つあり，一つはオートバイ事故などの若年者による high-speed injury で，ほかの一つは高齢者の転倒などによる軽微な外力による骨折である．骨折のメカニズムは，手関節背屈位で手掌を地面についた状態で体重が手関節に加わると，掌側の橈骨手根靱帯の起始部に強い伸展応力が集中し，この部で骨皮質の破綻が起こる．したがって骨折部位は橈骨遠位関節面から2〜4 cm 近位で横骨折になるのが特徴である．橈骨遠位端が背屈変形(末梢骨片が背側に転位)を生ずる Colles 骨折は，受傷時に前腕に回内力が加わり，掌屈変形(末梢骨片が掌側に転位)を生ずる Smith 骨折は回外力が加わるという意見がある[1]．

3）臨床症状

通常骨折に伴い激しい手関節痛，腫脹，変形が起き，ときに軋音を伴う．最も多い Colles 骨折は典型的なフォーク状変形が認められる．転位のない亀裂骨折(小児の若木骨折)は変形，腫脹がなく，手関節運動も正常に保たれていることがある．骨折部に限局した圧痛が唯一の症状のことがある．骨折に伴い神経，血管損傷を合併していないかを注意深く観察する．また遅発性に手根骨症候群を発症することがある．

4）画像所見

（1）単純X線写真

骨折の程度や骨片の転位方向を3次元的に認識するには両斜位を含めた4方向の撮影が必要である．骨折の程度や骨片の転位方向が治療方針に直結することを念頭において読影する．関節内骨折の有無，転位の方向，骨片粉砕の程度，橈尺関節の適合性，尺骨茎状突起の骨折の有無などを判断する(図47)．

（2）断層X線写真

単純X線で明確でない関節内骨折の有無や転位の方向，陥没骨折の有無を調べるために行う(図48)．

（3）CT

骨片の粉砕の程度と遠位橈尺関節の適合性を判定できる．また，3次元CTを合成することで転位の状況を理解しやすく立体透視が可能となる．

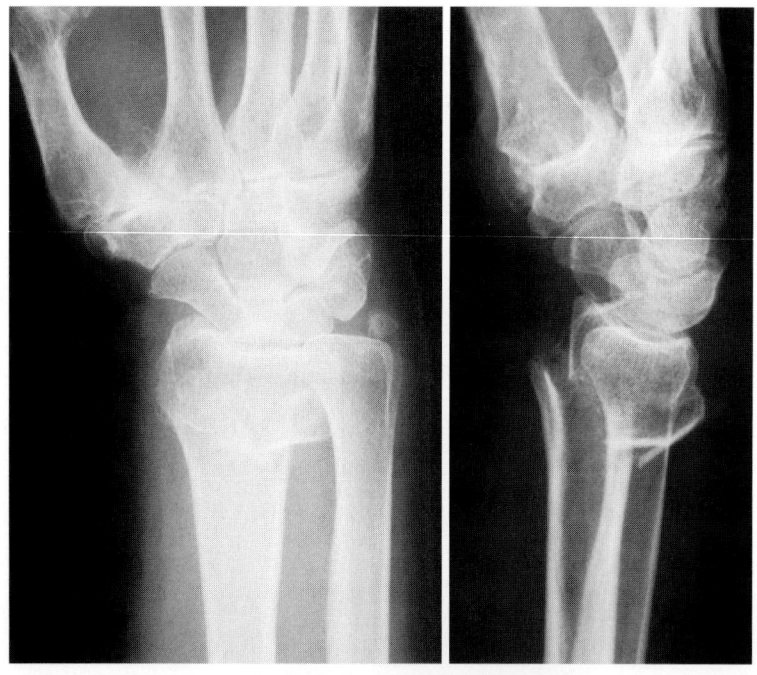

図47　橈・尺骨遠位部骨折単純X線写真

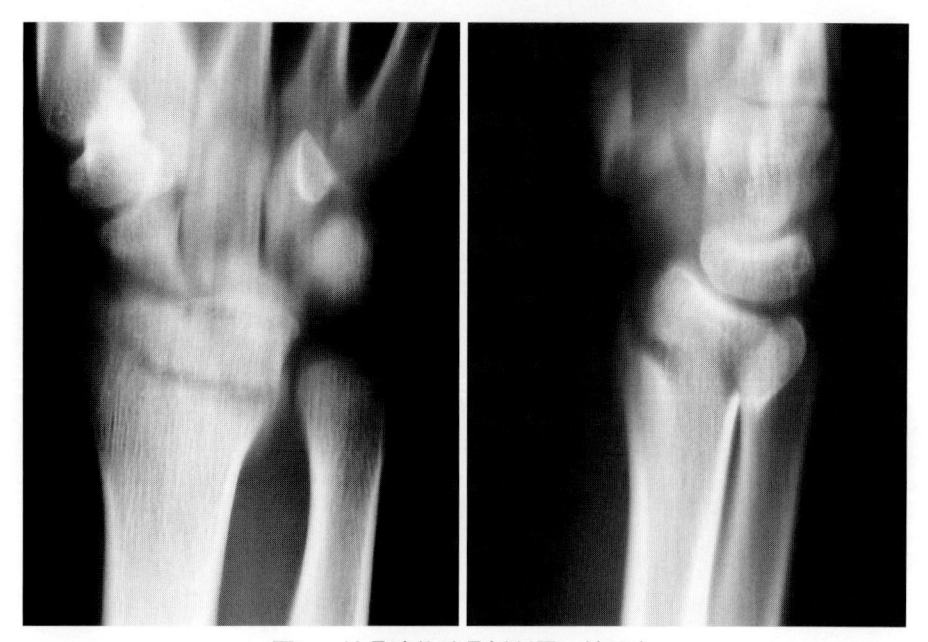

図48　橈骨遠位端骨折断層X線写真

5）診　　断

　手をついて転倒した，などの受傷機転が重要である．
　骨折型の正確な診断には単純X線写真のほかに断層X線写真やCTなどを用いる．基本的には橈骨遠位骨片の転位の方向で分類され，伸展型がColles骨折，屈曲型がSmith骨折となる．関節面に骨折線が入り，背側または掌側に転位し手根骨の脱臼を伴うものが，骨片の方向によって背側Barton，掌側Bartonに分類される．また橈骨茎状突起を含む関節内骨折をChauffeur骨折，橈骨月状骨窩での陥没骨折である内側楔状骨折に分類される（図49）．

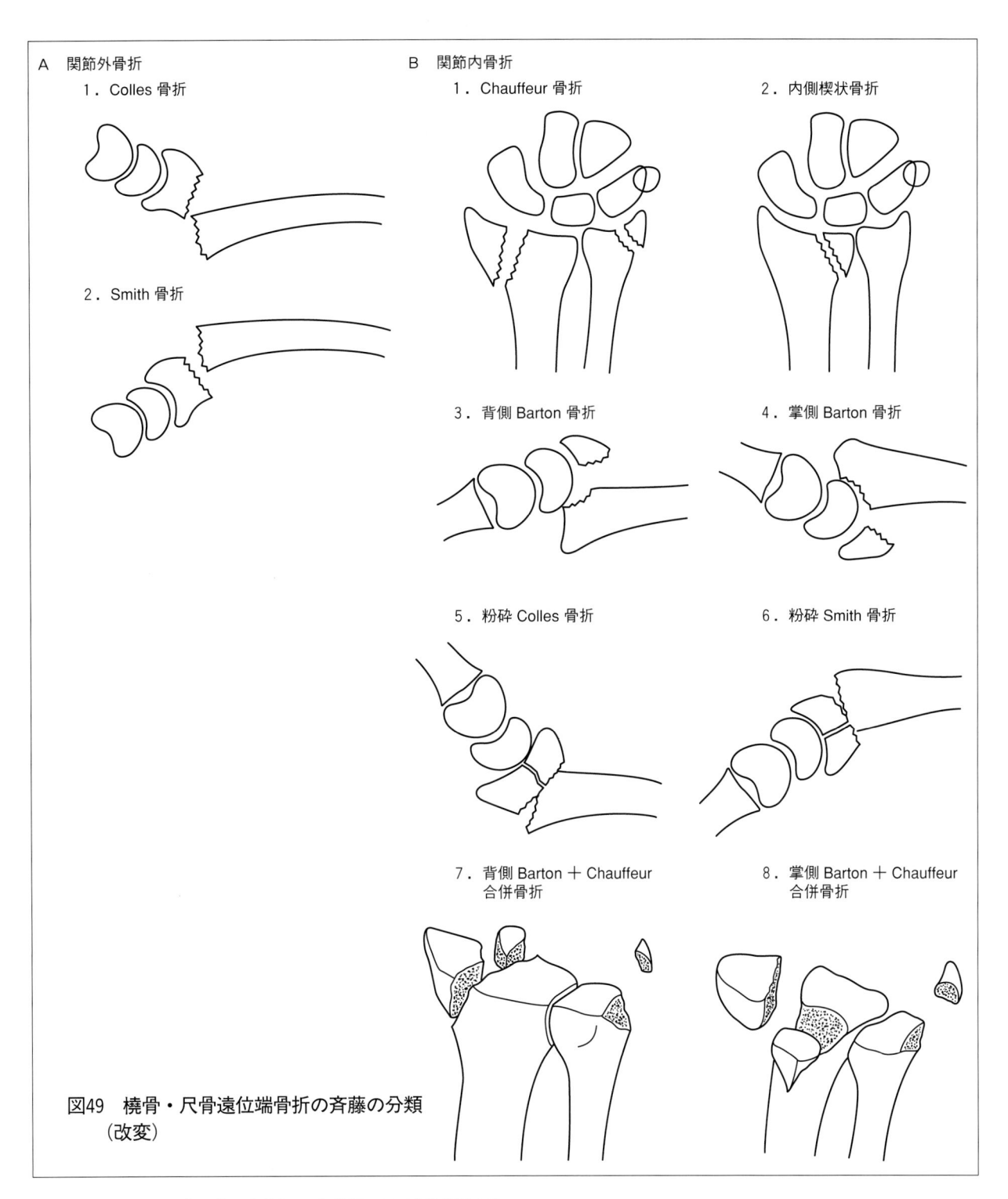

図49 橈骨・尺骨遠位端骨折の斉藤の分類（改変）

A 関節外骨折
1. Colles 骨折
2. Smith 骨折

B 関節内骨折
1. Chauffeur 骨折
2. 内側楔状骨折
3. 背側 Barton 骨折
4. 掌側 Barton 骨折
5. 粉砕 Colles 骨折
6. 粉砕 Smith 骨折
7. 背側 Barton ＋ Chauffeur 合併骨折
8. 掌側 Barton ＋ Chauffeur 合併骨折

（1）斉藤の分類（1984）[2]（図49）

わが国で広く用いられている．まず関節外骨折と関節内骨折に大きく分類し，関節外骨折は Colles 骨折と Smith 骨折に分類している．関節内骨折は遊離骨片が1つか2つ以上かで分類し，さらに詳しい亜系に分類している．関節内骨折の治療法を選択するうえで有用な分類である．

（2）AO グループの分類（1987）[3]（表3）

AO グループが発表している骨折分類の概念である．橈骨遠位端

部では関節外骨折(Type A)，部分関節内骨折(Type B)，完全関節内骨折(Type C)の3つの Type に大別され，さらに粉砕の程度，骨折線の方向，尺骨骨折の有無から(A1, A2, A3)(B1, B2, B3)(C1, C2, C3)の3つのグループに分ける．さらに1から3の Subgroup に分けて発現する．A1.1が最も予後がよくC3.3が最も悪いことになる．

表3　AOグループの分類

Type	Group	治療適応
A：関節外骨折	1：尺骨遠位部の関節外単独骨折	保存的治療またはプレート固定
	2：関節外陥入骨折(安定型 Colles 骨折または Smith 骨折)	保存的治療または経皮的ピンニング
	3：不安定型骨折(骨幹端部の粉砕等)	経皮的ピンニングまたは創外固定
B：部分関節内骨折	1：橈骨茎状突起骨折または内側楔状骨折	観血的整復固定術(スクリュー，プレート，Kirschner 鋼線など)
	2：背側辺縁骨折(背側 Barton 骨折)	
	3：掌側辺縁骨折(掌側 Barton 骨折)	
C：完全関節内骨折	1：単純関節内骨折(骨片2個以内，骨幹端部粉砕なし)	保存的治療または経皮的ピンニング
	2：単純関節内骨折に骨幹端部粉砕あり	創外固定(骨移植等)
	3：関節面の多骨片化(3個以上)	

(3) Melone の分類(1984)[4](図50)

関節内骨折のみを対象とした分類である．遊離骨片の転位の方向と程度によりⅠ型からⅣ型に分けられる．High energy な外傷機転によって発生する骨折であるため，頻度は決して多いものではなく，交通外傷を多く取り扱う施設以外ではあまり遭遇しないが，国際的には広く用いられている．

(4) Frykman の分類(1967)[5](表4)

橈骨手根関節面に骨折が及んでいるかどうか，遠位橈尺関節に骨折が及んでいるかどうか，尺骨遠位端の骨折があるかどうかで8つのグループに分ける．骨片の転位の方向，骨折部の粉砕の程度，関節面の損傷程度は考慮されていないため，治療を行ううえであまり役に立たないと考えられている．

表4　Frykman の分類

	尺骨茎状突起骨折 あり	なし
関節外骨折	Type Ⅰ	Type Ⅱ
橈骨手根関節にかかる骨折	Type Ⅲ	Type Ⅳ
遠位橈尺関節にかかる骨折	Type Ⅴ	Type Ⅵ
橈骨手根関節と遠位橈尺関節にかかる骨折	Type Ⅶ	Type Ⅷ

(5) Gartland の分類(1951)[6]

関節外骨折を group Ⅰ，関節内骨折で骨片の転位がないものをgroup Ⅱ，関節内骨折で骨片の転位を伴うものをgroup Ⅲと分類している．Group ⅡとⅢの区別が曖昧であり，臨床上最も重要な問題となるものがgroup Ⅲにまとめられており，実用性に乏しい．

6) 保存療法

　　骨折治癒後の変形の有無と予後の間には密接な関係があることが明らかにされてから，可及的に解剖学的骨癒合を目指すことが一般になっている．したがって徒手整復を行い，以下に述べるX線学的な基準を満たす安定性のある場合は保存的治療法が選択され，そうでない場合は手術療法が選択される．

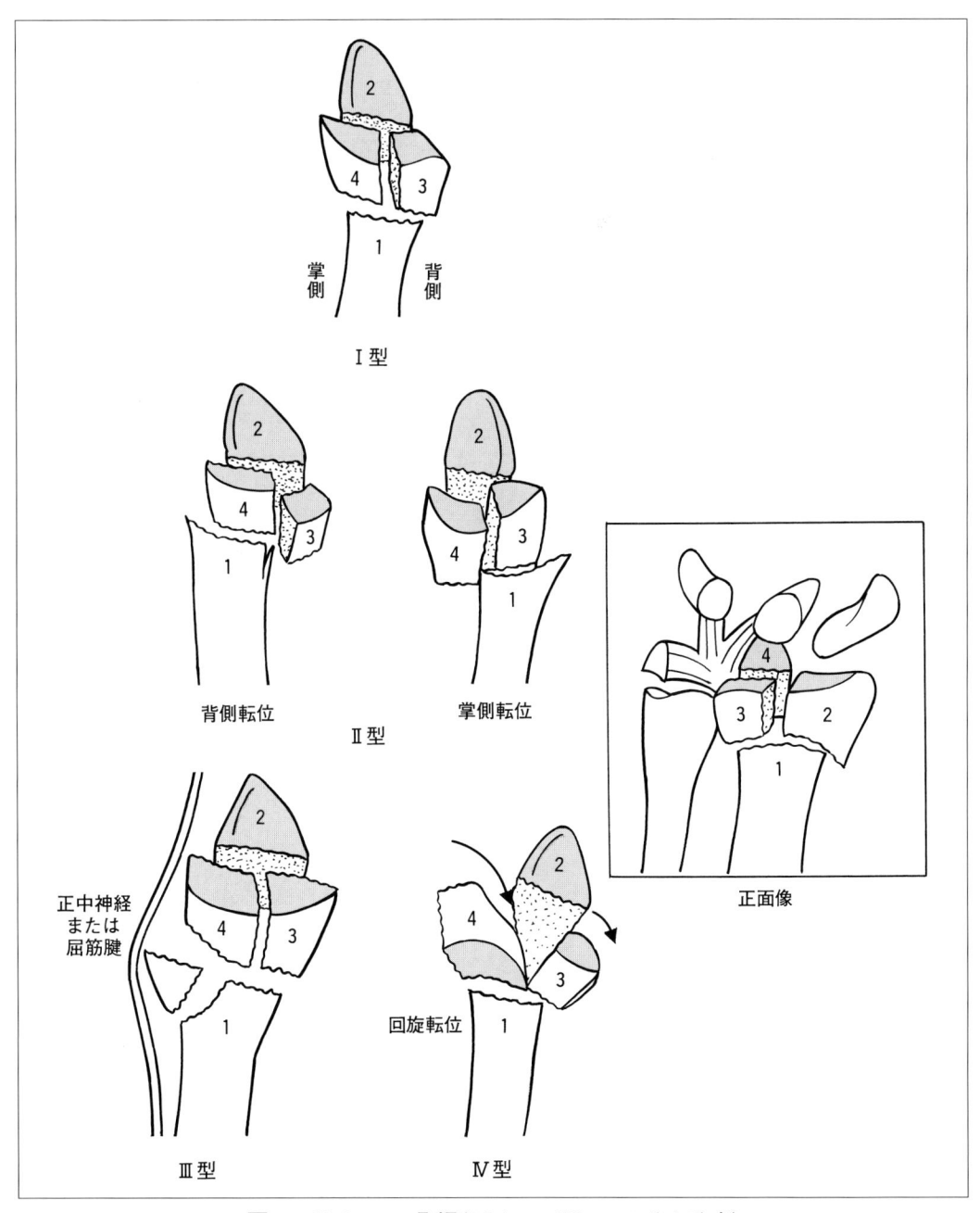

図50　Melone の分類（Melone CP, 1984[4]）を改変）
尺骨から橈骨手根関節面をのぞき込むように見た図の右側が背側，左側が掌側である．
1．中枢（骨幹部）骨片
2．橈骨茎状突起骨片
3．背尺側骨片
4．掌尺側骨片

(1) 整 復 法

　　腋窩伝達麻酔または骨折部に局所麻酔剤を注入し整復操作を行う[7]．疼痛がある状態での整復操作は患者が力を入れ整復操作を阻害するので避けた方がよい．また整復操作をくり返し腫脹と疼痛が増強すると反射性交感神経性ジストロフィー（reflex sympathetic dystrophy：RSD）を惹起させる危険性がある．患者を臥床させ肘関節を90°に屈曲し，手関節に垂直方向に透視を設置する．助手は上腕部を保持し，術者は透視下に患者の手部を握り，Colles骨折の場合は一度背屈方向に牽引しつつ，もう一方の母指を末梢骨片にあて，牽引方向を掌側にかえながら末梢骨片を掌側に圧迫する．整復とともにフォーク状変形は消失する．Smith骨折の場合は逆に掌屈方向に牽引して，次第に牽引方向を背側にかえながら末梢骨片を背側に圧迫して整復する．Chinese finger trap を用いた牽引は愛護的であり，関節内骨折はとくに本法の適応となる．腱や血管，神経を傷つけることも少ない．患者を臥床させ重錘3〜4 kgを負荷して垂直牽引を行う．15分間ほど牽引を行うと自然に整復されることが多い．自然に整復されなければ，背側から愛護的に遠位骨片を押し込むようにして整復する（図51）．

　　整復の許容範囲は正確な正側2方向の単純X線写真で，dorsal tilt 10°以下，radial tilt 10°以上，ulna plus variant 5 mm以下，関節

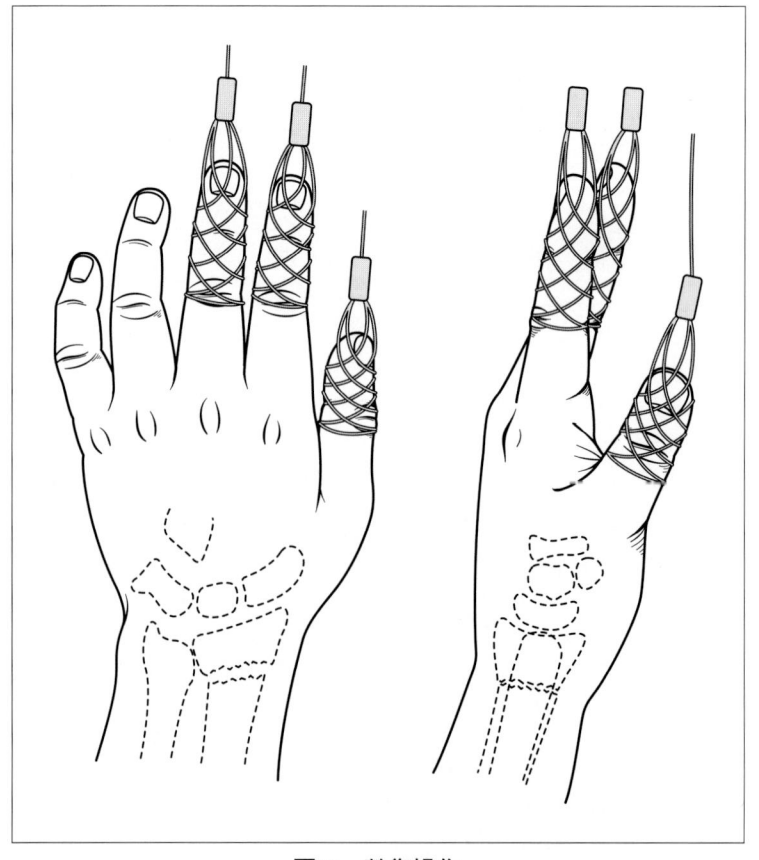

図51　整復操作
Chinese finger trap 牽引による整復法．

面の不適合が2mm以下である(図52).できるだけ正常範囲を目標とする.

Colles 骨折の場合 dorsal tilt を整復するために,背側から骨片を掌側に起こして関節面を掌側に傾けることを目指す.

保存的治療法の適応は許容範囲内の整復が得られて,かつ安定型の骨折である.整復不可能または整復できても不安定型であれば手術療法の適応である[8](表5).

(2)固定方法

従来,Colles 骨折の外固定肢位は前腕回内位,手関節掌側位,尺屈位の肢位(Cotton-Lorder 肢位)が用いられてきた.しかしこの肢位は循環障害を起こしやすく,機能面からも不良肢位であり,手指伸展拘縮が起こりやすい.したがって可及的早期(5～7日後)に固定肢位は手関節軽度背屈位,回内外中間位,または軽度回外位とすべきである.Smith 骨折の場合の固定肢位は前腕回外位,軽度背屈位で安定するが,同様に機能的良肢位に早期に移行させる.固定はギプスまたはシーネ2枚による sugar tongs 型を行う[9].ギプスの

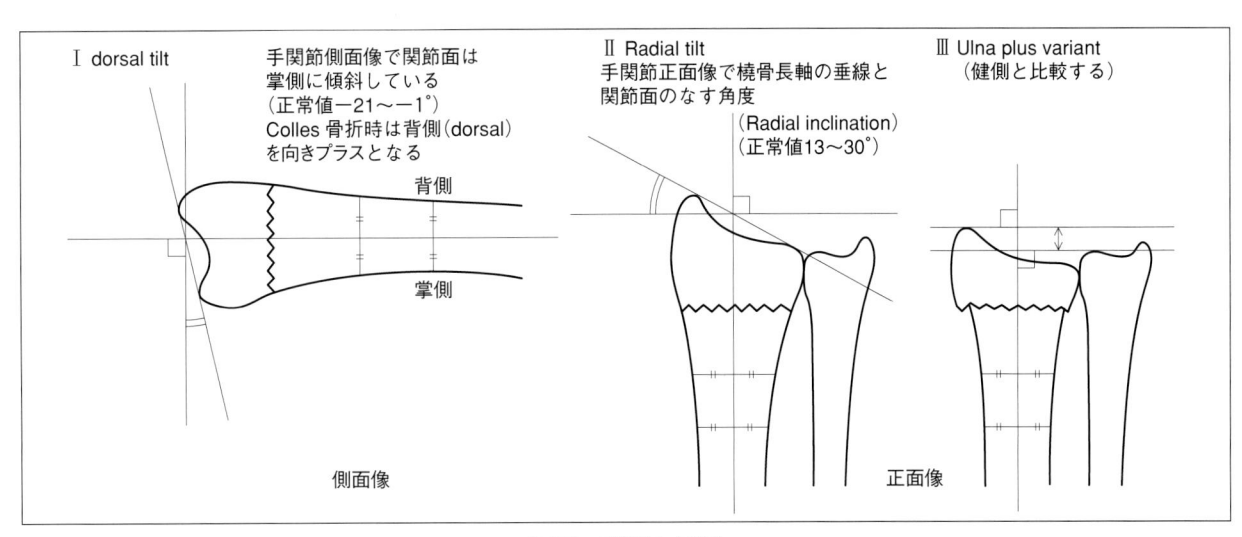

図52 整復の目標

表5 いわゆる不安定型 Colles 骨折の判定基準

1. 以下の受傷時X線像の徴候をみたら,たとえ当初良好な徒手整復が得られても副子やギプス固定などの保存療法では整復位を保持できない可能性を考慮しなくてはならない.
    - 骨折部前後径の50%を越える背側の粉砕
    - 掌側骨幹端部の粉砕
    - 受傷時の dorsal tilt が20°以上
    - 受傷時の骨片偏位が1cm以上
    - 受傷時の ulna plus variant が5mm以上
    - 関節面の破綻
    - 尺骨骨折の合併
    - 広範な骨粗しょう
2. 最終的な整復・治癒の段階で許容範囲となるための必要条件
    - dorsal tilt が10°以下
    - radial tilt 10°以上
    - ulna plus variant が5mm以下
    - 関節面の不適合が2mm以下

近位端は当初肘上とし，安定してきたら肘下に変更する．固定期間は若年者で3～4週，高齢者で4～5週を要する．それまでの間は毎週単純X線写真撮影を行い，再転位の有無をチェックする．外固定期間中の観察項目は腫脹，疼痛，循環障害，さらに患者の不安を除去するために，治療方針を十分に説明することが重要であり，RSDの発生の予防にも有効である．

7）手術療法

整復できても不安定な場合，または許容範囲内の整復が得られない場合は手術療法を行う．手術療法としては，
・経皮的ピンニング
・手術的整復固定術(プレート，髄内釘固定など)
・創外固定
などがある．骨折の分類に伴ってそれぞれの利点，欠点を考慮しながら治療法を選択する．

（1）経皮的ピンニング(図53)

徒手整復後にキルシュナー鋼線を中枢骨折と末梢骨折にクロスに打ち込む経皮的ピンニングと，透視下に骨折線に径1.5～2.0 mmのキルシュナー鋼線を刺入し，鋼線を近位に持ち上げて骨片を背側から支えて整復し，反対側の骨皮質を貫いて固定するintra-focal pinning(Kapandji法，図54)がある．高齢者では骨密度が低く鋼線の固定性に限界があるため，青壮年者の関節外骨折が良い適応である．本法は侵襲が少なく，透視下に簡便に行える．

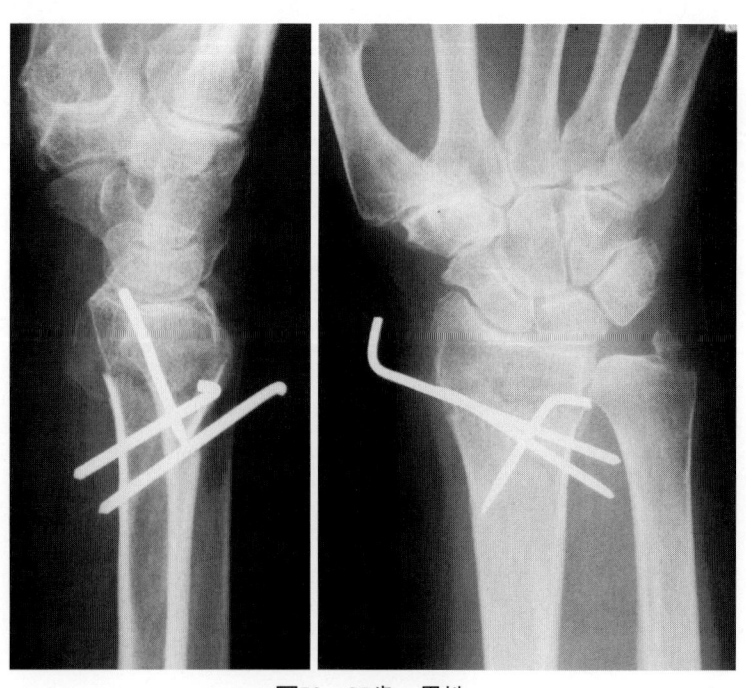

図53　27歳，男性
オートバイ転倒により受傷．術後5日目に経皮的ピンニングを実施した．

(2) 手術的整復固定術

　　関節内骨折，粉砕骨折，骨移植を要する例，あるいは整復困難例が適応となる．とくに骨が粉砕されて骨欠損を伴った場合に適応される．プレートはAOスモールT字あるいはL字プレートを用いて，骨片を支えるように固定する．整復後に骨欠損が生じた場合，骨移植や人工骨（リン酸カルシウム骨ペーストなど）を用いる．通常プレートは掌側に置く．また橈骨の関節面に比べて尺骨が高ければ（ulna plus variant），尺骨突き上げ症候群が発生するので骨移植を行い橈骨の長さを保つようにする．

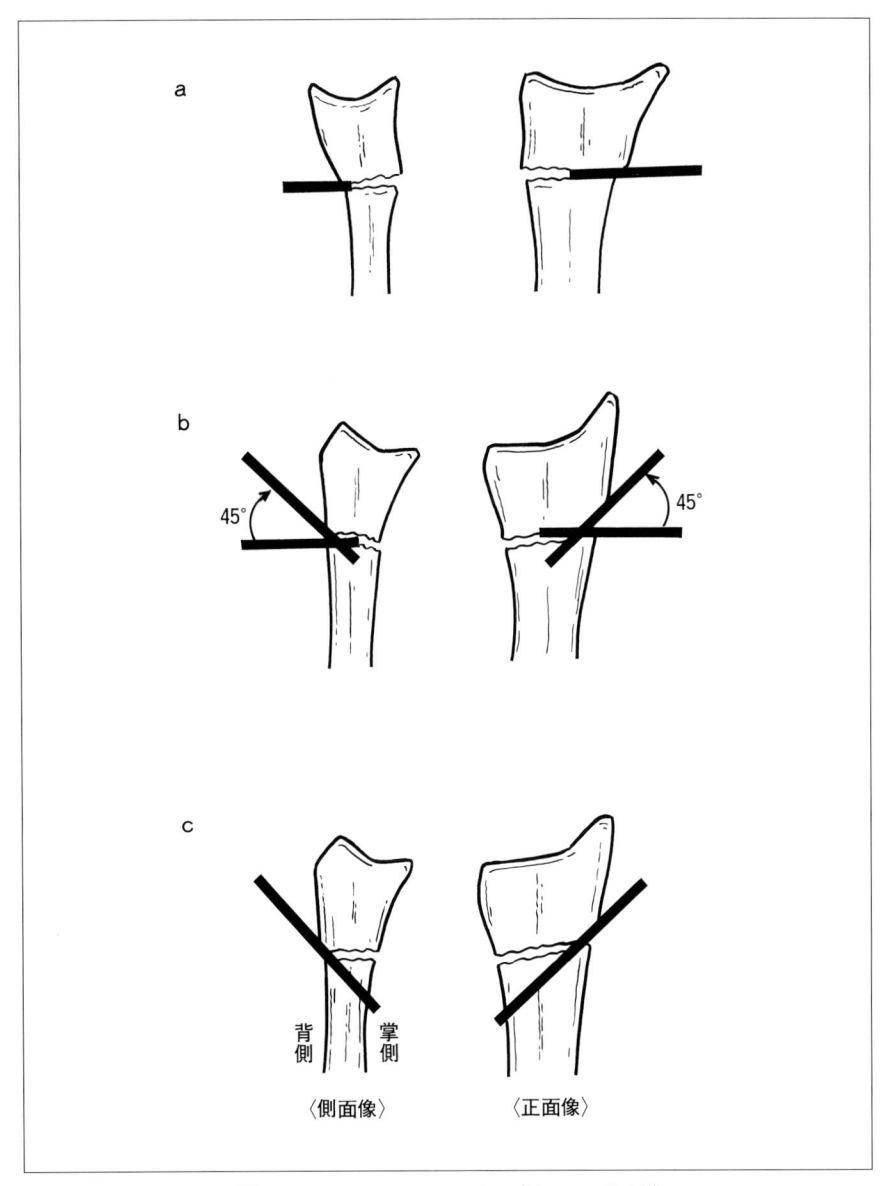

図54　Intra-focal pinning（Kapandji 法）
a．徒手整復後，皮膚に小切開を加え，用手的にKirshner鋼線を転位した方向から骨折線に直角に刺入する．
b．刺入したKirshner鋼線の先端を約45°近位方向に傾け，末梢骨片を支える．
c．Kirshner鋼線をドリルに装着し，反対側の骨皮質を貫通させて固定する．

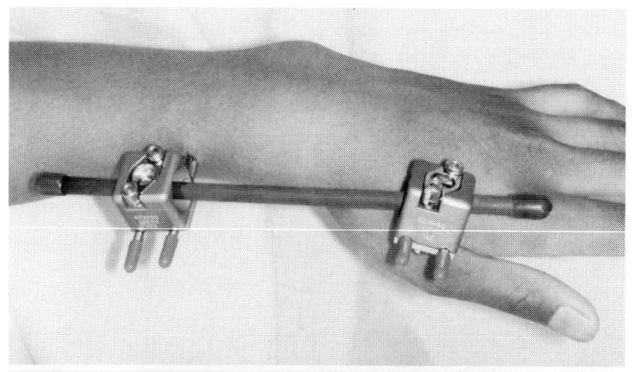

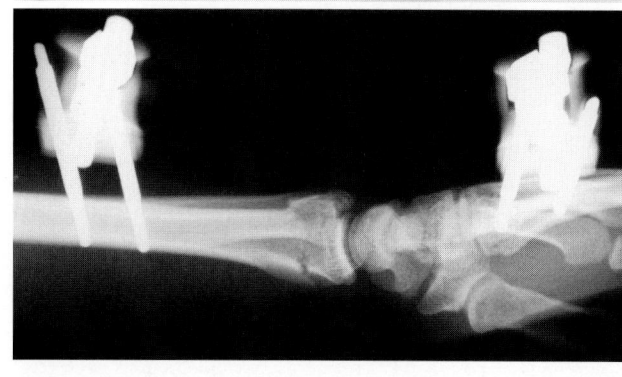

図55 19歳，男性
オートバイ転倒により受傷．術後1週で創外固定による整復固定術を実施した．

（3）創外固定術（図55）

プレートで固定が困難な関節内粉砕骨折の場合，創外固定を装着し牽引することにより橈骨手根靱帯を介して整復・固定が可能となる[10]．また直接骨折部を展開しないため，感染のリスクは少ない．しかし骨端線が閉鎖していない小児や，75歳以上の拘縮を起こしやすい高齢者には行うべきではない．合併症として手関節の固定に伴う可動域制限が起こることが問題である．

8）合併症

（1）静脈還流障害

手関節部は皮下組織が少なく，出血や軟部組織損傷による腫脹は静脈環流を阻害しさらに腫脹を助長するという悪循環を生じる．静脈還流障害は整復が不十分であったり，固定肢位が極端に掌屈位または背屈位であったり，プラスチック包帯による外固定がきつい場合に起こる．静脈還流障害が生じた場合，速やかに外固定を除去して，副子固定として専門医に送るべきである．阻血性拘縮が発生してからでは対処が困難となる．

（2）阻血性拘縮

手部の腫脹や静脈還流障害は手の内在筋の内圧を亢進させ，長引けば内在筋の阻血性拘縮を起こす．これを手に限局したVolkmann拘縮と呼び，手の機能は著しく低下し[11]治療は困難である．

（3）手根管症候群

転位した骨折や血腫による腫脹により，手根管内圧が上昇し急性手根管症候群を惹起することがある．しかしその多くはくり返す暴

力的な整復動作や，過度の屈曲角度でのプラスチック包帯固定に起因する．

(4) 反射性交感神経性ジストロフィー

手根管症候群の症状が高度であれば反射性交感神経性ジストロフィーを起こす可能性がある．外傷の程度に不釣り合いな激しい疼痛と，異常な発汗，皮膚温の上昇，発赤，知覚異常で発症し，のちに手関節，指関節の拘縮，骨移植を伴う．発症には強い疼痛，腫脹，患者の強い不安感が関係する．治療に際しては本症を念頭におき，強い疼痛や腫脹がないか，単純X線写真で骨萎縮の進行がないかをきめ細かく注意する必要がある．治療は外固定中であれば，まず固定を緩めること，高挙，手指の運動により静脈環流を促進させることを行う．外固定除去後であれば，温冷交代浴，手指運動などの理学療法，薬物療法，交感神経節ブロックなどを行う．しかしいったん本症が進行すると回復は困難であり，早期診断，早期治療が重要である．

(5) 変形治癒

骨折の整復が不十分であったり，固定後の再転位によって発生する．前述のX線学的な整復の目標に達しない場合には，手関節可動域の制限，運動時痛，握力低下などの機能障害が生じる．また二次性変形性関節症を続発することがある．解剖学的に正しい整復を目指し，変形治癒を予防することが大切である．

(6) 遠位橈尺関節障害

整復・固定が不十分で橈骨の短縮が生じた場合，尺骨との長さの不適合が生じて，尺骨突き上げ症候群を発症する場合がある．また遠位橈尺靱帯や三角線維軟骨複合体の機能不全により，回内・外時に尺骨頭の背側，または掌側(亜)脱臼が生じ，遠位橈尺関節に疼痛が生じる場合がある．

表6 橈骨遠位端骨折の治療成績判定基準(斉藤英彦，1989[12])

自覚的評価	症状・障害の程度	減点数
excellent	疼痛，労働能力低下，可動域制限，いずれもなし	0
good	ときどき疼痛，軽度可動域制限のみ	2
fair	ときどきの疼痛，注意すれば労働に影響なし．中等度可動域制限，手関節脱感，生活動作の軽度制限	4
poor	疼痛，労働能力低下，高度可動域制限，生活動作の著しい制限	6
合併症	神経合併症	1〜2
	手指拘縮	1〜2
	腱断裂	1〜2

総合成績	減点数
Excellent	0〜3
Good	4〜9
Fair	10〜15
Poor	16〜26

他覚的評価

1. 遺残変形
   - 橈・尺骨遠位端長差　0±2mmの範囲外　1
   - 橈骨遠位端掌側傾斜　11±10°の範囲外　1
   - 橈骨遠位端尺側傾斜　23±10°の範囲外　1
2. 可動域制限
   - 手関節　背屈　<45°　1
   - 　　　　掌屈　<30°　1
   - 　　　　尺屈　<15°　1
   - 　　　　橈屈　<15°　1
   - 前腕　　回外　<50°　1
   - 　　　　回内　<50°　1
3. 握力低下
   - 利き手　反対側の握力より少ないとき　1
   - 　　　　反対側の握力の2/3以下　2
   - 非利き手　反対側の握力の2/3以下　1
   - 　　　　　反対側の握力の1/2以下　2
4. 関節症変化
   - なし　0
   - 軽度(関節面の不整，関節辺縁尖鋭化)　1
   - 中等度(関節裂隙の狭小化，骨棘形成)　2
   - 高度(著明な骨棘形成，関節強直)　3

（7）三角線維軟骨複合体（triangular fibrocartilage complex：TFCC）損傷

橈骨遠位端骨折に伴いTFCCが損傷される可能性がある．TFCC損傷が合併する場合は骨折治癒後に改めて治療を要する．

9）治療成績評価

橈骨遠位端骨折の治療成績評価は，自覚的評価，単純X線写真上の遺残変形，関節可動域，握力，関節症性変化などを総合的にみた斉藤の治療成績評価基準[12]が広く用いられている（**表6**，前頁）．

［尼子　雅敏］
（文献は277頁参照）

4．手根骨骨折

1）病　　態

手根骨は舟状骨（scaphoid），月状骨（lunate），三角骨（triquetrum），豆状骨（pisiformis）から形成される近位手根列（proximal row）と大菱形骨（trapecium），小菱形骨（trapezoid），有頭骨（capitate），有鉤骨（hamate）から形成される遠位手根列，計8つの骨で構成される．豆状骨は尺側手根屈筋腱の種子骨であり手根骨から除外されるほうが自然で，三角骨との間に豆状-三角骨間関節を形成する．遠位手根列内の各骨は靱帯により強固に結合し，ほとんど個別間の動きがないのに対し，近位手根列内の舟状骨-月状骨間と月状骨-三角骨間は手関節の掌背屈，橈尺屈に伴い動きを生じる．したがって，遠位手根列内の手根骨骨折では骨折に伴っての異常可動性は生じないが，近位手根列内の手根骨骨折や手根骨間靱帯損傷では手根骨列内の異常運動を生じる[1]．

手根骨骨折のなかで骨折の頻度が最も高いのは舟状骨である[2]．月状骨骨折，三角骨骨折は舟状骨骨折に比較すると圧倒的に少ない．遠位手根列の骨折はまれで，その多くはCM関節脱臼骨折に合併することが多い．

舟状骨骨折の受傷機転は手関節伸展（背屈）および橈屈した状態で手をついた際に発生する過伸展損傷が最も多い．手関節伸展（背）橈屈時に橈骨手根関節面背側縁と茎状突起が梃子の支点となり，舟状骨近位1/2が橈骨舟状月状骨間靱帯・橈骨舟状有頭骨間靱帯などの手関節掌側の強固靱帯機構により橈骨に固定され，遠位1/2に強い過伸展（背屈）力が加わり骨折を生じる．受傷時の回内・外肢位や橈・尺屈の程度により骨折部位は変化するとされる．また，バーベルやパンチした際と強い掌屈によっても生じることがある．

月状骨骨折や三角骨骨折はまれで，多くは月状骨周囲脱臼に合併

することが多い．遠位手根列の骨折はさらにまれである．大菱形骨，小菱形骨骨折は直達外力で生じる．有頭骨骨折は直達外力で生じる場合と，非常に強い伸展力を受け，舟状骨骨折と同時に発生する scaphocapitate syndrome として発生する場合がある．有鉤骨体部骨折はほとんどが第 5 CM 関節脱臼骨折に合併するが，特徴的なのは有鉤骨鉤骨折で，野球のファールチップやゴルフのだふりなどスウィングに関連して生じることが多く，直達外力によると考えられている．

2）臨床症状

（1）舟状骨骨折

手関節部の疼痛，運動制限，腫脹があり，手関節橈側，とくに長母指外転筋腱と長母指伸筋腱間の窪み(snuff box)部の限局性圧痛がある．まったく手関節痛がない場合もある．母指，示指の軸方向の圧迫，手関節を強制伸展下での自動回内時の疼痛，Watson[3] の scaphoid shift test（舟状骨結節部を母指で圧迫し，手関節を尺屈から橈屈すると疼痛，ときにクリックが出現する）も重要な所見である．

（2）ほかの手根骨骨折

ほかの手根骨骨折の場合，その骨の位置に即した限局性の圧痛がとくに背側にある．有鉤骨鉤骨折の場合，小指球筋部に強い圧痛点がある．

3）診　　断

単純 X 線写真が最も有効である．舟状骨骨折では単なる正，側面像だけでは骨折線の描出ができない場合があり，回内位や尺屈位，指屈曲位で骨折線が描出できる場合が多い（図56）．断層 X 線写真や CT は骨折線の描出には有用である．

単純 X 線写真で診断ができない場合には，MRI が診断に有効である．MRI では T1 強調像で低信号，T2 強調像，T2* 強調像で高信号の骨折線および周囲の骨挫傷による出血像(bone bruise)を描出できる．

ほかの手根骨骨折の場合も単純 X 線写真正，側面像では骨折線の描出ができない場合が多く，少なくとも両斜位を加えた 4 方向 X 線撮影を必要とする[2]．有鉤骨鉤骨折では単純 X 線写真外斜位で描出できることもあるが，手根管撮影などの特殊な撮影や CT でようやく診断できる場合が少なくない（図57）．

4）保存療法とその限界

舟状骨骨折で最も重要なことは，舟状骨骨折が安定型か不安定型かを診断することである．Herbert 分類[4]（図58）の type A は安定

型であり，保存療法で治療可能である．一方，不安定型および遷延治癒，偽関節は手術治療を原則とする．保存療法はプラスチック包帯による外固定を原則とし，遠位1/3骨折である Herbert A1 は前腕から母指中手骨までの固定，最も頻度の高い中1/3骨折 A2 型，近位骨折である A3 型は遷延治癒，偽関節発生が多いため，肘上まで外固定を行う．これは前腕の回内・外に伴って掌側橈骨手根骨間靱帯の作用により骨折部に負荷がかかることを制限することを目的としている[5]．外固定期間は 8〜12 週と長く，社会生活における制限も多い．

正面像　　　　側面像　　　　内斜位像

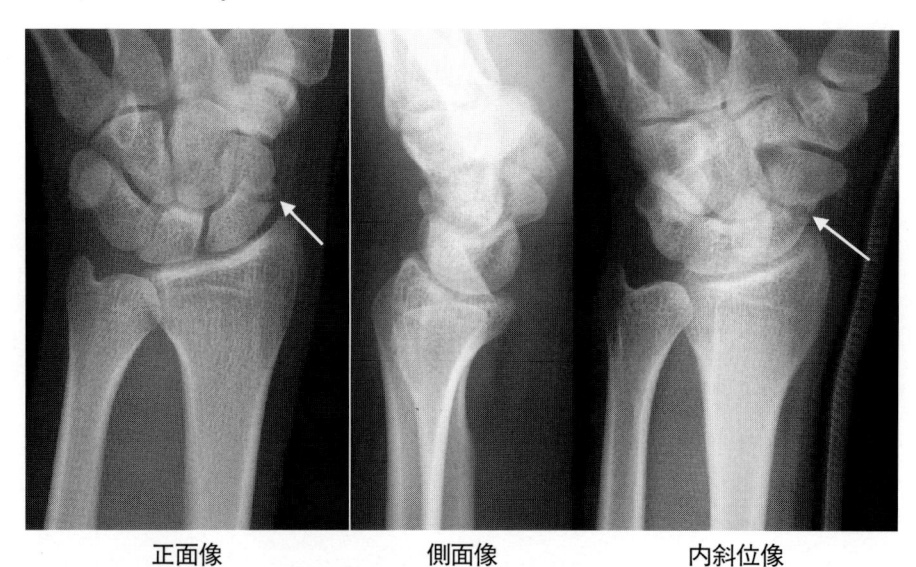

図56　舟状骨骨折の単純 X 線写真
正面像・内斜位像では骨折の判断ができるが，側面像では骨折線は明らかではない．

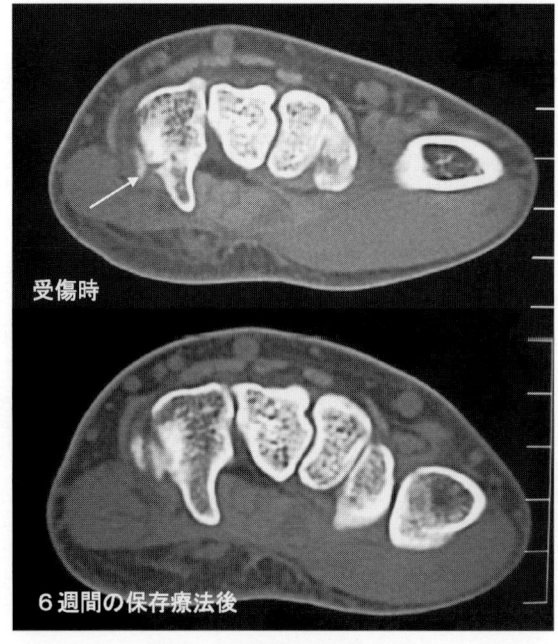

図57　有鉤骨鉤骨折の CT
有鉤骨鉤骨折の診断には CT を必要とする場合が多い．

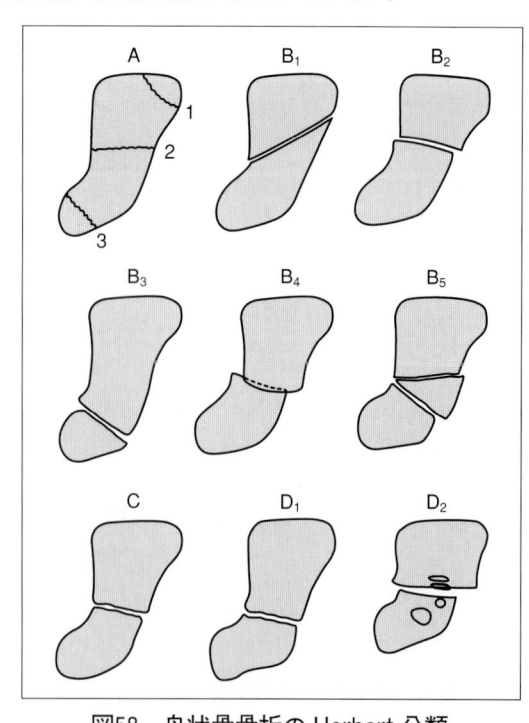

図58　舟状骨骨折の Herbert 分類
Type A：acute stable fracture
Type B：acute unstable fracture
Type C：delayed union
Type D：established non-union

ほかの手根骨骨折では転位が大きい場合を除き，ほとんどが外固定による保存療法で対応可能である．診断がつかないまま放置され，自然癒合する場合も多い．

有鉤骨鉤骨折は保存療法では偽関節となる場合も多い．転位が大きい場合には手術が選択されるが，骨癒合が得られにくいため骨片摘出術が選択される．

5）手術療法

近年は Herbert screw の開発，新しい各種中空 screw の開発などにより，小切開での手術手技が確立し，安定型であっても早期に内固定し，外固定期間を 2～4 週に短縮し，社会復帰を早める治療法が行われる．

付-3．舟状骨骨折後偽関節

舟状骨内の血流は主に橈骨動脈から掌側，背側ともに遠位から近位へ向かう血行が主血行で，舟状骨体部骨折が生じると近位骨片の血流は容易に遮断され，壊死が生じやすい[6]．また，血流が悪いことに加え関節内骨折である舟状骨骨折は癒合しにくく，遷延癒合または偽関節になる頻度が高い．舟状骨偽関節になると，舟状骨遠位骨片は遠位手根列からの屈曲力や橈側手根屈筋の牽引力によって屈曲し，近位骨片は舟状骨月状骨間靱帯を介して背屈傾向のある月状骨と連結しているため背屈していく．月状骨の背屈変形を DISI(dorsal intercalated segment instability)変形という[1,7,8]．舟状骨遠位が掌屈，近位が背屈すると結果として舟状骨が折れ曲がる humpback deformity が生じ，次第に掌側側の骨皮質が壊れ，変形が不可逆になっていく．

舟状骨偽関節の治療は偽関節部の搔爬，新鮮化と骨移植を行ったうえで Herbert screw などの内固定材料で強固に固定する[7]．humpback deformity を生じた場合はこれを矯正するために DISI 変形を矯正するか，掌側から楔状の腸骨全層骨片を移植する．近位骨片の骨壊死が生じている場合には血管柄つき骨移植を行うか，十分に偽関節部を新鮮化し，全層腸骨片を移植，強固に screw 固定することで骨癒合が得られる．

付-4．手根不安定症

手根不安定症(carpal instability)は手関節の外傷などに伴い，2次的に手根骨の配列異常を呈する病態で，1972年の Linscheid の報告[1]を端緒とし，発展した概念である．手根骨間靱帯損傷や舟状骨骨折などの外傷が生じると，靱帯性に強固に中手骨と連結している遠位手根列では変形が生じないが，腱の停止がほとんどない intercalated bone である近位手根列では非常に不安定になる．とくに月状骨の異常運動は特異的で，背屈変形を呈する DISI(dorsal intercalated segment instability)変形と掌屈変形を呈する VISI(volar intercalated segment instability)変形が起こる．舟状骨骨折や舟状月状骨間解離の場合に DISI 変形が，月状三角骨間解離の場合に VISI 変形が生じる．近年ではさらに靱帯損傷を伴う解離性手根不安定症 carpal instability dissociative(CID：舟状骨月状骨間解離，舟状骨骨折)と橈骨遠位骨折変形治癒や midcarpal joint に生じる midcarpal instability（手根中央不安定症）のような非解離性手根不安定症（carpal instability non-dissociative：CIND）に分けるという概念も提唱されているが，橈骨変形治癒に伴う adapted DISI や adapted VISI を手根不安定症に含めるのには無理があり，現状ではいろいろ分類するよりも DISI 変形，VISI 変形の原因が靱帯損傷にあるのか，舟状骨骨折にあるのか，midcarpal や橈骨の変形治癒にあるのかを考えて治療するほうが実際の臨床に即していると考えられる．

5．舟状骨月状骨間解離・月状骨三角骨間解離・月状骨周囲脱臼・月状骨脱臼

1）概念・病態

舟状骨，月状骨，三角骨から構成される近位手根列と大・小菱形骨，有頭骨，有鉤骨からなる遠位手根列は複雑な靱帯構造により支持されている．手関節に強大な外力が作用すると，靱帯損傷を生じ，手根骨相互関係が破綻し，手根骨間靱帯損傷，手根骨脱臼あるいは手根骨骨折を生じる[1]．

遠位手根列では各骨間の動きがほとんどなく，CM 関節で強固に中手骨と連結されているため，靱帯損傷は主に舟状骨月状骨間，月状骨三角骨間に生じる．また，手根骨脱臼のほとんどは月状骨周囲の手根骨が一塊となって背側に脱臼する背側月状骨周囲脱臼と月状骨のみが掌側に脱臼する月状骨掌側脱臼である．掌側月状骨周囲脱臼，月状骨背側脱臼およびそのほかの手根骨脱臼はきわめてまれである[1]．

これらの手根骨間靱帯損傷，背側月状骨周囲脱臼，月状骨掌側脱臼を一連の外傷群として理解しやすくまとめたのが Mayfield の実験である[2]．手関節背屈力および尺屈力を加えていくと，まず橈骨舟状骨有頭骨間靱帯，橈骨舟状骨月状骨間靱帯が断裂する．それと同時に舟状骨月状骨間靱帯断裂（stage I）が生じ，さらに背屈尺屈力が加わると月状骨有頭骨間の離開が生じ（stage II），次いで月状骨三角骨間靱帯損傷が生じ，月状骨周囲の靱帯断裂および手関節背屈力によって月状骨周囲が背側に脱臼する（stage III）．脱臼した月状骨周囲が整復される際に背側橈骨手根骨間靱帯および月状骨背側の関節包断裂によって月状骨がはじき出され，月状骨掌側脱臼が生じるとするものである（stage IV）（図59）．同様の外力の伝わり方の違いで，橈骨茎状突起，舟状骨，有頭骨，三角骨，尺骨茎状突起の骨折を伴う場合がある．Mayfield の説を lesser arc injury，ほかの手根骨損傷などを伴うものを greater arc injury と呼ぶ（図59）．この説は舟状骨月状骨間解離，月状骨周囲脱臼と月状骨脱臼のメカニズムをうまく説明している．一方，単独の舟状骨月状骨間解離は舟状骨骨折と同様の背屈強制で生じるほうが多い[3]．舟状骨月状骨間靱帯は大きく背側および掌側の靱帯様部と橈骨に対向する膜様部からなる

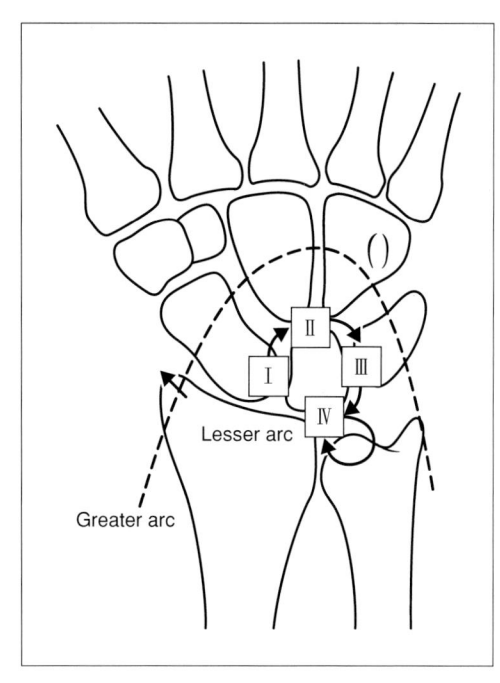

図59 Mayfieldによる progressive perilunate instability (lesser arc injury) とそれを拡大解釈した greater arc injury
　Stage Iはscapholunate dissociation, stage IIIは月状骨周囲脱臼, stage IVは月状骨脱臼に相当する.
　Mayfieldの説を拡大解釈したgreater arc injuryは月状骨周囲損傷だけでなく，舟状骨，有頭骨，三角骨骨折や橈骨および尺骨茎状突起骨折を含む．

が，力学的に最も強度があるのが背側部である[4]．この靱帯が断裂すると舟状骨が掌屈，月状骨が背屈しやすい傾向により DISI (dorsal intercalated segment instability) 変形 (月状骨の背屈変形) を生じる．また，舟状骨の掌屈が慢性化すると橈骨との適合性が低下し，橈骨舟状骨関節症，scapholunate advanced collapse (SLAC) wrist へと進展する[5]．月状骨三角骨間解離はむしろ三角線維軟骨複合体 (TFCC) 損傷と同様に尺骨からの剪断力で生じるほうが多い．VISI (volar intercalated segment instability) 変形を生じるといわれるが，Horiiらの研究[6]ではVISI変形を生じるには月状骨三角骨間靱帯断裂に加えて橈骨手根骨間靱帯の断裂が必須とされる．

2）臨床症状

（1）舟状骨月状骨間解離

舟状骨月状骨間解離は比較的臨床症状に乏しい．Grip時や手関節最大背屈位，最大橈尺屈位で疼痛を訴えることが多いが，鈍痛，鈍重感のみが唯一の所見の場合もある．

（2）月状骨三角骨間解離

手関節尺側部痛を訴える．特に前腕回内・外時の疼痛を認めることが多い．

（3）月状骨周囲脱臼および月状骨脱臼

手関節変形，著明な腫脹，圧痛を認める．また，強い手関節運動制限を伴い，月状骨脱臼では正中神経圧排に伴う正中神経麻痺を生じる場合がある．

3）診　　断
（1）舟状骨月状骨間解離
臨床所見としては Lister 結節の遠位部の第 3 伸筋区画と第 4 伸筋区画間の陥凹に強い圧痛が認められる．単純 X 線写真で舟状骨と月状骨間の解離(Terry Thomas sign)を認め[3]，動態 X 線写真撮影で橈・尺屈に伴い解離の開大，縮小を認める．舟状骨月状骨間の解離の判定は，正常範囲が 2〜3 mm であるため 4 mm 以上は異常ありと判定される．静止時には舟状骨月状骨間の開大がなく，橈・尺屈時の不安定性のみを呈する動的舟上骨月状骨間解離例もある．

関節造影で舟状骨月状骨間での橈骨手根関節から手根中央関節への造影剤の漏出を認める．MRI で靭帯損傷を直接診断できる場合もある．関節鏡検査では橈骨手根関節鏡で舟状骨月状骨間完全解離に伴う舟状骨月状骨間 gap 形成，膜様部の損傷はよく把握できるが，背側および掌側部の観察は困難である．手根中央関節鏡で舟状骨月状骨間の不安定性を認める．

（2）月状骨三角骨間解離
多くは尺骨突き上げ症候群を伴うため，尺骨頭部の圧痛を呈するが，特徴的なのは月状骨三角骨間の限局性圧痛と両骨間の gliding test 陽性の所見である．単純 X 線写真では解離を認める例は少なく，動態 X 線写真でもわからないことが多い．関節造影で月状骨三角骨間で橈骨手根関節から手根中央関節への造影剤の漏出を認める．関節鏡では橈骨手根関節鏡では月状骨三角骨間靭帯の観察は困難である．手根中央関節鏡で月状骨三角骨間の不安定性を認める．

（3）月状骨周囲脱臼と月状骨脱臼
単純 X 線写真側面像で月状骨周囲が背側または掌側に脱臼する（月状骨周囲脱臼）（図60），または月状骨が単独に掌側に脱臼する所見（図61）が得られる．本損傷が看過されることが多いのは，単純 X 線写真正面像では手根骨の配置が一見正常のように見えるためで，注意深く単純 X 線写真正・側面像で手根骨の配列を観察すれば，見逃すことは避けられる．また，合併する舟状骨骨折や橈骨茎状突起骨折を見逃さないことも重要である（図62）．

4）鑑別診断
舟状骨月状骨間解離，月状骨周囲脱臼，月状骨脱臼は単純 X 線写真で鑑別が容易である．動的な舟状骨月状骨間解離は総指伸筋腱腱鞘炎との鑑別を要するが，伸筋腱腱鞘炎では指伸展時の疼痛を認める．月状骨三角骨間解離は臨床症状が類似する TFCC 損傷との鑑別を要する．圧痛点の違い，月状骨三角骨間の gliding test 陽性所見，関節造影所見で鑑別可能であるが，この両者はよく合併するため必ずしも鑑別する必要はない．

図60 月状骨周囲脱臼
　a．受傷時単純X線写真．舟状骨月状骨間解離と月状骨周囲脱臼を認める．
　b．手術的整復を行い，橈骨茎状突起の骨接合と舟状骨-月状骨-三角骨間の固定を行った．
　c．術後8ヵ月時単純X線写真．DISI変形を認め，舟状骨月状骨間解離を認めるが，良好な整復を得ている．

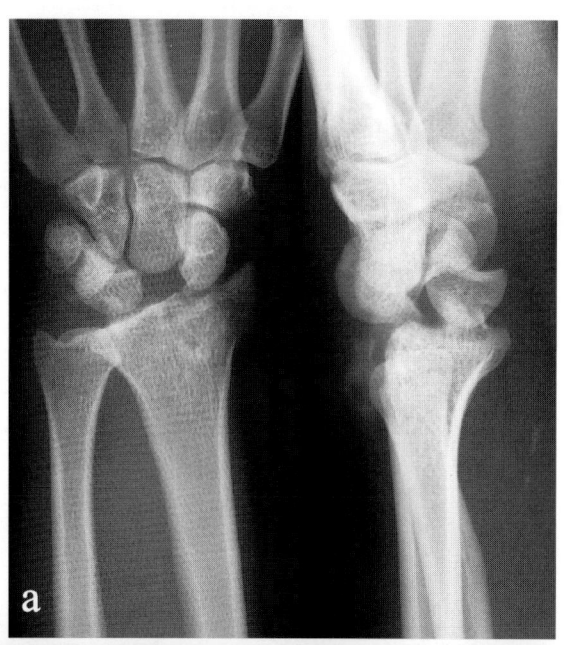

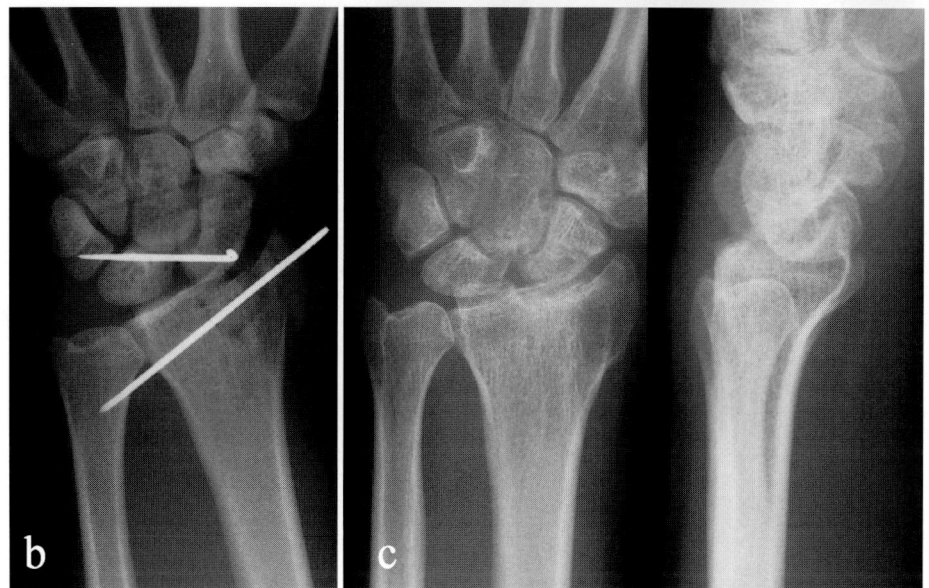

5）保存療法とその限界

（1）舟状骨月状骨間解離

舟状骨月状骨間解離の場合，消炎鎮痛剤投与，湿布，サポーター，手関節装具などの保存療法で経過を観察していると付随する滑膜炎の消退に伴って症状の軽快を得る場合がある．手関節痛が3ヵ月以上継続する場合には手術症状を前提に関節鏡検査を行う．

（2）月状骨三角骨間解離

月状骨三角骨間解離も消炎鎮痛剤，サポーターなどによる保存療法が奏功することが多い．舟状骨月状骨間解離同様，3ヵ月程度の保存療法を行い，無効な例では関節鏡検査や手術療法に移行する．

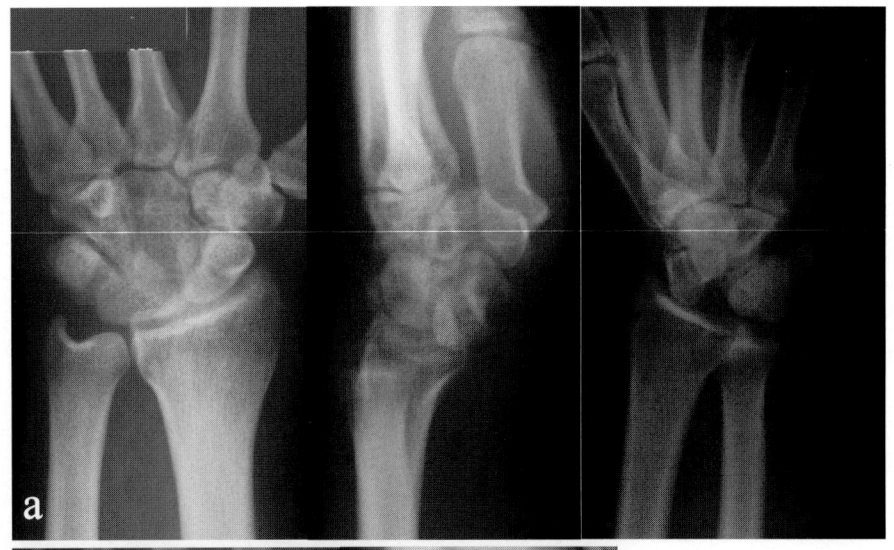

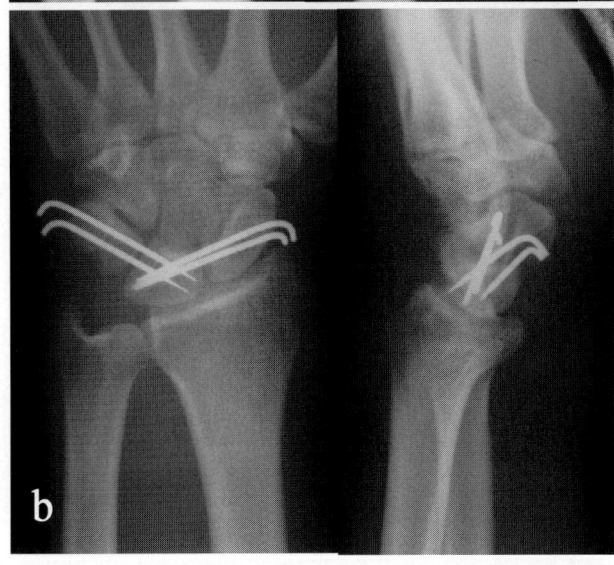

図61 月状骨脱臼
 a. 受傷時単純X線写真．月状骨脱臼を認める．
 b. 手術的整復を行い，舟状骨-月状骨間，月状骨-三角骨間の固定を行った．

(3) 月状骨周囲脱臼, 月状骨脱臼

月状骨周囲脱臼は，全身麻酔下または伝達麻酔下に手関節に牽引をかけながら，いったん背屈し，手根骨を押し上げながら橈屈かつ掌屈していくと整復が得られる．透視を利用するほうがよい．整復不能例も多く，手術的に整復を要することが多い．月状骨脱臼は手関節掌側関節包が整復障害因子になるため，整復不可能な場合が多い．月状骨周囲脱臼，月状骨脱臼ともに整復が可能であったとしても月状骨周囲の靱帯構造に破綻が生じ，手根不安定症に移行しやすいため，手術的な処置を必要とする．

6) 手術療法

(1) 舟状骨月状骨間解離

舟状骨月状骨間解離の手術療法にはK-wireを用いた6〜8週程度のtemporary pinning，長掌筋腱を用いた一次再建，背側手根骨

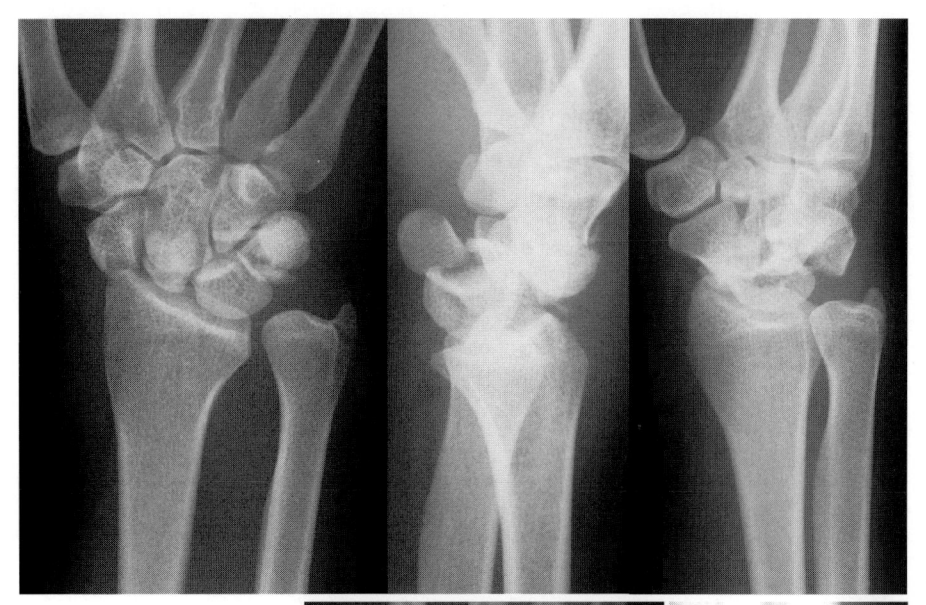

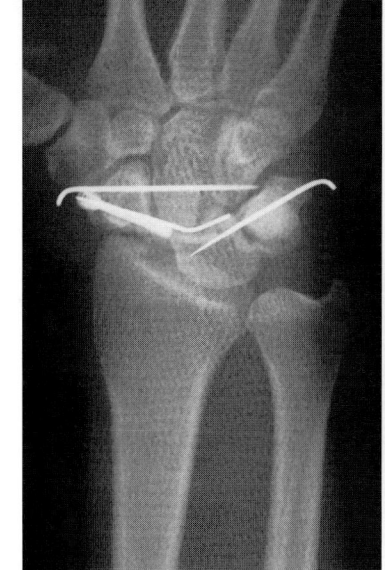

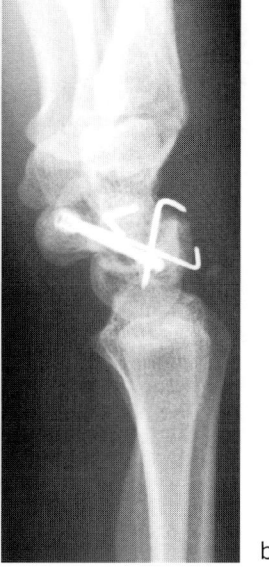

図62 経舟状骨月状骨周囲脱臼
　a．受傷時単純X線写真．舟状骨骨折と月状骨周囲脱臼の合併を認める．
　b．手術的整復を行い，舟状骨の骨接合と舟状骨-有頭骨間，月状骨-三角骨間の固定を行った．

間靱帯を用いた補強法などがあり，temporary pinning による良好な成績が報告されている[3]．

(2) 月状骨三角骨間解離

月状骨三角骨間解離の手術法は K-wire による temporary pinning，関節固定術が行われている．合併する TFCC 損傷や尺骨突き上げ症候群の治療法である尺骨短縮術によって TFCC の緊張が上がり月状骨三角骨間靱帯の安定性が得られる．

(3) 月状骨周囲脱臼と月状骨脱臼

月状骨周囲脱臼と月状骨脱臼は徒手的であれ手術的であれ，いったん整復されてしまえば舟状骨月状骨間靱帯，月状骨三角骨間靱帯の損傷および手根中央関節の不安定症となる．したがって，舟状骨月状骨間，月状骨三角骨間および近位手根列-遠位手根列間の temporary pinning が適応となり比較的良好な成績が得られる（図60，61）．骨間靱帯の一次修復を勧めるものもある．合併する舟状骨骨折

や手根骨骨折はいずれも不安定型となるので，手術的に内固定したほうがよい(図62)．

[中村 俊康]
(文献は278頁参照)

6. 中手骨・指骨骨折(脱臼含む)

1) 概　念

腱との癒着，MP関節の伸展位拘縮，回旋変形などの合併症を残すと，骨癒合後に正常な機能を獲得することができなくなる．単に骨癒合を得るだけでなく，機能的にも障害を残さない治療が大切である．

2) 病態・臨床症状

指には多数の腱が関与しているため，一般に中手骨骨折では背側凸の屈曲転位，基節骨では掌側凸の屈曲転位，中節骨は浅指屈筋腱(FDS)の停止部より中枢では背側凸，末梢では掌側凸の典型的な転位形態をとる．末節骨では腱の停止部より末梢の骨折は，腫脹によって骨折面が離開しやすい．

3) 治療方針

(1) 中手骨骨折

頸部骨折では30°くらいの屈曲転位が残っても機能的な障害とならない．一度，徒手整復(90-90°法)を試みたうえで，MP関節を屈曲位に固定し，早期運動療法による保存的治療を原則としている(図63)．骨幹部骨折では短縮転位を伴っているが，一般に保存的に治療する．

(2) 基節骨骨折

腱損傷のない皮下骨折はMP関節を屈曲位で固定し，早期運動療法を行う(図63, 64)．頸部骨折は骨頭が回転し整復不能のものは手術的に整復するが，まずイメージ透視下に徒手整復を試み，他動的に指を最大屈曲できるようであれば，MP関節屈曲位で固定し早期運動療法により保存的に治療する．

(3) 中節骨骨折

小児の骨端線損傷は，わずかな屈曲転位を残しても問題にならないので保存的に治療する．しかし，基部や骨幹部骨折は整復位を保持するのが難しく，経皮ピンニングの適応となることが多い．頸部骨折はDIP関節屈曲位で副子固定を3〜4週行い，そのあとに指を伸展位に戻してさらに1〜2週固定する．骨折が関節面にかかり側

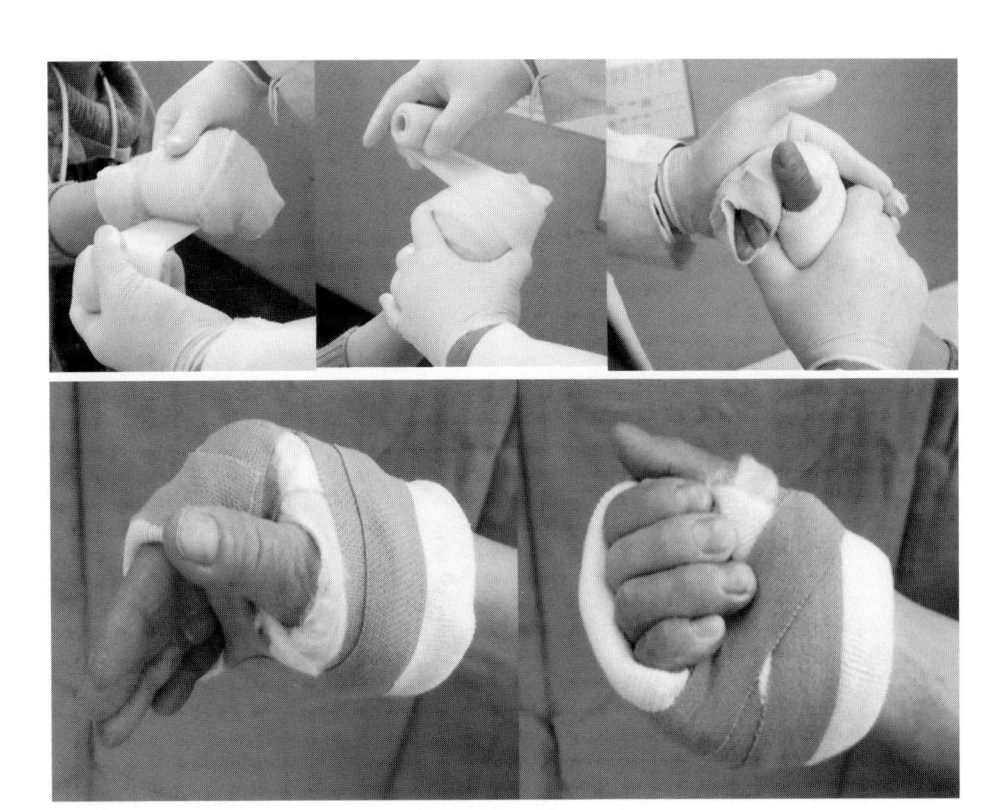

図63 基節骨骨折に対するMP関節屈曲位での早期運動療法（ナックルキャスト）
骨折を徒手整復後，MP関節を屈曲位に保持させる．5cm幅のソフトキャストを用いて，手の部分と指の背側部分を折り返して厚く巻き，手掌部で指を押してMP関節をできるだけ屈曲位に保持する．余分な部分を切除する．積極的な指の屈伸運動を行う．固定は4週を原則とするが，症例によっては1～2週延長することもある．

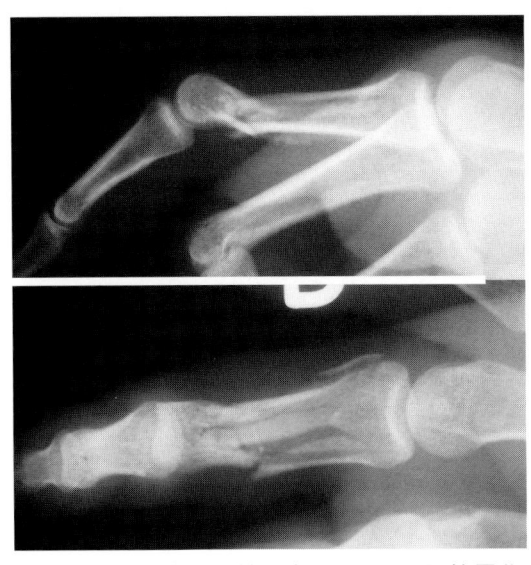

a：初診時の単純X線写真所見．MP関節屈曲位で早期運動療法を行った．

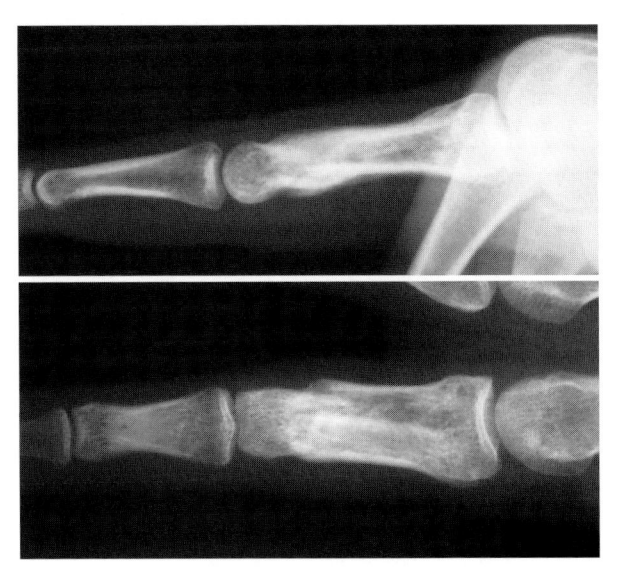

b：4ヵ月後の単純X線写真所見．可動域は正常である．

図64 示指の基節骨骨折の治療

屈転位のあるものは手術的に整復位を保持する．

(4)末節骨骨折

腱の停止部より中枢側の骨折は4〜5週で骨癒合が得られる．しかし，腱の停止部より末梢側の骨折は，偽関節になる可能性がある．骨片が大きい場合には，絆創膏による圧迫を加えたり，手術的に治療する．

付-5．Bennett骨折

第一中手骨基部の脱臼骨折である(図65)．徒手整復は比較的容易であるが，整復位を保持することは難しい．一般には，経皮的ピンニングによって整復位を保持したうえでプラスチック包帯による外固定を行う．

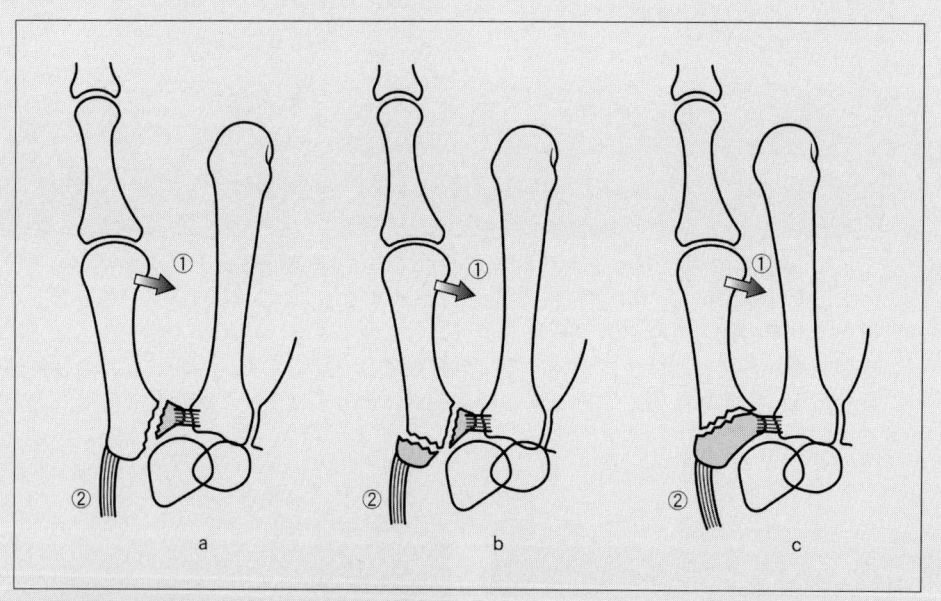

図65 第一中手骨基部の骨折
　第一中手骨基部の骨折は母指内転筋(①)と長母指外転筋(②)により典型的な転位形式をとる．
　a：Bennett骨折では強靭な関節包靭帯の付着する小さい中枢骨片はそのままの位置にとどまるが大きい末梢骨片は橈側に転位する．
　b：Rolando骨折は第一中手骨基部の粉砕骨折である．
　c：中手骨基部の横骨折

[石　黒　　隆]

（文献は278頁参照）

7. 三角線維軟骨複合体損傷

1) 病　　態

　　三角線維軟骨複合体(triangular fibrocartilage complex: TFCC)は，尺側手関節支持の要の線維軟骨-靱帯複合体で，三角線維軟骨と三角靱帯(橈尺靱帯)，尺骨月状骨間靱帯，尺骨三角骨間靱帯などの周囲の靱帯組織からなる．立体的には三角線維軟骨を中心としたhammock状の構造である遠位側が尺側手根骨を支持し，三角靱帯(橈尺靱帯)はTFCC近位面に存在し，尺骨小窩から起始，橈骨尺骨切痕に停止し，橈骨尺骨間を直接支持する．尺側部は機能的尺側側副靱帯である(図66)．近年の研究で三角(橈尺)靱帯損傷により遠位橈尺関節(distal radioulnar joint: DRUJ)の不安定性が生じることが判明している．

　　従来は関節鏡で主に三角線維軟骨損傷およびhammock状の遠位面のみを診断していたが，損傷は遠位面のみならず三角靱帯やTFCC内部にも生じるのでMRI，関節造影などの画像診断を加味しつつ近位側，TFCC内部の損傷を含めて診断しなければならない．

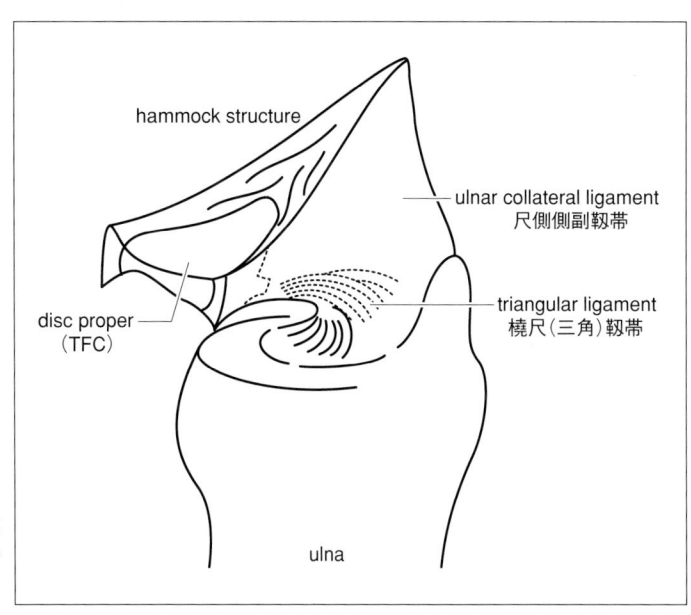

図66　TFCCの立体構造
　遠位はhammock状を呈し，近位は橈尺靱帯，尺側は尺側側副靱帯で構成される．

2) 診　　断
(1) 臨床症状

　　手関節尺側部痛，前腕回内・外可動域制限，遠位橈尺関節不安定性を3徴とする．通常，安静時痛，運動痛を訴え，とくにタオル絞り，ドアノブ，蛇口を開けるなどの動作で疼痛を訴えることが多い．それ以外の動作ではあまり疼痛を訴えないこともTFCC損傷の特徴である．TFCC損傷部が遠位橈尺関節に陥入すると重度の回内・外可動域制限を生じるが，それ以外では10～20°程度の可動域制限

しか生じない．遠位橈尺関節不安定性は同関節の click として感知することが多く，重度になってくると人にものを渡す際や動作を開始する際などに手が抜ける感じ(slack)を呈する．

(2) 徒手検査

TFCC 損傷では手関節を他動的に尺屈させる尺屈 test，さらに尺屈に回外操作を加える尺屈回外 test などの TFCC stress test の陽性率が高い．また，中間位で尺骨と橈骨を保持し，掌・背側方向への遠位橈尺関節の不安定性をみる ballottement test，回内位で尺骨頭の背側亜脱臼と掌側への他動的沈み込みをみる piano-key 徴候は遠位橈尺関節不安定性検査で，TFCC 損傷のうち三角靱帯部損傷や水平断裂の場合に陽性となる．

(3) 画像診断

画像診断は，単純 X 線写真では TFCC は軟部組織のため描出できないことが多いが，靱帯部の損傷が生じると橈尺間の関節列隙が開大(橈尺解離)を生じる．遠位橈尺関節不安定性を伴うことが多い．損傷側が健側よりも開大している場合を陽性と判断する．TFCC 損傷そのものを画像描出するには MRI と関節造影が有用である．MRI では通常の spin echo 法 T1 強調像，T2 強調像での描出性は悪く，脂肪抑制 T1 強調像，gradient echo T2* 強調像で描出性が高い．MRI では損傷は disc 内や三角靱帯内に高信号として描出される(図67)．関節造影では必ず橈骨手根関節および遠位橈尺関節に造影剤を注入し，TFCC 遠位面および近位面の損傷を診断する必要がある(図68)．

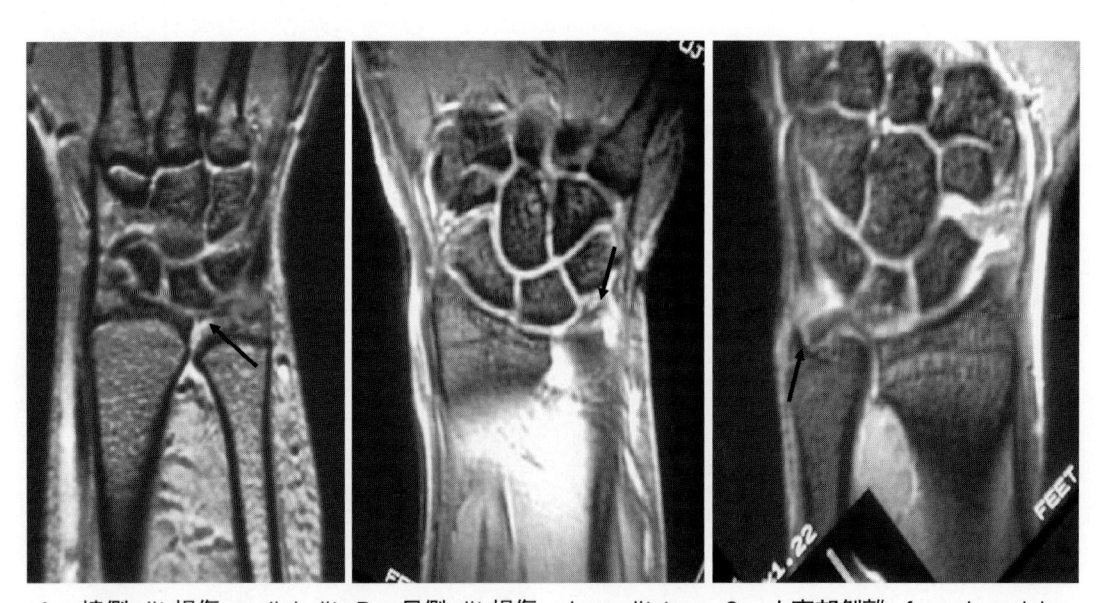

A．橈側 slit 損傷　radial slit　B．尺側 slit 損傷　ulnar slit tear　C．小窩部剝離　foveal avulsion

図67　代表的 TFCC 損傷 MRI
画像は T2* 強調像または脂肪抑制 T1 強調像．損傷部を矢印で示す．

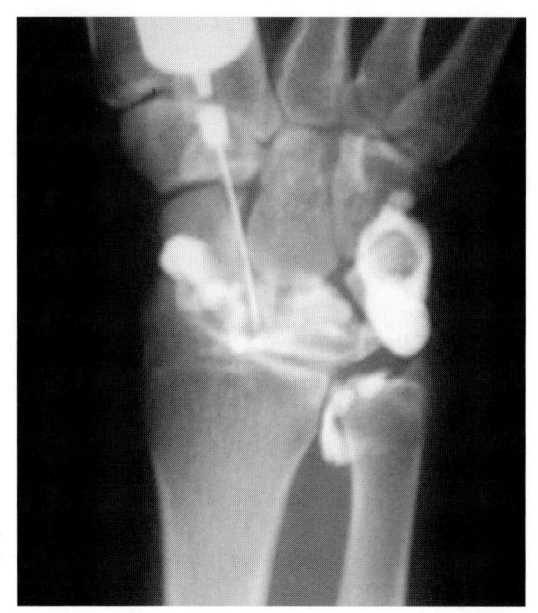

図68 関節造影
橈骨手根関節造影で遠位橈尺関節(DRUJ)に造影剤の漏出を認める．TFCC橈側断裂による．

3）鑑別診断

鑑別診断は尺側手根伸筋腱腱鞘炎，尺骨頭骨折，月状骨や三角骨骨折，遠位橈尺関節亜脱臼(TFCC損傷により生じるが)，月状骨三角骨間靱帯損傷(これもTFCC損傷に合併する)などである．尺骨突き上げ症候群は尺骨varianceがplusのもの，つまり橈骨に対し尺骨の相対長が長い状態により手関節尺側部痛が生じるものであるが，TFCC損傷を生じやすい状態でもあるので，両病態が重複することが多い．

4）治　　療

（1）保存療法とその限界

TFCCの保存療法は安静，消炎鎮痛剤投与，サポーター固定，プラスチック包帯による外固定などがあげられる．とくにサポーター固定は有効で，われわれが開発したサポーター(リストケアプロ®)ではほぼ70%の有効率を認めた．しかし，3ヵ月以上治療しても症状が改善しない例は手術適応である．

（2）手術療法

最初に橈骨手根関節鏡により，診断を確定する．通常3-4 portalから関節鏡を挿入し，4-5 portalまたは6R portalからprobeやシェーバーを挿入，TFCCの触診や手術操作を行う．橈骨手根関節鏡ではTFCC遠位面のslit損傷や変性所見，月状骨や三角骨の軟化，軟骨剝離などを把握できる．遠位橈尺関節不安定性を生じている場合，probingによるTFCCの緊張低下や緩み(trampoline徴候の消失：TFCCをプローブで押し込んだ際の反発力，弾力性を調べる検査)を認める．遠位橈尺関節鏡は手技的に困難である．

手術療法は遠位橈尺関節不安定性がなく，TFCCや手根骨に変性

がない disc の slit 損傷では鏡視下に slit 周囲の最小限の部分切除を行う鏡視下 TFCC 部分切除術，遠位橈尺関節不安定性が中程度で，TFCC の変性，尺骨突き上げ所見を伴う場合には尺骨短縮術を行う．尺骨 variant が neutral か minus で，著明な遠位橈尺関節不安定性を伴う TFCC 三角靱帯損傷の場合には，最近は鏡視下や直視下での縫合術や尺側手根伸筋腱を用いた再建法が行われている．

付-6．手関節鏡視下手術

近年の hard の発達で手関節鏡視および鏡視下手術は急激に広まった．従来の橈骨手根関節鏡だけでなく中央手根関節鏡や遠位橈尺関節鏡も行われるようになっている．手関節鏡視下手術は TFCC の部分切除術のみならず，鏡視下での TFCC 縫合や橈骨関節内骨折の鏡視下整復固定，舟状骨-月状骨間靱帯や月状骨-三角骨間靱帯の pinning，遠位橈尺関節鏡視による TFCC 近位面の観察などが可能である．また，RA などでの滑膜切除も小侵襲で可能になっている．

［中村　俊康］
（文献は278頁参照）

8．指関節脱臼，指関節靱帯損傷

1）概　　念

外傷性の指関節脱臼は部位によって整復障害因子を伴っていることがある．また関節構成体の損傷を伴い，損傷の程度により不安定性が異なる．治療にあたっては可動性と支持性の両方の獲得を求める．

2）病　　態

手指 MP 関節は球関節(ball and socket joint)で屈曲・伸展以外に内・外転およびわずかな回旋運動が可能である．母指以外の手指 MP 関節脱臼は，ほとんどが過伸展を強制された背側脱臼である．整復障害因子として「井桁」説(Kaplan, 1957)が有名である．手指 MP 関節は尺側指の橈側側副靱帯が損傷を受けやすい．

PIP 関節は蝶番関節(hinge joint)で，屈曲・伸展以外の自由度は少なく，外力により脱臼を起こしやすい．背側への脱臼は掌側板(volar plate)の断裂，掌側板付着部での骨折，側副靱帯の損傷を伴う．軸圧損傷は関節面に陥没骨片を伴う．回転するものに巻き込まれて受傷する掌側脱臼は central slip，一側の側副靱帯，掌側板など高度な損傷を伴う．

3）臨床症状

　　手指 MP 関節の背側脱臼は，MP 関節は軽度過伸展位をとり，PIP・DIP 関節は軽度屈曲位をとる．手掌部の palmar crease に脱臼した中手骨の骨頭を触知できる．PIP 関節の脱臼，脱臼骨折は指の変形から一目瞭然に脱臼と診断が可能で，指の自動運動は不能となる．DIP 関節の背側脱臼は過伸展位をとり，末節骨が背側に転位した変形をとる．

4）診　　断

　　MP 関節に対しては，正面とできるだけ側面に近い斜方向単純 X 線写真を撮影する．PIP 関節に対しては，正面，側面の二方向撮影を行う．また，整復後にも必ず単純 X 線写真撮影を行い骨傷の有無をみたうえで不安定性を調べる．靱帯付着部の剝離骨折を伴っていることもある．不安定性をみる場合，最も側副靱帯が緊張する位置，すなわち MP 関節では屈曲位，PIP 関節では10〜15°屈曲位でストレステストを行う．反対側の指と比較すると不安定性の有無を診断することもできる．

5）治療方針

　　関節脱臼に対しては，まず，徒手整復を試みる．徒手整復不能の場合に初めて手術的整復の適応となる．また，関節脱臼整復後の安定性の有無により靱帯損傷に対する治療方針を決定する．初診時のストレステストは治療方針の決定のため仕方ないが，再診時にくり返しのストレステストを行わないようにする．

（1）手指 MP 関節

　　母指 MP 関節の尺側側副靱帯損傷で不安定性が強く，stener lesion（断裂した靱帯の遠位断端が母指内転筋腱膜の表層に乗り上げた状態）を伴っていることが考えられる場合には手術的に治療される．手指 MP 関節で不安定性の少ないものは，MP 関節屈曲位（40〜50°）で受傷側の隣接指と一緒に約4週の副子固定を行うかあるいはテーピングを行う．

（2）ＰＩＰ関節

　　背側脱臼・脱臼骨折で掌側に骨折を伴っていても，安定性のいいものはテーピングなどにより保存的に治療する．伸展位では再脱臼するが，軽度屈曲位では安定性の得られるものは extension block splint による早期運動療法を行う(図69)．掌側骨片が関節面の40％以上を占めるものや，陥没骨片を伴い関節面の適合性が悪いものは手術的に治療する．掌側脱臼・脱臼骨折は不安定性要素が強いので手術的に治療する．

　　母指に対向する示指と中指の橈側の側副靱帯損傷は絶対的な手術適応と考えるが，それ以外は保存的治療も考慮する．

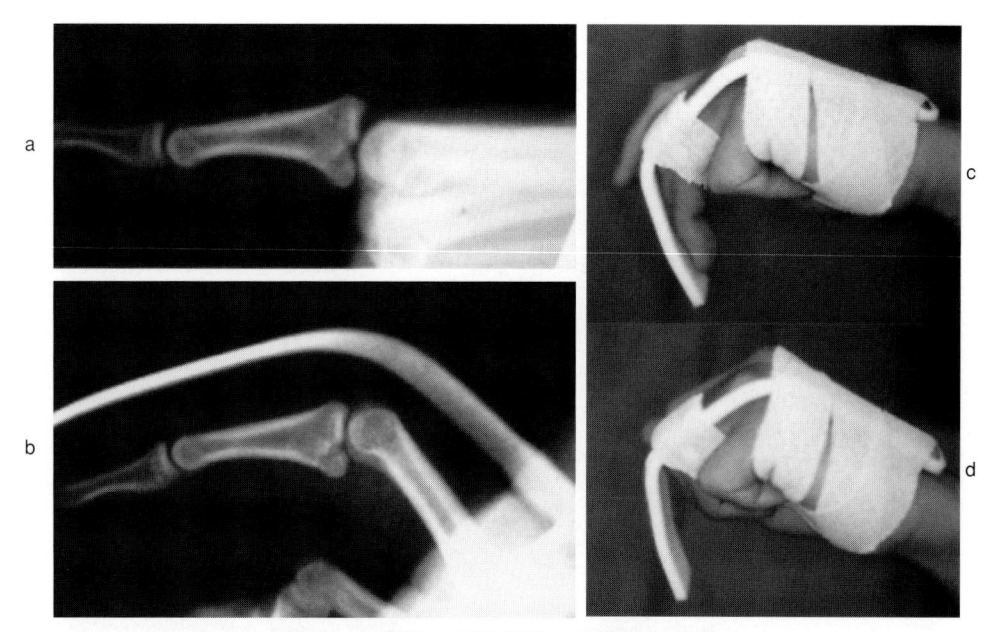

図69 左環指のPIP関節の背側脱臼骨折
PIP関節伸展位では脱臼傾向がみられる．軽度屈曲位でのextension block splintによる早期運動療法を行った．3週後にシーネを除去し，徐々に伸展角を増やした．
　a：初診時のX線所見である．
　b：徒手整復後に軽度屈曲位に保持した．関節面の適合性は得られている．
　c，d：extension block splintによる早期運動療法を示す．

（3）DIP関節

　掌側板の損傷を伴っているので，DIP関節を軽度屈曲位で1～3週副子固定を行う．また，掌側骨片を有し，整復位の保持できないものに対しては中節骨骨頭にextension block pinを刺入して再脱臼を予防する．4週後にextension block pinを抜去して可動域訓練を開始する．

9. 槌　　指

1）概　　念

　外傷が原因でDIP関節の伸展機構に損傷をもたらしたものを槌指(mallet finger)と呼ぶ．しかし，治療方針のまったく異なる2つの槌指がある．

2）病　　態

　2種の病態があり，1つは指伸展時に急激に屈曲を強制されて起こる伸筋腱自体の損傷である．伸筋腱だけの損傷のこともあれば腱停止部の剝離骨片を伴うこともある．もう1つは長軸方向からの強いストレスによって起こる関節内骨折であり，伸筋腱自体に損傷はないものである．

3) 臨床症状・診断

　　伸筋腱損傷により30〜50°の屈曲位をとり，自動的な指の伸展は不能である．一方，関節内骨折は見かけ上約10〜20°程度の屈曲位をとるが，伸展機構そのものには損傷がないので指の自動伸展は可能である．診断のため，DIP関節を中心とした正しい単純X線写真二方向撮影により背側骨片の有無を確認する．

4) 治療方針

(1) 伸筋腱損傷

　　腱損傷を伴う場合は，DIP関節を伸展位に6〜8週外固定する保存療法を原則とする．固定除去後も夜間は必ず指装具で指を伸展位に2〜3ヵ月間は保持する．

(2) 骨折を伴った槌指(関節内骨折)

　　骨癒合に6〜8週を要するが，骨片が大きくても転位の少ないものは保存療法が可能である．その際はDIP関節を軽度屈曲位に副子固定をする．固定期間中に転位が増大したり，掌側へ亜脱臼してくるものは手術療法に変更する．転位のある大きな骨片をもつものや掌側への亜脱臼を伴ったものは手術療法の適応となるが，受傷から5週以内のものであればclosed reduction法(石黒法)が可能である(図70)．陳旧例でも良好な骨折面の接触が得られれば，新鮮例と同様に4〜5週で骨癒合は得られる．受傷から5週以上経過した陳旧例は手術療法を要する．

図70　骨片を伴った槌指(関節内骨折)に対する closed reduction 法(石黒法)
a：初診時の単純X線写真．大きな骨片を伴い掌側への亜脱臼もみられる．
b：extension block pin を刺入して整復操作を行い，DIP関節を経皮的に固定した．鋼線を4週後に抜去した．
c：2ヵ月の時点における単純X線写真所見である．

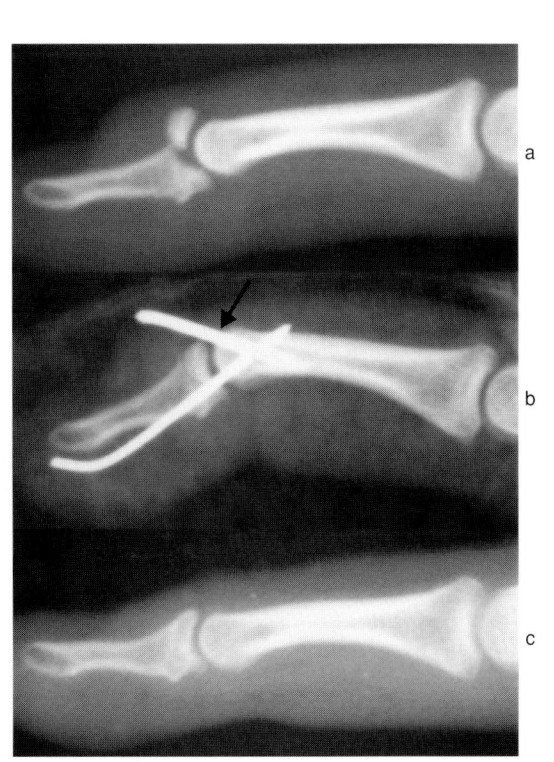

付-7. extension block を利用した closed reduction(石黒法)(図70)

　その手技を簡単に説明する．①指を屈曲し，背側骨片との間にわずかな隙間をもたせるように extension block pin(1.1 mm キルシュナー鋼線)を刺入する．②末節骨基部を持ち上げるようにして整復する．③DIP 関節を経皮的に固定する．④原則として4～5週後に鋼線を抜去するが，鋼線抜去後の他動的な伸展運動は末節骨基部を持ち上げるようにして行う．

付-8. スワンネック変形(図71)

　終止伸筋腱の断裂を伴った槌指ではDIP関節が屈曲し，PIP関節が過伸展する白鳥のくび変形を呈するようになる．この変形は関節リウマチ例でもみられる．

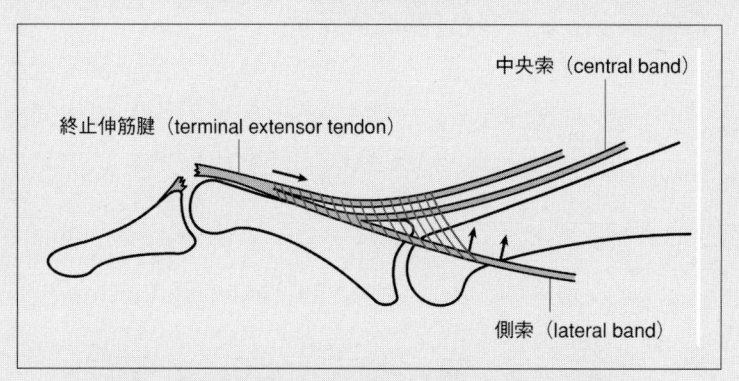

図71　槌指によるスワンネック(白鳥のくび)変形
時間の経過とともに断裂した終止伸筋腱が中枢に退縮し，側索(lateral band)がPIP関節の背側に移動することによってPIP関節の伸展力が増す．DIP関節は屈曲，PIP関節は過伸展位をとる．

[石黒　隆]
(文献は279頁参照)

10. 屈筋腱・伸筋腱損傷

　手指の屈筋腱・伸筋腱損傷はしばしば発生する外傷であるが，適切な治療が行われないと機能障害に直結する．本損傷の手術は手の外科の専門家にとっても難易度が高く，正しい知識と高度な技術が要求される．腱損傷には鋭利な刃物などによる clean cut 損傷，鈍器による損傷，骨折・血管神経損傷などを伴う挫滅による損傷，強力な自家筋力や関節リウマチなど腱の脆弱性に起因する皮下断裂など，その原因は多彩で，腱自身の損傷状態のみならず，周囲組織の状態が予後・治療成績に大きく関与する．

　以下屈筋腱損傷と伸筋腱損傷に分けて解説する．

10-1. 屈筋腱損傷

1）解剖学的事項

　腱は筋肉と停止部の骨との間に存在する強い結合組織で，平行して走る太いコラーゲン線維束の集合体である．手指の屈筋腱はしなやかではあるが極めて強い抗張力を有する．手指屈筋腱は，上腕骨前側上顆より起始する深指屈筋および浅指屈筋，長母指屈筋の末梢部分に相当し，深指屈筋腱では前腕末梢から末節骨停止部までその長は約 20 cm に達する．示指から小指は末節骨に停止する深指屈筋腱と，中節骨に停止する浅指屈筋腱との複線構造を有し，浅指屈筋腱は基節骨中央レベルで線維が二分し，この中央を深指屈筋腱が通過し，さらに二分した浅指屈筋腱の線維は一部背側でたがいに交叉して中節骨に停止する（図72）．深指屈筋腱は DIP 関節，PIP 関節，MP 関節を屈曲させ，浅指屈筋腱は PIP 関節，MP 関節の屈曲作用をもつ．しかしながら，MP 関節の屈曲は手内筋（骨間筋，虫様筋）によっても行われ，屈筋腱が損傷されても屈曲は可能である．

　筋肉の収縮によって屈筋腱は滑走し，5 cm 以上の大きな移動距離（excursion）を有する．したがって手指の屈筋腱断裂では，周囲と癒着することなく強い抗張力をもって腱が癒合させなくてはならないという，相反する要求を満たす必要がある．腱は前腕では paratenon（腱傍組織）と呼ばれる疎な結合組織に覆われているが，手指の部分では，血管や神経を含む mesotenon（腱間膜）と呼ばれる滑膜性腱鞘に覆われ，その血行は分節的で容易に障害されやすい．このため屈筋腱はいったん損傷を受けると，腱外治癒（extrinsic healing）と呼ばれる周囲からの瘢痕形成を伴う修復機転が生じる．腱鞘内に存在する腱自身の治癒能力（intrinsic healing）も有するが，周囲組織からの癒着を伴う修復機転を完全に防ぐことは困難である．腱鞘は周辺組織との癒着の防止に貢献するだけでなく，さらに滑走床から腱の浮き上がりを押さえ，腱が骨の掌側に沿って滑走するために重要であり，この強固な部分は靭帯性腱鞘（pulley）と呼ばれている．

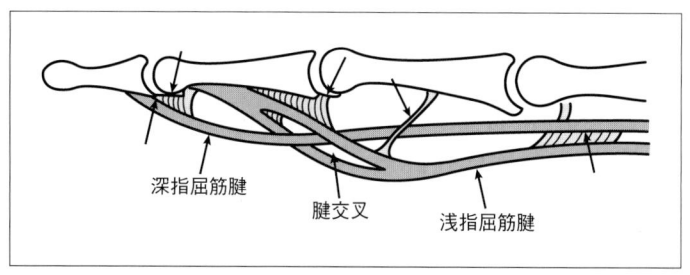

図72　屈筋腱の構造
　中節骨に停止する浅指屈筋腱は基節部で二分し，その間を深指屈筋腱が通過する．浅指屈筋腱は中節停止部付近では深指屈筋腱の滑走床となり，左右の腱線維の一部が交叉する（chiasma tendineum）．

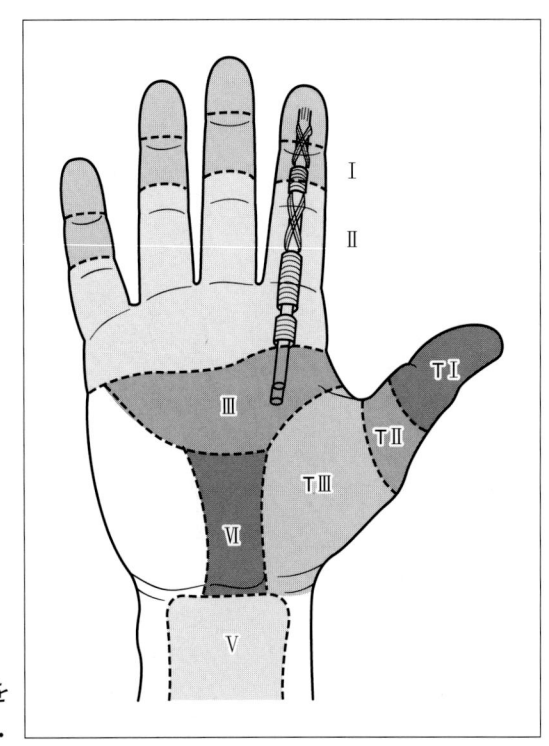

図73 屈筋腱損傷の Zone 分類
浅指屈筋腱と深指屈筋腱がひとつの腱鞘内を通過する Zone Ⅱ が no man's land と呼ばれる．

とくに MP 関節から PIP 関節まで浅指屈筋腱と深指屈筋腱が狭い腱鞘内を走る部位は，一次縫合を行っても縫合部が周囲と癒着し滑走できなくなるため指の屈曲は不能となり良好な成績が望めず，以前は新鮮例であっても腱移植が勧められるほどで，立ち入り禁止区域(no man's land)と呼ばれてきた(図73)．

2) 診　　　断

ほとんどが開放性損傷で，診断は比較的容易である．すなわち切創・挫創があり，指が伸展位を呈し，PIP 関節・DIP 関節の自動屈曲が不能であれば屈筋腱損傷が強く疑われる．ごく小さな創でも，腱損傷が生じていることがあり，手指，手掌に創がある場合には必ずすべての関節の自動運動を確認しておくことが必要である．まれには部分断裂から，完全断裂に移行することもある．深指屈筋，浅指屈筋とも切断されていれば PIP 関節・DIP 関節の自動屈曲はまったく不可能であるが，MP 関節の屈曲は主に骨間筋・虫様筋の作用により行われるため，屈筋腱損傷でも MP 関節の屈曲は可能であることに注意を要する(図74)．深指屈筋腱のみの損傷では DIP 関節の屈曲は不能だが，PIP 関節の屈曲は可能である．逆に浅指屈筋腱のみの損傷では，DIP 関節・PIP 関節ともに屈曲可能であるが，ほかの指を伸展位で保持して指の屈曲を行わせる sublimis test(図75)を行うと，PIP 関節が屈曲不能なことが判明し，浅指屈筋腱損傷と診断できる．これは深指屈筋が4本の指で共通の筋腹を有し分離運動が困難である一方，浅指屈筋は独立した筋腹を有するためである．ま

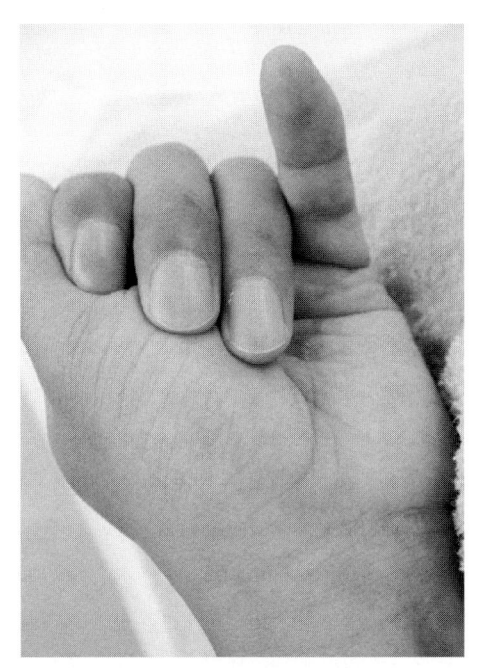

図74 屈筋腱断裂の状態
屈筋腱が断裂している小指では，MP関節の屈曲は可能だが，PIP関節，DIP関節の屈曲が不能である．

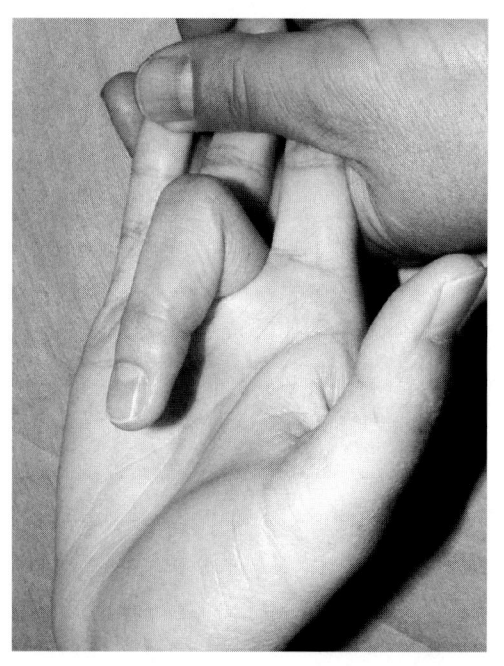

図75 Sublimis test
ほかの指を伸展位に保持させると，浅指屈筋によるPIP関節の屈曲は可能であるが，深指屈筋が働かないため，DIP関節は自動屈曲できない．浅指屈筋腱断裂の判定に有用である．

た切創・挫創例では指神経損傷を合併することが多いので注意を要する．小児では自動屈曲の判定はしばしば困難であるが，まずは安静時のバランスをみる．腱が断裂していなければ，手関節を背屈すると手指が屈曲する，すなわち腱固定効果をみることが診断上有益である．

スポーツなどでは末節骨付着部で皮下断裂が生じることがある．ときに裂離骨片を伴う．末節骨から腱が裂離する皮下断裂は環指に多く，ラグビーなどで相手のジャージを引っぱった際に生じることが多いのでジャージインジャリーとも呼ばれている．新鮮例では断裂部の圧痛と皮下出血が診断の参考になる．屈筋腱の皮下断裂は，関節リウマチ，糖尿病などやキーンベック病，有鉤骨鉤の偽関節などに合併して生じることもある．手指の屈筋腱はその損傷部位により損傷形態，治療方針が異なる．

3）画像所見

皮下断裂で裂離骨片を伴う場合を除いては，単純X線写真など画像が情報を提供することは少ないが，屈筋腱損傷を引き起こすような挫創・切創ではしばしば指骨にまで損傷が及んでいることもあり，また異物の存在を確認する必要からも単純X線写真は必要である．超音波診断で，腱の断裂部位を同定する試みも行われているが必須ではない．

4）治　　療

　　乳・幼児例や部分断裂などの特殊な例を除いては，保存療法は意味がない．

　　屈筋腱損傷の治療は，その時期により受傷直後に行われる一次縫合(primary suture)，1〜2週後に行われる delayed primary suture と分けられる．比較的鋭利な創で感染がないことが一次縫合可能な条件で，一次縫合の時間的限界は3週程度といわれている．

　　多くの腱縫合方法が提唱されているが，術者の技術的習熟度も成績に大きく反映し，最小限の侵襲で愛護的に組織を取り扱うことが基本である．さらに後療法もきわめて重要で，患者のモチベーション，医師の熱意，OTによる術後訓練が成績に大きく影響する．通常，縫合部に緊張のかからない肢位で，前腕から指尖まで4〜5週の外固定を行ったあとに後療法を開始するが，最近は癒着防止を目的とした早期運動療法が推奨されるようになった．早期運動療法には，Kleinert法に代表される他動屈曲・自動伸展法と早期自動屈曲法がある．ヒアルロン酸は癒着防止に有効で，腱縫合部に撒布することがある．

　　一次修復術あるいは腱移植術後に，良好な滑走が得られない場合には腱剝離術の適応となる．まず十分な可動域訓練を行い拘縮を除去することが重要で，腱剝離術は十分な抗張力が得られるまで，すなわち一次縫合術後3〜5ヵ月以上は待機すべきである．癒着好発部は縫合部および腱鞘の出入口で，剝離後に手掌・前腕部で腱を牽引し，完全な屈曲が得られることを確認する．剝離操作により腱は脆弱化することがあり，再断裂の可能性を認識して他動運動は慎重に行う．

　　放置例や再断裂例では腱移植による再建が求められる．移植には通常長掌筋腱が用いられ，癒着を避けるため末梢は末節骨の腱停止部に固定し，中枢は手掌部または前腕部で強固な縫合(interlacing suture)を行う．移植腱の緊張の決定は難しいが，やや強めで患指の尺側指と同程度とする．

　　さらに，本来の腱鞘が損傷され滑走床の状態が不良な場合には，シリコン製の人工腱を一時的に挿入し，その周囲に腱鞘様組織が形成されるのを待って，人工腱挿入3〜4ヵ月後に人工腱を取り出し遊離腱移植を行う2段階手術を行う．

　　屈筋腱損傷の治療評価は自動可動域によるが，MP関節・PIP関節・DIP関節の最大屈曲角度の総和からそれぞれの関節の伸展不足角度を引いたTAM(total active motion)およびその健側との比率(%TAM)が用いられる．

10-2. 伸筋腱損傷

1）解剖学的事項

屈筋腱損傷より安易に考えられているが，指背部での伸展機構構造（図76）は複雑で，一度滑走障害を生じると治療に難渋することも少なくない．指の伸筋腱は総指伸筋・長母指伸筋・短母指伸筋・固有示指伸筋・固有小指伸筋の腱である．伸筋腱は手指部分では，丸い腱ではなく扁平で薄く膜様構造を有しており，虫様筋・骨間筋からの線維と合流し複雑な伸展機構を形成している．また手指の背面には軟部組織が薄く，伸筋腱は骨や関節に接していることも，いったん癒着が生じると治療を難しくする要因である．

2）診断・治療

屈筋腱と同様に開放創によるものが多いが，屈筋腱損傷より皮下断裂の割合が高い．損傷部位により病態・治療法が異なるため，以下頻度の高い損傷について Zone 別に診断と治療を記載する（図77）．

Zone I の伸筋腱損傷は槌指（マレット指）と呼ばれ，突き指による伸筋腱末節骨付着部の断裂で，非常に頻度の高い外傷である．軽症例では放置しても問題ないことがあるが，断裂された伸筋腱の断端が退縮して，PIP 関節を過伸展させスワンネック変形を引き起こすこともある．この部の損傷は腱の断裂のみの場合と櫛骨の背側に骨片を伴う場合がある．槌指で伸筋腱のみの断裂では，一般に装具あ

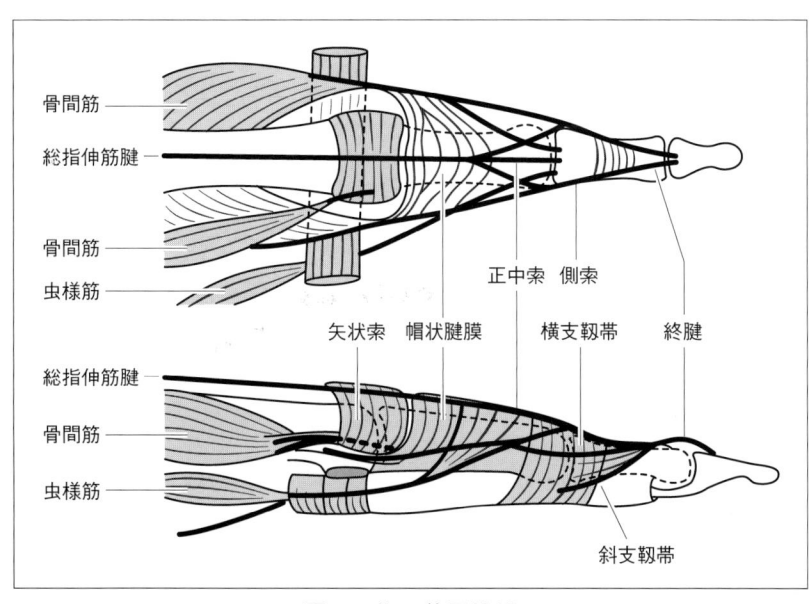

図76　指の伸展機構
手外筋である総指伸筋腱と手内筋である骨間筋・虫様筋からの線維がバランスを取り円滑な運動を可能としている．

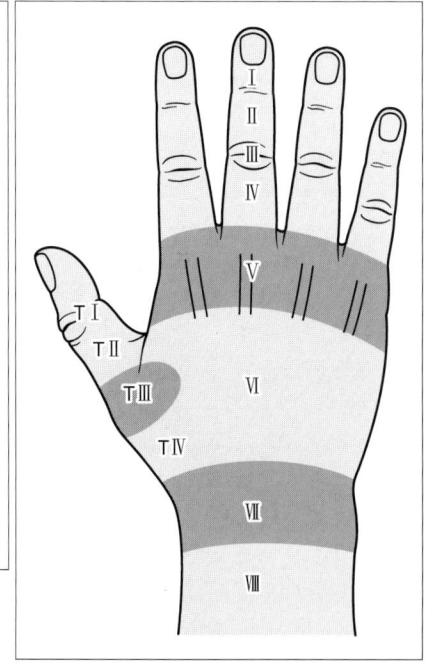

図77　伸筋腱断裂の Zone 分類
損傷部により異なった変形を呈する．

るいはアルフェンスシーネを用いた保存療法を行うが，伸展障害を残さないためには5〜6週以上の長期間の固定が必要である．ばね型の副子が用いられることもあるが，背側の皮膚を強く圧迫しないように注意すべきである．熱可塑性のプラスチックでDIP関節を過伸展位，PIP関節を屈曲位に維持する方法も推奨されている．さらに，DIP関節をKirschner wireで5〜6週間仮固定する方法も行われている．

末節骨基部背側に三角形の小骨片を伴う骨性マレット指の場合，末節骨の主たる部分は掌側に亜脱臼していることが多い．この場合，DIP関節を過伸展位にしても整復できない．DIP関節を屈曲位にして，三角骨片の背側に伸展ブロックとしてKirschner wireを刺入する石黒法が適応される．

Zone ⅢのPIP関節背側部の損傷では，中央索(central strip)が停止部で切離されることが多い．両側の側索(lateral band)まですべて断裂するような外傷ではPIP関節が伸展できないので診断は容易であるが，中央索のみの損傷では受傷直後はPIP関節の伸展が可能なものの，徐々に伸展障害をきたし，ボタンホール変形(button hole deformity)に至ることがある(図78)．またボタンホール変形は，外傷以外に関節リウマチが原因で生じることが多い(付-9：ボタンホール変形参照)．切創による新鮮例では腱縫合が適応されるが，挫滅例や陳旧例ではスプリング式装具も有効である．

Zone ⅤのMP関節背側部では，小さな創で腱損傷が生じている例もまれでなく，受傷後数週を経て，MP関節の伸展制限が改善しないため来院する例も多い．手術的に断裂部の縫合を行うが，MP関節は伸展拘縮になりやすいので，長期間の伸展位固定は避けるべきである．矢状索(sagittal band)の損傷では，MP関節レベルで伸筋腱

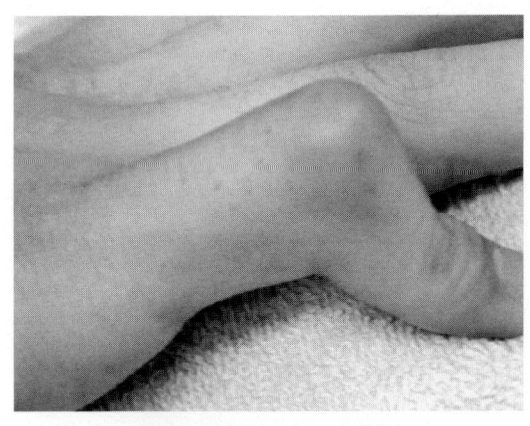

図78 ボタンホール変形
小指PIP関節は強い屈曲位を呈し伸展が不能，DIP関節は過伸展位を呈する．

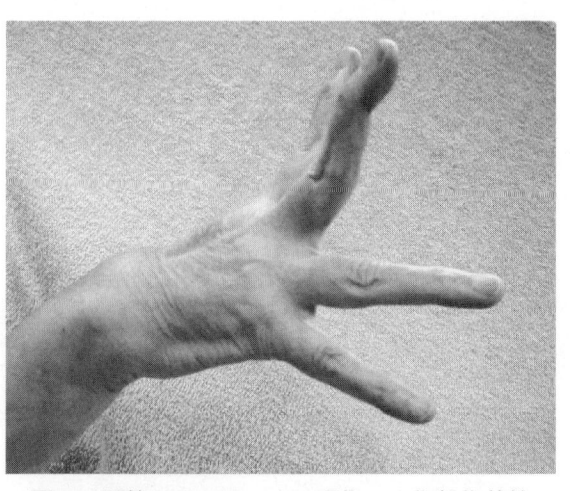

図79 関節リウマチによる環指・小指総指伸筋腱皮下断裂例
環指・小指のMP関節の伸展が不能となっている．

が尺側に脱臼することがある．

槌指以外の伸筋腱皮下断裂は，関節リウマチによる手関節部の総指伸筋腱断裂の頻度が高い．この断裂によりMP関節の自動伸展は不能となるが，手内筋の作用によりPIP関節の伸展は維持される．関節リウマチによる伸筋腱断裂は，尺側指から徐々に生じることが多いが（図79），長母指伸筋腱の断裂を生じる場合もある．治療は原因となった手関節の形成術に加え，損傷されていない橈側の隣接腱に端側縫合する手術が勧められている．長母指伸筋腱皮下断裂は転位の少ない橈骨下端骨折に続発することも多い．長母指伸筋腱が断裂していても短母指伸筋の作用により，母指IP関節の自動伸展が可能な例が少なくなく，手関節末梢部での同腱のレリーフ消失の確認により診断を行う．長母指伸筋腱の皮下断裂に対しては，固有示指伸筋腱による腱移行術による再建が一般的である．

付-9．ボタンホール変形

PIP関節高位における伸筋腱損傷により生じ，PIP関節は屈曲し，DIP関節は過伸展を呈する変形である．PIP関節は中央の中央索とこれに側方から合流する側索により伸展される．側索はPIP関節の屈伸軸より背側を走行するため，本来PIP関節を伸展させるが，中央索が損傷され両側の側索が背側から掌側方向へ移動し，PIP関節の屈伸軸より掌側を走行するようになると，かえってPIP関節を屈曲させるように作用することになる．さらにPIP関節の伸展力が側索を介してDIP関節を過伸展させ，徐々に拘縮も生じてくる．これがボタンホール変形発生のメカニズムだが，術中所見では左右に滑った側索の間から基節骨骨頭が顔を覗かせ，その様子がボタンの穴からボタンが出てくるようにみえるためボタンホール変形と呼ばれている．

[高山　真一郎]
（文献は279頁参照）

11. 末梢神経損傷・障害

末梢神経損傷・障害は，損傷や障害の高位や程度によって多彩な臨床症状を呈するので，診断は決して容易ではない．そのため本症の治療を行うには，十分な理学所見と補助検査の結果から，病因や病期を正確に判断し，それに適した治療法を施行することが大切である．

1）病　　態

末梢神経には中枢の興奮を末梢の筋肉に伝える運動神経と，皮膚・関節などにある感覚受容器への刺激を中枢に伝える知覚神経，さらに発汗などの作用を支配する自律神経（交感神経と副交感神経）

がある．末梢神経が切断されると，切断部より末梢の神経線維は変性して中枢からの刺激を伝導できなくなることから，四肢には運動障害や知覚障害などの機能障害が発生する．ただし，連続性を保った神経損傷では，神経幹内にさまざまな程度の損傷が混在し，しばしば複雑な神経麻痺症状を呈する．

一方，慢性の神経障害としては，関節近傍の解剖学的に狭い線維性トンネルを通過する神経が，関節の動きに伴う圧迫力や牽引力によって発症する絞扼性神経障害(entrapment neuropathy)が知られている．その成因は複雑で，内因性の障害としては，糖尿病や尿毒症などの基礎疾患が引き起こしたもの，または基礎疾患が惹起する神経易損性に由来するもの，頸椎疾患や胸郭出口症候群など近位部での神経障害が引き起こした末梢部での神経易損性に由来するもの(重複神経障害：double lesion neuropathy)などがある．また内外因性の障害としては，妊娠，出産，更年期での内分泌異常，関節リウマチ，痛風，甲状腺機能低下症などの基礎疾患が引き起こす神経の易損性や神経組織の浮腫に加えて，滑膜性腱鞘の炎症や浮腫，手根管内壁や屈筋腱への結晶沈着など神経外の要因が関与するものがあげられる．一方，外因性とされる障害には，骨折の変形治癒や骨棘形成，ガングリオン，腫瘍，異常筋の存在などがもたらすトンネルの狭小化がある．

2) 臨床症状・診断

(1) 知覚神経障害

知覚神経線維が断裂すると，切断端が過敏になるため，局所の叩打などの機械刺激によって損傷部位およびその末梢の神経支配域に電気が走るようなビリビリ感が生じる(Tinel 徴候)．絞扼性神経障害で知覚神経線維が切断されていない場合でも，神経の易損性から同様の症状が生じ，これは Tinel 様徴候(Tinel like sign)と呼ばれる．また支配領域末梢には知覚障害が発生する．知覚神経の支配域には，単一の神経が支配する固有支配域(図80)と隣接神経と重複して支配している重複支配域があるため，単一の神経断裂では固有支配域の知覚が脱失し，その周辺は知覚鈍麻にとどまる．

知覚麻痺の程度は触覚，痛覚で検査するが，皮膚の状態，局所の血行，個人の注意力などによって閾値が変化すること，受傷直後は精神的動揺から患者自身が正確に判断するのが難しいことなどを念頭におかなければならない．

付-10. Tinel 徴候と Tinel 様徴候

Tinel 徴候

　知覚神経が断裂すると，断端から軸索の伸展が始まるが，軸索の成長よりも髄鞘の成熟が遅れるために，再生軸索の先端には無髄の過敏な部分が生じる．同部は，体表面からの叩打などの機械的刺激によって疼痛を発し，さらに末梢の知覚支配域にはビリビリ感が放散する．これを Tinel 徴候という．知覚神経の再生過程では，軸索先端の伸展に伴い，この Tinel 徴候が末梢に移動するが，この現象は，神経線維が末梢に順調に再生していることを知る臨床的サインとして有用である．

Tinel 様徴候

　絞扼性神経障害でも，絞扼部の神経の易損性から，軽打により末梢の神経支配域に放散痛がみられる．これは Tinel 様徴候といい，上記の Tinel 徴候とは区別して使われるが，絞扼性神経障害の高位診断に有用である．

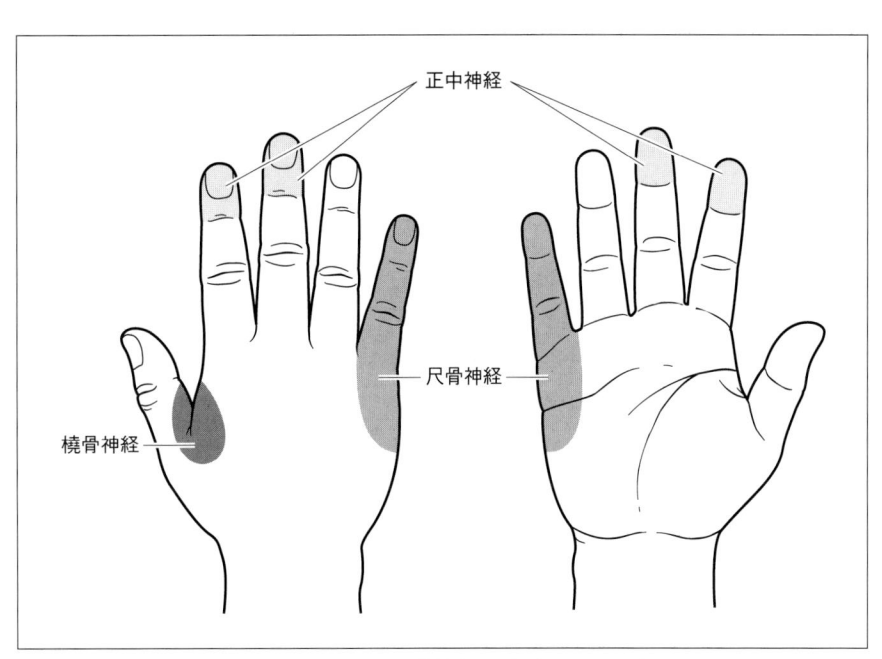

図80　手部の知覚神経の固有支配領域

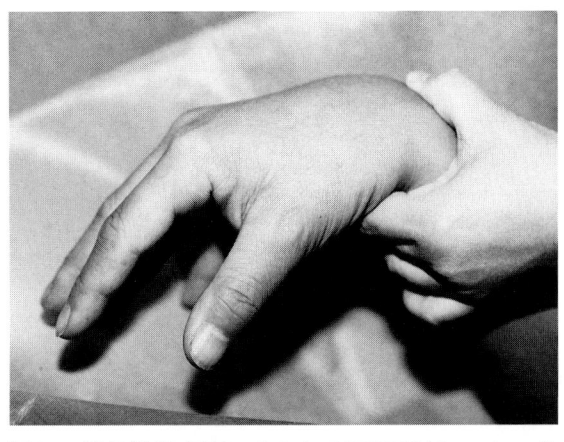

図81　橈骨神経麻痺にみられる下垂手(drop hand)変形

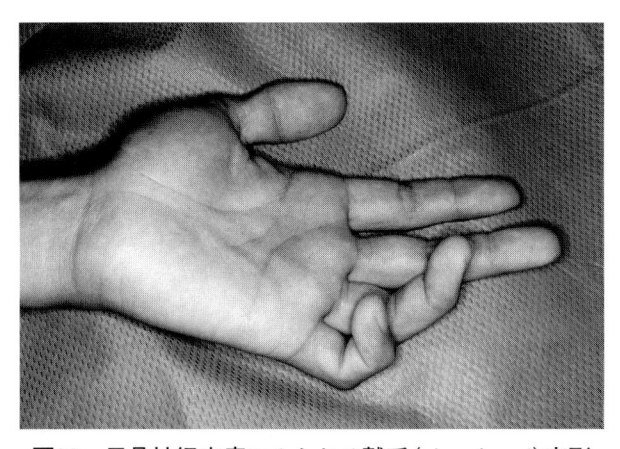

図82　尺骨神経麻痺にみられる鷲手(claw hand)変形

（2）運動神経障害

　支配筋に弛緩性麻痺が生じ拮抗筋の作用も加わるため，特有の麻痺肢位をとる．すなわち，下垂手(drop hand：橈骨神経麻痺)(図81)や鷲手(claw hand：尺骨神経麻痺)(図82)などの特有の変形から，麻痺神経とその障害高位を推測することができる．また損傷後一定期間が経過すると，筋電図で fibrillation や P-wave などの脱神経電位がみられ，支配筋萎縮も観察される．麻痺の程度は，徒手筋力テスト(MMT：manual muscle test)によって6段階に評価するが，患者の協力が必要のため幼児や痴呆のある高齢者では判断が難しい．

（3）自律神経障害

　自律神経である交感神経は，発汗や血行を支配するため，損傷の診断には発汗テストやサーモグラフィーが用いられる．自律神経の走行は知覚神経とほぼ一致するため，障害は知覚障害領域に大体一致して出現する．また，脱神経された皮膚は角質層の変化が生じるため，10〜20分程度手指を湯に浸しても表面が白く膨れ上がった角質層の皺(しわ)が生じないが，知覚検査が不可能な幼児では，この変化を利用して脱神経領域を決定することができる(指尖部皺テスト：wrinkled finger test)．

3）診　　断

　開放創のある外傷に伴う神経麻痺は，精神的動揺下にある患者から正確な症状を聞き出すことが難しいことも少なくない．そのため損傷部位とその深さから神経断裂が疑われる場合は，局所に麻酔を行って駆血下に創内を慎重に観察し，神経の損傷状態を直視下に把握することが大切である．一方，一過性の圧迫や骨折・脱臼に伴う閉鎖性外傷に起因する場合は，3〜6週の経過観察期間をおいて，Tinel 徴候の進行(知覚神経の場合)や臨床症状，電気生理学的検査の回復の有無などから損傷程度を判定する．

　慢性の神経障害は，最初に患者の外傷歴，職業を含めた既往歴，現病歴を十分に聴取したうえで，神経学的知識をもとに詳細な診察を行う．絞扼性神経障害は，最初に知覚神経が障害され知覚鈍麻やしびれ感を訴えることが多く，その範囲から障害神経を判定できる．また，さまざまな誘発試験も診断の根拠となるほか，Tinel 様徴候を証明することで，絞扼部位を明らかにできる場合も多い．運動神経が障害されると，患者は手の脱力感やこわばりを訴えることが多く，支配筋の筋力低下や筋の萎縮の程度を診察することで，損傷部位や損傷程度を推定することができる．

　補助診断としては，単純X線写真による骨変形による神経圧迫の有無の確認は必須であり，客観的な情報が得られる電気生理学的検査(神経伝導速度)も，損傷部位の検索や重症度の判定に有用である．また，絞扼性神経障害は，MRI によりガングリオン，腫瘍，異常筋

の存在を検索することや，血液検査により基礎疾患の有無や内分泌異常などを検索することも必要である．動脈が伴走している部位の慢性神経障害が疑われる例では，血管造影が動脈瘤による神経の圧迫などの重要な情報をもたらすこともある．なお，絞扼性神経障害の鑑別診断としては，運動ニューロン疾患(motor neuron disease)，末梢神経変性疾患，末梢神経炎，脊髄・脊椎疾患などを常に念頭におかなければならない．

4）治　療

（1）開放性外傷による神経損傷の治療方針

切断された末梢神経は緊急に縫合する必要性はなく，また縫合の精度が結果を大きく左右することから，経験のない医師が安易に縫合を行うべきではない．神経縫合の経験がない場合は，創内を愛護的に洗浄後皮膚のみを縫合して，専門医に縫合手術を依頼することが望ましい．ただし，術者に十分な技量があり，麻酔やマイクロの器材などの条件がそろえば，創汚染のない鋭利な切断損傷に対しては一次的に縫合してよい．切断後早期であれば，神経断端の短縮がなく接合部に緊張がかからないこと，瘢痕がなく神経上膜の血管や神経束の形状を目安に正確に接合できることなど，良い条件下で縫合できるからである．一方，挫滅創で汚染がひどく感染の可能性がある場合は，後日に条件を整えて二次的に縫合する．

（2）閉鎖性外傷による神経損傷の治療方針

圧迫や骨折などに伴い麻痺が発生する閉鎖性損傷では，自然回復することが多いため，通常3〜6週の経過観察を行う．その後臨床的，電気生理学的に回復がみられない場合に手術を適応する．とくに知覚神経損傷では，Tinel様徴候の進行が良い指標となる．なお，閉鎖性損傷であっても，強力な外力による牽引損傷や骨折に対する乱暴な整復操作によって生じた神経損傷，さらに支配筋までの距離が長く自然回復を待つ時間的余裕のない腕神経や四肢近位部の神経損傷は，診断的意味を含めて早期に手術を行うこともある．一般に，脱神経筋の不可逆性萎縮は6ヵ月とされており，回復がみられなければ3ヵ月以内には手術にふみきるべきであろう．

（3）絞扼性神経障害の治療方針

治療を開始するにあたっては，疾患が内因性のものか外因性のものかを見極めることが重要である．内因性と思われる場合には，保存療法を第一に試み，3〜4ヵ月の治療を経ても症状の改善がみられない場合や経時的に悪化する場合に手術療法を検討する．一方，最初から明らかに外因性要素が判明している場合や，筋萎縮や知覚障害などの病変が進行している場合は，いたずらに保存療法に固執することはかえって症状を悪化させることになるので，早期に手術療法を適応すべきである．

（4）保存療法の実際

a．局所の安静，挙上

絞扼性神経障害では，局所の安静，固定，挙上は有効な治療手段となる．日常生活で，症状を誘発するような動作を減らすように努めさせるほか，弾力性のある副子または弾力包帯で患部を固定する．また，患肢の挙上は浮腫の軽減に有効であり，1回20～30秒ほどの挙上を1日30～50回ほど励行し，同時に手指の屈伸をゆっくり行うとよい．

b．薬剤の投与

ビタミンB_{12}製剤である mecobalamin（メチコバール 1,500 μg/day）を1クール3ヵ月として投与し，疼痛が強い場合は消炎鎮痛剤を，患部の腫脹がみられるときは消炎酵素剤を併用する．急性に発症した炎症の著しい絞扼性神経障害には，ステロイドの内服（プレドニン 5 mg/day）の短期投与が有効なこともある．また，閉経期の患者で浮腫による内圧亢進が原因と考えられる場合は，利尿剤が有効である．

c．ステロイドの局注

絞扼性神経障害では，絞扼部位の神経周囲にステロイド溶液（dexamethasone sodiumm phosphate：デカドロン2mg）と局所麻酔剤（1％ lidocain：キシロカイン 0.5 ml）の混和液を注入すると，炎症を和らげるので症状の改善が期待できる．週1回の頻度で，3～4回までを限度に行うが，通常は1，2回の注射で効果が出現することが多い．本法は，根治を期待できないとする意見もあるが，補助的診断を兼ねた治療法として試みてよい．ただし注射針を直接神経に刺さぬよう十分な注意が必要である．

d．基礎疾患の治療

甲状腺機能低下症・糖尿病，関節リウマチ，痛風などの基礎疾患を有する場合は，内科専門医と協力して，それぞれに対する治療を局所の治療に併せて行う必要がある．

e．重複神経障害の治療

Double lesion neuropathy の場合は，頸椎疾患に対する牽引治療や，胸郭出口症候群に対する肩甲帯挙上筋の筋力増強訓練を，絞扼性神経障害の治療に併行して行う．

付-11．鷲手変形，猿手変形，下垂手変形

運動神経が障害された場合，支配筋に弛緩性麻痺が生じ，拮抗筋の作用も加わるため特有の麻痺肢位をとることが知られている．尺骨神経は，多くの手内筋の運動を支配して手指の巧緻運動を司っている．そのため同神経が障害されると，手の巧緻運動が障害されるほか，手内筋の麻痺により環指と小指のMP関節が過伸展し，PIP関節とDIP関節が屈曲位をとる．これは鷲の手指に形状が似ていることから，鷲手変形（かぎ爪指変形：claw finger deformity：図82）と呼ばれている．示指と中指は正中神経支

配の第1,第2虫様筋が健常であるため,鷲手変形にはならない.一方,正中神経の運動神経枝は母指球筋を支配しており,これが障害されると母指の対立運動が不自由になるほか,母指球筋が萎縮して猿の手の様相を呈する.これは猿手変形(ape hand deformity)と呼ばれている(図83).また,橈骨神経の運動枝は,前腕の回外や手関節,MP関節の伸展を司る筋群を支配しており,肘関節より中枢の損傷である高位麻痺では,手関節と指が下垂する下垂手変形(drop hand deformity:図81)を呈する.なお,肘関節より末梢の損傷である低位麻痺(後骨間神経麻痺)では,母指のIP,MP関節の伸展および示・中・環・小指のMP関節の伸展が障害されるので下垂指変形(drop finger deformity)を呈する(図84).

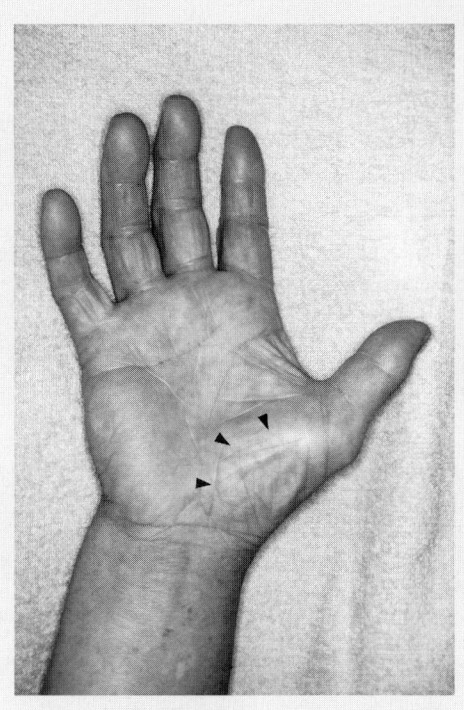

図83 正中神経麻痺にみられる母指球筋の萎縮(猿手変形)

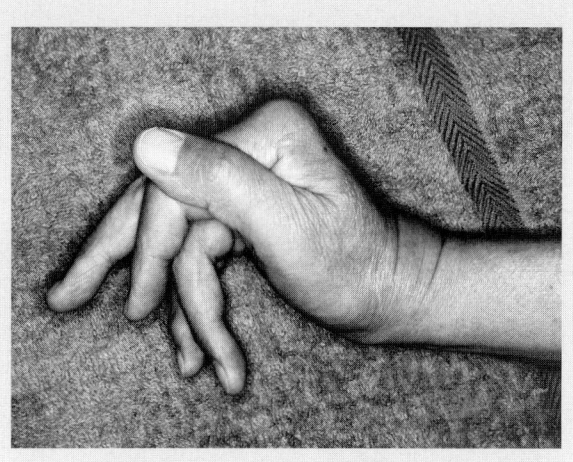

図84 後骨間神経麻痺では,手関節は背屈できるが指が下垂(drop finger deformity)する.

[仲尾 保志]

(文献は279頁参照)

文献

[爪損傷,指尖損傷,指切断]
1) Douglas BS: Conservative management of guillotine amputations of the finger in children. Aust Paediatr J 8: 86-89, 1972.
2) Holm A, et al: Fingertip lesions -An evaluation of conservative treatment versus free skin grafting. Acta Orthop Scand 45: 382-392, 1974.
3) 佐藤和毅,佐々木孝,高山真一郎:開放療法による指尖損傷の治療.MB Orthop 15(7):1-9,2002.
4) 金谷文則:新鮮指尖欠損型損傷の治療—閉鎖法.OS NOW 28:12-17,1997.

[高圧注入外傷]
1) 高橋定雄ほか:High pressure injection injury. 日手会誌 6:899-904,1990.
2) 池田和夫:高圧注入損傷.上肢の外科,生田義和,土井一輝,三浪明男編,pp331-332,医学書院,東京,2003.

[橈骨・尺骨遠位端骨折(脱臼含む)]
1) Thomas B: Reduction of Smith's fracture. J Bone Joint Surg 39B: 463-470, 1957.
2) 斉藤英彦:橈骨遠位端骨折—解剖学的特徴と分類,治療法.整・災外 32:237-248,1989.
3) Fernandez DL:橈骨遠位部/手関節.AO法骨折治療.Rüedi TP, Murphy WM (ed),糸満盛憲,日本版編,医学書院,pp280-294,2003.

4) Melone CP : Articular fractures of the distal radius. Orthop Clin North Am 15 : 217-236, 1984.
5) Frykman G : Fracture of the distal radius including sequelae – shoulder hand finger syndrome, disturbance in the distal radio-ulnar joint and impairment of nerve function. Acta Orthop Scand (Suppl) 108 : 1-153, 1967.
6) Gartland JJ, Werley CW : Evaluation of healed Colles' fractures. J Bone Joint Surg 33-A : 895-907, 1951.
7) Cooney WP III, Lincheid RL, Dobyns JH : Fracture and dislocations of the wrist. Fracture in Adults. Rockwood CA Jr. & Green DP (ed), 3rd ed, Vol. 1, New York, JB Lippincott Co, pp563-678, 1991.
8) 佐々木孝：橈骨遠位端骨折の保存的治療法とその限界．臨整外 37：1029-1039，2002．
9) Palmer AK : Fracture of the distal radius. Operative Hand Surgery. Green DP(ed), 3rd ed., Vol. 1, New York, Churchill Livingstone, pp929-971, 1993.
10) 田島 光：橈骨遠位部骨折．骨折・脱臼，冨士川恭輔，鳥巣岳彦編，pp395-433，南山堂，東京，2000．
11) 津下健哉：フォルクマン阻血性拘縮．手の外科の実際，第6版，pp211-224，南江堂，東京，1992．
12) 斉藤英彦：橈骨遠位端骨折；粉砕骨折の分類と治療．MB Orthop．13：71-80，1989．

[手根骨骨折]
1) Linscheid RL, et al : Traumatic instability of the wrist. J Bone Joint Surg 54-A : 1612-1632, 1972.
2) 木野義武ほか：舟状骨骨折．関節外科 5：875-884，1986．
3) Watson HK, et al : Examination of the scaphoid. J Hand Surg 13A: 57-660, 1988.
4) Herbert TJ, et al : Management o the fractured scaphoid using a new bone screw. J Bone Joint Surg 66-B : 114-123, 1984.
5) 藤　哲：舟状骨骨折―新鮮例―．整形外科 Mook 64：55-70，1992．
6) Gerberman RH , et al : The vascularity of the scaphoid bone. J Hand Surg 5 : 508, 1980.
7) Lichtman DM : Introduction of the carpal instabilities. The wrist and its disorders. W. B. Saunders, 1988.
8) Taleisnik L : Classification of carpal instability. The wrist, Churchill Livingstone, 1985.

[舟状骨月状骨間解離・月状骨三角骨間解離・月状骨周囲脱臼・月状骨脱臼]
1) 河井秀夫ほか：月状骨脱臼および周囲脱臼．関節外科 5：885-895．
2) Mayfield JK : Mechanism of carpal injuries. Clin Orthop 149 : 45-54, 1980.
3) 藤　哲：舟状月状骨解離の治療．MB Orthop 5-12：49-59，1992．
4) Berger RA, et al : The scapholunate ligament. J Hand Surg 7A : 87-91, 1982.
5) Watson HK, et al: Limited triscaphoid intercarpal arthrodesis for rotatory subluxation of the scaphoid. J Bone Joint Surg 68-A : 345-349, 1986.
6) Horii E, et al : A kinematic study of ulnotriquetral dissociations. J Hand Surg 16A : 355-362, 1991.

[中手骨・指骨骨折(脱臼含む)]
1) Jahss SA : Fracture of the metacarpals : Alignment and immobilization. J Bone Joint Surg 18 : 726-731, 1936.
2) 加藤博之ほか：Galveston metacarpal brace による中手骨骨折の治療成績．日手会誌 7：166-172，1995．
3) Burkhalter W, et al : Closed treatment of the hand.Bull Hosp Jt Dis 44 : 145, 1984.
4) Reyes FA, et al : Conservative management of difficult phalangeal fractures. Clin Orthop 214 : 23-30, 1987.
5) 石黒　隆ほか：指基節骨および中手骨骨折に対する保存的治療-MP関節屈曲位での早期運動療法．日手会誌 8：704-708，1991．
6) 石黒　隆ほか：指基節骨頚部骨折に対する保存的治療-MP関節屈曲位での早期運動療法．日手会誌 11：156-159，1994．
7) 有野浩司ほか：伸筋腱の癒着に関する実験的研究-指骨骨折後の癒着について．日手会誌 10：206-210，1993．
8) Bennett EH : Fractures of the meta- carpal bones. Dublin J Med Sci 73 :72-75, 1882.
9) Rolando S : Fracture de la base du premied metacarpien, et principalement sur une variete non encore decrite. Presse Med 33 : 303-304, 1910.

[三角線維軟骨複合体損傷]
1) Nakamura T, Yabe Y, Horiuchi Y : Functional anatomy of the triangular fibrocartilage complex. J Hand Surg 21B : 561-566 1996.
2) 小野宏之，中村俊康，高山真一郎ほか：TFCC損傷に対する保存療法の検討．日手会誌 21：印刷中．
3) 中村俊康，高山真一郎，仲尾保志ほか：尺側手根伸筋腱半裁腱を用いた手関節三角線維軟骨複合体再建法．日手会誌 20：641-644，2004．
4) 中村俊康，堀内行雄：三角線維軟骨複合体(TFCC)の鏡視下手術．シリーズ整形外科関節鏡マニュアル―手，肘．pp22-33，メジカルビュー社，東京，p1998．
5) Nakamura T, Takayama S, Kikuchi Y, et al : Long-term results of ulnar shortening

procedure for triangular fibrocartilage complex tear. J Jap Soc Surg Hand 19 : 219-224, 2002.
6) 中村俊康：三角線維軟骨複合体(TFCC)新鮮損傷に対する手術—鏡視下TFCC部分切除術，鏡視下TFCC縫合術および直視下三角靱帯縫合術．新OS NOW 1：142-152, 1998.

[指関節脱臼，指関節靱帯損傷]
1) Kaplan EB : Dorsal dislocation of the metacarpophalangeal joint of the index finger. J Bone Joint Surg 39-A : 1081-1086, 1957.
2) 津下健哉ほか：示指MP関節背側脱臼について—特に整復障害因子についての考察．臨整外 8：894-901, 1973.
3) 石突正文：指MP関節側副靱帯損傷の病態と治療．OS Now 28：57-61, 1997.
4) 島田幸造，多田浩一：外傷性手指MP関節脱臼．整形外科MOOK 64：146-157, 1992.
5) 橋詰博行，赤堀　治：母指中手指節関節側副靱帯損傷．整形外科MOOK 64：123-136, 1992.
6) McElfresh EC : Management of fracture-dislocation of the proximal interphalangeal joints by extension block splinting. J Bone Joint Surg 54-A : 1705, 1972.
7) Eaton RG : Joint injuries and their sequelae. Clin Plast Surg 3 : 85, 1976.
8) Robertson RC : Treatment of fracture-dislocation of the interphalangeal joints of the hand. J Bone Joint Surg 28 : 68, 1946.
9) 須川　勲：PIP関節背側脱臼骨折の治療．整形外科 34：1612, 1983.
10) 石黒　隆ほか：指の骨・関節損傷．日手会誌 14：105-109, 1997.

[槌指]
1) McMinn DJW : Mallet finger and fractures. Injury 12 : 477-479, 1981.
2) 石黒　隆，伊藤　恵康，内西兼一郎：骨片を伴ったmallet fingerに対するclosed reductionの新法．日手会誌 5：444-447, 1988.
3) 石黒　隆：槌指変形（マレット骨折）—Extension blockを利用したclosed reduction—．OS NOW 28：24-29, 1997.

[屈筋腱・伸筋腱損傷]
1) Chow JA : A combined regimen of controlled motion following flexor tendon repair in "no mans land". Plast Reconstr Surg 79 : 447-453, 1987.
2) 伊藤恵康，内西兼一郎，矢部　裕ほか：腱癒着防止法．日手会誌 5：1016-1019, 1988.
3) Lundborg G, Myrhage R, Rydevik B : The vascularization of human flexor tendons within the digital synovial sheath region ; Structual and functional aspects. J Hand Surg 6 : 417-427, 1977.
4) Potenza AD : Tendon healing within the flexor digital sheath in the dog. J Bone Joint Surg 44A : 49-61, 1962.
5) 鵇田征夫，山屋彰男，矢部　裕：指屈筋腱損傷の修復と滑走に関する実験的研究　第1報．日整会誌 48：107-127, 1974.
6) 内西兼一郎，村上隆一，伊藤恵康：腱鞘内屈筋腱損傷(no mans land)に対する腱修復．整形外科 30：1801-1808, 1979.
7) 吉川泰弘，矢部　裕：腱の修復過程．形成外科 38：1187-1202, 1995.

[末梢神経損傷・障害]
1) 仲尾保志：末梢神経．SEIKEI-GEKA KANGO 5：76-98, 2000.
2) 仲尾保志，堀内行雄：末梢神経縫合・移植術．臨床整形外科 34：769-783, 1999.
3) 内西兼一郎：末梢神経損傷診療マニュアル，金原出版，東京，1991.
4) 仲尾保志：上肢の絞扼性神経障害における保存療法．整形外科有痛性疾患保存療法のコツ，全日本病院出版会，東京，pp76-83, 2000.
5) Hirasawa Y : Peripheral nerve suture. J Orthop Sci 1 : 214-229, 1996.
6) Mackinnon SE : Nerve repair and nerve grafting. Surgery of the peripheral ; nerve, Thieme Medical Publishers : 89-129, 1988.
7) Mackinnon SE, Nakao Y : Repair and reconstruction of peripheral nerve injuries. J Orthop Sci 2 : 357-365, 1997.
8) 仲尾保志，高山真一郎，堀内行雄：肘周辺の神経障害—回復度からみた手術適応のタイミング—．New Mook整形外科 11：191-197, 2002.
9) 仲尾保志，高山真一郎，堀内行雄：肘部管症候群の病態と治療．関節外科 21：44-50, 2002.
10) 堀内行雄，内西兼一郎：手根管症候群と尺骨神経管症候群の診断と治療．MB Orthopaedics 22：13-22, 1990.
11) 堀内行雄，矢部　裕：末梢神経損傷の診断のポイント．MB Orthopaedics 5：1-13, 1992.
12) 長岡正宏：薬物療法（ステロイド注射の有用性について）．骨・関節・靱帯 11：129-133, 1998.

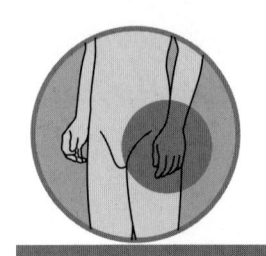

D-6
変性および類似疾患

1. ギヨン管（尺骨神経管）症候群

　　手掌近位尺側の骨線維性トンネル（Guyon 管）で尺骨神経が絞扼され麻痺する病態で，手根管症候群，肘部管症候群に比べ頻度は低い．

1）尺骨神経管の解剖（図85）

　　尺骨神経管は豆状骨とそのやや末梢橈側にある有鉤骨鉤の間で，手首皮線から末梢 3〜4 cm に位置する．尺側は豆状骨，橈側は有鉤骨鉤，底部は横手根靭帯延長部，豆鉤靭帯，掌側の天蓋部は尺側手根屈筋腱付着部の腱性構造物，前腕筋膜の延長部の掌側手根靭帯，短掌筋，遠位では豆状有鉤骨間の musculo-tendinous arch（MT arch）により形成される．尺骨神経は背側知覚枝を分けたあと，尺骨動脈とともに Guyon 管に入り，知覚枝（浅枝）と運動枝（深枝）に分かれる．運動枝は小指外転筋に筋枝を出したあと，短小指屈筋中枢の MT arch の下を通過して手掌の深層を走行し，虫様筋・骨間筋を支配する．

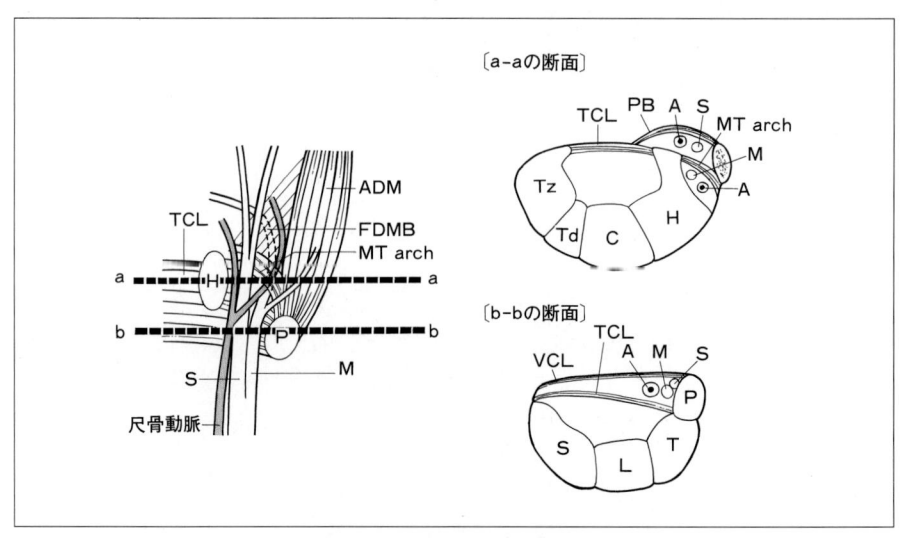

図85 尺骨神経管の解剖
H：有鉤骨鉤　P：豆状骨　ADM：小指外転筋　FDMB：短小指屈筋
MT arch：musculo-tendinous arch　TCL：横手根靭帯
VCL：掌側手根靭帯　A：動脈　S：知覚枝（浅枝）
M：運動枝（深枝）　PB：短掌筋

2）原　　因

①ガングリオンによる圧迫が圧倒的に多い．次いで血管腫，脂肪腫，神経鞘腫などの腫瘍．

②職業やスポーツによる反復性圧迫による慢性の小外傷．

③有鉤骨鉤骨折，豆状骨骨折，橈骨遠位端骨折，手関節脱臼骨折などの外傷．

④先天異常として筋・神経や線維性のバンドの破格などの先天異常．きわめてまれである．

⑤尺骨動脈・静脈疾患：尺骨動脈の動脈瘤，異常血管，静脈疾患．まれである．

3）病型分類

神経の障害部位によってさまざまな症状を呈する．これを Shea は3型に分類したが，本邦では津下・山河が4型に分類したものが用いられている（表7）．Ⅰ型は定型的な浅枝・深枝の障害で内在筋の麻痺と環・小指の知覚障害（尺骨神経低位麻痺），Ⅱ型は浅枝のみの障害で指の知覚障害のみ，Ⅲ型は深枝のみの障害で知覚障害はなく，小指外転筋，骨間筋，母指内転筋の障害，Ⅳ型は小指外転筋筋枝分岐部より遠位での深枝の障害である．そのほか分類不能として津下・山河分類にない小指外転筋筋枝のみの障害がある．

表7　尺骨神経管症候群の病型分類

		障害部位	障害枝		
津下・山河の分類	Ⅰ型	尺骨神経管の中枢	知覚枝と運動枝	Ⅰ型	Sheaの分類
		尺骨神経管部	運動枝のみ	Ⅱ型	
	Ⅱ型	尺骨神経管部	知覚枝のみ	Ⅲ型	
	Ⅲ型	小指外転筋筋枝分岐部より中枢	運動枝のみ		
	Ⅳ型	小指外転筋筋枝分岐部より末梢	小指外転筋筋枝を除く運動枝		

4）診　　断

（1）臨床所見

知覚障害が軽度のわりに内在筋の萎縮や指の巧緻運動障害が進行している尺骨神経麻痺は，まず本症を疑うべきである．

知覚枝が障害されると，尺骨神経管部に Tinel 様徴候を認めることが多い．環・小指の掌側に知覚障害をみるが，背側枝は Guyon 管の中枢で分岐するため背側の知覚麻痺はない．また Guyon 管の圧迫や手関節の最大背屈・掌屈でしびれが増強する（Phalen test）ことがある．これらは，肘部管症候群との鑑別で大切である．

運動枝が障害されると指の巧緻運動が障害され，指交叉運動不能（cross finger test：江川徴候陽性）や Froment's sign 陽性となる．骨間筋や小指球筋の萎縮を認める．小指外転筋は麻痺しないことが

ある．

原因によっては，尺骨神経管に腫瘤を触知し，圧痛を認めるほか，血管病変が疑われる場合はAllen test（橈骨・尺骨両動脈を検者の指で同時に圧迫して血流を遮断しておいて，どちらか一方の圧迫を解くことで，他方の動脈の血行の状態をみるテスト）を施行する．

####（2）補助診断

単純X線写真は尺骨神経管を構成する骨・関節の状態を確認できる．占拠性病変の診断にはMRIや超音波検査が有用であるが，小さなガングリオンはMRIによっても描出されないことがある．電気生理学的検査では，運動神経伝導速度の計測でpick-up電極を小指球筋だけでなく第1背側骨間筋に置くことが大切である．血管病変を疑えばMR angiographyを行う．

####（3）鑑別診断

肘部管症候群が鑑別を要す頻度の高い疾患である．知覚障害部位，Tinel様徴候の存在部位，電気生理学的検査所見から鑑別可能である．そのほか，頸椎症，胸郭出口症候群，それらとのdouble lesion neuropathyやmotor neuron diseaseなどとの鑑別が必要である．

5）治療

腫瘍などの占拠性病変では，手術的治療を行うが，ガングリオンは発生基部の関節包まで追跡して切除する．II型の浅枝のみが障害される反復性圧迫では，安静，局所ブロック注射，vitamine B$_{12}$の内服で経過をみるが，改善せねば手術治療を行う．発症機序不明例では，神経管内の検索を兼ね神経徐圧手術を行う．手術は手関節掌尺側をジグザグで入り，MT archが原因でなくても切開しておく．術後2週は安静目的に副子固定を行う．

2．手根管症候群

手関節掌側の骨・線維性トンネルの手根管内で正中神経が絞扼される病態で，絞扼性神経障害のなかで最も頻度が高く，日常診療でしばしば遭遇する．

1）手根管の解剖（図86）

手根管は背側は大菱形骨，小菱形骨，有頭骨，有鉤骨などの手根骨，掌側は横手根靱帯で囲まれた骨・線維トンネルで，内部を正中神経のほか，9本の手指屈筋腱が通過する．

2）臨床症状

母指から環指までの掌側の正中神経領域のしびれ，知覚障害があ

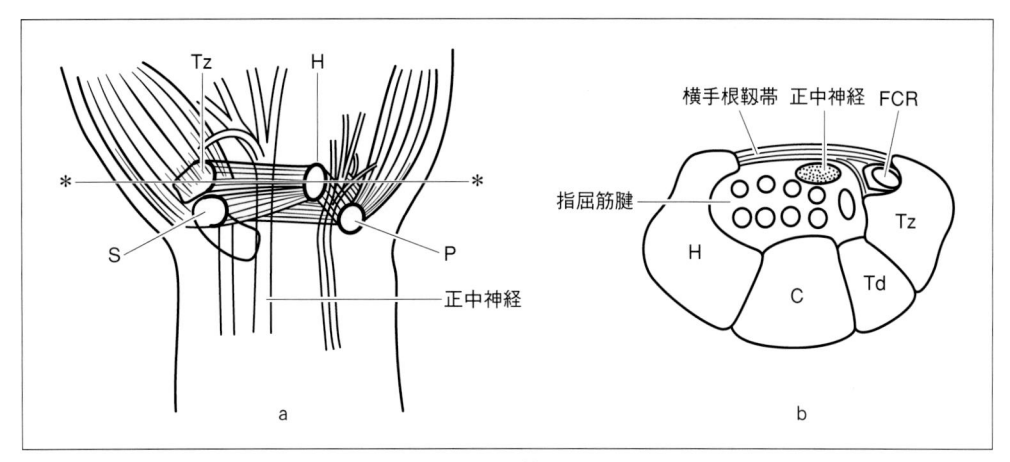

図86 手根管の解剖
a:掌側面　b:＊━━＊高位の横断面
Tz:大菱形骨　Td:小菱形骨　C:有頭骨　H:有鉤骨　S:舟状骨　P:豆状骨
FCR:橈側手根屈筋腱

り，進行例では母指球筋の脱力，萎縮を認める．手指のしびれは明け方に増強し，痛みとなって目が覚め，患者は手を叩いたり振ったりして軽減をはかることがある(Flick sign)．特発性手根管症候群の発症平均年齢は50歳代半ばで，男性に比し女性に6～10倍多い．利き手に多く発生し，両側発症例が50～60％ある．手根管部にTinel様徴候があり，主に中指にしびれが放散する．進行例では母指球筋の萎縮があり，母指の対立運動が障害されたため母指と示指で「○」をつくるようなつまみ動作ができない(perfect O 不能)．重症度の分類は，浜田，佐藤，Mackinnon & Dellon らのものがあるが，浜田分類(**表8**)がよく使われる．

原因としては①特発性，②長期血液透析，③腫瘍性病変(ガングリオンなど)，④外傷(橈骨遠位端骨折など)，⑤屈筋腱の破格，⑥妊娠，⑦膠原病(RAなど)，⑧結核性腱鞘炎，⑨内分泌疾患，⑩手関節，手根骨病変(キーンベック病，変形性手関節症)，⑪その他があげられる．

表8　手根管症候群　浜田分類

	Grade I	Grade II	Grade III
しびれ	＋	＋	＋＋
母指球筋筋萎縮	－	＋	＋＋
母指対立困難	－	＋－	＋＋

3) 診　　断

(1) 問診・自覚症状

中年女性が母指，示指，中指掌側のしびれを訴え，夜間にしびれや痛みで覚醒し手を振ると和らぎ，日中は軽減すると訴えたら，まず特発性の本症を疑う．若い男性はまれである．母指に力が入りにくく，シャツのボタンが留めにくい，針仕事やコインの扱いが不自

由などの訴えも多い(巧緻運動障害).

(2) 他覚所見

正中神経領域の異常知覚を訴えても知覚鈍麻や2点識別覚異常は明らかでないことが多いが，Semmes-Weinstein テスト(ナイロンモノフィラメントでできた圧覚計による触覚テストで green NO4 で触知可能なのが正常感覚である)や振動覚検査は有用である．手関節を最大掌屈してしびれの増強をみる Phalen テスト，逆に最大背屈する median nerve extension test(逆 Phalen テスト)，手根管部を叩打して指のしびれを誘発する神経叩打試験(Tinel 様徴候)，手を振るとしびれが軽減する Flick sign などが重要である．進行例では疼痛および運動麻痺の所見である母指球筋萎縮，ピンチ力低下，perfect-O 不能などがみられる．

(3) 補助診断

画像診断では手根管撮影を含む単純X線写真が基本で，占拠性病変による症候性手根管症候群では MRI が有用なことがある．

電気生理学的検査は重要である．手根管部での神経伝導速度は，知覚神経遠位潜時 3.4 msec 以上，運動神経遠位潜時 4.2 msec 以上が本症を疑わせる．正常値を示す症例がまれにあり inching technique(誘発筋電図において刺激電極を神経に沿って 1 cm ずつずらして刺激し，筋電図の波計，潜時に急激な変化を認めた刺激点が障害部位と判断する)で精査する．短母指外転筋の筋電図，誘発筋電図も重症度の判定に参考となる．

(4) 鑑別診断

回内筋症候群，頸椎症，胸郭出口症候群，糖尿病性末梢神経障害，末梢循環障害などと鑑別すべきである．単純X線写真，電気生理学的検査，各種誘発テスト，血液検査，ドップラー血流検査，サーモグラフィーなどで鑑別される．高位の障害を伴う double lesion neuropathy も確認できる．

4) 治療

原則は保存療法であるが，改善が得られなければ手術療法が適応となる．しかし，長期血液透析例，腫瘍性病変例，手関節部骨折変形治癒例，母指球筋の高度麻痺例でははじめから手術を考慮する．

(1) 保存療法

軽症例には，vitamin B_{12} の内服，弾性包帯固定，手関節固定装具，温熱療法，患肢高挙の体操などが行われる．しびれが増強した痛みには手根管内に微量のステロイドを注射するが，頻回に行ってはならない．

(2) 手術療法

絞扼を除く根本治療である．手術痕が手関節皮線にかからないように，また反回枝(運動枝)や手掌枝を損傷しないよう注意する．

①従来法による手根管開放術または小皮切による手根管開放術(open carpal tunnel release：OCTR)：手関節皮線を横切る従来法は，術後瘢痕や創部疼痛などのため行われなくなった．母指球皮線の尺側でこれに平行な皮切で入る．助手の鉤引きがあれば小皮切でも実施可能であるが，手根管入口部を確認する手関節皮線中枢の小皮切も加えたほうが安全である．神経内神経剝離術は不要だが，母指球筋の麻痺があれば反回枝を周囲から剝離して確認しておく．神経のほか，腱・腱鞘を観察し処置できる．

②鏡視下手根管開放術(endoscopic carpal tunnel release：ECTR)：内視鏡下に屈筋支帯を手根管内から切離する方法である．代表的なものに 2 portal の Chow の ECTR system と 1 portal の奥津の USE system がある．USE system は小侵襲で OCTR と同等の治療効果が得られ，早期の生活・社会へ復帰できる長所がある．一方，無理な操作をすると，神経・血管損傷，腱損傷，支帯の切離不全などの合併症の危険があり，OCTR を十分経験したあとに行ったほうがよい．

③母指対立再建術：母指球筋の筋電図で ES であれば手術適応であり，手根管開放術と同時に行うかは informed consent で決定する．長掌筋腱に手掌腱膜を索状につけて腱移行術を行う(Camitz 法)．

3. ガングリオン

手関節周囲や指の関節包，腱鞘から発生する囊腫様腫瘤で非腫瘍性病変である．弾性軟ないし硬の腫瘤で，内容は無色透明のゼリー状の液体である．大きさは直径が数 mm から 2 cm くらいで，一般に疼痛や炎症はなく，放置されている例が多い．手に発生する腫瘤のうちで最も頻度が高い．

1) 分　　類(図87)

(1) 関節ガングリオン

手関節背側および掌橈側に発生することが多く，前者は舟状・月状骨間，後者は橈骨・舟状骨間の関節包から発生する．背側ガングリオンは 2 cm 前後に増大するものがあるが，通常疼痛や機能障害を示すものは少ない．腫瘤が発生初期や潜在性の場合は，手関節運動痛を認めるものがある．Heberden 結節に伴う mucous cyst も DIP 関節のガングリオンといえる．

(2) 腱鞘ガングリオン

手指の屈筋腱腱鞘にみられる．女性の中指，環指の A-2 pulley に多く，ほかの指や A-1 pulley に発生するものはまれである．De Quervain 腱鞘炎で第 1 伸筋支帯の腱鞘に発生するものもある．

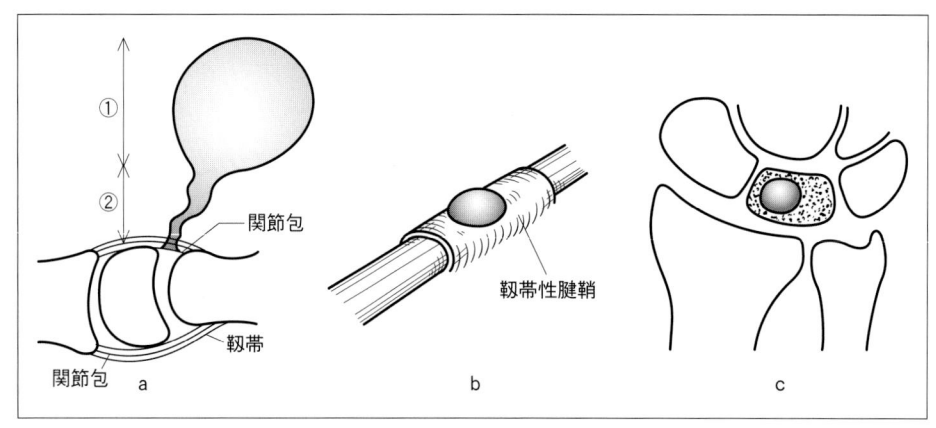

図87 ガングリオン
a：関節ガングリオン　① main cyst，② capsular cyst
b：腱鞘ガングリオン(→)　c：骨内ガングリオン(→)

（3）骨内ガングリオン

手根骨にときどきみられる．関節包に連続するものもあって，運動時痛を伴うことがある．

（4）神経内ガングリオン，腱内ガングリオン

きわめてまれで特殊なため，これらによる障害は症例報告される．

2）診　　断

表在するものは，穿刺を行いゼリー状内容を確認できれば診断は容易である．潜在性関節ガングリオン，腱鞘ガングリオンは触診，圧痛で疑うが，MRI や超音波画像が有用である．鑑別診断として epidermal cyst，腱鞘巨細胞腫，神経鞘腫などがある．

3）治　　療

良性の腫瘤であり，原則的に穿刺吸引，圧砕などの保存療法を行う．再発し整容的な問題があるもの，圧痛や運動時痛があるもの，Guyon 管症候群など圧迫神経障害を起こすものは手術的に切除する．腱鞘ガングリオンの一部では超音波エコーガイド下の穿刺が有効である．関節ガングリオンを関節鏡視下に剔出する試みもある．手術の際は表層の嚢腫部だけを摘出すると再発する．茎部を確認し発生母床の関節包，靱帯部まで切除する．Heberden 結節に伴う粘液嚢腫(mucous cyst)は穿刺・吸引後，DIP 関節を伸展位に約 1 ヵ月間テーピング固定するとほぼ消失する．骨内ガングリオンなど特殊なものは専門の項を参照されたい．

4．変形性関節症

手部における変形性関節症は一次性，二次性のものがあり，部位により多くの名称で呼ばれる(図88)．運動痛，圧痛，可動域制限を

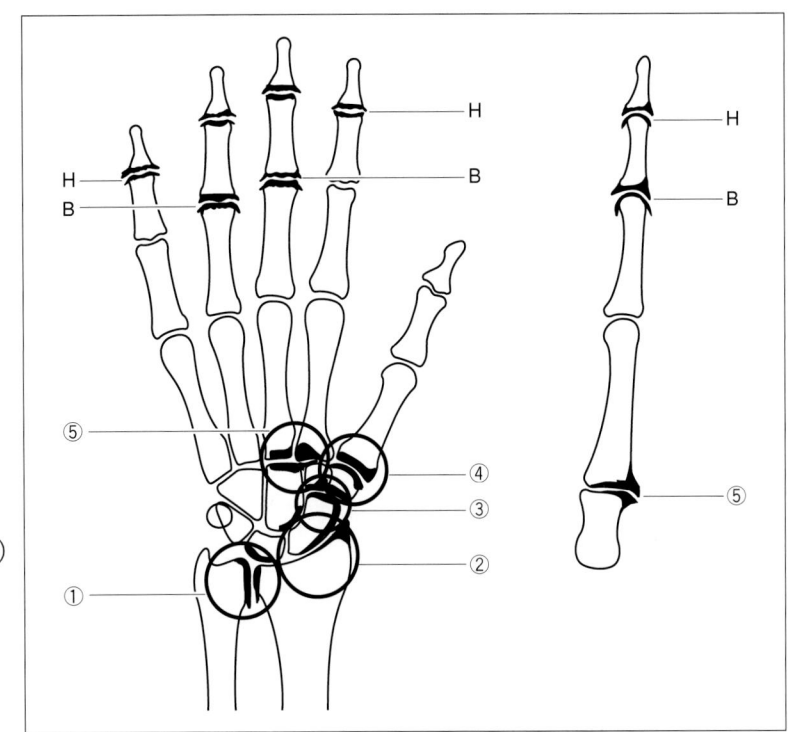

図88 手部における変形性関節症
① 遠位橈尺関節症
② 変形性手関節症（橈骨手根関節症）
③ 手根間関節症（例：STT 関節症）
④ 母指 CM 関節症
⑤ metacarpal boss
H：Heberden 結節
B：Bouchard 結節

認め，単純X線写真ではほかの関節症と同様に，関節裂隙の狭小，骨棘形成，軟骨下層の硬化，嚢腫様変化をみる．高齢者ではピロリン酸カルシウム(calcium pyrophosphate dihydrate：CPPD)が沈着しやすく手関節偽性痛風の発作を生じることがある．

4-1. 遠位橈尺関節症

手を使う高齢の職人にしばしばみられる．単純X線写真で ulna plus variant を示し尺骨突き上げ症候群，尺骨手根関節の関節症を伴うことがある．関節の障害はわずかであるが，しばしば尺側指の伸筋腱皮下断裂を生じる．治療は骨・関節には Sauve-Kapandji 手術を行い，腱再建術は端側縫合を行い石黒法に従い早期指運動を指導する．

4-2. 変形性手関節症（橈骨手根関節）

一次性の関節症はまれで，ほとんどが外傷や手根骨病変に続発する二次性関節症である．原因疾患は，橈骨遠位端手関節内骨折，舟状骨骨折偽関節，舟状骨月状骨間離開，Kienboeck 病などである．とくに舟状骨およびその周囲の外傷は陳旧化すると SLAC(scapho-lunate advanced collapse) wrist となり，橈骨舟状骨関節の変形にとどまらず月状有頭骨間関節など手根中央関節に関節症変化が拡

大する．
診断は単純X線写真と臨床所見で行い，stage(表9)によって治療法が選択される．初期関節症では原因疾患を治療する可能

表9 Stage(Watson による)

IA	橈骨舟状骨間関節橈側の骨棘
IB	橈骨舟状骨間関節裂隙の狭小・軟骨下骨の硬化
II	手根中央関節の関節症変化

性があるが，stage IB，IIと進行すると，部分手根骨固定術，近位手根列切除術(PRC)，手関節固定術などが適応される．疼痛は軽減消失するが，可動域50～60％，握力70～80％にとどまるのがほとんどである．

4-3. 手根骨間関節症(STT 関節症など)

前項であげた変形性関節症の進行パターンの1つとして，舟状骨大菱形骨小菱形骨(STT)間の関節症がある．治療は高齢者では装具で軽快するが，STT 関節固定がよいとする報告がある．SLAC wrist も進行すると手根中央関節に関節症が及び，前項の手術が必要となるものがある．

4-4. 母指 CM 関節症

母指CM関節の変形性関節症である．屈曲，伸展，内転，外転，対立など大きな動きを要求されるため，鞍関節の軟骨の摩耗と靱帯の弛緩が生じ関節症が発生する．加齢に伴って増加し，中年以降の女性に好発する一次性のものと，Bennett 骨折，Rolando 骨折後に生じる二次性のものがあり前者が大部分を占める．

1) 臨床症状(表10)

初期には母指基部の運動時痛があり，つまみ動作で疼痛は増強する．進行すると母指CM関節は亜脱臼し骨性突出による変形をみる．亜脱臼が長期にわたると母指CM関節は内転拘縮し，次第にMP関節の過伸展変形を生じる．

2) 画像所見(表11)

母指CM関節の亜脱臼を伴う関節症変化を示す．STT関節までOA変化が及ぶことは少ない．

3) 治療

保存療法には局所の安静，外用薬塗布，NSAIDs 内服，関節内ステロイド注射，対立位母指CM関節固定装具などがある．

表10 臨床症状による stage 分類(Burton より一部改変)

Stage	臨床症状
I	靱帯弛緩が主体で，単純X線写真上には異常を認めない．
II	慢性の亜脱臼があり，自発痛，運動痛を伴う．
III	さらに大菱形骨周囲関節の変形がある．
IV	Stage II, III の症状のほかに母指 MP 関節炎，不安定性，疼痛を合併しているもの．

表11 単純X線写真分類(Eaton)

Stage	単純X線写真所見：主に側面像
I	正常
II	CM 関節裂隙のわずかな狭小，2 mm 以下の骨棘，軟骨下骨のわずかな硬化
III	CM 関節裂隙の狭小，軟骨下骨の硬化，囊腫状変化，2 mm 以上の骨棘
IV	CM 関節裂隙の消失，舟状大菱形骨関節にも関節症所見

手術はいずれの方法も一長一短があり，症例ごとに選択する．
①靱帯再建術：stage I が適応である．
②大菱形骨摘出術：高齢者に適応がある．つまみ力は低下するが，除痛効果はある．摘出部には腱球を挿入し関節包を工夫して縫合して，短縮を防止する．
③中手骨基部骨切り術：中手骨の内転拘縮に対し第1中手骨基部の外反骨切り術を行う．
④関節固定術：除痛には最も確実である．固定肢位の問題がある．
⑤インプラントによる関節形成術：silicon 製のものがかつて使われていたが，silicon 滑膜炎のため今日では使用されない．金属/HDP による人工関節置換術が一部で始められている．

4-5. metacarpal boss (第2，3 CM 関節症)

CM 関節に外傷やくり返されるストレスが加わり関節症に陥ることがある．第2，3 CM 関節背側に特徴的な骨性隆起(metacarpal boss)を認める．慢性の運動時痛のために持続性の手仕事ができない．治療は外用薬，局所ステロイド注射，装具固定などが行われるが，疼痛の除去には手術的に関節固定術を行うのが確実である．

付-12. ヘバーデン結節/ブシャー結節

指 DIP 関節の変形性関節症を報告者の名前をとって Heberden 結節といい，PIP 関節の関節症は Bouchard 結節という．前者は頻度が高く，中高年女性にしばしばみられる．遺伝因子があり人種差がある．ほかの関節にも変形性関節症をみることが多い．

DIP 関節の発赤，腫脹，疼痛などの炎症症状で受診することが多い．急性期を過ぎると疼痛は軽減し ADL 障害は大きくないが，DIP 関節の変形，拘縮が残り，ほかの指にも拡がる．単純X線写真所見で，関節の背側を中心に骨棘がみられ，徐々に関節裂隙が狭小化し軸変位もみられるようになる．DIP 関節背側末梢に mucous cyst とい

う一種のガングリオンが合併することがあり，爪母下にできると爪の変形を生じる．
治療は症状によって異なる．急性炎症の痛みには鎮痛消炎剤の内服，外用剤塗布，副子固定など対症療法を行う．Mucous cystは，穿刺吸引しDIP関節を1ヵ月テーピング固定することでほぼ消失するが，再発をくり返す例，感染例，爪変形を起こす例では手術的に切除する．関節の異常可動性でつまみ動作ができない，疼痛で指が使えない，動きを犠牲にしても醜形を治したい場合には関節固定術を行う．

5. キーンベック病（月状骨無腐性壊死，月状骨軟化症）

本症は月状骨の無腐性壊死疾患で，Kienböck（1910年）により初めて報告されキーンベック病と呼ばれる．原因はいまだ明らかでないが，血行障害説，機械的ストレス説，外傷説などがあげられる．働き盛りの青・壮年の男子に多く，疼痛による手関節機能障害を生ずる．

1）臨床症状

手関節痛を訴え，手関節背側月状骨部位に一致して圧痛があると本症を疑う．ほかの障害で撮影した単純X線写真から，偶然に発見される無症状，軽症例がある．明らかな外傷がないことが多いが，手をくり返し使う仕事やスポーツを行っていたものに多い．

月状骨に一致した手関節部圧痛，手関節可動域制限，握力低下が主な症状で，push-up動作ができない．

合併症として分節化した月状骨骨片による伸筋腱（きわめてまれに屈筋腱）皮下断裂や手根管症候群を呈すことがある．

2）診断

臨床所見に加え，単純X線写真所見が重要である．早期例を除き単純X線写真の正面，側面像で月状骨に限局する硬化像，扁平化像，分節化像が認められれば診断が確定される．単純X線写真所見から病期を4期に分けるLichtman分類が一般的である（図89）．この分類とMRIによって治療方針が決められる．早期例の診断はMRIや骨シンチグラムが有用である．

鑑別診断として，月状骨骨折，月状骨嚢腫，変形性手関節症，関節リウマチ，尺骨突き上げ症候群などがある．

3）治療

保存療法としてstage Iに対し装具による手関節固定・安静を行う．まれな年少者や主婦ではstage II～IIIであっても保存治療を行うことが多いが，軽快するまでには長期を要する．しかし青・壮年で症状の強い例，stage II以上の例には手術療法が必要である．

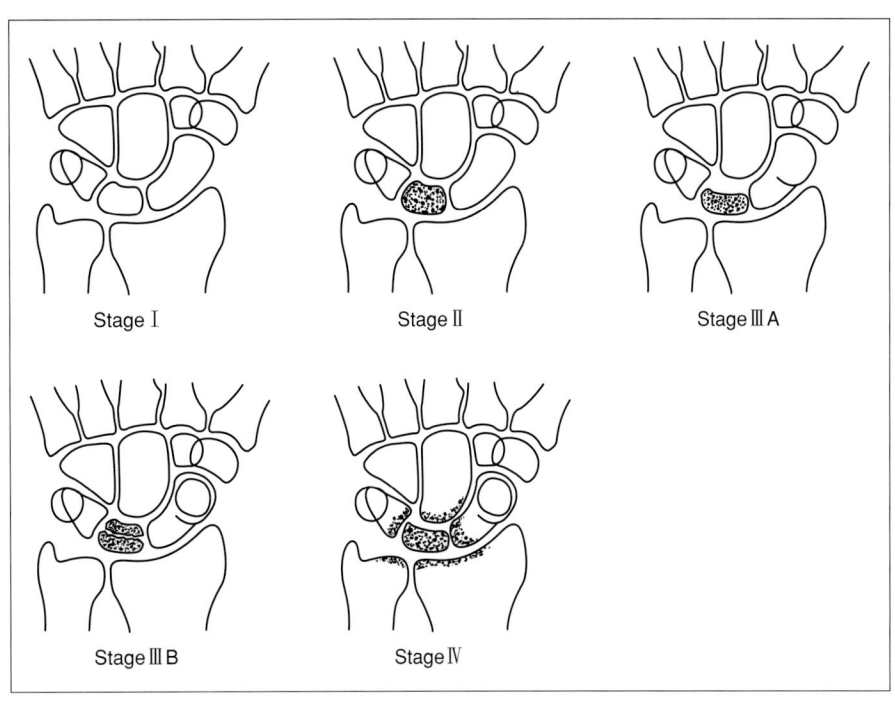

図89 Lichtman 分類
stage I：月状骨の構造，骨陰影は正常．ときに線状骨折または圧迫骨折がある．
stage II　骨濃度は増すが，形状，解剖学的位置関係は正常．
stage IIIA：月状骨の圧潰と有頭骨側への移動がある．
stage IIIB：IIIA に加え月状骨の分節化．近位手根骨配列の異常を伴う．
stage IV：月状骨周囲の関節症変化．

4）手術療法

1．**月状骨への圧迫力を減少させる手術**：stage I～III に適応があり，①橈骨短縮骨切り術，②橈骨楔状骨切り術，③尺骨延長術，④橈骨・尺骨短縮骨切り術，⑤有頭骨短縮骨切り術などがある．

2．**月状骨摘出し代替物充填などの手術**：stage IIIB，IV に適応があり，①腱球挿入術，②腱球挿入＋STT(SC)仮固定，③骨核入り腱球挿入術，④silicon implant：シリコン滑膜炎のため衰退，⑤豆状骨置換術，⑥有頭骨延長(Graner 法)，⑦舟状骨三角骨間靱帯形成術などがある．

3．**月状骨周囲の手根骨固定術**：手根骨の collapse が進行したものに適応があり，①STT 固定，②SC 固定などがある．

4．**血行再建術**：stage II，III，IV に適応があり，①血管束移植術，②血管柄つき骨移植術，③方形回内筋弁つき骨移植術などがある．

5．**近位手根列摘出術**：stage IV に，または salvage 手術として行われる．

6．**手関節固定術**：salvage 手術として行われる．

以上の方法を年齢，職業，stage などによって選択するが，原因が不明のため多くの手術術式が行われ，これらを組み合わせた試みもある．いずれも症状の改善をみるが，ROM の改善には限界がある．

文 献

[ギヨン管(尺骨神経管)症候群]
1) Dupont C, et al：Ulnar-tunnel syndromes at the wrist. J Bone Joint Surg 42-A：757-761, 1965.
2) 仲尾保志ほか：尺骨神経管(Guyon管)症候群の診断と治療．MB Orthop 16：49-54, 2003.
3) Shea JD, et al：Ulnar-nerve compression syndrome at and below the wrist. J Bone Joint Surg 51-A：1059-1103, 1969.
4) 津下健哉ほか：Ulnar Tunnel syndromeの3症例．中部整災誌 10：203-206, 1967.
5) 堀内行雄ほか：手根管症候群と尺骨神経管症候群(Guyon 管症候群)の診断と治療．MB Orthop 22：13-22, 1990.

[手根管症候群]
1) Phalen GS：Reflexion on 21 years experience with the carpal-tunnel syndrome. J Amer Med Ass 212：1365-1367, 1970.
2) 浜田良機ほか：手根管症候群の治療法について(保存療法を中心として)．日手会誌 3：167-170, 1986.
3) 奥津一郎：手根管症候群の病態と治療．日整会誌 65：817-824, 1991.
4) Chow JCY：Endoscopic release of the carpal ligament：A new technique for carpal tunnel syndrome. Arthroscopy 5：19-24, 1989.
5) 木村 元ほか：鏡視下手根管開放術における合併症例，再発例の検討．日手会誌 18：398-401, 2001.
6) 仲尾保志，堀内行雄，高山真一郎：安全な鏡視下手根管開放術のための手術手技．別冊整形外科 31：176-181, 1997.

[ガングリオン]
1) 福本恵三，児島忠雄ほか：手関節橈掌側ガングリオン有痛例と外側前腕皮神経の関与について．日手会誌 13：812-814, 1996.
2) 加藤博之，三浪明男ほか：超音波画像にもとづいた指屈筋腱腱鞘ガングリオンの治療方法と成績．日手会誌, 13：1087-1092, 1997.
3) 三浦一志，藤 哲ほか：手関節背側ガングリオンに対する鏡視下治療．日手会誌 18：46-50, 2001.
4) 清水弘之，別府諸兄ほか：手関節背側 occult ganglion の臨床像と超音波画像について．日手会誌 19：564-567, 2002.

[変形性関節症]
1) Watson HK, Ballet FL：The SLAC wrist：Scapholunate advanced collapse pattern of degenerative arthritis. J Hand Surg 9A：358-365, 1984.
2) Eaton RG, Lane LB, Littler JW, et al：Ligament reconstruction for the painful thumb carpometacerpal joint：A long-term assessment. J Hand Surg 9A：692-699, 1984.
3) 川島秀一，高山真一郎，堀内行雄ほか：母指CM関節症に対する保存治療の適応と限界．日手会誌 16：235-238, 1999.
4) 白井久也，阿部宗昭ほか：Heberden 結節，Bouchard 結節に対するテーピング療法．日手会誌 19：355-358, 2002.
5) 井上貞宏，工藤 悟：遠位橈尺関節における変形性関節症―関節症の進行過程とX線進行度分類．臨整外 36：829-834, 2001.

[キーンベック病(月状骨無腐性壊死，月状骨軟化症)]
1) 洪 淑貴，中村蓼吾，堀井恵美子ほか：Kienböck病に対する橈骨骨切り術の手術成績―10年以上経過観察例．日手会誌 19：496-498, 2002.
2) Lichtman DM, et al：Staging and its use in the determination of treatment modalities for Kienböck's disease. Hand Clin 9：409-416, 1993.
3) Nakamura R, et al：Radial shortening for Kienböck's disease：Factors affecting the operative result. J Hand Surg 15B：40-45, 1990.
4) 矢島弘嗣，玉井 進ほか：血管束移植によるキーンベック病の治療．整・災外 30：69-77, 1987.

[出崎憲一]

E
腰部

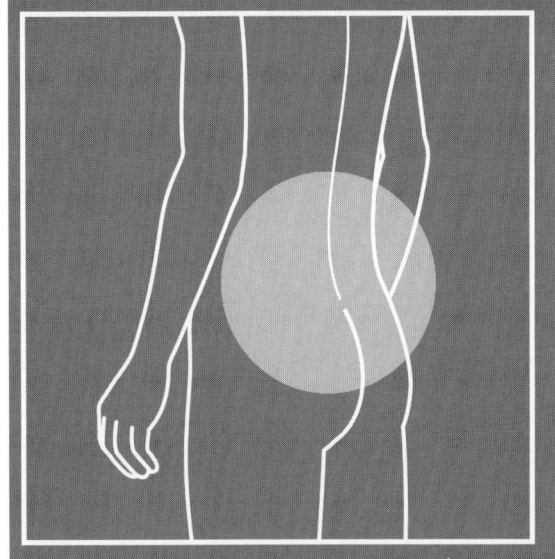

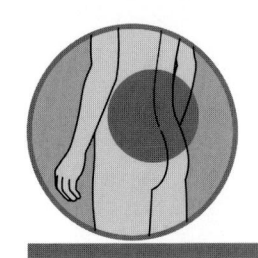

…

E-1
腰部の解剖

　脊柱は身体の支持性と運動性を司り，同時に神経を保護する役割を担っている．このなかでも腰椎は重量のある体幹部を支え，体重や運動負荷を骨盤に伝える構造・機能と，前屈，後屈，左右側屈，左右回旋という6方向の自由度に対応できる運動性を兼ね備えている．頸椎部と同様に，腰椎部も加齢に伴い腰痛や下肢痛の原因となる変性疾患の罹患頻度が高く，治療を必要とする患者はきわめて多い．このため，腰椎部の支持機能や運動機能を理解し，適切な診断と治療を行うために，腰椎部の構造を理解しておくことが肝要である．

1. 骨格系

1) 椎　骨(vertebrae)

　腰椎は5個の椎骨よりなり，下方は骨盤の後壁である仙骨に連結している．腰椎は前方を凸とした生理的弯曲である前弯を示す．この腰椎前弯は生後に形成されるものであり，人間が起立や歩行時の姿勢を保持するために必要な形態である．
　さて椎骨は機能的に椎体，椎弓根，後方要素に分けられる．椎体(vertebral body)は椎骨中最も大きな部分で，また強度も最大で，下位椎ほど大きくなる．椎体は椎間板と靱帯により連結され，外部は固い骨皮質に覆われているが，内部は垂直方向と水平方向の骨梁が連結した構造になっている．この骨梁がもつ大きい弾性力により体重負荷に耐えられる構造となっている．しかし，加齢による骨密度の低下は，とくに水平方向の骨梁を吸収し減少させるため，椎体の強度と荷重に対する支持力は低下し，高齢者に椎体圧迫骨折が発生しやすくなる．椎弓根(pedicle)は，椎体と後方要素を連結する部分であり，厚くて固い骨皮質を有する管状の構造をしている．後方部分に加わる屈曲力や張力を椎体に伝える役割がある．後方要素は，椎弓，上・下関節突起，棘突起，横突起，副突起などから構成されている．椎弓は脊柱管の後方部を占める厚く固い骨組織であり，神経組織を保護している．上下の関節突起は椎間関節を形成し，腰椎に運動性や支持性を与える最も重要な役割を持っている．腰椎部の関節突起は大きく，上位椎の下関節突起は下位椎の上関節突起の内

296　E. 腰　部

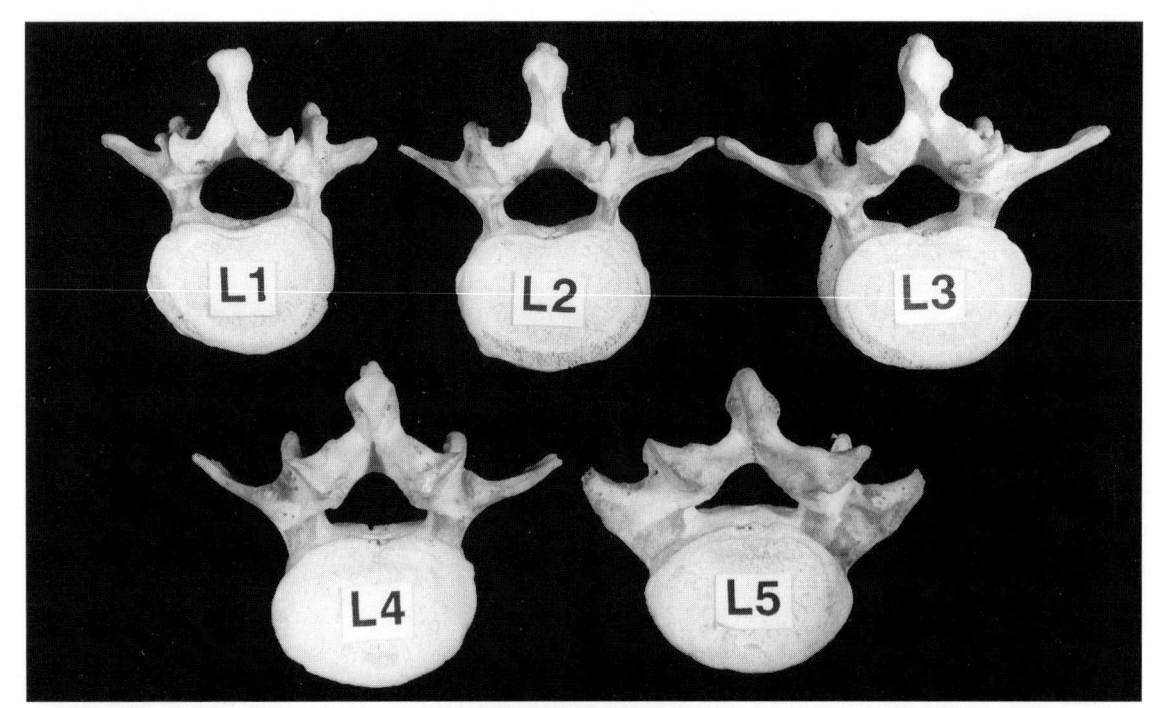

図1　腰椎(第1〜5腰椎)の晒骨標本(下面)
腰椎の椎体は下位椎ほど大きくなるが，横突起は第3腰椎が最も長い．上位腰椎と下位腰椎では，脊柱管の形状や下関節突起の傾き，椎弓根の大きさなどが異なっている．

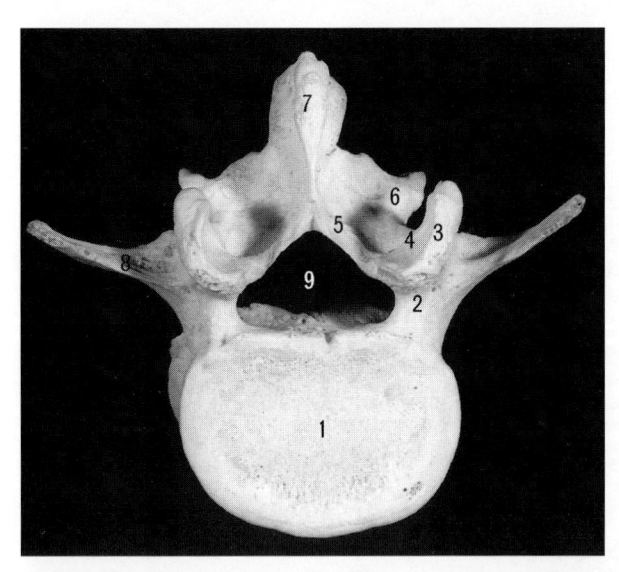

a．上　面

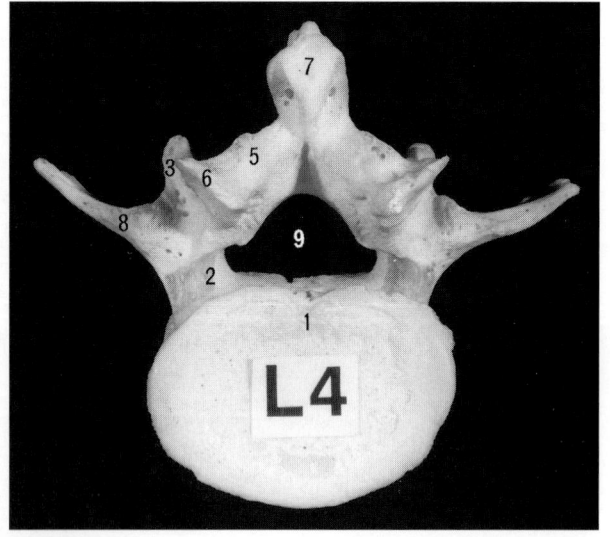

b．下　面

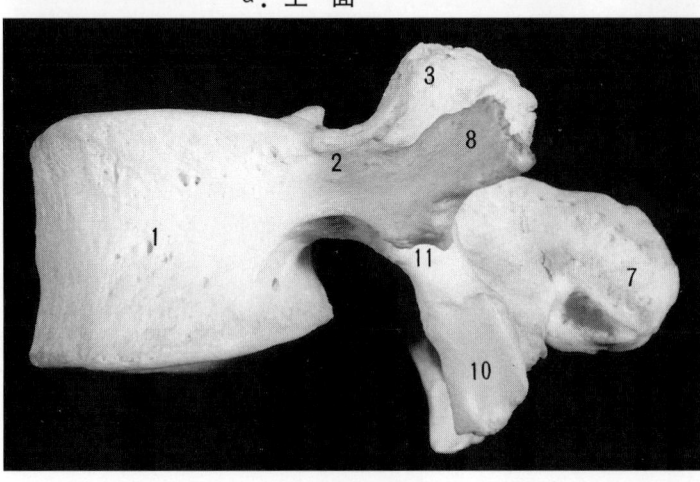

c．側　面

図2　第4腰椎の晒骨標本
1：椎　体　　2：椎弓根　　3：上関節突起
4：上関節面　5：椎　弓　　6：下関節突起
7：棘突起　　8：横突起　　9：脊柱管
10：下関節面　11：関節突起間部

側にはまり込む形状となる．関節面は関節軟骨に覆われた滑膜関節で，矢状面に対する椎間関節面の傾きは下位腰椎ほど大きくなる．椎弓根の基部で上下関節突起の間を関節突起間部という．この箇所に亀裂が生じ，骨の連続性が絶たれた状態を腰椎分離症といい，腰椎や下肢痛の原因となる．腰椎の棘突起も強大で，椎弓中央から後下方に向かう．横突起は椎弓根と上関節突起の外面に位置し，棘突起とともに脊柱起立筋群の付着部となっている（図1，2）．

2）椎　間　板（intervertebral disc）

腰椎も下位頸椎，胸椎と同様に髄核，線維輪，軟骨終板からなる椎間板により連結されている．軟骨終板は椎体の上・下面にある硝子様軟骨層で，1mm程度の厚さを有している．線維輪は椎間板の大部分を占めており，中心部にある髄核をドーナツ型に取り囲む線維軟骨組織である．その前方と後方はそれぞれ前および後縦靱帯に付着している．椎間板の血行は3歳から10歳頃までは軟骨終板を穿通する細小動脈によるが，その後この血行は閉鎖，退縮する．したがって，成人では線維輪最外層以外は血行がない．

椎間板への神経支配についてはすべて解明されていないが，線維輪外層および線維輪に接した靱帯組織内に，椎間孔から再び脊柱管内に入る脊柱洞神経（N. sinu-vertebralis）の分枝が分布し，椎間板性の疼痛を伝えると考えられている．

線維輪の中央部分には髄核が存在する．この髄核は胎生期の脊索（notochord）の遺残といわれ，脊索由来の軟骨細胞とゲル状の基質により構成された半流動性の軟骨組織である．基質はコラーゲンおよびムコ多糖蛋白複合体より構成され，10代半ば頃までは線維輪との境界も明瞭で球形をしている．このムコ多糖蛋白複合体はきわめて水親和性が高く，生下時には約90％の高い水分含有量を示してい

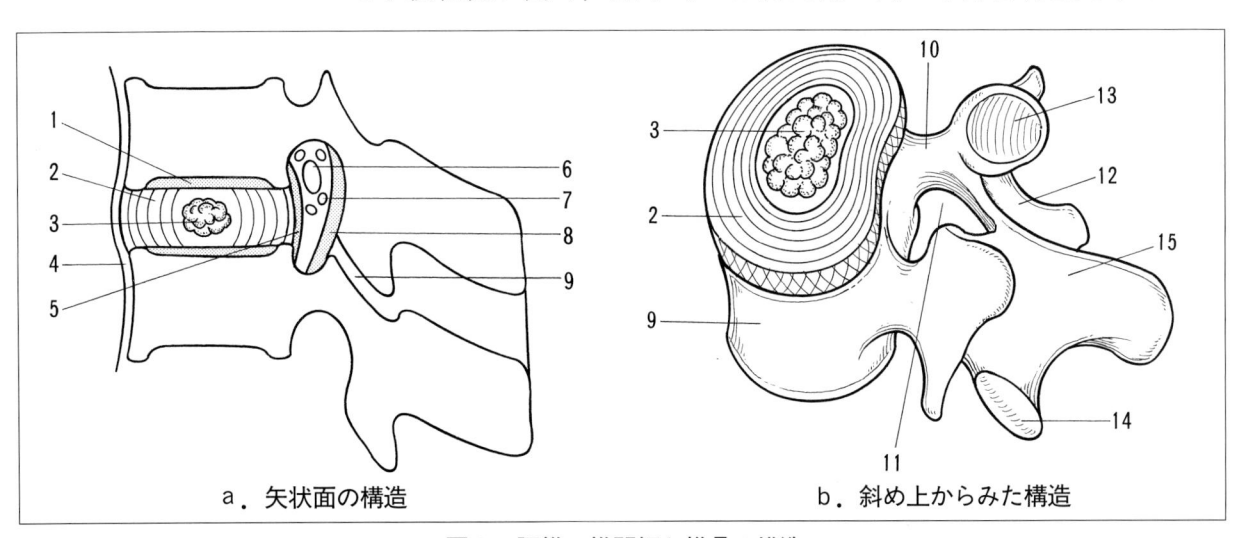

図3　腰椎の椎間板と椎骨の構造

a．矢状面の構造　　b．斜め上からみた構造

1：軟骨終板　2：線維輪　3：髄核　4：前縦靱帯　5：後縦靱帯　6：神経根　7：根動静脈
8：黄色靱帯　9：椎体　10：椎弓根　11：脊柱管　12：椎弓　13：上関節面　14：下関節面　15：棘突起

る(図3).

　椎間板の力学的な機能は，腰椎の椎間板に適度な可動性を与えることと，体幹を支持し荷重を伝達することである．椎間板に荷重が加わると髄核内圧が上昇するが，負荷がなくてもこの中心圧は決して0になることはない．つまり椎間板に負荷がかかっていない場合でも，ある程度の内圧を有している．髄核内圧は姿勢や運動の種類により変化するが，重量物を持ち上げたり体幹を屈曲すると最も高い値となる．通常，直立位における椎間板内圧(L3/4高位)は約70 kpaといわれている(図4).このように正常椎間板は腰椎に適度な可動性と荷重に対する弾力的支持性を同時に与えている．しかし，この椎間板は他の組織と異なり10代後半から軟骨板や線維輪，髄核にわずかながら加齢的な変化を認めるようになる．この変化が腰痛

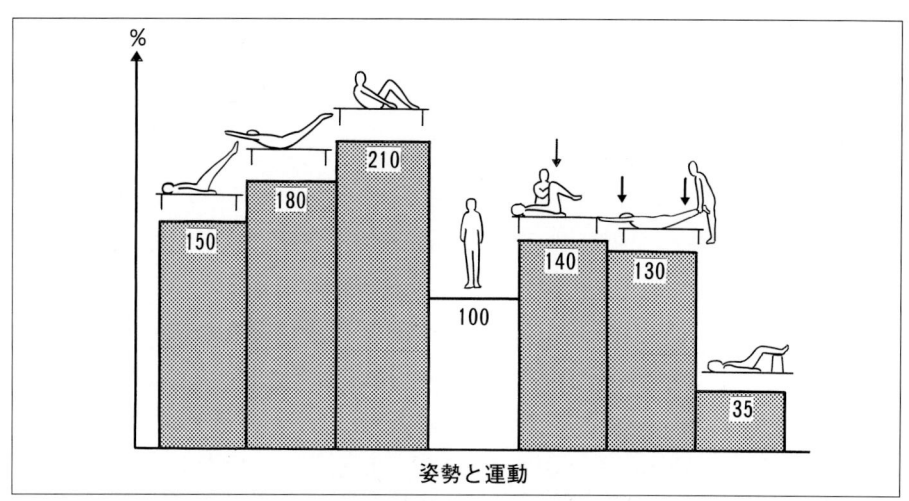

図4　椎間板内圧と姿勢との関係(立位における内圧を100として各姿勢と対比している)(Spine Vol. 1 : pp59, Nachemson AL, 1076 より引用．一部改変)

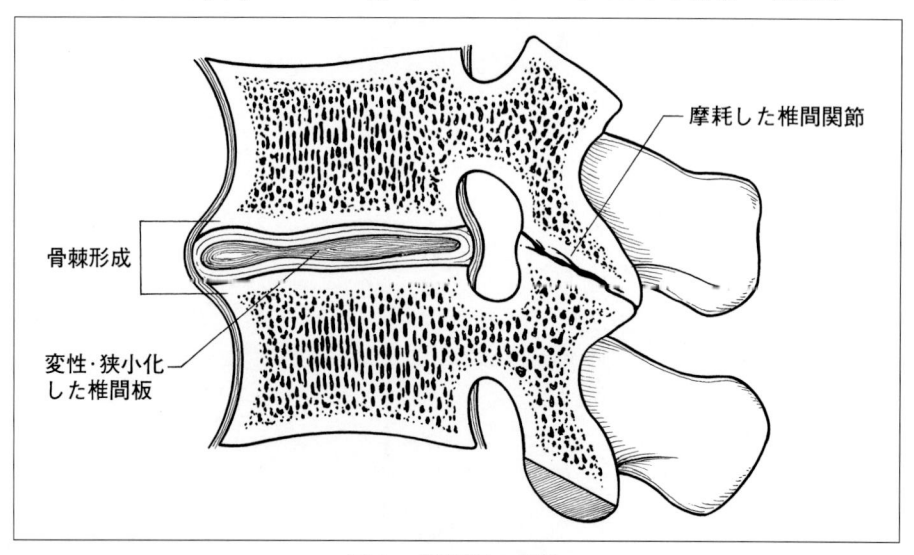

図5　椎間板の変性
　椎間板の変性が進行すると，椎間板はその支持性と運動性を失い，椎体周囲に反応性の骨棘を生じてくる．椎間腔はこのため狭小化して椎体も変形する．椎間関節も関節軟骨が摩耗，変性し，可動性を失い周囲に骨棘を生じてくる．この病態が変形性脊椎症であり，脊柱管狭窄症などの原因をなす．

や下肢痛をきたす腰椎変性疾患の主原因となっている(図5).

2. 靱帯と筋群

1) 靱　　　帯(ligament)

　腰椎椎体はその前後にある前縦靱帯と後縦靱帯により結合されている．前縦靱帯(anterior longitudinal ligament)は脊柱前面で椎体と椎間板を覆い，椎体の上下縁で椎間板の線維輪と強固に結合している．後頭骨底部から仙骨まで伸びた長く厚い帯状の靱帯である．この靱帯は，表層の比較的長い線維と，深層で隣接椎体間を結ぶ短い線維とがあり，腰椎の過度な伸展を制御する働きがある．また椎体の前後方向へのすべりも制御するが，線維輪に比較するとその力は弱い．後縦靱帯(posterior longitudinal ligament)は頭側では蓋膜に連続し，軸椎椎体後面から下方の仙骨まで連続して縦走する靱帯である．この靱帯は腰椎部では椎間板高位では外側に広がり，椎体高位では狭い帯状となる．頸椎部と同様に深層と浅層の2層に分か

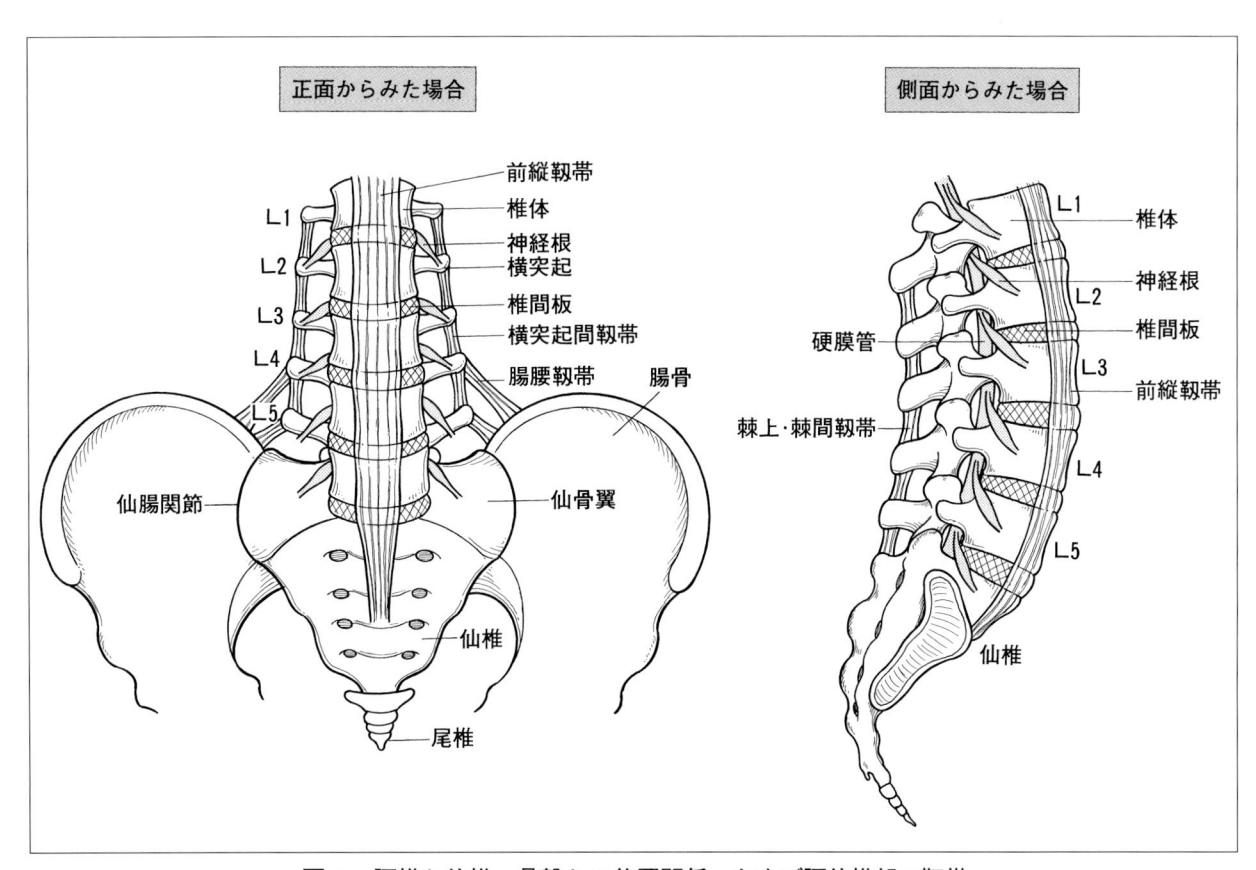

図6　腰椎と仙椎，骨盤との位置関係，および腰仙椎部の靱帯
　腰椎は第1腰椎から第5腰椎まで5個あり，上位では胸椎につながる．仙椎(腸骨，坐骨，恥骨とともに骨盤を構成する)は体部と仙骨翼からなり，側方では仙腸関節により腸骨に固定されている．椎体は椎間板により連結され，背側の椎弓は上・下関節突起によりなる椎間関節でつながっている．このなかに脊柱管があり，硬膜に包まれた馬尾とそれから分枝する神経根がある．

れ，深層は椎間板線維輪や椎体偶角部と強く結合している．浅層は主に正中方向に長く，薄い膜状を呈している．この靱帯は椎間後縁の離開を防ぐ役割がある．

また腰椎後方部には椎弓間に黄色靱帯(yellow ligament)が，棘突起間には棘間靱帯(interspinous ligament)と棘上靱帯(supraspinous ligament)，外側には横突起間靱帯と腸腰靱帯などがある．これらの諸靱帯は腰椎の前屈運動を制御している(図6)．

2) 筋　　群(muscle)

腰部の筋群は，大きく背筋群，外側深層筋群，腹壁筋群の3つに分けられる．

背筋群はさらに深層筋，中間層筋，浅層筋に分けられる．深層筋は脊柱筋群よりなり，この筋群は脊柱に直接付着しているので傍脊柱筋と呼ばれている．深層筋に含まれる筋群には，棘突起の矢状面と横突起の前額面の間を満たし，椎弓上を密に覆っている横突棘筋，横突棘筋の外側にある最長筋，巨大な筋で最長筋のさらに外側にある腸肋筋，棘突起に付着し横突棘筋と最長筋の後方にある紡錘状の棘筋，正中線の両側にあって隣接する棘突起を結ぶ棘間筋がある．中間層筋には傍脊柱筋のすぐ後方で広背筋の前にあり，上位腰椎の横突起に付着している下後鋸筋がある．また浅層筋には広背筋があり，この筋は厚い腰背筋膜から起こる．広背筋の筋膜は上方および外側方に斜走し，傍脊柱筋をすべて覆っている．

外側深層筋群には肋骨から横突起および腸骨稜に付着する腰方形筋と，椎体外側面と横突起で囲まれた部分にある腰筋とがある．

腹壁筋群には腹直筋，腹横筋，内腹斜筋，外腹斜筋があり，腹腔の前方から側方を囲っている．

3. 神　経　系

1) 円　錐　部(conus medullaris)

脊髄の下端部は成人では第1～2腰椎間高位で円錐状に先細りとなり，この部分を脊髄円錐という．この円錐部からは尾側へ終糸(filum terminale)と呼ばれる線維が伸びて尾椎に付着している．この円錐部は生下時には第3腰椎の高さに位置している．

2) 馬　　尾(cauda equina)

脊髄円錐以下で脊髄神経のみが硬膜内に存在している部位を馬尾という．ラテン語で馬の尻尾を cauda equina といい，この部位にある脊髄神経が馬の尻尾のような形態をしているところから馬尾(cauda equina)と呼ばれている．馬尾には前根からの運動系神経と

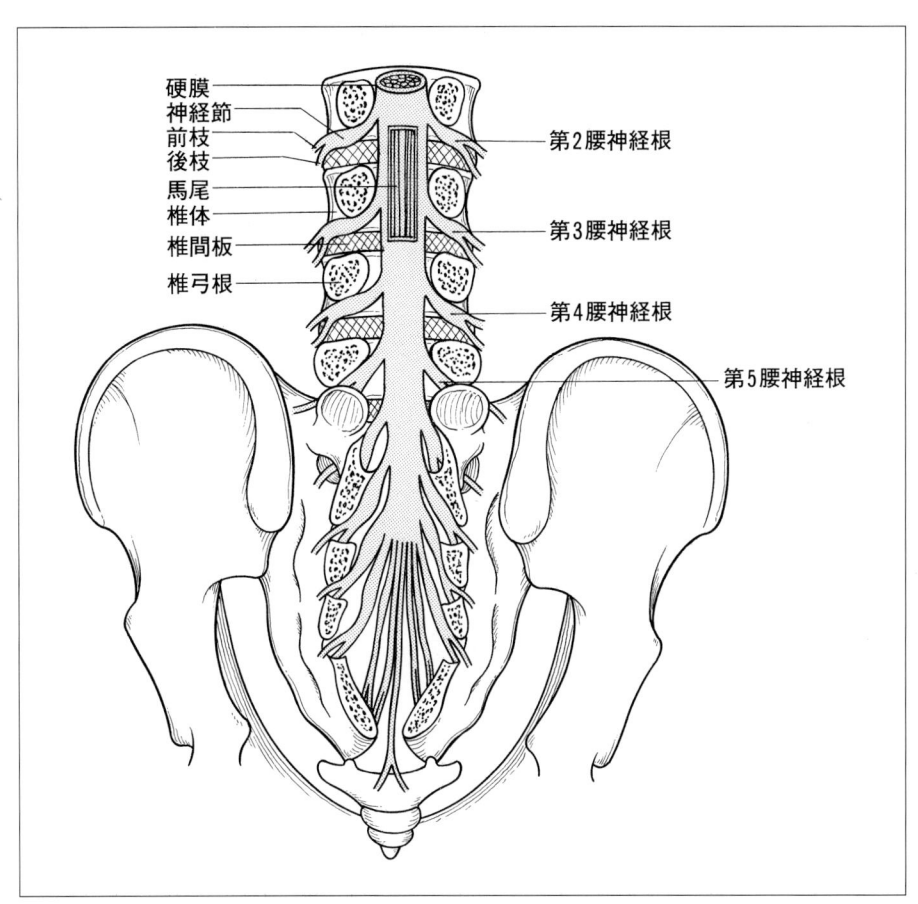

図7　腰椎の後方要素を切除した脊柱管内の構造
（馬尾・神経根と椎骨との関係）

後根からの知覚系神経が混在しているが，各腰仙椎高位の椎間孔からの脊柱管外に出るときには一つの脊髄神経となっている(図7)．

馬尾の血行は，腰動脈の分枝で椎間孔を通って脊柱管内に向かう脊髄動脈が主体である．それぞれ前根動脈と後根動脈があり，馬尾に沿って上行し，脊髄表面の動脈に吻合する．

文献

1) 山元 功：脊柱の機能解剖とバイオメカニクス(腰椎―腰仙椎)．金田清志　監修，新図説臨床整形外科講座，第2巻―脊柱・脊髄，pp27-37，メジカルビュー社，東京，1996．
2) 戸山芳昭，平林 洌：脊椎・椎間板の変性疾患の臨床．画像診断　9：633-643，1989．
3) 山岸正明：脊髄，馬尾，神経根の解剖・生理と機能障害．金田清志　監修，新図説臨床整形外科講座，第2巻―脊椎・脊髄，pp38-52，メジカルビュー社，東京，1996．

[戸山　芳昭/千葉　一裕]

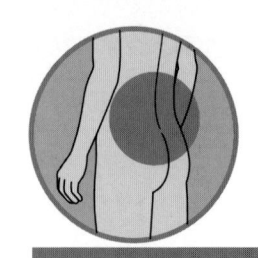

E-2
腰痛疾患の臨床所見・診察法・診断法

　腰痛の原因となる疾患は，整形外科領域の疾患のみならず，内科，婦人科，泌尿器科など多岐にわたり，ときに心因性のものもあるためとくに十分な問診，診察，画像検査などから総合的に診断することが肝要である．

1. 問　　診

　基本的な問診事項としては，①年齢，性別，②職業，③家族歴，④既往歴(外傷，疾患，出生時の状態など)，⑤スポーツ歴，⑥喫煙歴，⑦症状出現時の状態および進行様式(突然，急性，亜急性，慢性)，⑧症状を軽快または増悪させる因子(体位，体動などによる変化)，⑨症状の性質(発作性，持続性，断続性など)，⑩治療歴およびその効果，などである．運動障害，歩行障害は，患者自身が自覚していないことも多く，家族などから歩容などについて聴取するとよい．膀胱・直腸障害(排尿・排便障害)は，馬尾・腰神経根障害が高度な場合に生じる．排尿開始遅延，頻尿，残尿感などから尿失禁や尿閉など高度な障害に至るまでの経過も詳細に問診する．その際，前立腺肥大症など泌尿器疾患の有無についても忘れずに問診する必要がある．

2. 臨 床 所 見

　腰椎疾患の症状には，疼痛，下肢のしびれ感・知覚障害，下肢の脱力・運動障害，間歇性跛行，膀胱・直腸障害(排尿・排便障害)などがある．疼痛には腰痛，殿部痛，下肢痛(大腿部痛，下腿部痛)があり，下肢痛の多くは大腿後面～下腿後面，外側のいわゆる坐骨神経痛であるが，上位腰椎疾患では，大腿前面の疼痛(大腿神経痛)を呈することがある．また膝関節，股関節疾患との鑑別も必要となる．腹部，骨盤内，内臓疾患では腰痛に加えて腹痛や消化器，尿路，生

殖器症状を伴うことがあるが，腹部解離性大動脈瘤の患者が腰痛を主訴として受診する場合もあり，整形外科的疾患のみにとらわれることのないよう十分な注意が必要である．

3. 診察法

1) 理学的所見（局所所見）の診察法

(1) 視診

もし患者が歩行可能なら，まず診察室に入ってくるときの歩容について観察する．次に姿勢異常，すなわち患者を背部からみて側弯がないか，側面からみて後弯，前弯の異常など脊柱変形の有無をみる．腰椎椎間板ヘルニアでは，疼痛性側弯を呈することがある．

また腰部の腫脹，発赤などは化膿性脊椎炎，発赤を伴わない腫脹は脊椎カリエスなどでみられることがある．以前受けた手術の瘢痕創も参考となる．

腰椎疾患では下肢の筋萎縮を呈することが少なくないので左右を比較する必要がある．大腿周径は膝蓋骨より上方の左右同じレベルで（通常は膝蓋骨上10 cm），下腿周径は最も太い部位で計測する．また脊髄係留症候群や馬尾腫瘍では，足部の変形（凹足など）を生じることがあり注意を要する．

次に体幹の前，後屈動作を行わせ，可撓性をチェックする．前屈時の指尖－床間距離(F.F.D.)を計測する．脊椎カリエスなどの炎症性疾患，脊椎外傷，椎間板ヘルニアなどで可撓性が低下する場合がある．

(2) 触診

腰椎疾患では，筋緊張，筋硬結などによる圧痛点がみられることがある．仙棘筋，棘突起，上殿神経，梨状筋，仙腸関節圧痛点につ

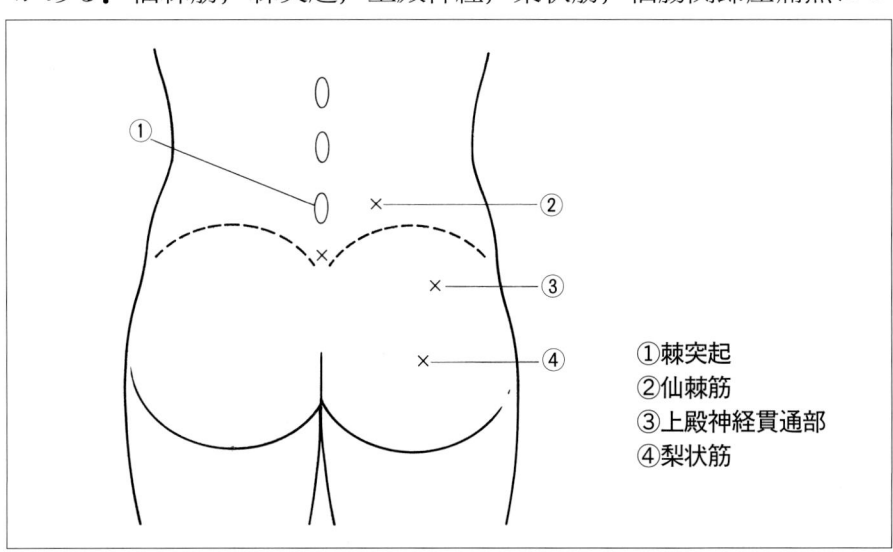

図8　腰痛疾患でしばしばみられる圧痛点

①棘突起
②仙棘筋
③上殿神経貫通部
④梨状筋

いてチェックする(図8)．とくに上殿神経貫通部の圧痛は，椎間板ヘルニア，脊柱管狭窄症などで坐骨神経痛を伴う場合に陽性であることが多い．

打腱器で棘突起を叩打し，叩打痛の有無を確認する．棘突起の限局性の叩打痛は脊椎疾患のよいスクリーニングとなる．また脊椎カリエスなどで生じる腸腰筋膿瘍がある場合，触診で波動を触れることがある．

下肢循環障害を呈するASO(閉塞性動脈硬化症)やTAO(バージャー病)では冷感とともに足背動脈が減弱あるいは消失するため，同じく間歇性跛行を呈する腰部脊柱管狭窄症との鑑別に下肢の触診は必須である．

2) 神経学的所見

腰椎疾患では神経学的異常を随伴することが多く，Tension sign，運動障害(徒手筋力検査)，知覚障害，反射などの神経学的検査は必須である．

(1) Tension sign(図9)

a．下肢伸展挙上テスト {straight-leg rasing(SLR)test}

患者を仰臥位とし，足関節をやや底屈位としたまま膝関節を伸展のまま一側の下肢を挙上し，股関節を屈曲していく．正常では80〜90°まで挙上が円滑に可能であるが，坐骨神経痛の出現により制限される角度で陽性度を示す．重篤であるほど挙上が制限される．

b．Lasègue test

患者を仰臥位とし，まず膝関節と股関節を90°に屈曲し，検者が膝関節を伸展していく．正常であれば膝関節は180°まで伸展可能であるが，椎間板ヘルニアなどによる神経根障害がある場合には放散痛のため膝関節の伸展が不能となる．前述の下肢伸展挙上テストと混同されやすい．

c．大腿神経伸展テスト(femoral nerve stretch test)

患者を腹臥位とし，一側の下肢膝関節を90°屈曲した状態で，検者の一方の手で下腿を把握し，他方の手で殿部を押さえ，下肢を持ち上げるようにして股関節を過伸展させる．大腿前面に疼痛が誘発されれば陽性とする．

d．Kemp test

検者が患者の背側に立ち，両手を患者の肩に置いて，体幹を左または右後側方に引き寄せる．下肢への放散痛が後方へ伸展するより顕著に出現する場合を陽性とする．腰椎椎間板ヘルニアなどによる神経根障害がある場合，陽性となる．

(2) 運動障害の検査(徒手筋力検査：MMT)

腰椎疾患では，下肢筋力低下が出現することがあり，下肢の徒手筋力検査は不可欠である．徒手筋力検査では，筋の収縮がみられな

a．下肢伸展挙上テスト
[straight-leg raising(SLR)test]

b．Lasègue test

c．大腿神経伸展テスト
[femoral nerve stretch test]

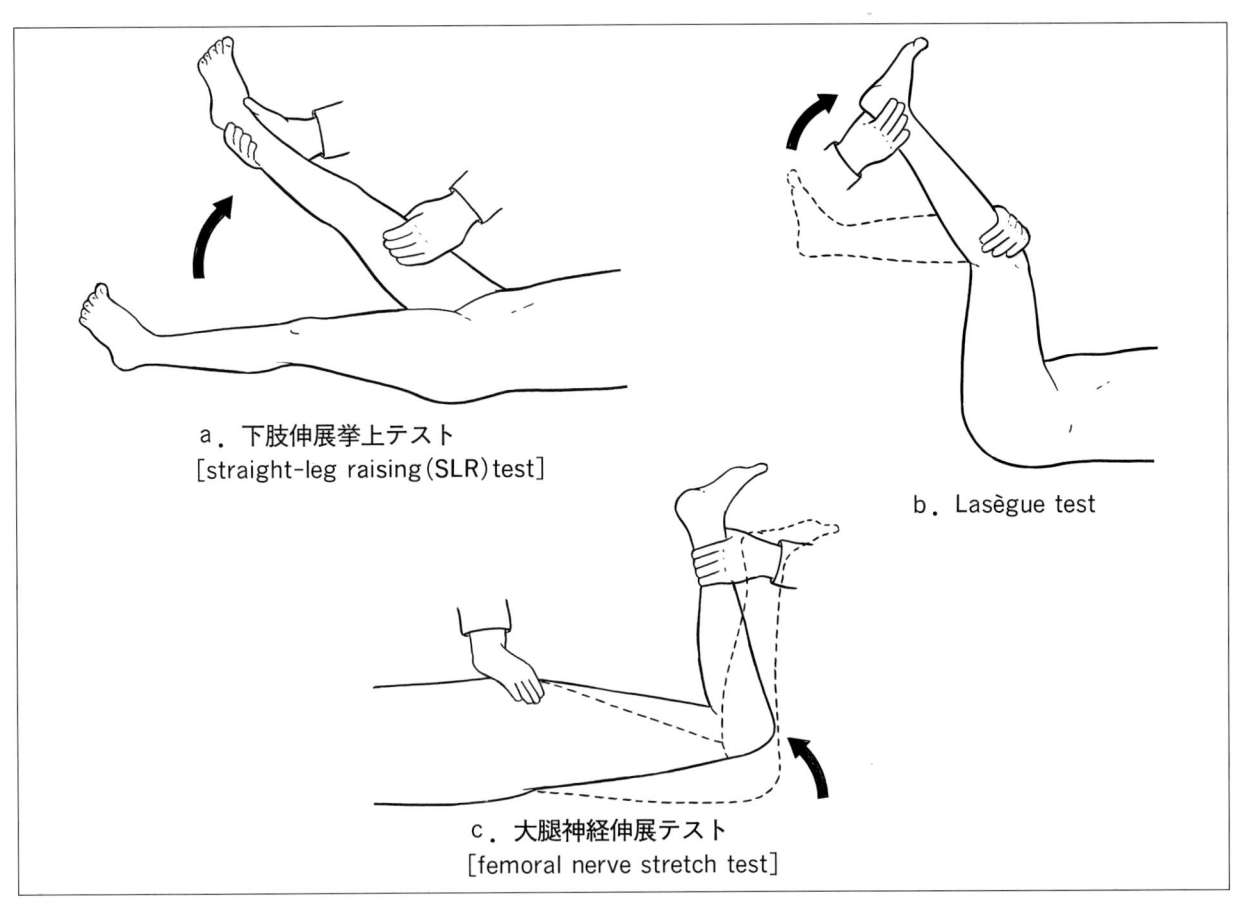

図9　各種 tension sign

表1　徒手筋力検査(MMT)

筋力0：筋の収縮がまったくみられない．
筋力1：筋のわずかな収縮はみられるが関節は動かない．
筋力2：重力を除けば，完全に運動ができる．
筋力3：重力に抗して完全に運動ができる．
筋力4：若干の抵抗に抗して運動ができる．
筋力5：強い抵抗を与えても，完全に運動ができる．

い"0"から正常な"5"までの6段階に分けて評価する(表1)．この際，主要な筋の神経支配および髄節を知ることは障害高位診断には不可欠である(図10)．

(3) 知覚障害の検査

知覚は，表在知覚，深部知覚，複合知覚の3つに大別される．一般に表在知覚は，脊髄視床路機能，深部知覚は後索機能とされている．患者の主観に頼る部分が大きく，患者の協力がないと不可能である．

a．表在知覚検査

触覚，痛覚および温度覚を検査する．左右対称に，健常部分と比較して行う．人体の皮膚知覚髄節をよく理解する必要がある．また肛門周囲，殿部など仙髄節領域の表在知覚も十分検査する必要がある(図11)．

306　E. 腰　　部

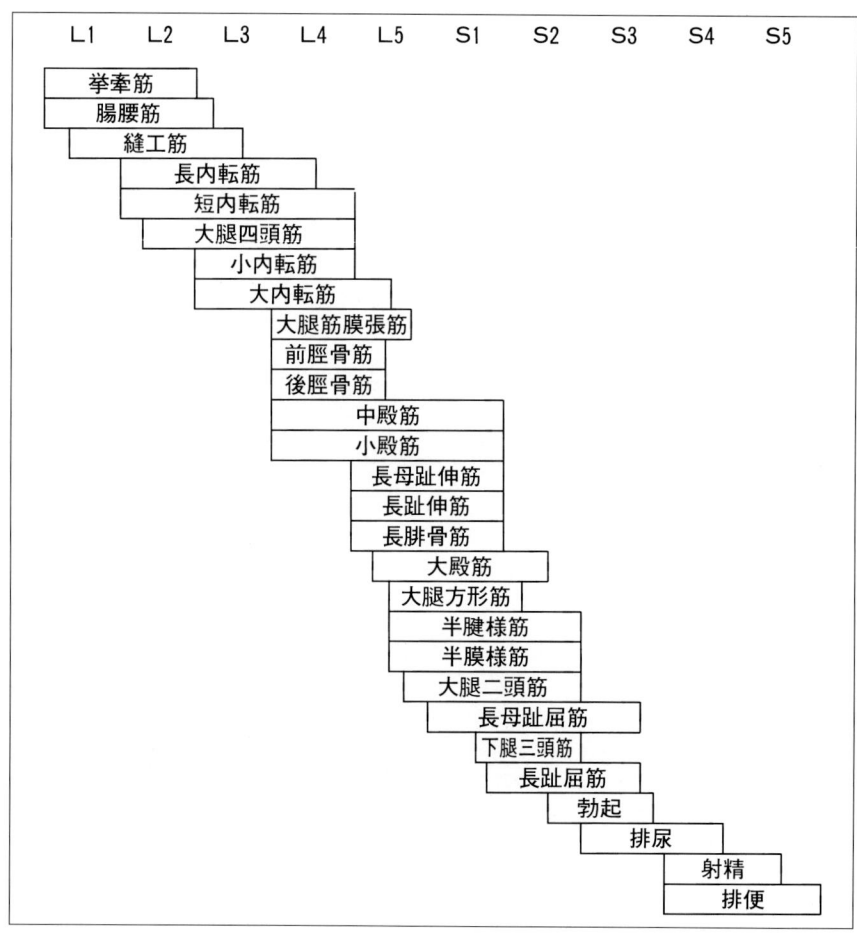

	L1	L2	L3	L4	L5	S1	S2	S3	S4	S5
挙睾筋
腸腰筋
縫工筋
長内転筋
短内転筋
大腿四頭筋
小内転筋
大内転筋
大腿筋膜張筋
前脛骨筋
後脛骨筋
中殿筋
小殿筋
長母趾伸筋
長趾伸筋
長腓骨筋
大殿筋
大腿方形筋
半腱様筋
半膜様筋
大腿二頭筋
長母趾屈筋
下腿三頭筋
長趾屈筋
勃起
排尿
射精
排便

図10　主要筋の神経支配およひ髄節

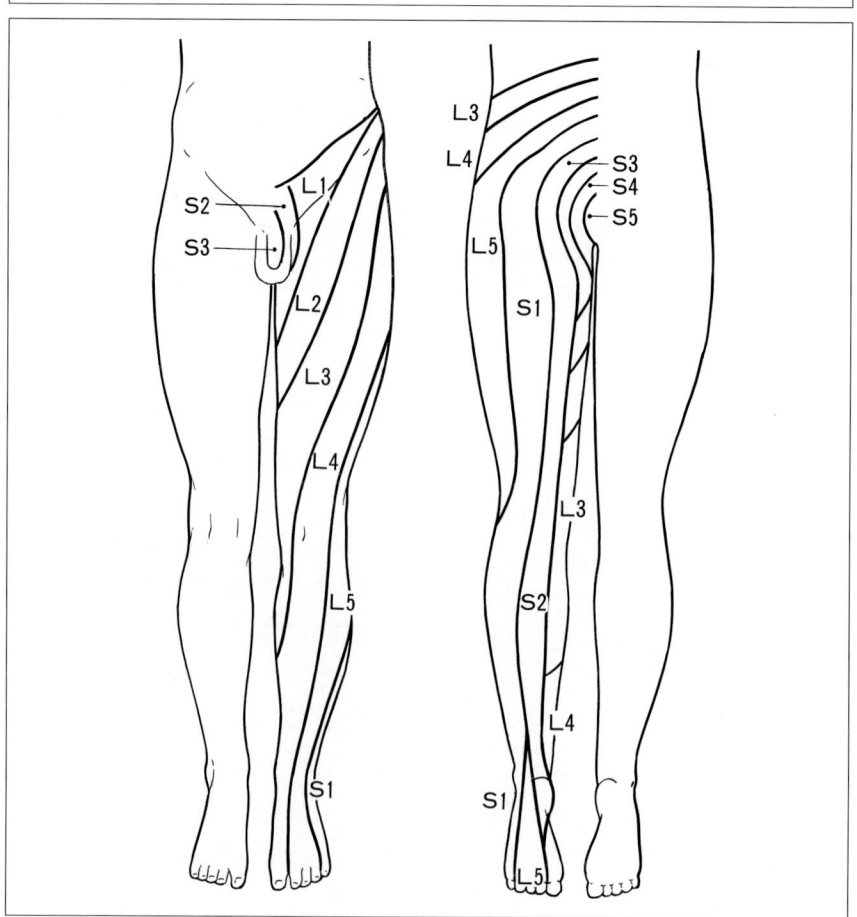

図11　下肢の皮膚知覚髄節

[触　　覚] 筆や綿の小片を用いて検査する．触覚鈍麻，触覚脱出，触覚過敏，異常感覚の異常がある．
　[痛　　覚] 先端が少し鈍な安全ピンなどを用いる．ルーレットは，厳密には痛覚，触覚，圧覚が混じったものであり，痛覚検査には不適当である．痛覚鈍麻，痛覚脱出，痛覚過敏がある．
　[温 度 覚] 10℃前後の冷水と約40℃の温湯を試験管に入れ，検査する．温度覚鈍麻，温度覚脱出，温度覚過敏がある．

b．深部知覚検査

位置覚，振動覚，深部痛覚がある．
　[位　置　覚] 患者を閉眼させ，四肢の関節を他動的に動かし，患者にその動きの有無，方向がわかるかを検査する．
　[振　動　覚] 音叉を用いて，脛骨内果，母趾などで振動の強弱，時間などを左右で比較する．
　[深部痛覚] あまり用いられない．アキレス腱，腓骨腱などを強く握り，どの程度の圧迫で痛みが起こるかをみる．脊髄癆では低下する．

c．複合知覚検査

表在知覚や深部知覚の障害がないか，またあってもごく軽度の場合にこの検査の意義がある．整形外科領域で用いられるのは2点識別である．これは患者を閉眼させ，コンパスやノギスで2点が同一皮膚髄節内で同時に皮膚に触れるようにし，2点間の最小距離を測定する．

(4) 反　　射

反射のうち診断上意義のあるものは，深部反射，表在反射，病的反射の3つである．

a．深部反射

腱反射とも呼ばれる．打腱器を用いて適度な刺激を与える．反射の異常とは，反射の亢進または減弱，消失であるが，反射の程度は個人差が大きいので左右の比較が大切である．一般に深部反射の亢進は反射の中枢より中枢側に障害があることを示し，減弱または消失はその反射弓自体に障害のあることを示している．腰痛疾患で検査すべき深部反射は次のものである．
　[膝蓋腱反射] 膝蓋腱を叩打すると大腿四頭筋が収縮し下肢が伸展する反射が起こる．反射中枢はL2-L4である．
　[アキレス腱反射] 仰臥位で膝関節を軽度屈曲し検者の手で患者の足関節をわずかに背屈位に保ち，アキレス腱を直接叩打すると足部が底屈する．中枢はS1である．

付-1. クローヌス(clonus)

クローヌスは反射が著明に亢進したと同様の意義があり，膝クローヌス(patellar clonus)，足クローヌス(ankle clonus)がある．クローヌスが数回で終わるものをpseudo clonusと呼ぶ．膝クローヌスは，下肢を伸展させ検者が患者の膝蓋をつかみ下方へすばやく強く押し下げ続けると，膝蓋が上下に連続して動き続ける．足クローヌスは，患者を仰臥位にし，検者が一方の手で患者の膝窩部を支え，他方の手を足底にあてて急激に背屈を強制すると，足関節が底背屈痙攣を生じる．

b．表在反射

皮膚または粘膜を刺激して生じる反射である．表在反射の消失は錐体路障害の徴候である．腰痛疾患に関する表在反射は以下のものである．

[挙睾筋反射] 大腿中枢部内側をピンなどで上から下へすばやくこすると，同側の睾丸が挙上する．中枢はL1-2．

[殿筋反射] 一側の殿部をピンで水平にこすると，殿筋が収縮する．中枢はL4-S3．

[足底反射] 足底をピンなどで踵から前方へこすると，正常では母趾が底屈する．中枢はL5-S1, 2．

[肛門反射] 肛門周辺を針でこすったり，直腸内へ指を挿入すると，肛門括約筋が反射的に収縮する．中枢はS3-5．

c．病的反射

ここでは腰部疾患に関係あるBabinski反射について述べる．これはやや先の尖った鍵などで，足底を踵部から外縁に沿って母趾方向へこすると母趾背屈現象を生じる．これは錐体路徴候を示し，求心路はL5-S1，遠心路はL4-5である．

4. 診断法

1) 画像検査

腰痛疾患のみならず整形外科領域の疾患の診断には，X線写真検査など画像検査を欠かすことはできないが，これはあくまで補助診断法であり，患者を診察して得られた所見が基本であることを常に念頭に置くべきである．なおここでは，外来での検査に限って述べるため，脊髄造影，椎間板造影，血管造影などは省略する．

(1) 単純X線写真

腰椎は前後像，側面像の2方向が最低限必要であるが，前後屈側面像を加えた4方向，さらに両斜側像を加えた6方向も必要に応じて撮影する．以下に読影のポイントを記す．

a．骨濃度の変化

骨濃度はCa塩の含有度により変化し，その低下は必ずしも骨粗

鬆症を示すとは限らず，代謝性疾患，内分泌性疾患，腫瘍などでも低下することがある．骨濃度の上昇は Paget 病や，増骨性の転移性骨腫瘍（前立腺癌など）などのことがある．また腎性骨ジストロフィー，2次性上皮小体機能亢進症，大理石病などでは，椎体の上・下縁に rugger jersey spine と呼ばれる帯状の骨硬化像がみられることがある．

b．骨破壊像の有無

骨破壊像がみられる場合，感染性炎症，原発性または続発性（転移性）腫瘍，そして稀な例として Charcot spine などが考えられる．感染では椎間板腔の狭小化を伴うが，腫瘍では椎間板腔は保たれていることが多い．腰椎腫瘍は原発性のものに比べて転移性のものが頻度は圧倒的に高い．腰椎腫瘍では，正面像で椎弓根の不鮮明化あるいは消失(winking owl sign)（図12）が決め手となることが多い．女性では仙骨が腸管のガス像と重なり読影が困難なことが多いので注意を要する．臨床所見などから仙骨の病変が疑われる場合には，CT，MRI などの特殊画像検査を行うべきである．正面像で椎弓根の菲薄化，椎弓根間距離の拡大がみられる場合には脊髄・馬尾腫瘍が疑われる．脊髄腫瘍で経過が長い場合は側面像で椎体が後部から圧潰され凹レンズ状にみえる scallopping が，砂時計腫では斜側面像で椎間孔の拡大がみられることが多い．

c．弯曲異常

正面像で側弯の有無，側面像で腰椎前弯の増強，減少がないかを

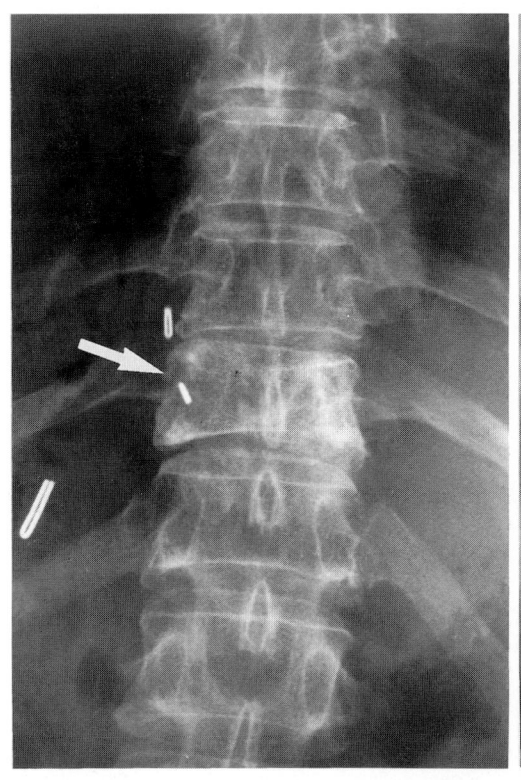

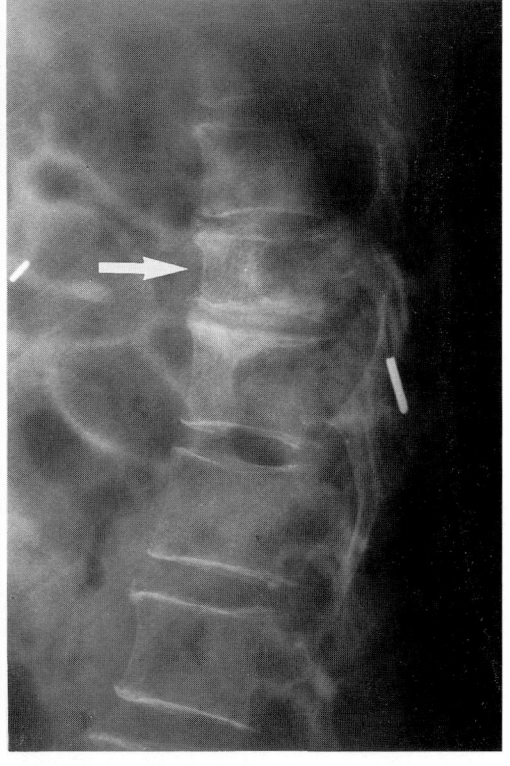

図12　転移性脊椎腫瘍（第11胸椎）の単純X線像
正面像（左側）で右椎弓根が消失している（矢印）．側面像（右側）で椎体の圧潰がみられる（矢印）．

チェックする．

d．椎体輪郭の変化

先天異常，外傷，退行性変化，炎症，腫瘍などで生じる．腰椎圧迫骨折では，側面像で椎体の前方がつぶれて高さが減じるために生ずる楔状化，椎体の上，下面が陥凹し凹レンズ状になる魚椎様変化(fish vertebra)などがみられる．退行性変化のうち最も一般的なものは，変形性脊椎症における骨棘(osteophyte)であり，通常水平にのびる．椎間不安定性がある場合には，椎体隅角から2〜3mm離れたところからのびる traction spur がみられることがある．退行変性に伴う各靱帯の骨化として，前縦靱帯骨化(Forestier病，図13)，後縦靱帯骨化，黄色靱帯骨化(図14)などがあるが，これらの骨化の部位，程度は側面断層撮影，CT でより明瞭に描出される．また，思春期では椎体終板の骨折や先天的に終板の欠損が基盤にある場合，椎間板の髄核が椎体の海綿骨内に侵入する Schmorl 結節という現象を呈する．

e．椎体のすべりおよび不安定性

側面像で椎体後縁を結ぶ line にずれがないかチェックする．通常すべりの程度は Taillard 法(後述)により計測する．また患者が前後屈できれば，側面動態撮影(前後屈像，図15)を撮影し，前屈後屈した場合にすべりがどのように変化するか(増大の有無)，すべりはないが椎間板腔の後方開大の有無を調べる．すべりはあるものの前，後屈像ですべりにまったく変化のみられない例もある．

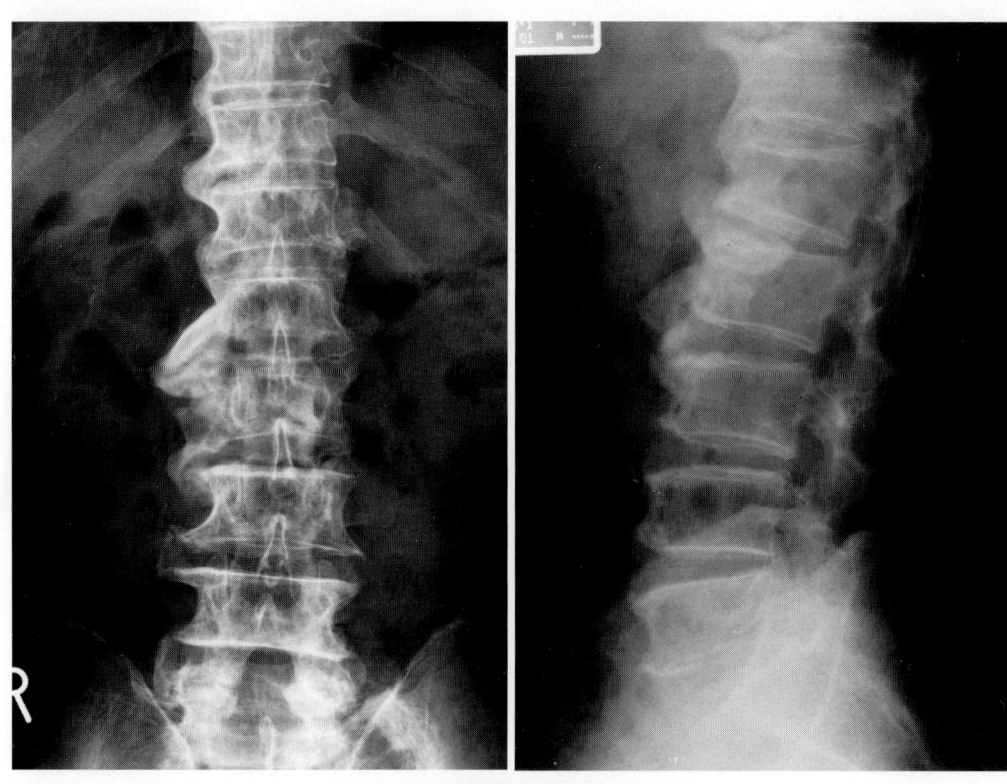

図13　前縦靱帯骨化(Forestier 病)

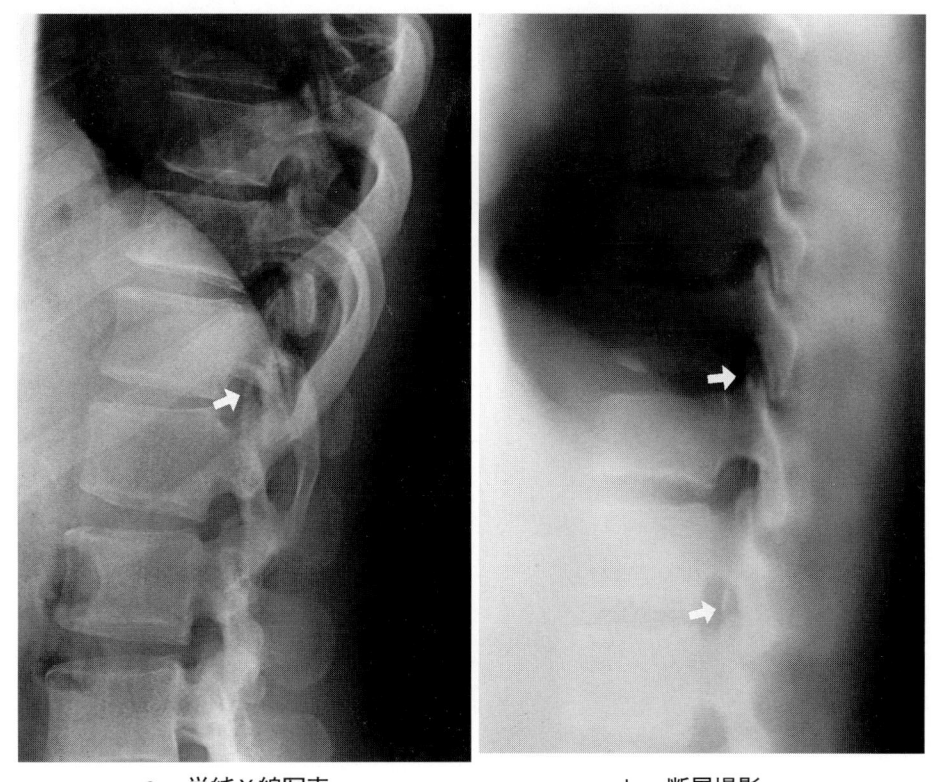

a．単純X線写真　　　　　　b．断層撮影

図14　黄色靱帯骨化

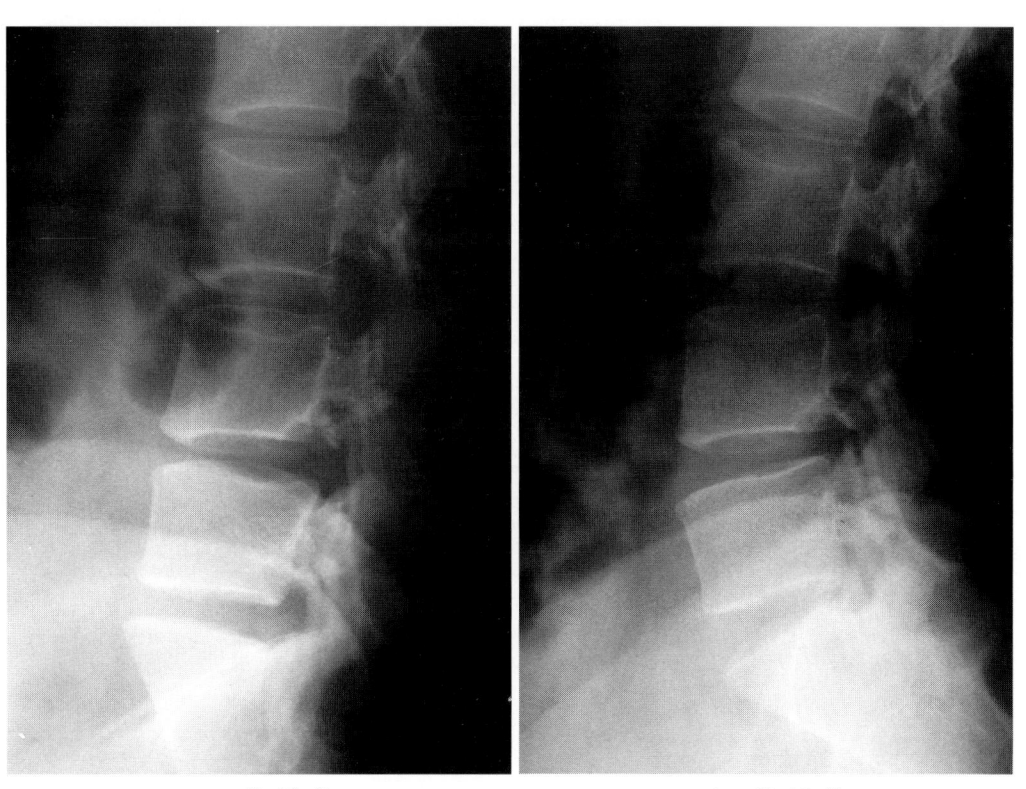

a．前屈位　　　　　　b．後屈位

図15　側面動態撮影，前屈位でL4/5椎間板腔の後方開大がみられる．

f．椎間板腔の異常

椎間板腔の狭小化は退行性疾患(椎間板変性)で最も多くみられ，そのほか椎間板炎によるものが考えられる．ただし，腰椎ではL5/S1椎間板腔はL4/5椎間板腔に比べて正常でもわずかに狭い．

g．軟部組織陰影

腰椎正面像で腸腰筋陰影の拡大は膿瘍や血腫の存在を示唆することがあり，前者では脊椎カリエスや化膿性脊椎炎が疑われる．

h．その他

横突起，棘突起，椎間関節，椎弓などは像が重なり読影が困難なことがあるため看過ごされがちであるが，重要な情報を提供していることがあるので注意する．すなわち，横突起や棘突起の骨折，関節突起間の骨欠損(分離症)，棘突起の分離(脊椎披裂)などである．

(2) 断層撮影

皮膚面から一定の深度に焦点を合わせて撮影するため単純X線では像が重複し読影が困難な場合に有用である．後縦靱帯骨化症，黄色靱帯骨化症，脊椎腫瘍，脊椎炎などの診断に用いられることが多い(図16)．

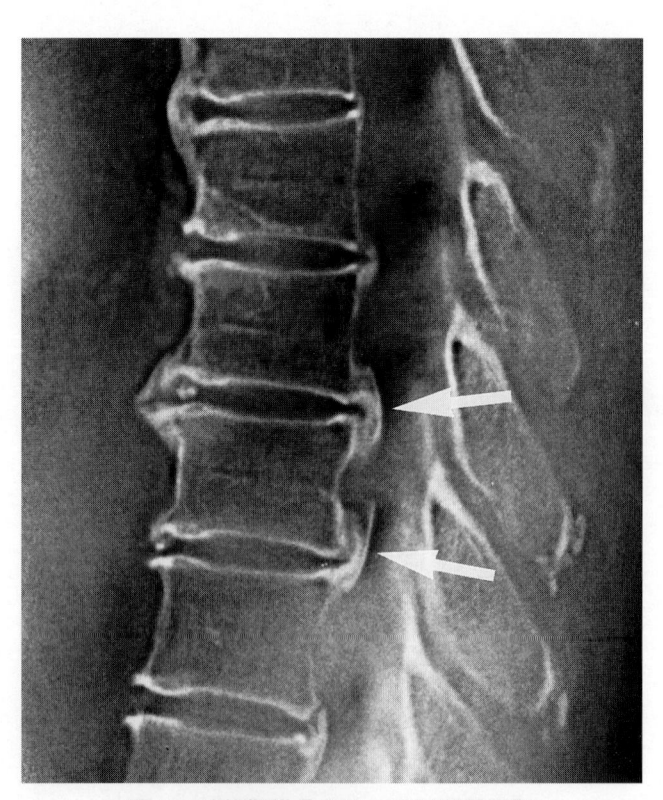

図16　後縦靱帯骨化症の側面断層撮影
矢印が骨化巣である．

(3) CT (computed tomography)

靱帯骨化症，脊椎腫瘍，脊椎外傷，脊柱管狭窄症などの脊椎疾患に利用されるが，脊柱管内の状態の把握にとくに有用である(図17)．

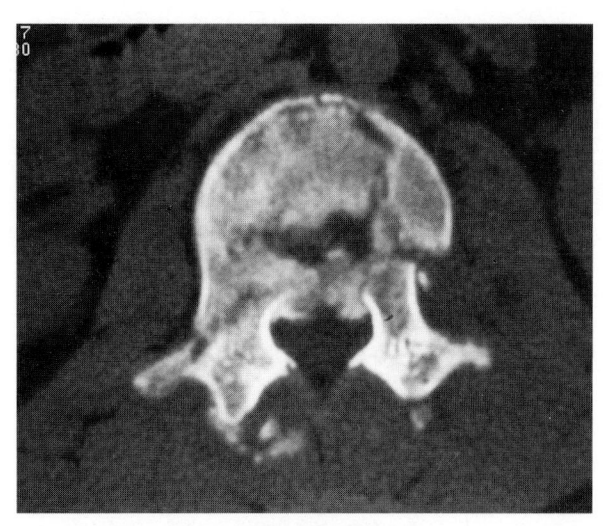

図17　腰椎破裂骨折のCT

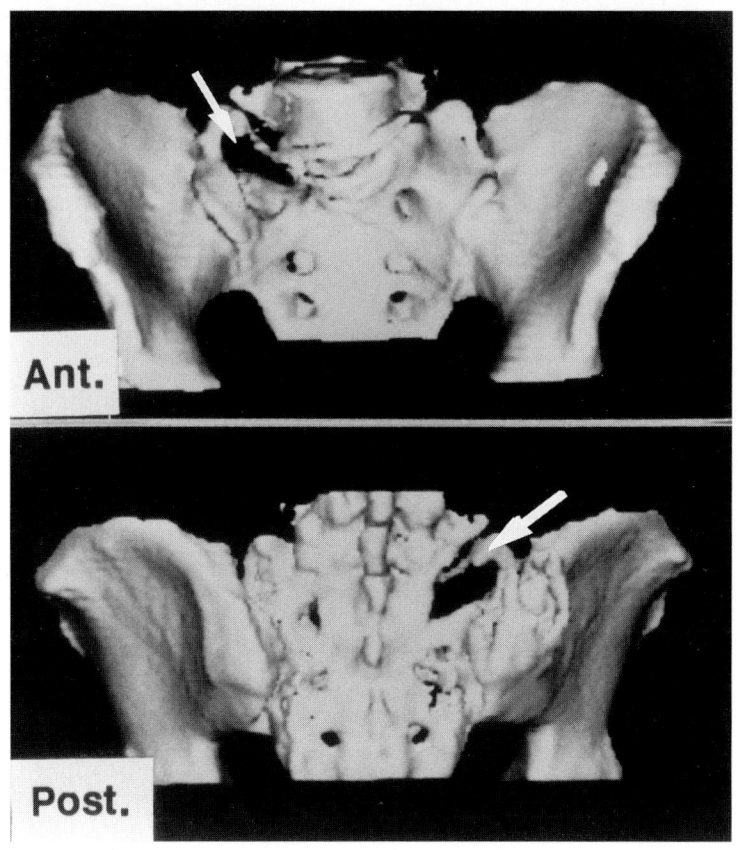

図18　仙骨腫瘍(転移性)の3次元CT．
腫瘍に侵食された部位が明瞭に描出されている(矢印)．

脊髄造影後CT(CTM)や椎間板造影後CT(CTD)は現在では脊椎，脊髄疾患のルーチン検査になっている．また従来のCTでは一断層面における情報しか得られなかったが，近年ヘリカルスキャンの開発より，3次元処理を行い画像を再構成する3次元CT(ヘリカルCT)が出現した．これにより，病変の空間的な広がりをより正確に捉えることができるようになった(図18)．

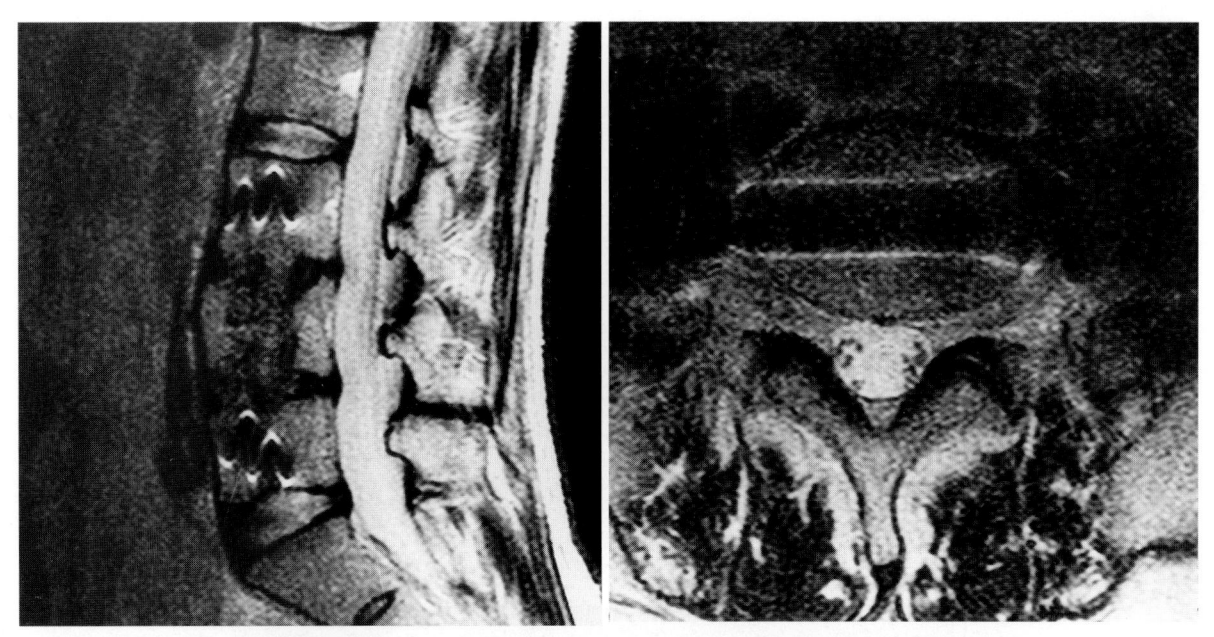

図19 チタン製脊椎インストゥルメンテーションを使用した術後MRI(T2画像)
矢状断像(左),横断像(右)ともに脊柱管の描出は良好である.

(4) MRI(磁気共鳴装置)

MRIは骨・軟部組織が同時に表現され,病巣の性質も判定でき,外来患者に容易に検査でき,患者に疼痛などの負担を与えないなど多くの利点があることからスクリーニング的検査としても一般化している.腰痛患者で神経症状のある患者のみならず,局所症状が頑固に継続し腫瘍や炎症が疑われる場合,髄内病巣が疑われる場合などその適応は広がっている.とくに癌の脊椎転移では感受性は高く,骨シンチグラムに比べて早期に診断可能である.脊髄腫瘍では,ガドリニウム(Gd)を用いた造影MRIは,その病理学的性質もある程度判定できるのできわめて有効である.また脊椎インストゥルメンテーションを使用した例でもチタン製のものを用いれば,金属によるアーチファクトも少なく,術後の経過観察が可能である(図19).

(5) 骨シンチグラム(bone sintigraphy)

^{99m}Tcリン酸化合物が主に用いられている.病的な意義があるのは正常ではみられない部位での集積で,脊椎腫瘍,脊椎炎の補助診断として有効である.癌の脊椎転移では,早期診断ではMRIに劣るものの,whole boby scanにより,身体各部位への転移の有無を知るのに有用である.

2) 臨床検査法

脊椎疾患に関係するものを中心に述べる.

(1) 血液検査

脊椎,脊髄疾患の補助診断法として血液検査は重要である.末梢血算,肝・腎機能検査,炎症マーカー(血沈,CRP等),甲状腺・副

甲状腺機能検査，血清リウマチ検査，血糖検査，血清梅毒検査などは，症状に応じて一般検査として行われる．また，特殊な検査としては次のものが行われる機会が多い．

a．免疫グロブリン

抗体活性を持つ血清蛋白で，悪性リンパ腫，骨髄腫などで高値を示す．IgG, IgA, IgM, IgD, IgE に大別される．

b．アルカリフォスファターゼ

骨芽細胞の活動度を示し，副甲状腺機能亢進症，くる病，骨折，骨肉腫，Paget 病，癌骨転移などで高値となる．

c．酸フォスファターゼ

破骨細胞による溶骨機転に関与するといわれ，前立腺癌の骨転移，大理石病などで高値となる．

d．HLA 抗原

リンパ球を用いて同定されるヒト同種抗体であり，HLA-B27 陽性で強直性脊椎炎が疑われる．

(2) 尿 検 査

尿検査は一般検査，沈渣検査などのほかに，臨床所見に応じて下記の検査を行う．

a．Bence-Jones 蛋白体

骨髄腫の患者の約30〜50%で陽性といわれる．他にまれに骨肉腫，癌の骨転移などでも陽性となることがある．

b．Vanillyl mandelic acid (V.M.A.)

小児の神経芽細胞腫(neuroblastoma)で高値を示す．

c．I 型コラーゲン架橋 N-テロペプチド (NTx)

骨吸収マーカーの一つで，骨粗鬆症や転移性骨腫瘍の治療のモニタリングとして有用である．

(3) 筋 電 図

筋肉が収縮する際に出現する神経筋単位(neuro-muscular unit：NMU)の活動電位を誘導，増幅，記録したものをいう．電極刺入時，安静時，筋随意収縮時の3段階に分けて観察する．

a．刺入時の電位

正常では，針電極が刺入された際に 1〜3 mV の振幅の波形が出現するが，短時間で消失する．

b．安静時電位

正常では安静時に NMU は認められないが，安静時に出現する病的波形として以下のものが重要である．

① fibrillation potential(線維自発電位)：脱神経後約2〜3週頃から出現し，筋線維が個々に不統一に収縮するために生じる．

② positive sharp wave(陽性鋭波)：高度の脱神経時にみられる．

③ fasciculation potential(線維束電位)：一つの NMU 全体が不随意に活動することによって生じる．神経根圧迫，脊髄前角細胞の

障害などでみられる．

c．随意収縮時電位

筋の最大収縮時には20〜30の subunit の活動電位が別々に発射放電するので，干渉波形となる．

① electorical silence（電気的安静）：筋の随意収縮を命じてもまったく筋放電を認めないもので，神経の連続性が断たれていることを示す．

② reduced interference pattern（減少干渉波）：筋の最大収縮を命じても，2〜3個の NMU 活動電位がみられるのみで干渉波形とならないもの．

③ low amplitude potential（低振幅電位）：低振幅（0.5 mV 以下）の持続時間の短い活動電位で，廃用性筋萎縮，進行性筋ジストロフィーなど筋原性病変を示す．

④ high amplitude potential（高振幅電位）：3 mV を超える波形で，脊髄前角細胞障害，神経再生時などに出現する．

⑤ polyphasic action potential（多相活動電位）：多相性で 1 mV 以下の振幅を持つ波形で，神経再生の途上や脱髄疾患で出現する．

[朝妻　孝仁]

（文献は372頁参照）

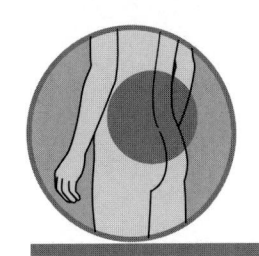

E-3 形態異常

整形外科一般臨床では脊柱側弯症などの脊柱弯曲異常，形成不全である潜在性脊椎披裂，Richard 病などの疾患に遭遇することが多い．

1. 脊柱側弯症 (scoliosis)

1) 定義と疫学

脊柱が前額面上で弯曲異常を呈するものを脊柱側弯という．わが国における小，中学生の学校検診から側弯度15°以上の脊柱側弯症の発生頻度は1～2％といわれている．原因別には特発性脊柱側弯症が約75％と最も多く，次いで先天性脊柱側弯症の順である．

2) 分類

脊柱側弯症の分類法にはいろいろなものがある．

(1) 弯曲が可逆性か不可逆性かによる分類

a. 非構築性側弯 (non-structural scoliosis)

何らかの原因によって生じた一時的な側弯で，原因を取り除いたり，臥位姿勢をとると側弯は消失する．弯曲の程度も比較的軽いものが多く，腰椎椎間板ヘルニアによる疼痛性側弯，脚長差による側弯などがこれに含まれる．

b. 構築性側弯 (structural scoliosis)

不可逆性の側弯で，脊柱の運動が制限され，椎体に側弯の凸側に向かう回旋がみられる．

(2) 原因による分類

脊柱変形の原因分類は，米国側弯症研究会(S.R.S.)によるものが一般的である．

a. 特発性脊柱側弯症 (idiopathic scoliosis)

原因は不明である．側弯症全体の約75％を占める．発症時期により①乳幼児期側弯症 (infantile scoliosis)，②学童期側弯症 (juvenile scoliosis)，③思春期側弯症 (adolescent scoliosis) の3つに大別される．

乳幼児側弯症は0～3歳で発症するもので，90％は自然治癒するが，中枢神経系の異常や関節弛緩を有するものでは進行性であるの

で注意を要する．学童期側弯症は4〜9歳で発症するもので，進行性のものは比較的少ない．ただし，この時期に発症する側弯症には神経原性(後述)など何らかの基礎疾患をもつものもある．思春期側弯症は10歳以上の思春期に発症するもので，特発性側弯症の大部分を占める．女子に圧倒的に多く，右凸胸椎弯曲がほとんどである．通常，骨成熟終了とともに進行は停止するが，側弯度50°以上の側弯症では，骨成長終了後もなお進行する．

b．神経・筋原性脊柱側弯症(neuromuscular scoliosis)

i) 神経原性側弯症(neuropathic scoliosis)：脳性麻痺，脊髄空洞症，ポリオ，脊髄腫瘍などが原因で二次性に脊柱側弯症を合併する．

ii) 筋原性側弯症(myopathic scoliosis)：進行性筋ジストロフィー，アルトログリポーシスなどに合併して発病する．

c．先天性脊柱側弯症(congenital scoliosis)

脊柱や脊髄の種々の先天奇形によるものである．片側性椎骨形成(完全型，不完全型)，片側性分節欠損，両側性分節欠損，混合型，肋骨癒合に分類される(図20)．側弯変形の進行程度は奇形の種類に

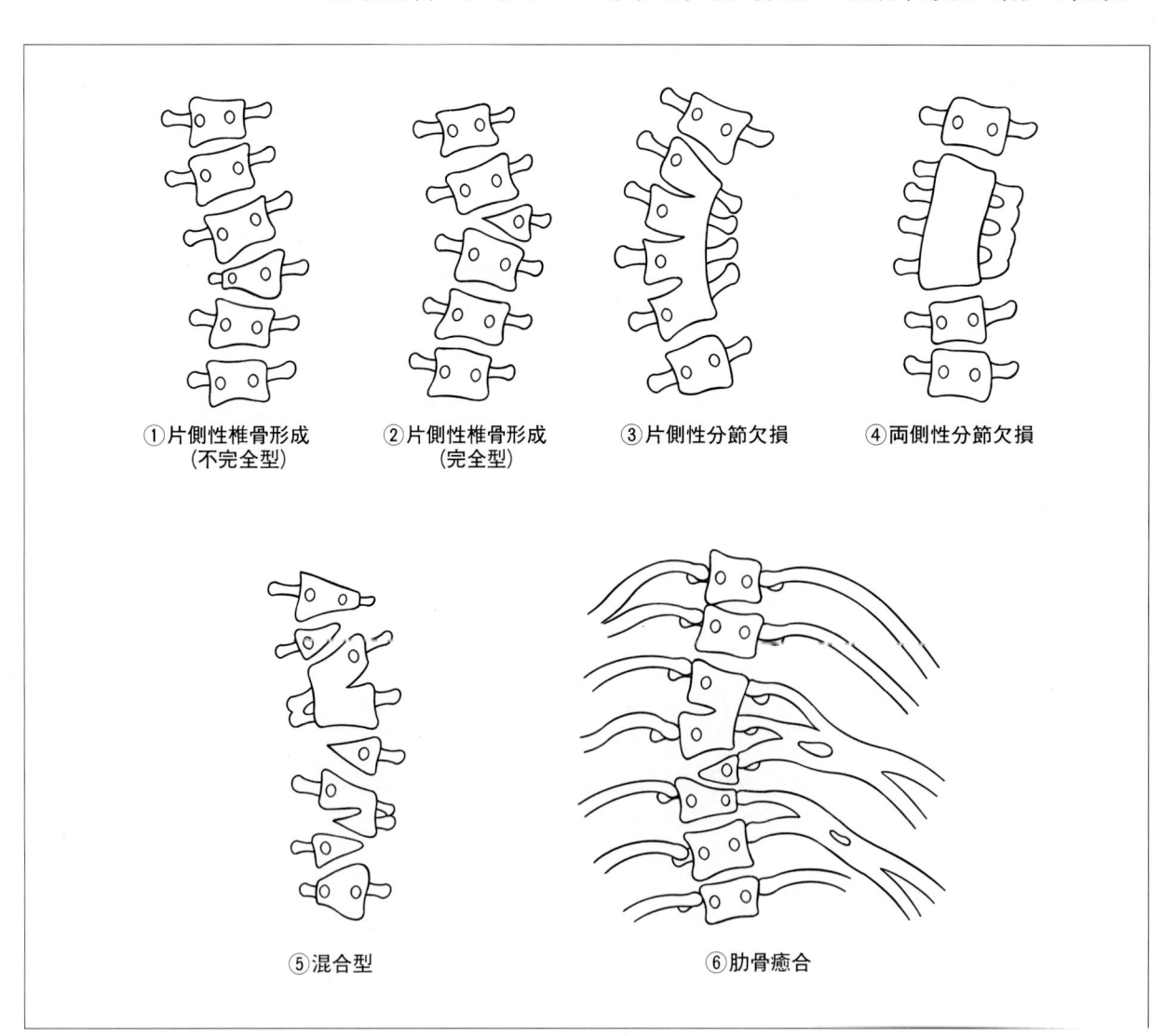

① 片側性椎骨形成 (不完全型)　② 片側性椎骨形成 (完全型)　③ 片側性分節欠損　④ 両側性分節欠損

⑤ 混合型　⑥ 肋骨癒合

図20　先天性側弯症の分類

よって異なる．片側性椎骨形成のうち，不完全型の同側性に連続するものでは進行することが多い．完全型では1個でも進行するが，2個以上のものでは進行は著しい．左右に分かれて共存するものではバランスは保たれる．片側性分節欠損は範囲が広いほど進行の可能性があるが，両側性分節欠損では進行性は著しくない．混合型では進行の度合いは左右の成長能の差による．

d．神経線維腫症(neurofibromatosis)

神経線維腫症は常染色体優性遺伝による遺伝性疾患で，カフェオレ斑(Café-au-lait spots)，皮膚あるいは末梢神経の神経線維腫を特徴とする．側弯，後弯などの脊柱変形の特徴は短く，鋭い弯曲で進行が著しい．

e．間葉系疾患(mesenchymal disorder)

先天性の結合織の障害によるものとして，Marfan症候群，Ehlers-Danlos症候群などが原因となる側弯症が含まれる．進行性は著しい．また，後天性のものとして若年性リウマチ(JRA)に伴う側弯がある．

f．外傷性(traumatic)

脊椎の外傷として，小児期の脊椎骨折や放射線照射，広範囲の椎弓切除術を受けた例では後弯，側弯などの脊柱変形を生じる．

脊椎以外の外傷として，軀幹の熱傷に伴う瘢痕による脊柱変形がある．また，胸郭形成術後に側弯がみられることがある．

g．その他

骨軟骨異形成症，脊椎感染症，腰椎分離ごり症などに伴う側弯症がある．

(3) 弯曲のパターンによる分類

脊柱側弯の弯曲は通常側弯の主原因となる主弯曲(major curve)とより主弯曲より小さい弯曲(minor curve)に分ける．Minor curveは主弯曲による脊柱全体のバランスの崩れを償うために生じた弯曲で，代償性弯曲(compensatory curve)とも呼ばれる．主弯曲の頂椎が存在する高さによって，以下の弯曲パターンに分類する．この分類は治療方針を立てるうえで，あるいは予後を予測するうえで有用とされている．

a．頸胸椎型(cervicothoracic)

通常T1～T2に頂椎があり，下位胸椎に弯曲を伴わないか，flexibleな弯曲を伴う．

b．胸椎型(thoracic)

特発性側弯症のなかで最も変形の大きい弯曲のひとつである．右凸でT5～T12の弯曲が多い．

c．胸腰椎型(thoracolumbar)

頂椎がT12あるいはL1にあり，上位胸椎と下位腰椎に小さな代償性弯曲を伴うことがある．

d．腰椎型(lumbar)

通常頂椎はL2にあり，L1〜L4の弯曲が多い．思春期には60°を超えることは稀であるが，脇線の著明なねじれを生じることがある．

e．腰仙椎型(lumbosacral)

思春期では腰仙椎弯曲は側屈で矯正されるが，成人では側屈により矯正されず，L5が水平に復元しない．

f．ダブルカーブ型(double major)

ほぼ同じ大きさの弯曲が二つ同時に存在する弯曲のパターンである．胸椎ダブルカーブ型，胸椎＋腰椎ダブルカーブ型，胸椎＋胸腰椎ダブルカーブ型に分類される．

軽度側弯において，右頸胸椎＋左胸椎型，右胸椎＋左腰椎(または左胸腰椎)ダブルカーブ型，右胸椎型(右胸腰椎型)，左頸胸椎型は進行因子とされている．

3）診　　断

（1）問　　診

①生下時の状態，②処女歩行の時期，③女性であれば初潮の時期，④心疾患，ポリオ，胸部手術の既往歴，などについて聴取する．

（2）診　察　法

a．脊柱の診察

脊柱の側弯の程度と高位，胸郭の変形，肋骨隆起(rib hump)または腰部隆起(lumbar hump)による背部の非対称，両肩，両肩甲骨の高さ，ウエストライン，体幹のバランス不良，などを観察する．脊柱の側弯が比較的軽度の場合，また肋骨，腰部隆起は体幹を前屈すると見やすい(図21)．骨成長の有無をみるため，身長の測定も必要である．

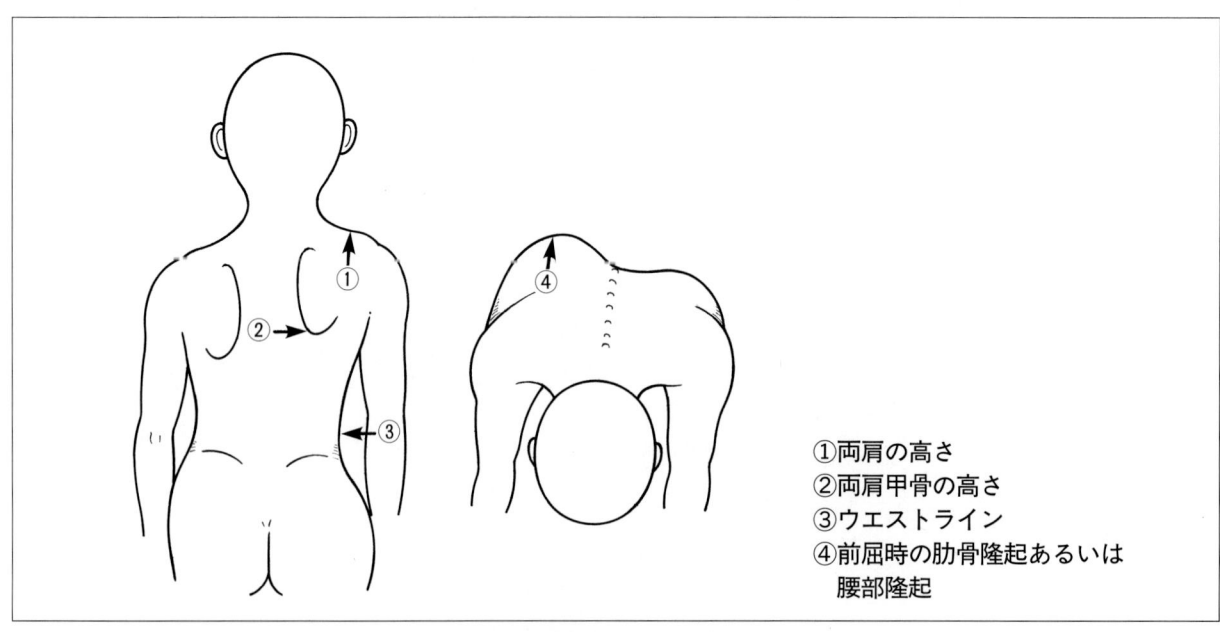

①両肩の高さ
②両肩甲骨の高さ
③ウエストライン
④前屈時の肋骨隆起あるいは腰部隆起

図21　側弯症診断上の4つのポイント
4つのチェックポイントにおける左右差が診断上重要である．

b．脊柱以外の診察

また症候性側弯症の可能性も考え，脊柱ばかりではなく四肢を含めた全身のチェックが必要である．すなわち，両手中指指尖間距離の過長，くも指，口蓋異常，水晶体脱臼，心大動脈奇形などを合併している場合はMarfan症候群，hair lineの下垂はKlippel-Feil症候群，カフェオレ斑の存在は神経線維腫症，関節弛緩が合併している場合にはEhlers-Danlos症候群などが原疾患と考えられる．

（3）検　査　法

a．単純X線写真

頸椎から骨盤までの脊椎全長X線写真撮影を行う．立位および臥位の正面像と側面像が基本である．必要に応じて正面像左右屈を追加する．これは脊椎の可撓性を知るうえで，また手術による脊椎の固定範囲の決定に役立つ．X線被曝量を最小限にとどめるために経過観察中の患者は立位正面像のみを，装具療法を施行している患者には装具装用時および非装用時の立位正面像を撮影する．単純X線写真により側弯度と脊柱の骨成長の程度を評価する．

(a)側弯度の計測法（図22）　Cobb法が最も一般的である．これは主弯曲上下端にある椎体中最大の傾斜を持つ上位終椎の椎体上面および下位終椎の椎体下面に接線を引き，その垂線の交わる補角をCobb角といい，この主弯曲の角度で側弯の程度を評価する．

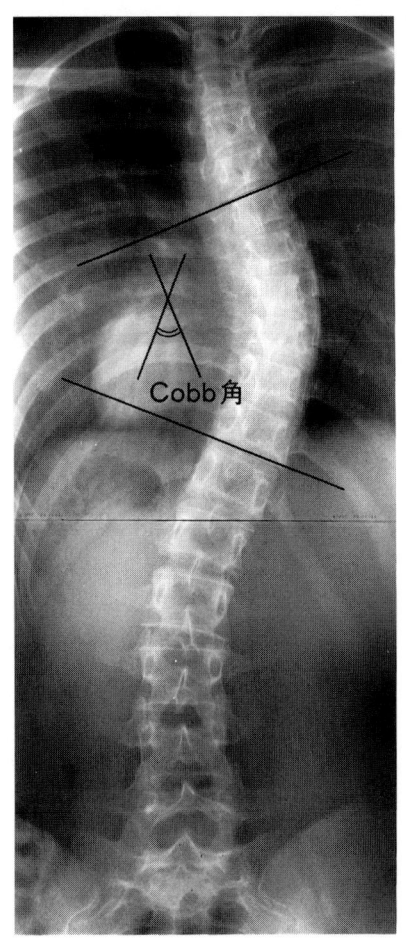

図22　側弯角の計測法（Cobb法）

(b)**腸骨稜骨端核**(iliac apophysis) 一般に脊柱の骨成長の程度は腸骨稜骨端核の出現状態から判定する．この骨端核は Risser sign とも呼ばれる．腸骨稜骨端核は腸骨外縁に出現し，その後仙腸関節近傍に向けて腸骨後方内側へ進行し，腸骨内側端に達した後に骨端核は閉鎖，癒合する．骨端核がまったくみられない 0 から腸骨稜全長に及ぶ 5 までの 6 段階に分類する(図23)．

b．モアレ法(Moiré topography)

人体表面の凹凸，ねじれなどを平面上に縞模様に等高線パターンとして描出する方法である(図24)．主として側弯症の診断，美容の面からみた治療効果の判定に用いられる．

c．MRI

脊髄空洞症，脊髄腫瘍など脊髄疾患に起因する側弯症の診断に有用である．また頂椎部の横断像から脊髄の側弯凹側への偏位の程度から神経学的予後を知ることができる(図25)．

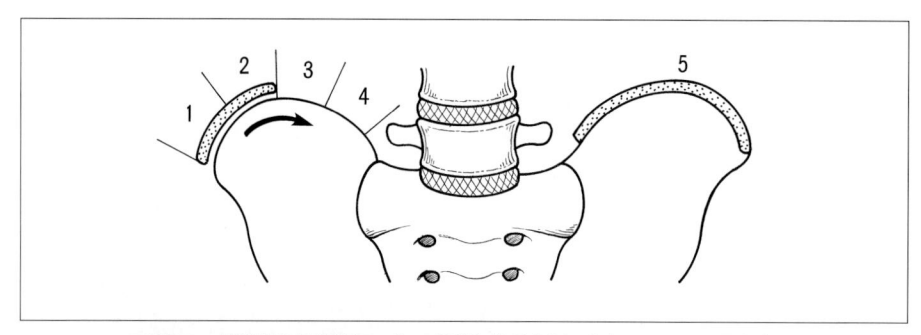

図23 腸骨稜骨端核による脊椎成長判定法(Risser の分類)

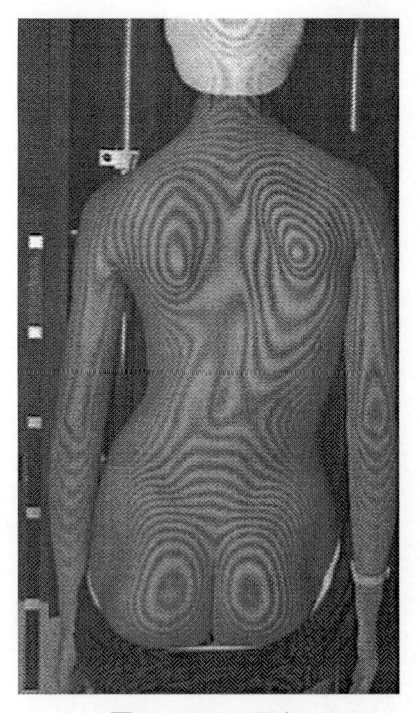

図24 モアレ写真
T6-L2 右凸 33°の特発性側弯症背部の縞模様の非対称が明らかである．

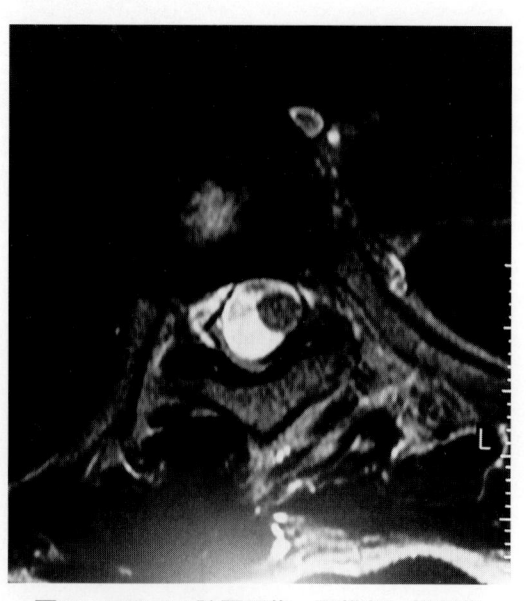

図25 MRI T2 強調画像，頂椎部の横断像
脊髄の凹側偏位がみられる．

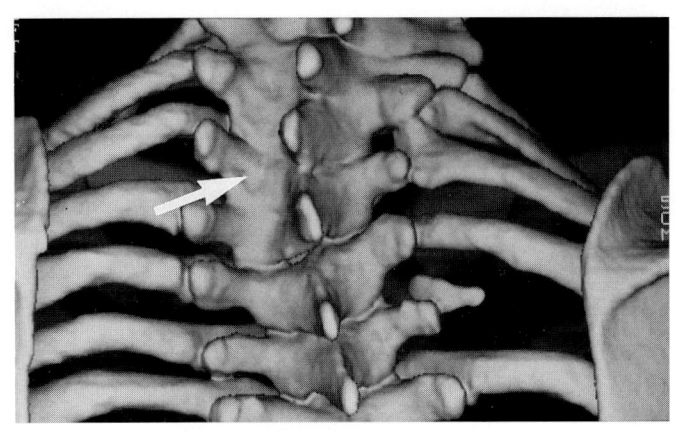

図26　先天性側弯症の3次元CT
片側性椎骨形成が明らかである.

d．CT，3次元CT

　胸郭全体のCT像から胸郭変形の程度を知ることができる．また3次元CTは脊椎の形態異常を3次元的に詳細に把握することができ形態異常の判定，手術法の決定に有用である(図26).

4) 治　　療

(1) 放置または経過観察

　Cobb角が10°未満の例では正常範囲内として放置してよい．10〜14°では1年ごとに脊柱全長立位正面X線写真を撮影し，進行しなければさらに間隔をあけてよい．15〜19°では6ヵ月ごとに，20〜30°では3ヵ月ごとに脊柱全長立位正面X線写真を撮影し経過観察する．ただし女子では，初潮後2年間までは急速に進行することがあるので注意を要する．Cobb角が25〜30°で成長がなお1年以上見込まれる例は装具療法の適応となる．

(2) 装具療法

　以前はギプス固定が保存療法として主に行われていたが，現在では装具療法が保存的治療の主体となっている．装具にはlong brace(Milwaukee brace)(図27)とunder arm brace(Boston brace)(図28)がある．特発性側弯症でCobb角が45°までの中等度の胸椎型側弯症で骨成長期にあるもの(成長が1年以上見込まれるもの)がよい適応である．側弯度の下限は25〜30°である．胸椎型側弯症でもunder arm braceで矯正が可能な例は，患者の負担が軽減され装着率のよいunder arm braceを選択する．麻痺性側弯症では，進行する確率が高いためにCobb角が25°未満でも装具療法を適応する．先天性側弯症や乳児〜学童期のflexibilityの少ない高度の側弯症では，Milwaukee braceを装着させることがある．

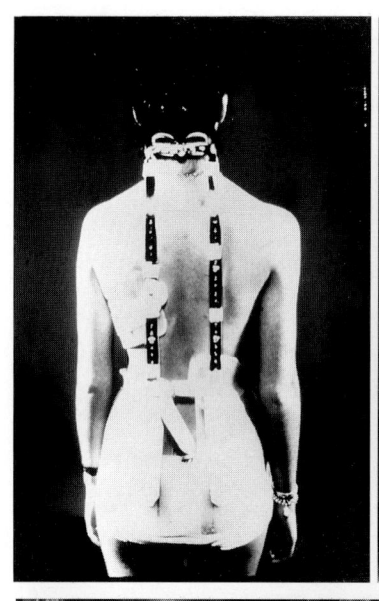

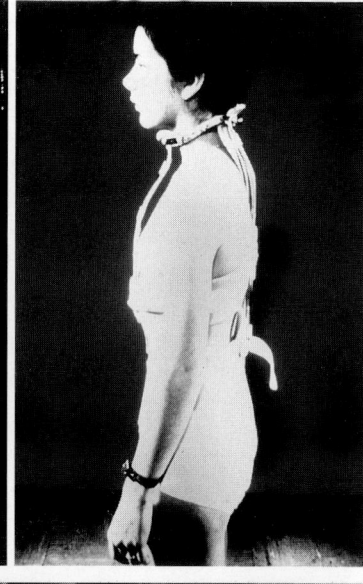

図27 Long brace (Milwaukee brace)

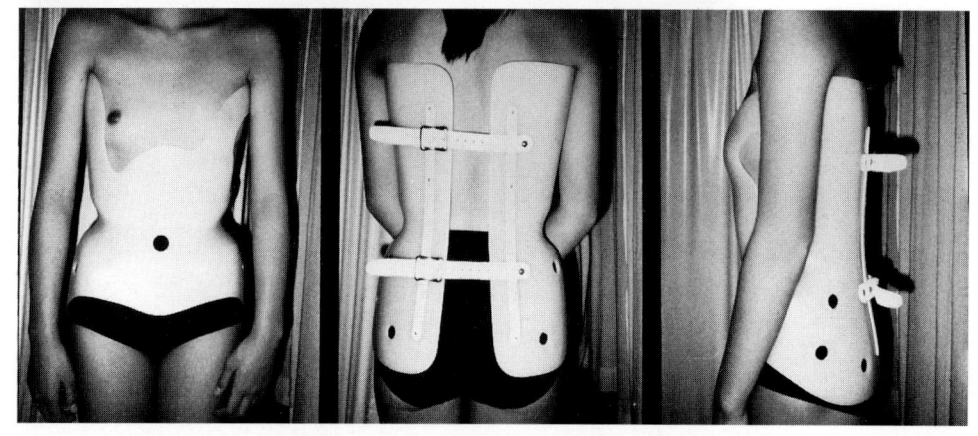

図28 Under arm brace (Boston brace)

(3) 体操療法

体操療法はそれ単独では無効であり，装具療法を補うものとして装具療法と併用して行う．その意義は脊柱支持筋を強化することにより装具により得られた矯正角度の保持，装具療法における能動的矯正の訓練である．

(4) 牽引療法

Cotrel 牽引法(図29)，Halo 車椅子牽引法(図30)など種々の牽引療法があるが，いずれも術前の補助的治療法であり単独では行われ

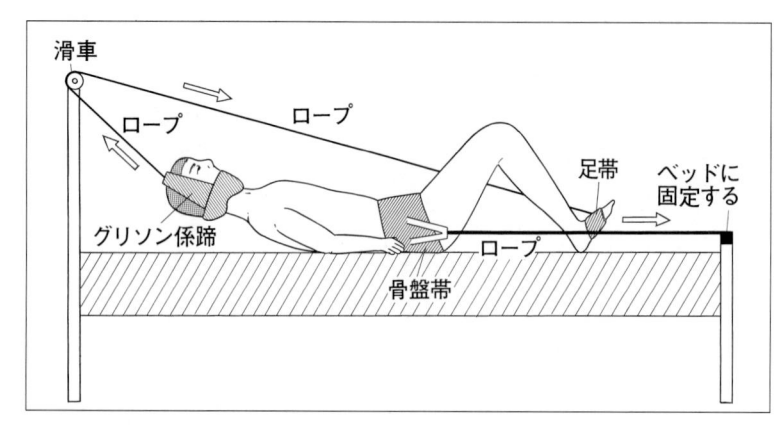

図29 Cotrel 牽引法
　下肢も伸展するとロープを介してグリソン係蹄による脊柱に伸展力が加わる．骨盤帯はロープでベッドに固定する．

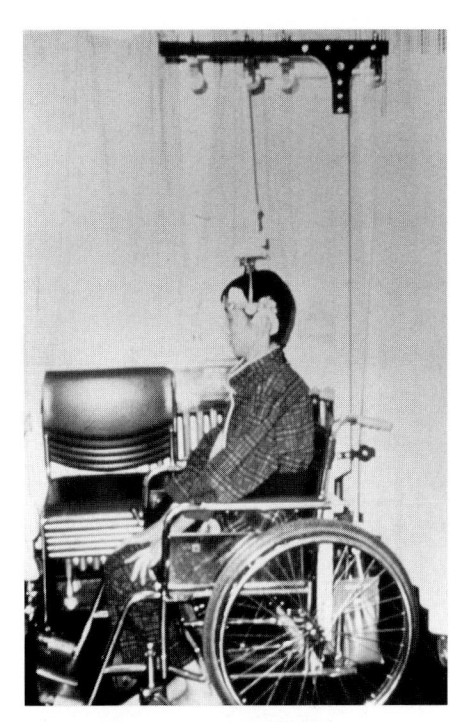

図30　Halo 車椅子牽引法
10〜15 kg で持続的に牽引する．対抗牽引には自分の体重を利用する．

ない．Halo 骨盤牽引法は種々の合併症誘発の危険性から，現在では特殊な例を除いて行われなくなった．

(5) 手術療法

脊柱側弯症の手術適応は，
①装具療法で矯正保持が困難で変形が進行性なもの，
②変形が高度で装具療法の適応とならないもの，
③体幹のバランスが著しく悪いもの，
④弯曲が原因となる疼痛が強く，保存療法で制御できないもの，
⑤醜形の著しいもの，
⑥呼吸機能障害のあるもの，
などである．

手術適応は実際の臨床では側弯度によって決められることが多い．

思春期特発性側弯症で胸椎側弯の Cobb 角が45〜50°以上は手術療法の適応となる．また胸腰椎型，腰椎型では Cobb 角が45°以下でも体幹バランスが悪く，終椎(L3 あるいは L4)の傾斜の大きいものは手術療法の適応となる．またいかなる年齢層でも60°以上の側弯は手術療法の適応である．

一方，先天性側弯症では，rigid で短いカーブ，変形の強いもの，進行の予測される片側性分節欠損や後方1/4椎などの奇形は早期の予防的固定手術の適応がある．

付-2. 脊柱後弯症

1) 定　義

脊柱後弯症とは矢状面における脊柱の後方凸の弯曲が異常に増加したものをいう．Cobb角で何度以上を後弯とするか意見の一致をみないが，竹光らは臥位で45°以上の構築性後弯を，また立位で50〜55°以上を異常としている．

2) 後弯症の分類

Hall and Winter による分類が一般的である．すなわち，①姿勢性(postural)，②ショエルマン病(Scheuerman disease)，③先天性(congenital)，④神経・筋原性(neuromuscular)，⑤脊髄髄膜瘤(myelomeningocele)，⑥外傷性(traumatic)，⑦手術後(postsurgical)，⑧放射線治療後(post-irradiation)，⑨代謝性(metabolic)，⑩骨異形成(skeltal dysplasias)，⑪膠原性(collagen disease)，⑫腫瘍(tumor)，⑬炎症性(inflammatory)に分類される．この分類のうち②以下は構築性であり，さらに③以下は原因疾患が明らかな症候性後弯症である．このほかにも原因不明の特発性後弯症や背筋萎縮と脊椎変性による老人性後弯がある．

5) 治　療

思春期における姿勢性後弯症は，自然治癒するので放置してよい．構築性後弯症で境界領域にあるものは，後弯矯正訓練，背筋腹筋強化訓練を行わせ経過観察する．臥位で50°を超える成長期の構築性後弯症は，先天性を除き，装具(主にMilwaukee brace)療法の適応である．老人性後弯症も装具療法，理学療法の適応である．いずれの年齢層においても後弯により脊髄麻痺を合併するものは手術的治療の適応である．

2. 潜在性脊椎破裂(spina bifida occulta)

脊髄，髄膜の体表への膨隆を伴わず，X線上のみにみられる棘突起部や椎弓の癒合不全である(図31)．好発部位は，第5腰椎，第1仙椎および頸椎である．外見上，背部正中の皮膚に皮膚陥凹(dimple)，異常色素沈着，皮下脂肪腫や血管腫による皮膚膨隆を呈することがある．神経症状のないものには治療は必要ないが，脂肪腫が二分脊椎を通じて脊柱管内に入り込み，脊髄，馬尾と強固に癒合している場合には，成長に伴って神経組織が牽引され神経症状が出現することがあるので注意を要する．

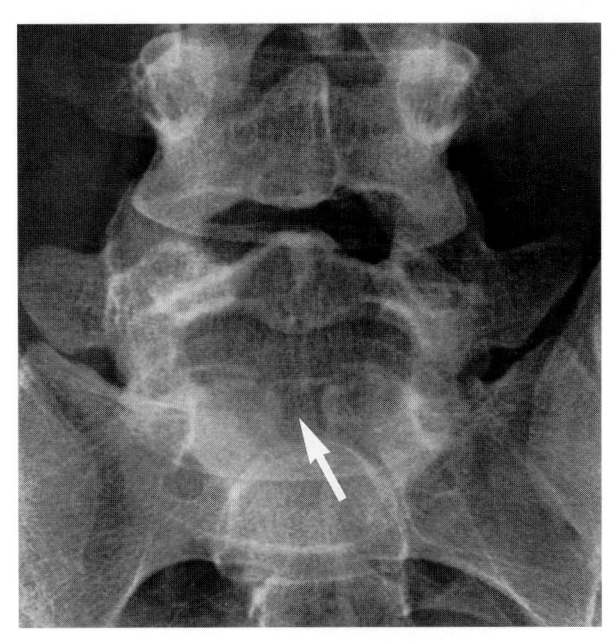

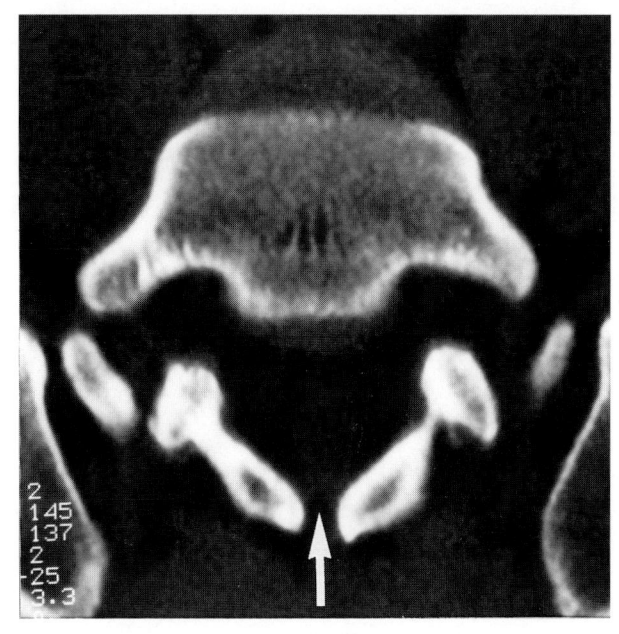

a．単純X線正面像　　　　　　　　　　　　　　b．CT像
図31　第1仙椎の潜在性脊椎破裂(矢印)

3. Richard 病

　　腰仙移行椎のうち最下位の腰椎の横突起が大きく，仙骨あるいは腸骨に接近し，癒合したり，関節を形成するものである(図32)．

[朝妻　孝仁]

(文献は372頁参照)

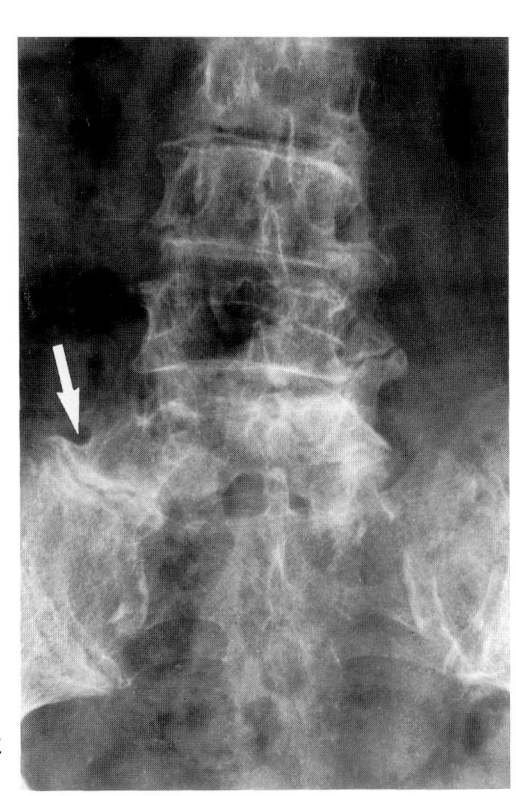

図32　Richard 病
　右第5腰椎横突起が腸骨に癒合している(矢印)．

E-4 炎　　症

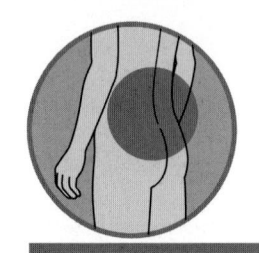

1. 化膿性脊椎炎

1）病　　態

　性別では男性がやや多く，発症年齢は50歳前後が好発年齢である．発症高位は，胸椎，腰椎が大半を占め，頸椎は少ない．病型は急性型，亜急性型，潜行型（慢性型）の3型に分けられる．病型ごとの発生頻度は，急性型が最も多く全体の約50％を占め，亜急性型，潜行型が各々25％を占めるが，最近は潜行型，亜急性型が増加する傾向にある．感染経路は，血行性と医原性に分けられる．血行性では，弁構造を欠くBatson静脈叢を介して骨盤および泌尿器，婦人科系からの感染が波及しやすいと言われている．医原性では，椎間板造影などの検査後や脊椎および腹部外科の手術後に発症する．感染率は椎間板造影後の椎間板炎が0.6％，椎間板切除術（ラブ法）で1％，後方固定術と前方固定術は3～13％である．

2）臨床症状

　症状は，腰背部痛が必発で，急性型では38℃以上の発熱を伴い疼痛も激しく，独歩不能な例や安静時痛のある例も多い．亜急性型は経過中微熱を伴い，症状も比較的緩慢に経過する．潜行型では発熱を伴わず，発症時期が不明で疼痛の程度も比較的軽く，多くは前後屈や座位からの立ち上がりなど姿勢を変えるときに疼痛が出現する．他覚的には，罹患椎の棘突起叩打痛や腸腰筋膿瘍が形成されると股関節屈曲，内転位をとる特徴的な肢位がみられる．硬膜外膿瘍を併発すると脊髄，神経根の麻痺症状を呈する．
　合併症として糖尿病や肝硬変を認めることが多く，合併症のある例では麻痺の発生をみることがある．また，腹部，胸部の疾患や手術あるいは中心静脈カテーテル挿入の既往がある場合には真菌の感染を疑う必要がある．

3）検査所見

　炎症マーカーは，病型によって異った値を示す．急性型では血沈の著しい亢進(80～100 mm)，CRP陽性，白血球増多と典型的な炎症所見を示すことが多い．亜急性型では血沈の亢進，CRP陽性を示す

が，白血球が増加する例は少ない．潜行型ではCRPは陽性を示すが，血沈の亢進や白血球増多を示さない例が多い．炎症所見のうちCRP陽性が病型にかかわらず共通してみられる異常所見であり，治療効果の判定にはCRPが指標となる．

起炎菌は本邦では *Staphylococcus aureus* と *Staphylococcus epidermidis* がほとんどであるが，菌を検出できないことも多い．

4）画像所見

（1）単純X線写真

感染は椎体軟骨終板に近接した部位から始まることが多いため，単純X線写真所見は椎間板腔の狭小化から始まる（**図33**）．次いで椎体終板の破壊，骨新生像，骨硬化像と進行するが，必ずしも病期を反映するとは限らない．腸腰筋膿瘍など，傍脊椎の軟部組織に異常陰影がみられることは少ない．また，結核性脊椎炎とは単純X線による鑑別は容易ではない（**表2**）．

表2　化膿性脊椎炎と結核性脊椎炎のX線写真所見

	化膿性脊椎炎	結核性脊椎炎
椎体破壊	軽度	著明
椎間腔狭小化	著明	中等度
骨硬化	著明	軽度
骨棘形成	著明	軽度
脊柱亀背	稀，軽度	しばしば，著明

（大谷 清，1973[8]）

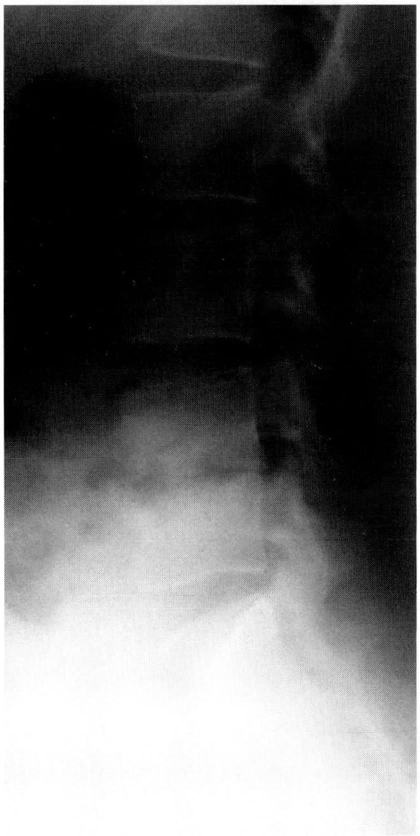

図33　単純X線写真所見
16歳，男子．重度のアトピー性皮膚炎のためステロイド軟膏を使用している．

（2）断層撮影，CT

骨新生像，骨硬化像の詳細をみることができ，とくに麻痺症状を伴う場合には圧迫の原因となる脊柱管内の骨片の有無を確認できるため有力な情報となる．

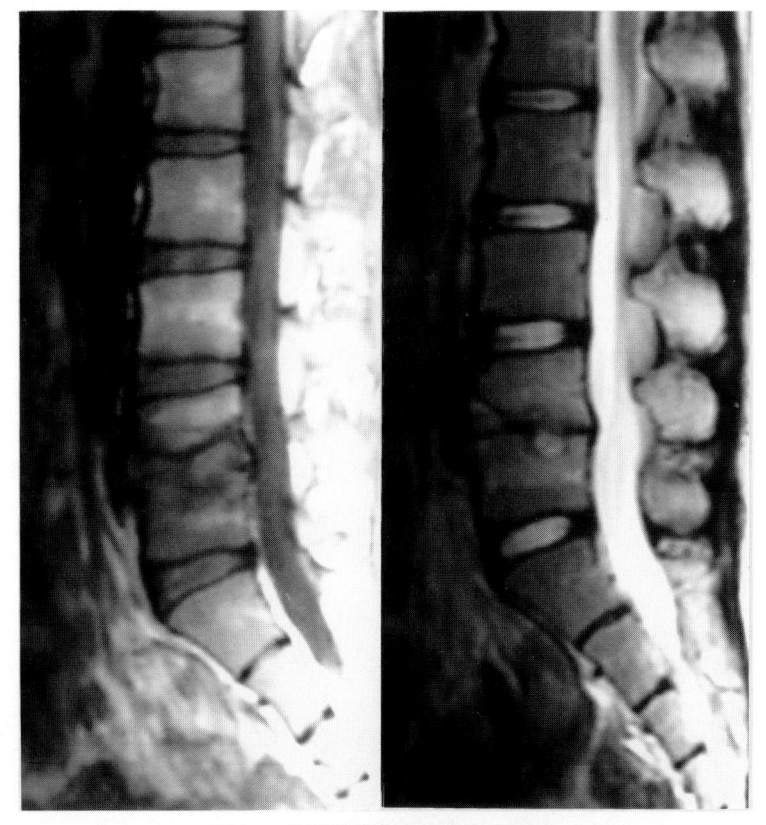

図34 化膿性脊髄炎のMRI所見

（3）MRI

MRI T1強調像では病期に関係なく罹患椎体は低輝度を呈し，T2強調像では発症早期には罹患椎体は高輝度を，反応性の骨硬化像がみられる時期になると低輝度から無信号を呈する(図34)．Gd-DTPAによる造影では，一般に罹患椎体が均一に造影される．椎体病巣および膿瘍の境界部を縁取る辺縁造影効果(rim enhancement)が認められた場合は，カリエスまたは真菌感染の可能性が高い(図36，333頁)．

MRIは治療に応じて所見が経時的に変化するため，治療効果の判定にも有用で，とくにT1強調像の低輝度とGd-DTPAによる造影効果の正常化を追跡する．

（4）骨シンチグラフィー

骨シンチグラフィーは病巣自体に関してはMRI以上の情報は得られないが，転移性脊椎腫瘍との鑑別には有用である．

5）診　断

化膿性脊椎炎は，臨床経過，検査所見，画像所見から総合的に診断するが，経皮的針生検により菌が証明されれば確定する．しかしながら，菌の検出率は50%以下であることが多く，生検時には同時に病理組織学的検索も行い，結核性脊椎炎や脊椎腫瘍と鑑別する．

6）治　　療

　　化膿性脊椎炎の治療の主体は安静と化学療法による保存療法が基本である．局所の安静には臥床，ギプス，コルセット装着など症状に応じて適応する．コルセットは硬性が望ましい．抗生剤の種類は起炎菌が同定された場合には感受性のある薬剤を選択するが，起炎菌が不明の場合にはグラム陽性菌を対象にABPCなどの広範囲ペニシリン製剤やセフェム系剤を第1選択とし，さらにグラム陰性桿菌も考慮に入れ，短期間アミノグリコシド系剤を併用する．投与期間は，初期の3～4週間は点滴静注投与とし，CRPが陰性化した後は経口投与を8週間継続する．さらに3ヵ月間は1ヵ月に1週間だけ服用する間欠投与を追加する．CRPの陰性化が2週間以上続いていて，血沈が正常化の傾向にあることを確認して抗生剤の投与を中止する．

　　手術療法の適応は，神経障害を伴う場合および保存療法に抵抗する場合である．腰椎では馬尾障害となることは少なく，神経根障害を呈することが多い．保存療法抵抗例に対する手術療法への切り替え時期は，保存療法開始後6～8週を目安とする．

　　手術法は病巣掻爬＋前方固定術が基本であるが，経皮的に経椎弓根スクリューによる創外固定を設置し，経皮的潅流術を行う方法もある．

2. 結核性脊椎炎

1）病　　態

　　結核性脊椎炎は，肺などの一次感染巣からの血行性感染で生じる，結核菌（Mycobacterium tuberculosis）による脊椎感染症で，小児から70歳以上まで広く罹患するが，40代，50代が多い．男女差はない．罹患高位別では胸椎，腰椎の順に多く，頸椎は少ない．神経障害は，Pott麻痺と呼ばれて有名で，合併する頻度も化膿性脊椎炎より高い．

2）臨床症状

　　臨床症状は局所の骨破壊に伴う腰背部痛が必発であるが，その程度は化膿性脊椎炎に比しやや軽い．臨床経過では化膿性脊椎炎と比べ発熱の既往は少ない．また，背部や鼠径部に冷膿瘍と呼ばれる流注膿瘍を形成するが，最近は実際にみることは少ない．他覚的には，棘突起の叩打痛や亀背を認める．

3）検査所見

炎症マーカーは化膿性脊椎炎と同様であるが，血沈値は平均すると結核性脊椎炎がやや低く，1時間値 100 mm 以下の中等度亢進である．白血球数の増加も軽度で1万以内が多い．ツベルクリン反応陽性，痰，胃液からの結核菌の検出は，非特異的ではあるが結核性脊椎炎を示唆する．

4）画像所見

（1）単純X線写真，断層X線写真，CT

結核性脊椎炎も椎間板近傍の椎体から骨破壊が始まるため，単純X線写真所見は椎間高の減少から始まり，椎体破壊が進行すると圧潰を生じ亀背を形成する．転移性脊椎腫瘍や骨粗鬆症性圧迫骨折による椎体破壊とは，椎間板腔が温存されている点で鑑別できる．さらに，血行を失って周囲の骨組織から分離した壊死骨，すなわち腐骨が形成される．腐骨形成は結核性脊椎炎に特徴的であり，白く硬化した像として写る．このため結核性脊椎炎では椎間板を中心とした椎体破壊像であるが，濃淡陰影がまばらになる．この所見は断層撮影，CTでより明らかとなる．腸腰筋内の膿瘍は，単純X線正面像で腸腰筋の腫脹像として捉えられる(図35)．CTでは，膿瘍周囲に造影効果がみられ，より明らかに認められる．

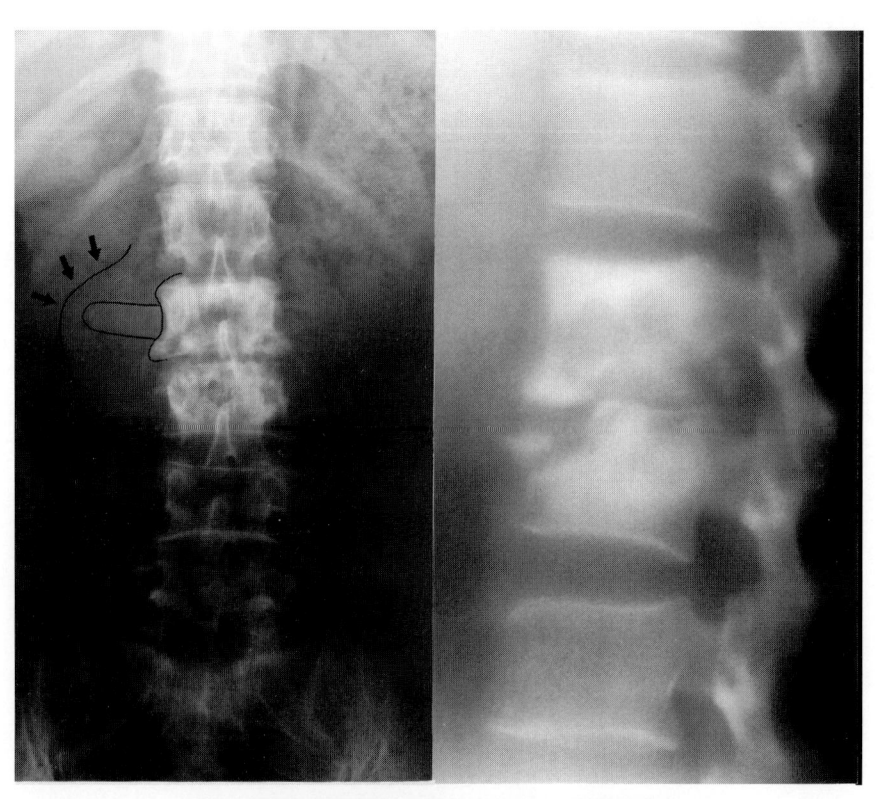

図35 結核性脊椎炎の単純X線像．断層撮影像
腸腰筋の腫脹像がみられる(↓↓↓)．

(2) MRI

MRI所見は，T1強調像で低輝度，T2強調像で高輝度となるが，Gd-DTPAの造影効果は化膿性脊椎炎に比較して不均一であり，膿瘍周囲にはrim enhancementがみられる(図36)．Rim enhancementは結核菌に特異的ではなく，真菌などのslow growthな起炎菌にもみられる所見である．

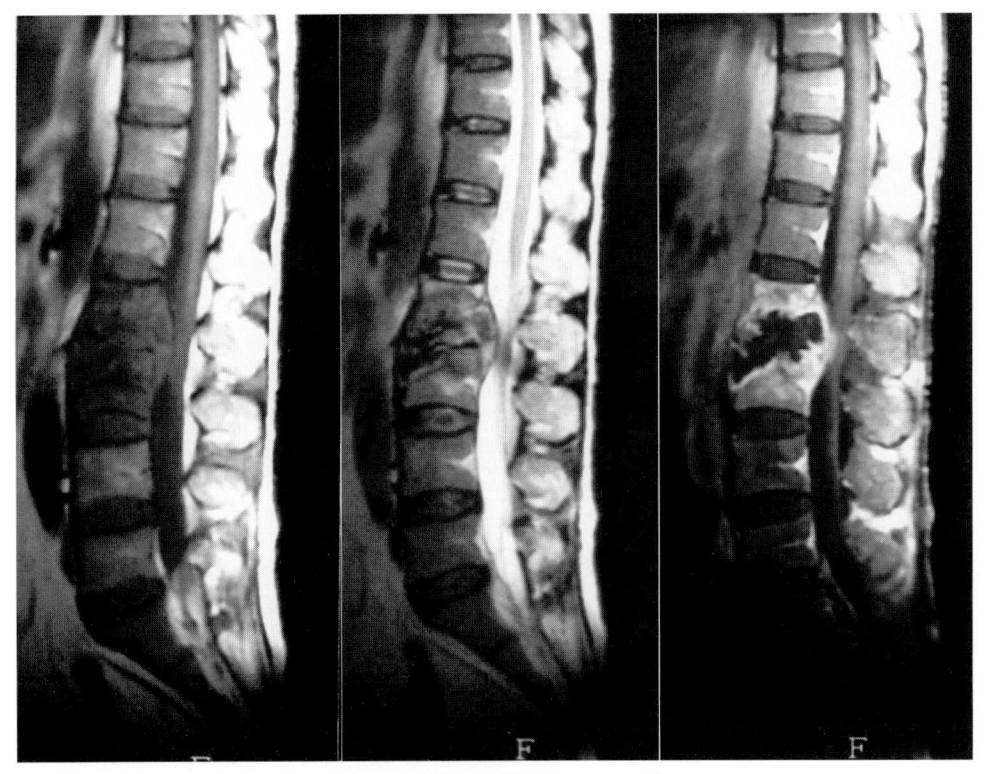

図36a　結核性脊椎炎のMRI像

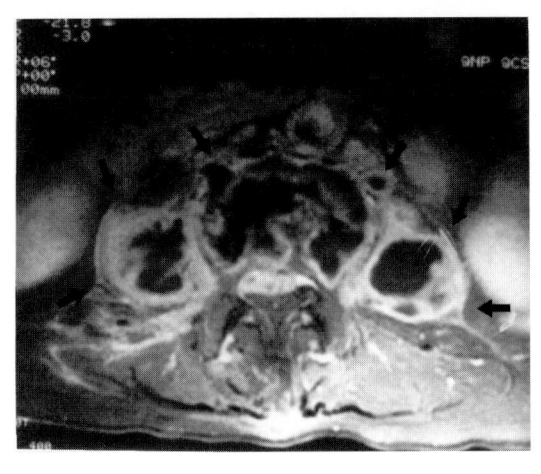

図36b　結核性脊椎炎のMRI像
　椎体，腸腰筋膿瘍にrim enhancementを認める．

5）診　　　断

結核性脊椎炎は肺などの一次結核からの播種が病態の基本であることから，喀痰または胃液の培養(3日間連続)は必ず行う．ツベルクリン反応は陽性となるがこれは非特異的である．生検または手術

時に菌を同定するか病理検査で乾酪壊死などの所見が確認されれば診断は確定する．菌の同定法はガフキー染色，培養同定の他に，polimerase chain reaction 法(PCR 法)により菌の DNA を増幅し，これを標的菌種の標識酵素と反応させ検出する方法もある．PCR 法は培養同定より少量の菌でも短時間に検出できる．

6）治　　療

　結核性脊椎炎の治療は化学療法と手術療法が基本である．化学療法の種類は isoniazid(INH：イスコチン®，スミフォン®　小児 6 mg/kg，max．300 mg/day，成人 200〜500 mg/day)，ethambutol(EB：エサンブトール®，エブトール®　小児 5 mg/kg，成人 750〜1000 mg/day)，rifampicin(RFP：リファジン®，リマクタン®　小児 20 mg/kg，max．450 mg/day，成人 450 mg/day)，streptomycin sulfate(SM：硫酸ストレプトマイシン®　小児 20 mg/kg，max．1.0 g/day，成人 1 g/day)から 3 剤を組み合わせて用いる．肺などの一時結核の治療期間も考慮したうえで，INH，RFP，EB の 3 剤を 9〜12ヵ月間，または INH，RFP 9〜12ヵ月間，SM 3ヵ月間投与する．INH には末梢神経障害の合併を予防するためにビタミン B6(8 mg/day)を同時に投与し，SM 投与時には定期的に聴力検査を行い，第 8 脳神経障害の合併に注意する．

　手術療法は小児，poor risk および手術を拒否する患者以外は適応がある．とくに麻痺を合併する場合は絶対的適応である．手術法は，病巣掻爬＋前方固定術が基本であり，病巣掻爬術だけでは術後局所の後弯が進行するため術後成績が劣る．また，術前から高度の後弯を合併する例では，後弯の矯正，その保持や炎症の早期沈静化のため後方 instrumentation 手術と前方固定術の前後合併手術も行われている．炎症性疾患に instrumentation 手術は禁忌と考えられてきたが，化学療法を併用することにより炎症増悪の原因とはならない．

付-3．化膿性椎間板炎

　成人の椎間板は血流が乏しいため，一次性椎間板炎は小児に多く成人には稀である．成人の化膿性椎間板炎は手術後や椎間板造影などの検査，手術による二次性の感染がほとんどを占め，検査または手術後数日して発熱とともに激烈な腰痛を生じる．検査所見および治療は化膿性脊椎炎と同様である．最近は instrumentation 手術後の感染が増加している．

3. 腰部筋・筋膜炎

1）病　　態

腰痛をきたす疾患のうち腰部傍脊柱筋の筋スパスムが原因と考えられる疾患である．30〜40代の男性に好発する．スポーツや重量物搬送作業など腰部への過度のストレスが原因となる．

2）症　　状

下肢症状を伴わない急性腰痛を主訴とする．他覚的には筋のトーヌスが亢進し，腰部傍脊柱筋に硬結を触れ圧痛がある．下肢挙上試験と神経学的所見は陰性である．

3）画像診断

単純X線写真所見では骨や椎間板に異常がみられない．

4）治　　療

治療は安静と消炎鎮痛剤，筋弛緩剤の投与である．急性期の理学療法は，牽引やマッサージは行わず，温熱療法のみとする．腰痛が強く体動が困難な場合には筋硬結節，圧痛点に局麻剤を局注(trigger injection)すると有効である．簡易コルセットを処方することもある．

付-4．ぎっくり腰

ぎっくり腰とは，急性腰痛を生じる疾患の総称である．急性腰痛の原因は，1）骨性：骨粗鬆による圧迫骨折や腫瘍，炎症などによる病的骨折，2）椎間板性：椎間板ヘルニアなど，3）椎間関節性：椎間関節の機械的炎症など，4）傍脊椎筋性：筋・筋膜炎の4つに大別される．このうち椎間関節由来の腰痛が狭義のぎっくり腰を指すこともあり，椎間関節ブロックやマニピュレーションで軽快する．治療の基本は安静で，非ステロイド性消炎鎮痛剤を併用する．

文　献

[化膿性脊椎炎]
1) Buchelt M, Lack W, Kutschera H-P, et al : Comparison of tuberculosis and pyogenic spondylitis. Clin Orthop 296 : 192-199, 1993.
2) Jeanneret B and Magerl F : Treatment of osteomyelitis of the spine using percutaneous suction/irrigation and percutaneous external spinal fixation. J Spinal Disord 7 : 185-205, 1994.
3) 樫本　修，国分正一，桜井　実ほか：MRIの適応と限界―脊椎感染症：脊椎カリエスと化膿性脊椎炎．脊椎・脊髄　5：939-948, 1992.
4) 河野　亨，大谷　清，柴崎啓一ほか：最近の化膿性脊椎炎について．東日本臨整会誌　3：240-243, 1991.
5) 川上　守，玉置哲也，浜崎広洋ほか：化膿性脊椎炎の治療成績．整形外科 41：1492-1498, 1990.
6) 中村雅也,戸山芳昭,大和俊彦ほか：麻痺を伴った化膿性脊椎炎の治療経験．整形外科 43：647-653, 1992.
7) 小野俊明，戸山芳昭，藤村祥一：真菌による化膿性脊椎炎の治療．MB Orthop 9：109-116, 1996.
8) 大谷　清：このごろの化膿性脊椎炎について．臨整外　8：569-576, 1973.

9) 里見和彦, 大谷　清, 満足駿一ほか：化膿性脊椎炎の経験. 臨整外 15：594-600, 1980.
10) 島垣　斎, 秋本　毅, 今野俊幸：化膿性脊椎炎の検討. 臨整外 21：721-729, 1986.
11) 高柳建志, 永瀬譲史, 斉藤康文ほか：感染性脊椎炎におけるMRIの診断的価値. 関東整災誌 24：51-56, 1993.

[結核性脊椎炎]
1) Boachie-Adjei O, Squillante RG：Tuberculosis of the spine. Orthop Clin North Am 27：95-103, 1996.
2) Chen W-J, Chen C-H, Shin C-H：Surgical treatment of tuberculosis spondylitis. Acta Orthop Scand 66：137-142, 1995.
3) Moon M-S, Woo Y-K, Lee K-S, et al：Posterior instrumentation and anterior interbody fusion for tuberculous kyphosis of dorsal and lumbar spine. Spine 20：1910-1916, 1995.
4) Oga, M, Arizono T, Takasita M, et al：Evaluation of risk of instrumentation as a foreign body in spinal tuberculosis. Spine 18：1890-1894, 1993.
5) Otani K, Satomi K, Fujimura Y, et al：Spinal osteotomy to correct kyphosis in spinal tuberculosis. Int Orthop 3：229-235, 1979.
6) 大谷　清：脊椎カリエス—過去30年間の手術症例から—. 日整会誌 71：153-160, 1997.
7) Twelfth report of the medical research council working party on tuberculosis of the spine：Controlled trial of short-course regimens of chemotherapy in the ambulatory treatment of spinal tuberculosis. J Bone Joint Surg (Br) 75-B：240-248, 1993.
8) Upadhyay SS, Orth D, Sell P, et al.：surgical management of spinal tuberculosis in adults. Clin Orthop 302：173-182, 1994.

[腰部筋・筋膜炎]
　紺野慎一, 菊池臣一：腰椎背筋群のコンパートメント内圧上昇と腰痛. 臨整外 28：419-426, 1993.

[鎌田　修博]

E-5
外　傷

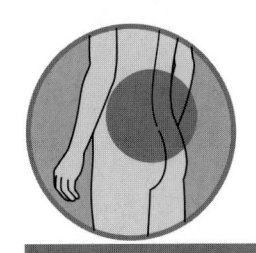

　従来胸腰椎損傷は脊柱管を境に脊椎の構成要素を前後に二分するtwo column theoryに基づいて分類されていた．しかし，脊柱の不安定性が後方成分のみの損傷では生じず，椎間板後方線維輪と後縦靱帯からなる部分の損傷を加えると初めて顕著になることが判明し，Denisによって脊柱を3つに分けるthree column theoryが導入された．それ以来，胸腰椎損傷に対するbiomechanicalな概念が確立され，three column theoryに基づいたDenisの分類が広く用いられるようになった(図37)．

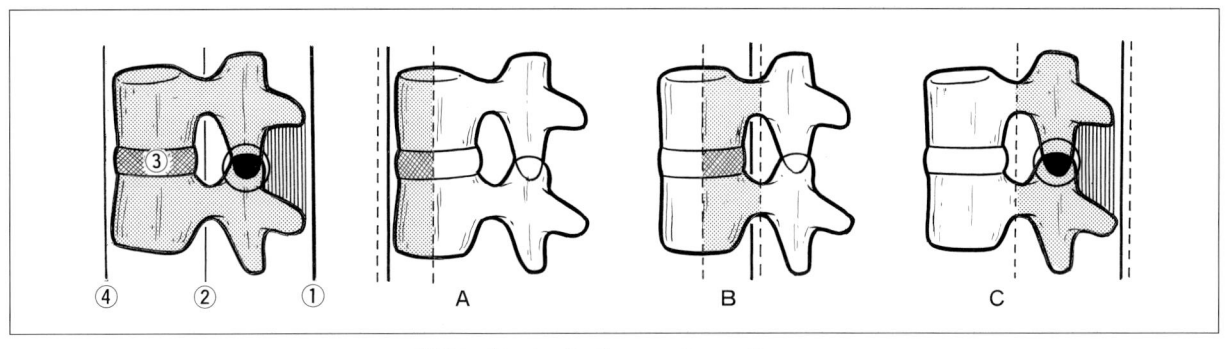

図37　Denisのthree column theory
①棘上，棘間靱帯　②後縦靱帯　③椎間板線維輪　④前縦靱帯
A：anterior column　B：middle column　C：posterior column

1. 腰椎圧迫骨折

1) 病　態

　腰椎圧迫骨折は，前縦靱帯と椎体および椎間板前方部分からなるanterior columnの損傷で，第1腰椎を中心に第12胸椎から第3腰椎に好発する安定型骨折である．骨折は，wedge compression, tear drop, comminuted, concave, verticalの5型に分ける鈴木の分類法(図38)や，椎体上下の終板損傷により，type A：上下の終板とも損傷される，type B：上部の終板損傷，type C：下部の終板損傷，type D：終板損傷なしの4型に分類するDenisの分類法がある．骨折の頻度は鈴木のwedge compression typeやDenisのtype Bが多い．年齢分布は，骨粗鬆性圧迫骨折を除けば，10代〜50代まで偏

骨 折 型		症 例 数	
Wedge compression	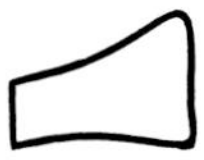	106名	79.7%
Tear drop	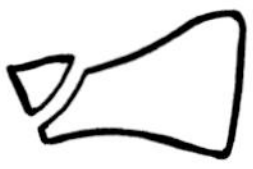	11名	8.3%
Comminuted	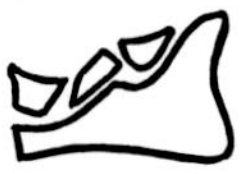	2名	1.5%
Concave	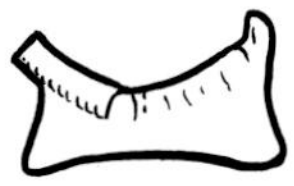	6名	4.5%
Vertical	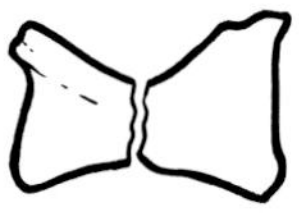	8名	6.0%

図38　骨折の分類(鈴木信正, 1979[7])

りはない．受傷原因は高所よりの転落(71%)，交通事故(18%)，重量物の落下(8%)などである．最近スノーボードによる受傷が増えている．

2) 臨床症状

腰痛は必発であるが神経症状を伴うことはない．胸腰移行部の骨折でも痛みを下部腰椎高位に訴えることが多い．他覚的には局所の亀背や棘突起の叩打痛がみられる．

3) 診　　断

単純X線写真，断層写真上椎体の楔状変形がみられるが，前後像で椎弓根間や棘突起間の開大はみられず，側面像で椎体後方皮質の膨隆もみられない．受傷直後のX線写真では骨折が不明瞭でも経過中に明瞭となる場合があるので，痛みが続く場合には，繰り返しX線検査を行う．X線写真は下部胸椎も含めて撮影すれば，骨折の見逃しを防止できる．単純X線写真では骨折が不明瞭な早期にもMRIでは輝度変化がみられ，診断に役立つ．

4) 治　　療

治療は保存療法が原則で，椎体後壁高に対する前壁高を圧縮率として，圧縮率が50%以上では腹臥位をとらせたり(腹臥位法)，背臥位で骨折部を中心に体幹をつり上げる(つり上げ法)，あるいは背臥位で骨折部に枕を入れて反張位とする(背臥位法)ことにより可及的整復後(図39)にギプス固定を4～6週間行い，50%以下では整復を加えずに3週間の安静臥床とする．以後は軟性コルセットを3ヵ月

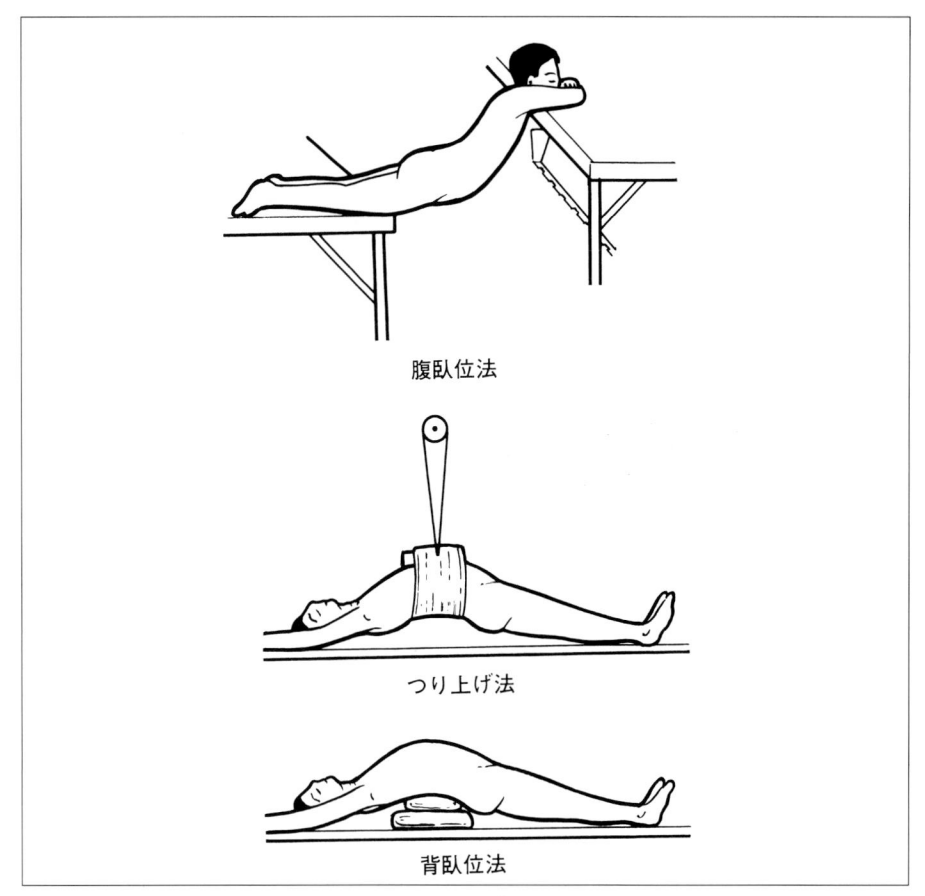

図39 整復法

間装着する．

2. 破裂骨折(Burst fracture)

1) 病　態

　　破裂骨折は軸圧によって生じる anterior column と椎体および椎間板後方線維輪と後縦靱帯から構成される middle column が損傷される骨折である．単純X線写真所見の特徴として，椎弓根間距離の拡大や椎弓の縦骨折が合併する．最も特徴的な所見は椎体後壁の脊柱管内への突出と椎弓内面の縦骨折を示すCT所見である(図40)．30歳代の男性に多く，受傷原因は交通事故，高所よりの転落，重量物の落下が多い．

　　Denis は破裂骨折を5型の亜型に分類した．

　　Type A：軸圧による上下の終板骨折で，局所の後弯を示さない．下位腰椎に多く，手術では損傷椎の上下2椎間の固定が必要である．

　　Type B：軸圧と屈曲力による椎体上面の終板骨折で，最も発生頻度の高い骨折型である．椎体下部に縦裂骨折を伴うことがある(図40)．

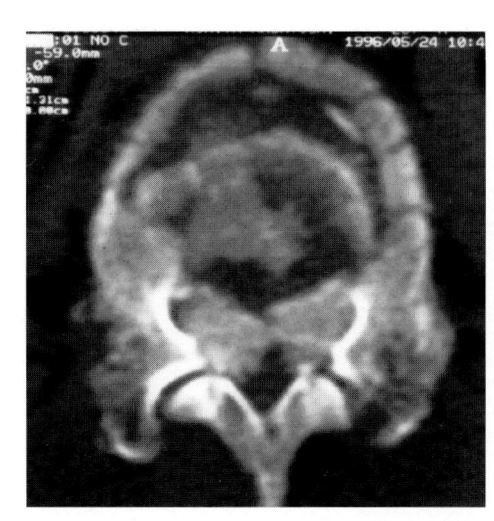

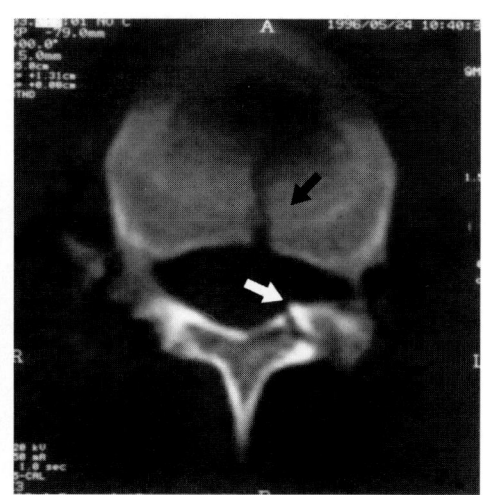

図40 破裂骨折の CT 像

　Type C：軸圧と屈曲力による椎体下面の終板骨折であるが，発生頻度はまれである．

　Type D：軸圧と回旋力による骨折で脱臼骨折と誤認されやすいが，破裂骨折の特徴である椎体の破裂や椎弓根間距離の拡大の有無により鑑別できる．

　Type E：軸圧と側屈力による骨折で，側方型の圧迫骨折とは椎体後壁の脊柱管内突出の有無により鑑別する．

2）臨床症状

　強度の腰背部痛のため体動も困難で，局所の亀背や皮下血腫をみる．脊柱管内での硬膜管の圧迫が強い場合，両下肢に神経症状を伴う．

3）診　　　断

　単純Ｘ線写真では椎体の楔状変形に加え，椎体後方皮質の後方膨隆や不鮮明化ならびに椎弓根間の開大がみられる．CT で椎体後壁の脊柱管内突起を確認すれば診断は確定する．

4）治　　　療

　神経症状がなく，CT 所見で椎体後方皮質の脊柱管内占拠率（図41）が軽度な場合には保存的治療を行う．治療法は，圧迫骨折と同様の方法で可及的整復後 4〜6 週間のギブス固定と 3 ヵ月間の軟性コルセット装着を行う．手術的治療の適応は，1）神経障害を伴う例，2）神経障害がなくとも，CT 上の脊柱管内骨片占拠率が Th12 以上では30％以上，L1 では40％以上，L2 以下では50％以上の場合，などである．不全麻痺であっても手術療法が保存療法より治療成績が優っているので神経障害を伴う場合には手術の絶対適応である．完全麻痺例では，疼痛の予防と早期の ADL 復帰が治療法選択の基準と

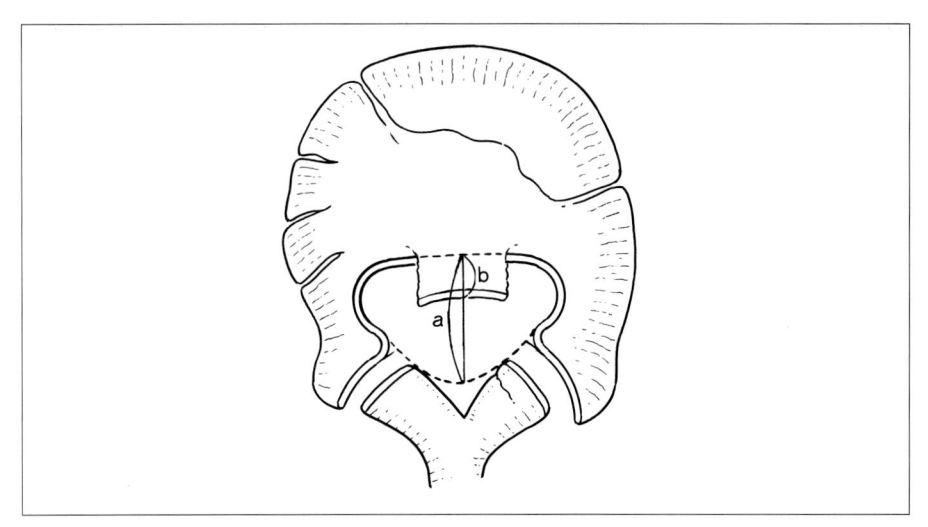

図41 脊柱管内骨片占居率(b/a)

なる．高度の後弯や側弯による不良姿勢は疼痛の原因となるため手術の適応となるが，ADL 復帰の点からは，保存療法群が手術群より ADL の確立が早いという報告もあるので適応は慎重に決する．手術法は前方法と後方法があるが，その適応については意見が分かれている．ただし，椎体破壊が著しく，整復後の支持性が不十分と考えられる場合は前方法を行う．

3. 屈曲―伸延損傷(Flexion-distraction injury)

Denis の分類ではシートベルト型損傷に属するが，受傷機転からは通常屈曲―伸延損傷に分類される．骨折線が棘突起から椎弓，椎弓根，椎体に及ぶ純粋な骨折である Chance 骨折と後方の靱帯複合体や椎間板などの軟部組織の損傷が合併するシートベルト型損傷(図42)がある．Chance 骨折は安定型骨折で，保存療法が適応される．シートベルト型損傷は不安定型骨折のため手術的治療の適応で，手術法は後方に圧迫力を加える後方 instrumentation 手術が行われる．

4. 屈曲―伸延損傷と破裂骨折との合併損傷

屈曲―伸延損傷と破裂骨折の合併であるが，受傷機転は不明で，three column すべての損傷を伴う不安定型骨折である．治療は前方除圧固定術が適応となる(図43 a，b)．

342 E. 腰　　部

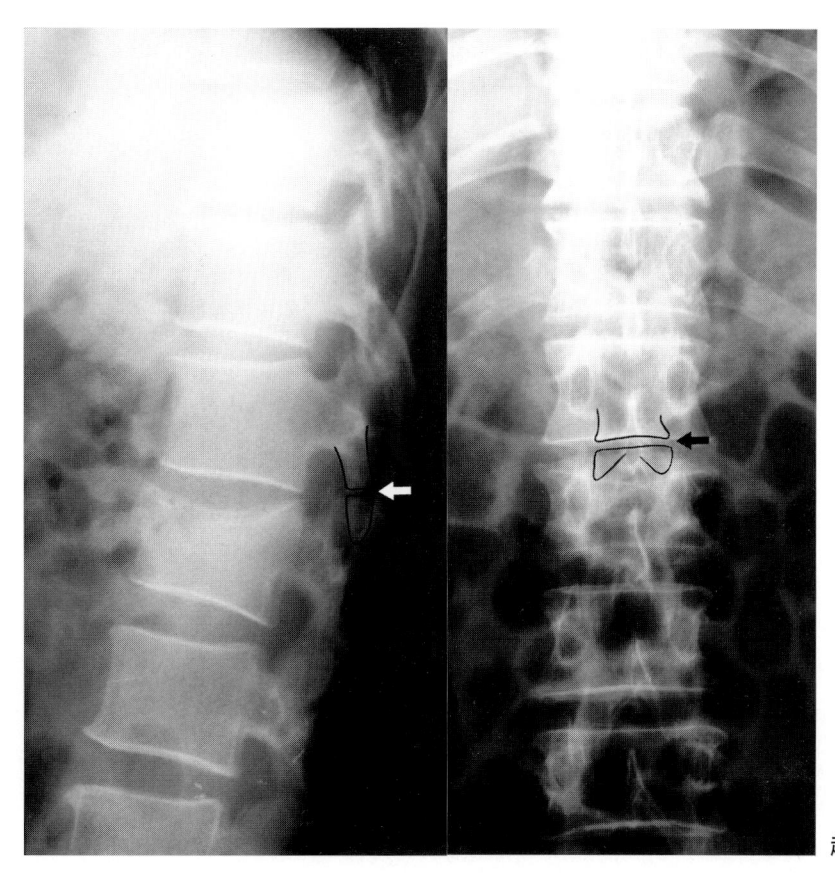

図42　シートベルト型損傷
　椎体の圧迫骨折と上位椎下関節突起の横骨折(矢印)がみられる．

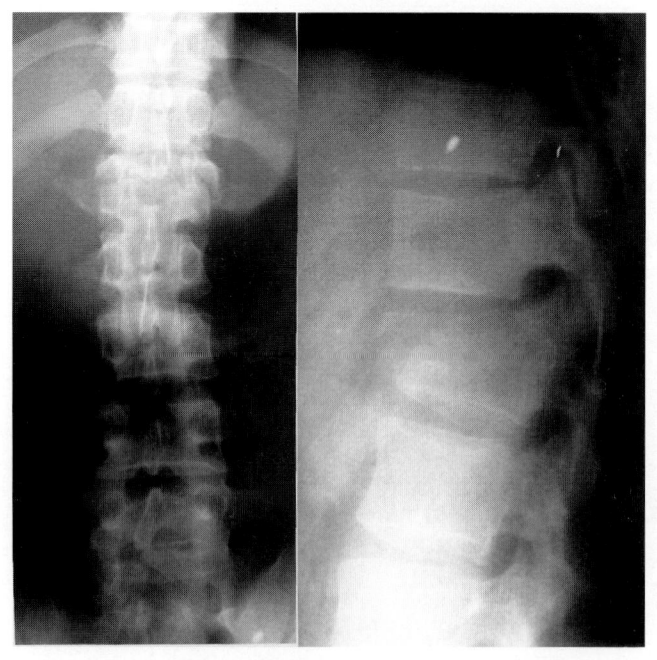

図43a　屈曲—伸延損傷と破裂骨折の合併損傷

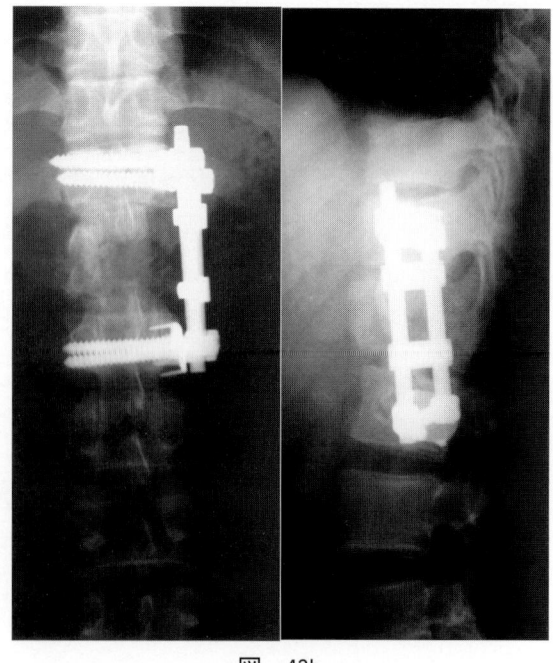

図　43b

5. 胸腰椎脱臼骨折

　脱臼骨折は圧迫，伸展，回旋および剪断力によって three column すべてが破綻した骨折である．発生頻度は全胸腰椎損傷の約20％を占め，Th12/L1 を中心に Th11/12 から L2/3 に好発し，他の損傷に比べ不安定性が著明で，全体の70～80％と高率に神経損傷を合併する．神経損傷発生の主因となる脊柱の配列異常を可及的早期に整復すると同時に，安定性を獲得し看護管理を容易とするため積極的に手術が選択される．手術法は，手術侵襲や骨癒合ばかりでなくリハビリテーションの面からも可能な限り3椎体間の short fusion を選択すべきである．形態学的分類である Denis の分類を用いる場合には，損傷時に前縦靱帯の連続性が保たれているかが整復後の安定性を分けるポイントとなる．

1）屈曲―回旋脱臼骨折(flexion-rotation)
（1）病　　態
　Anterior column には圧迫と回旋力が，middle と posterior column には伸展と回旋力が作用して生じる損傷で，脱臼骨折のなかでは最も発生頻度が高い．前縦靱帯は椎体より剝離するが連続性は比較的よく保たれる．Denis は posterior column を上関節突起骨折型，下関節突起骨折型，jumped facet 型の3型に分類しているが，阿部らは下関節突起骨折または椎弓根骨折による損傷を分離型として分類した．分離型損傷では不全麻痺が多く，手術後の麻痺の回復も良好である．

（2）画像診断
　X線写真所見は，棘突起間の開大，片側の上関節突起骨折，椎体のスライス骨折，椎弓根，棘突起の回旋転位，片側優位の多発性横突起および肋骨骨折が認められる(図44)．
　Posterior column の損傷は多彩で，正確な診断には CT 検査は必須である．

（3）治　　療
　神経症状が不全麻痺の場合は手術療法の絶対的適応である．完全麻痺の場合は手術による神経症状の回復は見込めないため，手術療法の選択は慎重に決する．手術法は，椎体損傷が軽度で前方支持組織が保たれているため，後方 instrumentation 手術による後方固定術が適応となる．頻度は少ないが椎体損傷が高度で，整復後の前方支持が乏しく椎間関節の嵌頓がなければ，前方 instrumentation 手術による前方固定術のみでも脊柱再建が可能である．嵌頓がある場合には後方から整復し，instrumentation 手術により後方固定後前方固定術を追加する．後方 instrumentation 手術は固定力の優れた pedicle screw 法が用いられる．

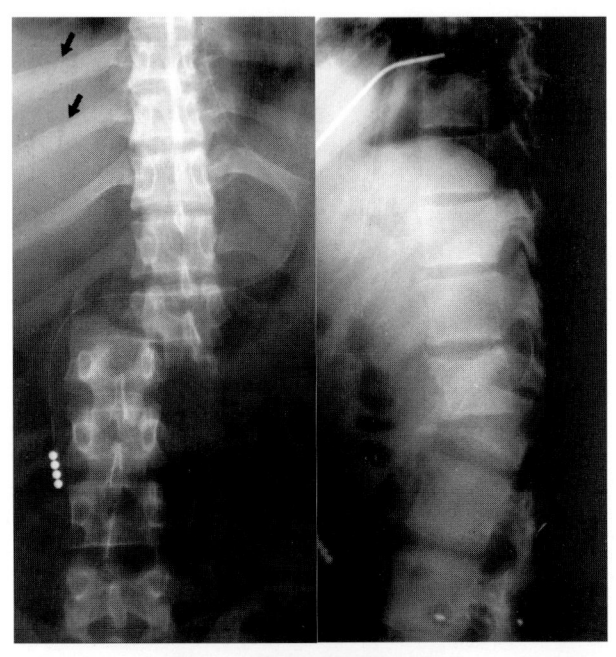

図44a 屈曲―回旋脱臼骨折
本例では側方へ大きく転位しているが，仰臥位になると自然に整復されるので，前縦靱帯の連続性が残されていることが推察される．多発性肋骨骨折（矢印）がみられる．

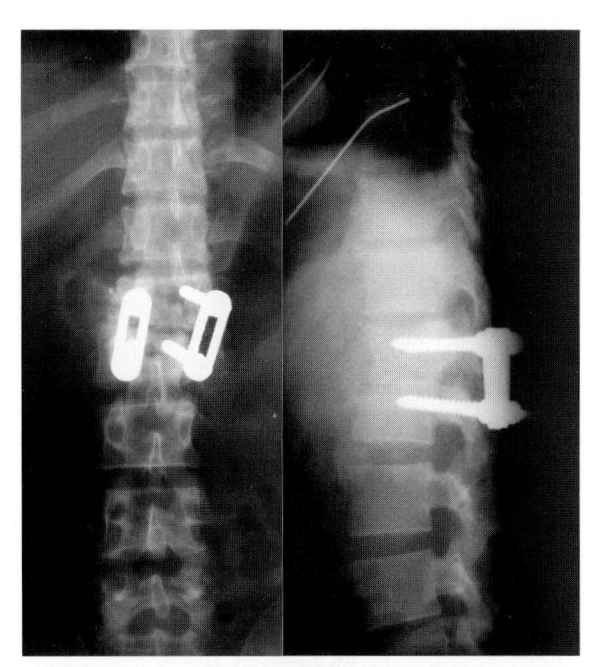

図44b
自然整復法でpedicule scew法により固定した．

2）剪断脱臼骨折（図45）
（1）病　態
　Three column すべてに剪断力が作用するか，または anterior と middle column には伸延力，posterior column には圧迫力が作用する過伸展損傷として生じる．すべての靱帯が断裂するため脱臼骨

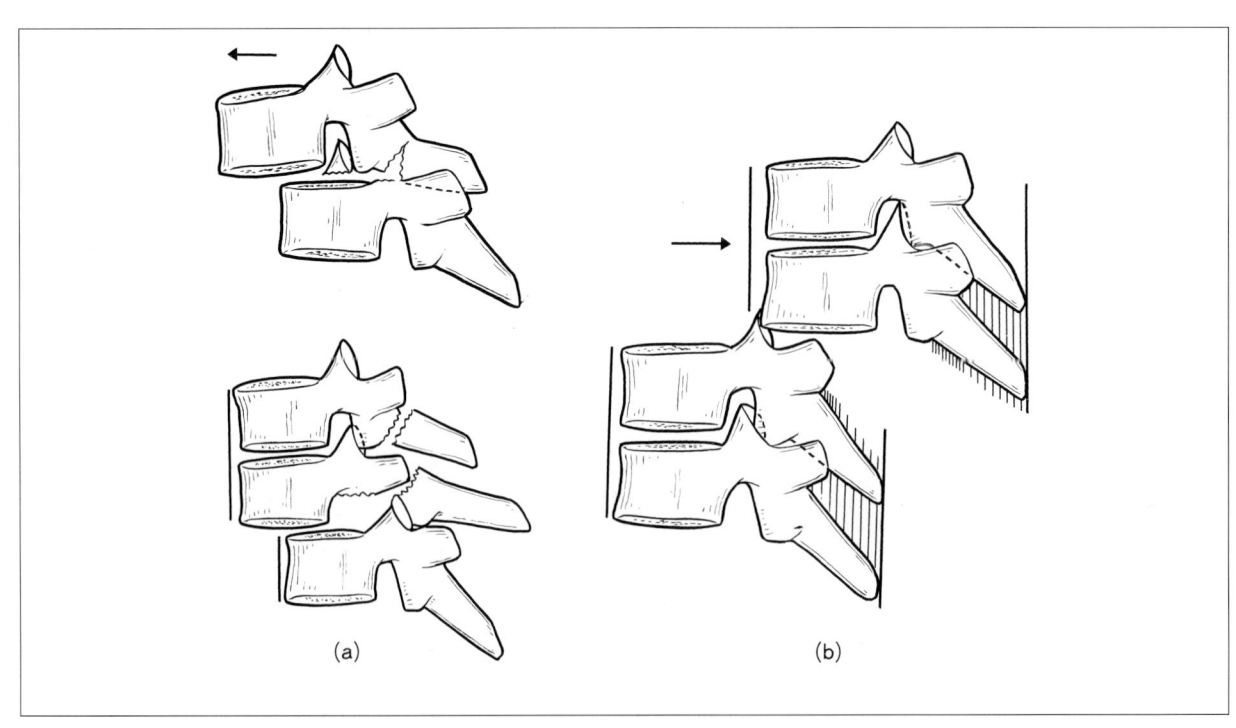

図45　剪断脱臼骨折
前方転位型(a)，後方転位型(b)とも前縦靱帯は断裂している．

折のなかで最も不安定な損傷である．椎間板高位で損傷されるため，椎体の骨折は軽微なことが多い．

前方転位型（PA shear type）と後方転位型（AP shear type）に分けられるが，前者では転位椎の後方要素の破壊が著しい．まれには側方転位型もみられる．この損傷では完全麻痺の発生率が高いが，前方転移型のうち分離型損傷や後方あるいは側方転位型では完全麻痺とならないこともある．

（2）治　療

全靱帯損傷のため整復固定時には過伸張しないように注意する．椎体損傷は少なく，整復後の前方支持力は保たれるので後方 instrumentation 手術が適応となる．

3）屈曲—伸延脱臼骨折（図46）

シートベルト型損傷と同様，middle column と posterior column に伸張力が，anterior column には圧迫力が加わって生じる損傷である．脱臼骨折ではX線上前後方向の脱臼または亜脱臼がみられること，シートベルト型損傷では一般に神経損傷を伴わないことから両者の鑑別ができる．前縦靱帯は椎体から剝離するが連続性は保たれる．CT検査により脱臼椎間に回旋転位や上関節突起に骨折がないことから屈曲・回旋脱臼骨折と鑑別する．

神経損傷は他の脱臼骨折と比べて軽度なことが多い．手術法は後方 instrumentation 手術が適応となる．

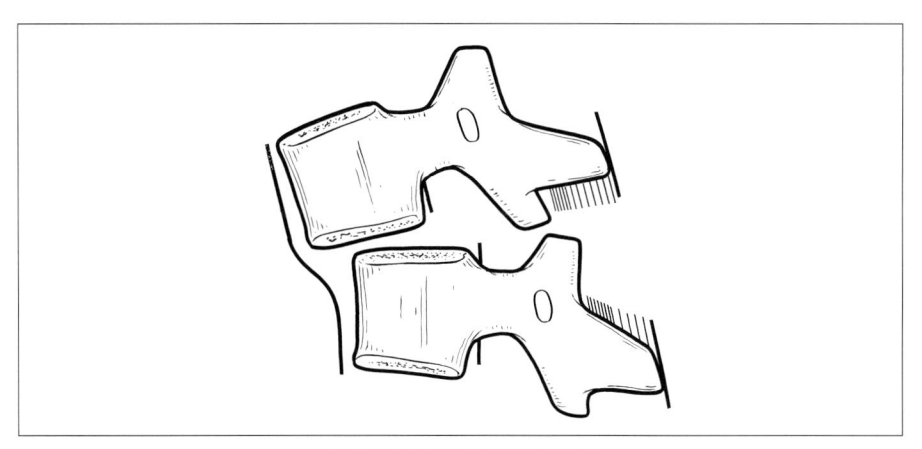

図46　屈曲—伸延脱臼骨折

付-5．腰椎横突起骨折

横突起骨折は，単独では腰部への直達鈍的外力によることが多いが，体幹の側屈強制やゴルフなどの回旋運動による外力で生じることもある．L3，L4の頻度が高いが，L1からL5の全高位に起こる．横突起骨折単独では神経障害を伴うことはないが，Malgaigne 骨盤骨折に合併した L4，L5 の横突起骨折では，腰仙部神経叢損傷を合併することがある．X線写真所見上骨折が偽関節となっても愁訴を残すことはないので，治療は安静と簡易コルセットによる保存療法で十分である．

付-6. 脊椎骨粗鬆症による脊椎圧迫骨折

　骨粗鬆症に基づく脊椎圧迫骨折は，人口の高齢化につれて増加している．圧迫骨折はTh4〜L5にかけて広範囲に生じるが，L1を中心にした胸腰移行部は全骨折の40%を占める好発部位である．単純X線写真所見から椎体後縁高に対する椎体前縁高，または中央陥凹部の高さが80%以下の場合を圧迫骨折による変形とするのが一般的である．骨折の形態を楔状型，魚椎型，扁平型の3型に分類すると，楔状型が全体の50%を，魚椎型，扁平型が各々25%を占めるが，胸椎では扁平型が多く，腰椎では魚椎型が多くなる．罹患椎体数は，1〜4椎体が全体の65〜70%を占める．

　MRIは急性期にはT1強調像で低輝度，T2強調像で高輝度を示すが，椎体の硬化が起こると両者とも低輝度となる．

　治療は，急性期には2〜3週間の安静臥床をとらせ，痛みが軽減したら軟性コルセットを装着して安静を解除する．慢性疼痛に対しては活性型ビタミンDやカルチトニンなどの薬物療法，軟性コルセット，温熱療法やSSP療法などの理学療法を行う．腰椎牽引は可撓性が低下している高齢者では疼痛を悪化させることがあるので適応とならない．骨折部の骨癒合が得られず，vacuum phenomenonを伴って異常可動性がある場合は頑固な疼痛があり，経椎弓根的に椎体内へハイドロキシアパタイト顆粒を挿入する手術療法の適応もある．

　骨粗鬆症性圧迫骨折では，骨折直後から神経障害を合併することはないが，最近は遅発性脊髄・馬尾圧迫性麻痺を生じる例が増加しているので十分な経過観察が必要である．神経麻痺はFrankel分類でCまたはDの不全麻痺が多いが，その発現機序はなお明らかでない．画像所見も，MRIの圧迫の程度が必ずしも麻痺の有無を反映せず，今後の検討を要する．

　保存療法で麻痺が回復する場合もあるが，治療効果は不確実なため手術療法の適応となることが多い．手術法は高齢者といえども前方除圧固定術が優れており，移植骨としてはセラミック製の人工骨を用い，前方instrumentationを追加する．この手術法により長期にわたり良好な成績が報告されている．

文献

1) 阿部栄二, 本郷道生, 田村康樹ほか：胸腰椎脱臼骨折の損傷メカニズムと手術法選択．脊椎脊髄 10：47-55, 1997．
2) Denis F: The three column spine and its significance in the classification of acute thoracolumbar spinal injuries. Spine 8：817-831, 1983.
3) 福井康之, 鈴木信正, 浜野恭之ほか：腰仙側方脱臼の1治験例．臨整外 21：1183-1188, 1986．
4) McCormack T, Karaikovic E, Gains RW, et al: The load sharing classification of spinal fractures. Spine 19：1741-1744, 1994.
5) 持田譲治, 千葉昌宏, 東永廉ほか：胸腰移行部破裂骨折の治療法選択．整形外科 47：1261-1267, 1996．
6) 陶山哲夫, 津山直一, 二瓶隆一ほか：胸腰髄損傷者の脊柱可撓性と日常生活動作—非手術群と手術群の比較検討—．日整会誌 64：1155-1164, 1990．
7) 鈴木信正, 平林洌, 岩上哲郎：胸, 腰椎圧迫骨折の診断と治療について．臨整外 14：354-359, 1979．
8) 種市洋, 金田清志, 佐藤栄修ほか：胸腰椎損傷の損傷メカニズムと損傷型．脊椎脊髄 10：17-24, 1997．
9) 戸山芳昭, 長山信幸, 田中耕一ほか：骨粗鬆症に伴う脊椎圧迫骨折と脊柱変形．別冊整形外科 12：7-13, 1987．

［鎌田　修博］

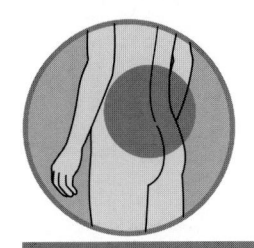

E-6
変性疾患

腰椎変性疾患はその頻度も高く，外来診療において遭遇することも多い．

1. 腰椎椎間板ヘルニア

1）病　　態

椎間板の変性を基盤とし，そこに急性または慢性の外力が加わり，髄核が後部線維輪を穿破，膨隆し，神経根や硬膜管内の馬尾を圧迫するものである．多くは脊柱管内ヘルニア（注1，p348）であるが，稀に外側型腰椎椎間板ヘルニアの形態をとることもある（図47a〜c）．

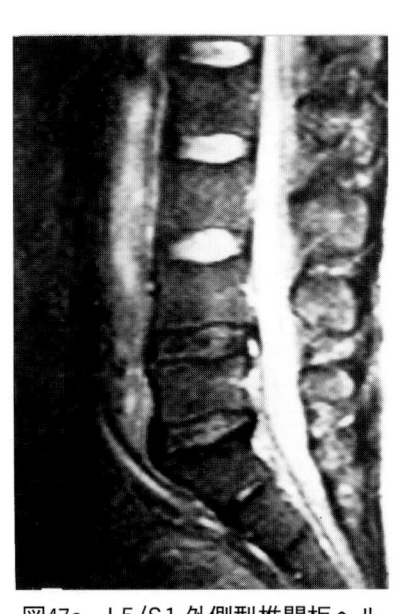

図47a　L5/S1 外側型椎間板ヘルニアのMRI像矢状断像
L4/5 椎間板の軽度後方突出がみられるのみである．

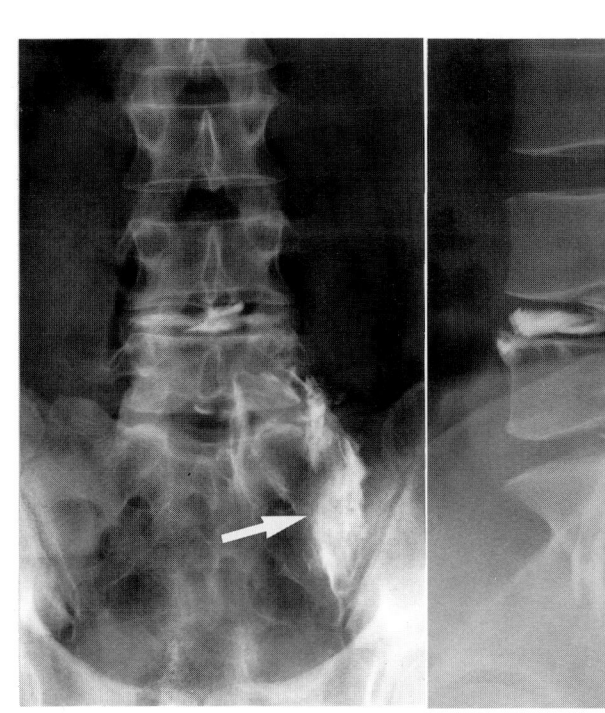

図47b　椎間板造影像
L5/S1 高位で造影剤が漏出し，右S1神経根が造影されている（矢印）．

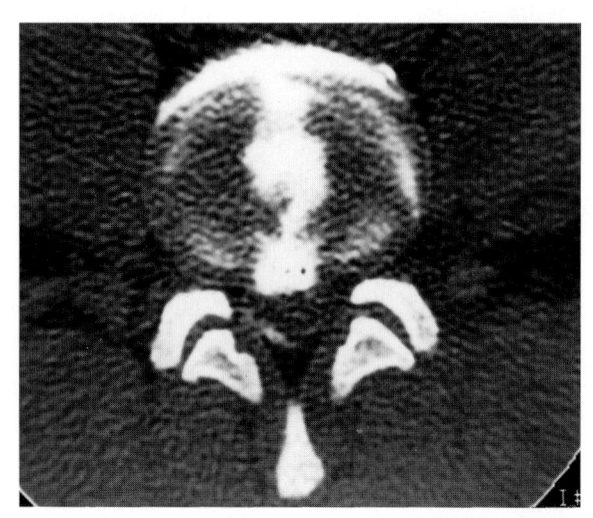

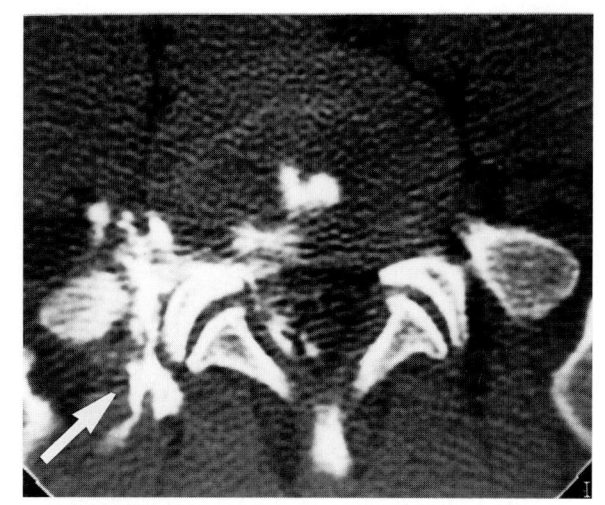

図47c 椎間板造影後の CT 像(CTD)
L4/5(上)で正中ヘルニアがみられるが，L5/S1(下)で造影剤の脊柱管外への漏出がみられる(矢印).

注1) 脱出あるいは膨隆したヘルニア腫瘤が椎間孔内にある椎間孔ヘルニアとヘルニア腫瘤が椎間孔の外側にある椎間孔外ヘルニアをいう．Macnab は腰椎椎間板ヘルニアの病態を4型に分類した(図48).
1) disc protrusion：線維輪は正常の形態を保つが軽微な損傷がある程度で椎間板が後方に膨隆する．
2) subligamentous extrusion：髄核が線維輪を破り後方に逸脱しているが後縦靱帯下にとどまっている．脱出した髄核は椎間後縁に入り込むこともある．
3) transligamentous extrusion：髄核は線維輪，後縦靱帯を破り脊柱管内に脱出するが椎間板とは連続性を有する．
4) sequestered intervertebral disc：髄核は線維輪，後縦靱帯を破り脊柱管内に逸脱し，椎間板との連続性は持たない．

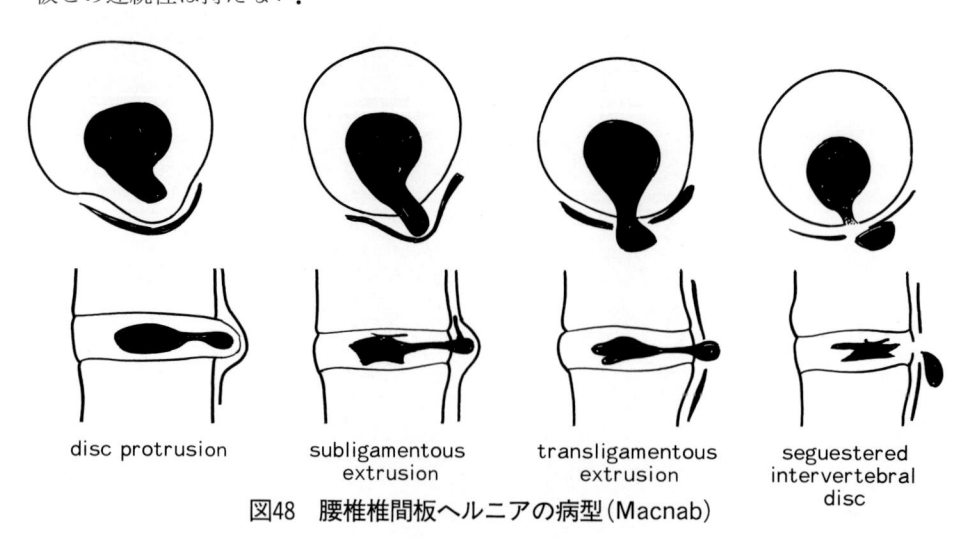

図48 腰椎椎間板ヘルニアの病型(Macnab)

2) 疫 学

腰椎変性疾患のなかでも最も頻度が高い．20～30歳台に好発し，高位別には L4/5，L5/S1 の順に多く，この2椎間で全腰椎椎間板ヘルニアの90～95%を占める．L1-2 以外は神経根症状を伴うことが多い．

3）症　　状

下肢痛（主として根性坐骨神経痛，ときに大腿神経痛）を伴った腰痛が特徴である．下肢の筋力低下，知覚障害を伴うことが多い．下肢症状は片側性のことがほとんどであるが，まれに正中に巨大ヘルニアが生じると排尿障害，下肢運動知覚麻痺などの馬尾神経圧迫症状を呈する．また痛みに対する防御姿勢として側弯を生じることもある．

4）診　　断

（1）臨床診断

a．Tension sign

L3/4，L4/5，L5/S1の下位3椎間では，下肢伸展挙上テストあるいはLasègue testが陽性となり片側優位な場合が多い．大腿神経伸展テストは，上位腰椎ヘルニアで陽性となる．

b．運動障害

筋力低下は，L1/2，L2/3では腸腰筋，大腿四頭筋，内転筋群に，L3/4では大腿四頭筋，前脛骨筋に，L4/5では長母趾伸筋，前脛骨筋に，L5/S1では長母趾屈筋，腓腹筋に認めることが多い．

c．知覚障害

知覚障害はL1/2，L2/3では大腿前面，L3/4では大腿外側〜下腿内側，L4/5では下腿外側〜足背内側，L5/S1では足外側，とくに第5趾に認めることが多い．

d．反　　射

L2/3では膝蓋腱反射の低下または消失を認めることが多い．L5/S1ではアキレス腱反射の低下または消失を認めることが多い．

以上の臨床症状から椎間板ヘルニアの高位診断がある程度可能である（表3）．

表3　腰椎椎間板ヘルニアの高位別症候

ヘルニア高位	障害神経根	下肢伸展挙上テスト(SLR)	知覚障害	筋力低下	腱反射異常	備考
L3/4	L4	陽性 約50%	大腿外側〜下腿内側	大腿四頭筋 前脛骨筋	膝蓋腱反射↓	大腿神経伸展テスト(FNST)陽性
L4/5	L5	陽性	下腿前外側〜足背内側	長母趾伸筋 前脛骨筋 長趾伸筋	(−)	
L5/S1	S1	陽性	足外側	腓腹筋 長母趾屈筋 長趾屈筋	アキレス腱反射↓	

(2) 検査法

a. 単純X線写真

正面像における側弯，側面像における椎間板腔狭小，不安定性がみられることがある．ときに椎体の後方隅角分離を伴うこともある．

b. MRI

外来診療でも容易に撮像でき，本疾患の診断には必要不可欠なものである(図49)．一般的にはT1強調画像およびT2強調画像の矢状断像，横断像を撮像する．最近では，3D-MRIにより神経根も明瞭に描出されるようになった．横断像は外側型椎間板ヘルニアの診断にも有用である．

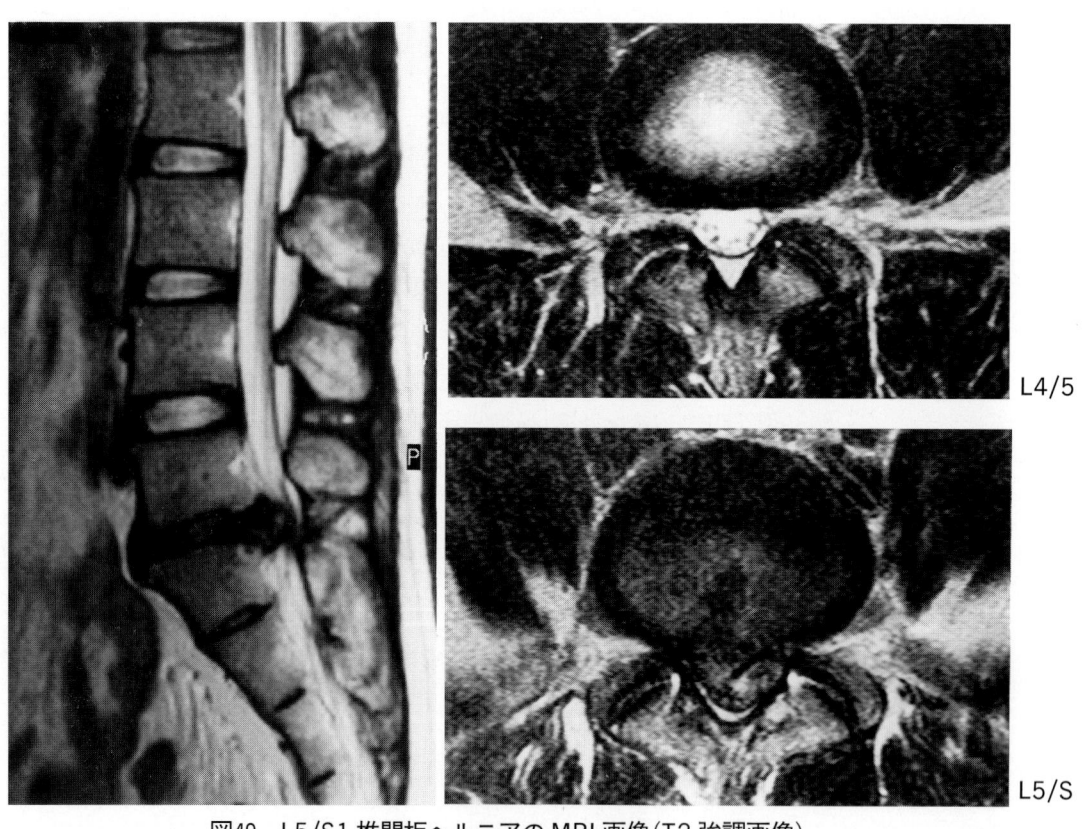

図49 L5/S1椎間板ヘルニアのMRI画像(T2強調画像)
L5/S1に巨大ヘルニアを認める．

c. 神経根造影

圧迫を受けている神経根の状態を描出するものである．神経根ブロックを併用することにより，多椎間ヘルニアなどの場合，責任高位の診断に有用である．また外側型椎間板ヘルニアの診断にも有効である．

d. その他

脊髄造影，脊髄造影後CT(CTM)，椎間板造影，椎間板造影後CT(CTD)などがある．脊椎造影はくも膜下腔に造影剤を注入し，脊髄，馬尾および神経根起始部に至るまでのくも膜下腔の通過状態をみる

もので，CTM では，これを横断面でみることができる．椎間板造影は髄核に造影剤を注入し，直接的に椎間板を描出し，椎間板の変性の程度，ヘルニアの形態などをみるものであるが，造影剤注入時の下肢痛，腰痛の再現性も診断に有用である．CTD では，これを横断面でみることができる．

5）治　　療
（1）保存療法
保存療法により80～90%の症例が軽快する．

a．安　　静
急性期の治療の基本は安静である．膝関節屈曲位とし，腰椎前弯位で仰臥位をとるか側臥位をとらせる．

b．薬物療法
非ステロイド系消炎鎮痛剤(NSAID)，筋弛緩剤，ビタミン B12 などを投与する．消炎鎮痛剤の坐剤は疼痛に対して有効である．

c．ブロック療法
下肢症状が強い場合，ステロイド，局麻剤を用いた硬膜外ブロックはしばしば有効である．また MRI などで高位診断がついている場合には，X線透視下に神経根ブロックを行うとよい．

d．装具療法
局所の安静を計る目的で，軟性コルセットを装着させる．主に急性期を過ぎた患者が社会復帰する際に適応となる．慢性例に用いることもある．

e．牽引療法
骨盤牽引による安静，腰痛前弯の減弱および筋緊張を除去する目的で行う．入院させ，ベッド上で左右各 3～5 kg 程度の重錘をかける．牽引により疼痛が増強する場合には30～60分間牽引し，30～60分除去するなど間歇的に行いそれでも疼痛が強い場合には中止する．

f．その他
慢性期には日常生活動作の注意，温熱療法とともに器械による間歇的牽引，体操療法，腰背筋・腹筋強化訓練，水泳などの治療を行う．

（2）手術療法
巨大正中ヘルニアで膀胱・直腸障害を合併する場合には緊急手術の適応である．運動麻痺が強く下垂足を呈するほど筋力が低下した場合にも早期の手術が望ましい．また急性，慢性に関わらず腰痛，下肢痛が強く日常生活に支障があり保存療法が無効な場合にも手術適応となる．

（3）中間療法
施設によっては，保存的治療と手術的治療の間のいわゆる中間療

法として経皮的髄核摘出術，レーザー蒸散法などが行われることがある．侵襲は小さいが治療成績が不確実という欠点もある．

2. 腰部椎間板症

1）病　態

広義の腰部椎間板症とは，椎間板の変性を基盤にした病態で，椎間板ヘルニア，変形性脊椎症，脊椎分離・すべり症などを含む．また狭義の椎間板症とは，椎間板変性により脊椎間に異常可動性を呈するものである．不安定性には種々の評価法があるが，単純X線写真前後屈側面像で15°以上のangular motion(角度の変化)または3mm以上の linear motion(前後方向のすべり)を認める場合とすることが多い．なお中間位ですべりを認める場合にはすべり症とする．

2）症　状

腰痛が主である．まれに後部椎体隅角分離による神経根症状をみる場合がある．

3）診　断

前述の臨床症状に加え，単純X線写真上，椎間板腔の狭小化，前後屈側面像で椎間不安定性，椎体辺縁の骨棘形成，椎間関節の関節症変化を呈する．またMRI T2強調画像で，椎間板の輝度低下がみられる．椎間板ヘルニアや馬尾腫瘍などとの鑑別にはMRI，脊髄造影，椎間板造影が有効である．

4）治　療

保存療法が基本である．すなわち，非ステロイド系消炎鎮痛剤(NSAID)，筋弛緩剤などの投薬，牽引・温熱療法などの理学療法，腹筋・背筋訓練，コルセットによる装具療法が主体となる．これらの保存的治療を3～6ヵ月間行っても改善しない場合には，椎体間固定術(前方あるいは後方椎体間固定術)が考慮される．

3. 腰椎分離症，すべり症

1）病　態

腰椎分離症とは，関節突起間部(pars interarticularis)の骨性連続性を欠くものをいい，腰椎すべり症とは上位脊椎が隣接する下位脊椎上を前方に転位する状態である．腰椎すべり症の分類は，国際分類が最も妥当と考えられる．

2）すべり症の分類
（1）国 際 分 類
発生原因により次のように分類される．

(i) 形成不全性すべり症(dysplastic spondylolisthesis)
腰仙椎移行部にみられ，第5腰椎，第1仙椎の先天性形成不全（とくに椎間関節部）により，すべりが生ずるもの．関節突起間部は完全なものと細く伸張され分離しているものがある．

(ii) 分離性すべり症(isthmic spondylolisthesis)
関節突起間部が細く伸張し，または分離してすべるもの，あるいは両者が組み合っているものがある．関節突起間部の疲労骨折によると考えられており，すべり症のなかでは最も頻度が高い．

(iii) 変性すべり症(degenerative spondylolisthesis)
椎間板を中心とした退行性変性により不安定性が生じ，すべりが生じるもの．関節突起間部に分離などの異常は認められない．中年の女性に多くL4-5に好発する．

(iv) 外傷性すべり症(traumatic spondylolisthesis)
椎弓根，椎弓，椎間関節の骨折によりすべりを生じるもの．

(v) 病的すべり症(pathological spondylolisthesis)
骨系統疾患，腫瘍によりすべりが生じるもの．稀である．

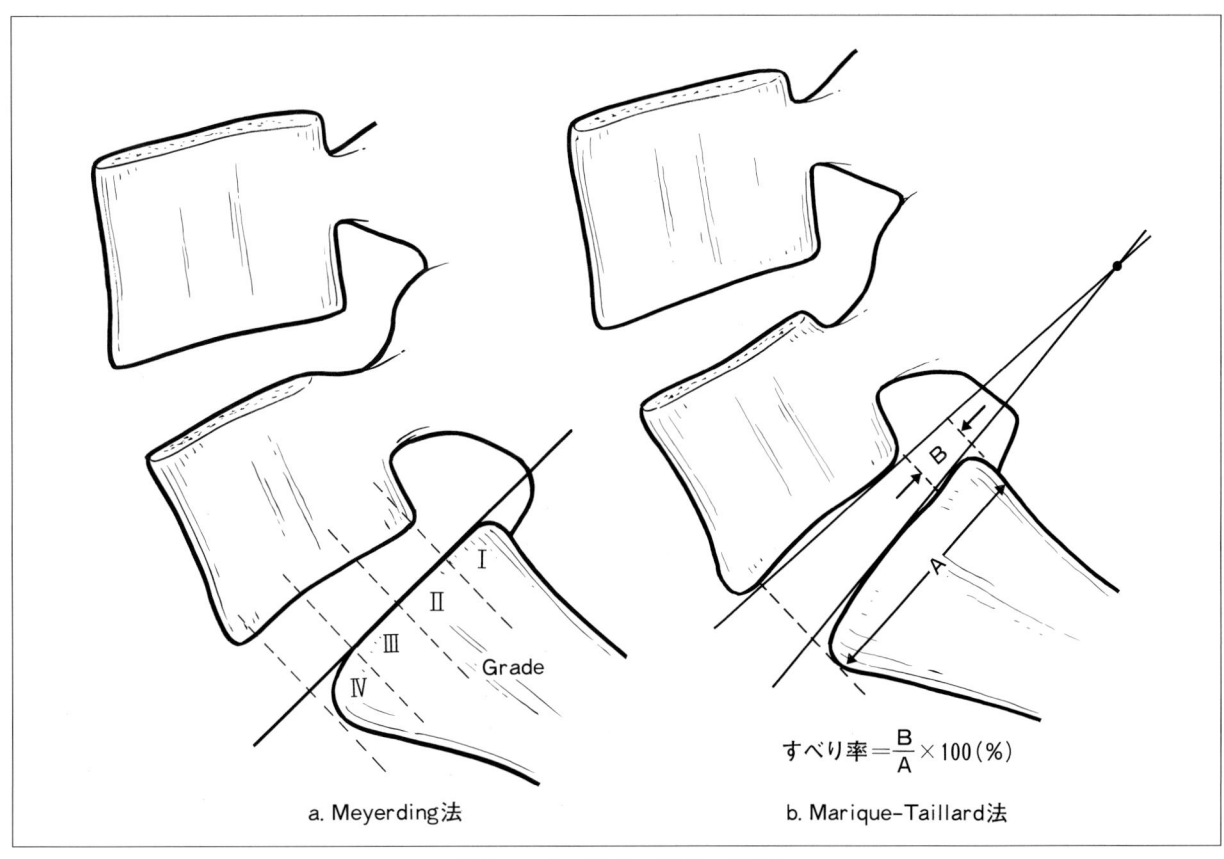

図50 すべり症の程度の分類

(2) 程度による分類

以前はすべりのある椎体後下縁で下位椎体上縁を4等分した部位のどこに位置するかですべりの程度を4段階に分類する Myerding 法(図50a)が広く用いられていたが，現在では隣接した椎体の上縁と下縁の接線の交点を中心としコンパスで上位椎体後下縁と下位椎体後上縁との距離の差を計測し，下位椎体の前後径で割ってすべりの程度を％で表現する Marique-Taillard 法を用いる(図50b)ことが多い．

3) 腰椎分離症

(1) 病　　態

関節突起間部(pars interarticularis)の骨性連続性を欠き，それに伴い腰痛などの症状を呈する疾患．先天的素因を基盤とし，成長期のスポーツ障害など後天的要因が加わって生じるといわれる．

(2) 症　　状

すべりを伴わない分離症は，分離椎弓の異常可動性を基盤に椎間関節の不安定性，椎間板変性，腰椎前弯の増強などをきたし，腰痛，ときに下肢痛を生じる．L5 に多い．

(3) 診　　断

診断には腰椎単純Ｘ線写真が基本であり，正，側面像のほかに両斜側像が有用である(図51a，b)．また分離部の形態をより詳細に知

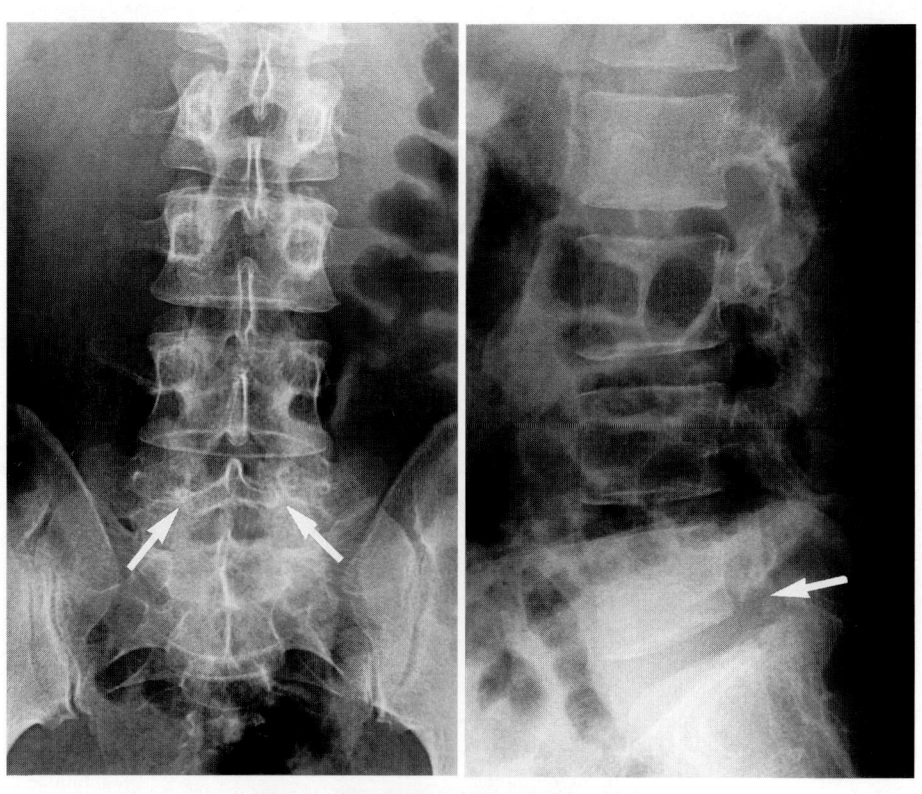

図51a　第5腰椎分離症の単純Ｘ線像
正面像(左)および側面像(右)で分離部(矢印)がみられる．

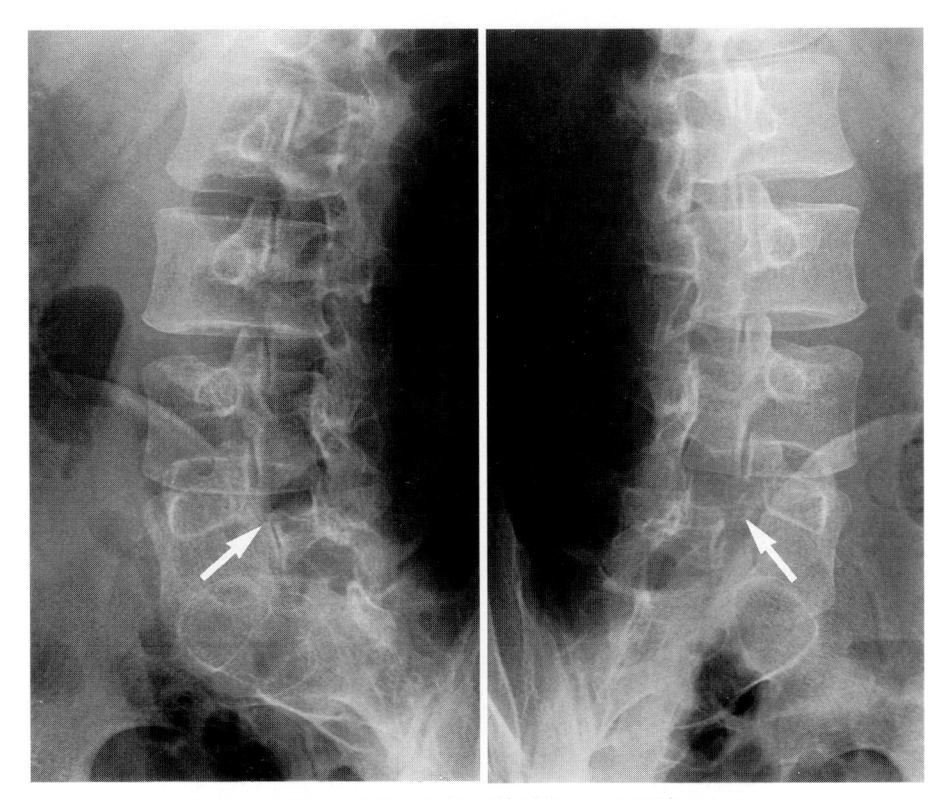

図51b　両斜側面像で分離部（矢印）はより明瞭である．

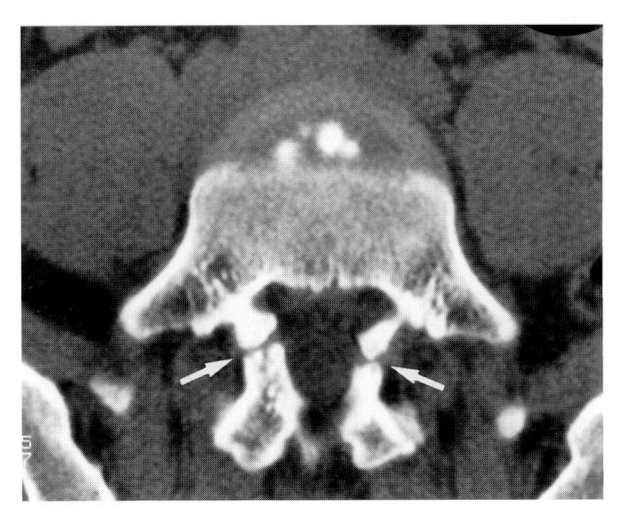

図52　第5腰椎分離症のCT像
左右の分離部（矢印）が明瞭に描出されている．

るには撮影入射角度が関節突起間部の傾斜に直交するガントリー角でCT撮影を行うとよい（図52）．また下肢症状を伴う場合には椎間板ヘルニアを合併していることがあるので，MRIで確認する必要がある．

（4）治　療

比較的安静，軟性コルセットの装着，薬物療法などの保存的治療が基本である．若年者における分離症のうち亀裂型と呼ばれるものは，3〜6ヵ月間のスポーツ活動の中止と軟性コルセットの装着に

より，分離部の骨癒合が期待される．その際，経時的に分離部の癒合状態を単純X線写真で確認する．保存療法に抵抗し日常生活活動に支障をきたす場合には，分離部固定術，前方固定術など手術療法の適応となる．

4）腰椎分離・すべり症

（1）病　態

関節突起間部(pars interarticularis)の骨性連続性が両側で離断され，上位の椎体が隣接する下位椎体に対して前方に転位する状態で，腰痛や下肢の神経症状の原因となる．L5に多い．

（2）症　状

椎間板性による腰痛が主であるが，ときに下肢痛，下肢のしびれなどの神経根症状を伴う．腰部棘突起配列に階段形成をみることがある．

（3）診　断

単純X線写真で容易に診断される．関節突起間部の分離がはっきりしない場合には，両斜側面像や前後屈像で判断する．

（4）治　療

鎮痛剤，筋弛緩剤などの薬物療法，温熱療法，体操療法，装具療法などの保存療法が原則である．牽引療法によるすべりの整復およびその保持は困難である．またコルセットの長期装着は腹筋，腰背筋の弱化を招くことがあり，急性期の疼痛が安静や薬物療法で軽快したら，積極的に腹筋，腰背筋の強化を行うとよい．保存療法抵抗例に対しては，前方あるいは後方椎体間固定術が適応される．

5）形成不全性腰椎すべり症

しばしば高度のすべりを生じる．手術的治療が選択されることが多い．

6）腰椎変性すべり症

（1）病　態

分離を伴わないすべり症で，分離すべり症がL5に多いのに対して，本症ではL4に多く，中年以上の女性に好発する．

（2）症　状

すべりのため馬尾あるいは神経根が圧迫され，腰痛に加えて下肢の疼痛，しびれ感，知覚障害，筋力低下を呈することが多い．また二次的な脊柱管狭窄による間歇性跛行をみることがある．馬尾の圧迫が高度な場合には，膀胱・直腸障害が出現することもある．

（3）診　断

上記の臨床症状に加え，単純X線写真上，椎体の前方すべり，椎間板腔の狭小化，椎間不安定性，椎間関節の肥厚などがみられるの

で診断は容易である．椎間関節による馬尾，神経根の圧迫の程度を知るにはMRI，脊髄造影，CTMが有効である．

（4）治　　療

他の腰痛疾患と同様に比較的安静，軟性コルセット装着，温熱療法などの理学療法，薬物療法，硬膜外ブロックなどの保存的治療が原則である．保存療法に抵抗し，日常生活に支障を生じる場合には，前方椎体間固定術，後方除圧兼後方椎体間固定術，後方除圧兼後側方固定術などの手術療法が適応される．

4. 変形性脊椎症（腰部）

1）病　　態

線維輪最外層の断裂も含めて椎間板の退行変性が本疾患の原因と考えられる．すなわち椎間板の変性が高度になると椎間板腔が狭小化し，椎体辺縁および椎間孔周辺の骨棘形成，椎間関節の関節症変化などを惹起する．40歳以上の中高年に多く，上記の変化は下位腰椎，とくにL4，5に好発する．

2）症　　状

腰痛が主であるが，殿部痛，大腿部痛を訴えることも多い．椎体後縁の骨棘，椎間関節，黄色靱帯の肥厚などによる脊柱管狭窄に起因する馬尾性の間歇性跛行を生じることもある．

3）診　　断

特徴的な臨床症状がないので画像を中心とした補助診断法とあわせて診断する．単純X線写真上，椎体隅角部に生じる骨棘形成が特徴で，このほか，椎間板腔の狭小化，椎間板の石灰化，vacum phenomenon（椎間板腔にガスの存在を示唆する透亮像がみられる現象），椎間関節の関節症性変化がみられる．

4）治　　療

高齢者が多いため保存療法が原則である．すなわち，安静，コルセットの装着，温熱療法，薬物療法などを行う．馬尾神経あるいは神経根の圧迫による下肢症状が強い脊柱管狭窄症を伴うときには，椎弓切除術などの後方除圧術の適応となる．

5. 腰部脊柱管狭窄症

1）病　態

　脊柱管を構成する骨，椎間板，靱帯の変化によって腰部脊柱管や椎間孔が狭小化し，神経根や馬尾を圧迫，絞扼して多彩な症状を発現するものである．特有な症状として馬尾性間歇性跛行と下肢のしびれがある．

　先天性，後天性があるが，生来の脊柱管狭小に加齢による退行性変化が加わって発症するので，中年以降の男性に好発する．先天性（発育性）と後天性に大別し，さらにそれぞれを細分化する国際分類が一般的である（表4）．

　頻度的には後天性に分類される退行性変性による脊椎症変化が原因となる degenerative type（変性性狭窄症）が最も多く，次いで spondylolytic spondylolisthesis（分離すべり症）が続く．腰椎椎間板ヘルニアに種々の原因の脊柱管狭窄症を合併したものは conbined type と分類される．また横断面における狭窄の部位により central canal stenosis, lateral canal stenosis に分類される．

表4　腰部脊柱管狭窄症の国際分類

```
1. Congenital (Developmental) stenosis
   a) Idiopathic
   b) Achondroplastic
2. Aquired stenosis
   a) Degenerative
      1) Central portion of spinal canal
      2) Peripheral portion of spinal canal, lateral recesses and root tunnels
      3) Degenertive spondylolisthesis
   b) Combined
   c) Spondylolytic Spondylolisthesis
   d) Iatrogenic
      1) Post-laminetomy
      2) Post-fusion (anterior and posterior)
      3) Post-chemonucleolysis
   e) Post-chemonucleolysis
   f) Miscellaneous
      1) Paget't disease
      2) Fluorosis
```

2）症　状

　主な症状は腰痛，下肢痛，間歇性跛行で，ほかにしびれ感，下肢の冷感，膀胱・直腸障害を伴うことがある．

付-7．間歇性跛行（intermittent claudication）

　歩行により下肢の疼痛，しびれ，脱力が出現あるいは増強し，歩行困難になるが，しばらく休息すると症状が消失あるいは減弱し，歩行可能となる．しかし歩行を再開

すると同様の症状が出現する現象を呼ぶ．間歇性跛行の原因として①血管性(閉塞性動脈硬化症，バージャー病など)，②脊髄性(脊髄血管奇形)，③馬尾性(腰部脊柱管狭窄症)の3つがあるが，臨床上鑑別が問題となるのは馬尾性と血管性である．Verbiestは馬尾性間歇性跛行の定義を以下のごとく定めている．すなわち①歩行や起立時，または肉体労働を行ったときにのみ生じる，②症状は休息によって直ちに緩解する，③症状は神経の刺激症状または欠落症状からなる，④典型的な症状は両下肢の疲労と脱力および知覚鈍麻またはしびれが腰仙髄節にあり，坐骨神経痛が両側にみられることのうち一つ以上満足する場合である．間歇性跛行は腰部脊柱管狭窄症に慢性動脈閉塞性疾患を合併することがあることも両者の鑑別を困難にする一つの理由である(**表5**)．

表5　間歇性跛行の鑑別

	動脈閉塞	脊柱管狭窄症
症候	下肢の痙攣性疼痛，冷感	下肢脱力，しびれ
休息の姿勢	姿勢に関係しない	前屈位，しゃがむ，すわる
脊柱運動制限	加齢的制限	前屈位，後屈制限
下肢動脈拍動	触知せず	触知する
筋力低下	(－)	(±)
下肢腱反射異常	(－)	低下，消失
知覚異常	(－)	(＋)
下肢チアノーゼ	(＋)	(－)
腰椎X線像	大動脈石灰化像，加齢変化	骨棘，椎間関節肥厚，椎間腔狭小化，すべりなど
腰椎MRI	異常所見なし	硬膜管圧迫
動脈造影	閉塞像，側副血行路	異常所見なし
脈波	脈波不出現，プラトー波波高低下	負荷にて逆転型
皮膚温	著明に低下	やや低下

〔若野ほか，1985を一部改変〕

3) 診　　断
(1) 臨床診断

間歇性跛行が主症状である場合には診断は容易であるが，閉塞性動脈硬化症やバージャー病など血管性間歇性跛行との鑑別は重要である．他覚所見としては腰椎伸展時痛，腰椎前弯増強などがある．下肢痛，下肢のしびれ感を主症状とする場合には，画像所見から腰椎椎間板ヘルニア等との鑑別が必要である．

(2) 検査法
a. 単純X線写真

最も頻度の高い degenerative type では，正面像では椎間関節の肥厚，椎弓根間距離の短縮が，側面像では椎体前・後縁における骨棘形成，椎間板腔狭小化などがみられる．また degenerative spondylolisthesis(変性すべり症)では椎体の前方すべり，関節突起間部の伸長がみられる．

b. MRI

馬尾の圧迫の程度や椎間板変性の程度を知ることができる(**図53**)．腰椎椎間板ヘルニアや馬尾腫瘍との鑑別にも有用である．

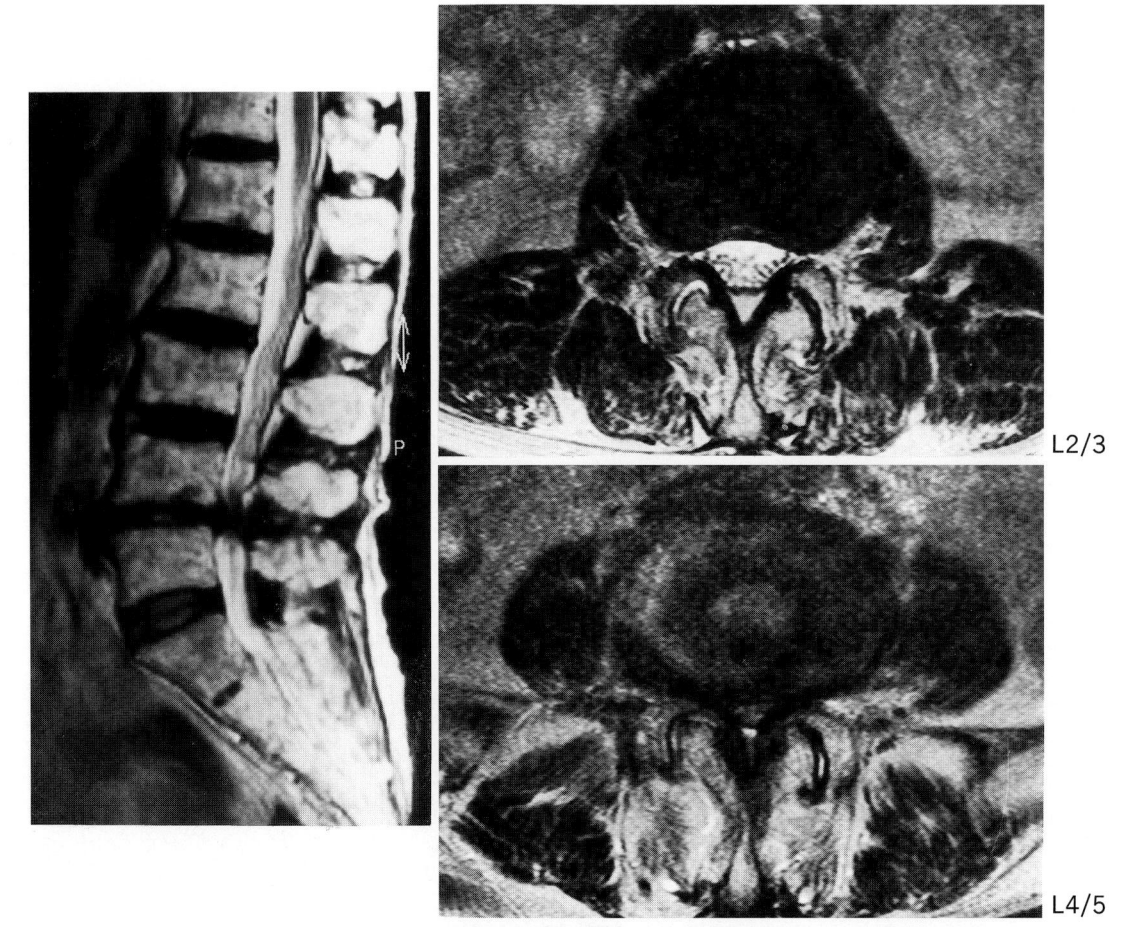

図53 腰部脊柱管狭窄症の MRI T2 強調画像
矢状断像（左）および横断像（右下）で L4/5 高位の脊柱管狭窄が著明である．

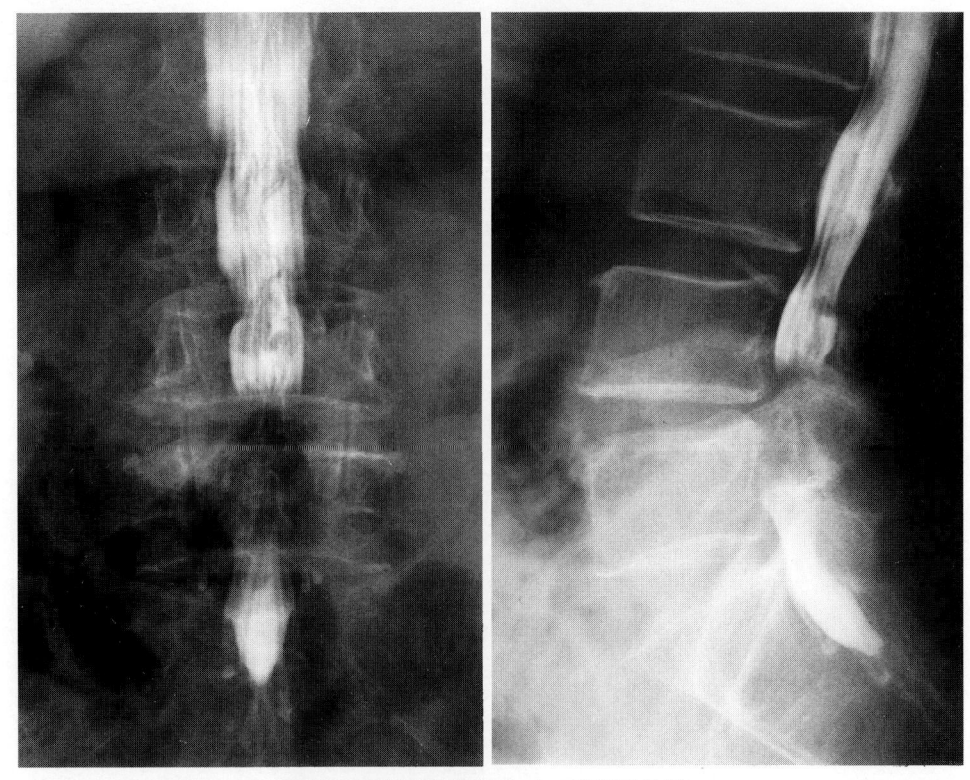

図54 腰部脊柱管狭窄症の脊髄造影像
L4/5 高位の造影剤の欠損像を認める．正面像（左）で worm-like appearence がみられる．これは redundant nerve roots を示す．

c．CT
　CTでは脊柱管の形状や前後径，上下関節突起の大きさや方向，椎弓根内側と上関節突起で形成される lateral recess の形状などから狭窄の状態を知ることができる．
d．神経根造影
　神経根造影・ブロックは下肢痛を伴う場合，責任病巣の診断にはきわめて有用である．
e．脊髄造影，CTM
　脊髄造影側面像では後方あるいは後側方からの硬膜管圧迫像が特徴であり，正面像でも各椎間高位で両側からの圧迫像がみられ，砂時計型の狭窄像を呈する．多椎間に及ぶこともあり，後屈位ではときに造影剤の完全停止像をみることが多い．また redundant nerve roots がみられることもある（**図54**）．CTM では硬膜管の圧迫程度が明瞭に示し出され，硬膜管と椎間関節，黄色靱帯の関係も知ることができる．

付-8．redundant nerve roots

　redundant：余分な，過剰な，重複の，冗漫な．
　腰部脊柱管狭窄症の脊髄造影で馬尾が弛緩，跛行時にはとぐろを巻くように造影される状態をいう．狭窄部の上，下とくに上位腰椎部によくみられる．

4）治　　療
（1）保存療法
　軽症例に対しては，保存療法が原則である．Central canal stenosis では，前屈位で症状が改善されることから，flexion brace による装具療法が有効である．ブロック療法は，硬膜外ブロックは無効なことが多いが，選択的神経根ブロックは lateral canal stenosis による下肢痛には有効である．また近年ではプロスタグランディン製剤の点滴静注（週2～3回，計10回程度），内服の有効性も指摘されており，保存的治療として試みる価値がある．
（2）手術療法
　上記の保存療法に抵抗し，日常生活に支障のある場合は手術療法の適応が考慮される．本症は高齢者が多いため合併症の問題で手術に踏み切るか否かで迷う場合も多い．たとえ80歳以上の高齢者であっても，全身状態に大きな問題がなく，手術，麻酔，術後リハビリテーションに対応できると考えられる場合には積極的に手術に踏み切ってよい．手術法は椎間不安定性を伴わないか軽度の場合は，椎弓切除術あるいは開窓術などの後方除圧術が選択されるが，基本的には高齢者では手術時間の短い椎弓切除術が，比較的若年者では脊柱の後方要素を温存する開窓術が適応される．

6. 脊椎骨骨粗鬆症

1) 病　　態

骨形成能の減少と骨吸収能の増加により骨量が減少した状態で，いくつかの原因が複合して起こることが多い(**表6**)．

表6　骨粗鬆症の原因

1．原発性骨粗鬆症 　1) 退行性骨粗鬆症―閉経後骨粗鬆症，老人性骨粗鬆症 　2) 特発性骨粗鬆症―妊娠後骨粗鬆症など 2．続発性(二次性)骨粗鬆症 　1) 内分泌性―甲状腺機能亢進症，副甲状腺機能亢進症，性腺機能不全症，Cushing 症候群 　2) 栄養性―壊血病，その他(蛋白質欠乏など) 　3) 薬物性―コルチコステロイド，ヘパリン，メトトレキセート 　4) 消化器性―胃切除，吸収不良症候群，原発性胆汁性症候群 　5) 血液性―多発性骨髄腫，白血病 　6) 不動性―全身性(安静臥位，宇宙飛行) 　　　　　　局所性(骨折後など) 　7) 先天性―骨形成不全症，Marfan 症候群，Ehlers-Danlos 症候群 　8) その他―慢性関節リウマチ，糖尿病など

2) 症　　状

背部痛および腰痛が主である．脊髄あるいは神経根の圧迫はまれなので下肢症状はみられない．進行例では身長の短縮，下位胸椎を中心とした円背がみられる．

3) 診　　断

画像所見，骨塩定量などにより診断する．近年画像上骨粗鬆の所見があると臨床症状がなくても骨粗鬆症と過剰に診断されることが多い．

骨粗鬆症が一次性か二次性かを明らかにし，他の疾患，とくに癌の骨転移などとの鑑別が重要である．

(1) 単純X線写真

骨粗鬆症の判定基準として伊丹らによる慈大式分類がよく用いられる．これによると，

初期：全体に骨濃度の低下と骨梁の細小化をみる
1度：横の骨梁が減少し，縦の骨梁が目立つ
2度：横の骨梁はさらに減少し，縦の骨梁は粗になる
3度：横の骨梁はほとんど消失し，縦の骨梁も不明瞭．全体にぼやけた感じを示す

となる．

進行すると椎間板の圧迫により椎体の上下縁が凹状に変形する．

これは魚椎様変化(fish vertebra)と呼ばれる．さらに進行すると椎体の病的圧迫骨折により前方部が低い楔状変形を生じる．通常，この変形は胸腰移行部に好発する．進行例では多発性脊椎椎体圧迫骨折をみることが多い．

(2) 骨塩定量

a．DXA(dual-energy X-ray absorptiometry)法

2つの異なるエネルギーのX線を用いて，骨，脂肪，筋肉の吸収率の差から骨重量を算出し，骨重量を投影面積で除し，g/cm^2 で表示したものである．現在，骨塩定量の主流であり，腰椎，大腿骨近位部，橈骨などで測定する．

b．QCT

通常のCTを用いるため被曝量が多いという欠点があるが，DXA法が2次元的密度の計測であるのに対して，本法は3次元的密度の計測であるという利点を持つ．測定部位は主に腰椎海綿骨である．

c．その他の骨塩定量法

X線写真の濃度を測定するMD法，超音波による骨塩定量法などがある．

(3) 臨床化学検査

血清Ca，P，アルカリフォスファターゼ，尿中Ca，P，24時間尿量などの測定が行われる．老人性骨粗鬆症では，血清Ca，P，尿中Ca，アルカリフォスファターゼは正常範囲内である．甲状腺機能亢進症による骨粗鬆症では，ときに血清Ca，P値が軽度上昇することがある．またコルチコイド過剰による骨粗鬆症では，血清Ca，P値は低下することがある．最近では，尿中のⅠ型コラーゲン架橋N-テロペプチド(NTx)などの骨吸収マーカーによる骨粗鬆症の治療のモニタリングも行われている．

4) 治　　療

(1) 老人性骨粗鬆症

a．日常生活指導

日常生活指導は老人性骨粗鬆症の治療上最も重要であり，基本でもある．とくに運動量が極端に少ない場合は後述する薬剤療法を行ってもその効果が不十分なことが少なくない．

Caを多く含む食物の摂取，ビタミンDの増加をはかる日光浴，骨にCaを結合させる腹筋，腰背筋の強化を中心とした運動療法を指導する．

b．薬剤療法

(i) ビタミンD剤，カルシウム(Ca)剤

ビタミンDの低下による腸管からのCa吸収低下とCaの摂取量減少を補う目的で投与する．活性型ビタミンDとしてアルファカルシドール(アルファロール®，ワンアルファ®)と，$1.25(OH)_2D_3$ 製剤

のカルシトリオール(ロカルトロール®)があるが,前者を投与することが多い.アルファカルシドールは0.5～1.0 μg/日,カルシトリオールは0.25～0.5 μg/日が用量であり,乳酸 Ca(2～5 g/日)などの Ca 製剤との併用も行われる.ときに高 Ca 血症を合併することがあるので定期的に血中 Ca 値,尿中 Ca 値のチェックが必要である.

(ii) 骨吸収抑制薬

カルシトニン製剤としてウナギカルシトニン(エルシトニン®)20単位を週1回筋注する.骨粗鬆症による疼痛にも有用である.ビフォスフォネート製剤であるエチドロネート(ダイドロネル®)やアレンドロネート(ボナロン® またはフォサマック®)も広く用いられるようになってきた.

(iii) 骨形成促進薬

現在のところ骨形成促進作用を有する薬剤はないが,開発されつつある.

(2) 閉経後骨粗鬆症

閉経に伴うエストロゲンの欠乏が主な原因であるため,エストロゲンによるホルモン補充療法を行う.エストロゲン単独投与は子宮体癌発生の危険があるため,子宮を有する患者に対してはプロゲストロンとの併用が原則である.

(3) 内分泌性骨粗鬆症

甲状腺機能亢進症,クッシング症候群,コルチコイド過剰などにより生じる骨粗鬆症で,治療は原疾患に対する治療を行う.

[朝妻 孝仁]

(文献は372頁参照)

E-7 腫　瘍

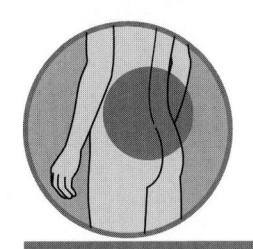

1. 脊髄腫瘍（腰部）

1）病　態

脊柱管内またはその周辺部に発生した原発性あるいは続発性（転移性）腫瘍で腰椎部では発生高位により腰髄・仙髄腫瘍，馬尾腫瘍に分けられる．横断面における腫瘍の存在する部位から，腰・仙髄部では腰・仙髄内に発生する髄内腫瘍，腰・仙髄外で硬膜内に発生する硬膜内髄外腫瘍および硬膜外に発生する硬膜外腫瘍に分類され，馬尾では硬膜内髄外腫瘍，硬膜外腫瘍に分類される（図55）．腰・仙髄部では，病理組織学的には神経鞘腫，髄膜腫の頻度が高いが，他に上衣腫や小児における神経芽細胞腫などもみられる．

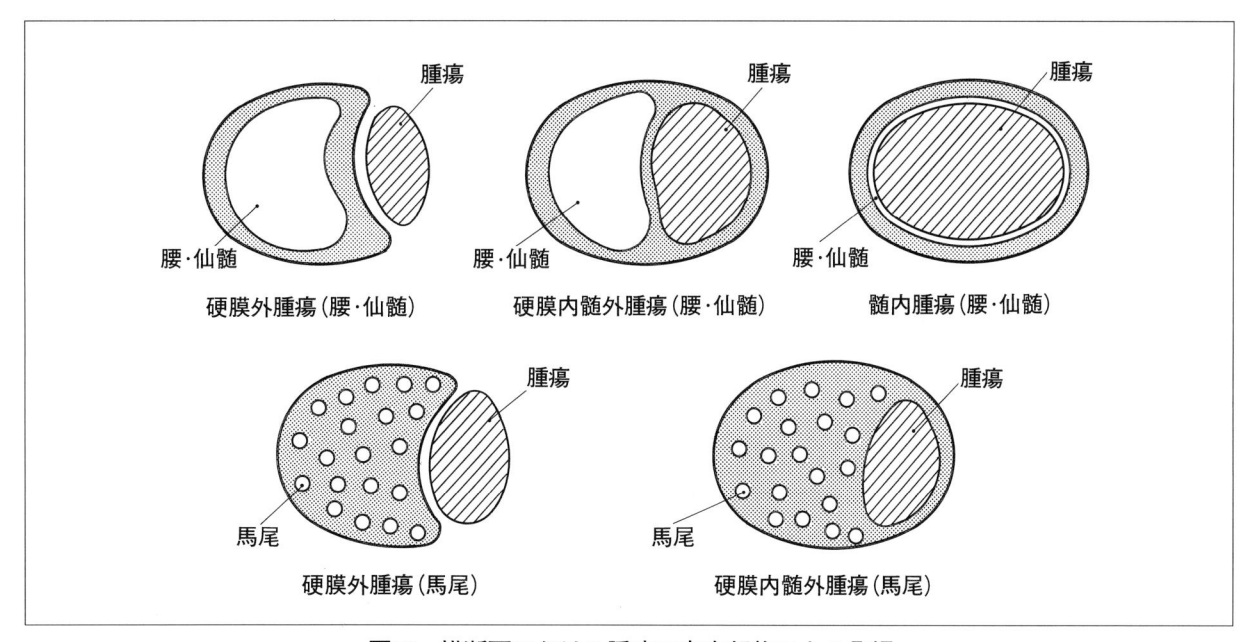

図55　横断面における腫瘍の存在部位による分類

付-9．馬尾腫瘍（cauda equina tumor）

馬尾部に発生した腫瘍を総称して馬尾腫瘍という．神経鞘腫，神経線維腫，髄膜腫が多い．腰椎椎間板正中巨大ヘルニアとの鑑別が重要である．

2）症　状

腰・仙髄，馬尾腫瘍の症状は，疼痛，下肢の運動障害（歩行障害）および知覚障害，膀胱直腸障害が代表的である．

（1）疼　痛

疼痛はどの高位の腫瘍であっても初発症状として訴えることが多い．疼痛は神経根性，脊髄性（索路性），局所性に分けられる．馬尾腫瘍では坐骨神経痛として現れる．また局所性疼痛としての腰痛が馬尾神経腫瘍の70％にみられたという報告もある．腰髄髄内腫瘍では索路性疼痛として，下肢に不快な重苦痛や灼熱感を生じることがある．

（2）運動障害

腰椎部（腰・仙髄部，馬尾腫瘍）では，弛緩性麻痺を生じる．下肢の腱反射は減弱あるいは消失する．また支配筋に一致した筋萎縮を呈することがある．自覚症状としては歩行障害が多い．

（3）知覚障害

神経根性の疼痛，しびれに続いて，異常知覚，知覚過敏が出現し次第に知覚鈍麻となり進行すれば知覚脱出となる．髄内腫瘍では，触覚，位置覚，振動覚は温存され，温・痛覚のみが障害される解離性知覚障害がみられることがある．

（4）膀胱・直腸障害

膀胱・直腸障害は頸髄，胸髄腫瘍では，運動・知覚障害よりも遅れて出現するが，仙髄，馬尾腫瘍では比較的早期から尿失禁が出現することが多い．膀胱障害は排尿困難（排尿開始遅延，排尿時に怒責を要する，残尿感など），尿閉から尿失禁へと進行する．直腸障害としては便秘が出現し，生殖器障害として陰萎，射精障害がみられることがある．

3）診　断

（1）臨床診断

腰部または下肢に放散する疼痛，過敏から鈍麻，脱失へ進行する知覚障害，解離性知覚障害，膀胱直腸障害などの症状があったら腰・仙髄，馬尾腫瘍を疑う．馬尾腫瘍はしばしば腰椎椎間板ヘルニアと誤診されたり，motor neuron disease として放置される例もある．

（2）画像検査

a．単純X線写真

単純X線写真正面像で椎弓根の変形，椎弓根間距離の拡大，側面像で腫瘍圧迫による椎体後縁の陥凹像（scalopping，図56），斜側面像における椎間孔の拡大などが腫瘍による続発性変化として重要な所見である．各椎体高位の椎弓根間距離を計測する Elsberg-Dyke 曲線では腫瘍占拠部位で椎弓根間距離が拡大する．その他，髄膜腫，上衣腫，奇形腫などでは，腫瘍の石灰化がみられることがあり診断

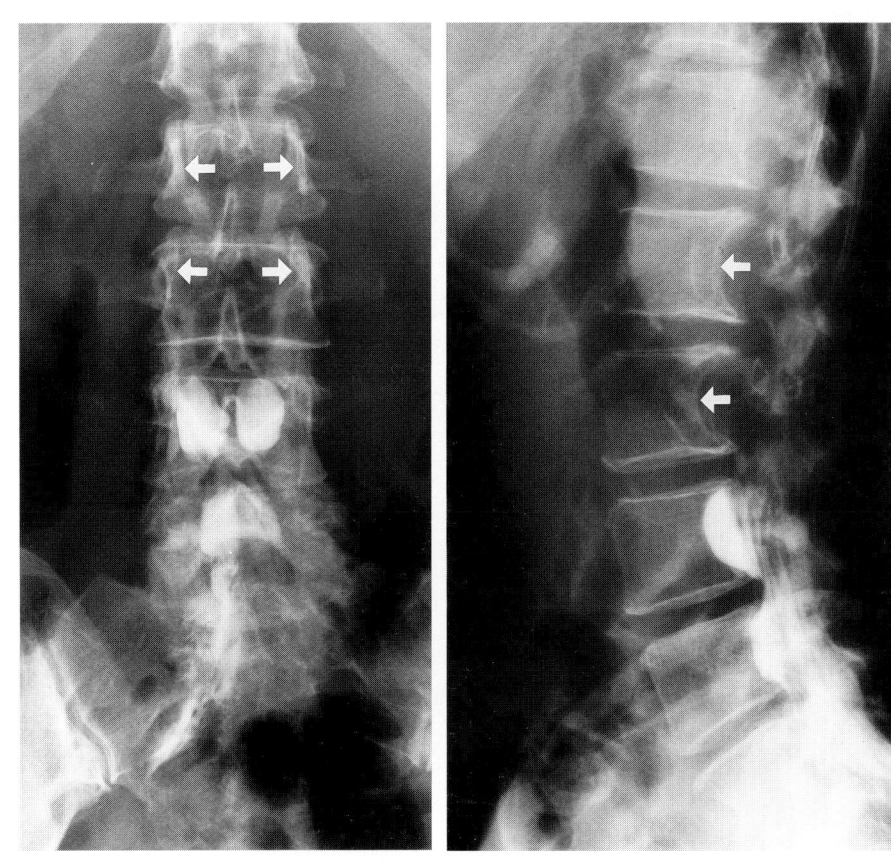

図56 脊髄・馬尾腫瘍における骨変化
正面像(左)で椎弓根の扁平化，椎弓根間距離の拡大，側面像で椎体後縁の陥凹像(scalopping)(矢印)がみられる．

に役立つ．

b．MRI

脊髄，馬尾腫瘍の診断には最も有用である．撮像方法として，矢状断像，横断像に加え，冠状断像が必要である．これは腫瘍の形態，局在を3次元的に捉えるためである．Gd(ガドリニウム)による造影で腫瘍陰影はより明瞭に描出される(図57)．また最近ではMRIにより神経鞘腫と髄膜腫の鑑別など腫瘍の質的診断もある程度可能となった．

c．CT

腫瘍の形態，局在を3次元的に捉えるのに有用である．とくに椎間孔外に進展する砂時計腫の診断に適している．

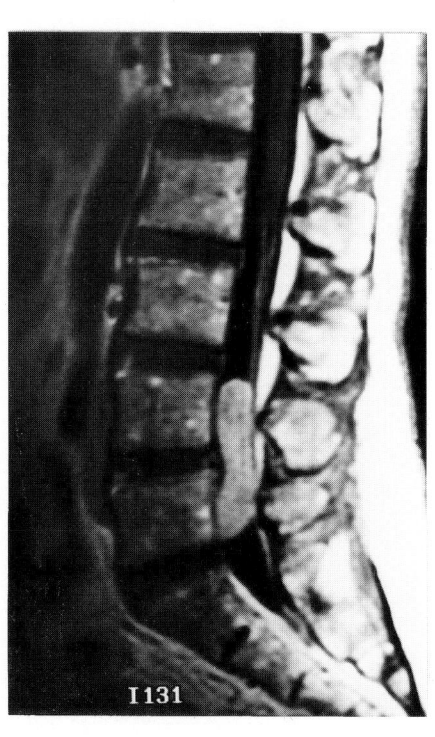

図57 馬尾腫瘍(神経鞘腫)のMRI矢状断像
Gdにより腫瘍は造影されている．

d．脊髄造影，CTM

MRIの進歩により脊髄造影はその診断手段としての価値は少なくなったが，硬膜外か硬膜内かなど腫瘍と脊髄，馬尾の関係を知ることができる．

4）治　　療

脊髄円錐部以下の腫瘍では症状の進行が緩徐であり，症状が軽微な例では手術を急ぐ必要はない．疼痛や運動・知覚障害が進行性のもの，膀胱・直腸障害を呈するものでは手術適応となる．

2．脊椎腫瘍(腰部)

1）病　　態

原発性脊椎腫瘍と続発性(転移性)脊椎腫瘍に分けられるが，その頻度は後者で高い．一般に原発性良性腫瘍は若年者に多く，原発性悪性腫瘍は成人に多い．原発性良性腫瘍の頻度は，巨細胞腫，好酸球性肉芽腫，骨軟骨腫，血管腫，動脈瘤様骨囊腫の順である．また原発性悪性腫瘍の頻度は，脊索腫，骨髄腫，悪性リンパ腫，骨肉腫の順である．一方，続発性脊椎腫瘍は中・高年者に多く，原発巣は乳癌，前立腺癌，肺癌，甲状腺癌，腎癌などが多い．

2）症　　状

疼痛と麻痺が主な症状である．

(1) 疼　　痛

腫瘍による神経根の圧迫，絞扼，牽引などにより，腰椎部では下肢痛で初発することが多い．また腰痛を訴えることも多く，とくに悪性腫瘍は疼痛は安静で改善せず，頑固で激しいことが多い．

(2) 麻　　痺

腫瘍の侵食による椎体の圧迫骨折や，腫瘍組織の硬膜外への浸潤により，脊髄，馬尾が機械的圧迫を受けると，運動，知覚障害あるいは膀胱・直腸障害を呈する．続発性脊椎腫瘍では麻痺の進行は急速で数時間で完全麻痺になることも少なくない．

3）診　　断

(1) 臨床診断

安静で改善しない頑固な腰痛，下肢痛が続く場合は腰・仙椎腫瘍も念頭に置いて診察を行う．体幹の運動障害，棘突起の叩打痛の有無もチェックし，画像検査，血液検査などを進めていく．その際，癌など悪性腫瘍の既往歴がある場合は続発性脊椎腫瘍を疑う．年齢

的には好酸球性肉芽腫，動脈瘤様骨嚢腫，ユーイング肉腫は若年者に，骨髄腫，軟骨肉腫，続発性腫瘍は50代以降の中・高年者に多い．

(2) 画像検査

a．単純 X 線写真

正面像，側面像，両斜側面像が必要である．骨破壊，変形，病的骨折による椎体の圧潰などが生じるが，正面像における椎弓根陰影の不鮮明化，消失は特徴的所見である．良性腫瘍のうち特徴的な X 線像を示すものとして，血管腫のすだれ状陰影(図58)，巨細胞腫および動脈瘤様骨嚢腫の soap-bubbled appearance，好酸性肉芽腫の椎体扁平化(図59)などがある．続発性脊椎腫瘍のうち前立腺癌，乳癌では骨増殖性変化を呈することが多いが，他の続発性脊椎腫瘍では骨融解像を呈することが多い．脊椎カリエス，化膿性脊椎炎などの炎症性疾患では，椎弓根陰影は保たれ，椎間板腔は狭小化し，骨破壊像は濃淡像を呈することが多いのに対して，続発性脊椎腫瘍では，椎弓根陰影の不鮮明化，消失がみられるが，椎間板腔は保たれ，びまん性の骨破壊像を呈することが多い．

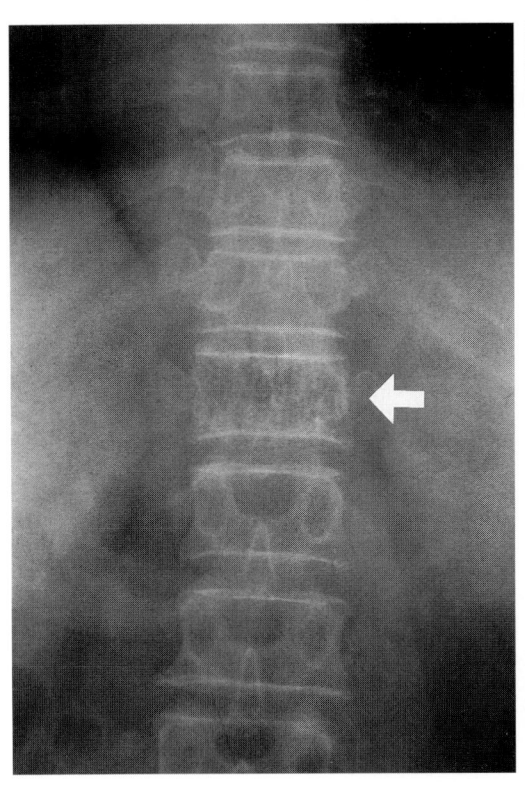

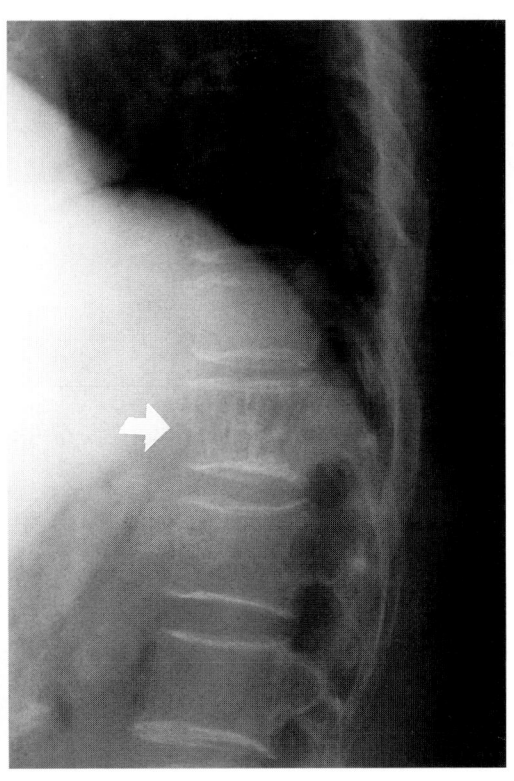

図58　血管腫(第12胸椎)の単純X線写真
　　　すだれ状陰影(矢印)を呈している．

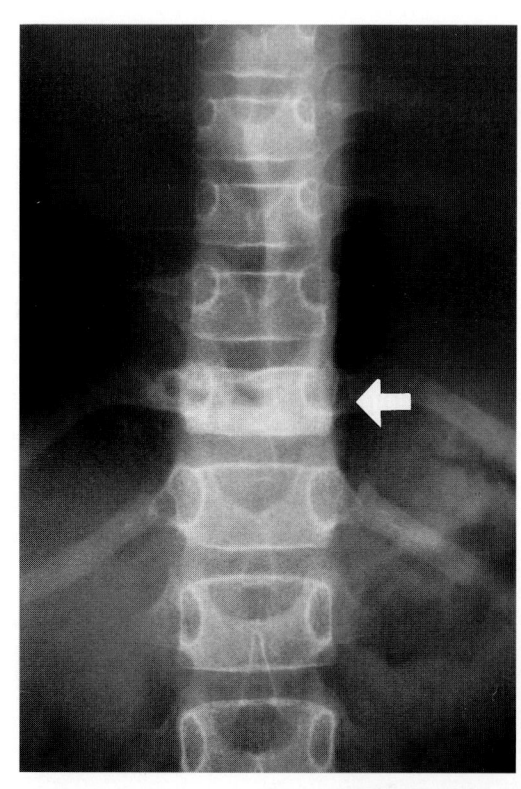

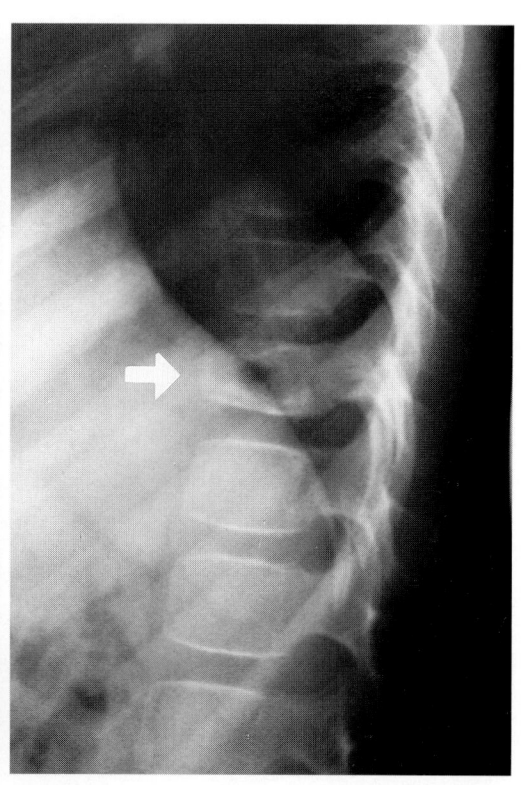

図59 好酸球性肉芽腫（第11胸椎）の単純X線写真
椎体が扁平化している（矢印）．

b．断層X線写真

単純X線写真では像が重複し，読影が困難な仙骨腫瘍の診断にとくに有用である．

c．CT scan

3次元的に腫瘍の形態，局在を捉えることができ有用である．とくに骨病変をみるにはMRIより有利である．また最近では3次元CTにより立体的に腫瘍の広がりを確認できるようになった．

d．骨シンチグラフィー

99mTc-MDPによる全身骨シンチグラフィーは続発性脊椎腫瘍の早期診断やほかの部位への転移の有無の検索に有用である．

d．MRI

骨シンチグラフィーよりも鋭敏であり，脊椎腫瘍の早期発見に有用である．続発性脊椎腫瘍では，T1強調画像で低輝度，T2強調画像で高輝度を呈することが多い．

（3）血液検査

血沈，末梢血，アルカリフォスファターゼ，酸フォスファターゼ，CEA，蛋白分画，LDHなどの血液検査，尿中Bence-Jones蛋白，V.M.A.などをチェックする．血清アルカリフォスファターゼは続発性骨腫瘍，骨肉腫で，酸フォスファターゼは前立腺癌骨転移でそれぞれ高値をとることが多い．また尿中Bence-Jones蛋白は骨髄腫，稀に骨肉腫，続発性骨腫瘍で陽性となり，V.M.A.は小児の神経

芽細胞腫で高値を示す．

(4) 生　　検

確定診断には，open biopsy あるいは needle biopsy による組織学的診断を行う．open biopsy は主として後方から，needle biopsy は透視下に椎間板造影と同様，後側方からか経椎弓根で行う．Open biopsy は needle biopsy に比べて侵襲は大きいが，どの脊椎高位に対しても可能で，比較的多くの検体が得られ，診断の確実性という点では優れている．Needle biopsy は侵襲は小さいが，胸腰移行部以下に限られ，得られる検体の量は少なく，診断が困難となることもある．また後者を胸腰移行部に行う場合，合併症として気胸を生じる危険もある．

4）治　　療

原発性か続発性か，良性か悪性かによってその治療方針は異なる．

(1) 原発性良性脊椎腫瘍

一般的に原発性良性脊椎腫瘍の手術療法の目的は，腫瘍の進展に伴う疼痛，神経麻痺に対する除圧術と腫瘍によって破壊された脊椎不安定性に対する脊柱再建術である．類骨腫では，nidus を含めた切除が必要である．また腫瘍によっては保存的治療が第一選択となるものもある．すなわち動脈瘤様骨囊腫では放射線療法が有効であり，好酸性肉芽腫では自然治癒が期待される．

(2) 原発性悪性脊椎腫瘍

骨肉腫や軟骨肉腫などの骨原性肉腫や Ewing 肉腫，単発性骨髄腫に対しては，まず腫瘍全摘術＋脊柱再建術を行う．近年，腫瘍の広がり(surgical staging of vertebral tumor)という考えに基づき，en bloc に腫瘍を摘出する脊椎全摘出術(total en bloc spondylectomy)が開発された．脊索腫は仙骨に好発し，腫瘍の発育は緩慢であり，転移などの点からは低悪性度の腫瘍であるが，局所再発を生じやすい．したがって手術による完全摘出が唯一の根治法であり，仙骨全摘の場合には再建術が必要となる．

放射線療法，化学療法は Ewing 肉腫，リンパ腫，骨髄腫では感受性があるが，軟骨肉腫，脊索腫では抵抗性である．骨肉腫はある程度の感受性がある．感受性のある腫瘍に対しては，手術療法に加えて放射線療法，化学療法が併用される．多発性骨髄腫は基本的には化学療法が適応され，補助療法として装具療法，放射線療法が行われる．

(3) 続発性(転移性)脊椎腫瘍

続発性脊椎腫瘍は，原発性悪性腫瘍と異なり，単発性のもの以外は根治的治療の対象とならないことが多い．すなわち，激しい疼痛や神経麻痺のため ADL が障害される場合で，全身状態が許し，生命的予後が少なくとも6ヵ月以上期待できる場合に，神経麻痺の改善，

進行の遅延，除痛を目的とした除圧兼固定術を通常後方から行い，インストゥルメンテーションを併用する．場合によっては前方法，あるいは前後合併手術を行うこともある．また転移が一椎体に限局している場合には，脊椎全摘術の適応となる場合もある．補助療法として，あるいは手術適応のないものに対しては，放射線療法を行うが，前立腺癌や乳癌の転移に対しては，ホルモン療法を行う．疼痛対策としては，通常の鎮痛剤が無効な場合には，麻薬性鎮痛剤の経口投与を行う．MS コンチンを通常 30 mg 程度から開始する．

[朝妻 孝仁]

文献

1) 田崎義昭，斎藤佳雄：ベッドサイドの神経の診かた．pp59-83，南山堂，東京，1978．
2) 竹光義治：腰背痛 I．姿勢と腰背痛―脊柱前後彎とその異常．新整形外科学（岩原寅猪，片山良亮編），pp448-488，医学書院，東京，1979．
3) Winter RB, Hall JE : Kyphosis in childhood and adolescence. Spine 3 : 285-308, 1978.
4) Lonstein JE : Patient evaluation. Scoliosis and other spinal deformities (Ed, Bradford DS, Lonstein JE, Moe JE, et al), pp41-88, WB Saunders Company, Philadelphia, 1987.
5) Moe JH, Byrd III JA : Idiopathic scoliosis. Scoliosis and other spinal deformities (Ed, Bradford DS, Lonstein JE, Moe JE, et al), pp191-232, WB Saunders Company, Philadelphia, 1987.
6) 篠遠 彰：Mild curve の自然経過について．整形外科 MOOK No 18，脊柱側彎症とその周辺疾患（井上駿一編），pp16-26，金原出版，東京，1981．
7) 山本博司，金田清志：脊柱側彎症．図説臨床整形外科学講座 1　脊椎・脊髄（池田亀夫，西尾篤人，津山直一監修），pp152-185，メジカルビュー社，東京，1984．
8) Macnab I : Disc ruptures. Backache (Ed, Grayson TH), 2nd Ed, pp130-134, Williams & Wilkins, Baltimore, 1990.
9) 恩地 裕ほか：腰椎の不安定性と腰痛．臨整外 2：611-618，1967．
10) Hijikata S : Percutaneous nucleotomy—a new concept technique and 12 years' experience. Clin Orthop 238 : 9-23, 1989.
11) 小坂理也，小野村敏信，米澤卓実ほか：レーザー髄核蒸散法―短期成績と MR 画像の推移―．臨整外 29：431-440，1994．
12) 朝妻孝仁，鎌田修博，山中 芳ほか：腰部脊柱管狭窄症に対する後方除圧術の成績．整災外 38：1393-1397，1995．
13) Verbiest H : A radicular syndrome form developmental narrowing of the lumbar vertebral canal. JBJS 36-B : 230-237, 1954.
14) 伊丹康人，大畠 囊：骨粗鬆症の疫学と臨床．日整会誌 38：487-489，1964．
15) 若野紘一：脊髄腫瘍の診断．エース整形外科（泉田重雄，矢部 裕監修），pp392-401，南山堂，東京，1990．
16) 鎌田修博，戸山芳昭，松本守雄ほか：脊髄腫瘍非手術例の検討．日脊会誌 8：34，1997．
17) 朝妻孝仁，鈴木信正，戸山芳昭ほか：転移性脊椎腫瘍の手術成績―除圧効果を中心に―．東日本臨整会誌 7：83-87，1995．
18) 日本整形外科学会骨軟部腫瘍委員会：全国骨腫瘍患者登録一覧表（平成 5 年度），pp76-79，国立ガンセンター，1993．
19) Tomita K, Kawahara N, Baba H, et al : Total en bloc spondylectomy for solitary spinal metastases. Int Orthop 18 : 291-298, 1994.
20) 内田淳正，荒木信人，倉都滋之ほか：原発性悪性脊椎腫瘍の治療法の選択―放射線療法，化学療法，免疫療法の意義―．脊椎脊髄 9：127-131，1996．

F
股関節

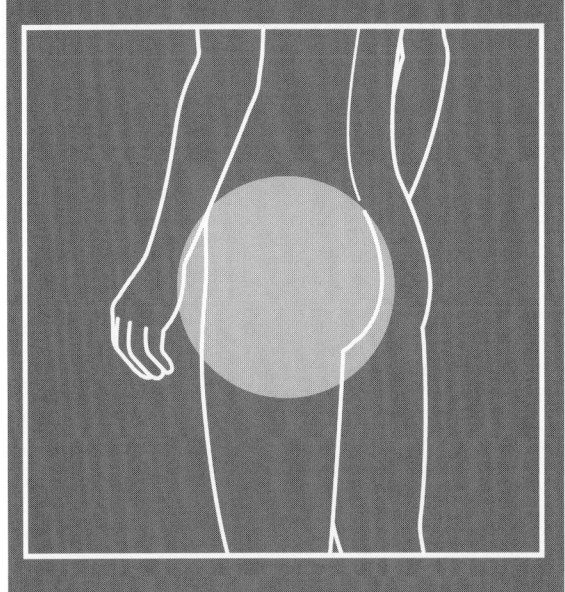

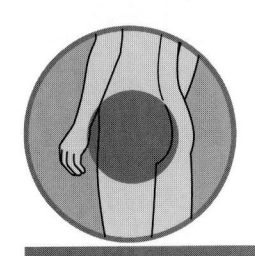

F-1
股関節の解剖

　「股関節痛」を主訴として来院する患者の病態を正しく把握し，正しい治療法を適応し良好な治療成績を得るためには，股関節の解剖を熟知していることが必要である．

　診察に際して第一に重要なことは疼痛が股関節内部に起因するものか，股関節周囲に起因するものであるかを正しく判断することである．第二に重要なことは患者が股関節痛を訴えても原因は股関節以外のことや，逆に主訴が腰痛，膝関節痛であっても原因は股関節にある場合もある，という点である．

　本項では股関節の痛みが関節内および周囲のどこから生じるものであるかを理解しやすくするための股関節の解剖について述べる．

1. 股関節の構造

1）骨の形態（図1〜3）

　股関節は大腿骨頭と寛骨臼からなる球関節である．寛骨臼は腸骨，恥骨，坐骨からなり，幼少児期にはY軟骨（形状がY字状にみえるためY軟骨と呼ばれる）で分離されているが，骨が成熟するに従い癒合して一つになる．寛骨臼の荷重部を臼蓋と呼び，臼蓋の前方部分は後方より浅く，このことを臼蓋の前方開き，または前開きという．大腿骨頭と寛骨臼は大腿骨頭靱帯（円靱帯）と呼ばれる強靱な靱帯で結ばれている．関節面は全面が関節軟骨で覆われているほか，臼蓋関節軟骨の外縁に球面の赤道面を越えて関節唇（acetabular labrum）と呼ばれる繊維軟骨組織がある．骨性の関節面の尾部は寛骨臼横靱帯（transverse ligament）により補完されている．成人大腿骨頭の直径は平均50 mm前後と大きいにもかかわらず全面関節軟骨によって被覆されているので摩擦係数は著しく小さい．寛骨臼は椀型をしていることから「ソケット」とも呼ばれる．すべての面が関節軟骨ではなく，骨頭と接触する面は逆U字型をしており，中央部は陥凹している（図3）．

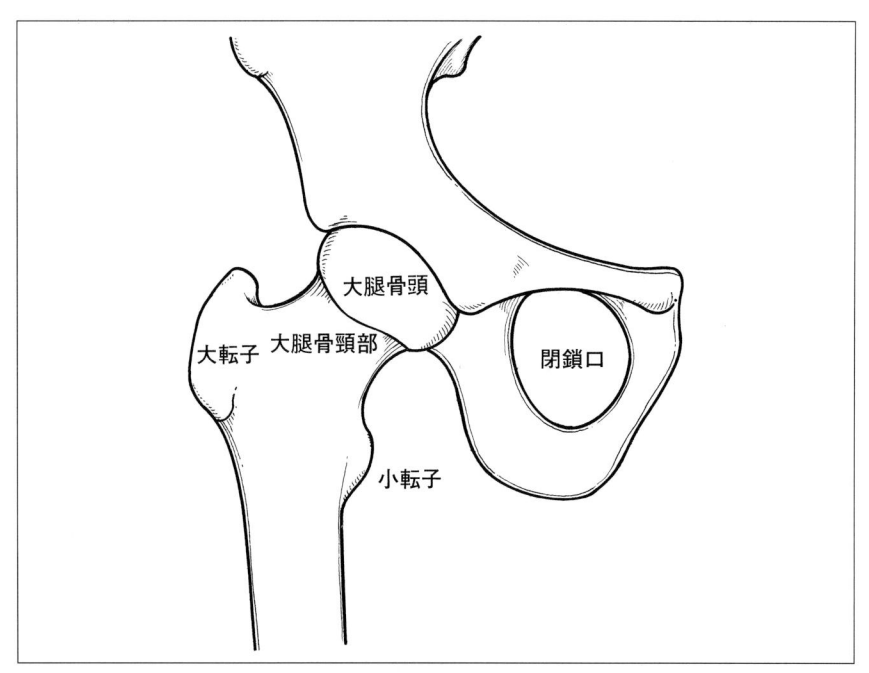

図1　股関節の構造（前面）

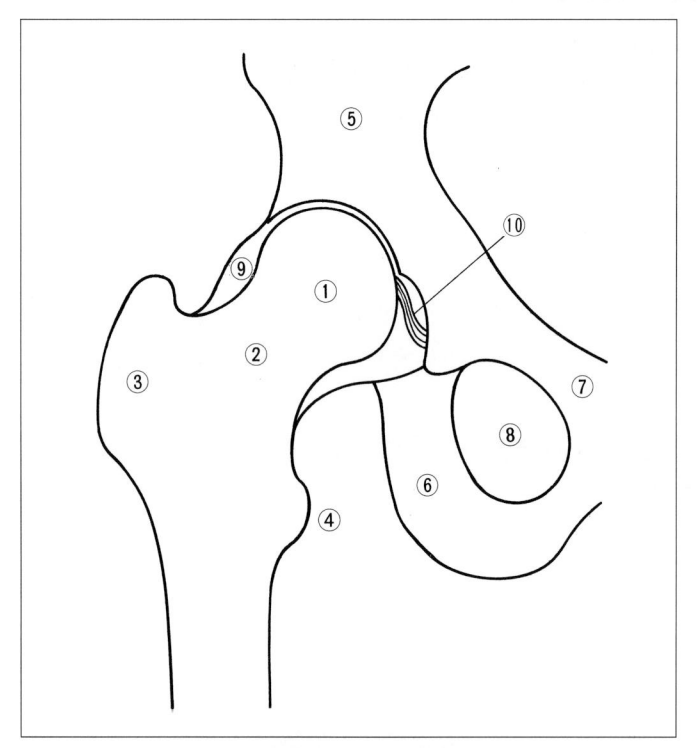

図2　股関節の構造（断面図）
①大腿骨頭　②大腿骨頸部　③大転子　④小転子　⑤腸骨
⑥坐骨　⑦恥骨　⑧閉鎖口　⑨関節包　⑩大腿骨頭靱帯
（円靱帯）

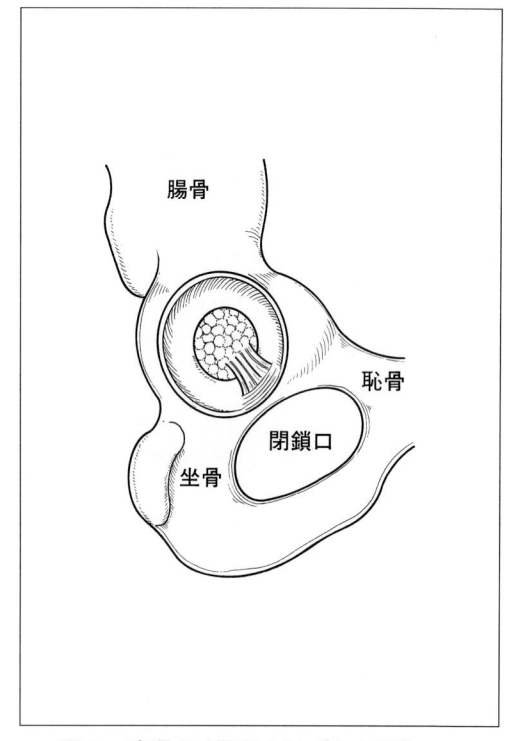

図3　寛骨臼（骨頭をはずした図）
臼蓋関節面は逆U字型となっている．

2）股関節周囲の構造

股関節周囲には多くの靱帯，筋肉，滑液包，神経・血管がある．

（1）靱　　帯

股関節周囲には4つの靱帯があり，関節の安定化と支持および関節運動の誘導に貢献している（図4，5）．股関節の靱帯のうち最大，

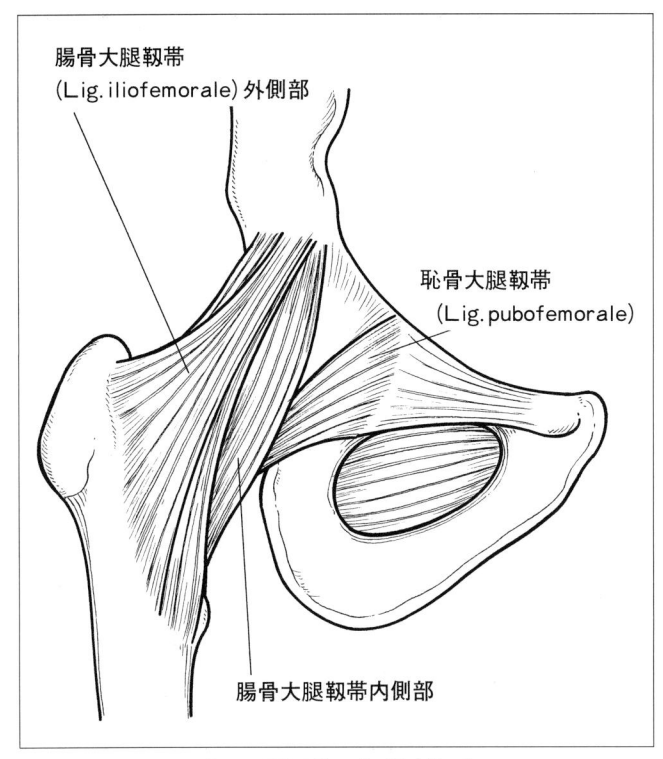

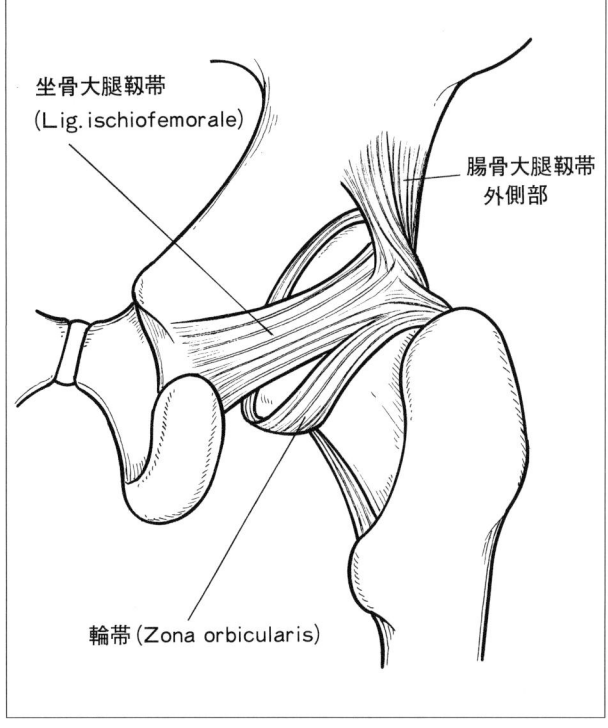

図4 股関節の靱帯(前面)　　図5 股関節の靱帯(後面)

　　かつ人体で最も強靱なものは腸骨前面に位置する下前腸骨棘および寛骨臼縁から出て転子間稜に達する腸骨大腿靱帯(iliofemoral ligament)である．この靱帯は強大な外側部と弱小な内側部に分けられる．前者は上方に位置し大腿骨頸部と平行に走り，後者は下方にあり大腿骨長軸と平行に直行する．直立して骨盤を少し後傾するとこれらの靱帯の捻れと緊張によって筋が関与しなくても直立の姿勢を保つことができ，体幹が後方に倒れるのを防ぐ役割をする．そのほかに大腿骨頭と寛骨臼との接触を維持する機能も有する．外側部は大腿の外旋と内転を，内側部は大腿の内旋を抑制する役割を有する．大腿を挙上すると靱帯全体が弛緩し股関節の自由な回旋が可能となる．

　　坐骨大腿靱帯(ischiofemoral ligament)は起始を坐骨に有し，大腿骨を水平に越えて腸骨大腿靱帯外側部に付着するほか一部は輪帯(zona orbicularis)へも付着する．大腿の内旋を制限することが主な機能である．

　　恥骨大腿靱帯(pubofemoral ligament)は前2者に比べて弱く，閉鎖膜と閉鎖稜から輪帯～大腿骨へ付着する．この靱帯は外転運動を抑制するように作用する．

　　輪帯は大腿骨頭の最も周径の小さい部位を襟のように巻いている靱帯である．

(2) 筋　　肉

　　股関節周囲にあり股関節の動きに関与している筋肉は，屈曲は縫

表1 股関節の各運動機能に関与する筋肉

運動	関与する筋肉	神経
屈曲	縫工筋，腸腰筋，大腿直筋，恥骨筋，	大腿神経
内転	長・短・大内転筋，薄筋，外閉鎖筋，	閉鎖神経
伸展	半膜様筋，半腱様筋，大腿二頭筋	坐骨神経
	大殿筋	下殿神経
外転	小殿筋，中殿筋	上殿神経

工筋，腸腰筋，大腿直筋，恥骨筋，伸展は半膜様筋，半腱様筋，大腿二頭筋，大殿筋，内転は長・短大内転筋，薄筋，外閉鎖筋，外転は小・中殿筋などである（表1）．これらの筋肉のみならず支配神経を知ることは病態の把握のみならず手術を行ううえでも極めて重要である（図6〜8）．

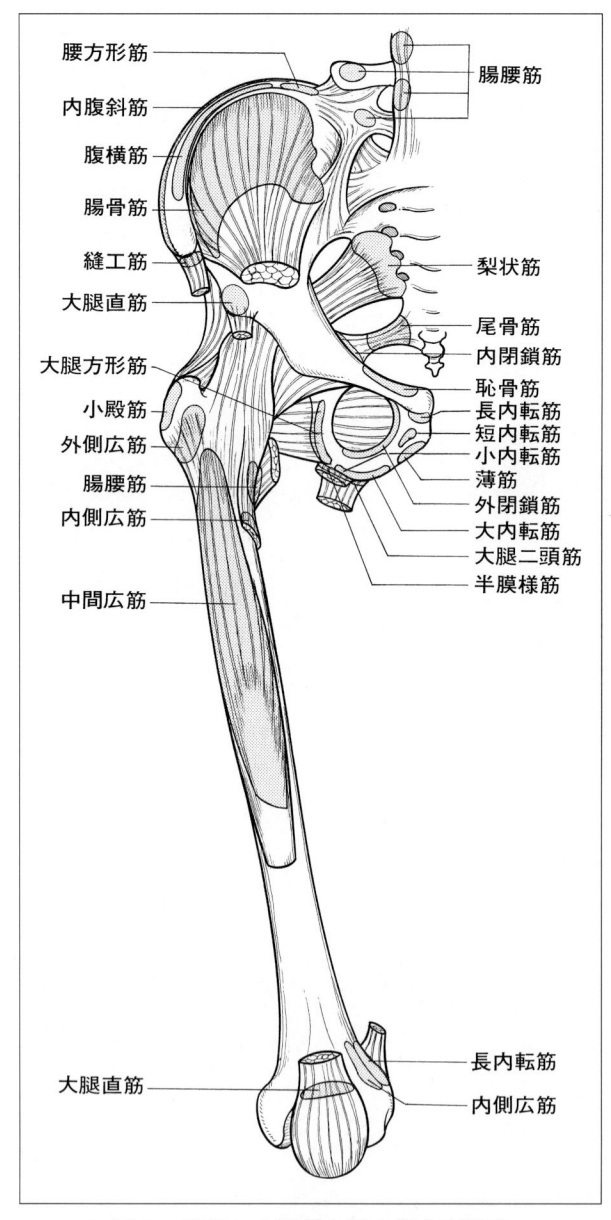

図6　骨盤と大腿骨を結ぶ筋肉（前面）
（坂巻豊教，1990[5]）

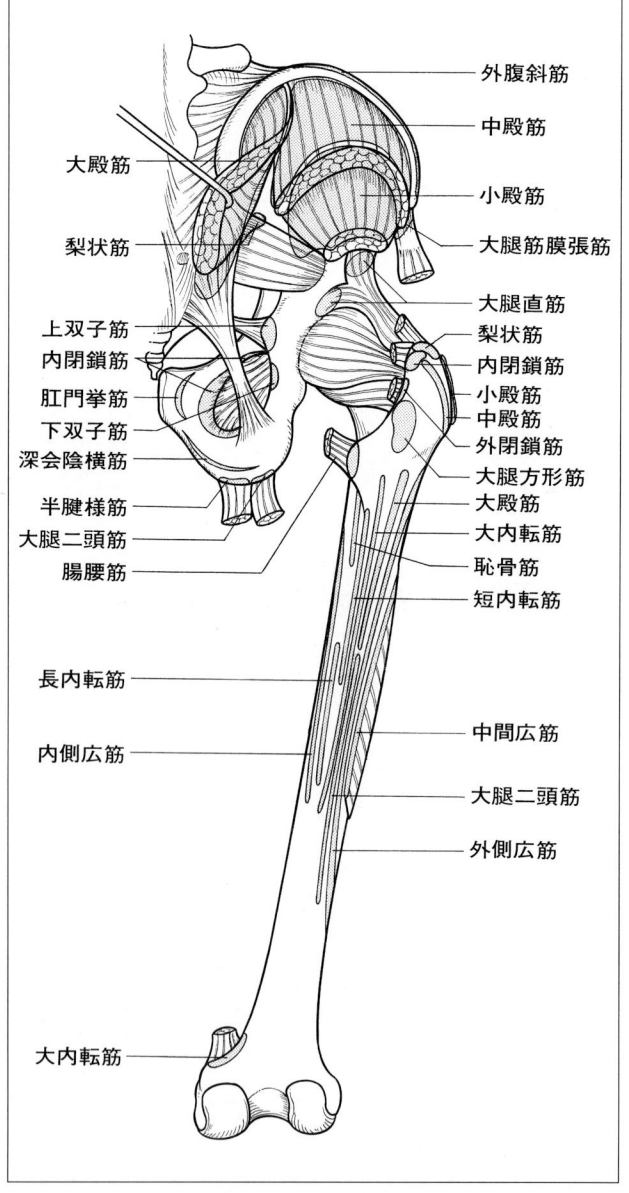

図7　骨盤と大腿骨を結ぶ筋肉（後面）
（坂巻豊教，1990[5]）

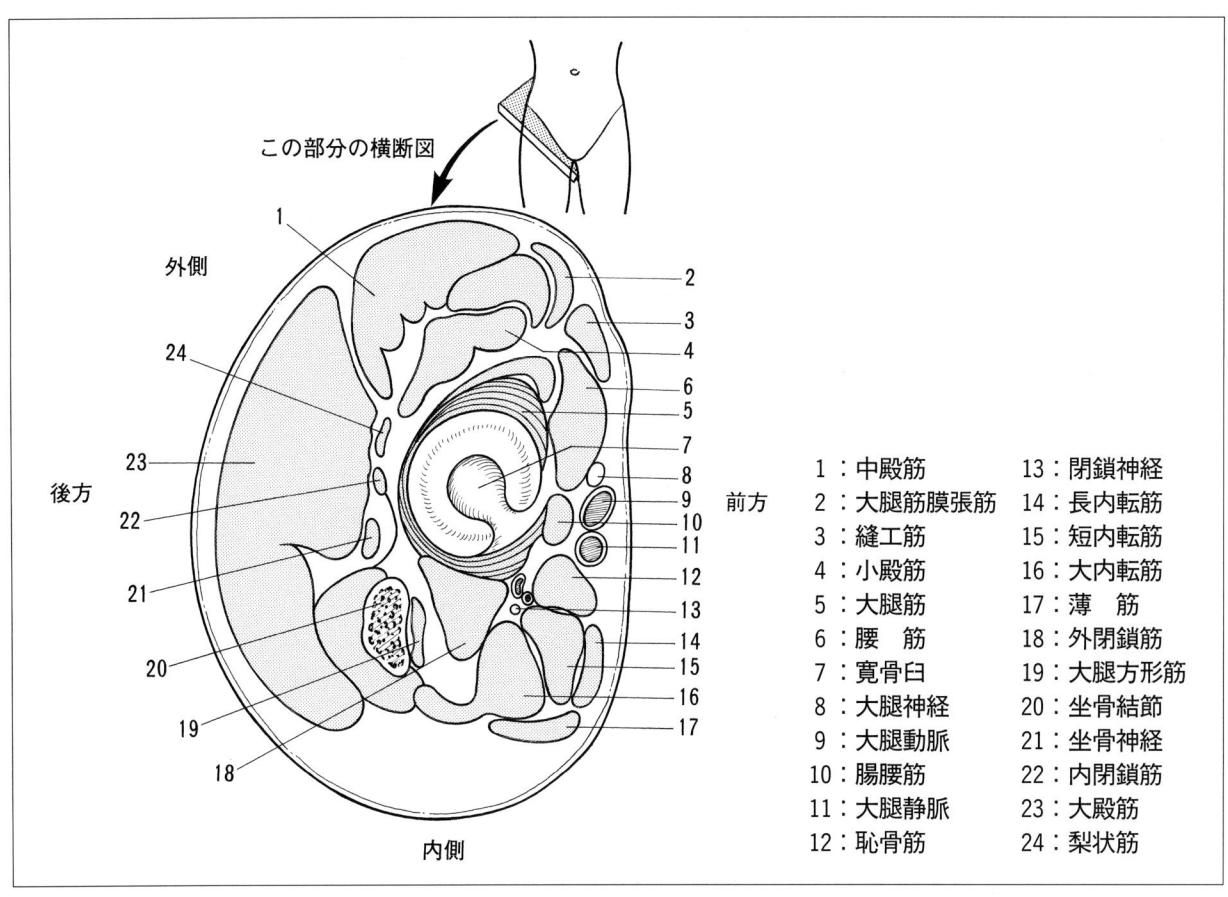

図8　股関節部の横断図（股関節周囲の筋肉，血管，神経を表示）

1：中殿筋　　　　13：閉鎖神経
2：大腿筋膜張筋　14：長内転筋
3：縫工筋　　　　15：短内転筋
4：小殿筋　　　　16：大内転筋
5：大腿筋　　　　17：薄　筋
6：腰　筋　　　　18：外閉鎖筋
7：寛骨臼　　　　19：大腿方形筋
8：大腿神経　　　20：坐骨結節
9：大腿動脈　　　21：坐骨神経
10：腸腰筋　　　　22：内閉鎖筋
11：大腿静脈　　　23：大殿筋
12：恥骨筋　　　　24：梨状筋

(3) 神　　経

　股関節の運動に関与している神経は，大腿神経，閉鎖神経，坐骨神経，上・下殿神経である．前方進入により股関節を展開する場合には大腿神経に，後方進入に際しては坐骨神経にそれぞれ注意が必要である．

(4) 血　　管

　股関節前面を走行する主要血管には大腿動静脈がある．大腿骨頭の栄養は大腿深動脈の分枝である内側および外側回旋動脈（Aa. circumflexae femoris medialis/lateralis）によってまかなわれている．このほか大腿骨頭靱帯を通って閉鎖動脈寛骨臼枝（R. acetabularis a. obturatoriae）から起こる大腿骨頭動脈（A. capitis femoris）が大腿骨頭に行くがこの経路の血行量は年代により差がある．

　大腿骨頸部内側骨折や外傷性股関節脱臼に際して起こる大腿骨の虚血性壊死は骨頭栄養血管の損傷による直接的な原因が主要であるが，その他に側副血行を欠くこと，大腿骨頸部は骨膜を欠くことなども要因となる．

［坂巻　豊教］

（文献は388頁参照）

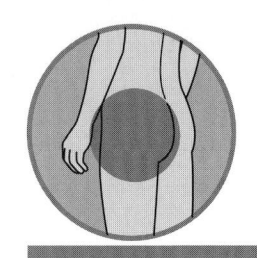

F-2
股関節疾患の臨床所見・診察法・診断法

　　股関節痛の原因は股関節自体に原因があるものが最も多いが，その他に脊椎，膝関節疾患が股関節痛の原因となる場合も意外に多い．患者の訴えをよく聴取することが重要であることは言うまでもないが，他部位の疾患も念頭に置きつつ問診，診察を行い，そのうえで必要な検査を行うことが大切である．

1. 臨床所見

（1）肢位異常
　　股関節に疼痛がある場合，疼痛を和らげようとして関節は屈曲位をとる．安静時には疼痛がなくとも進行した関節症では屈曲・外旋位をとることが多い．

（2）関節可動域制限
　　疼痛のある関節にはかならず見られ，通常は伸展，外転，回旋が制限されるが，とくに内旋制限は高度のことが多い．

（3）歩容異常
　　疼痛を避けようとして立脚相(歩行周期のうち荷重のかかっている周期)が短くなり，患側に荷重をかける時間が短縮する「逃避性跛行」を呈する．ペルテス病の初期では，患児は跛行しながら遊び回り，周囲から注意をするとそのときのみ正常になる随意性跛行が特徴的である．また，脚長差，殿筋萎縮があると，穴に片脚が落ちるような墜落性跛行を呈する．

（4）脚長差
　　本邦における変形性股関節症の多くは幼少児期の股関節脱臼や臼蓋形成不全に起因するいわゆる「亜脱臼性股関節症」である．この場合骨頭は外上方に変位し頸部は短縮しているため患肢は短いのが常である．他の疾患に起因する股関節症でも関節裂隙の狭小，骨頭圧潰により短縮をきたす．

（5）筋萎縮
　　疼痛が持続し患肢をかばうため使うことが少なくなると，股関節周囲筋の萎縮をきたす．初めは大腿四頭筋に，次いで外転筋，殿筋の萎縮が見られるようになる．筋萎縮の程度は疼痛の持続期間をも

意味するので経過を知るうえで参考になる．

（6）腫　　脹

化膿性股関節炎などの炎症性疾患では股関節前面の腫脹をきたす．変形性股関節症では通常腫脹をきたすことはない．

2. 診　察　法

1）問　　診

問診は極めて重要で，問診により診断が可能なこともある．外傷の既往，自覚症状の出現時期，どのような経過をとり，主要症状はどのようなときに出現するかなどを誘導しつつ聴取する．

外傷の場合は受傷機転の詳細な聴取が大切である．例えば高齢者，とくに女性がつまづいて側方に転倒し大転子部を打撲し，疼痛のため歩行不能となった場合には大腿骨頸部内側骨折の可能性がきわめて高い．変形性股関節症では幼少児期に股関節疾患（とくに先天性股関節脱臼，ペルテス病）で治療を受けたことがないか，また受けたときには母親などに治療内容を聞くことにより診断がつく場合が多い（長い間ギプスや装具をつけた，など）．注意を要することは先天性股関節脱臼の場合は「脱臼は治りました」と言われていることが多く，既往歴として申告しない患者が多い．他科領域における既往歴または現在治療中の疾患の有無も重要な情報となる．ステロイド剤の内服は，大腿骨頭壊死症の原因として重要である．

2）疼　　痛（表2）

（1）疼痛の部位

疼痛は股関節や殿部に訴えることが多いが，腰仙部痛，膝痛，坐骨神経痛様の放散痛が主訴の場合もある．疼痛は常に同じ部位に出現するかどうかも確認する．股関節疾患といえども必ずしも股関節部の痛みが主訴であるとは限らない．例えば大腿骨頭壊死症は初期では膝痛や大腿部痛を訴えることが多い．

（2）疼痛の種類

どのような痛みか（鈍痛，刺すような痛み，倦怠感など），どのような時に痛いか（安静時痛か運動時痛か，常に痛いか）を注意深く診察する．圧痛の有無およびその部位は重要な情報源となる．

変形性股関節症の臨床評価の基準として日本整形外科学会では「股関節機能判定基準」を制定しており（表3），疼痛は5点刻みで点数が与えられている．これに沿って診察をすすめると疼痛の程度を理解しやすいし，客観性があるため自然経過や手術成績など経時的評価に都合が良い．

表2 『股関節痛』の診断に際して考慮すべき点

1. はじまり方
   - 急激に始まった痛みか？
   - 徐々に始まった痛みか？
2. 痛みの性質
   - 鈍痛，倦怠感，激痛？
   - 安静時痛はあるか？，運動時痛は？
3. 痛みの部位
   - 特定の部位の痛みか？
   - 腰～ひざ～足にかけての痛みか？
4. 肢位異常は？
5. 肢長差は？
6. 可動域制限は？

表3 股関節機能判定基準（日本整形外科学会）

臨床評価を疼痛40点，可動域20点，歩行能力20点，日常動作20点，合計100点として表示する．

股関節機能調査表

ID：　　　　氏名：　　　　年　月　日（評価日）

疼痛	右	左	可動域	右	左	歩行能力	点	ADL	容易	困難	不能
股関節に関する愁訴がまったくない．	40	40	屈曲			長距離歩行，速歩が可能．歩容は正常．	20	腰かけ	4	2	0
			伸展								
不定愁訴（違和感，疲労感）があるが，痛みはない．	35	35	外転			長距離歩行，速歩は可能であるが，軽度の跛行を伴うことがある．	18	立ち仕事（家事を含む）注1)	4	2	0
			内転								
歩行時痛みはない（ただし歩行開始時あるいは長距離歩行後疼痛を伴うことがある．	30	30	点数注)	屈曲		杖なしで，約30分または2km歩行可能である．跛行がある．日常の屋外活動にはほとんど支障がない．	15	しゃがみこみ，立ち上がり注2)	4	2	0
自発痛はない．歩行時疼痛はあるが，短時間の休息で消退する．	20	20		外転		杖なしで，10～15分程度，あるいは約500m歩行可能であるが，それ以上の場合1本杖が必要である．跛行がある．	10	階段の昇り，降り注3)	4	2	0
自発痛は時々ある．歩行時疼痛があるが，休息により軽快する．	10	10	注）関節角度を10°刻みとし，屈曲には1点，外転には2点与える．但し屈曲120°以上はすべて12点，外転30°以上はすべて8点とする．屈曲拘縮のある場合にはこれを引き，可動域で評価する．			屋外活動はできるが，屋外活動は困難である．屋外では2本杖を必要とする．	5	車，バスなどの乗り降り	4	2	0
持続的に自発痛または夜間痛がある．	0	0				ほとんど歩行不能．	0	注1）持続時間約30分．休息を要する場合，困難とする．5分くらいしかできない場合不能とする．注2）支持が必要な場合，困難とする．注3）手すりを要する場合は困難とする．			
具体的表現						具体的表現					

病名：　　治療法：　　手術日：　年　月　日

表記方法：
右，左 ── 疼痛｜可動域
両側の機能　歩行能力＋日常動作

綜合評価　右　左

カテゴリー：A：変則罹患　B：両側罹患　C：多関節罹患など

3）歩行障害，跛行

次に患者を歩行させて歩容を検査する．股関節疾患による跛行には以下のようなものがある．

(1) 逃避性跛行（疼痛性跛行）

疼痛により患肢の立脚相（荷重している時間）を短くしようと跳躍するように歩く．その結果骨盤は健側が低くなるように傾斜する．

（2）軟性墜下性跛行

患肢の股外転筋機能不全により患側荷重時に骨盤が健側に下降する．患肢立脚時ごとにTrendelenburg徴候が現われるので「Trendelenburg歩行」と呼ばれる．

（3）硬性墜下性跛行

下肢に短縮があるとき，荷重側に骨盤が下降する．

4）脚 長 差（図9）

骨盤を水平にして股関節と膝関節を伸転位にする．下肢長は上前腸骨棘〜足関節内果の距離を測定するが，以前に手術を受けていて骨盤の形態に変化があるときは臍からの距離を測定する．

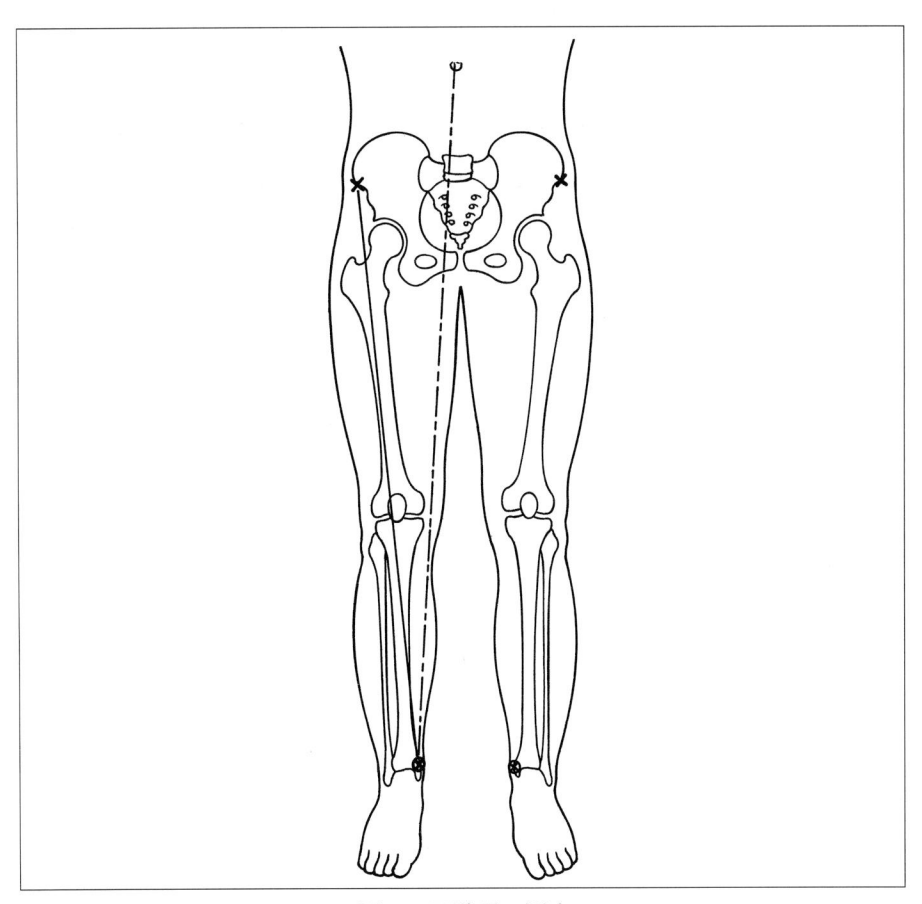

図9 下肢長の測定
——：足関節内果〜上前腸骨棘の距離を測定する．
----：手術その他の理由で上前腸骨棘が不明瞭なときは臍からの距離を測定する．

5）関節可動域（表4）

股関節の運動は，伸展―屈曲(extention-flexion)，外転―内転(abduction-adduction)，外旋―内旋(external rotation-internal rotation)からなる．関節可動域には標準的な平均値というべき角度があるが，年齢や性により多少異なる．若年者では大きく，加齢とともに減少し，女性のほうが男性より可動域が大きい．屈曲の計測

表4 関節可動表示ならびに測定法

部位名	運動方向	参考可動域角度	基本軸	移動軸	測定部位および注意点	参考図
股 hip	屈曲 flexion	125	体幹と平行な線	大腿骨（大転子と大腿骨外顆の中心を結ぶ線）	骨盤と脊柱を十分に固定する．屈曲は背臥位，膝屈曲位で行う．伸展は腹臥位，膝伸展で行う．	
	伸展 extension	15				
	外転 abduction	45	両側の上前腸骨棘を結ぶ線への垂直線	大腿中央線（上前腸骨棘より膝蓋骨中心を結ぶ線）	背臥位で骨盤を固定する．下肢は外旋しないようにする．内転の場合は，反対側の下肢を屈曲挙上してその下を通して内転させる．	
	内転 adduction	20				
	外旋 external rotation	45	膝蓋骨より下ろした垂直線	下腿中央線（膝蓋骨中心より足関節内外果中央を結ぶ線）	背臥位で，股関節と膝関節を90°屈曲位にして行う．骨盤の代償を少なくする．	
	内旋 internal rotation	45				

（日本整形外科学会，日本リハビリテーション医学会：関節可動表示ならびに測定法（股関節の部）リハビリ医誌32：207-217，1995より）

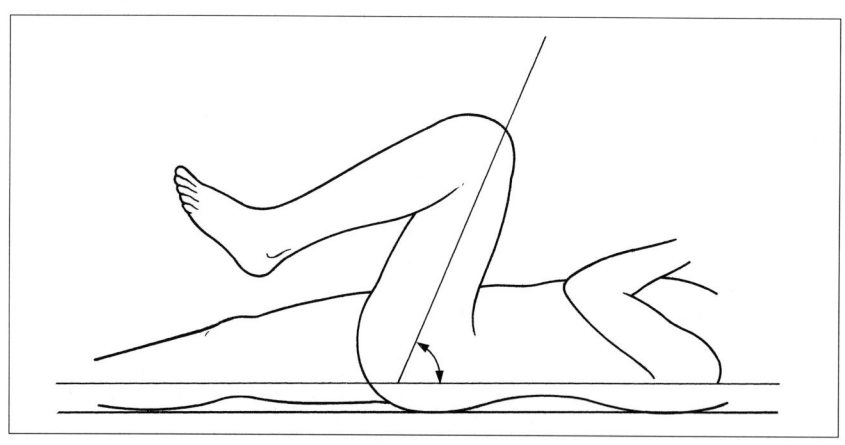

図10 可動域の測定（屈曲）
骨盤を押さえて膝〜足部を把持し静かに曲げていく．

にあたっては骨盤を固定して骨盤の共同運動が起こらないようにする（図10）．外転，内転を計測するときには左右の上前腸骨棘を結ぶ線に対する垂線を基本軸とし，骨盤が動かないように計測する（図11）．伸展，外旋，内旋の計測は腹臥位で行う．

股関節屈曲拘縮例では腰椎前弯の代償作用によって屈曲拘縮が診察上看過されることがある．健側の股関節を屈曲して腰椎前弯を矯正すると患側の股関節が屈曲し拘縮のあることが分かる．これは「Thomasテスト」と呼ばれ，屈曲拘縮の有無と程度を見る検査として有用である．

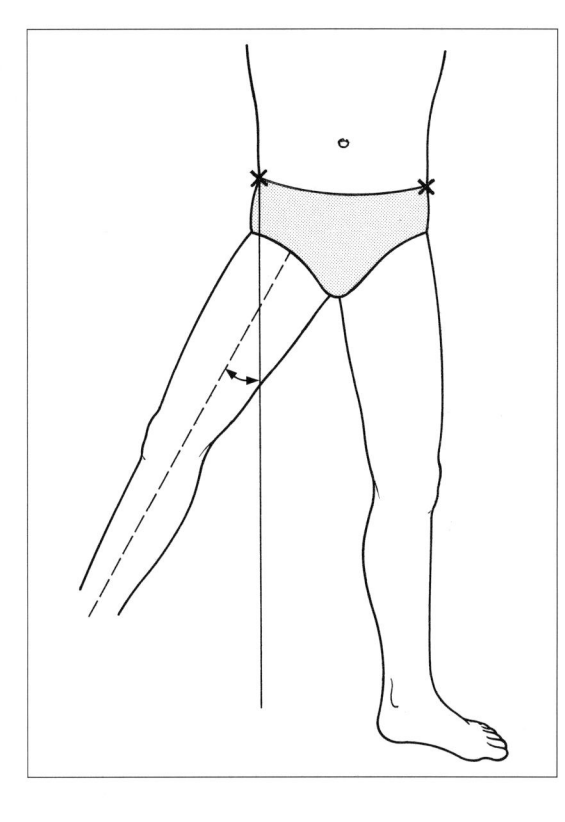

図11 可動域の測定（外転）
左右の上前腸骨棘を結ぶ線に直交する線を基線とし，この線と大腿長軸とのなす角度を計測する．

6）筋　　力

筋力の測定は徒手筋力テスト（manual muscle testing：MMT）を用いる．

筋萎縮の有無はMMTの他，膝蓋骨上縁から10 cm中枢側で大腿周径を計測することで判定する．左右差が0.5 cm以上あれば筋萎縮があると考えてよい．

7）疼痛発生部位の診察

疼痛がどこから発生しているかを診察するには，股関節およびその周辺の解剖を熟知している必要がある．他動的に動かして（とくに内外旋）疼痛を訴えれば関節内に原因があることが多く，圧痛を示す部位が明瞭であれば関節周囲の筋肉，靱帯，滑液包などに原因があるとみてよい．圧痛部位が明らかな場合，局所麻酔剤でブロックすると疼痛が緩解し歩行が楽になり疼痛発現部位を特定することができるので，治療的診断と呼ばれ有用な手段である．

8）小児股関節脱臼の徒手診察法

先天性股関節脱臼の診察は患児の月齢によって異なる．

出生時から2週頃までは肢位とクリックサインが重要である．脱臼している場合，患側股関節は屈曲して短縮してみえる．触診を行えば大腿骨頭および大転子が後方に触れる．クリックには，脱臼した大腿骨頭が臼内におさまることを確認する「Ortorani click」と，関節弛緩性の存在を意味する「Barlow click」の二者がある．前者

は患児の大転子を前方に押すことによって臼におさまることを触知する方法である．後者は前方から大腿骨頭を押すことによって骨頭が後方に滑り出る感触を得る方法である．

1ヵ月以降はクリックサインは認められなくなる．視診，触診に加えて開排制限の有無が重要である．これは脱臼した大腿骨頭が寛骨臼後方に当たるために生ずるものであるが，関節弛緩性が高度の場合には脱臼であっても認められないことがある．一方，男児の場合，正常股関節であっても開排制限を有することが比較的多い．開排制限を検する際には脚長差の有無，視診，触診と併せて診察を進めることが重要である．現在の股関節脱臼の検診は開排制限のみをチェックポイントとして行われていることが多く，脱臼の見逃しを招くおそれがある．関節弛緩性が高度の場合，家系に股関節脱臼がいる場合などは必ずX線撮影や超音波検査を行うようにする．

3. 診 断 法

上記の臨床所見に加えて種々の画像診断がある．画像診断は問診，臨床所見に基づいた診断を確定する補助診断法である．

1）単純X線写真

日常臨床で最も頻繁に行われる画像検査であり，基本的には前後方向（正面像）および左右方向（側面像）の撮影を行う．とくに大腿骨頭壊死症やペルテス病などが疑われるときは診断および壊死範囲の

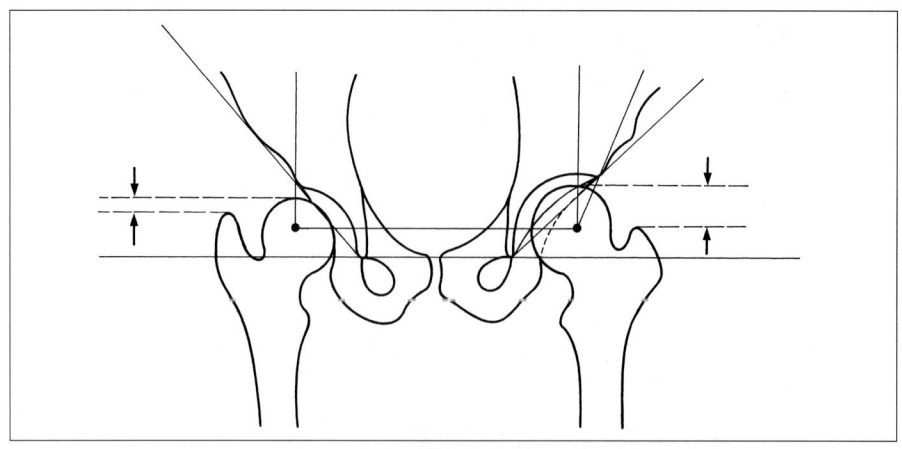

図12 主なX線パラメーター
① CE角　② Sharp角　③ ATD
左は正常股，右は臼蓋形成不全・大転子高位

正常値：① CE角	20度以下：臼蓋形成不全
	20〜25度：Borderline
	25度以上：正　常
② Sharp角 男	性：38〜42度
女	性：43〜45度

決定のため正面像と共に側面像が必要である．膝関節屈曲，股関節屈曲，外旋，外転位で撮影するラウエンスタイン位も情報量が大きい．骨盤・寛骨臼骨折のときは45度斜位像が有用である．

単純X線写真では大腿骨頭，臼蓋の形態，関節裂隙，関節適合性の良否，関節内遊離体の有無，骨萎縮の有無などをみる．主な単純X線写真におけるパラメーターとしてCE角，Sharp角，ATDなどを計測する(図12)．単純X線写真から得られる情報量は豊富で画像診断の基本となる．

2) 断層X線写真

通常，股関節を5 mm～1 cm間隔で撮影する．大腿骨頭壊死の病巣の探索，関節内骨片や関節遊離体の存在が疑われる場合，確定診断上断層撮影は有力である．

3) 関節造影

大腿動静脈，大腿神経のやや外側から前方刺入路により76％ウログラフィン1～2 mlを注入した後，正面，側面，内，外旋位，ラウエンスタイン位で撮影する．変形性股関節症，RAでは関節軟骨の摩耗の程度とその部位，先天性股関節脱臼では臼蓋層の内反(整復障害)の有無，などを知ることができる．関節遊離体の検索が目的の場合は空気造影がよい．

4) CT

通常，股関節を2～5 mm間隔で撮影する．断層撮影と同様，骨頭の形態変化，大腿骨頭と臼蓋の位置関係，骨髄骨折の場合は骨折部位と転位の程度，関節内骨片，関節遊離体の有無を検索するうえで有用である．腫瘍では性質および範囲を詳細に把握するうえで有用である．

股関節症の前後方向の関節適合性を知るために，最近では各スライスを立体構成した3D-CTにより立体的な画像を得ることもでき，必要に応じてsubtraction法により大腿骨側や臼蓋例を消去することもできる．

5) MRI

軟部組織，骨，骨髄の性状を詳細に把握できること，加えて非侵襲性であることから現在ではルチーンの検査法としていずれの疾患にも適応される．MRIは，

(1) 関節液の貯留が予想される場合
(2) 骨・軟部腫瘍の場合
(3) 大腿骨頭壊死症の早期診断，壊死範囲の決定
(4) 変形性股関節症における骨嚢包の存在および内容の確認

などにはなはだ有用である．

[坂巻　豊教]

文献

1) 船山完一：整形外科外来診療・成人の股関節痛・股関節(小児・成人)の部，pp122-132，南江堂，東京，1992．
2) 浜田良機，赤松功也：股関節部診断の要点．宇田川英一編，図説整形外科診断治療講座〔第16巻〕，pp10-17，メジカルビュー社，東京，1990．
3) KAHLE・LEONHARDT・PLATZER(越智淳三訳)：分冊解剖学アトラス〔Ⅰ巻　運動器〕，pp194-197，文光堂，東京，1994．
4) 松葉　健ほか：Sharp 角(acetabular angle)について．整形外科：41-44，1976．
5) 坂巻豊教：骨盤と大腿骨を結ぶ筋肉．宇田川英一編，図説整形外科診断治療講座〔第16巻〕，p ii-iii，メジカルビュー社，東京，1990．
6) ACTON RK : Surgical approaches to the hip. [Tronzo RG], Surgery of the hip joint. p79-104, Lea & Febiger, Philadelphia, 1973.
7) Wiberg G : Studies on dysplastic acetabula and congenital subluxation of the hip joint. With special reference to the complication of osteoarthritis. Acta Chir. Scandinavica, 83 (Suppl. 58) : 29-38, 1939.

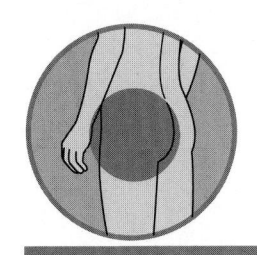

F-3
形態異常

1. 先天性股関節脱臼・臼蓋形成不全

　　先天性股関節脱臼，臼蓋形成不全はともに日本人の二次性股関節症の原因の大部分を占める疾患である．臼蓋形成不全は先天性股関節脱臼(Congenital Dislocation of the Hip：CDHと略す)に続発して発症することが多く，両者を併せてCDHおよび類似疾患と総称することが多い．CDHは近年新生児および乳児検診により早期に発見され，早期に治療を開始することにより，変形を残さず治癒する例が増加している．臼蓋形成不全は無症候性に経過し，青年期以降に疼痛を生じ，単純X線写真検査で判明することが多く，現在の疼痛と将来の二次性変形性股関節症の進行とを合わせて考慮し，治療法を決定する必要がある．

1）先天性股関節脱臼
（1）病　　態
　　出生直後は全身の関節弛緩(joint laxity)が強く，このため股関節は脱臼も整復もされやすい状態である．筋バランスの関係で股，膝関節を伸展させると，股関節は脱臼位に近づき，屈曲させると整復位傾向になる．股，膝関節とも屈曲位に保つ開排位オムツ指導がCDH発生の予防に最も重要である．治療を念頭においたCDHに対する検診は，生後3ヵ月に行うことが最も有用である．早期に発見して愛護的に整復し，リーメンビューゲル装具により関節を固定しない機能的療法により関節が安定化したものの予後は決して悪くはない．しかし，処女歩行を開始する1歳前後にCDHが発見された場合は，整復は困難となり，入院してオーバーヘッド牽引や手術的手段による整復を要する例が増加する．3歳以降まで放置されたCDHはさらに治療困難であり，Colonna法や骨切り術などの手術が行われても正常な関節形態にはなり難い．小児期以降まで放置されたいわゆる先天性股関節高位脱臼例は，ほとんど疼痛を伴わず跛行が主症状である．すなわち，正常な荷重肢ではないが疼痛は少ない状態になっている．

（2）症　　状
　　乳児期には歩行しないため，股関節可動域制限，とくに開排制限が主要症状となる．しかし，開排制限を全く認めないCDH例もあ

り，検診を確実に行うには単純X線写真検査やエコー検査などが必要である．歩行開始後の幼児期以降では跛行が主要症状となる．CDHは変形性関節症性変化が出現するまでは疼痛は出現しない．

(3) 診　断

徒手検査法では，Ortholani法とBarlow法がある．ともに原理は似かよっており，股関節の後方脱臼の整復，脱臼の際のクリックを指先に感じる方法である．Ortholani法は股関節，膝関節ともに90°屈曲させた肢位で，大腿骨長軸方向に力を加えると脱臼を起こす際のクリックを感じ，逆にそのままの肢位で股関節を開排(外転)させていくと，整復時のクリックを感じるという方法である(図13)．Barlow法は股関節90°屈曲位，膝関節最大屈曲位で中指を後方から大転子にあて開排時に中指で大転子を前方に押し上げて，Ortholani法よりさらに整復が起こりやすくさせ，整復される際のクリックを感じる方法である．ともに新生児では陽性率が高いが，数ヵ月間でクリックを感じなくなる自然治癒例が半数以上を占める．脱臼していながら全くクリックを感じない例や，逆に脱臼していないのにクリックを感じる例(腸腰筋が腸恥包の上を滑るときにクリックが出る例がある)があるので，乳児股関節検診で正確を期するには画像検査が必要である．

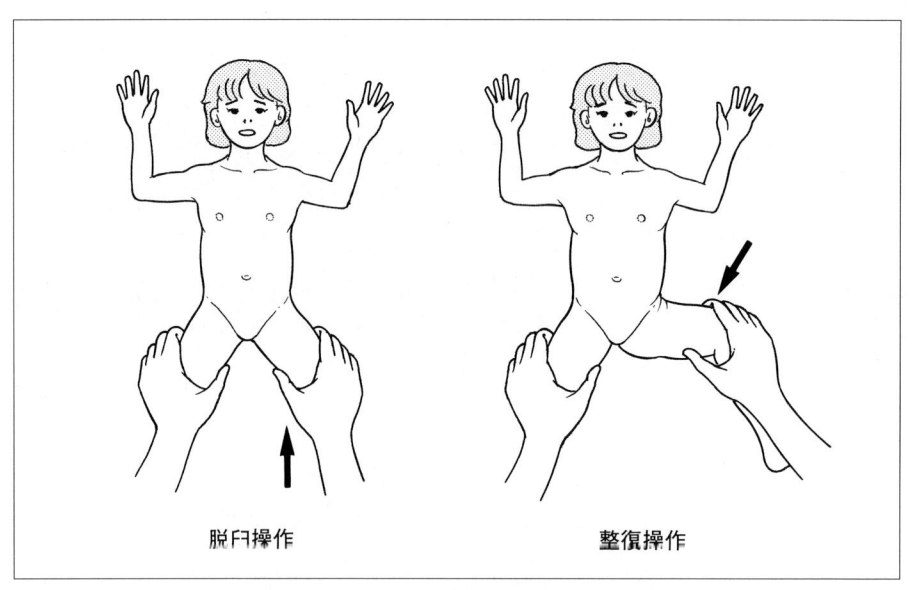

図13　Ortholani and Barlow法

単純X線写真検査が最も一般的かつ重要であるが，小児期は股関節が骨化していない部があり判読が難しい．大腿骨頸部軸が臼蓋底部に向かっているか，臼蓋嘴が形成されているかなどを読影する．両側の腸骨骨化部下端を結んだHilgenreiner線に対する臼蓋角が30度以上はCDHの可能性を考慮する[1]．脱臼例の単純X線写真像では，臼蓋角は大きく大腿骨頸部は臼蓋底部でなく腸骨翼部に向かっている(図14)．さらに正確に股関節脱臼を評価するためには股関節

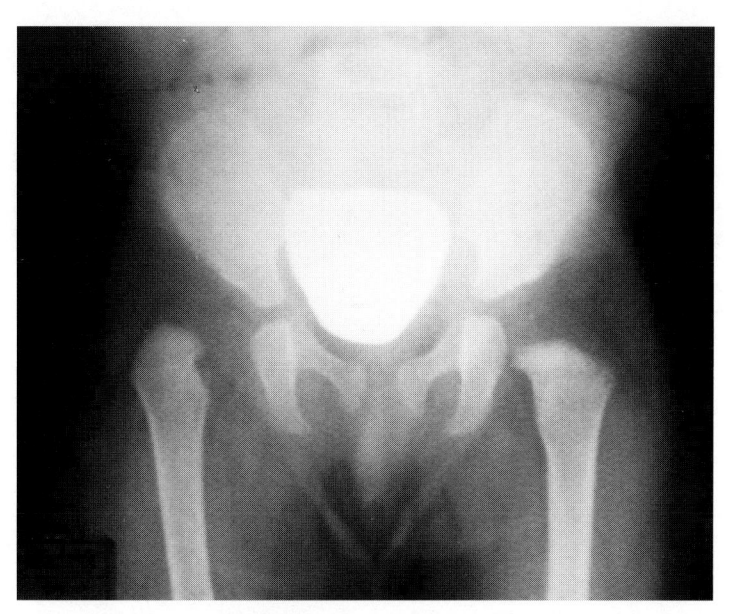

図14　先天性股関節脱臼例：右側　1歳3ヵ月　女児
（単純X線写真像）

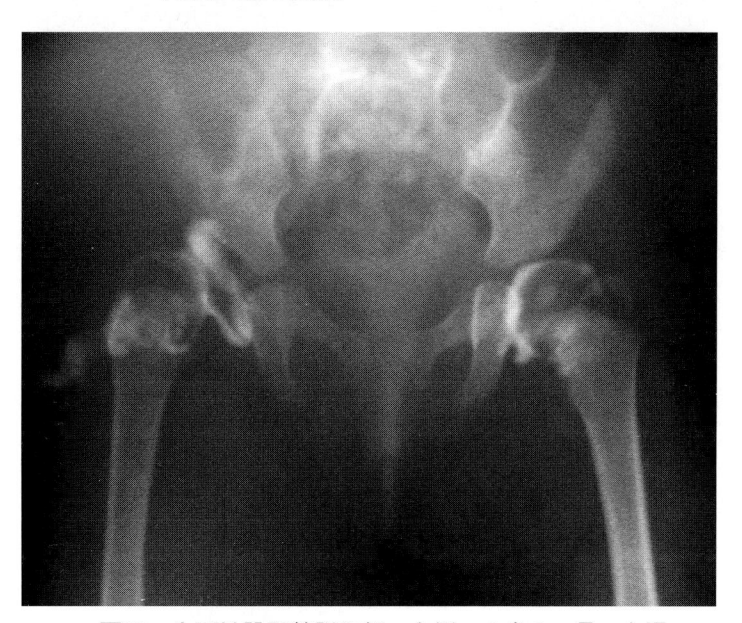

図15　先天性股関節脱臼例：右側　1歳3ヵ月　女児
（関節造影像）

造影検査を行う．股関節内にヨード性造影剤を注入し，軟骨性の骨頭，臼蓋の形態，位置を確認し，さらに関節唇の内外反や整復障害因子を評価できる（図15）．

　最近は放射線被曝を避けるため，X線写真撮影を行わずエコーによる画像評価が行われているが，手技，所要時間，読影の正確さなどに問題点があるため，まだ広くは普及していない．

（4）治　　療

　乳児検診でCDHが発見された例はまずリーメンビューゲル装具で治療を行う．約80％の症例が整復される．整復不能例はオーバーヘッド牽引や手術による整復術などの入院治療が必要となる．オー

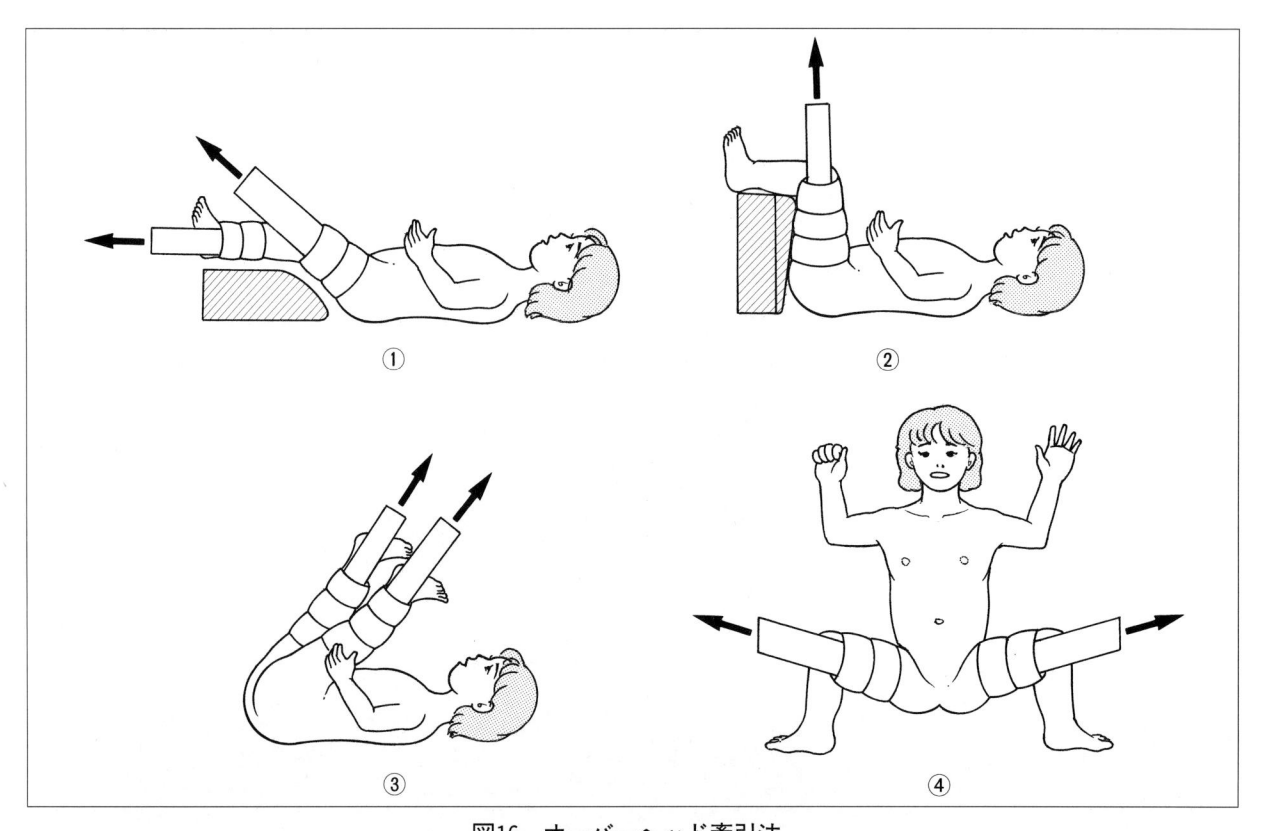

図16 オーバーヘッド牽引法
①：水平牽引　②：垂直牽引　③：オーバーヘッド牽引　④：開排牽引（整復操作）

バーヘッド牽引はスキントラクションにより下肢を末梢方向，前方方向，さらに股関節を最大屈曲させ頭側（オーバーヘッド）に牽引することにより（図16），股関節周囲の関節包，筋肉を十分に弛緩させてから整復操作を行う方法であり，牽引，整復までに約1ヵ月の入院治療が必要である．

幼児期以降のCDH放置例の高位脱臼例の手術成績は必ずしも一定せず，手術により術前存在しなかった疼痛が生じることもあるので，積極的に治療するのが困難なことが多い．

2）臼蓋形成不全
（1）病　　態

臼蓋形成不全は主にCDH治療後の股関節亜脱臼位・臼蓋発育障害が残存した際に発生する．しかしCDH治療歴がまったくなく，乳児検診でも異常を指摘されず，後に股関節痛が出現し，単純X線写真撮影を行ってはじめて臼蓋形成不全と判明する例もある．臼蓋形成不全は股関節形態につけられた病名であり，必ずしも疼痛が生じるわけではない．臼蓋荷重域が小さいことにより関節不適合が生じ，加齢に伴い変形性関節症変化が進行したり，関節唇に慢性のストレスが加わり，関節唇損傷が生じると疼痛が出現する．患者の主訴である疼痛以外に，今後二次性に変形性関節症がどのように進行していくか予測することが重要で，現在の症状と将来の病態を加味して

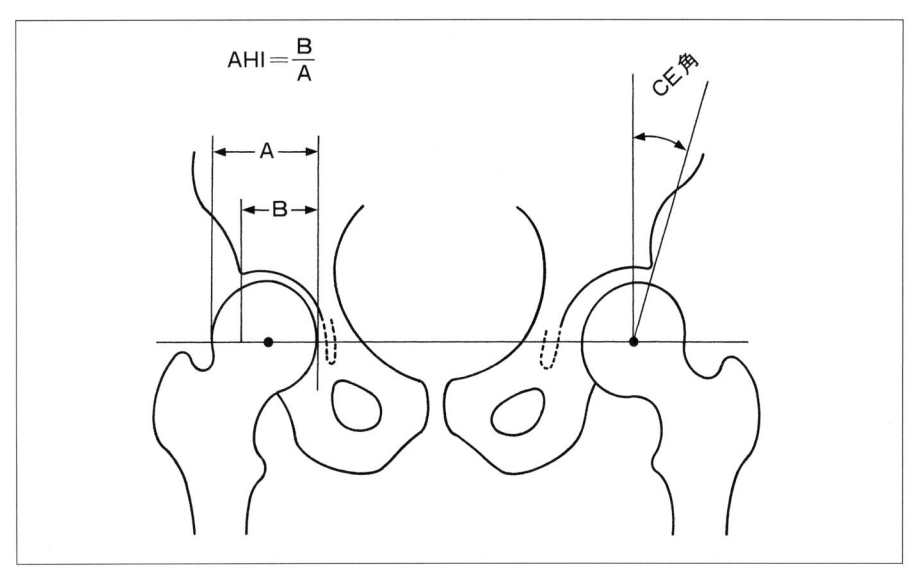

図17 臼蓋形成不全の指標(CE角とAHI)

治療法を決定する．すなわち，人工股関節置換術が適応できうる50歳前後までに変形性股関節症がどのように進行するかの予測が重要である．臼蓋形成不全に骨切り手術を行う年齢上限はおおまかに50歳前後までと考えて良い．臼蓋形成不全の程度は，主に単純X線写真上の計測により判断する．平面上の計測値は必ずしも症状，股関節症の進行と一致するわけではないが，進行予測に最も重要な情報が得られる[2)3)]．X線写真計測はCE(Center-Edge)角とAHI(Acetabular-Head Index)がよい指標となる(図17)．ともに値が低い例ほど臼蓋形成不全の程度が強い．

(2) 症　　状

臼蓋形成不全が存在するのみでは疼痛が生じることはない．軟骨変性が起きたり，関節唇損傷が発生すると疼痛が出現するが，その際には初期股関節症と呼ぶべき状態である．臼蓋形成不全の存在のみで骨頭変形がなければ跛行を生じることもない．臼蓋形成不全から変形性股関節症が進展し，軟骨消失や上方への亜脱臼が生じると疼痛に加えて可動域制限や脚短縮も出現する．

(3) 診　　断

臼蓋形成不全は単純X線写真撮影像で診断される．CE角20°以下AHI80%以下は臼蓋形成不全と診断される(図18)．

(4) 治　　療

疼痛のある例の治療法は変形性股関節症の項を参照されたい．疼痛のない臼蓋形成不全は，先天性股関節脱臼治療後の経過観察例に単純X線写真撮影を行ったときのみ発見可能である．積極的な治療法はないが，病態をよく認識させ，体重の増加，過度の運動は制限させる．運動量の低下に伴う筋力低下は，筋力トレーニングや水泳などの体重負荷のかからない方法で強化するように指示する．

394　F．股関節

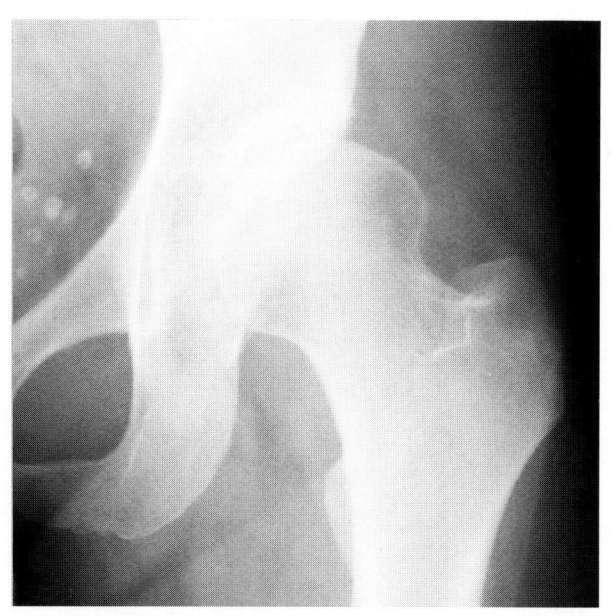

図18　臼蓋形成不全例　42歳　女性
（CE角：5°，AHI：54％）

2. 内・外反股

　骨頭中心から大腿骨頸部の中心軸を結んだ線と大腿骨骨幹部中心軸を通る線とのなす角を頸体角と呼ぶ(図19)．単純Ｘ線写真正面像では大腿骨がわずかにでも内・外旋していると見かけ上の頸体角が変化するため，真の頸体角は正面，側面2方向のＸ線写真像による評価が必要である．簡便には下肢を内旋位にして大腿骨前捻を減じて正面Ｘ線像を撮影すると評価可能である．頸体角の平均は135°であるが，内方におじぎをしたような形態を内反股(形態角が120°以

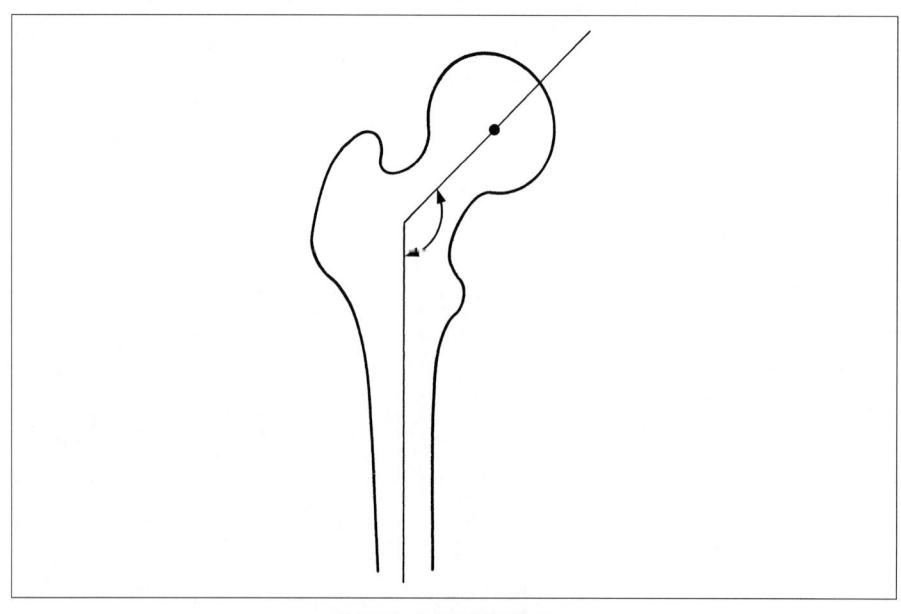

図19　大腿骨頸体角
内反股＜120°，150°＜外反股

下)と呼び，外側にそったような形態をなすものを外反股(頸体角が150°以上)と呼ぶ．

1) 内　反　股

原因疾患としては稀な疾患である先天性内反股以外に，先天性股関節脱臼後の骨頭，大腿骨頸部の低形成，ペルテス病後の骨頭低形成，大腿骨頭すべり症後の変形などが挙げられる．ペルテス病や大腿骨頭すべり症の急性期以外は疼痛を生じることは少なく，可動域制限，トレンデレンブルグ徴候，易疲労感を合併することが多い．内反変形の進行予防，歩容の改善のために骨切り手術を行うことがある．

2) 外　反　股

先天性股関節脱臼後の変形として二次性に出現することが多い．真の外反股と下肢外旋による見かけ上の外反股が共存していることが多い．疼痛を伴うことはまれである．小児期に過度外反により股関節亜脱臼傾向を呈するものは内反骨切りを行うことがあるが，術後再外反を呈する例が多い．

［柳　本　　繁］
（文献は401頁参照）

F-4
炎　　　症

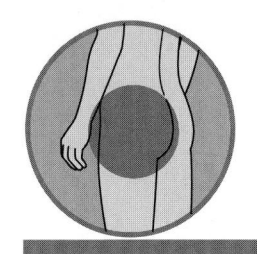

1. 化膿性股関節炎

（1）病　　態
　　股関節内に細菌感染を起こす疾患であるが，成人では人工股関節置換術や股関節内ステロイド注入例以外に発症することは非常にまれである．小児期は骨端線直下に血流量が多く，流れが遅い洞静脈が存在し，近位大腿骨骨端線は股関節包内に存在するなどの解剖学的特徴がある．このため，小児期は菌血症を起こすと，血流の鬱帯しやすい洞静脈部で感染が容易に股関節内に波及し症候性となる．このため，化膿性股関節炎の大部分は小児例であり，とくに抵抗力が低下してさまざまな感染症を発症しやすい未熟児に多い．血液成分の少ない関節内で感染は鎮静化することは少なく，関節包内は閉鎖空間であるため，膿により関節内圧は著明に上昇し，激烈な疼痛を生じる．

（2）症　　状
　　感染症に一般的に見られる発熱，局所の疼痛，運動時痛，運動制限が出現するが，深部にある股関節では内圧上昇により関節包が破れるまでは局所の腫脹，熱感は顕著でないことが多い．疼痛は激烈である．

（3）診　　断
　　白血球上昇・左方移動，CRP値・赤沈値の上昇など，一般的な感染症の所見が見られる．単純X線写真は，初期には関節内の膿貯留による骨頭の外方移動以外に所見を認めない．感染は大腿骨遠位方向にも伸展し，発症後1，2週以降では大腿骨骨幹部近位に骨膜反応様の変化が認められることが多い．MRIでは関節内に膿などの液体貯留の所見を認めるが，臨床的には股関節穿刺液より細菌を証明することが重要である．穿刺はX線透視下に行う必要があるが，膿が貯留していると関節包が膨隆しており，比較的容易に穿刺することができる．

（4）治　　療
　　起因菌は大部分が黄色ブドウ球菌である．直ちに感受性のある抗生剤による経静脈的化学療法を開始するが，血液成分の少ない関節内への薬剤の移行は限界があるので，保存療法で発熱，腫脹，疼痛，

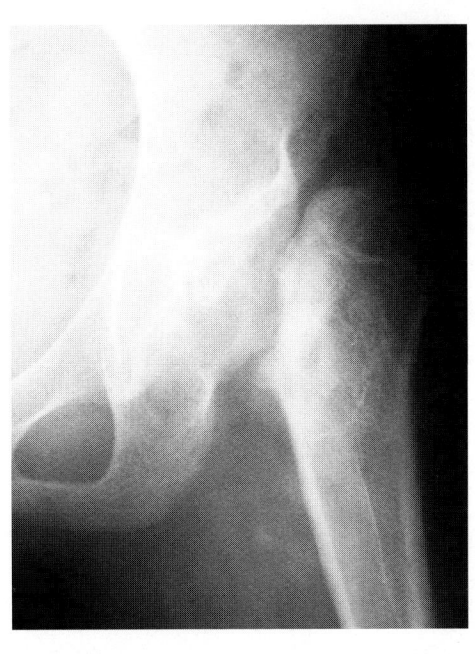

図20　化膿性股関節炎後の骨頭消失例　10歳　女性

局所の圧痛が改善しなければ切開排膿手術を直ちに行う．持続灌流を行うこともある．小児期の骨端軟骨は易損性であり，適切な処置が遅れると病的脱臼，骨頭融解による骨頭消失などの重篤な後遺変形を残す[4]（図20）．

付-1．乳児股関節炎

　化膿性股関節炎は乳児期，とくに新生児期に発症することが多い．感染症という診断はついても病巣が股関節であることが判明せず，処置が遅れることがときどきある．乳児化膿性股関節炎は鎮静後も後遺変形を来し，二次性変形性股関節症に伸展する可能性があるので，早期に診断をつけることが必須である．乳児は自分では症状を訴えられないが，一側下肢をまったく動かしたがらない，オムツを変えるときに号泣するなど，注意をすれば症状を発見することが可能である．圧痛，運動時痛などから化膿性股関節炎が疑われるときは，早期に関節穿刺を行って診断をつける必要がある．関節内に細菌が証明された場合には，一刻も早く切開排膿手術を要する．早期に切開排膿を行わなかった例では予後は明らかに不良であり，骨頭消失などの高度の変形を遺残することが多く，いったん骨頭が消失するとさまざまな補正手術を行っても改善させることはできない[5]．早期の診断確定，処置が最も重要である．また，大腿静脈採血による感染波及例も報告されており，とくに未熟児の大腿静脈採血は確実に，清潔な手技で行わねばならない．

2．結核性股関節炎

（1）病　　態

　結核性股関節炎は現在は減少傾向にあるため，かえって日常臨床では見過ごされることが多い．菌血症からの血行性のものと，脊椎カリエス病変が腸腰筋に沿って流注膿瘍となり股関節に達する経路とがある．

(2) 症　　状

股関節に疼痛，可動域制限を来し，二次的に歩行困難となるのは他の股関節疾患と同様である．しかし，脊椎カリエスに起因する腸腰筋部流注膿瘍が股関節に及ぶ場合は，股関節を屈曲し，伸展不能となる特徴的な肢位(Psoas-Stehlung)をとる．腫脹はあるが熱感を伴わないこと(Cold abscess)も特徴とされる．

(3) 診　　断

血液検査では，化膿性関節炎が白血球増多を伴うのと異なり，血沈が中等度亢進する以外異常を認めないことが多い．単純X線写真では，初期は関節全体のび漫性骨萎縮像を示すのみである．病状の進行とともに疼痛は増強し，骨萎縮像は骨破壊像に進行し，骨増殖像を伴わず虫食い状となる(図21)．大部分の結核性股関節炎は二次感染巣であるので，肺結核，脊椎カリエスなどの他の臓器による結核病変があり，他覚的に炎症所見が乏しい股関節痛が持続し，単純X線写真で瀰漫性骨萎縮が認められたら本性を疑う必要がある．関節穿刺により結核菌が証明されれば診断が確定する．

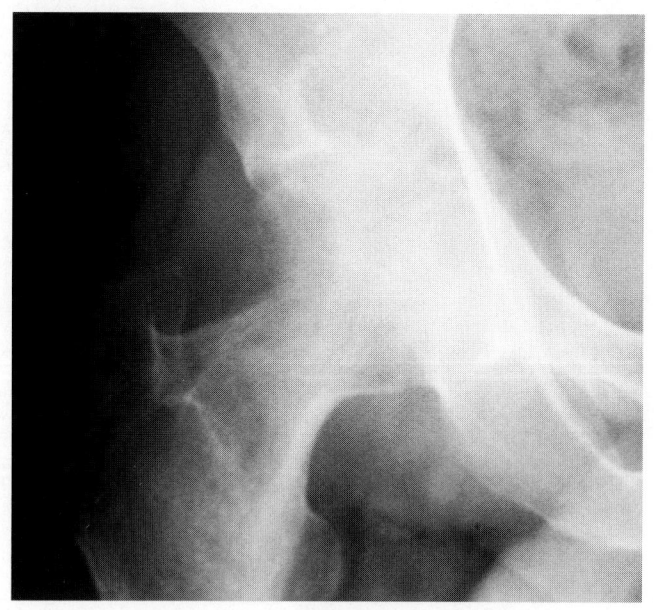

図21　結核性股関節炎例　37歳　男性

(4) 治　　療

まず，抗結核剤による強力な化学療法を行う．経過が長く診断までに時間がかかることが多いため，診断確定時にはほとんど関節軟骨は破壊，消失しており，病巣の搔爬手術を行っても正常な股関節機能の回復は望めないことが多い．股関節機能が荒廃している場合には乾酪壊死領域を十分に搔爬し，股関節を良肢位に内固定し，さらに外固定により関節固定を完成させる．片側股関節固定例は疼痛なく歩行が可能となるので歩行障害は少ないが，座位，床からの立ち上がりには不自由がある．

3. 単純性股関節炎

(1) 病　態
主に幼児期に発生する予後良好な股関節炎である．感冒様症状が先行することが多いとされており，viral infection が関与していると考えられるが，幼児では股関節に特異的に多い[6]．突然，疼痛を主症状として発症することがある．X線変化が現れないペルテス病初期と鑑別を要する[7]．

(2) 症　状
股関節痛，跛行を呈し，症状が強くなると疼痛のため歩行困難となる．関節炎であるため運動時痛が強く，関節内圧を上昇させる内旋方向の運動が制限されることが多く，患児は通常，股関節軽度屈曲外旋位をとる．

(3) 診　断
血液検査上特別な異常を示さない．単純X線写真にも異常を認めない．MRI を行うと関節液が貯留している所見を認める．単純性股関節炎に特異的な所見はないので，診断は除外診断となる．

(4) 治　療
症状は大部分安静，臥床により改善する．軽症例は1週間以内に軽快する．症状の強い例では股関節を強く屈曲させ拘縮様となることがあるので，入院させスピードトラック牽引を行う．疼痛，可動域制限が継続する場合はペルテス病の初期の可能性もあるので，定期的なX線写真による経過観察(2方向)が必要である．

付-2. 色素性絨毛結節性滑膜炎 (Pigmented Villonodular Synovitis：PVS)

PVS は下肢の大関節に発生することが多く，とくに膝関節が好発部位である．股関節に発生することは稀である．関節内の滑膜増殖により疼痛を生じ，進行すると増殖した滑膜が関節軟骨を浸食し，関節破壊を生じる．関節貯留液は血性であることが特徴的である．股関節は深部にあるため，初期は関節液貯留に気付かれることが少なく，また破壊終末像は変形性股関節症や大腿骨頭壊死症と区別がつきにくいため，手術時または術後病理組織検査によりはじめて PVS と判明することが多い．術中の所見では血液が貯留しており，滑膜は小結節を伴い，絨毛状に肥厚増殖し，関節内に充満している[8]．病理組織学的には滑膜中にコレステロールを内包する泡沫細胞 (form cell) を認めることが特徴である[9]．脂質代謝異常との関連が注目されているが，再発性であることから腫瘍性要素も否定できない．治療は初期は滑膜切除が有効であるが，関節破壊が進行している場合は人工股関節置換術を行う．

付-3. 滑膜性骨軟骨腫症 (osteochondromatosis)

滑膜の化生により軟骨，骨が産生され，それが遊離し，関節内に遊離体を生ずる疾患である．膝，股関節発症例が多い．遊離体の数は1個のものから数百以上に達するものまでさまざまである．Milgram は滑膜の軟骨，骨化生の状態から3つの phase に分けている[10]．滑膜内に軟骨，骨の化生が盛んな第1相 (phase 1) では滑膜炎症状を呈し，ときに発熱，赤沈値亢進を伴うので，化膿性関節炎と誤診されることがある．軟

骨，骨の遊離が始まる時期を第2相(phase 2)としている．滑膜の活動性が沈静化した第3相(phase 3)では化生した軟骨，骨が関節内に遊離し，遊離体による疼痛，陥頓症状が出現する．放置すると変形性股関節症に進展する(**図22**)．遊離体はX線上確認できる場合と透過性で確認できない場合があり，透過性の場合は関節造影により遊離体を確認して診断が確定する[11]．MRIでは単純X線写真に描出されない遊離体を把握することができる．治療は第1，2相では滑膜切除術＋関節内遊離体摘出術，第3相では滑膜の活動性はすでに沈静化しているので，遊離体の摘出術のみを行う．関節鏡視下に切除可能な場合もあるが，多数の遊離体がある場合は鏡視下に完全摘出するのは困難である．

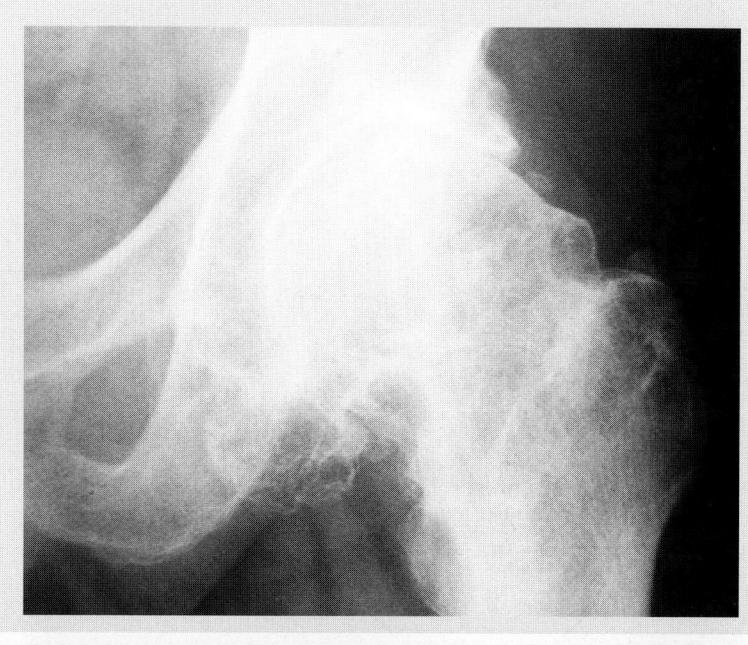

図22 滑膜性骨軟骨腫症による変形性股関節症例 58歳 男性

付-4．仙腸関節炎

慢性関節リウマチ類縁の疾患とされていたが，RA因子が陰性であること，関節炎の病態が異なること，基盤となる疾患があることなどの理由により独立したグループとされ，四肢の多発性関節炎とともに仙腸関節炎，脊椎炎を罹患する一連の疾患を，seronegative spondylarthropathy と呼ぶ．このグループには乾癬性関節炎(Psoriatic

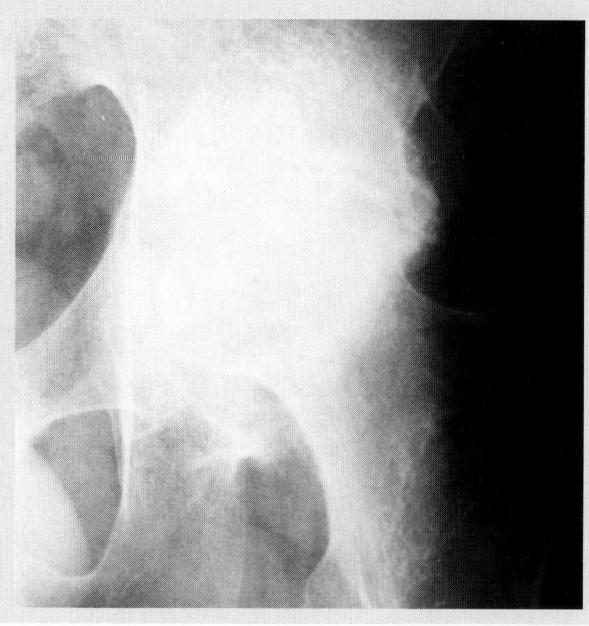

図23 強直性脊椎炎例の股関節症 39歳 男性

Arthritis：PA），強直性脊椎炎（Ankylosing Spondilitis：AS）[12]，潰瘍性大腸炎，クローン病，掌蹠膿疱症，ライター症候群などが挙げられる．これらはいずれも仙腸関節炎を合併し，単純X線写真で関節面は破壊され不鮮明になり，さらに進行すると仙腸関節強直に至る．四肢は関節炎を伴うことも多く，脊椎関節と区別し末梢関節炎と呼ぶ[13]（図23）．治療は慢性関節リウマチと同様，仙腸関節炎には消炎鎮痛剤を主とした薬物療法が有効である．

付-5．硬化性仙腸関節炎

本疾患はOstitis condensans iliiと呼ばれ，単純X線写真で仙腸関節の末梢側，すなわち腸骨側に硬化陰影を認めることを特徴とする．症状は下肢に放散する疼痛と腰仙部痛であり，疼痛が強いときには歩行困難となる．腰仙部の著明な圧痛と特徴的な単純X線写真像で診断が確定する．大部分が女性例であり，妊娠中および妊娠後に発症がみられる．田中は仙腸関節，恥骨結合に異常可動性を生じ，骨盤輪が不安定となって疼痛が出現する病態に対し，骨盤輪不安定症というclinical entityを提唱している[14]．妊娠前後のホルモン，体重，姿勢の変化が骨盤輪結合部に過大な負荷，損傷を与えるためとしており，硬化性仙腸関節炎もこのentityに含まれる．治療は安静，消炎鎮痛剤の投与で軽快することが多いが，疼痛が継続する際には仙腸関節部のブロックや骨盤輪固定装具の装着が有効である．

［柳本　繁］

文献

1) Yamamuro T, et al：A radiological study on the development of the hip joint in normal infant. 日整会誌 49：421-439, 1975．
2) 猪狩　正ほか：先天性股関節脱臼に対する非観血的療法の遠隔成績．日整会誌 34：233-246, 1960．
3) 藤井玄二ほか：日本人成人股関節の臼蓋・骨頭指数．整形外科 45：773-780, 1994．
4) 片田重彦ほか：最近の乳児化膿性股関節炎について．臨整外 10：1035-1044, 1975．
5) 柳本　繁ほか：小児化膿性股関節炎の後遺変形（骨頭低形成と補正手術について）．Hip Joint 21：572-576, 1995．
6) Landin LA, et al：Transient synovitis of the hip. J of Bone Joint Surg 69-B：238-242, 1987．
7) 近藤博嗣ほか：早期ペルテス病と単純性股関節炎―選択的動脈造影所見による比較検討―．臨整外 24：899-906, 1989．
8) 廣畑和志：色素性絨毛結節性滑膜炎（PVS）と滑膜包炎（PVB）．整形外科 38：107-119, 1987．
9) Schwartz F, et al：Pigmented villonodular synovitis-A retrospective review of affected large joints-.Clin Orthop 247：243-255, 1989．
10) Milgram JW, et al：Synovial osteochondromatosis-A histopathological study of thirty cases. J Bone Joint Surg 59-A：792-801, 1977．
11) 近藤秀丸ほか：股関節骨軟骨腫症の6例．整形・災害外科 26：1709-1715, 1983．
12) 小松原良雄：強直性脊椎炎の診断と治療．日整会誌 59：1015-1028, 1985．
13) 柳本　繁ほか：強直性脊椎炎例に施行したカップ関節形成術．整形外科 47：576-580, 1996．
14) 田中宏和：骨盤輪不安定症―その臨床的解剖学的研究．日整会誌 55：281-294, 1981．

F-5
外　傷

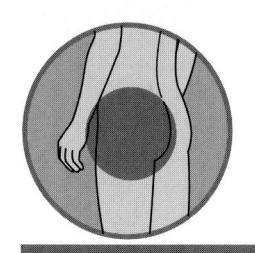

1. 大腿骨頸部骨折 (fracture of femoral neck)

　　大腿骨頸部骨折は骨粗鬆を基盤として高齢者に好発する骨折の代表であるが，転落や交通外傷など大きな外力が作用した場合には，若壮年者でも起こる．高齢者が転倒して，股関節部の疼痛を訴え，起立不能となったら本骨折を疑う．骨粗鬆が高度な例では，微小な外力で発生するため，患者が外傷を記憶していないこともある．

　　骨折部位により，大腿骨頸部内側骨折（関節包内での骨折）と同外側骨折（関節包外）に分類されるが，両者は治療法および予後が著しく異なる（図24）．両者とも原則的には，転位が少なく安定性のよい症例以外は手術を可及的早期に行って，早期離床をはかるべきである．高齢者は臥床により急速に体力，筋力が低下し，痴呆なども出現，進行することが多いので，準緊急手術として行われることが多い．受傷直後は骨折部の安静を維持したり，積極的に転位を整復するため，荷台上でスピードトラックまたは綱線牽引を行う．牽引により局所の安静を保持できれば，骨折による疼痛は著しく軽減する．そのうえで，心肺機能を中心とした術前検査を施行する．本骨折は

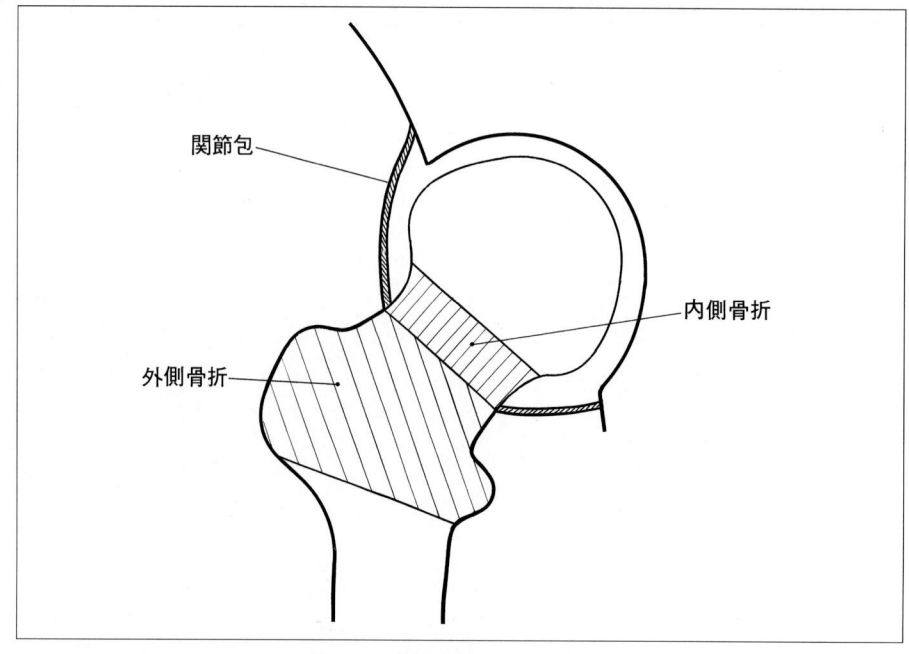

図24　大腿骨頸部骨折の分類

高齢者に好発することから,骨折以外の合併症(肺炎,腓骨神経麻痺,褥創,膀胱炎,痴呆など)の管理,予防も重要である.

1) 大腿骨頸部内側骨折

(1) 病　態

内側骨折は,1)骨折部に剪断力が働き,骨折部が離開する応力が作用する,2)骨折部が関節包内にあるため外骨膜を欠き,骨膜性骨形成が起こりにくい,3)骨折部で血管(内側大腿回旋動脈の分枝)が損傷され血行障害が起こる,などの理由により骨癒合の得られにくい骨折である.単純X線写真正面像における転位による Garden stage 分類が治療法の決定において有用である[1](図25).stage I は内側の骨性連続が残存している不完全骨折,stage II は転位のほとんどない完全骨折,stage III は骨頭の回旋転位を伴う骨折,stage IV は末梢骨片の著しい転位を示す骨折である.

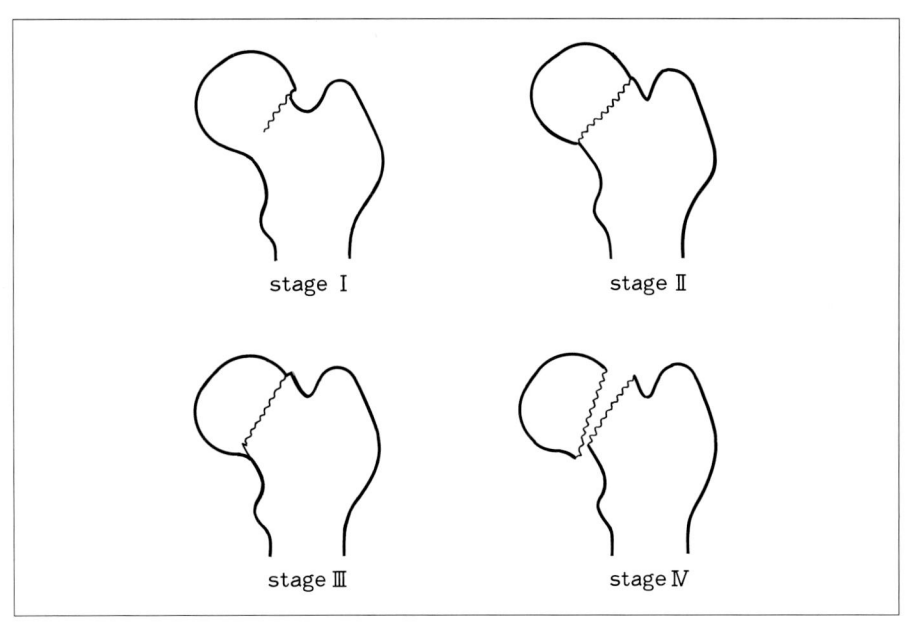

図25　大腿骨頸部内側骨折の Garden stage 分類

(2) 臨床症状

一般に患者は歩行不能であり,股関節部の運動時痛を訴え,患肢は外旋位をとり短縮している.患肢の自動運動は通常不能であるが,転位の軽度な例,骨折部が陥入している Stage I の症例では自動運動や歩行が可能なこともあるので注意する.関節包内骨折なので,皮下出血などは少ない.

(3) 診　断

高齢者が転倒し股関節痛のため起立,歩行が不能であったら,まず大腿骨頸部内側骨折,または後述する外側骨折を疑ってよい.通常は正側の2方向単純X線写真で診断可能であるが,転位の少ない例では断層X線写真,CTが有用である.また,初診時はX線写真な

どで全く異常を認めないが，MRIのみで骨折線や浮腫像を認める occut fracture もあり得るので，診断には注意すべきである．

（4）治　　療

転位の少ない Garden stage I および II の症例では，牽引による保存療法も可能であるが長期間の臥床が必要である．したがって，Garden stage I および II の症例でも積極的に観血的整復固定術を行い，早期離床をはかることが多い．とくに，痴呆などにより理解力が低下し安静が守れず治療に協力が得られないような症例では，保存療法の途中で転位が拡大することもあるので注意を要する．

観血的整復固定術にはキルシュナー鋼線をはじめとするさまざまな内固定材料が使用されるが，最近では，チタン製の中空スクリュー(cannulated hip screw：CHS)などが選択されることが多い(図26)．手術は全身または硬膜外麻酔のもとに，牽引手術台とX線透視装置を使用して行われる．出血量は通常輸血を要しない範囲である．最近では，強固な内固定を行い，術後早期から部分荷重を開始することが多い．全身状態が悪く全身麻酔，硬膜外麻痺が不可能な場合は，透視下に 2.5～3.0 mm キルシュナー鋼線を数本局麻下に刺入し内固定を行う．

転位の大きな Garden stage III および IV は，スピードトラック牽引，鋼線牽引により転位を整復した後に観血的整復固定術を行う

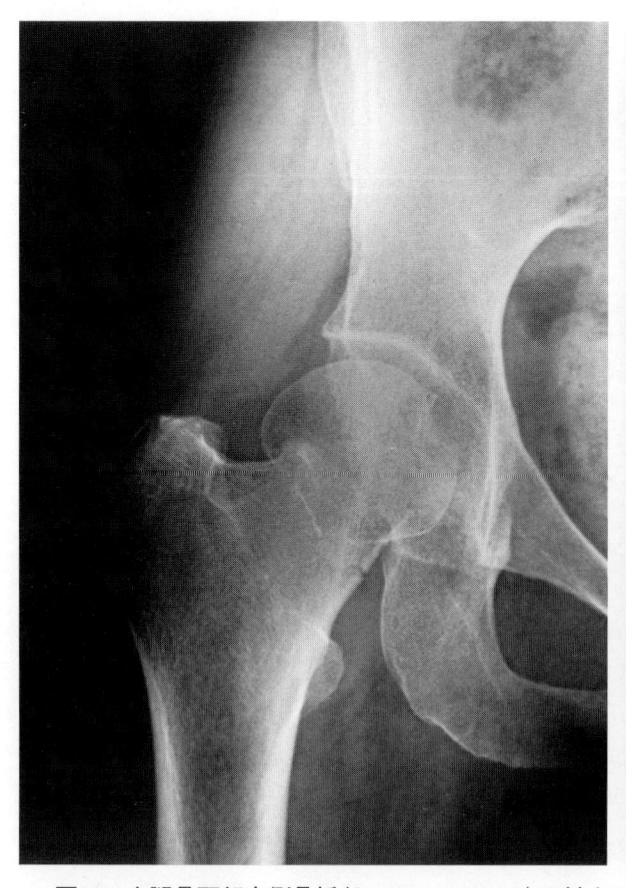

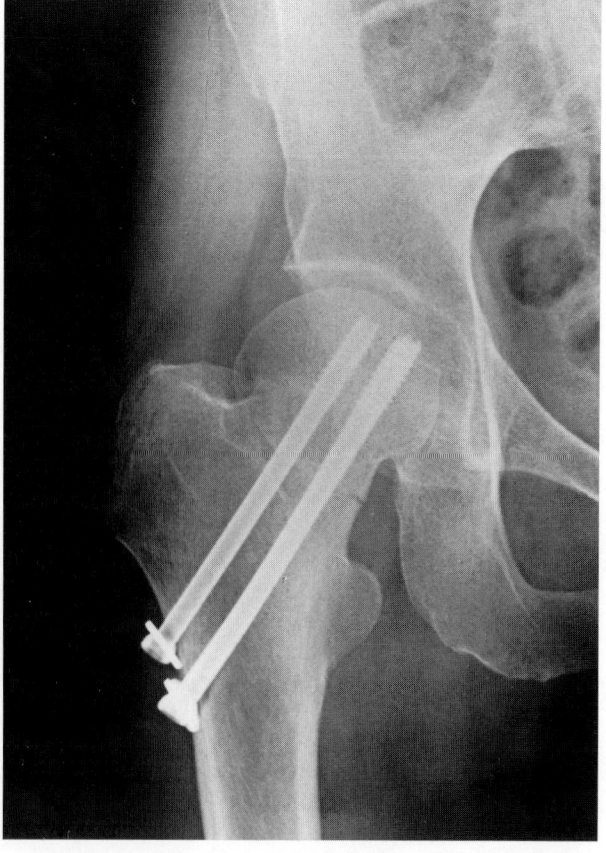

図26　大腿骨頸部内側骨折(Garden stage II)に対するチタン製中空スクリューを用いた観血的整復固定術

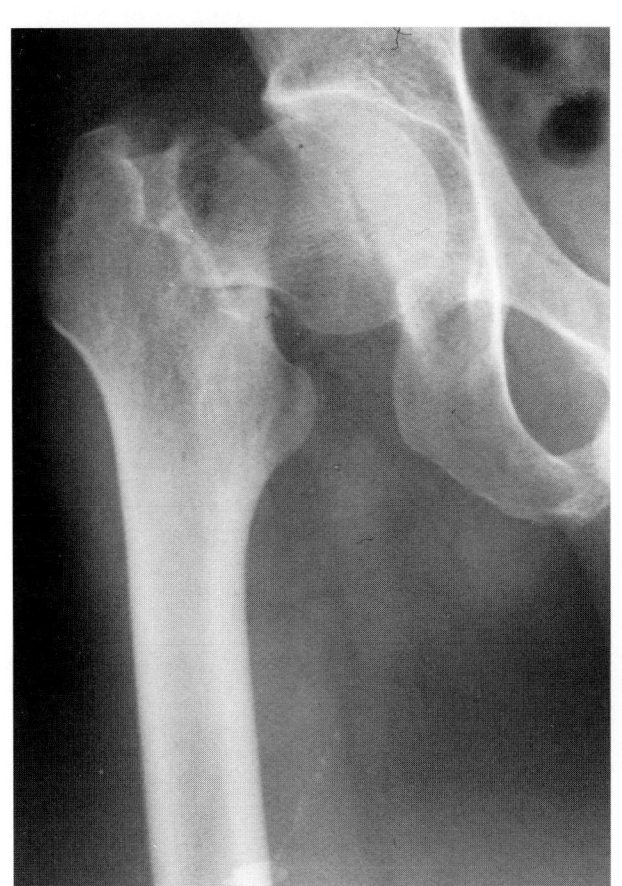

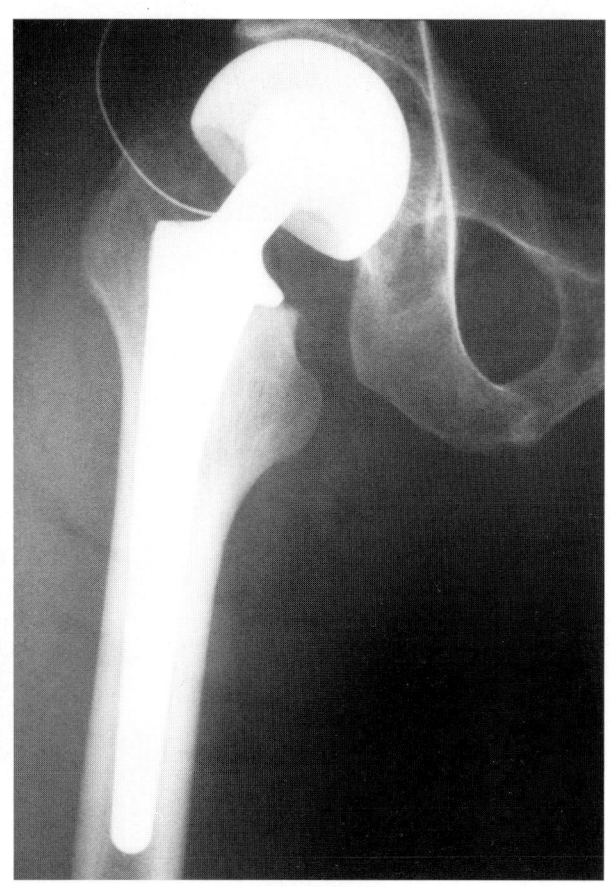

図27 大腿骨頸部内側骨折(Garden stage Ⅳ)に対する人工骨頭置換術

が、とくに高齢者の場合には、1)stage ⅠおよびⅡに比較すると骨癒合率は低い、2)内側大腿回旋動脈の分枝である posterior column branch の断裂により骨頭への血行が障害され、外傷性大腿骨頭壊死を起こす可能性があるなどの理由により人工骨頭置換術が選択されることが多い(図27)．外傷性大腿骨頭壊死は受傷後1～2年を経過して、骨癒合が完成し、全荷重歩行を開始した後に起こることもあるので、患者および家族に本骨折後の大腿骨頭壊死は遅延して発症する可能性があることをあらかじめよく説明しておくことが必要である．

人工骨頭置換術は観血的整復固定術に比較すると早期荷重が可能であることが一番の長所であり、長期間の免荷に耐えられない高齢者によい適応がある．しかしながら、人工骨頭置換術には、1)摩耗やゆるみなどの長期成績に問題があること、2)観血的整復固定術に比較すると術後の臨床成績が疼痛や可動域などの面でやや劣るなどの短所もある．よって、若壮年者の Garden stage ⅢおよびⅣの症例では可能な限り、まず観血的整復固定術を選択して骨頭の温存をはかり、骨癒合が得られなかったり骨頭壊死を続発した場合に人工骨頭置換術を行うことが多い[2]．

2）大腿骨頸部外側骨折

(1) 病　態

大腿骨近位部の関節包外骨折であり，骨折部位により転子間骨折および転子貫通骨折にわかれる．内側骨折よりもさらに高齢者に多いとされている．安定型(stable type)と不安定型(unstable type)に分ける Evans による分類が治療法選択や予後推定のうえで有用である[3]（図28）．不安定型は頸部内側の骨皮質が粉砕されていたり，整復保持が不良なものをさすが，強力な内固定が必要であり，かつ後療法も慎重に行うべきである．

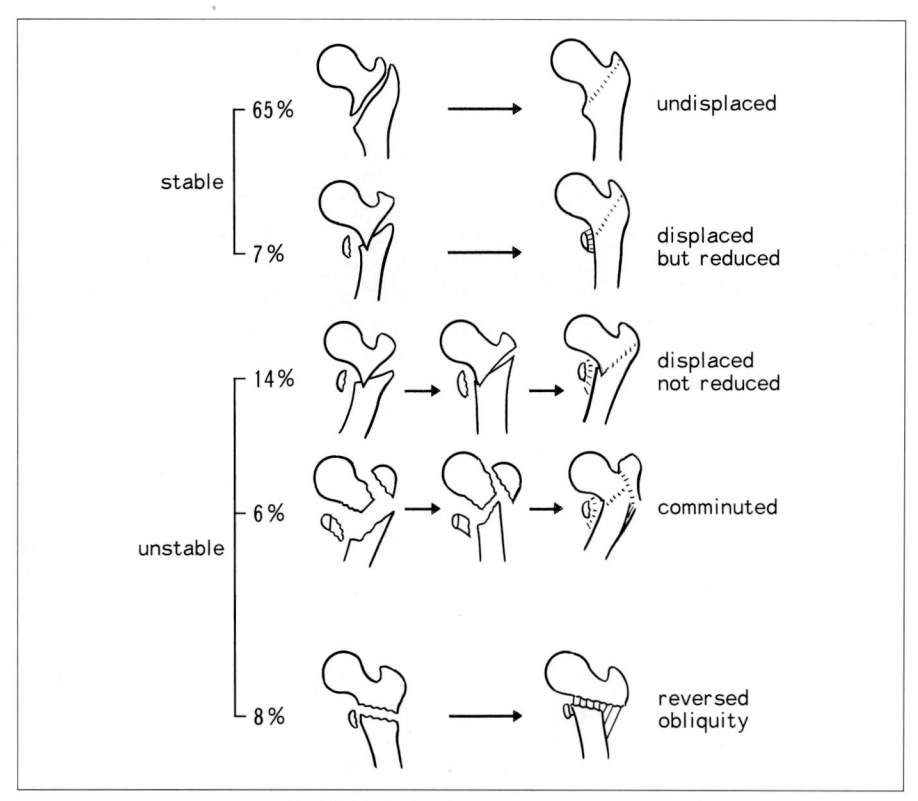

図28　大腿骨頸部外側骨折の分類(Evans の分類)

(2) 臨床症状

歩行および股関節の自動運動は不能であり，患肢は内転，外旋位をとる．股関節周囲には腫脹，皮下出血を認めることが多い．

(3) 診　断

転倒など外傷の既往があり股関節部に疼痛を訴え下肢の異常肢位がみられたらまず本症を疑ってよい．単純X線写真により診断は容易である．転子部には骨腫瘍，とくに悪性腫瘍の骨転移による病的骨折が少なくないので注意を要する．

(4) 治　療

本骨折は血行の豊富な転子部に起こるので，一般に骨癒合は良好である．全身状態が不良で手術が困難な場合は，3ヵ月程度の牽引

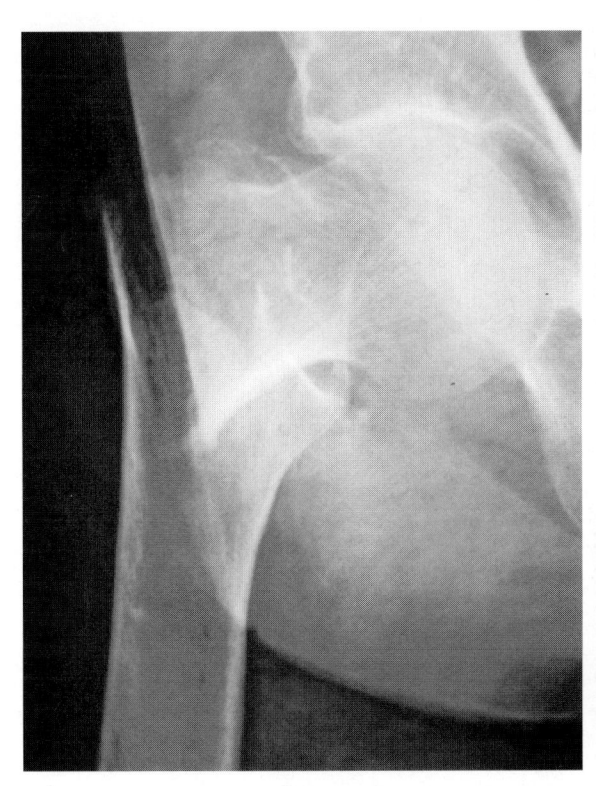

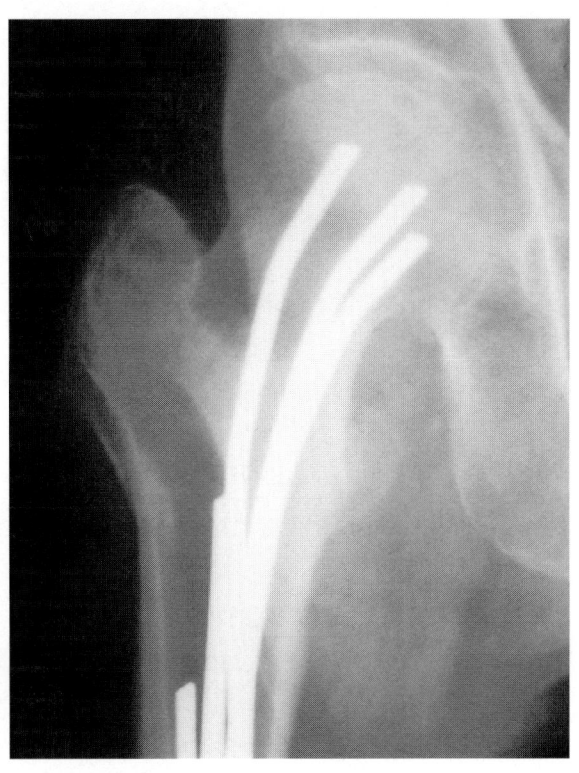

図29　大腿骨頸部外側骨折(安定型)に対する観血的整復固定術(エンダーピン)

を行うことによって，骨癒合を得ることも可能であるが，内側骨折と同様に転位の軽微な症例以外は可及的早期に観血的整復固定術を行い，早期離床をはかるべきである．手術は牽引手術台を使用し，X線透視下にヒップスクリュー，エンダーピンなど適当な内固定材料を用いて固定を行う(図29)．術後は，翌日よりギャッチアップを行い，車椅子なども積極的に使用させ，持久力の維持に努める．最近の内固定材料は早期荷重に耐えられる強度および固定力を有するものが多いが，体重の重い患者では内固定材料の破損もありうる．また骨粗鬆の高度な症例では，骨頭部のスクリューが骨頭外に穿孔すること(cut out)もあるので注意する[4]．

2. 外傷性股関節脱臼および脱臼骨折(fracture dislocation of the hip)

交通事故や高所からの転落など強大な外力が作用した際に，大腿骨頭が臼蓋から脱臼するものである．多くは臼蓋，ときには骨頭の骨折を伴い脱臼骨折の形をとる．脱臼方向により，前方，後方，中心性の3種類に分類されるが前方脱臼の頻度は少ない．単純X線のみで骨折部位の判定は困難なことが多く，CTは必須である．3次元CTは骨折線および転位の詳細な把握にきわめて有用である．また本症を起こすような強大な外力による外傷では，腹腔内臓器損傷，

後腹膜出血，腎，膀胱および尿道損傷などを合併する場合が多いので，出血性ショックを含めた全身症状に注意する必要がある．血腫部位の判定にもCTは有用であり，血尿を認める際には尿道造影および腎盂膀胱造影を行う．進行性の貧血があり，輸血により血圧が回復しない場合には，腸骨動脈系からの持続的な出血が疑われるので，緊急に血管造影を行い，カテーテルにより出血動脈の塞栓術を行う必要がある．

1）後方脱臼および脱臼骨折

（1）病　態

受傷機転として，自動車事故で正面衝突した際，股，膝関節屈曲位でダッシュボードで膝をぶつけ，その介達力により骨頭が後方に脱臼するものが多い（ダッシュボード損傷）．

（2）臨床症状

患肢は内転，内旋位をとり下肢は短縮し安静時痛も著明である．さらに他動運動により，疼痛は著しく増強する．種々の程度の坐骨神経麻痺を合併することがあるので，足部の自動運動障害，知覚障害の有無を初診時に観察しておく必要がある．

（3）診　断

受傷機転，特徴的な肢位により診断は容易で単純X線写真により確定診断される．臼蓋後縁から上縁の骨折を伴うことが多い（図30）．

（4）治　療

脱臼位では下肢および大腿骨頭への血行は障害されているので，脱臼は緊急に整復する必要がある．静脈麻酔下に十分に筋弛緩を得てから患肢を遠位に牽引するか，または股，膝関節90度屈曲位で大腿を前方へ牽引することにより整復される（図31）．整復後は架台上で股関節軽度屈曲位で3～4kgの綱線牽引を行い整復位と局所の安静を保つ．合併症により全身状態の不良な症例では整復が遅れることが多いが，一般に受傷後24時間以内に整復されない場合に外傷性大腿骨頭壊死の発生率が高いとされている[5]．臼蓋後縁の骨片が大きい場合，脱臼の整復感があっても，牽引力をゆるめるとただちに後方へ再脱臼していることがあるので注意する．確実な整復の確認にはCTが必要である．また骨片が関節内に嵌頓している症例では完全な整復が困難なので可及的早期に観血的整復術を行う必要がある．手術は臼蓋縁の骨片を整復し，綱線またはスクリューなどで固定する（図32）．本症では整復後の免荷期間と予後に関連はないとされているが，骨折を合併している場合はある程度の免荷を行う．

本症の晩期合併症に外傷性大腿骨頭壊死と二次性変形性股関節症がある．とくに外傷性大腿骨頭壊死は脱臼による骨頭への血流障害によって発症するとされている．いずれも受傷後1年くらいを経過してから股関節痛が増強してくるが，骨頭変形や関節破壊の高度な

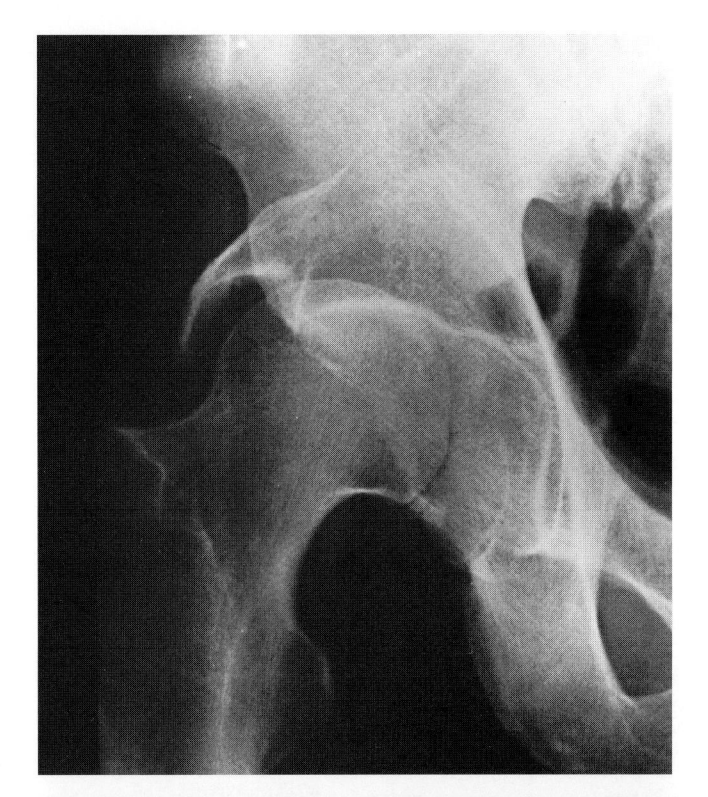

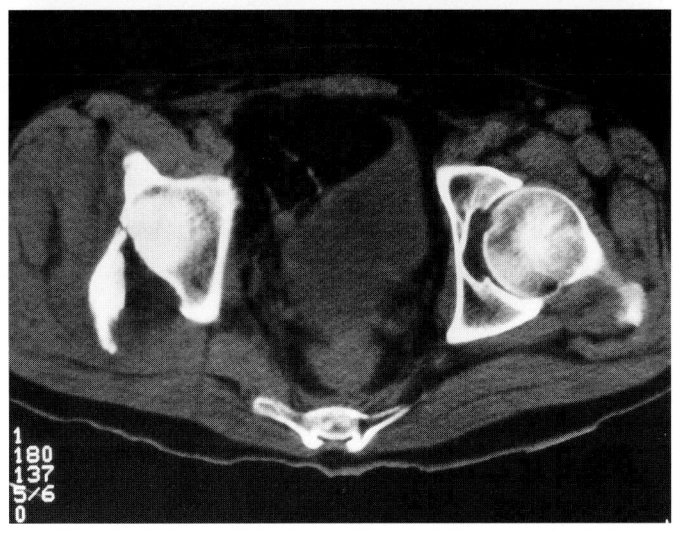

図30 外傷性股関節脱臼骨折
　　（後方脱臼）
　整復後のCTにより，臼蓋後縁の骨折が明らかである．

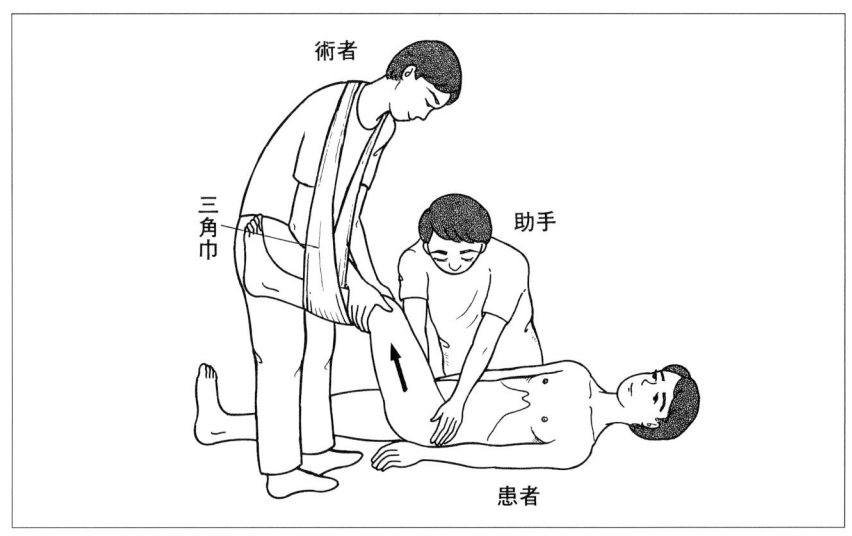

図31 外傷性股関節脱臼骨折
　　（後方脱臼）の整復操作
　股，膝90°屈曲位で大腿を前方に牽引する．

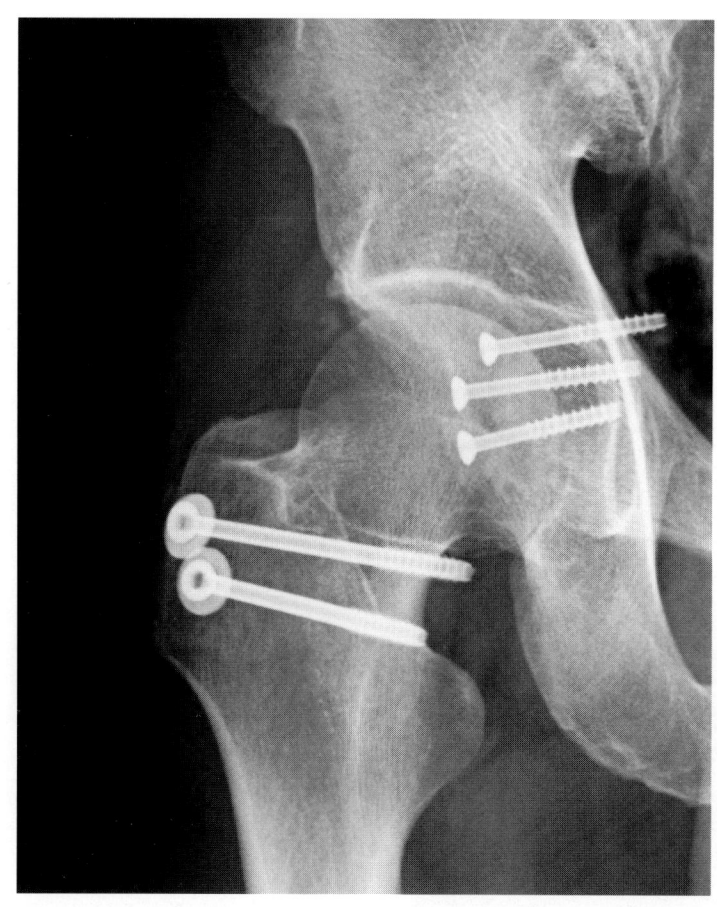

図32 外傷性股関節脱臼骨折（後方脱臼）に対する骨片の観血的整復固定術
チタン製中空スクリューを使用して臼蓋後縁の骨片を整復固定した．

症例では，人工骨頭あるいは人工股関節置換術が必要となる．荷重部を含む大きな骨片を有する骨頭骨折に対しては，最近では吸収性固定材料を使用した観血的整復固定術が行われるが，必ずしも骨片の癒合および生着が得られるとは限らない．

2）中心性股関節脱臼骨折

（1）病　態

大腿骨頭が寛骨臼内壁を破って骨盤腔内へ突出するもので，高所からの転落などにより起こる（図33）．腸骨動静脈系の血管損傷の合併も多い．

（2）臨床症状・診断

股関節部の著しい疼痛，とくに他動痛を訴える．通常，下肢は短縮しているが，肢位異常を伴わないこともある．診断は単純X線写真により容易であるが，一度寛骨臼内壁を破って骨盤腔内に脱臼した骨頭が解剖学的位置に自然整復されていることもある．診断には断層X線写真，CT，3次元CTが有用である．

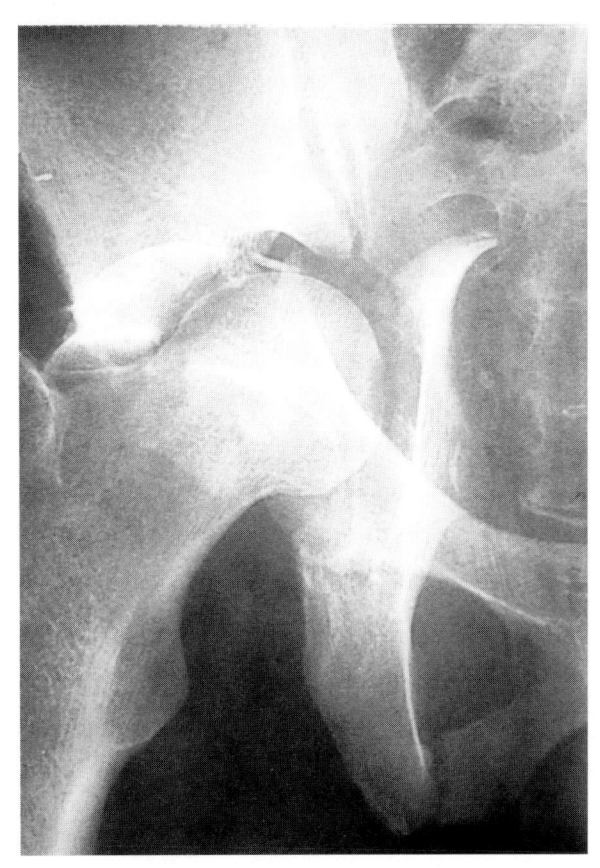

図33 中心性股関節脱臼骨折

(3) 治療

まず架台上に安静にし大腿骨顆部を 6〜8 kg で鋼線牽引し徐々に骨頭の整復を試みる．遠位への牽引だけで整復位が完全に得られない場合には大転子部にスクリューを挿入し，これを側方へ牽引する（図34）．通常，寛骨臼骨折は荷重面を含んでおり，骨頭の整復後に

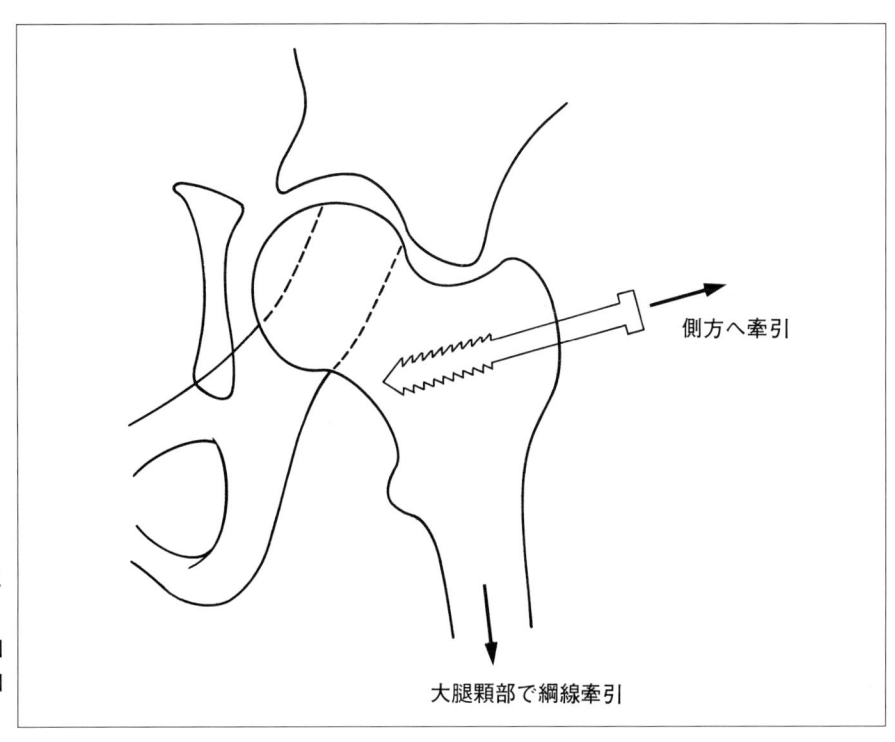

図34 中心性股関節脱臼骨折に対する牽引法
大腿骨顆部での鋼線牽引に加えて大転子部で側方牽引を追加する．

側方へ牽引

大腿顆部で鋼線牽引

可及的早期に観血的整復固定術を行う．寛骨臼骨折の整復が不良な症例では，長期間の免荷を行っても，数年以内に二次性変形性股関節症へ進展することが少なくない[6,7]．股関節破壊の高度に進行した若壮年者例では，耐用年数の制約上，人工股関節置換術よりもカップ関節形成術が選択されることも多い．

文献

1) Garden RS : Low-angle fixation in fracutures of the femoral neck. J Bone Joint Surg 43-B : 647-663, 1961.
2) 糸満盛憲：大腿骨骨頭骨折・頸部内側骨折．石井良章ほか編，股関節の外科，pp331-338, 医学書院，東京，1998.
3) Evans EM : The treatment of the trochanteric fractures of the femur. J Bone Joint Surg 31-B : 190-203, 1949.
4) 安藤謙一：大腿骨転子部骨折に対する治療．整形・災害外科(臨時増刊号) 41：555-562, 1998.
5) Brav EA : Traumatic dislocation of the hip, army experience and results over a twelve year period. J Bone Joint Surg 44-A : 1115-1134, 1962.
6) Letournel E, Judet R : Fractures of the acetabulum, second edition, p565-684, Springer-Verlag, New York Berlin Heidelberg, 1993.
7) 泉田良一ほか：いわゆる中心性股関節脱臼骨折について．関節外科 7：35-43, 1988.

［山田　治基］

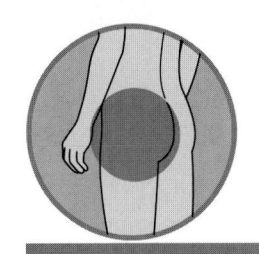

F-6
変性・壊死

1. 変形性股関節症(osteoarthritis of the hip)

1）病態

　一般に変形性関節症は単一の病因による疾患ではなく，その定義を明確に定めるのは困難であるが，1）関節軟骨の一次的な変性および破壊，2）二次的な骨・軟骨の修復反応（リモデリング），および3）二次性滑膜炎，など複合した病態を示す退行性変性疾患とされる．股関節については，本邦では先天性股関節脱臼や臼蓋形成不全後の遺残亜脱臼に続発する二次性変形性股関節症が多く，その発症には力学的ストレスの占める役割が大きい．解剖学的な形態異常が明らかでない一次性変形性股関節症では軟骨代謝障害の関与が大きいとされており，その病因，病態には差がある．

　本邦で多い二次性変形性股関節症はもともと女性に多い先天性股関節脱臼や臼蓋形成不全に続発するものが多いため女性に好発するが，ペルテス病，大腿骨頭壊死，大腿骨頸部骨折などに続発するものもある．また一次性変形性股関節症は肥満との関連が示唆されている．一次性変形性股関節症は欧米で多く本邦では少ないとされてきたが，最近ではその割合は増加してきている．

2）臨床症状

　本症では，股関節から大腿部前後面の歩行時痛，運動時痛が初発症状であるが，先天性股関節脱臼などに続発する典型例では，学齢期には疲労感のみを訴え，成人以降に疼痛として自覚する例が多い．進行した症例では安静時痛や夜間痛を訴えることもある．他覚的には，跛行，脚長差（患肢短縮），大腿部以下の筋萎縮，可動域制限Trendelenburg 徴候などが認められる．

3）診断

　診断は単純X線写真によって，1）関節裂隙の狭小化（軟骨の摩耗を反映する），2）荷重部を中心とした骨硬化，3）臼蓋外側縁や骨頭内側部の骨棘（本症の特徴である骨，軟骨の修復反応を反映する），4）骨頭，臼蓋の骨嚢胞，5）骨頭の変形や臼蓋の急俊化，などが認められれば確定する（図35）．

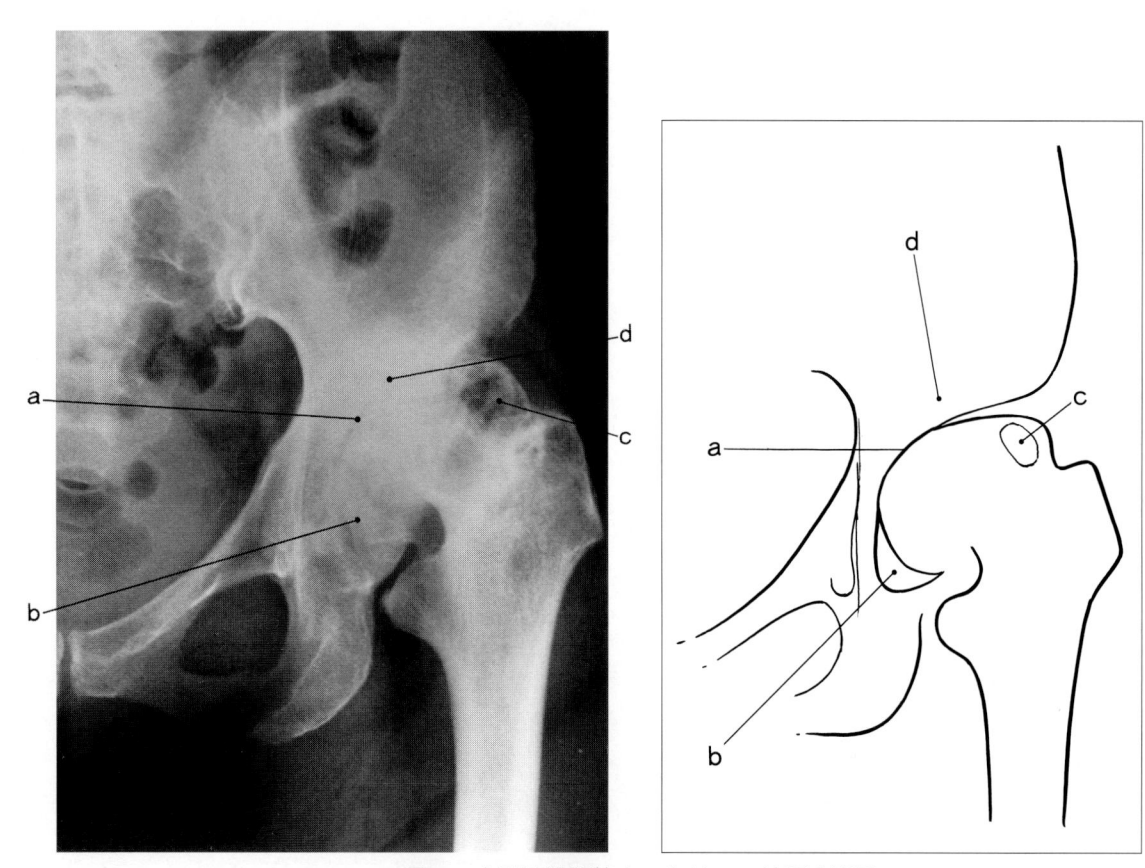

図35 変形性股関節症におけるX線写真所見
a：関節裂隙狭小化　b：骨棘　c：囊胞　d：骨硬化

4）治　　療
（1）保存療法
　　　保存療法としては体重減少，スポーツ制限や職種選定などの負荷量，運動量の抑制，杖の使用などの生活指導を行う．学童の場合，極端な体育制限までは行わないが，長距離走などは控えさせることが多い．本症では，女性の場合，妊娠を契機に症状が悪化することはよく経験するが，妊娠による直接の体重増加は限られた期間であり，出産後の肥満がより重大である．股関節周囲の筋，とくに中殿筋などの外転筋を強化することは骨頭への応力を減少させ，股関節の負担を軽減させる有効な保存療法である．とくに水泳，水中歩行などがすすめられる．大転子部を圧迫する装具も考案され一定の成績をあげているが，大がかりであり装着性に問題がある[1]．

（2）手術療法
　　　手術療法は，病期や年齢によって術式が選択される．基本的に本症ではある病期までは骨，軟骨の修復力が期待でき，それを利用した手術法（関節温存手術）が行われるが，関節の変形，破壊が一定限度を超えた症例では，変形した関節部分を切除して人工股関節置換術を行う．関節温存手術には，1）股関節周囲の筋を切離し，圧を減ずる筋解離術，2）大腿骨の内反，外反骨切り術，3）骨盤骨切り術，

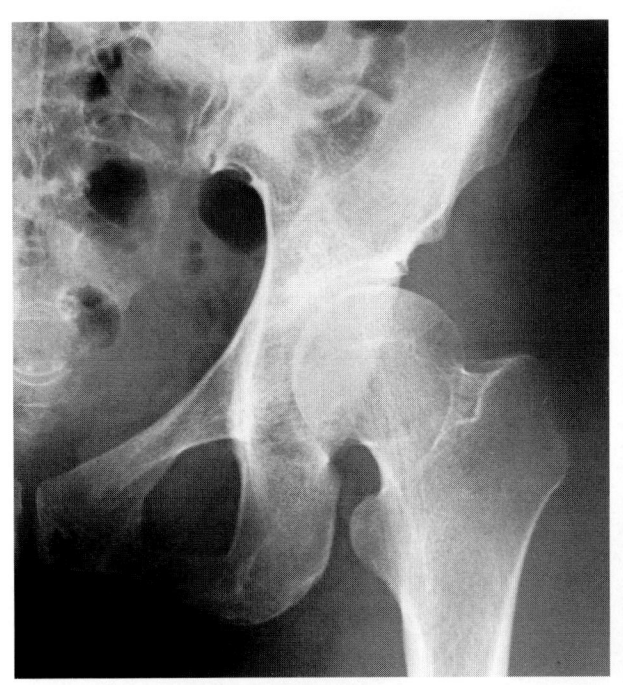

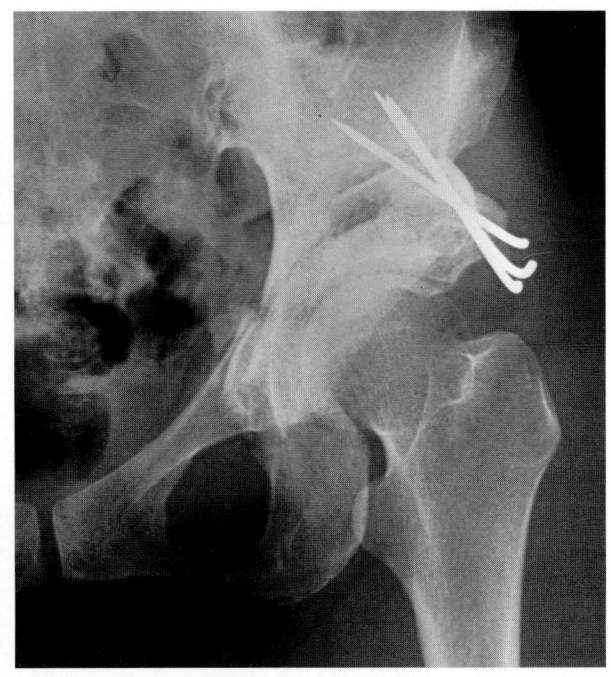

図36　臼蓋形成不全を有する変形性股関節症に対する寛骨臼回転骨切り術(RAO)

などがある．最近では，臼蓋形成不全を伴う本症に対しては，3)骨盤骨切り術のうち，寛骨臼回転骨切り術(rotational acetabular osteotomy：RAO)が盛んに行われている(図36)．RAOは骨頭を生理的な軟骨で被覆できる特徴を有している[2]．

人工股関節置換術(total hip replacement：THR)は一定の手術成績が得られ，リハビリ期間も比較的短いことから，関節破壊の進行した高齢者によい適応がある．人工股関節は臼蓋側に高密度ポリエチレンを使用した人工軟骨であるソケットとソケット内径に一致する球状の骨頭を有する大腿骨側のステムから構成される(図37)．ソケットと骨頭の間は非常に低摩擦で可動する．セメントタイプのTHRではこれらの人工物は骨セメントを介して固定される．近年は骨セメントを使用しないセメントレスTHRも多く行われるが，この場合は骨芽細胞が金属表面に形成された無数の微細な孔に進入，生着することによって固定される(図38)．一般にセメントレスTHRは骨質が良好で骨が温存されている症例によい適応がある．骨粗鬆の強い症例にはセメントタイプがよい．THRの問題点として，1)感染，2)脱臼，3)深部静脈血栓症，4)肺塞栓などの早期合併症と，1)人工軟骨であるポリエチレンの経年的な摩耗，2)異所性骨化，3)ゆるみ(loosening)，4)晩期感染などの晩期合併症がある[3]．とくにポリエチレンの摩耗粉はマクロファージに貪食されることによって破骨細胞を活性化し，周囲の骨組織を吸収し骨融解(osteolysis)をきたすと考えられている(図39)[4]．

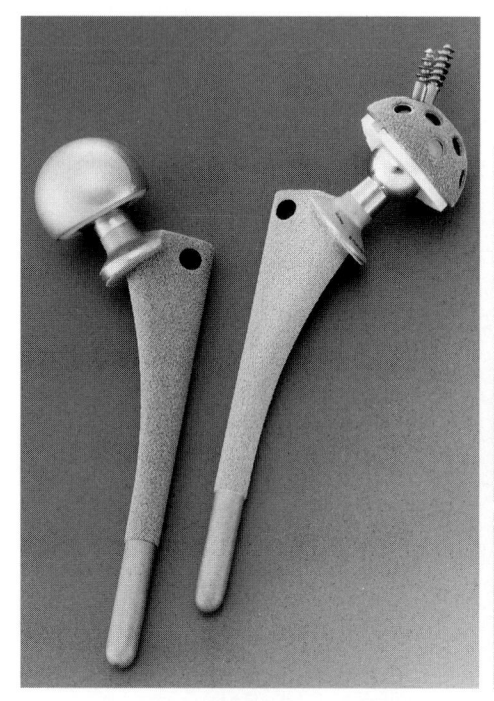

図37 人工股関節(THR)の構造
（セメントレスタイプ）
左はバイポーラ型
右は全人工股関節型

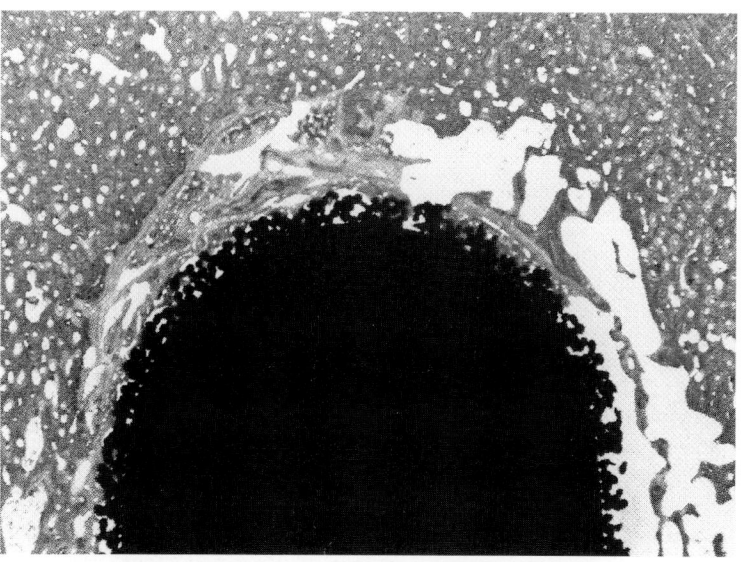

図38 セメントレス人工股関節の表面構造と接触する骨組織の進入
大腿骨髄腔に挿入されたステム（中央部）周囲のporous（孔）構造のなかへ骨組織が進入している（横断面）.

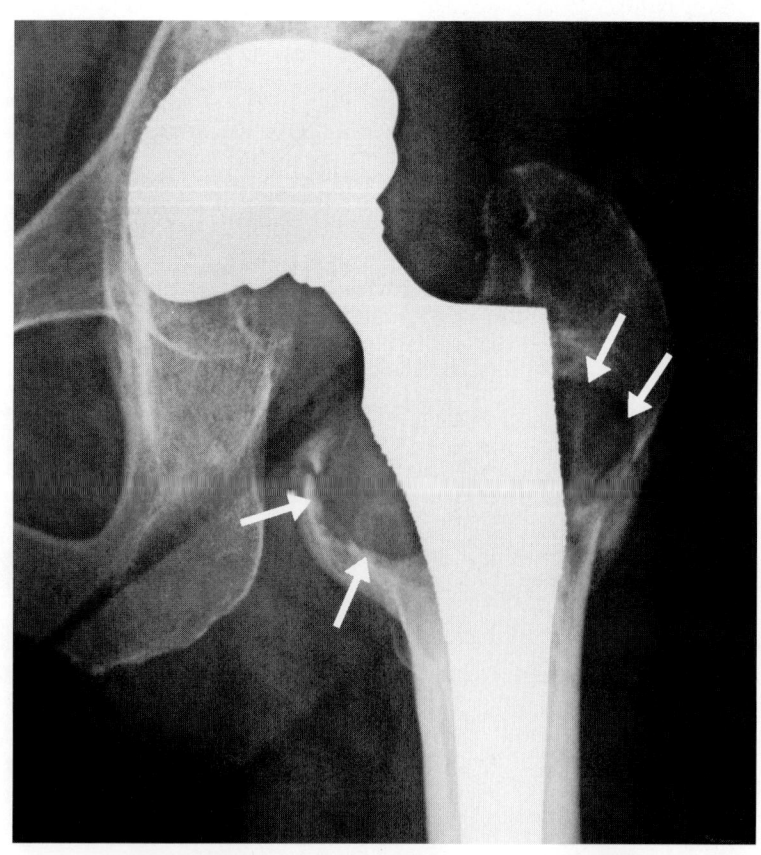

図39 骨融解(osteolysis)を起こした人工股関節
大転子および小転子付近に骨融解が認められる.

2. 特発性大腿骨頭壊死症(idiopathic necrosis of the femoral head)

1) 病　　　態

　何らかの原因で大腿骨頭の骨細胞が壊死に陥る疾患である．大腿骨頭への血行障害が原因の一つとされているが，その血行障害の起こる機序は明らかではない．ステロイド大量投与およびアルコール多飲が誘因とされているが，両者とも特発性に含める取り決めになっている．ステロイド性大腿骨頭壊死症の原疾患としてはSLEが最も多く，アルコール性は日本酒換算で1日3合以上15年の飲酒でリスクが高くなる．ステロイド性では，両側罹患例が50％を超え，かつ大腿骨遠位(顆部)，上腕骨頭，脛骨遠位などを含む多発性骨壊死をきたす率が高い．本症は若壮年者に発症しその治療に困難を伴うため，厚生省特定疾患に指定されており，一定の要件を満たせば治療費の一部が公費負担となる．

2) 臨床症状

　股関節痛と運動制限が主症状であるが，大腿部痛で発症することもある．ステロイド大量投与の既往のある患者が股関節痛を訴えたらまず本症を疑う．疼痛は徐々に出現することもあるが，突然に出現することも多くあたかも外傷のように患者がその日時を正確に記憶していることもある．これは急激に骨頭陥没が起こったり，進行したための痛みと考えられる

　可動域も低下し，とくに屈曲＋内旋動作が疼痛のため制限されやすい．病変が進行すれば跛行や脚長差も出現する．骨頭変形に起因する破壊が二次的に臼蓋側にまで波及すれば，最終的には二次性変形性股関節症となる．

3) 診　　　断

　単純X線写真により診断される．単純X線写真は必ず2方向が必要であり，とくに側面は屈曲90°＋外転45°での撮影がよい．単純X線写真は1)骨頭陥没，2)帯状硬化像，3)cresent sign(軟骨下骨折)，4)囊胞様透過陰影，5)関節面不整像，などが特徴的な所見である(図40)[5]．しかしながら，これらのX線写真の所見は病変がかなり進行してから出現するので早期診断とはならない．本症の早期診断はMRIおよび骨シンチグラフィによってのみ可能である．MRIではT1強調画像での逆盃状の帯状低信号域が[6]，骨シンチグラフィ(^{99m}Tcリン酸化合物)では股関節全体に集積が上昇しているなかで，中心部の集積が逆に低下している cold in hot が特徴的である(図41)．

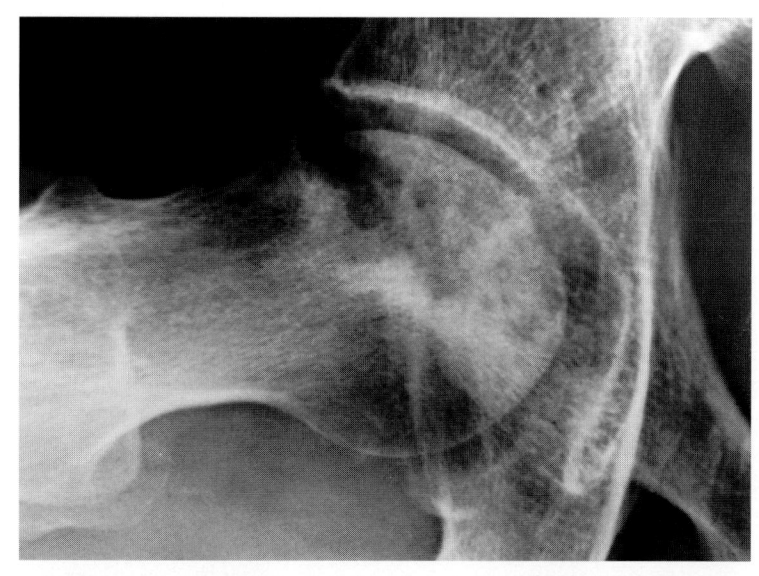

図40 大腿骨頭壊死症のX線写真所見（帯状硬化像）
股関節屈曲90°＋外転45°での側面像である．骨頭前方（写真上方）の2/3の圧潰と斜走する帯状硬化像を認める．

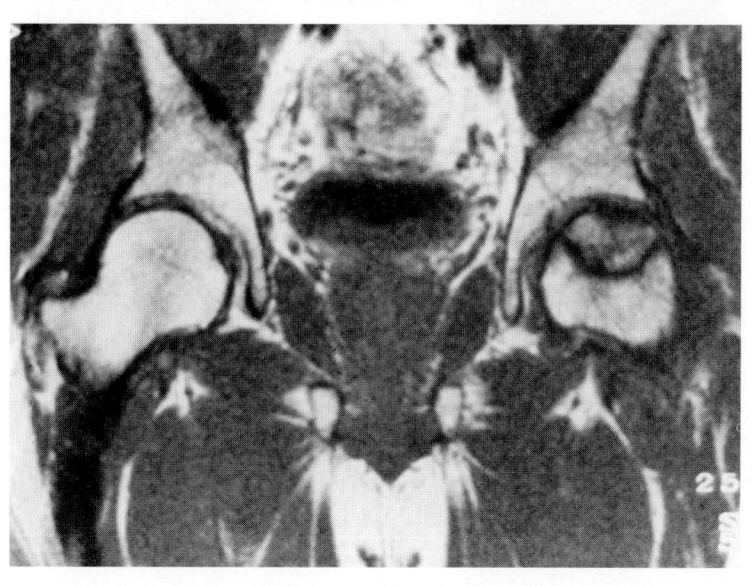

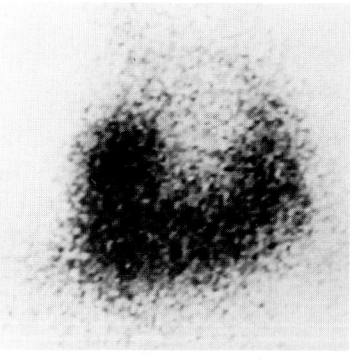

MRI　　　　　　　骨シンチグラフィ

図41 大腿骨頭壊死症のMRIおよび骨シンチグラフィ所見
MRIではT1強調画像で帯状の低信号域が認められる．骨シンチグラフィではcold in hot像が認められる．

4）治　　療

　壊死範囲が狭い症例や非荷重部に限局している場合は，経過観察のみ行う保存療法の対象となる．なおMRI上の異常所見だけで，単純X線写真上の変化を伴わず，臨床症状も出現していないものをabortion typeと称するがこれも経過観察を行う．骨頭の健常部が前述の側面X線写真上で1/3以上温存されている場合は（図42），杉岡式大腿骨頭回転骨切り術を行い骨頭の温存をはかることが多い．本術式は骨頭を頸部軸を中心として前方または後方に回転させることによって，骨頭頂部の荷重部に非壊死部を移動させることを目的としている[7]（図43）．本術式により，荷重ストレスから逃れた壊死部には修復機転が働くことが示されている．本術後は，今まで荷重を受け

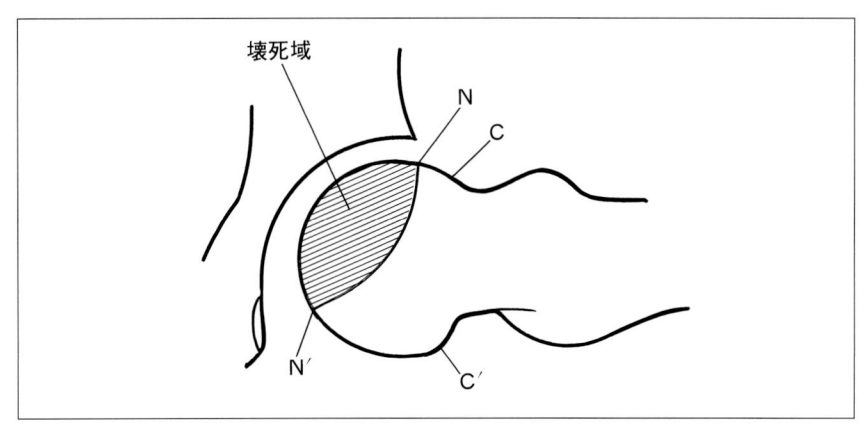

図42 側面X線写真像における壊死範囲の決定
健常部の割合＝N'-C'/C-C'
〔杉岡洋一：整形外科MOOK No. 24, 大腿骨頭壊死. 金原出版, 1982より引用〕

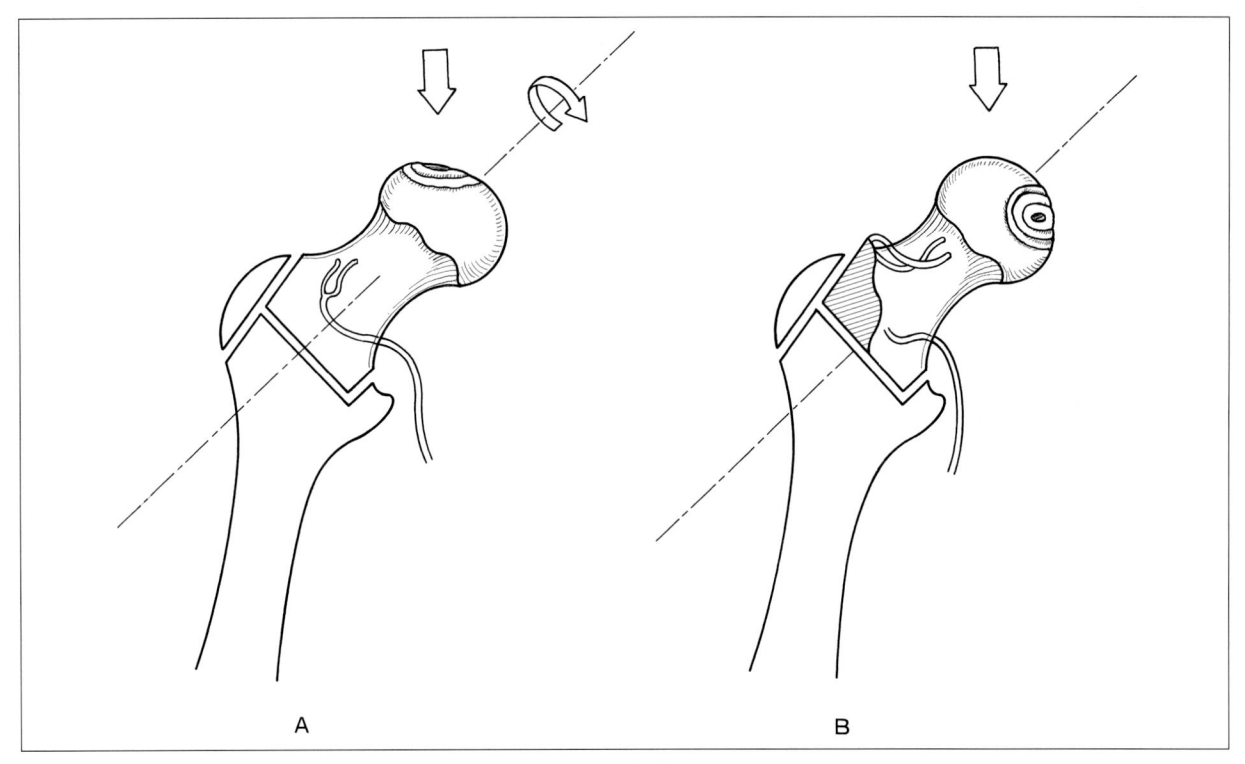

図43 杉岡式大腿骨頭回転骨切り術
　A：前上方に存在する病巣（回転前）
　B：前方回転後の病巣の移動
　壊死部を非荷重部へ移動させることができる．
（杉岡洋一：大腿骨頭壊死の病態と治療. 日医会誌 50, 1976より引用）

ていなかった骨梁が荷重ストレスに耐えられるようにリモデリングされるまで，長期間の免荷を行う必要がある．そのほかの骨頭温存手術には，支持骨柱移植術，血管柄つき骨移植術，骨穿孔術などが行われているがいずれの方法も適応は限られている．

　壊死範囲が骨頭の2/3以上に及ぶ症例で疼痛などの臨床症状が強いものは人工骨頭置換術を行う．本症では大腿骨に解剖学的な異常はなく，若壮年齢者が多いため骨質もよく保たれているので，人工骨頭置換術後の短, 中期成績は良好である[8]．しかしながら活動度の

高い若壮年者が多いため，摩耗やゆるみなどの晩期合併症には注意する必要がある．将来の再置換術の可能性について術前によく患者および家族に説明しておくべきである．骨頭の変形が進行し，臼蓋側も荒廃している場合には人工股関節置換術(THR)が適応となる．

3. ペルテス病(Legg-Calve-Perthes disease)

1) 病態

成長期に発生する大腿骨近位骨端部の血行障害による壊死である．男女比は5：1以上で男児に多く，発症年齢は2～13歳であるが，好発年齢は4～7歳である．血行途絶の真の原因は不明であるが，幼児期のある時期における大腿骨頭への血流が頸部の外側被膜下から進入する動脈1本に限定されてしまうという解剖学的な特殊性に関係している[9]．低身長児に多いことから，内分泌的異常との関与も考えられている．長期間観察しえた臨床研究では，本症は二次性変形性股関節症へ進行するものが，従来考えられていたよりも多いことが判明しており適切な治療が必要といえる．

2) 臨床症状

歩行および運動時の股関節部痛と跛行を初発症状として発症する．体育などの運動時に初発することも多い．とくに初期では痛みを股関節のみでなく，膝付近に訴えることも多いので注意を要する．この股関節痛は滑膜炎による関節液貯留の症状と考えられる．股関節痛は約1ヵ月の経過を経て，ほとんど消失し，跛行と可動域制限が残存する．股関節可動域のうち，外転と内旋が制限されやすい．経過期間の長いものでは，臀部や大腿部の筋萎縮も認められる．なお，本症は単純性股関節炎との鑑別診断が必要である．単純性股関節炎は前駆症状としてかぜ様症状を伴うことが多く，単純X線写真に異常所見を示さないなどの違いもあるが，初期にはペルテス病との鑑別は困難である．

3) 診断

本症の診断には単純X線写真，MRIおよび骨シンチグラフィが有用である．単純X線写真の所見により滑膜炎期，壊死期，分節期，修復期の4病期に分別される(図44)．発症初期の滑膜炎期には単純X線写真では，関節液の貯留により骨頭が側方化し，内側関節裂隙が拡大すること以外には異常所見はない．したがって，初診時X線写真に異常がないからといって本症は否定できないので約1ヵ月後に再度X線写真撮影を行うべきである．病変が進行し，壊死期になると骨頭は扁平化し全体的に硬化する．軟骨下骨折を反映する線状

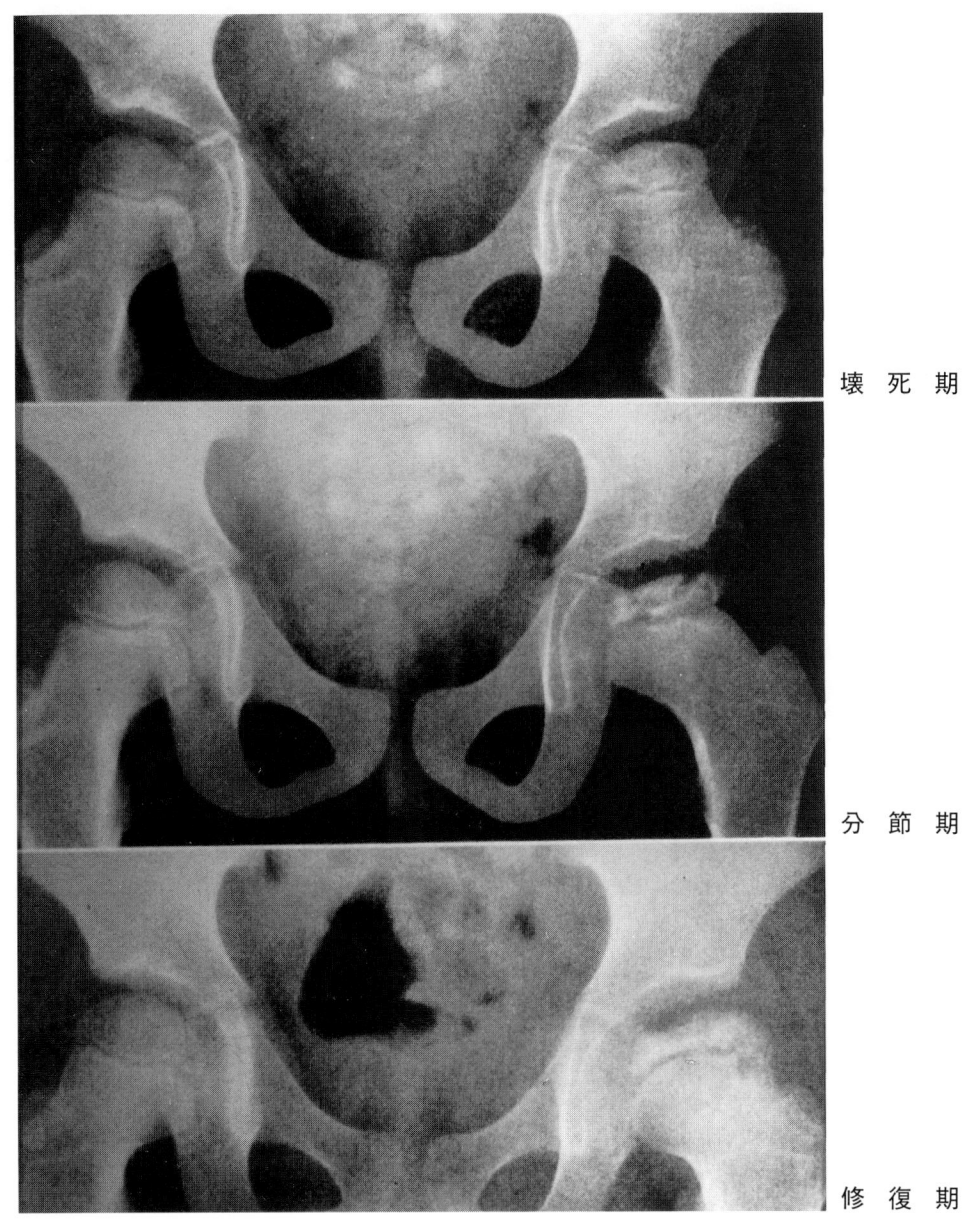

図44 ペルテス病の病期別X線写真像

陰影(cresent line, suchondral fracture line)が出現し，また骨端部より遠位の骨幹端部にも囊胞様の陰影が出現する．これらの所見は正面よりラウエンスタイン像で明らかなことが多く，X線撮影は2方向が必要である．さらに進行して分節期に入れば，骨端部が細かく分裂し，骨頭変形，頸部の横径増大，骨頭の亜脱臼などが認められる．修復期には分裂していた骨端部は硬化して再度骨化し，その輪郭が明瞭となり治癒となる．本症では，以上の全経過をとるのに2～4年を要する経過期間の長い疾患である．

骨シンチグラフィ(^{99m}Tcリン酸化合物)は単純X線写真のみでは困難な本症の早期診断に有用である．初期には骨端部への集積が低下し経過とともに増加する．MRIでは，早期から骨端部が低信号に描出され，関節液貯留も認められる．単純性股関節炎ではこのMRI

上の低信号は認められず本症との鑑別に有用である．

初診時，疼痛や関節可動域制限が高度な症例は入院のうえ短期間軽くスピードトラック牽引を施行する．本症では，発症年齢と壊死範囲が治療法および予後に大きく影響する．発症年齢が4歳以下のものは予後が良好とされ，逆に9歳以上のものは骨頭変形を残しやすい．本症ではX線写真所見による Catterall の分類がよく使用される[10]．Catterall group Iは骨頭前方の限局性透亮像のみで骨端の高さに変化のないもの，group IIは骨頭中央部に壊死骨が分離されて存在し，骨端が扁平化しているもの，group IIIは骨頭の大部分を占める壊死骨と頸部の嚢腫様陰影のあるもの，group IVは骨端全体の壊死とその扁平化および頸部の著しい変化を認めるものである（図45）．ただし，この Catterall の分類による予後の推定は発症早期のX線写真所見では困難なことが多い．

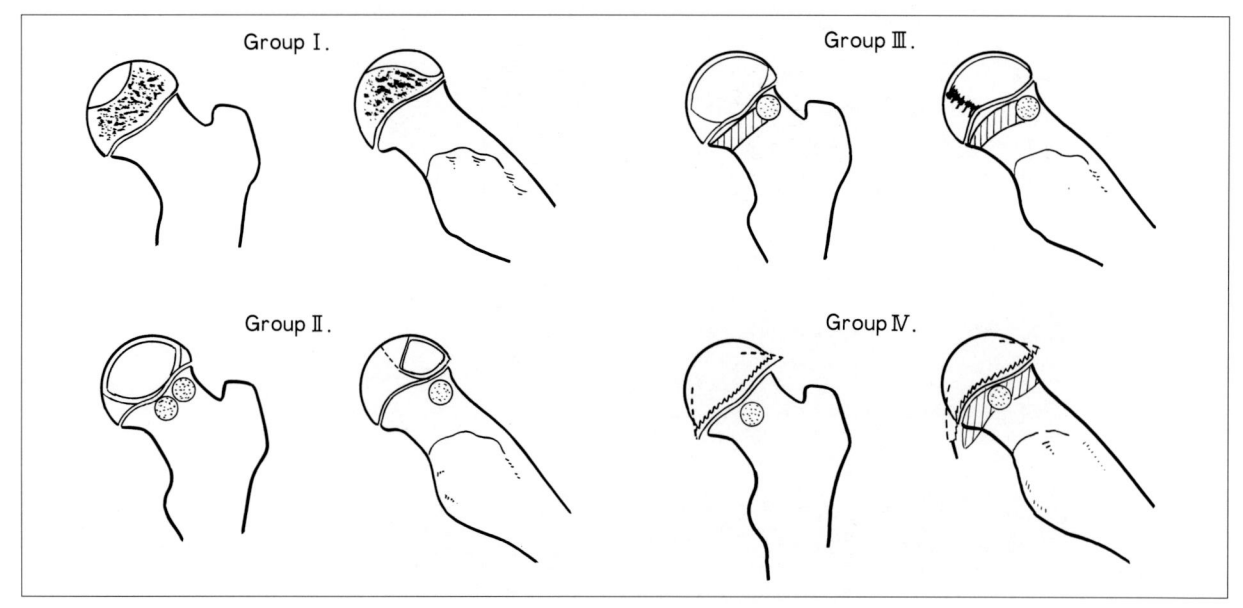

図45 Catterall によるペルテス病の分類

4）治　　療

治療の原則は，1）免荷，2）骨頭を臼蓋内に保持することによって臼蓋を鋳型にして修復を待ち，骨頭変形を最小限にすること（containment 療法）である．この目的のために種々の装具療法が行われる．本邦では，Tachdjian 式坐骨支持外転装具，トロント式装具，アトランタ式装具などが使用される（図46）．これらの装具は装着のうえ，歩行，通学が可能である．装具療法は単純X線写真上骨端部が修復期になるまで2〜4年の装着が必要である．

9〜10歳以上の発症例では，保存療法による骨頭修復が不良なため，大腿骨内反骨切術や成人の大腿骨頭壊死と同様に杉岡式大腿骨

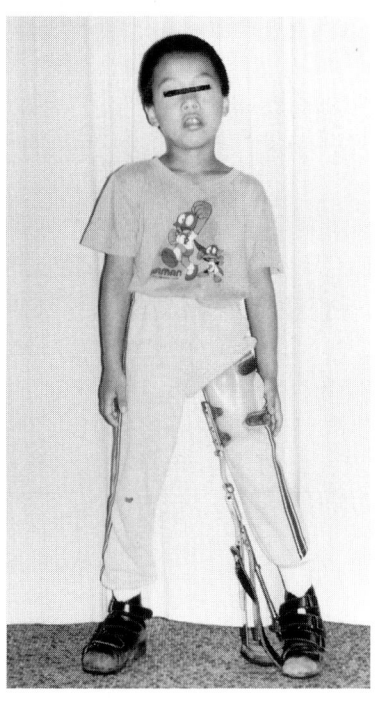

図46 Tachdjian 式坐骨支持外転装具
外転位による containment と免荷を同時に達成できる装具である．

頭回転骨切り術を行うこともある．

本症はかなりの骨頭変形が遺残しても臨床上疼痛を訴えることは少ないので，従来軽視されてきた傾向がある．しかしながら壮年期になり骨頭変形を有する二次性変形性股関節症に進行した場合は，その治療が困難なため発症時における適切な治療が重要である．

付-6．急速破壊型股関節症(rapidly destructive coxarthrosis：RDC)

高齢者に好発し，6ヵ月くらいの短期間の経過で臼蓋形成不全などの基礎疾患がまったくなかった解剖学的に正常な股関節が急速に破壊される疾患である[11]．仏語圏で広まった疾患の概念であり，英語圏では通常の一次性変形性股関節症に含まれると考

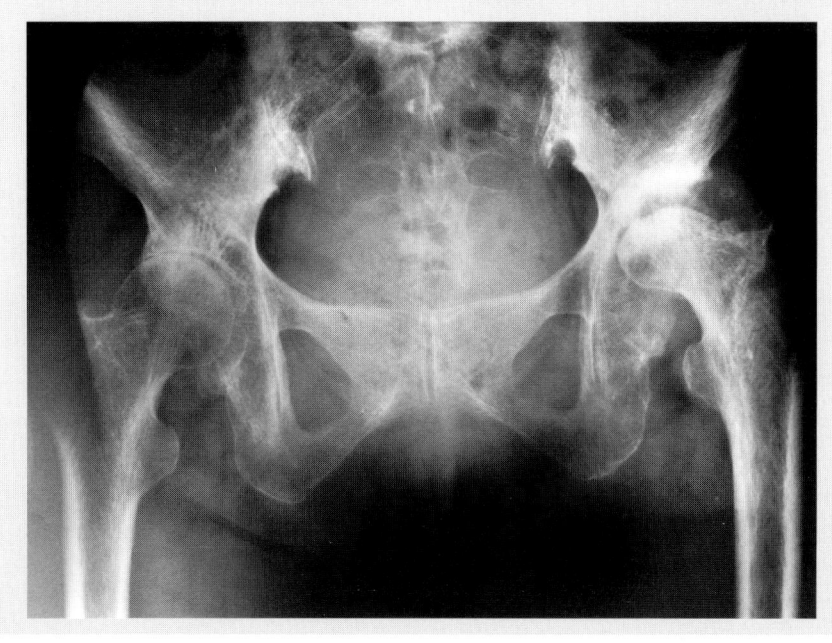

図47 急速破壊型股関節症(RDC)のX線像
骨頭の外上方への亜脱臼，骨頭および臼蓋の高度な破壊を認める(左側)．右側にも関節裂隙の狭小化を認める．

える研究者が多い．高齢者に起こった大腿骨頭壊死に，何らかの原因による高度な滑膜炎症が加わったのが本症の病態とされている[12]．

臨床症状は進行性の歩行時および運動時痛，跛行であり，短期間に増悪することが多い．他動的な可動域は比較的温存されていることが多く，股関節破壊が進行すれば高度の脚長差を呈する．

単純X線写真所見は，1）関節裂隙の狭小化から始まり，2）骨頭の破壊，3）骨頭の外上方への亜脱臼，4）最終的には臼蓋の広範な破壊，を特徴とする（図47）．通常の変形性股関節症で認められる骨棘などの修復反応が欠如していることも特徴である．軽度の血沈亢進を認めることもあるが，血液，臨床化学上の特異的な異常所見はない．MRIでは，T1強調画像で不均一な低信号域を認め，骨シンチグラフィでは集積の増加を認めるがいずれも非特異的な所見である．

本症では股関節の破壊が高度なため，人工股関節置換術が適応となる．臼蓋側の高度な骨欠損に対しては，他家骨やハイドロキシアパタイト（人工骨）による補塡とともに種々の補強リングが併用される[13]．

文献

1) 上好昭孝：変形性股関節症に対する保存療法．整形外科 37：1061-1073, 1986.
2) 二ノ宮節夫：亜脱臼股に対する寛骨臼回転骨切り術（田川法）．OS NOW 2：110-119, 1991.
3) 松野丈夫ほか：人工股関節形成術の合併症と対策．OS NOW 9：108-121, 1993.
4) Jones LC, et al: Cement disease. Clin orthop 225: 192-206, 1987.
5) 香月一朗，杉岡洋一：X線所見と自然経過．井上明生編，図説整形外科診断治療講座〔第5巻〕，無腐性壊死，骨端症，pp12-23, メジカルビュー，東京，1990.
6) 小久保宇ほか：大腿骨頭壊死症のMRI．日医放会誌 47：695-707, 1987.
7) 杉岡洋一：ステロイド性大腿骨頭壊死．西尾篤人編，大腿骨頭壊死．整形外科MOOK, pp32-50, 金原出版，東京，1982.
8) 山田治基ほか：特発性大腿骨頭壊死症に対するOsteonics UHRの成績．整形・災害外科 32：623-629, 1989.
9) Trueta J: The normal vascular anatomy of the human femoral head during growth. J Bone Joint Surg 39-B: 358-394, 1957.
10) Catterall A: Legg-Clve-Perthes Syndrome. Clin Orthop 158: 41-52, 1981.
11) Lesquence M et al: La coxarthrose destructrice rapide. Presse Med 78: 1435-1439, 1970.
12) 山田治基ほか：Rapidly destructive coxarthrosisにおける滑膜酵素．整形外科 37：1533-1539, 1986.
13) Postel M, et al: Total prostheitic replacement in rapidly destructive arthrosis of the hip joint. Clin Orthop 72: 138-144, 1970.

［山田 治基］

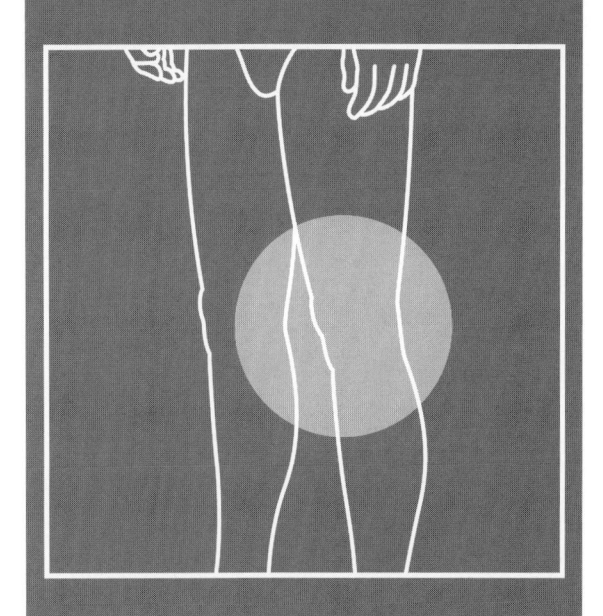

G

膝関節

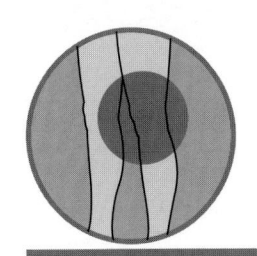

G-1
膝関節の解剖

　膝関節の主な動きは屈伸運動であるが，その運動範囲は完全伸展位（女子，小児などでは過伸展位が可能なことも多い）から正座ができる深屈曲位まできわめて大きい．また，屈曲位では脛骨の回旋運動などのより複雑な動きも可能である．一方，膝関節は荷重関節であることからさまざまな屈曲角度で荷重に耐える十分な関節安定性も要求される．この一見相反する関節可動性と安定性の両方を満たすため，膝関節はball-and-socket型関節である股関節と異なり，その形態は複雑で，また靱帯，関節包などの軟部支持組織が発達している．膝関節の機能には軟部組織が重要な役割を演じるため，骨軟骨の形態のみならず，靱帯の付着部位や走行など軟部組織の構造を十分に理解することが大切である．

1. 膝関節の骨軟骨形態

　膝関節は同一関節腔のなかに，大腿骨と脛骨間の関節である大腿脛骨関節（F/T関節）のみならず，大腿四頭筋による膝関節伸展力を伝達する膝蓋骨と大腿骨間の関節である膝蓋大腿関節（P/F関節）が存在する．いずれもその関節面は約3〜4mmの厚さの関節軟骨（硝子軟骨）に覆われ，関節液による潤滑作用により滑らかな関節運動が可能である．

1）F/T関節

　F/T関節を正面からみると大腿骨長軸と脛骨長軸は固体差はあるものの平均約7°の外反位をとる．これは主として大腿骨頸部が頸体角を有する（内方に傾斜している）ため大腿骨頭が大腿骨長軸より内方に存在し，下肢全体としての荷重線が大腿骨長軸とは，ずれるためである．したがって，大腿骨の関節面は大腿骨の長軸に垂直ではなく約7°外反している．一方，脛骨の長軸と荷重線はほぼ一致するため，脛骨関節面は脛骨長軸にほぼ垂直である（図1）．この約7°の外反位を超えて非生理的な外反をとるものを外反膝，逆に内反位をとるものを内反膝と呼ぶ．
　また，F/T関節を側面からみると，大まかには，ほぼ平面の脛骨内・外側顆の上を円柱状の大腿骨内・外側顆が転がる構造をとる．

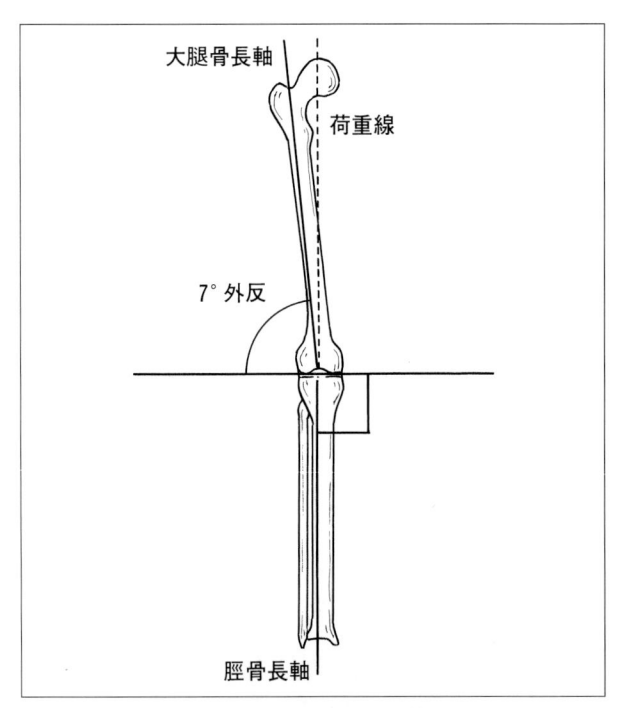

図1　F/T関節正面像
大腿骨長軸と脛骨長軸は約7°の外反位をとる．

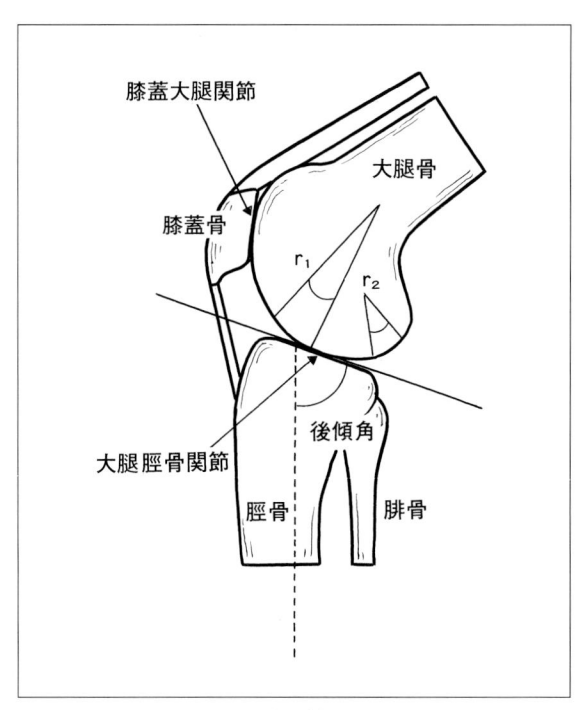

図2　膝関節側面像
$r_1 > r_2$ (r_1, r_2 は曲率半径)

しかし，これを詳細にみると大腿骨内・外側顆はその断面は円ではなく，伸展位で脛骨と接触する前方部分は曲率半径が大きく，より平らで脛骨との接触面積が大きいため関節安定性に有利な構造を有しており，屈曲位で脛骨とcontactする後方部分は曲率半径が小さく可動性に有利な構造を有している(図2)．一方，脛骨は側面からみると関節面が脛骨長軸に対し軽度後方へ傾斜しており(後傾角)，屈曲位における関節の可動性に有利にできている．また，荷重軸に近い内側顆は実際にはやや凹面をなし，凸面を有する大腿骨内側顆との適合性に優れるため安定性に寄与し，凸面を有する外側顆は同じく凸面を有する大腿骨外側顆との接触により可動性に寄与する．また，脛骨内・外側顆の中央には顆間隆起が大腿骨内・外側顆の間(顆間窩)に突出し，内外側方向への安定性に寄与している．

2) P/F関節

P/F関節はF/T関節の前面中枢側に存在し，凸面を有する膝蓋骨が凹面を有する大腿骨の前面を膝関節の屈伸に伴って滑走する構造をとる．膝蓋骨関節面はこの凸面の中央(central ridge)を中心に内・外側に分けられ，内側部をmedical facet，外側部をlateral facetと呼ぶ．medial facetのさらに内方には屈曲90°以上で初めて大腿骨関節面と接触するodd facet(vertical facet)が存在する．また，屈曲位が強くなるほど膝蓋骨の凸面は急峻となり大腿骨の凹面に入り込み，形態そのものが膝蓋骨の安定性に寄与する．しかし，伸展位付近でP/F関節が接触する部位では大腿骨の凹面が浅く膝蓋骨の

凸面も平坦に近いので，膝蓋骨の安定性は形態だけからは得られにくく，周囲の軟部組織が安定性に重要な役割を演じている．

2. 関節包，滑膜および滑液包

　　膝関節は関節包によって閉鎖された関節腔内に存在する．この関節包の最内層は滑膜によって覆われ，滑膜は関節軟骨の潤滑な運動を司る関節液を産生している．しかし，この滑膜が炎症により増殖し関節液を過剰に産生すると関節水症となる．関節腔は膝蓋骨の中枢部にある腔(膝蓋上囊)と連続し，大腿四頭筋と大腿骨間の潤滑にも関与しているが，関節水症に際しては関節液は主にこの腔に貯留するのでこの部の著明な腫脹を認める．この膝蓋上囊は約20％は滑膜ヒダにより閉鎖され，固有関節腔と交通を認めないこともある．大腿骨内・外側顆部では関節包が深くくびれ，側副靱帯と大腿骨間の滑らかな運動性に寄与している．この部分が線維化などで癒着すると側副靱帯と大腿骨間の運動が障害され，膝関節可動域制限の原因となる．膝関節前方部で膝蓋骨の下方には膝蓋下脂肪体が存在する．この膝蓋下脂肪体から内・外側の関節包に沿って膝蓋上囊に連続する滑膜ヒダが存在し，これが膝蓋大腿関節に絞扼されると疼痛の原因となる(タナ障害)．膝関節後方でも関節包は比較的大きな腔を有し膝関節後方の筋組織との間の潤滑に寄与している．さらに，膝関節周囲には多くの滑液包が存在し，関節運動に伴う骨，筋，腱，靱帯や皮膚などの円滑な運動を助けている．とくに膝蓋骨の前面に存在する膝蓋前滑液包は外傷を受けやすい部位でもあり，血腫や水腫を伴う滑液包炎を起こしやすい．膝関節後方には半膜様筋滑液包があり，しばしば膝関節腔と交通しており，ここに水腫が溜まったものはベーカー囊腫と呼ばれる．

3. 靱　　　帯

　　膝関節には多くの靱帯があり，関節の安定性と運動の誘導にに寄与している(図3a)．

1) 内側側副靱帯(MCL)

　　大腿骨内側上顆から脛骨内側部に付着する幅をもった靱帯で大腿骨および脛骨の内側に密着して走行し，後方部の一部は関節包に移行する．大腿骨付着部は膝関節の屈曲に伴って靱帯実質部が大腿骨内側上顆に巻き取られるようになるので膝関節のほぼ全可動域で緊張し，膝関節の外反および内旋を制御している．大腿骨内側上顆か

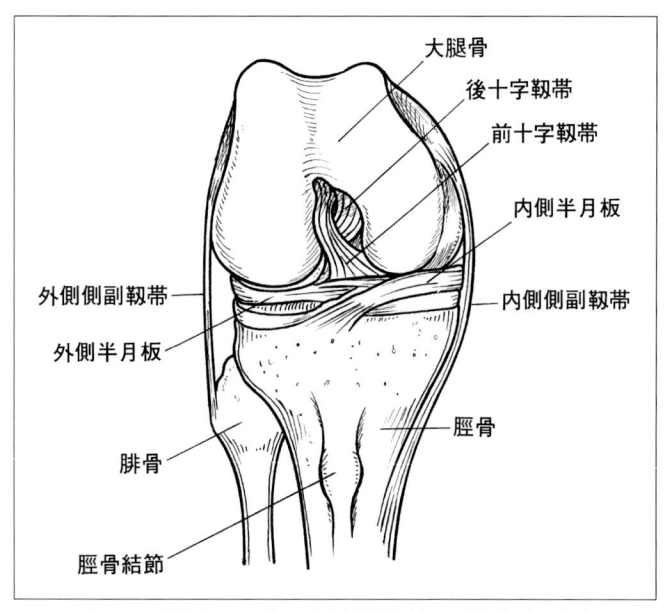

図3a　膝関節靱帯の解剖（膝関節90°屈曲位正面）
（Lanz T, et al, 1985[3]）より改変）

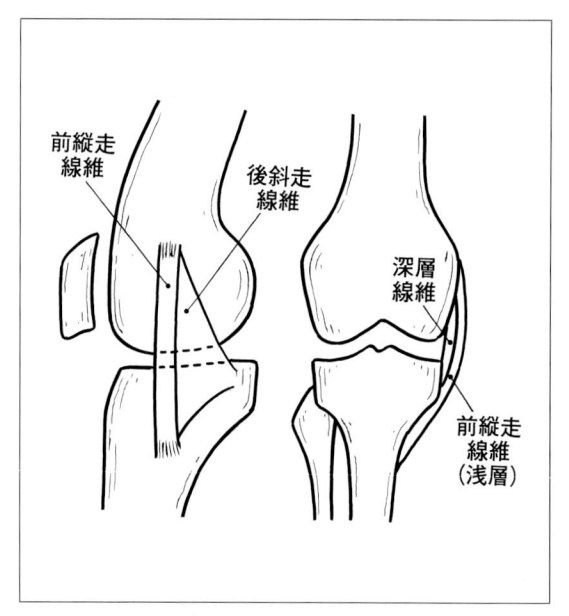

図3b　内側側副靱帯（MCL）の解剖

ら脛骨内側顆に付着する表在性の前縦走線維とその後方で膝関節内後方に向かって走る後斜走線維，前縦層線維の深部で関節包の一部となる深層線維に分けられる．深層線維は短く関節包を介して内側半月板に連続する．外反不安定性制御は主として前縦走線維が受け持っており，通常MCL損傷というとこの線維の損傷を指す（図3b）．

2）外側側副靱帯（LCL）

大腿骨外側上顆から腓骨頭に大腿二頭筋に包まれるように付着する紐状の靱帯で大腿骨および脛骨の外側縁とはやや離れて走行する．膝関節の比較的伸展位ではよく緊張し内反および内旋を制御する．屈曲位ではその緊張性は著しく低下するが，膝関節に内反ストレスがかかり，内反位をとり始めると緊張するのである程度の内反制御作用は全可動域で認められる．

3）前十字靱帯（ACL）

膝関節内の大腿骨外側顆の内壁から脛骨顆間部前方に扇状に付着する靱帯で伸展位では脛骨関節面と約60～70°の角度をもって，90°屈曲位では脛骨関節面と約30°の角度をなし顆間窩を走行する．通常，前内側線維と後外側線維の2つの線維束に分けられ（3つの線維束に分けることもある），膝関節の屈伸に伴って緊張性を各線維に徐々に受け渡すことにより，全体として膝関節の全可動域で緊張し，脛骨の前方変位および内旋を制御する．

4）後十字靱帯(PCL)

膝関節内の大腿骨内側顆の内壁から脛骨顆部後方に付着する靱帯で大腿骨内側顆の内壁を這うように後方に向かって走行する．ACLの約2倍の太さを有しており，膝関節のほぼ全可動域で緊張し，脛骨の後方変位および内旋を制御する．

5）その他の靱帯

膝関節には上述したもの以外に靱帯と呼ばれる組織がいくつかあり，関節運動を制御している．内側膝蓋大腿靱帯は内側広筋付着部の後面で膝蓋骨内縁から大腿骨内側上顆のMCL付着部のやや中枢に付着する靱帯で，膝蓋骨内側支帯横走線維とも呼ばれ，関節包上を這うように走行し膝蓋骨の外方変位を制御する．腸脛靱帯(ITT)は腸骨の上前腸骨棘に起始し(中枢部では大腿筋膜と呼ばれる)，大腿骨外側部に線維を送りながら下降し，さらに膝蓋骨や膝蓋腱にも線維を送った後，脛骨前外側部のGerby結節に付着する．その主な作用は膝関節屈曲位における脛骨の内旋制御であるが，膝蓋骨や膝蓋腱に送る線維により膝蓋骨の安定性にも関与する．弓状靱帯は腓骨頭から関節包に付着し，膝関節の後外側安定性に関与するとされてきたが，実際にはかなり薄い靱帯で最近その制御機能は疑問視されている．

4．半 月 板

線維軟骨を主体とするC型の軟骨組織で大腿骨内側顆と脛骨内側顆の間に存在する内側半月板と大腿骨外側顆と脛骨外側顆の間に存在する外側半月板がある(図4)．大腿骨－脛骨間の荷重伝達，衝撃

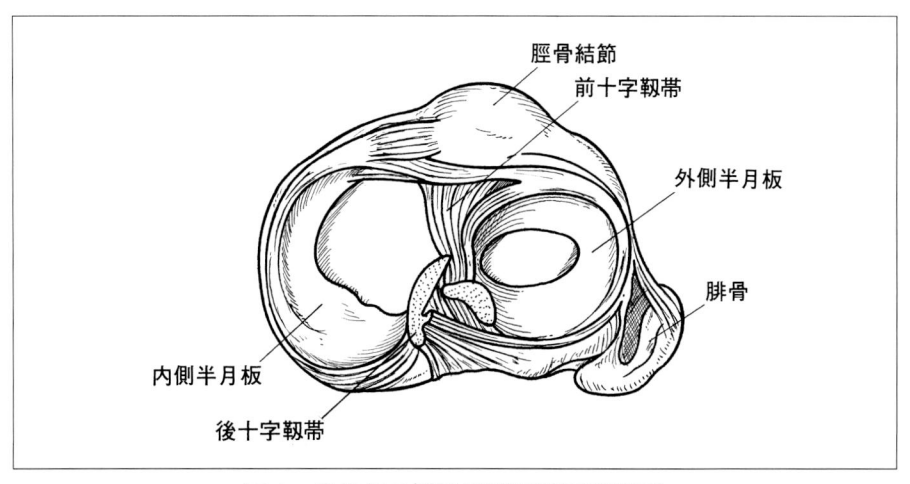

図4 半月板の解剖(脛骨関節面横断図)
(Lanz T, et al, 1985[3]より改変)

吸収，関節安定性などに寄与する．内側半月板は外側半月板より周径は大きいが，幅は狭い．また内側半月板は前角および後角の付着部ばかりでなく，全周に及び関節包やMCL深層線維と密に連続しており，関節運動に伴う動きが比較的少ないが，外側半月板は前角および後角の付着部を除いては周囲組織との連続が粗で後方1/3は膝窩筋腱溝を形成して関節包への付着がなく可動性が大きい．また膝関節の運動によりF/T関節の接触部分が後方に移動するのに伴い，内・外側半月板ともその形を若干変えながら後方に移動するがその移動距離は外側半月板のほうがはるかに大きい．いずれの半月板も実質部の辺縁1/3と脛骨前方および後方付着部（前角および後角と呼ぶ）では関節包からの血行が豊富に認められるが，遊離縁側には血管の進入が認められず，関節液によって栄養される．

5. 膝関節の筋群

膝関節の主な運動は屈伸運動であり，膝関節の運動を司る筋群も主として伸筋群と屈筋群に分けられる．さらに膝関節屈曲位では若干の脛骨回旋運動が加わるが，これは主として屈筋群によって行われる．

1）膝関節伸筋群

腸骨下前腸骨棘に起始部を持つ大腿直筋，大腿骨に起始部を持つ内側広筋，外側広筋，中間広筋の計4つの筋（大腿四頭筋）が膝蓋骨に停止する．膝蓋骨の下方は膝蓋腱に連続し，これが脛骨粗面に付着することにより，上述した4つの筋の合力が膝関節伸展力となる．このうち，最も強大な大腿直筋は腸骨に起始部を持つ二関節筋であるため股関節屈曲位では膝関節伸展力は低下する．

2）膝関節屈筋群

一般にハムストリングと呼ばれ，脛骨の内側部に停止し，膝関節の屈曲と同時に脛骨を内旋する内側ハムストリングと腓骨に停止し屈曲と同時に脛骨を外旋する外側ハムストリングとに分けられる．内側ハムストリングは腸骨の上前腸骨棘に起始部を持つ縫工筋，恥骨に起始部を持つ薄筋，坐骨に起始部を持つ半腱様筋および半膜様筋の計4つからなる．縫工筋，薄筋および半腱様筋の3つの筋は合わさって鵞足を形成し，脛骨内側部のMCL付着部を覆いながら，そのやや前方に停止する．半膜様筋はこれらとは別に内側半月板後方や膝窩筋筋膜に線維を送りながら鵞足部より後方に停止する．外側ハムストリングは坐骨に起始部を持つ長頭と大腿骨に起始部を持つ短頭からなる大腿二頭筋で，LCLの腓骨付着部を覆いながらその周

囲に停止する．

3）その他の筋

　膝窩筋は大腿骨の外側上顆に起始部を持ち脛骨の後面に停止する短い，幅の広い筋である．膝関節の屈筋としての作用を有するが，この筋の特徴は一部は筋腹よりただちに太い膝窩筋腱となり外側半月板の後外側部を通過し大腿外側顆に停止し，膝関節の後外側不安定性の制御に関与し，一部は筋のまま外側半月板後部に線維を送ることにより，外側半月板の運動を制御することである．腓腹筋は内側頭は大腿骨内側顆の上方に起始部を持ち，外側頭は外側顆の上方に起始部を持つ．下腿後面を下降しヒラメ筋とともにアキレス腱を形成する．足関節の底屈がその主な作用であるが，膝関節を越える二関節筋であるため膝関節に対しても屈筋として動く．

文献

1) 福林　徹ほか：膝関節の機能解剖とバイオメカニクス．ヴォアラ膝　小林　晶ほか編，pp3-24，南江堂，東京，1989．
2) von Kahle W, Leonhardt H, Platzer W（越智淳三訳）：解剖学アトラス．pp101-107, 120-127，文光堂，東京，1981．
3) von Lanz T, Wachsmuth W : Praktische anatomie. Bein und Statik (ed, von Lanz, et al) , pp202-286, Verlag von Julius Springer, Berlin, 1958.

［松本　秀男］

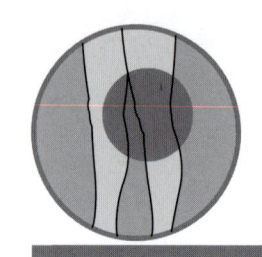

G-2
膝関節疾患の臨床所見・診察法・診断法

　膝関節は人体の関節中最も大きくまた最大の負荷のかかる荷重関節であるが，関節面の形態は平坦な脛骨面に半球型の大腿骨顆部が乗る不安定なものである．したがって，膝関節をとりまく筋群，靱帯などはこれを補い，かつ大きな可動域を持たせるため特殊な構造を持っている．この特殊性のため，膝関節に関わる疾患は他の関節とは比較にならないほど多く，その病態も多彩である．したがってその診断にあたっては，正しい基礎知識のもとに系統的に診察および臨床検査をすすめる必要がある．また膝関節疾患のなかには全身性疾患に由来するものも少なくなく，年齢，性別，生活環境に関連深いものが多いことも診断上の重要な留意点である．

1. 臨床症状

1）疼　　痛

　膝関節のどこに，いつ頃から，どういうときに，どのような疼痛が発現するかを知ることが重要である．疼痛には自発痛，運動時痛（荷重時痛），圧痛，誘発痛などがある．

（1）自　発　痛

　自発痛は全身性疾患に由来するものが多い．関節リウマチおよびその類縁疾患，痛風などが代表的疾患であるが，まれに急性肝炎や白血病に伴うものがある．局所性疾患としては化膿性関節炎や結核性関節炎があるが前者は成人では関節内注射による医原性の場合が，小児では骨髄炎に続発するものが多い．特発性骨壊死の初期や膝関節周辺のosteoid osteomaでは夜間痛が特徴とされる．前者は中年期以後に発生する例が多く，変形性膝関節症との鑑別が重要であり，本症を疑ったら定期的X線写真検査，骨シンチ，MRI検査などを行うべきである．なお変形性関節症は著しく関節液が貯留したとき以外には激しい安静時痛はないのが普通である．

　このほか外傷直後に関節内に大量の血液が貯留（関節血症）したり，外傷性関節炎を続発したときにも自発痛が発現するが，原因がはっきりしていることから診断は容易である．

　また小児の股関節炎やペルテス病，成人の変形性股関節症などの股関節疾患に伴って膝関節部痛が発現することがある．

(2) 運動時痛（荷重時痛）

膝関節疾患の多くは運動時痛を伴うが，その発現様式には疾患による特徴がある．変形性膝関節症では階段昇降時，とくに降りるときや，同一肢位を続けたあとの動作開始時の疼痛が特徴的である．中年期以後の女性で単純X線写真上高度の変形性変化は認めないにもかかわらず，膝関節内側に激烈な荷重時痛を呈する例では，大腿骨内顆（まれに脛骨内顆）の特発性骨壊死や，脛骨内顆の insufficiency fracture を疑う必要がある．

半月板損傷に伴う疼痛はその損傷側，損傷部位，損傷形態によって異なる．例えば座位から立ち上がる際に膝関節の後内側部にときにひっかかり感とともに疼痛を訴えるような例は内側半月板後節部の損傷であることが多く，嵌屯とともに疼痛があり，嵌屯が消失すると無症候となるのは内側半月板縦断裂の可能性が高い．陳旧性靱帯損傷に伴う運動時痛は，二次性の半月板損傷や軟骨変性によるものが大半であり，靱帯損傷による不安定性だけでは通常疼痛は生じない．代表的なスポーツ障害であるジャンパーズニーのような腱（靱帯）炎や腱付着部炎では，その初期にはむしろ運動後の疼痛を訴えることが多く，運動中にも疼痛があれば，病期は進行しているものと判断される．

(3) 圧　　痛

圧痛は膝関節疾患の病態と密接な関連があり圧痛点とその程度

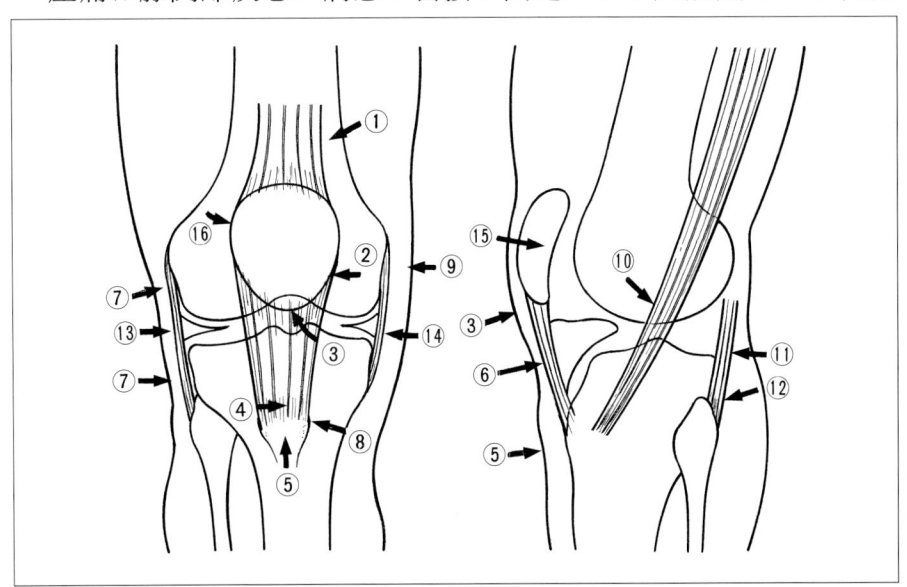

図5　膝関節周辺の圧痛点と病態

① Hunter canal：伏在神経の entrapment neuropathy，②内側傍膝蓋部：棚障害，③膝蓋腱膝蓋骨付着部：膝蓋腱炎，④膝蓋腱脛骨粗面付着部：膝蓋腱炎，⑤脛骨粗面：Osgood-Schlatter 病，⑥膝蓋腱中央深部：Hoffa 病，⑦外側側副靱帯部：外側側副靱帯損傷，⑧脛骨顆部前内側部：鵞足炎，⑨大腿骨内側顆部，上顆部：内側側副靱帯損傷，⑩腸脛靱帯部：腸脛靱帯炎，⑪膝窩部：ベーカー嚢腫，⑫大腿二頭筋腱部：大腿二頭筋，腱炎，⑬外側関節裂隙：外側半月板損傷，⑭内側関節裂隙部：内側半月板損傷，⑮膝蓋骨深部：膝蓋大腿関節軟骨変性，⑯膝蓋骨上外側部：分裂膝蓋骨

は，その病態の把握に有用な情報となる(図5)．

2) 腫　　脹

膝関節部の腫脹は，関節腔内に関節液や血液などが貯留したとき，関節腔内の滑膜や脂肪組織が増殖したとき，外傷や炎症により関節周囲組織が腫脹したとき，関節周囲の滑液包に液が貯まったときなどに発生する．

(1) 関節水症

関節水症は変形性関節症，外傷性関節炎，関節リウマチ，非特異性関節炎，痛風，偽痛風，化膿性関節炎，特異性関節炎(結核性など)，Charcot 関節などの代表的な臨床症状であるが，このほか特発性骨壊死，滑膜骨軟骨腫症，半月板損傷など数多くの膝関節疾患に合併することがある．

貯留する関節液の性状は各疾患により特徴があり，肉眼的検査，生化学的検査，検鏡，培養などが診断の一助となるが，なかでも血性，非血性，混濁の有無などの肉眼所見は診断の基本である．

(2) 関節血症

関節血症の多くは外傷に続発する．関節内骨折，膝蓋骨骨折などの骨折によるものは100 cc を超えるほど大量に血液が貯留し，油滴が混在することが特徴である．骨折以外の外傷では前十字靱帯(ACL)損傷や膝蓋骨脱臼によるものがある．スポーツ外傷で数10 cc の関節血症を認める症例の70％前後に ACL 損傷が存在するとされている．半月板の関節辺縁損傷でも関節血症を生ずることがあるが，通常 20 cc を超えるほど大量のことはない．

外傷以外では色素性絨毛結節性滑膜炎，血管腫，老人にときにみられる特発性関節血症などがある．

(3) 関節包内組織の増殖などによる腫脹

関節リウマチなどで高度の滑膜の増殖が存在すると，関節液や血液を吸引した後にも腫脹が残存する．また滑膜肉腫，脂肪腫，滑膜骨軟骨腫症などでも滑膜の増殖，肥厚による腫脹が現れる．

(4) 関節周囲組織の腫脹

外傷によるものとしては打撲などによる皮下組織の腫脹や膝蓋前滑液包に血液が貯留するための腫脹，大腿四頭筋の挫傷に伴う血腫による腫脹などが見られる．

非外傷性のもので日常診療で最もよく見られるのは Baker cyst による膝窩部の腫脹である．これは膝窩部に存在する bursa poplitea や bursa gastrocunemiosemimembranosus などの滑液包に滑液が貯留するものである．

3) 機能障害

膝関節運動は単純な蝶番運動でなく"ころがり(rolling)" "空まわ

り(slipping)""滑り(gliding)"に回旋が複合した多中心性(polycentric)の屈伸運動である．この運動は関節面の形態(geometry)と関節の静的支持安定機構である靱帯により誘導される．関節軟骨や半月板はその円滑な運動を維持するために重要な役割を果たしている．したがって，これらの組織が破綻するとさまざまな機能障害が発現する．

(1) 可動域制限

膝関節の可動域制限には屈曲が制限されるもの，伸展が制限されるもの，両者とも制限される場合がある．またこれらの制限には一過性のものと，永続性のものがある．永続性のものは拘縮と強直とに大別され，可動域制限の原因が関節外にあるものを拘縮といい，関節内の癒着や骨性癒合などによるものを強直という．強直には完全強直と不全強直とがある．膝関節可動域制限は膝関節周辺の骨折，関節炎，膝関節の術後，長期間の外固定などに続発する．変形性膝関節症では伸展が制限される(屈曲拘縮)ことが多い．

一過性の可動域制限は炎症による疼痛や腫脹(高度の水症や血症)によることもあるが，半月板損傷や関節内遊離体を原因とすることが多い．半月板の断裂片や遊離体が関節裂隙に嵌入し，伸展も屈曲も不能になった状態を嵌頓(locking)という．また屈伸に際しある角度で制限されるが，これを超えると突然ガクンとして屈伸が可能となる状態を弾発現象(snapping)という．この現象のごく軽い状態が引っかかり感(catching)である．なお小児の円板状半月板損傷の際に伸展が制限されることがしばしば見られるが，このように伸展のみが機械的に制限される現象を extension block と称する．

(2) 伸展不全(extension lag)

他動的には完全伸展可能であるにもかかわらず，自動的には不能であるものをいう．大腿四頭筋の伸展力が下腿にうまく伝達されないために起こるものである．膝蓋腱や大腿四頭筋腱の断裂，膝蓋骨骨折などの外傷はもとより，膝蓋骨恒久性脱臼など膝伸展機構の機能不全によっても発現する．また膝関節の手術後に大腿四頭筋，とくに内側広筋の筋力が十分に回復していないときによく見られる．このほか大腿神経麻痺もその原因となる．

(3) 不安定性

膝関節は静的には関節の形態(geometry)や靱帯を中心とした軟部支持組織，動的には，筋肉によって支持安定性を得ている．したがって骨折などによる関節面の骨性構築の破綻や靱帯損傷によって静的不安定性が，また筋力低下によって動的不安定性が生ずる．これらのうち靱帯損傷による不安定性は大きく三つに分類される．大腿骨に対して脛骨近位端が前，後方向に移動する前・後動揺性，大腿骨と脛骨が内，外反して関節裂隙が異常に開大する内・外反動揺性，および回旋不安定性である．とくに jerk test (lateral pivot shift test)などの徒手検査で再現される前十字靱帯機能不全による前外側回旋不安定性は後述する giving way の原因となるものであり，診断上重要な臨床所見である．

(4) 膝くずれ現象(giving way)

歩行中や運動中に不意に膝が「ガクッ」となる現象の総称である．この現象の発現にはさまざまな病態が関与している．最も代表的なものは前十字靱帯をはじめとする靱帯損傷による膝関節の不安定性に由来するものや，損傷半月板や関節遊離体により瞬間的に正常膝関節運動が妨げられたときに発生するものである．このほか大腿膝蓋関節の運動軌跡(tracking)の異常によるもの，大腿四頭筋力の低下によるものなどもある．このように"giving way"という表現は同じでも，その原因はさまざまであり，またその性状にも差があることから，慎重な問診を行えばその病態をある程度鑑別することが可能である．

4) 変　　形

膝関節の変形は，下肢軸を基準とした変形と膝関節自体の形態上の変形とに大別される．

(1) 軸　変　形(angular deformity)

膝関節の軸変形は大腿骨と脛骨のなす角度で表される．前額面の変形には内反変形(varus deformity)と外反変形(valgus deform-

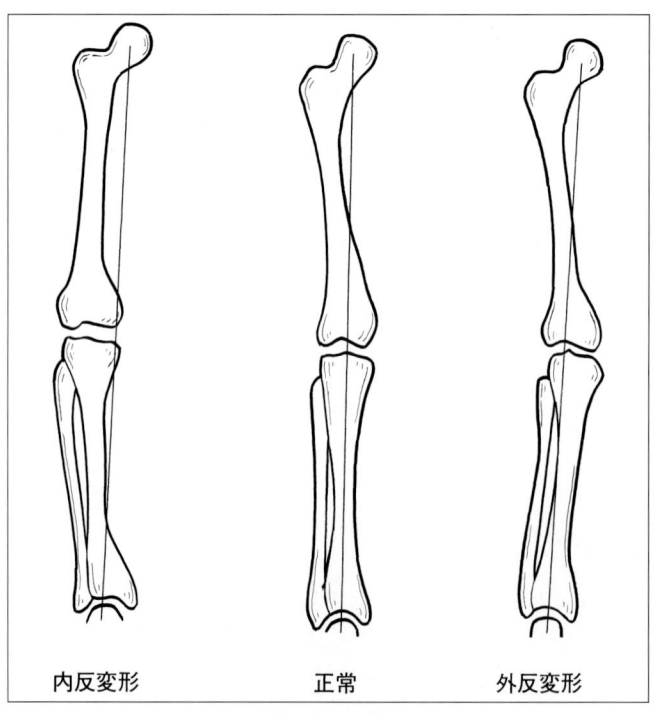

図6　膝関節の前額面の変形
Mikulicz 線(荷重時X線像において，大腿骨頭の中心と脛骨の遠位関節面の中点を結ぶ線)が，正常に比べて内反変形では内側に，外反変形では外側に変位する．

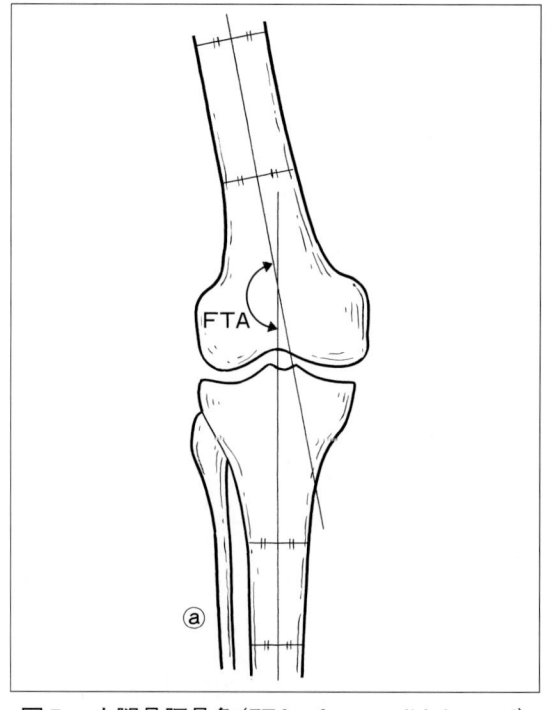

図7　大腿骨脛骨角(FTA：femorotibial angel)
片脚起立位において，大腿骨と脛骨の骨の骨幹軸の交点がなす角の外角のことを，大腿骨脛骨角といい，正常値は176から178度である．

ity)がある．内反変形とは膝関節を中心として下肢が外方凸に変形したものをいい，外反変形とは内方凸に変形したものをいう(図6)．前額面における大腿骨と脛骨のなす角度である大腿脛骨角(femorotibial angle；FTA)(図7)の平均値は日本人成人では男子178°，女子176°である．ただしこの前額面における下肢軸は成長とともに変化する．すなわち新生児は内反位をとり，以後次第に内反位は減少し，4歳頃にはほぼ直線となり，5～6歳時にはむしろ外反を呈するようになる．この外反はその後成長に伴って減少するが，最終的にはわずかな外反を残して成長が終了する．

病的内反変形を来す疾患に小児・少年期の Blount 病，中高年者の変形性関節症などがある．外反変形を来す疾患としては慢性関節リウマチ，陥没型の脛骨外顆骨折の変形治癒などがある．このほか幼小児期の大腿骨顆上部の骨端線損傷に続発する内・外反変形も時折みられる．

矢状面の変形には反張膝がある．これは下肢軸が膝関節を中心に後方凸の変形を呈するものである．最も典型的な疾患としては先天性膝関節脱臼が挙げられるが，脳性・脊髄性小児麻痺による麻痺や筋力の不均衡による例や，脛骨近位端骨端線損傷による脛骨前方部の成長障害による例などもある．

(2) 形態上の変形

膝関節自体の形態上の変形は，骨折や脱臼によるものが大半を占める．外傷以外で日常臨床でよく経験するのは Osgood-Schlatter 病による脛骨粗面部の突出である．このほかの例では大腿骨や脛骨の近位端に発生する外骨腫などの骨腫瘍によるもの，膝蓋骨の位置異常や形成不全によるものなどがある．

2. 診 察 法

1) 問 診

膝関節の診察に際しては問診が非常に大きな意義を持つ．年齢，性別，職歴，スポーツ歴，既往歴，家族歴を基礎として，主訴と臨床症状の推移を詳細に聴取する必要がある．外傷の既往がある場合は，受傷機転，受傷時の肢位や疼痛の部位，関節血症の有無，その後の症状，治療歴などを知ることが重要である．膝関節疾患の多くはこの問診だけで診断がつくと言っても過言ではない．

2) 視診と触診

(1) 一般的診察法

歩容や跛行の性状と程度を観察するとともに起立位における内，外反変形や反張，屈曲拘縮の有無さらにはQ角(図8)などを調べて

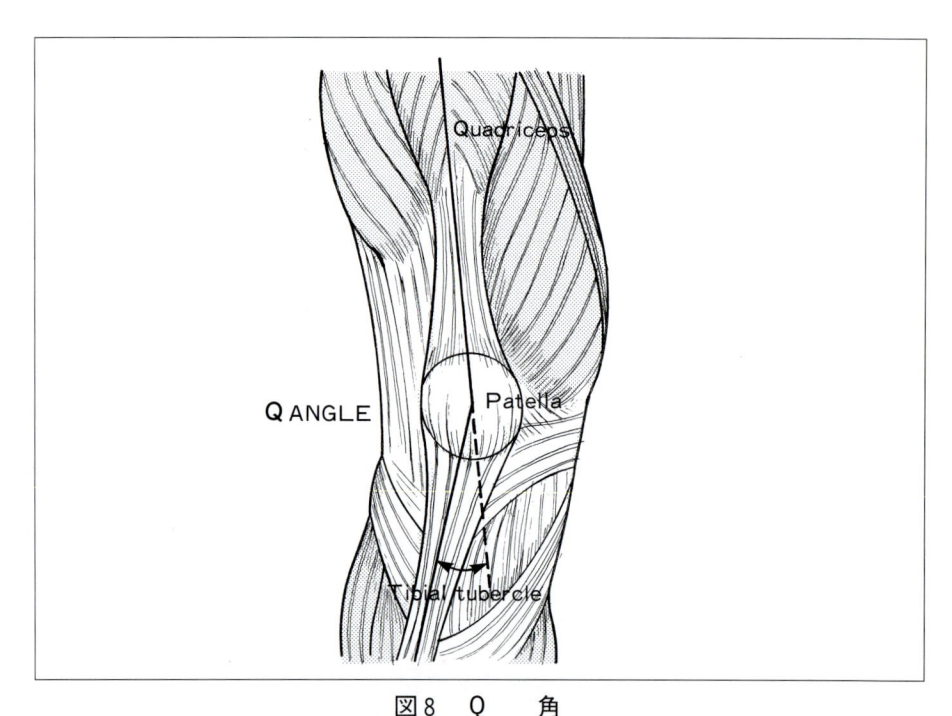

図8　Q　角
前上腸骨棘と膝蓋骨の中心を結ぶ線と脛骨結節の中心と膝蓋骨の中心を結ぶ線がなす角をQ角といい，大腿骨膝蓋骨関節(PF関節)の適合性を反映する指標となる．正常は約15度である．

おく．ベッド上の診察は患肢のみならず常に健側と比較して進める必要がある．患者を仰臥位とし，膝伸展位で肢位を検査する．前額面の軸変形の記載は，内反の程度は大腿骨内顆の顆間距離を，外反の程度は脛骨の内踝の踝間距離を用いるのが一般的である．次いで膝自体の変形の有無と程度，腫脹や熱感の有無，膝蓋跳動の程度，筋肉の萎縮の程度などを検査する．筋肉の萎縮の程度は大腿周径(膝蓋骨上縁から10cm中枢部)と下腿周径(ふくらはぎの最も太い部分)を測定し，健患側差で評価するのが簡便である．なお触診に熟練すれば滑膜の肥厚や関節包内の腫瘤を触知できる．次に筋緊張させることなく両膝を約90°の屈曲位とする．もし後十字靱帯損傷があれば，この肢位をとらせることにより脛骨顆部は自重で後方に落ち込む現象(posterior sagging sign)が発現する．次に他動的に膝を屈伸させ可動域を検査する．可動域(ROM)の表現法はやや紛らわしく，たとえば屈曲20°から120°までの可動域がある場合，正確には「伸展−20°(または屈曲20°)から屈曲120°まで」という表現法となる．しかし「可動域は20°〜120°」と表現するほうが簡便かつ一般的である．ただ注意しなければならないのは過伸展の表現である．「伸展20°」といえば20°過伸展することをいう．したがって，過伸展20°から屈曲120°の可動域がある場合は，わずらわしくても「可動域は(過)伸展20°から屈曲120°」と表現せざるをえない．伸展障害の診断に，患者を診療台の上に足関節を台の縁から外へ出すように腹臥位で臥床させ膝関節を伸展させる．この際の踵の高さを健側比較し，

その差を cm で表現する方法がある．他動屈伸に際しては膝蓋骨の位置と動きも忘れず観察することが必要である．なお伸展不全(extension lag)の程度は，膝を屈曲位から自動伸展させて評価すればよい．

ベッド上の診察は主に仰臥位で行うが，腫脹や圧痛点の局在，手術創などについては腹臥位でも確認することは言うまでもない．

以上が基本的な膝関節の診察法であるが，膝関節疾患のなかには診断のために特殊な徒手検査方法が考案されているものがあり，診察にあたってはこれらも併せて行う必要がある．

(2) 徒手検査法

徒手検査法については各論で詳しく解説されているので，ここでは代表的なもののみを述べる．これらの徒手検査の中には手技が容易なものもあるが，陽性所見を出すためには理論に基づいたコツを要するものもある．

a．半月板損傷に対する徒手検査

半月板損傷に対する徒手検査は数多くの冠名検査法が提唱されているが，大別すれば関節裂隙に圧迫と回旋を加えて click や疼痛を誘発させようとするものと，関節裂隙の圧痛部を探る方法に二分される．これらの方法の診断率(有用性)については諸説があり，筆者の経験でも false negative が多く，必ずしも高い信頼性のあるものとはいえないが，診断の一助としての意義は大きい．

[McMurray test] 患者を仰臥位として，まず踵が臀につくまで膝を最大屈曲させる．それから足を踵の部分で把持し，もう一方の手で膝を支持し，膝を最大屈曲に保ったまま下腿を回旋させる．もし半月板全体がゆるかったり，後方部に fragment があれば，これによって明らかな snap を生じる．下腿を外旋させることにより内側半月板が検査でき，内旋させることにより外側半月板の後方部の

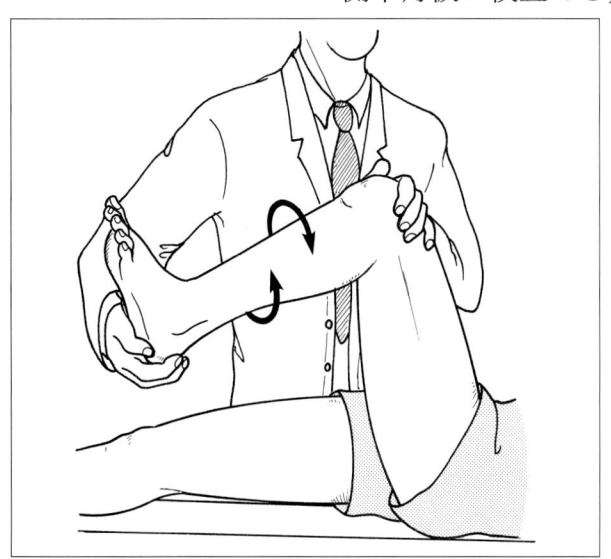

図9　McMurray test
(McMurray JL, 1941[2])

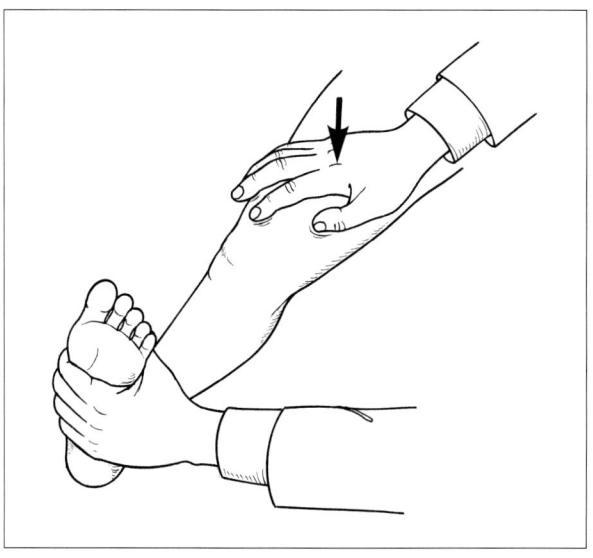

図10　Watson Jones test

異常がわかる．屈曲角度を変えることにより半月板の中央部から後方までが検査対象になる．しかし中央部より前方は下腿を回旋させても圧力が加わらないので正確な検査はできない(図9)．

[rotation-friction test(慶大法)] 患者を仰臥位とし拇指と示指で内外関節裂隙を触知する．内側半月板を検査する場合は膝に内反力を加え，下腿を外旋しながら膝を屈伸し，外側半月板の場合は外反力を加えながら下腿を内旋しつつ膝を屈伸させて，疼痛とclickを誘発させる．また同時に関節裂隙の圧痛を探る．

[Watson Jones test] 膝に急速な伸展を強制させて疼痛を誘発させる．ごく簡単なテストであるが，予想以上に有用な方法である(図10)．

このほか Aplay test, Steinman's sign Bragard's sign, Payr's sign などがよく知られている．

b．靱帯損傷に対する徒手検査

膝関節の靱帯損傷に対する徒手検査として一般に行われているのは，前方不安定性に対する前方引き出しテスト(anterior drawer test)や Lachman test(図11, 12)，後方不安定性に対する後方押し込みテスト(posterior drawer test)，内外反不安定性に対する内反ストレステスト(varus stress test)と外反ストレステスト(valgus stress test)である．日常臨床上の膝関節靱帯損傷の診断に関してはこれらのテストを確実に行えば十分目的は達せられる．これに対して回旋不安定性の同定は，臨床症状の裏づけとなる詳細な病態を知るうえで必要となる．例えば jerk test や lateral pivot shift test などの徒手検査で再現される前十字靱帯機能不全による前外方回旋不安定性(ALRI)は giving way の主要な原因であるとされている．

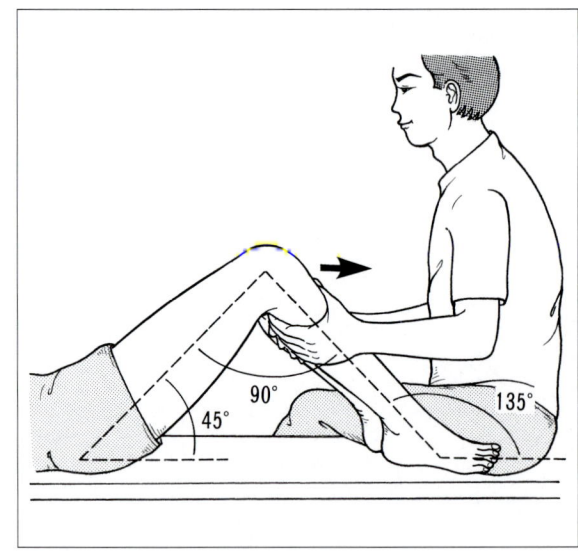

図11 前方引き出しテスト

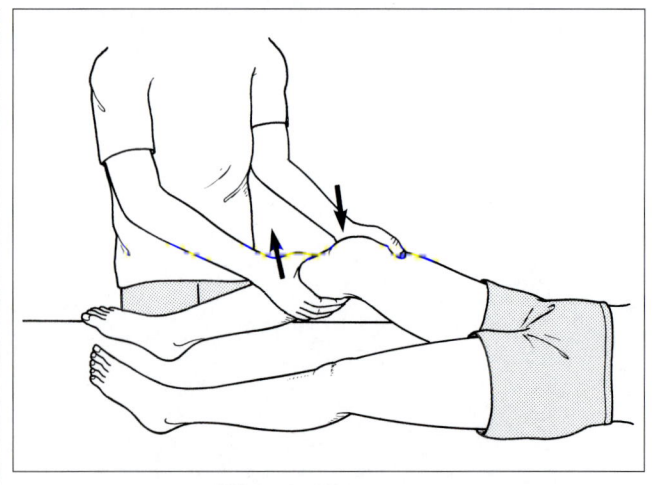

図12 Lachman test
膝関節を軽度屈曲位(20〜30°)として，片方の手で大腿を，もう片方の手で下腿を把持して，大腿を後方へ押しつけ，下腿を前方に引き上げるように力を加え，前方への移動量と end point の有無を健側と比較する．

(Torg JS, et al, 1976[4])

以下に各回旋不安定性を検出する代表的な徒手検査法を列記する．これらのなかには手技的に少なからずコツを要するものがある．とくに ALRI の検出には習熟が必要である．

(a) 前内方回旋不安定性（AMRI）

［Slocum II テスト］　患者を仰臥位とし，膝関節90°屈曲，下腿外旋位で前方引き出し（ADS）検査を行う．

(b) 前外方回旋不安定性（ALRI）

ALRI は前述のように前十字靱帯機能不全に付随するきわめて重要な所見であることからか数多くの冠名テストが提唱されている．

［Hughston の jerk テスト］（図13）

［N テスト］

［Losee テスト（下腿に内旋力は加えない）］

などは膝関節の外反を強制しつつ，下腿に内旋力と軸圧を加えながら，膝関節90°屈曲から次第に伸展させていき，脛骨外顆の前外方への亜脱臼を誘発させ，これを触知する手技であり，

［McIntosh（Galway）の pivot shift テスト］　逆に膝関節伸展位から屈曲させていき，脛骨外顆がカクッと整復されるのを感じる手技である．

このほか Noyes の flexion rotation drawer テストや Slocum テストも脛骨外顆の亜脱臼を触知する方法である．

(c) 後外方回旋不安定性（PLRI）

［External rotation recruvatum テスト］　膝関節伸展位で踵を持って下肢を挙上すると，健側に比べ膝が反張し，脛骨外顆が後方に回旋して落ちるのが観察される（図14）．Arcuate complex の損傷時

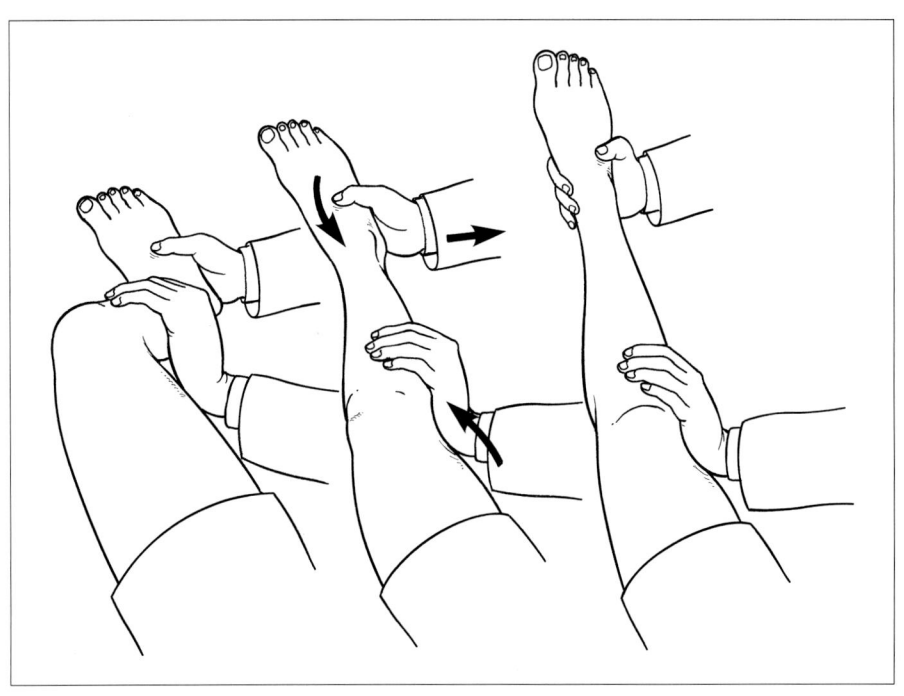

図13　Jerk test（Hughston JC, et al, 1976[1]）

444　G. 膝 関 節

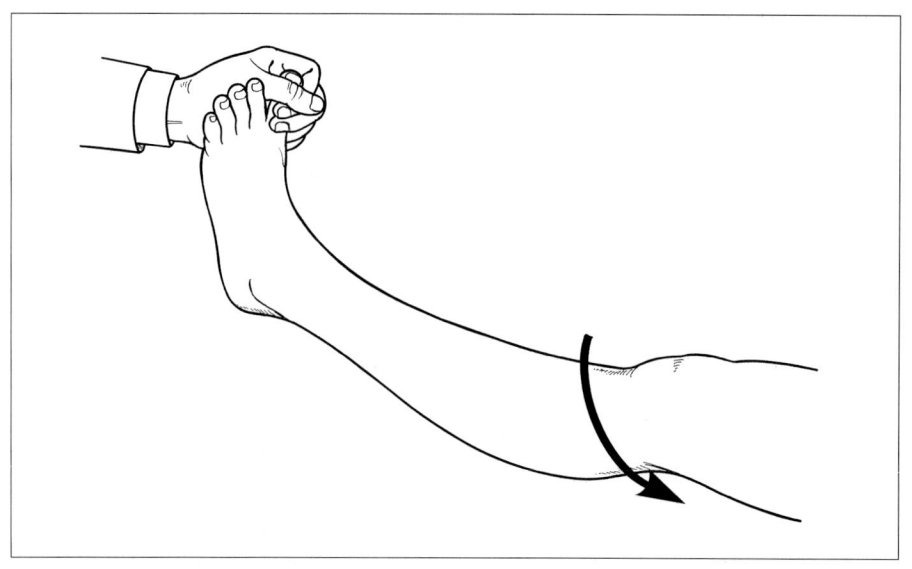

図14　External rotation recruvatum test (Hughston JC, et al, 1976[1])

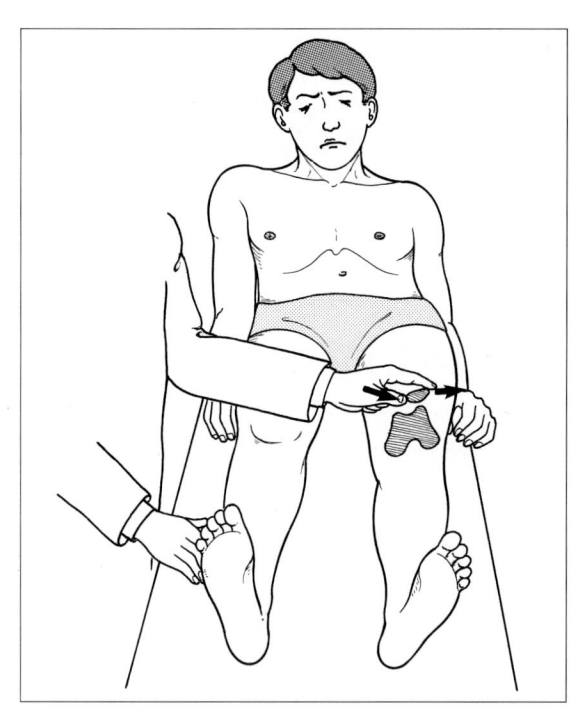

図15　Apprehension test

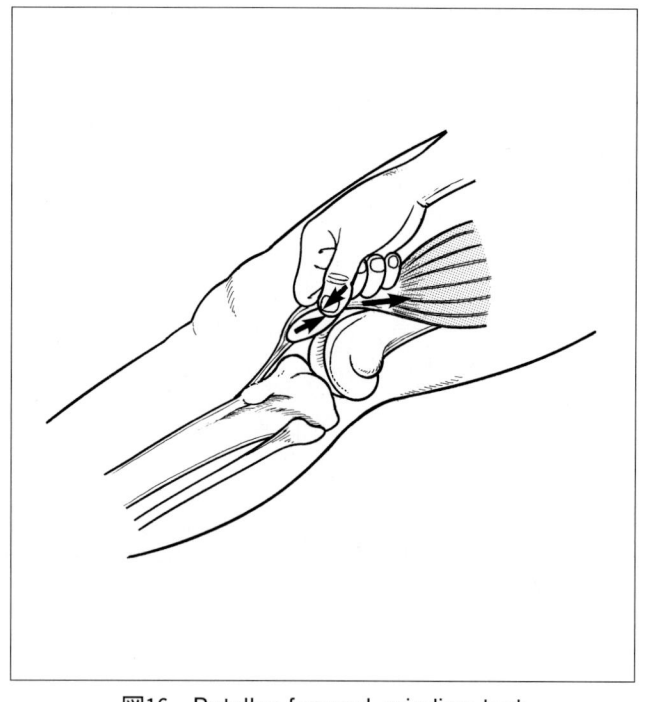

図16　Patellar femoral grinding test

に発現する．

　[Posterolateral drawer テスト]　患者を仰臥位とし，膝関節を60°～90°屈曲位下腿外旋位で固定し，後方引き出しテストを行う．

　[Reverse posterior pivot shift テスト(Jakob)]　上述の pivot shift テストと同様の肢位で下腿に外旋力を加えながら，膝関節を屈曲位から伸展させていくと30°付近で脛骨外顆が整復されるのを触知する．

　c．その他の徒手検査
　(a)　Apprehension テスト
　患者を仰臥位とし，膝関節軽度屈曲位(20～30°)で，膝蓋骨の内側

から膝蓋骨を外側へ偏位させるような力を加える．膝蓋骨に不安定性があったり，脱臼の直後には「膝蓋骨がはずれそうで怖い」と訴える(図15)．

[Patellar femoral grinding テスト](図16) 患者を仰臥位とし，まず膝蓋骨を末梢方向へ trochlear groove に圧迫させる．次に患者に大腿四頭筋に力を入れるように指示して，膝蓋骨の動きを触知するとともに，膝蓋骨の動きに抵抗を加える．大腿膝蓋関節の関節面に粗造化があれば雑音が生ずる．この場合，患者は疼痛や不快感を訴えることが多い．

[滑膜ヒダ(棚)障害の疼痛誘発テスト] 膝蓋骨の直下部で膝蓋腱の内外側縁部を両拇指で圧迫し膝蓋下脂肪体の可動性を制限し，膝関節を他動的に屈伸すると，疼痛が誘発される．

3. 診 断 法

膝関節疾患の多くは以上の診察でほぼ診断がつくが，より詳細な病態の把握や治療法の選択にあたっては以下のような臨床検査を行う．

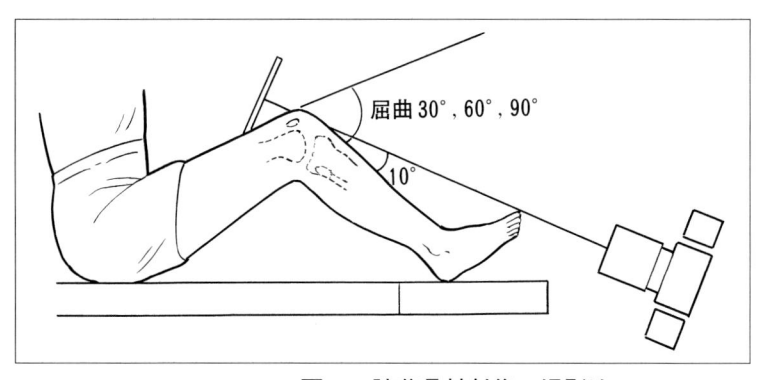

図17 膝蓋骨軸射像の撮影法

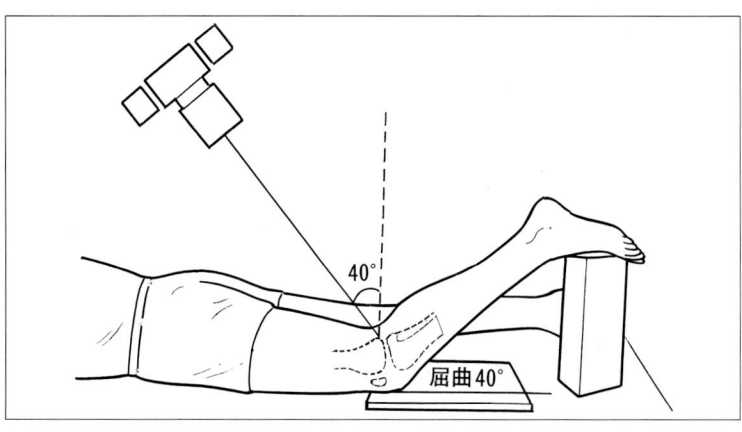

図18 顆間窩撮影法

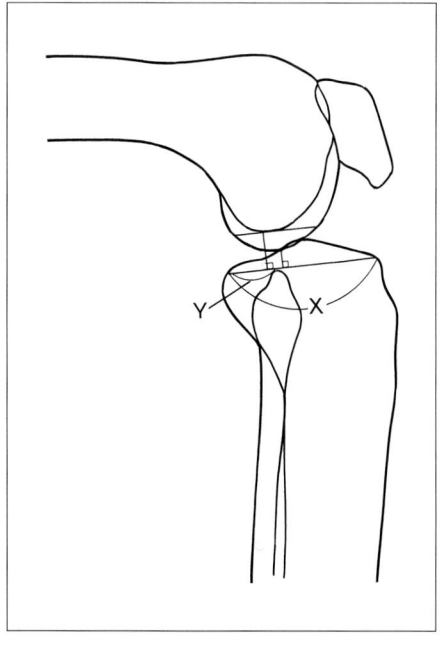

図19 中点計測法
前後方向のストレスX線像を用いる．

$M = \dfrac{Y}{X} \times 100$: 前十字靱帯損傷>70%
後十字靱帯損傷<45%

X：脛骨関節面の前後径
Y：大腿骨内顆および外顆の最下端を結ぶ線の中点

(村瀬研一ら，1983[3])

(1) X線検査
a．単純X線写真
［3方向撮影像］　前後像，側面像および膝蓋骨の軸射像は必要不可欠である．膝蓋骨の軸射像の撮影方法はさまざまあるが，30°60°90°の各肢位で撮影する方法が簡便である(図17)．

［顆間窩像］　Tunnel view ともよばれる撮影法(図18)による像で，離断性骨軟骨炎や関節内遊離体の診断に有用である．

［立位前後像］　原則的には片側起立位で撮影する．この像によって，内外反の程度が評価され，関節軟骨の摩耗の状態が推定できる．

［ストレス撮影像］　関節の不安定性の診断に最も簡便な臨床検査である．前後不安定性は前後引き出しストレス下に撮影し，中点計測法(図19)などで評価する．内外反不安定性は内外反ストレス負荷時の正面像で評価する．

b．断層撮影
骨折の状態や骨内病変の部位や広がりを確認するのに有用である．

c．CT
診断対象は一般の断層撮影と同様であるが，より詳細な病態の把握が可能である．最近CT像をコンピューター処理して三次元像を構築する技術が向上し，この像は治療法の選択に役立っている．

d．関節造影
数ccの水溶性造影剤に50cc程の空気を関節内に注入する二重造影法が用いられる．MRIにその役割を取って代わられつつあるが，特別な装置を必要としない利点があり，半月板，関節軟骨，滑膜，脂肪体などの状態を知るうえでなお有力な検査である．

(2) MRI
MRIはX線被曝がなく，半月板，関節軟骨，滑膜，靱帯をはじめ筋肉や腱などの関節周囲組織をかなりの分解能をもって描出し，骨組織ついても，その性状の変化をも捉えるため，いまや必要不可欠の補助検査法となりつつある．

(3) 骨シンチグラム
骨腫瘍，骨壊死，骨髄炎，疲労骨折などの補助診断に用いられる．

(4) 関節液検査
正常関節液はほとんど無色透明であるが，正常の膝関節を穿刺してもまず吸引されない．したがって関節液が吸引されれば病的である．

先にも述べた通り貯留する関節液の性状は各疾患により特徴があり，肉眼的な色調，混濁度，生化学的検査，検鏡所見(結晶の種類，白血球数，細胞成分)，培養などが診断に用いられるが，詳細については各論にゆずる．

(5) 血液検査

関節リウマチ，痛風性関節炎，化膿性関節炎などの炎症性疾患の診断をはじめ各種疾患のスクリーニングのため基本的な臨床検査である．

(6) 病理組織学的検査

各種膝関節炎，腫瘍性疾患の確定診断や治療法の選択のために行われる．

(7) 不安定性測定器具による検査

近年膝関節の不安定性を客観的に評価する測定器具(KT-1000，2000，テロスなど)が開発され臨床に用いられている．

(8) 関節鏡検査

関節鏡検査は滑膜，脂肪体，半月板，関節軟骨，十字靱帯などの関節構成体を直視下で観察することが可能である．また関節鏡検査自体は局所麻酔下に外来でもできる検査であるが，あくまでも侵襲性の検査であることは念頭におくべきである．関節鏡検査を原因としてRSD(反射性交感神経性ジストロフィー)を発症することも決して稀ではない．したがって関節鏡検査は鏡視下手術の一環として行うべきである．

文献

1) Hughston JC, et al : Classification of knee ligament instabilities. Part I and II. J Bone Joint Surg 58-A : 159-179, 1976.
2) McMurray JL : The semilunar cartilages. Br J Surg 29 : 407-414, 1941.
3) 村瀬研一ほか：膝関節前後方向強制位のX線計測法．東京膝関節研究会誌 4 : 179-185, 1983.
4) Torg JS, et al : Clinical diagnosis of anterior cruciate ligament instability in athletes. Am J Sports Med 4 : 84-91, 1976.

[竹田　毅]

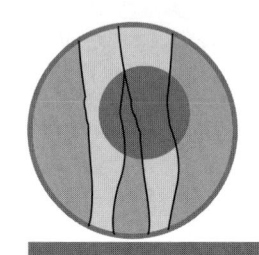

G-3
形態異常

1. 反張膝・先天性膝関節脱臼

　先天性膝関節脱臼はほとんどが前方脱臼で反張位をとる．比較的まれな疾患で，その発生頻度は先天性股関節脱臼の1/40程度とされているが，先天性股関節脱臼や先天性関節拘縮症にしばしば合併する．病因については，胎生期に何らかの原因により子宮内で膝関節の過伸展位を強制され起きる(機械的因子説)，他の奇形を合併する一時胚芽欠損による(先天奇形説)などいくつかの説がある．

1) 臨床症状

　膝関節は極度に反張し，大腿骨顆部が膝窩部に突出した隆起として触知される(図20)．患児の膝の自動屈曲は不能である．

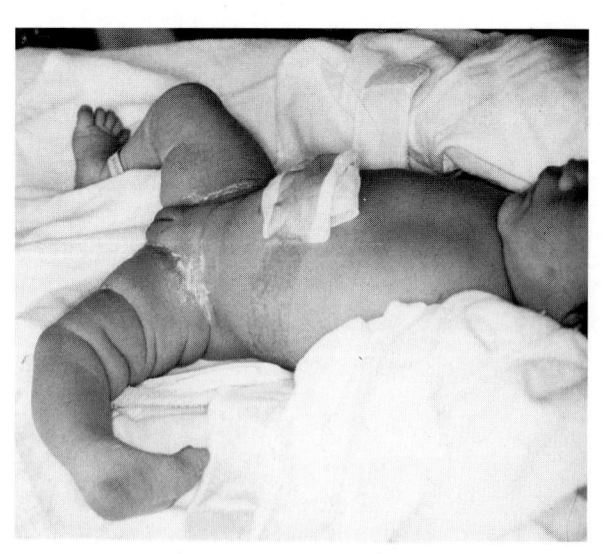

図20　先天性膝関節脱臼
膝関節の反張位が著明である．

2) 臨床診断

　出生直後の特徴的な外観(反張位)と整復動作に伴う抵抗性，弾発性で診断できる．さらにX線写真で大腿骨と脛骨の位置から診断は確定する．Drehmanは脱臼の程度により先天性反張膝，前方亜脱臼，前方脱臼の3型に分類している[1]．またCurtisもX線写真から同様に3型に分類している[2](図21)．

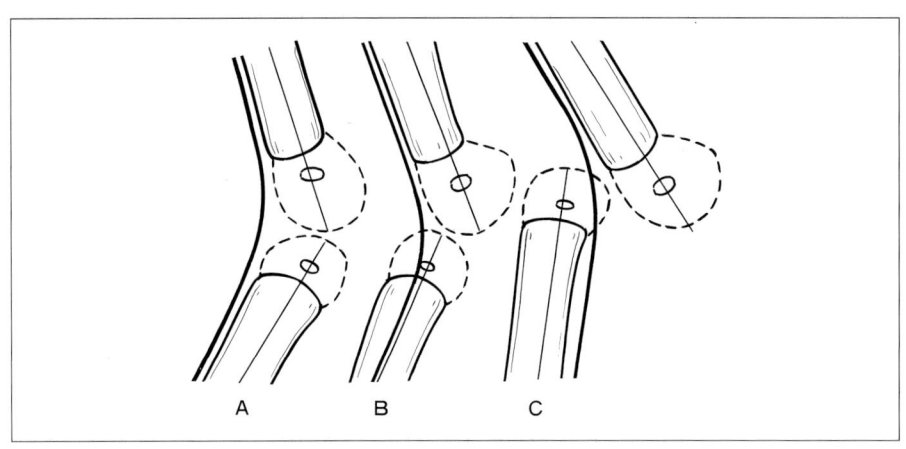

図21 先天性膝関節脱臼のX線写真所見による分類
(Curtis BH, et al, 1969 [2])

3）治療

　治療は脱臼の程度により異なるが，保存療法で良好な結果が得られることが多い．まず，診断が確定したら徒手的に愛護的な整復を試みる．下腿を軽く牽引しつつ膝関節を屈曲すると整復位が得られる．このとき抵抗が強く整復位が得られぬ場合には，一度に整復しようとはせずに，1〜2週かけて漸次屈曲を深めつつ，副子固定を行いながら徐々に整復位にもっていく．整復位が得られたならば膝関節屈曲整復位で約2週間の副子固定を追加する．治療が遅れた症例や拘縮の強い症例では大腿四頭筋延長術や関節包解離術などの手術療法が適応となることがある．

2. Blount 病

　Blount は小児期にみられる病因不明の脛骨近位骨端線内側部を中心に骨幹端，骨幹，骨端の後内側の発育障害で，脛骨近位部の内反と内旋が特徴的な変形を osteochondrosis deformans tibiae と命名した．したがって一般には Blount 病と呼ばれている[3]．発症年齢により幼児期型(infantile type)と小児期型(adolescent type)に分類される．

1）臨床症状

　幼児期型は生後1〜3年に膝の内反変形またはO脚変形（実際には脛骨近位部の内反）で発症し，多くは両側性である．発育障害程度により成長とともに回復する例，軽度の脛骨近位内反変形（O脚）を残す例，さらに成長とともに進行し著明な内反，内旋変形を残し，膝関節内側部に骨性隆起を触れるようになる例までさまざまである．少年期型は8〜13歳の小児にみられ，片側性のことが多いが両

側性のこともある．

2）診　　断

　　生理的な膝の内反は2～3歳で自然に矯正されてくるが，この時期を過ぎてもなお変形が進行する症例は本症を疑う．実際の臨床では生理的脛骨近位部内反と Blount 病の鑑別が困難なことが多く，長期の経過観察を要すことが少なくない．生理的脛骨近位部内反と Blount 病が一線上のものか，まったく別の病態かについては議論の多いところである．単純X線写真の骨幹端内側の嘴状の変形，骨端線内側の陥没は本症に特徴的な所見で，変形が進行すると脛骨関節面の後内側は著しく傾斜する(図22)．Langenskiöld は，幼児期型のX線写真上の進行度を年齢と組み合わせて6型に分類している[4](図23)．Levine らは脛骨近位骨幹端と脛骨軸とのなす角 metaphysial-diaphysial angle(MDA)を計測することで生理的O脚と本症との鑑別が可能であるとし(図24)，MDA が11度以上の症例では将来 Blount 病に移行する可能性が高いと述べている[5]．

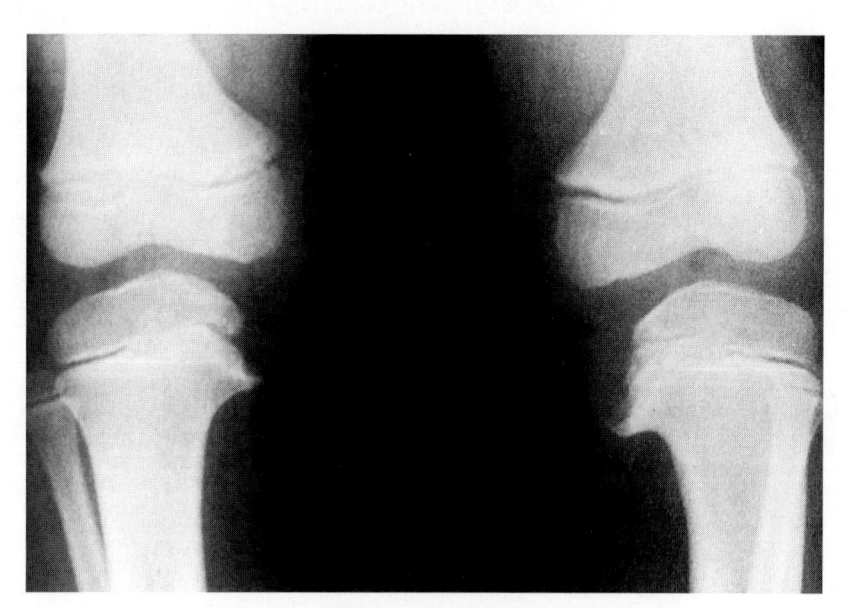

図22　Blount 病

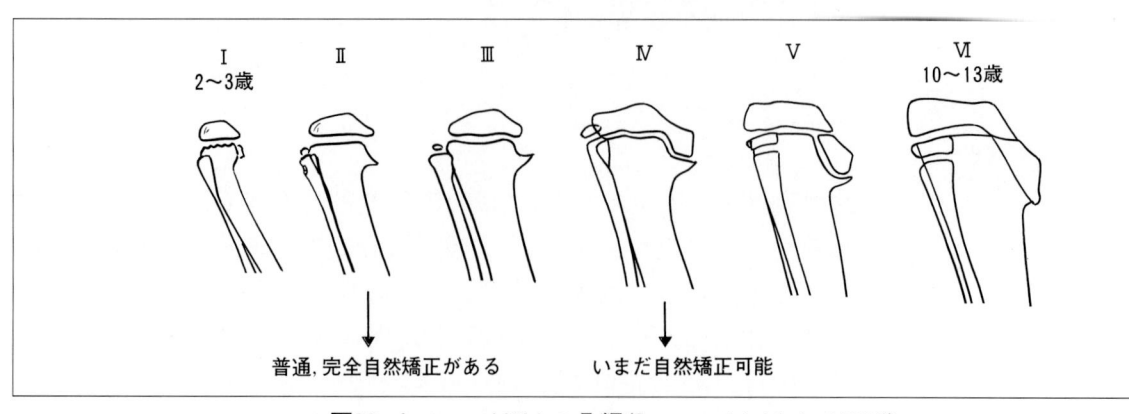

図23　Langenskiöld の分類(Langenskiöld A, 1952[4])

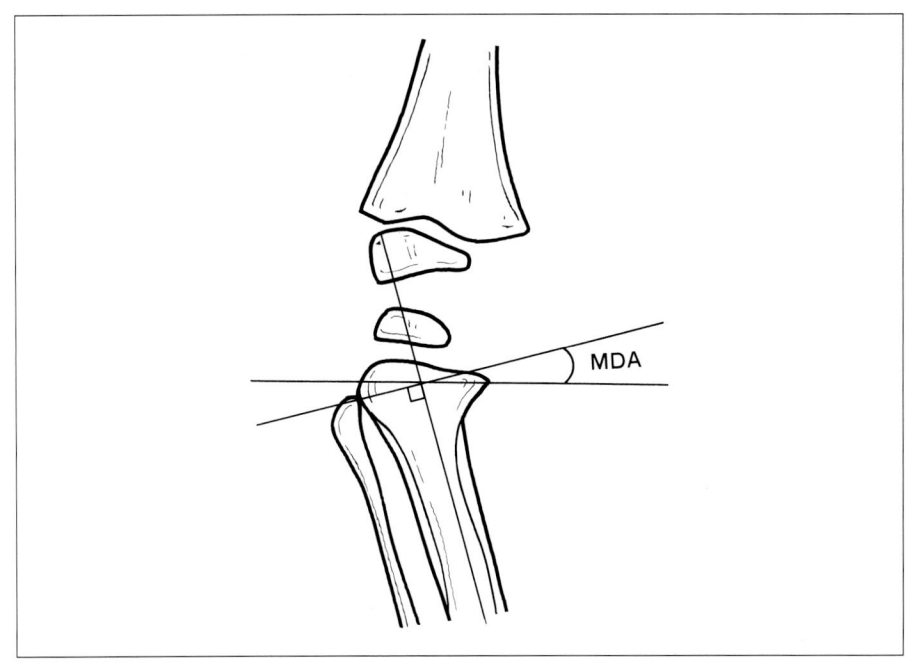

図24 MDA(Metaphyseal-diaphyseal angle)
脛骨の軸に垂直な線と脛骨の骨幹端の内側と外側の突起を結んだ線のなす角．MDA11度以上では Blount 病を疑う．

3）治　　療

　2〜3歳以下でMDAが11度以下の症例は経過観察が中心となる．内反変形の強い場合には予防的な意味を含めて外反矯正長下肢装具や Denis-Browne 型装具を適応することがある．しかし内反変形が進行していく症例では自家矯正や装具を中心とした保存療法による矯正は期待できず，手術療法が適応となる．8歳以下の症例では外反骨切り術，8歳以上の症例では内反の再発が多いことから，矯正骨切りに外側の残存骨端線の閉鎖術が併用される．しかし骨端線の閉鎖術は将来脚短縮を引き起こすという問題点がある．Langenskiöld は外傷性部分骨端線損傷に対して，閉鎖した骨端軟骨を切除し脂肪組織をその部位に充填することにより骨成長障害と変形が矯正されたと報告している．この Langenskiöld 法は Blount 病にも単独に，また矯正骨切り術と併用して選択される場合がある．

3．分裂膝蓋骨

　膝蓋骨がその本体のほかに1個または数個の分離した骨片を認めるものをいう．Ogden らによると膝蓋骨は12歳前後にその上外側に副骨端核が出現することが多く，これは思春期以降に膝蓋骨本体と癒合するとしている．何らかの原因〔多くは大腿四頭筋（外側広筋）の牽引による機械的刺激〕で，この癒合過程が遅れている状態または癒合不全が起きたものが本症の病態と考えられている．

1）臨床症状

別の理由で撮影されたX線写真から偶然分裂膝蓋骨が発見される無痛性(無症候性)分裂膝蓋骨と有痛性(症候性)分裂膝蓋骨に分けられる．症状はスポーツ活動が活発になる10〜13歳代にみられることが多く，運動時，階段昇降時など膝伸展機構に繰り返しの強い牽引力が加わると膝蓋骨周囲に疼痛を訴える．また，膝関節に軽度の外傷，たとえば打撲や捻挫が疼痛の誘因となることもある．他覚的には分裂部に一致して限局性の圧痛を認める．

2）診　　　断

先行する明らかな膝関節の大きな外傷がなく，X線写真で分裂した膝蓋骨が認められ，同部に一致し限局性の圧痛のある場合は分裂膝蓋骨と診断する．Saupe は発生部位から本症を3型に分類している[6]（図25）．Saupe Ⅲ型が全体の70％以上を占め，両側発生例も少なくない．

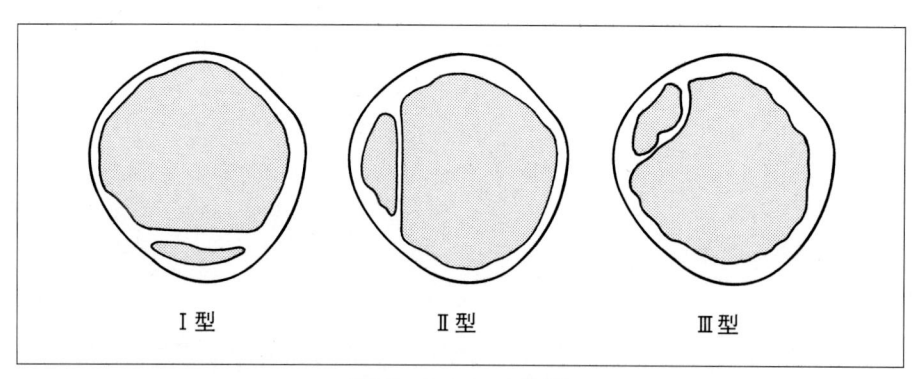

図25　Saupe の分類

3）治　　　療

最も多い Saupe Ⅲ 型は分裂骨部が外側広筋の付着部に一致し，同筋による traction apophysitis と考えられている．症状を有するものはスポーツ活動が活発な症例が多く，まずはスポーツ活動を休止することにより，安静を保持させ経過を観察する．多くは症状が消失し，なかには分裂部の癒合をみるものもある．保存療法に反応しない症例は手術適応となる場合がある．手術法は分裂部の骨接合法や骨片摘出法があるが，最近では Saupe Ⅲ 型に対して，比較的侵襲の少ない分裂骨片から外側広筋および外側支帯を切離する方法が適応され，骨癒合が得られ良好な成績を得られるという報告が多い．

4. 膝蓋骨不安定症

　小林は若年女子にみられる膝蓋大腿関節の不安定性を基盤とした膝蓋大腿関節障害を膝蓋骨不安定症（膝蓋大腿関節不安定症）と呼んでいるが[7]，報告者により膝蓋骨不安定症の定義に多少なりとも相違がある．本項では膝蓋大腿関節適合性に下肢軸，骨形態，軟部支持機構などを原因とする異常があり，とくに膝関節伸展位から浅屈曲位(30～40°)で膝蓋骨に不安定性が生じ，膝関節が屈曲するに伴って膝蓋骨は安定化するもので膝蓋大腿関節に何らかの愁訴を呈する疾患群を膝蓋骨不安定症とする．この膝蓋骨不安定症には膝蓋骨の脱臼を伴うものと，伴わないものがあるが膝蓋骨先天性脱臼，明らかな外傷によって脱臼する外傷性脱臼はこの病態には含まれない．多くは若年の女子に発症し，複数の発症要因を持っている症例が多い[8]（表1）．

表1　膝蓋骨不安定症の発症要因

a．骨組織の要因	b．軟部組織の要因
1．大腿骨外顆の低形成	1．外側支帯の拘縮
2．膝蓋骨の低形成	2．内側関節包の弛緩
3．大腿骨頚部の前捻の増大	3．全身弛緩
4．大腿骨顆部の内捻	d．筋組織の要因
5．脛骨顆部の外捻	1．大腿四頭筋の筋力低下
6．脛骨粗面の外側偏位	c．アライメントの異常
	1．Q角の増大
	2．外反膝
	3．膝蓋骨高位

（桜庭景植ら，1922 [9]を一部改変）

1）臨床症状

　膝蓋骨周辺の疼痛(anterior knee pain)や膝くずれ現象(giving way)を訴える．膝くずれ現象の強くない症例でも膝蓋骨の異常可動性があり，膝関節伸展位付近で膝蓋骨を外側に圧迫すると，膝蓋骨の異常可動性と著しい不安感を訴える(apprehension test)．膝蓋骨の(亜)脱臼を伴う症例では，膝蓋骨の偏位が観察される．また，反復性脱臼を起こしやすく，脱臼の急性期には関節の腫脹，関節血症が認められるが脱臼を繰り返しているうちに関節血症を伴わなくなる．tangential osteochondral fractureを合併することが多い．

2）診　　断
（1）理学所見・徒手検査

[Q　　角]　Q角（上前腸骨棘と膝蓋骨の中央を結んだ線と膝蓋骨の中央と脛骨粗面上縁中央を結んだ線のなす角）の増大は本症に特徴的であり，20度以上ある症例が多い．このQ角の増大は大腿骨頸部の前捻角の増大，大腿骨顆部の内捻増大，脛骨近位部の外捻増大，脛骨粗面の外側偏位，外反膝などで生じ，大腿四頭筋筋力の作用方向を外方に強め，膝蓋骨の外側偏位や外方傾斜を惹起する（図26）．

[Patella apprehension test]　膝蓋骨を内側から外側に圧迫したとき膝蓋骨が脱臼するような恐さを誘発するテストで，膝蓋骨の不安定性の強い症例では陽性となる．

[Patella gliding test]　膝蓋骨を大腿骨に圧迫して疼痛を誘発するテストで，ときに圧轢音を伴うこともある．膝蓋骨が不安定のため膝蓋骨関節面に負荷の不均一，Shearing stressが繰り返し加わると関節軟骨に二次性の変性を生じこのテストが陽性になる．

[大腿四頭筋萎縮]　とくに内側広筋の斜走線維の筋萎縮が本症に特徴的である．

[全身性の関節弛緩(general joint laxity)]

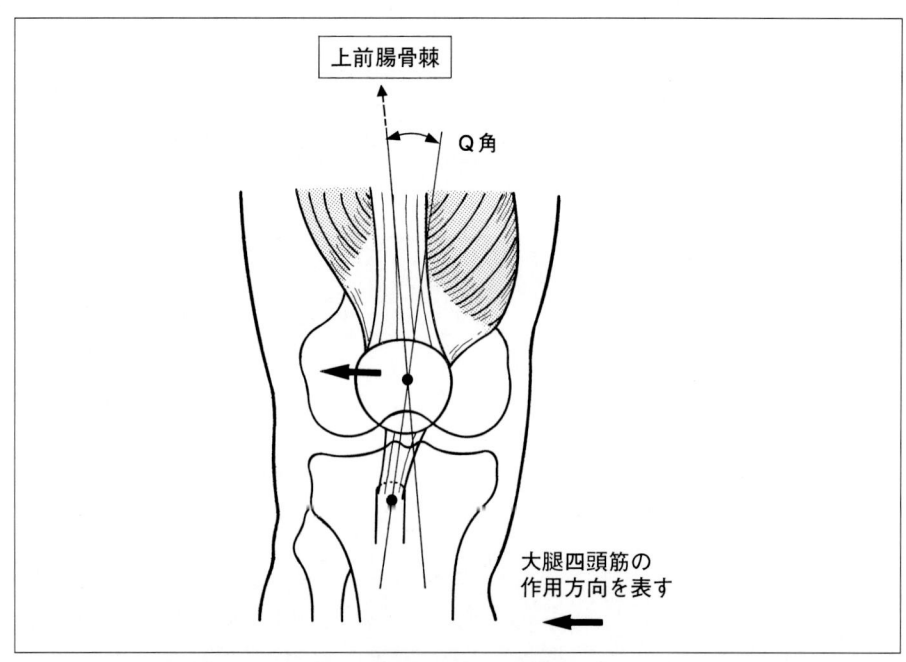

図26　Q　　角
Q角（上前腸骨棘と膝蓋骨の中央を結んだ線と膝蓋骨の中央と脛骨粗面を結んだ線のなす角）の増大は本症に特徴的であり，20度以上ある症例が多い．

（2）単純X線写真

本疾患では大腿骨外側顆や膝蓋骨の形成不全，膝蓋骨高位（図27）などの解剖学的異常が認められる場合が多い．さらに膝蓋骨の外方

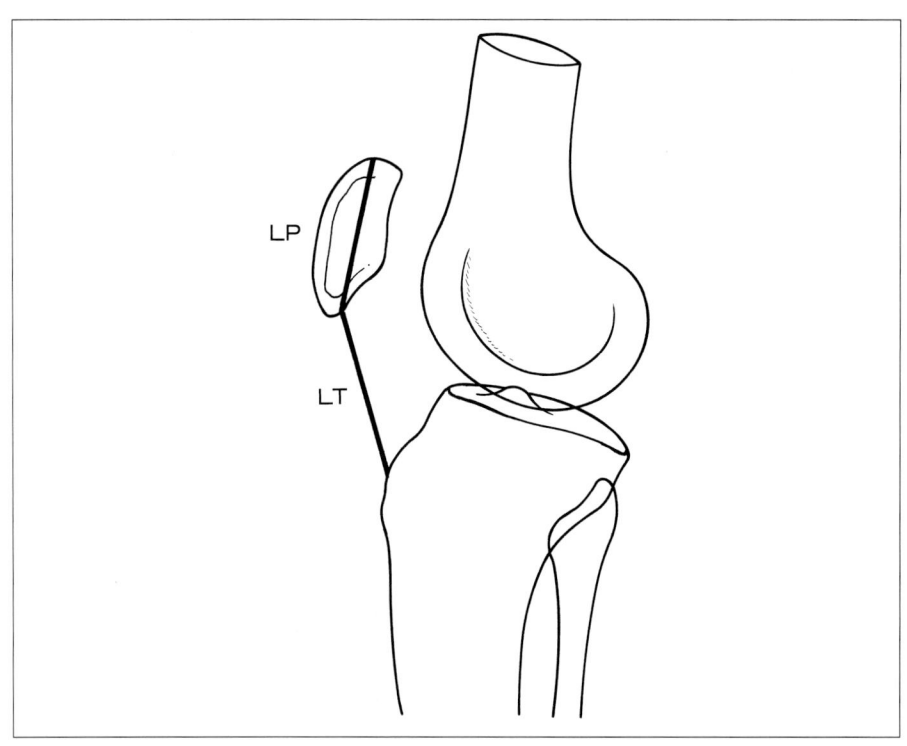

図27 膝蓋骨高位の指標
Insall-Salvati 法 LT/LP が1.2以上は膝蓋骨高位と診断する．

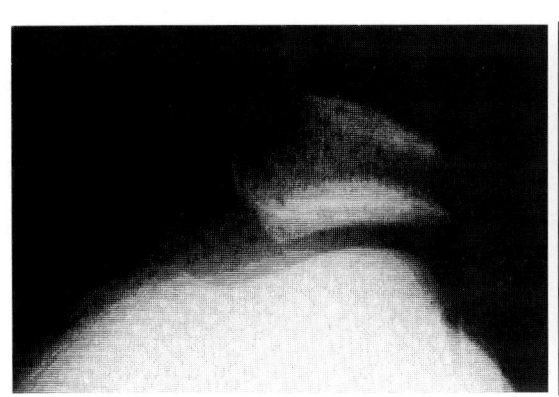

(a) 単純X線写真軸射像（30度屈曲位） 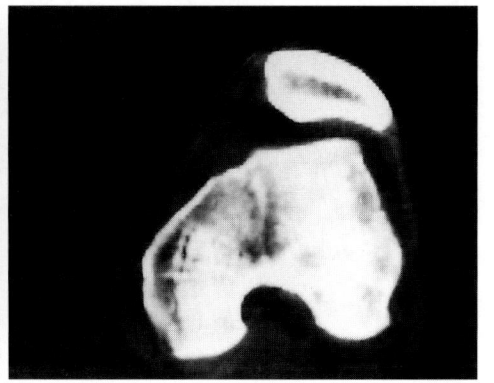　　　(b) CT画像（伸展位）
膝蓋骨外方傾斜，外側偏位が認められる．
図28 反復性膝蓋骨脱臼

傾斜や外側偏位などの膝蓋大腿関節の不適合性が観察される（図28a）．通常膝蓋骨軸射像は30°，60°，90°膝関節屈曲位で撮影する．30°軸射像で膝蓋骨は外側に偏位，ときには亜脱臼し60°，90°と屈曲位が深くなると整復されるのが特徴である．膝蓋骨外側脱臼の既往のある症例では膝蓋骨または大腿骨外側顆の骨軟骨骨折を認めることが多い．

（3）CT検査

CTも単純X線写真と同様に膝蓋骨，大腿骨顆部の形態，膝蓋大腿関節の適合性の評価に有用である．とくにCTでは膝関節伸展位での軸射像の撮影が可能なので，単純X線写真ではみられない伸展位

付近での膝蓋大腿関節の適合性，さらに脛骨粗面の位置の異常などが評価できる（図28b）．脛骨粗面は正常と比較して外側に偏位し，外旋している症例が多い．

最近ではMRIでの評価も行われ，膝蓋骨，大腿骨の軟骨変性の状態も詳しく検索されている．

3）治　　療

膝蓋骨不安定症の初期は保存療法が行われる．大腿四頭筋，とくに内側広筋の筋力訓練は重要である．訓練法はStraight leg raising exerciseや内側広筋の斜走線維を選択的に強化するために膝関節伸展位で大腿四頭筋収縮と同時に股関節の内転運動を行わせる運動が有用である．膝の屈曲角度を深くして大腿四頭筋の訓練を行うと膝蓋大腿関節の接触圧が高くなるため，この肢位での訓練は避けたほうがよい．膝蓋骨脱臼を繰り返す症例や膝蓋骨の不安定感の強い症例では膝蓋骨を外側から圧迫し膝蓋骨の外側偏位を制動するPalumbo型装具，dynamic patellar compression braceが有効なこともある．

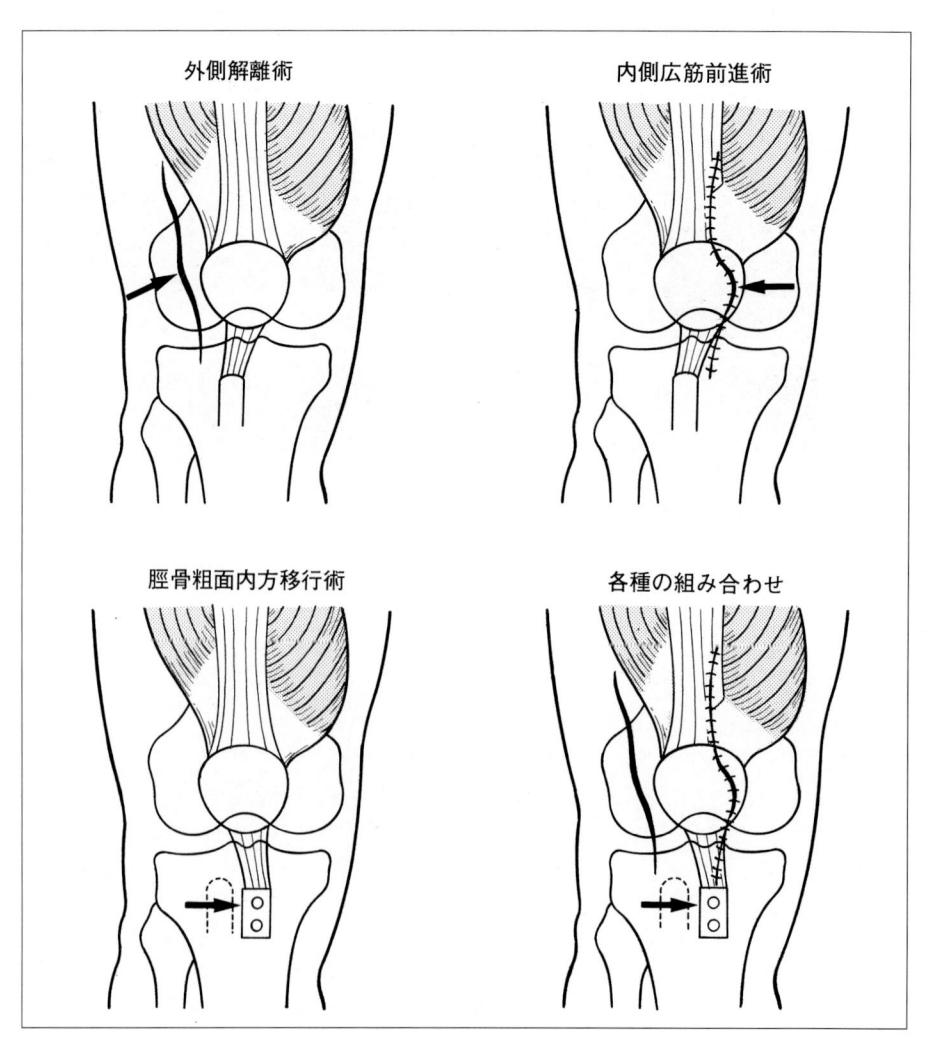

図29　手術法

保存療法に反応しない，とくに膝蓋骨脱臼を繰り返す例は手術適応となる．手術方法は膝蓋大腿関節の適合性の再建，下肢軸の矯正，膝蓋骨の変性軟骨に対する処置，骨軟骨骨片に対する処置などで構成されている．膝蓋大腿関節の適合性の再建方法には，軟部組織のみに手術操作を加える方法（外側支帯解離術，内側広筋の前進術），内側膝蓋大腿靱帯の再建術[10]と骨に手術操作を加える方法（脛骨粗面内方移行術）に大別され，また再建を行う手術部位により proximal realignment（内側広筋の前進術など膝蓋骨中枢側で手術操作を行う方法）と distal realignment（脛骨粗面内側移行術など膝蓋骨の末梢側で手術操作を行う方法）に分けられている．これらの手術方法は脱臼様式や膝蓋大腿関節の不適合性の程度により単独にまたは併用して行われる．一般的に膝伸展の付近で膝蓋大腿関節の不安定性が著明な例はQ角が増大し，脛骨粗面が外側に偏位している症例が多く，distal realignment（脛骨粗面内側移行術）が選択され，膝関節の屈曲位で膝蓋大腿関節の不適合性が強い例は，外側支帯の緊張（拘縮）が強いことが多く，外側支帯解離術が単独でまたは他の方法と併用して行われる．骨端線閉鎖以前の若年者に対しては手術操作が脛骨近位骨端線に及び成長障害が危惧されるので骨に対する処置は禁忌となる．これらの膝蓋大腿関節の適合性を再建する手術と同時に症例によっては膝蓋骨の軟骨の shaving や drilling，骨軟骨骨片の摘出が行われる（図29）．

付-1．anterior knee pain

若年者に発症する膝蓋骨周辺の疼痛のうち，膝蓋骨の不安定性（膝蓋骨の外方傾斜，外側偏位，亜脱臼など）が認められないものを anterior knee pain（syndrome）と呼び一つの clinical entity としている[9]．膝蓋骨軟化症（chondropathia patellae）が本症の原因であるといわれてきたが，膝蓋骨軟化症を認める症例のすべてに疼痛が起こるわけではない．現在では膝蓋骨軟化症という用語は，軟骨の病変を表す一病理組織学的用語としてのみ使用されるようになってきた．本症をタナ障害，膝蓋腱炎，膝蓋骨周囲の滑液胞炎，膝蓋骨の離断性骨軟骨炎，前十字靱帯損傷などと鑑別することが重要となる．

文献

1) Drehman G : Die Congenitalen Luxationen des Kniegelenks. Zeitchr Orthop Chir 7 : 459-521, 1900.
2) Curtis BH, et al : Congenital hyperextension of the knee. J Bone Joint Surg 51-A : 255-269, 1969.
3) Blount WP : Tibia vara. J Bone Joint Surg 19 : 1-29, 1937.
4) Langenskiöld A : Tibia vara. (Osteochondrosis deformans tibiae.) A survey of 23 cases. Acta Chir Scand 103 : 1-22, 1952.
5) Levine AM, Drenman JC : Physiologic bowing and tibia 2 vara. The metaphyseal-diaphyseal angle in the measurement of bowing deformities. J Bone Joint Surg 64-A : 1158-1163, 1982.
6) Saupe H : Primare Knochenmark Seilerung der Kniescheibe. Dtsch Zchir 258 : 386-392, 1943.
7) Ogden JA, et al : The painful bipartite patella. J Pediatric Orthop 2 : 263-269, 1982.
8) 小林 晶：膝蓋大腿関節不安定症の病因に関する私見．別冊整形外 22：18-20, 1992．
9) 桜庭景植，山内裕雄：膝蓋骨亜脱臼症候群・反復性膝蓋骨脱臼の診断と治療．別冊整形外

22：21-27, 1992.
10) 野村栄貴ほか：反復性膝蓋骨脱臼に対するScaffold型人工靱帯(keeds-keio)による内側膝蓋大腿靱帯再建術．整形外科 45：1597-1604, 1994
11) 森雄二郎ほか：若年者のanterior knee painの長期経過について．―5年以上の症例について―．膝 11：89-94, 1985.

［川久保　誠］

G-4 炎　　症

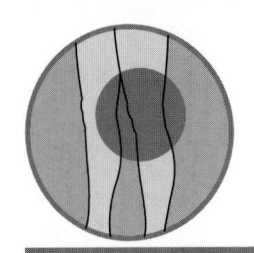

1. 化膿性膝関節炎(Septic arthritis of the knee joint)

　　　化膿性関節炎は，早期に適切な抗生物質による化学療法が行われれば保存的に治療することが可能である．しかし，治療の開始が遅れると外科的手段が必要となるとともに，関節機能障害を遺残する危険性があるので，可及的早期に適切な治療がなされなければならない．

1) 感染経路

　　　一般的な感染経路として，扁桃腺や尿路など遠隔感染巣からの血行性感染，骨髄，蜂窩織炎など隣接の化膿巣からの感染の波及，開放創からの直接感染の3つに大別できる．しかし膝関節は日常の外来診療でステロイド剤やヒアルロン酸製剤の関節内注入が頻繁に行われており，これに伴う医原性の化膿性関節炎が多いのが特徴といえる．

2) 起炎菌

　　　抗生物質の発達とともに起炎菌にも変化が認められるが，頻度としてはすべての年齢層を通じて黄色ブドウ球菌が最も多い．近年，抗生剤の普及によりメチシリン耐性ブドウ球菌(MRSA)が増加の傾向にある．一方，抗癌剤，免疫抑制剤，ステロイド剤などを使用している患者，糖尿病患者，重度腎障害患者などでは従来は病原性が低いとされてきた表皮ブドウ球菌やグラム陰性桿菌による感染がみられることもある．

3) 病態

　　　本症では多核白血球より生じる蛋白分解酵素が関節軟骨を障害する．炎症により滑膜は増殖し，生じた肉芽組織は軟骨，軟骨下骨に侵食し(パンヌス)，関節可動域制限，拘縮を生じ最終的には関節破壊による重度な機能障害を遺残する(図30)．

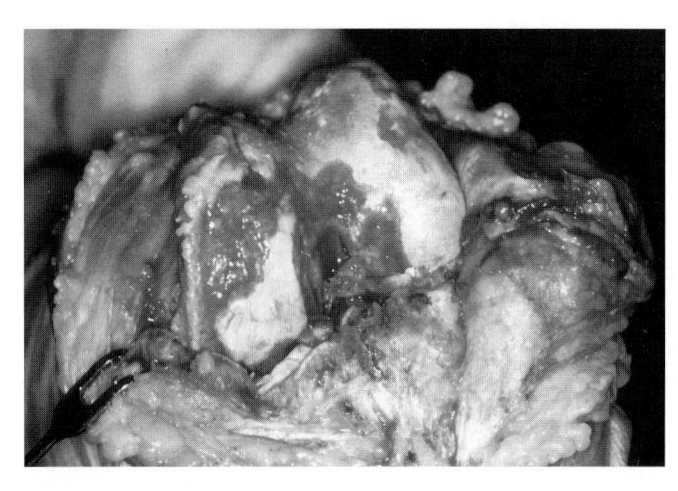

図30 術中所見
　広範な軟骨破壊を認める．関節軟骨の正常な光沢は失われ，一部，顆間窩より骨髄内へ病巣が波及している．

4) 臨床症状・診断

a. 臨床症状

局所的には関節の腫脹，熱感，発赤，関節液の貯留を認め著しい疼痛による関節可動域制限を伴う．膝関節は表在性の関節なのでこれらの炎症所見をとらえやすい．全身的には発熱，悪寒などを認める．慢性関節リウマチなどの基礎疾患がありステロイド投与を受けている患者では，症状が修飾され診断が困難なことがある．

b. 臨床検査所見

化膿性関節炎に特異的な所見はない．血液検査では白血球増加，血沈値亢進，CRP陽性となる．X線写真上，初期には特有な所見はみられない．7〜10日経過すると関節周囲の骨萎縮と関節軟骨下骨のもうろうとした不整像を認めるようになる．さらに進行すると関節裂隙の狭小化，軟骨下骨の侵食像を認めるようになる．

c. 関節穿刺

膝関節は関節液の採取が容易で診断に有用である．急性関節炎では関節炎は黄白色に混濁し，白血球数は10万/mm³以上のことが多い．関節液の混濁の程度は，白血球数と相関する．また関節液中グルコース濃度が血中濃度に比し低値を示す場合感染が示唆される．関節液の外観は痛風，偽痛風などの関節液と酷似しており鑑別が必要である．

d. 塗抹・培養検査

抗生剤投与前の関節液を検査に供する．抗生剤投与後では菌の同定が困難なことが多い．関節液の塗抹のグラム染色により細菌が鏡検できれば迅速診断は可能である．しかしあくまでも確定診断は細菌培養によってなされる．培養に関しては，嫌気性菌の場合もあり嫌気性培養も行う必要がある．結核菌，真菌感染も疑わしい場合は同時に行う．

5) 治療

ギプス，副子などにより局所を固定し，安静を保ち，確定診断が

ついていなくとも，本症が疑われるときにはただちに抗生物質の投与を開始する．薬剤の選択にあたっては起炎菌として黄色ブドウ球菌が最も多いことより，これに効果のあるものが第一選択となる．抗生物質療法の基本は殺菌性抗生物質を大量に投与することである．静脈投与で症状が消失し検査値も正常化したなら，経口投与に変え，2～3週間局所に変化がなければ抗生剤を中止する．関節穿刺による排膿は蛋白分解酵素による軟骨障害を防止するためにも行う．原則として保存的治療を1週間継続してもなお症状が鎮静化しない場合，関節鏡視下に洗浄を行う．ときに滑膜搔爬を行うこともある．その後，持続洗浄を1～2週行う．排液の培養より菌が検出されないのを確認したうえで灌流チューブを抜去する．洗浄中 Continuous-passive motion(CPM)の併用は，炎症沈静後の関節拘縮を最小限に予防でき有効である(図31)．

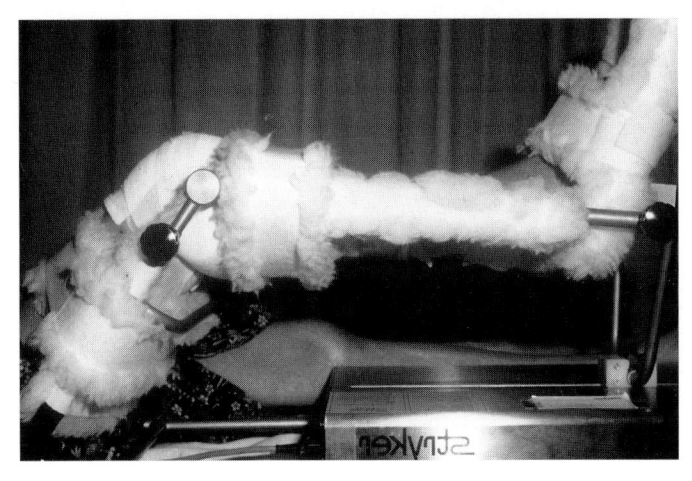

図31 Continuous passive motion device
早期から使用することにより関節拘縮を最小限にとどめる．

2. 真菌性膝関節炎(Fungal arthritis of the knee joint)

ステロイド剤の関節内注入を続けている症例や，悪性腫瘍，血液疾患，敗血症，腎不全など重篤な基礎疾患で抗癌剤，免疫抑制剤，抗生剤，ステロイド剤などを長期連用し，抵抗力の減弱している症例，また糖尿病などの基礎疾患のある症例にみられる難治性の膝関節炎では本症を疑う必要がある．

1) 診　　断

臨床症状や血液検査所見に診断の手がかりとなる特徴はない．診断は真菌培養(血液寒天，Sabouraud 培地)により真菌を同定するか，または直接，組織から真菌を証明する(PAS染色，Gridley染色，Grocott染色)ことによってなされる．

2）治療

本疾患の治療の原則は抗真菌剤の全身投与および持続洗浄である．抗真菌剤の関節内注入療法，洗浄療法が試みられることもあるが局所投与の有用性については一致した見解はない．炎症の鎮静化がみられない場合には病巣掻爬(滑膜切除)を行う．抗真菌剤としては Amphotericin B(ファンギゾン®：1日1回0.25 mg/kgより初めて漸増，1日1回1 mg/kgまで，総量1～2 gをめざす)とFlucytosine(アンコチル®：1日100～200 mg/kgを4回に分けて内服)の併用療法が効果的であるが前者は発熱や肝・腎障害などの副作用の点で全身投与が難しいことがある．一方，Flconazole(ジフルカン®：経口，静注ともに1日1回50～200 mg)は経口も静注も可能で消化管からの吸収はきわめて良好であり，とくにカンジダ症には本剤が副作用も少なく投与しやすい．通常，病巣掻爬(滑膜切除)と持続洗浄でよい結果が得られているが，関節破壊の著しい場合にはまれに関節固定術が適応となることもある．

3. 結核性膝関節炎

近年，予防医学，結核化学療法の進歩により肺結核は減少し，それに伴い骨・関節結核もまれなものとなりつつあるので看過されがちである．しかし関節結核として膝関節は，股関節に次いで多く認められる関節であり，この疾患の診断・治療にはまず結核性関節炎を疑うことが必要である．

1）病態

本症は肉芽形成性疾患で，肉芽組織は関節軟骨を覆うように増殖するが浸出液の蛋白融解作用が少ないため早期の直接的な軟骨破壊は少ない．関節包付着部や靱帯付着部から肉芽組織がパンヌスとして侵食し，深部に進むとともに軟骨下に広がり，骨破壊とともに関節軟骨の変性剥離を生じるという緩徐な経過をとる．

2）診断

a．症状

化膿性膝関節炎と同様に膝関節の腫脹，疼痛，関節可動域制限が主な初発症状となる．ただし，阻血性病変のため通常の化膿性疾患と異なり発赤，熱感はあまりない．近傍の筋萎縮を早期から認めるのが特徴である．初期は軽微な疼痛で発症し，長期に水腫を生じることがある(水腫型)．臨床上最も多いのは滑膜や肉芽の増殖が高度になると内部から皮膚が圧迫されて蒼白となることがあり，これを白腫という．乾酪化の進行により肉芽が融解し，関節内に膿や乾酪

物質が緊満すると(化膿型),ついに皮膚を破って結核性瘻孔を形成する.

b. 臨床検査所見

検査所見としてツベルクリン反応は有用であるが,過去に結核に罹患したか否かを示すもので,現在の結核病巣の存在を示すものではない.しかし結核性関節炎においては強陽性を示すことが多い.きわめて重傷例では陰性となることがあるので注意を要する.関節結核に特異的な血液所見はない.血沈の亢進,CRP,白血球数の上昇など認めるが化膿性関節炎に比し軽度のことが多い.X線写真上,初期には骨萎縮,軟部組織の腫脹がみられる.関節液の貯留とともに,関節内に結核性肉芽が増殖すると関節裂隙が拡大する.関節裂隙辺縁部の骨破壊像(erosion)は結核性関節炎に特徴的で肉芽組織が軟骨と軟骨下骨の間に浸潤することによって生じる.進行すると関節裂隙の狭小化,顆間部軟骨下骨の不整などがみられる.

c. 塗抹・培養検査

結核菌が関節液の沈渣または塗抹,直接染色(Ziel-Neelsen染色),培養(小川培地)により証明されれば診断は確定される.一度の検査で陽性を示すとは限らず複数回の検査を行う必要がある.

d. 滑膜生検

滑膜組織の生検により初めて診断がつくことも少なくない.組織学的にはLanghans巨細胞,類上皮細胞浸潤を伴う慢性炎症像を呈す.最近増加傾向にある非定型抗酸菌症では病理学的にも鑑別は不可能で唯一結核菌を証明することにより鑑別がなされる.

3) 治療

治療は安静と抗結核剤の投与を行うが滑膜切除関節固定術が必要となることもある.抗結核剤は薬剤耐性を作らない,菌に対する効果を高める.そして1剤あたりの投与量を抑えて毒性,副作用を減らすという点で多剤併用療法が原則である.一般的にはINH(イソニアジド®:1日200～300 mgを1～3回に分けて内服,PAS(アルミノニッパスカルシウム®:1日10～15 gを2～3回に分けて内服),SM(硫酸ストレプトマイシン®:1日1gを筋注,週2日,最初1～3ヵ月は毎日)などによる三者併用が基本であるが,これに反応しない場合や,感受性テストの結果によっては早期よりRFP(リファンピシン®:1日1回450 mgを内服),EB(エサンプトール®:1日0.75～1 gを1～2回に分けて内服,KM(硫酸カナマイシン®:1日1 gずつ週3日)などを組み合わせて強力な三者併用療法が行われる.抗結核剤により炎症の鎮静化のみられない症例,腐骨形成,病巣の限局している症例には化学療法下に病巣搔爬,持続洗浄を行い鎮静化を図る.術後はX線学的,血液学的に良好な結果を得ても,最低半年から1年間はINHの内服を続行しつつ十分な経過観察を

4. 滑膜性骨軟骨症 (Synovial osteochondromatosis)

本症は滑膜内で多数の軟骨性の小体が形成され，これが関節腔へ遊離される疾患である滑膜の軟骨化生によるものとされる．関節腔に遊離した軟骨は骨化することなく経過するものと，発育し一部が内軟骨性骨化により骨組織に置換されるものとがある．

1) 診　　断

a. 症　　状

初期には疼痛，腫脹などの関節炎所見がみられる．軟骨小体が関節腔へ遊離し運動時に嵌屯して突然の疼痛と可動域制限をきたすことにより，嵌頓 Locking が主訴となることが多い．

b. 臨床検査所見

石灰化や骨化が生じていればX線写真で診断は比較的容易であるが，骨化および石灰化を伴わない場合，特異的な臨床症状もなく診断はきわめて困難である．X線写真上，同様に関節内遊離体を形成する離断性骨軟骨炎，骨軟骨骨折，変形性関節症などとの鑑別を要

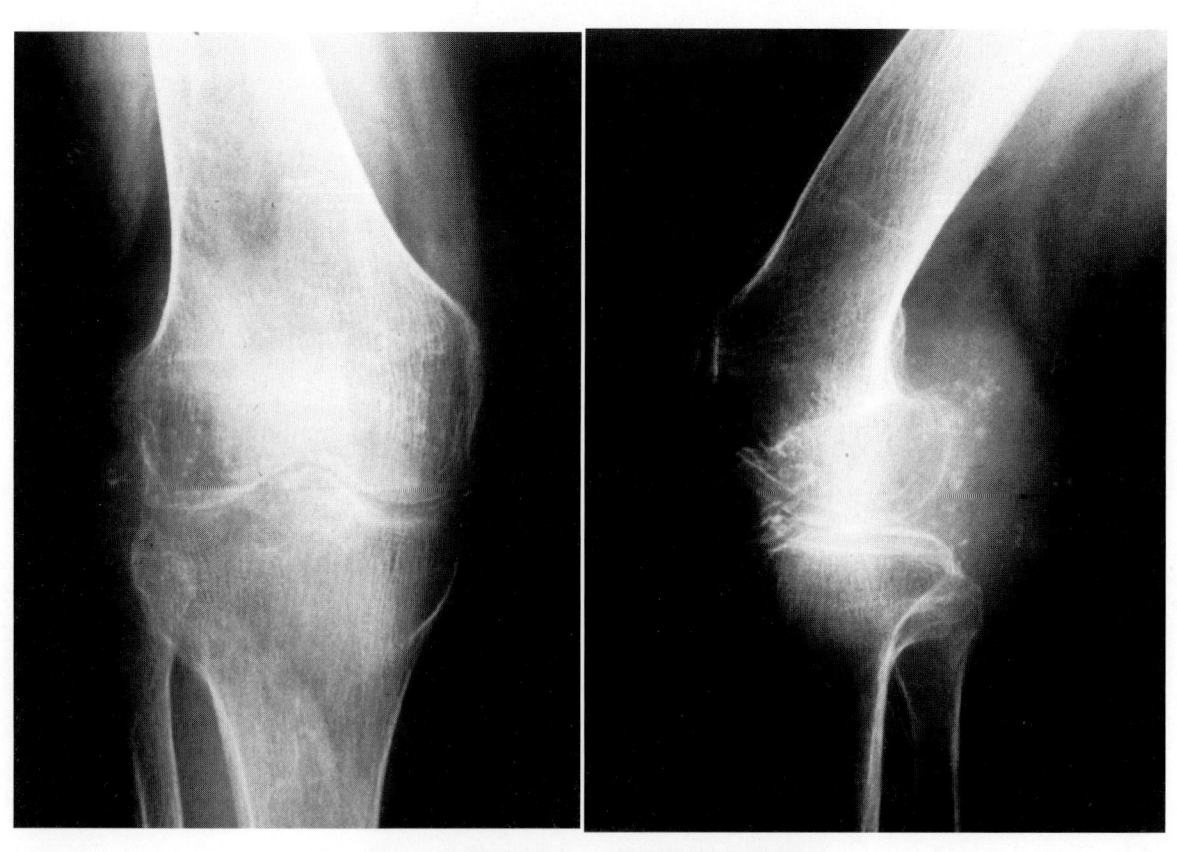

図32　膝窩部に発生した滑膜性骨軟骨腫症
膝窩部に多数の斑状の石灰化陰性を認める．

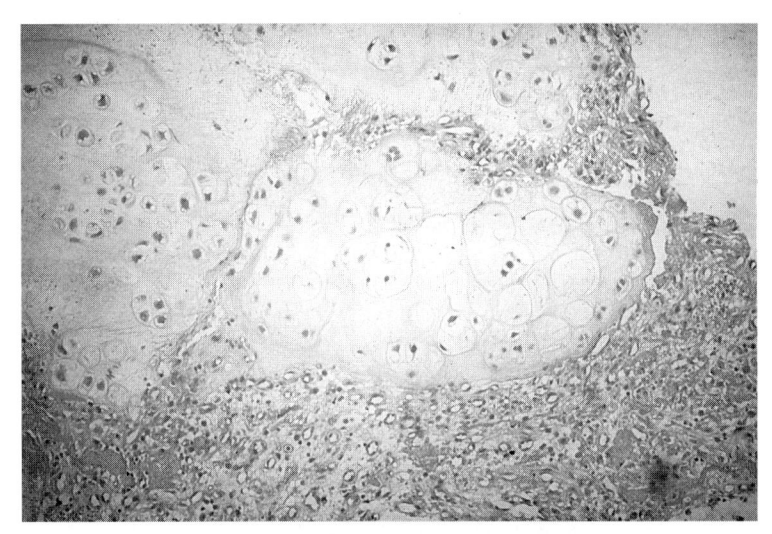

図33 滑膜内での軟骨化生の組織像
滑膜組織内に軟骨細胞の房状の集族を認める．
〔防衛医科大学校，小林龍生先生のご好意による〕

す．

c．滑膜生検

確定診断は関節鏡所見と滑膜生検により下される．組織像にて滑膜で軟骨細胞が作られている像を確認する必要がある（図32，33）．

2）病期分類

通常，本症の活動性を表すには Milgram の分類が用いられている．

第1期（intrasynovial involvement）軟骨が旺盛に形成される時期で滑膜内病変が主体となる．滑膜組織中に多数の軟骨性の小結節を認め，関節腔には遊離体を認めない．

第2期（intrasynovial involvement and free bodies）滑膜内の軟骨形成と関節遊離体が同時にみられる．

第3期（multiple free bodies）滑膜自体の活動性病変はおさまり，滑膜腔内には多数の遊離体が存在する．

3）治療

通常，関節切開により滑膜組織と関節内遊離体をすべて切除および摘出する．第3期の滑膜自体の活動性病変が鎮静化している時期には遊離体の摘出のみでよい．近年，関節機能の温存を重視し鏡視下に洗浄摘出を行う報告もみられるが取り残した場合には再発することもある．

［田中　修］

（文献は472頁参照）

5. 棚障害

1）概　念

　膝関節内には胎生期の関節隔壁の遺残として，膝蓋上滑膜ヒダ(plica synovialis suprapatellaris)，膝蓋下滑膜ヒダ(plica synovialis infrapatellaris，または ligamentum mucosum)，膝蓋内側滑膜ヒダ(plica synovialis mediopatellaris)，膝蓋外側滑膜ヒダ(plica synovialis lateropatellaris)などの滑膜ヒダが存在する．このうち膝蓋内側滑膜ヒダはその関節鏡視所見が「棚」に似ることから，棚と呼ばれることが多い(図34)．

　すなわち棚障害とは，この膝蓋内側滑膜ヒダが膝関節の運動時に大腿骨顆部に接触したり，膝蓋大腿関節に挟み込まれたりして(impingement)機械的刺激を受け，断裂や限局性滑膜炎を生じ，膝蓋大腿関節，とくに膝蓋骨内側部の疼痛，有痛性軋音，伸展障害などの症状をもたらす疾患である．

　棚の存在自体は病的所見とはいえず，内側滑膜ヒダは正常膝の約50〜60％に認められ，そのほとんどは無症状である．外傷，膝蓋骨不安定症，膝蓋大腿関節の適合不良，大腿四頭筋とハムストリングの柔軟性の低下や筋力バランスの不良，スポーツなどによる膝の使いすぎ(overuse)などのさまざまな要因が，単独あるいは重複して原因となり，症候性になると考えられている．また，膝関節包に停止する膝関節筋(articularis genu muscle)の機能不全が存在すると，膝屈伸時の関節包の滑動が障害されやすく，棚が症候性になるという報告もある．

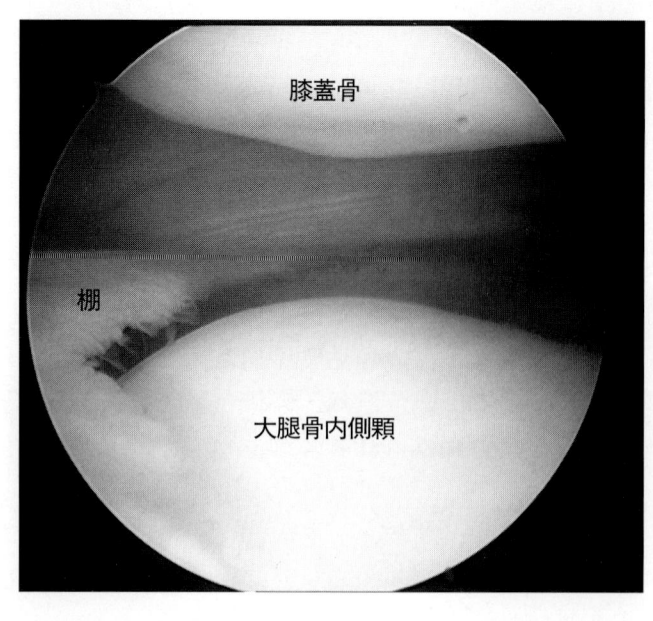

図34　棚(膝蓋内側滑膜ヒダ，plica synovialis mediopatellaris)の鏡視所見

2）症状・診断

　膝蓋骨の内側からやや遠位部にかけて運動痛，圧痛があり，患者は膝伸展時，ときには屈曲時にも棚の部位に疼痛と引っかかり感や軋音を感じ，時に疼痛を伴う弾発現象を認めることもある．「歩いていたら急に膝蓋骨の内側に疼痛と引っかかり感が出現して，歩けないくらい痛んだ」というのが典型的な発症のパターンである．下腿を内旋位に保持し，膝蓋骨内側部を軽く圧迫しつつ抵抗を加えながら膝関節を自動伸展させると膝蓋骨内側部に疼痛が誘発されることが多い（誘発試験）．棚が膝蓋大腿関節に嵌頓すると膝の伸展障害を生じるため，半月板損傷や関節内遊離体による嵌頓症状と鑑別を要することがある．

　単純X線写真では特異的な所見はないが，軸射像で膝蓋大腿関節の不適合を認めることが多い．関節造影，超音波画像検査，MRIなどで棚の存在を確認することは比較的容易であるが，棚障害の診断は棚の存在によってではなく臨床症状によって行うべきである．弾発部への局所麻酔薬の浸潤で症状が一時的に消退すれば，診断の一助となる．

3）治　療

　大多数の棚は存在していても無症状であることから，治療は発症の誘因を除くための保存療法が第一選択となる．

　発症早期には局所の比較的安静をとらせ，疼痛を誘発する運動を制限する．局所のアイスマッサージ，非ステロイド性抗炎症剤（NSAID）の内服や外用薬も有効なことが多い．膝蓋骨不安定症や膝蓋大腿関節の不適合を伴う場合には，膝蓋骨の安定性を保つ目的でサポーターを使用する．膝周囲筋，とくに内側広筋の筋力低下や，大腿四頭筋とハムストリングの柔軟性が低下している症例が多いため，ストレッチングや等尺性収縮による内側広筋の筋力訓練が重要である．ときに，ステロイド剤と局麻剤の局所注射も行われる．

　症状が長期間持続する場合や，疼痛が頻回に出現して日常生活上の障害が著しい場合には関節鏡検査を行う．棚の大きさ，形状，堅さ，損傷の有無などの所見に加えて，膝屈伸時の棚と膝蓋大腿関節との動的関係を観察し，impingementや引っかかりなどが確認されれば鏡視下に棚の切除を行う．

　鏡視下棚切除術の手技そのものは比較的容易であるが，粗暴な操作で切除が行われると切除後の瘢痕により疼痛が悪化する症例もあり，また保存療法を根気よく続けることでほとんどの症例が軽快することからも，棚切除術の手術適応は慎重に吟味すべきである．

6. 色素性絨毛結節性滑膜炎 (pigmented villonodular synovitis : PVS)

1) 概念

関節内または滑液包内の滑膜が，腫瘍性あるいは炎症性に増殖して黄褐色の結節を形成する疾患で，肉眼的には反復性出血による滑膜の絨毛増殖と赤褐色の色素沈着，および病理組織学的には泡沫細胞，ヘモジデリン沈着，多核巨細胞，コレステロール結晶などを特徴とする良性の肉芽形成疾患である(図35)．1941年 Jaffe によって命名され，肉眼的所見から限局型(localized type)とびまん型(diffuse type)に分類される．

限局型は滑膜に限局性に黄褐色の結節または腫瘤を形成する．びまん型は黄褐色の腫瘤と，絨毛状に増殖した赤褐色の滑膜とが混在している．限局型がびまん型に発展するか否かについては議論の多いところである．20～40歳台に好発するが，まれに小児や高齢者にも見られる．性差はほとんどないが女性にやや多い．

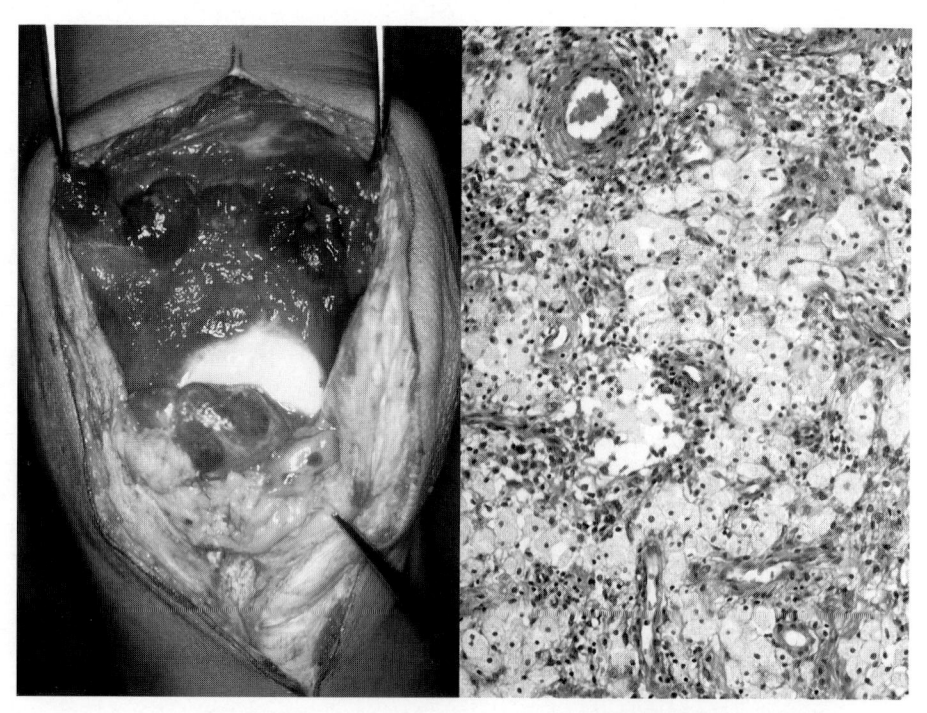

a：手術時所見　　　　　　b：結節部の病理組織所見．
　　　　　　　　　　　　　　泡沫細胞が認められる．
図35　PVS (pigmented villonodular synovitis，色素性絨毛結節性滑膜炎)

2) 症状・診断

とくに誘因なく膝関節の突然の腫脹と軽い疼痛で発症し，慢性出血のため暗赤色の関節液が貯留することが多い．限局型では結節による嵌頓症状を生じることがあり，半月板損傷や関節遊離体などと

鑑別を要する．びまん型では関節内の血管腫や特発性関節出血，血友病性関節症などの関節内出血を繰り返す疾患との鑑別を要する．

単純X線写真では特異的所見はないが，長期経過例ではパンヌス形成による関節面の破壊像や，軟骨下骨に骨嚢胞の形成を見ることがある．

MRIでは，T1強調像，T2強調像ともに低信号を示す結節状陰影と(結節型)，びまん性に肥厚増殖した滑膜と関節内出血による低信号と高信号の混在した像(びまん型)として認められ，部位によっては滑膜内血管腫との鑑別が困難なことがある．MRIは病変の関節内外への広がりを把握するにはきわめて有用である(図36)．

病理組織所見で滑膜の絨毛形成と表層細胞の増生，ヘモジデリン沈着，血管新生像などの，繰り返す出血による反応性の非特異的滑膜炎の所見に加えて，多核巨細胞や組織球由来の泡沫細胞，コレステロールエステルの蓄積による空胞(cholesterol cleft)などが確認されれば診断は確定する．また本疾患は病理組織学的には腱鞘に発生する腱鞘巨細胞腫と同一の疾患と考えられている．

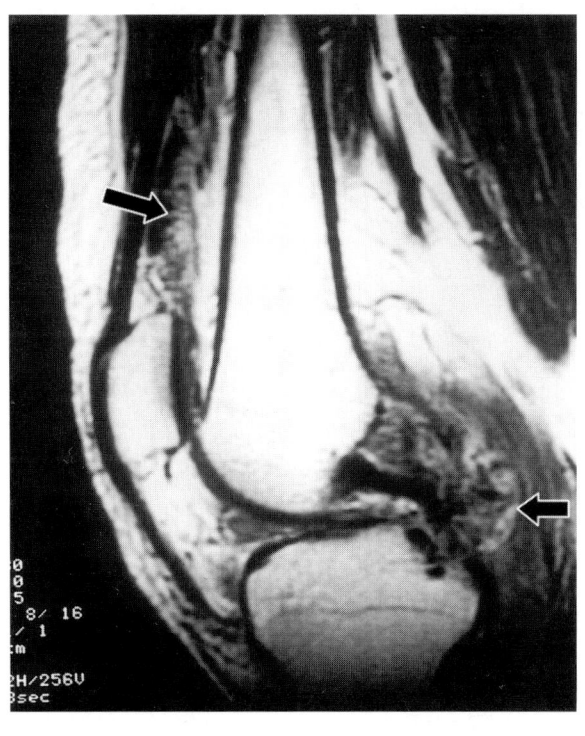

図36 PVSのMRI所見(T2強調像)
膝蓋上嚢部，および関節後方部に病変が認められる(矢印)．

3) 治　　療

関節内出血を繰り返す例では保存療法は無効で，手術療法を考慮する．限局型では関節切開または関節鏡視下に，結節の切除と部分的滑膜切除を行う．びまん型では関節切開による広範な滑膜切除を行うことが一般的である．悪性化の報告はなく遠隔転移も生じないが，手術時に展開が困難な膝関節後方部や骨内，まれに関節外に及ぶ結節が見落とされたり取り残されたりすると局所再発を生じる．

したがって,術前にMRIなどの画像所見をよく検討し,病変の範囲を十分に把握することが治療のポイントである.

7. Hoffa病

1) 概念

1904年Hoffaは,膝蓋下脂肪体が繰り返しの外傷によって炎症や結合織性肥大を起こし,特有の症状を呈する病態を記載した.現在この病態を独立した疾患と考えるべきかについては議論がある.一般的には膝前面部の外傷や,繰り返しの機械的刺激などによって膝蓋下脂肪体に小出血を惹起し,細胞浸潤,さらには結合織性増殖を生じて瘢痕化した脂肪体が柔軟性を失い,大腿脛骨関節や,ときには膝蓋大腿関節に挟まれやすくなって症候性となると考えられている.膝蓋下脂肪体は細い索状の膝蓋下滑膜ヒダ(ligamentum mucosum)を介して大腿骨顆間窩前方部に付着しており,膝伸展位では大腿脛骨関節の前方部に陥入し,屈曲位では解放される.したがって,とくに膝が過伸展する反張膝では,膝関節の最大伸展時に膝蓋下脂肪体が大腿脛骨関節に挟み込まれやすい.また,本疾患は膝蓋下脂肪体に生じた樹枝状脂肪腫(lipoma arborescens)と本質的な差異はないとする意見もある.

2) 症状・診断

外傷後疼痛が持続し,階段昇降などの膝伸展機構に加わる負荷により疼痛が増大し,安静によって軽減する.膝蓋腱の両側に膝蓋下脂肪体の腫脹(図37)と仮性波動を認め,限局性の圧痛を伴う.

補助診断法として単純X線像,関節造影像,CT,MRIなどの画像が参考になるが,いずれも特異的所見はなく診断も容易でないことが少なくない.仰臥位で患側の膝と股関節を90°に屈曲させ,膝蓋腱

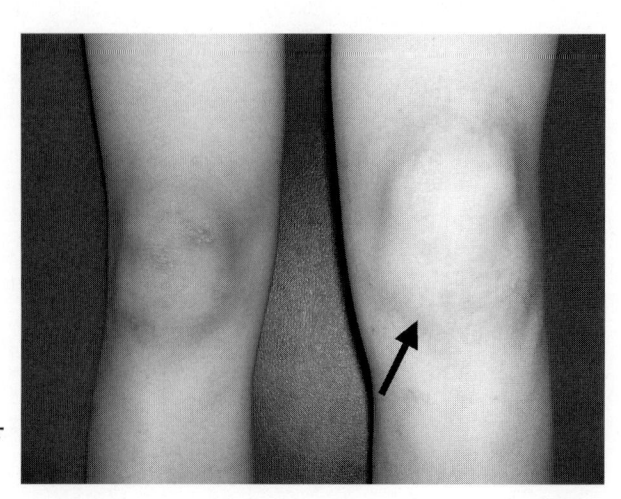

図37 左Hoffa病
14歳,女性.左膝関節に膝蓋下脂肪体の腫脹(矢印)を認める.

の両脇を圧迫しながら膝と股関節を速めに伸展すると，伸展位付近で疼痛が誘発される Hoffa sign が診断の参考になる．

3）治　療

保存療法が原則である．局所の安静の目的で運動の制限，弾力包帯やサポーターによる固定，湿布や消炎鎮痛剤投与などの薬物療法，大腿四頭筋のストレッチングなどを根気よく続ける．ときには局所にステロイド剤の注入を行うこともある．

保存療法が無効で疼痛が頑固に持続し，関節可動域制限などの他覚所見が認められる場合には関節鏡検査を行い，膝蓋下脂肪体の肥大や関節への挟み込みが確認できれば，鏡視下に挟み込みの原因となる索状物の切離や切除を行ったり，まれには観血的に膝蓋下脂肪体を切除することもある．

8. ジャンパー膝(Jumper's knee)

1）概　念

ジャンプ，キック，ランニング，ストップアンドダッシュなどのスポーツ動作を繰り返すことによって生じる膝関節伸展機構の overuse syndrome(使いすぎ症候群)で，大腿四頭筋腱炎，大腿四頭筋腱付着部炎，膝蓋腱炎，膝蓋腱付着部炎などの病態を総括したものである．最も頻度の多い膝蓋腱炎を狭義のジャンパー膝と呼ぶこともある．骨端閉鎖前の症例では同様のメカニズムで骨端障害を生じ，膝蓋骨下極部では Sinding-Larsen-Johansson 病，脛骨粗面部では Osgood-Schlatter 病と呼ばれる．原因となる頻度の高いスポーツ種目には，バスケットボール，バレーボール，サッカー，野球，陸上競技などがある．

2）症状・診断

ジャンプやランニングなどのスポーツ動作を繰り返した後に，膝蓋骨上下端部を中心に疼痛がみられる．とくに膝蓋骨下端から膝蓋腱部に運動痛を生ずることが多い(60〜75％)．疼痛は初期には安静によって軽快するが，スポーツの再開で再燃することが多く，慢性化すると膝関節屈曲障害などの可動域制限を生じる．

単純X線写真では異常を認めないことが多いが，長期経過例では稀に腱の骨付着部や腱内に小骨化巣を認めることがある．

ジャンパー膝の診断はスポーツ活動の既往と疼痛部位から容易であるが，squatting test のような疼痛誘発テストが陽性で，MRI(T2強調)矢状断像で腱内に高信号領域が認められればさらに診断が確実となる．Blazina による病期の分類は治療方針をたてるうえで有

表2 Blazina の病期分類

phase 1：運動後のみ疼痛があり，機能障害はない
phase 2：運動中にも疼痛があるが，希望するレベルでスポーツ活動可能
phase 3：運動後も疼痛がより長く持続する．徐々に希望するレベルでの運動が不可能になる．

(Blazina ME, et al, 1973[3])

用である(**表2**)．

3) 治　療

初期には局所の比較的安静をとらせ，疼痛が軽減した後に，疼痛が再発しない範囲の漸増トレーニングを十分に行ってからスポーツ活動に復帰させる．

ほとんどの症例で膝周囲筋群，とくに大腿四頭筋とハムストリング，および前脛骨筋と下腿三頭筋の柔軟性が低下したり，筋力のアンバランスを生じていることが多く，治療と予防を兼ねて，柔軟性の低下した筋群の十分なストレッチングと，相対的に筋力の低下した筋群の筋力強化を指導する．また，運動後のアイシングは症状を軽減する．

実際には単なる運動禁止の指示は守られないことが多く，病期に応じてスポーツ活動の程度，持続時間，頻度などをきめ細かく調整しながら，運動開始前の温熱療法，終了後のアイシング，消炎鎮痛剤の内服，外用薬，サポーターやテーピングによる固定などを適宜併用してゆく．競技選手では，コーチやトレーナーとの連携も必要となる．ステロイド剤の局所注射は，繰り返すと腱実質の脆弱化をきたし，膝蓋腱断裂を惹起する危険がある．

［大谷　俊郎］

文　献

〔化膿性膝関節炎〕
1) 河路　渡：急性化膿性骨髄炎に対する治療法．医人薬人，21：4，1972．
2) 林浩一郎：骨関節感染症における抗生物質の使い方．整形外科 36：1463-1468, 1985．
3) 河路　渡：整形外科領域における感染症の診断と治療―最近の動向を骨感染症を中心に―．日整会誌 62：1245-1256, 1988．
4) 星野　孝ほか：急性化膿性関節炎の慢性化．初期治療の重要性．関節外科 7：49-53, 1988．
5) 浜野恭之：持続洗浄法の意義とその問題点．関節外科 14：87-91, 1995．

〔真菌性膝関節炎〕
1) 河野　茂：臨床医の治療薬．抗真菌薬．臨床医 21：1469-1471, 1995．
2) 森　健：感染症―抗菌薬の first choice　抗真菌剤の適応病態と選択薬剤．診断と治療 83：1436-1441, 1995．

〔結核性膝関節炎〕
1) 富田勝郎ほか：骨関節結核の診断と治療のポイント．別冊整形外科 15：222-225, 1989．
2) 伊丹康人：骨・関節結核．骨・関節感染症，金原出版，東京，pp375-418, 1990
3) 中村隆二，江原　茂：骨・関節結核，結核症―最近の動向と画像診断のポイント．臨床画像 11：61-69, 1995．
4) 青柳昭雄：抗生物質の特徴と使い方のコツ．抗結核薬，非定型抗酸菌薬．Medical Practice 12：179-187, 1995．
5) 和田雅子，森　亨：臨床医の治療薬．抗結核薬．臨床医 21：1452-1468, 1995．

〔滑膜性骨軟骨症〕
1) Milgram JM : Synovial osteochondromatosis. J Bone Joint Surg 59-A : 792-801, 1977.
2) Maurice H, et al : Synovial chondromatosis. ibid. 70-B : 807-811, 1988.

3) Dorfmann H, et al : Arthroscopic treatment of synovial chondromatosis of the knee. Arthroscopy 5 : 48-51, 1989.
4) 王　享弘ほか：膝関節滑膜性軟骨腫症（石灰化及び骨化を伴わない）の臨床像と治療法．整形外科 42：623-631，1991．
5) Ogilvie HDJ, et al : Generalized synovial chondromatosis of the knee : a comparison of removal of the loose bodies alone with arthroscopic synovectomy. Arthroscopy 10 : 166-170, 1994.

〔棚　障　害〕
1) Hoffa A : The influence of the adipose tissue with regard to the pathology of the knee joint. JAMA 43 : 793-798, 1903.
2) Jaffe HL, et al : Pigmented villonodular synovitis, bursitis and tenosynovitis. Arch Pathol 31 : 731-765, 1941.
3) Blazina ME, et al : Jumper's knee. Clin Orthop 4 : 665-678, 1973.
4) Functional Anatomy of the Extensor (Decelerator) Mechanism. [Hughston J et al], Patellar Subluxation and Dislocation, pp1-12, SAUNDERS, Philadelphia, 1984.
5) Flandy F, Hughston J : Current Concepts Review Pigmented Villonodular Synovitis. JBJS 69-A ; 942-949, 1987
6) 小林　晶：伸展機構障害（小林　晶，鳥巣岳彦編），ヴォアラ膝［I］，pp295-321，南江堂，東京，1989．
7) Walsh WM : Patellar Tendinitis (Jumper's Knee). [DeLee JC, Drez DJ], Orthopaedic Sports Medicine [vol. 2], pp1203-1208, SAUNDERS, Philadelphia, 1994.

G-5 外傷

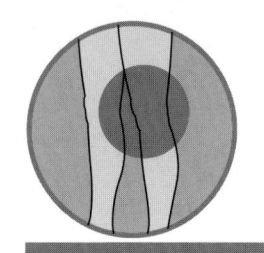

1. Tangential osteochondral fracture

　Osteochondral fracture(骨軟骨骨折)は，明らかな外傷機転により関節内で骨軟骨骨折が生じた状態をいう．多くは軟骨成分が骨成分よりはるかに大きく，ときには骨成分がないこともあり，chondral fracture(軟骨骨折)と呼ばれる．

1）発生機序(図38)

　膝関節の tangential osteochondral fracture は，膝蓋骨が外側に脱臼する時に，反射的に大腿四頭筋が強く収縮するために，脱臼した膝蓋骨がその筋力により急激に自然整復される．この際，凸状となる膝蓋骨関節面が，同様に凸状の大腿骨外側顆外側縁に接線方向にぶつかり，膝蓋骨関節面(内側 facet から中央稜)，大腿骨外側顆外側縁，きわめて稀に脛骨関節面外側から骨軟骨片が剝離骨折を起こすものである．しかし，自験例のなかに膝蓋骨が外側に脱臼したまま来院し，脱臼が整復される前のレントゲン写真で骨軟骨骨折片が認められた例があるので，脱臼時の shearing force で tangential osteoshondral fracture を起こす可能性もある．

　この外傷は一般に膝関節が軽度屈曲・外反位で回旋力が加わったときに生じるが，膝蓋骨が外側脱臼を起こす素因としては，外反膝，膝蓋骨外側不安定性，膝蓋骨高位，Q-角の増大，膝蓋骨形態異常，大腿骨外側顆形成不全，大腿骨(股関節)内捻などがあげられ，これらは重複していることが多い．

　受傷原因はスポーツによることが多い．Ashtrom は18関節中14関節(77.8%)はスポーツ中に発生したと報告している．初回受傷時の

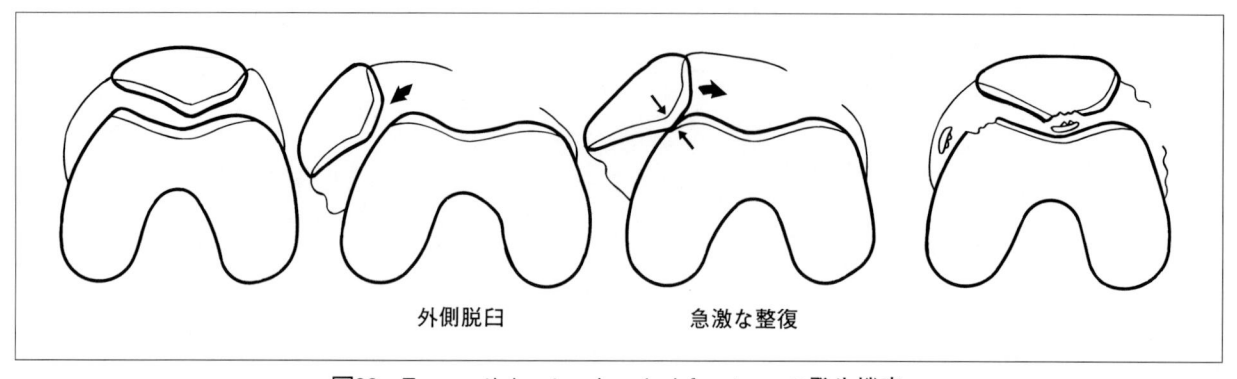

外側脱臼　　　　　急激な整復

図38　Tangential osteochondral fracture の発生機序

治療が不適切であると再発することが多い．再発例では急に立ち上がりながら方向を変えたとき，急に振り向いたときなど簡単な動作で脱臼する．

2) 好発部位

　　Tangential osteochondral fracture の好発部位は，膝蓋骨関節面中央稜から内側固有関節面に及ぶ部位の末梢側，大腿骨外側顆外側縁である．これらは屈曲30〜60°で膝蓋大腿関節面が接触面を形成する部位で，この骨折が膝関節の比較的浅い屈曲位で発生し，膝関節が深く屈曲し膝蓋骨が深い大腿顆間窩に嵌入した状態では発生しないことを示唆している．

　　藤沢の文献上に報告された297関節の集計によると，膝蓋骨関節面のみのもの161関節(54.2%)，大腿骨顆部関節面のみのもの95関節(32.0%)，両者が合併するもの41関節(13.8%)となっている．自験手術例25例では，それぞれ14関節(56%)，3関節(12%)，8関節(32%)である．

3) 好発年齢，性別

　　10代前半に好発する．20歳を超える例は再発例が占める割合がきわめて大きい．Rorabeck は自験例18例の tangential osteochondral fracture が10〜18歳に分布していることを報告し，藤沢は34例中，受傷時年齢は10〜24歳(平均15.2歳)と報告している．Milgram, Rosenberg, Ashtrom, Trillat, 伊勢亀, Moscher, Scheller, Mathewson らの報告もほぼ同様である．手術を行った自験例では，20歳以上は再発例が多くを占め，初回発生時の平均年齢は13.2歳である．若年者に好発する理由として Kennedy は，若年者では軟骨の石灰化層と非石灰化層の境界にある tide mark が不明瞭で，受傷時の剪断応力が軟骨下骨組織に容易に達するためであるとしている．

　　性別は報告により男性が多い場合と，女性が多い場合がありさまざまであるが，自験例では女性が76%を占める．これは一般に膝蓋骨外側脱臼の素因が女性に多くみられることに一致している．

4) 臨床症状

　　受傷直後は，関節血症による関節腫脹と疼痛が主訴となり，他覚所見としては関節可動域制限，内側傍膝蓋部，膝関節面遠位部の圧痛，膝蓋骨の外側異常可動性などがある．患者は受傷時に膝関節に脱臼感と激痛があり，力が抜けて立ち上がれなくなった，と訴える．体育授業など運動中に発生することが多いので，体育の教師が脱臼した膝蓋骨を整復したということもある．

再発を繰り返す陳旧例では，膝蓋骨脱臼時の疼痛，腫脹は軽微である．通常は以前の脱臼の際に生じた関節内遊離体による嵌屯症状や膝蓋骨不安定症，膝蓋軟骨症によるいわゆる anterior knee pain などが主症状になる．

他覚的には大腿四頭筋萎縮，Q-角の増大，外反膝，膝蓋骨の外側への hypermobility，膝蓋骨関節面への圧痛，膝蓋骨外側方負荷時の apprehension（患者が不安感を訴える），関節水腫などがみられる．新鮮時に特徴的な内側傍膝蓋部の圧痛はなく，むしろ蓋下脂肪体部に圧痛と限局性の肥厚を見ることがある．

5）診 断

「膝が脱臼した」という外傷歴，臨床所見（膝がはずれた感じ，関節血症，膝蓋骨関節面・膝蓋骨内側部の限局性圧痛は trias）およびX線写真所見により診断するが，膝関節捻挫と診断され陳旧例に移行することが多い．

陳旧例では，関節内遊離体，膝蓋骨亜脱臼症候群，膝蓋軟骨症（chondropathia patellae）の病態が前面に出るが，臨床所見に加えて画像による classical site の病巣が証明されれば確定診断となる．

新鮮例では通常，膝蓋骨脱臼は医療機関受診前に自然整復されていることが多いので，単純X線写真からの情報は少ない．X線写真に骨軟骨片の骨性部分が認められる場合（図39）は診断は容易であるが，骨性部分は薄く小さいので，膝蓋骨や大腿骨と重なり読影できないことが多い．軸射像で膝蓋骨の中央稜，内側固有関節面の不整化は重要な所見である．膝関節屈曲30°，60°，90°軸射像では，膝蓋骨が30°で外側に亜脱臼し，屈曲角度が大きくなるに従って大腿骨顆間窩に嵌入し，解剖学的位置を保つようになる．

新鮮例，陳旧例ともに関節鏡検査は本疾患の確定診断にはきわめて有用である．

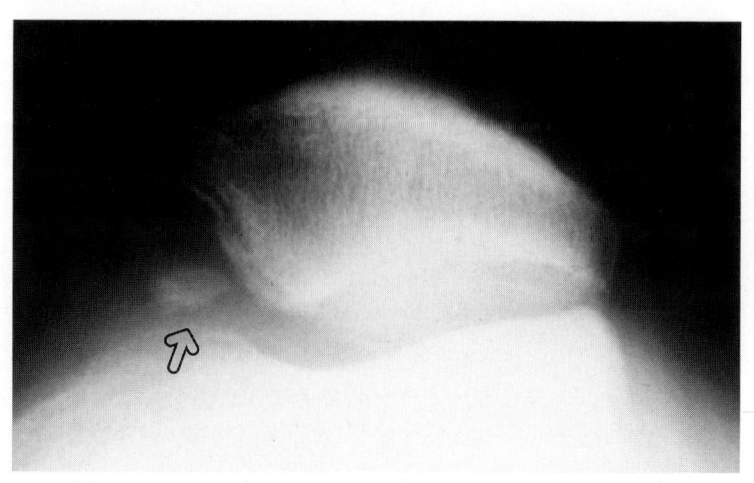

図39 Tangential osteochondral fracture の単純X線写真
　　　（矢印は骨軟骨片）

鑑別すべき疾患として関節内骨折，半月板損傷，離断性骨軟骨炎，滑膜性骨軟骨腫症，chondropathia patellae，膝蓋骨亜脱臼症候群，さらに特殊なものとして localized PVS などがある．

6) 治　　療

治療は(1)骨軟骨片の処置，(2)膝蓋骨の脱臼，亜脱臼または膝蓋骨の外側不安定性に対する処置に大別される．初回脱臼による新鮮例の場合は，まず関節血腫に対して穿刺を行った後，膝関節15〜20°屈曲位(完全伸展位では膝蓋骨は大腿骨の膝蓋関節面を逸脱し，中枢側の脂肪体に接触するので，かえって中間位は得にくい)で副子固定を行うか，dynamic patella stabilizing brace により固定する．前者は約2週固定後に dynamic patella stabilizing brace に切り替える．この保存療法は，遊離骨軟骨片は放置しているので後に関節鏡視下に剔出する必要が生ずることがある．

骨軟骨片が大きい場合は新鮮例でも可及的早期に手術的に整復し，吸収ピンを用いて固定する．陳旧例で骨軟骨片の整復が不可能で，欠損部が大きい場合には骨軟骨移植(mosaic plasty など)を行う．

膝蓋骨の外側への不安定性が高度の場合，および頻繁に脱臼，亜脱臼を繰り返す場合には，手術的に膝関節伸展機構を realignment する必要がある．新鮮例に対しては，損傷した内側関節包，内側膝蓋支帯，内側膝蓋大腿靱帯の一次修復，内側広筋の外側移行，外側支帯切離を行う．骨端線がすでに閉鎖している場合には，Hauser 法で代表される脛骨粗面の内方移行が適応となる．内側膝蓋大腿靱帯の重要性を説き，その再建術を薦める報告もある．

脱臼を繰り返し，膝蓋骨関節面の変性変化が高度の例(図40)は，

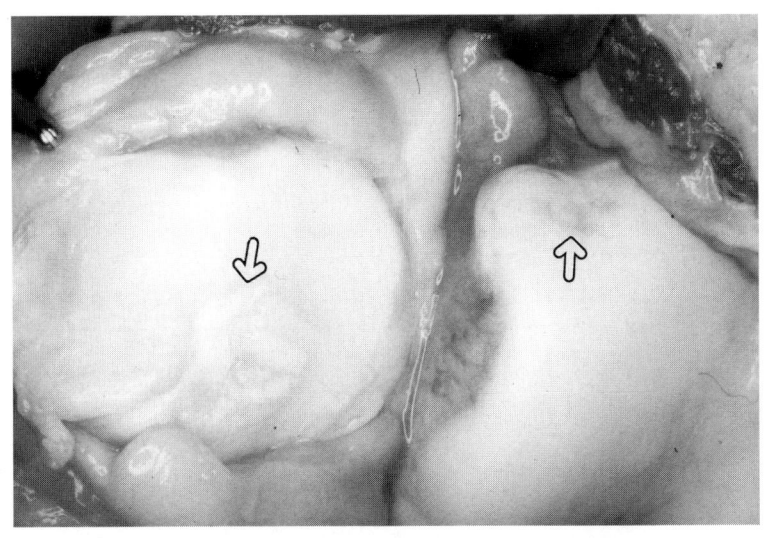

図40　Tangential osteochondral fracture 陳旧例
矢印は膝蓋骨，大腿骨外側顆の骨軟骨欠損部．線維性組織によって欠損部は覆われているが変性は著明である．

たとえ手術療法により膝蓋骨の安定性が得られても，術後膝蓋大腿関節部の疼痛が残存する．

[冨士川　恭輔]

（文献は495頁参照）

2．半月板損傷

　半月板の異常が原因となる膝関節障害の頻度は高い．近年はMRI，関節鏡の普及により半月板障害(損傷，変性，形態異常)の正確な診断と病態の把握が容易になった．また，半月板機能の重要性が再認識され，半月板障害に対し可及的に保存的に行い，手術治療は関節鏡視下部分切除術から修復術へと低侵襲，温存をはかる方法がとられるようになり，半月板障害に対する治療適応が細かくなった．

1）半月板の解剖，機能解剖(図41)

　半月板は三日月型(semilunar)を，その断面は楔型を呈する．ときに円板型(discoid)を呈することがあり，その断面は板状で厚い．この形態異常は外側に出現し，内側に発生することはきわめて稀である．

　半月板は内側と外側で一対をなし，内側半月板は前方から後方に向かうに従い，その幅は次第に増大するが，外側半月板は前方から後方までほぼ一定である．

　内，外側半月板前角は，前十字靱帯脛骨付着部を抱え込むように脛骨に付着し，その前縁部は横靱帯(transverse ligament)によって

M：内側半月板
L：外側半月板
T：横靱帯
A：前十字靱帯
PT：膝窩筋腱
C：関節包

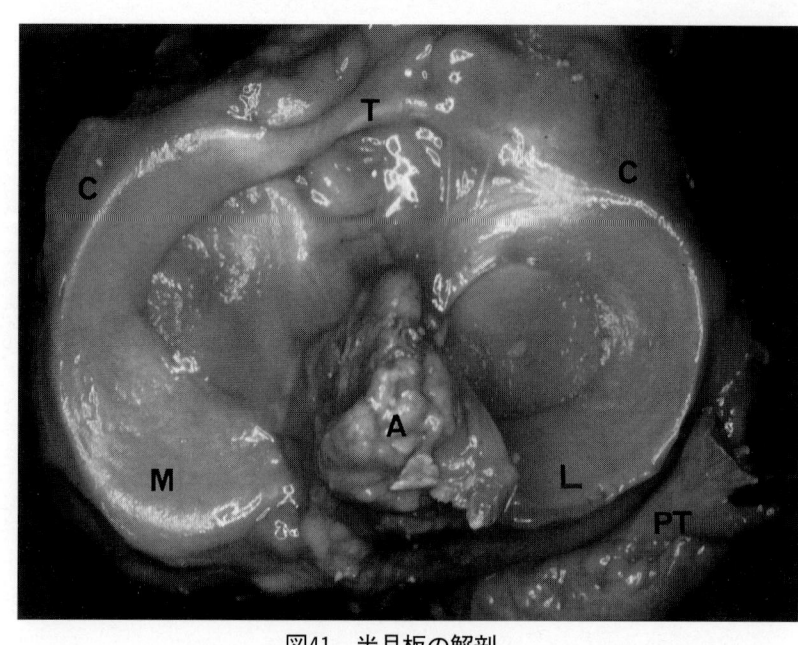

図41　半月板の解剖

結ばれることが多い．内側半月板の辺縁は関節包に密に付着し，前方部は関節包を通して半月膝蓋靱帯(meniscopatellar ligament)によって膝蓋靱帯と，中央部は内側側副靱帯medial collateral ligament)，後方部は半膜様筋からの線維が結合している．外側半月板の辺縁は前方部は内側と同様に関節包を通して半月膝蓋靱帯により膝蓋靱帯と結合している．外側半月板後方1/3の部位，すなわち中節と後節の移行部には15 mm前後の膝窩筋腱溝があり，この部分は関節包から遊離している．膝窩筋腱溝には膝窩筋腱が後下方より前上方に走行し，外側半月板とは付着していない．

外側半月板後節から大腿骨顆間窩後面を走行する靱帯が2本あり，後十字靱帯を挟むように前方を走行するものをHumphry靱帯，後方を走行するものをWrisberg靱帯という．Humphry靱帯は欠損することが稀ではない．また，外側半月板後角の脛骨付着部が欠損し，後角が直接大腿骨顆間窩後上部に付着する破格が稀にあり，Wrisberg型半月板と呼ばれる．外側半月板の後縁には関節包を通して膝窩筋の一部が結合している(図42)．

半月板は，関節包に付着している周辺部の約1/3まで及び前角，後角部は血管と神経が進入し，血行によって栄養され，血管のない遊離縁側は関節液をパンピングすることにより栄養がまかなわれている．このことは，半月板損傷に対する修復術の適応を決定するうえで重要である．

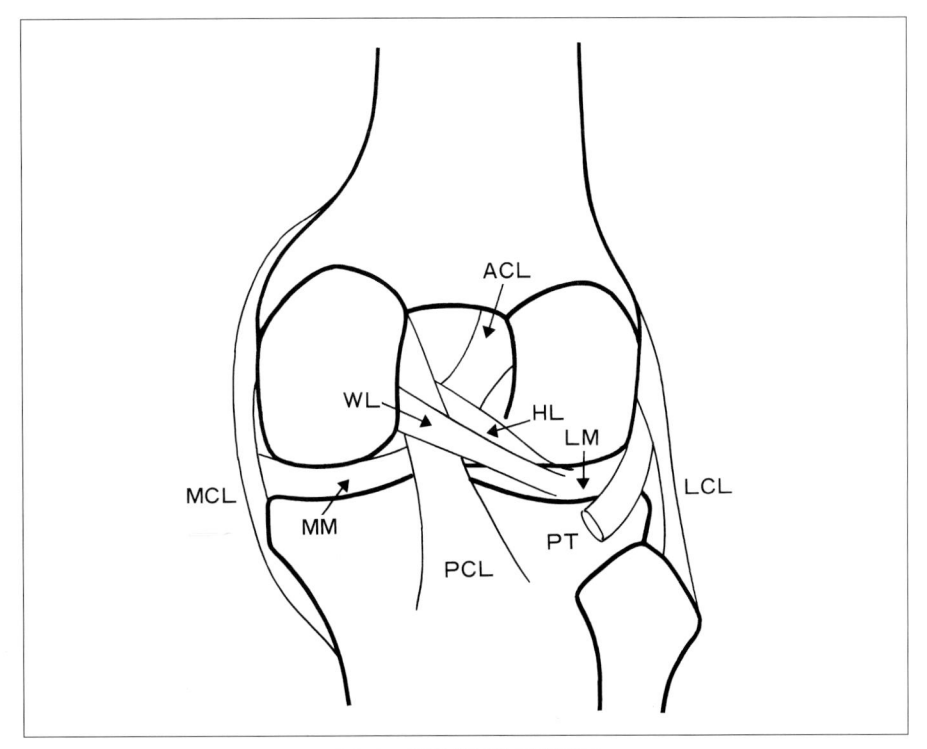

図42 膝関節後面解剖図
WL：Wrisberg靱帯　HL：Humphry靱帯　PT：膝窩筋腱　ACL：前十字靱帯　PCL：後十字靱帯　MM：内側半月板　LM：外側半月板　MCL：内側側副靱帯　LCL：外側側副靱帯

半月板は，大腿骨脛骨関節の運動に伴って受動的に移動する．すなわち，膝関節が伸展位から屈曲するにつれて内側半月板は内旋，外側半月板は外旋しながら大腿骨顆部の動きに従い後方に，伸展に伴って前方に移動し，その移動度は外側は内側に比しはるかに大きい．

大腿骨―半月板―脛骨の負荷面(contact area)は最大伸展位で最大となり，屈曲につれて減少する．

半月板の機能は，
1) 大腿骨脛骨関節の適合と安定化機能
2) 屈曲，伸展，回旋運動におけるボールベアリング的機能
3) shock absorber としての機能
4) 関節液の拡散と関節内圧の調節機能

などが挙げられる．これらの機能はすべて荷重伝達機能 load transmission に集約される．つまり，半月板は荷重の60〜80％を伝達しているので，半月板損傷，切除などにより半月板の機能障害が起こると荷重伝達機能が失われるので，関節面に異常負荷が起こり，二次性変形性関節症が必ず発症する．

2) 半月板の形態分類(図43)

半月板は三日月型から完全な円板型までいくつかの形態に分類することができる．

(1) Smillie の分類

Smillie は半月板を半月型(正常型)と円板型に分類し，さらに後者を形態の異常の程度に応じて幼若型(infantile type)，中間型(intermediate type)，未分化型(primitive type)に細分類した．この分類法は他のすべての分類法の基本となっている．

今井は Smillie の分類に基づき，関節造影像で半月板の遊離縁が大腿骨顆部軟骨像湾曲最下点を越えるものを円板型とその定義を明確にした．しかし，正常型半月板と幼若型円板型メニスクスの機能上の差はないので，臨床的には両者を区別する意義はない．

(2) 天児の分類

天児は半月板線維の走行により1型から4型に分類したが，形態的には Smillie の分類に類似している．1，2型は半月板を構成する線維が半月板の前後方向に走行し，3，4型は放射状に走行する．したがって，3，4型は shearing stress に対して弱いので損傷されやすいとしている．

(3) 渡辺の分類

渡辺は半月板の形態を，1) 三日月型を呈し，遊離縁が鎌の刃のように薄くなる正常型，2) 完全な円板型を呈し，遊離縁がきわめて厚い完全型円板型メニスクス，3) 完全型ほど大きくも厚くもないが，正常半月板よりはるかに大きい不完全型円板型メニスクス，さらに

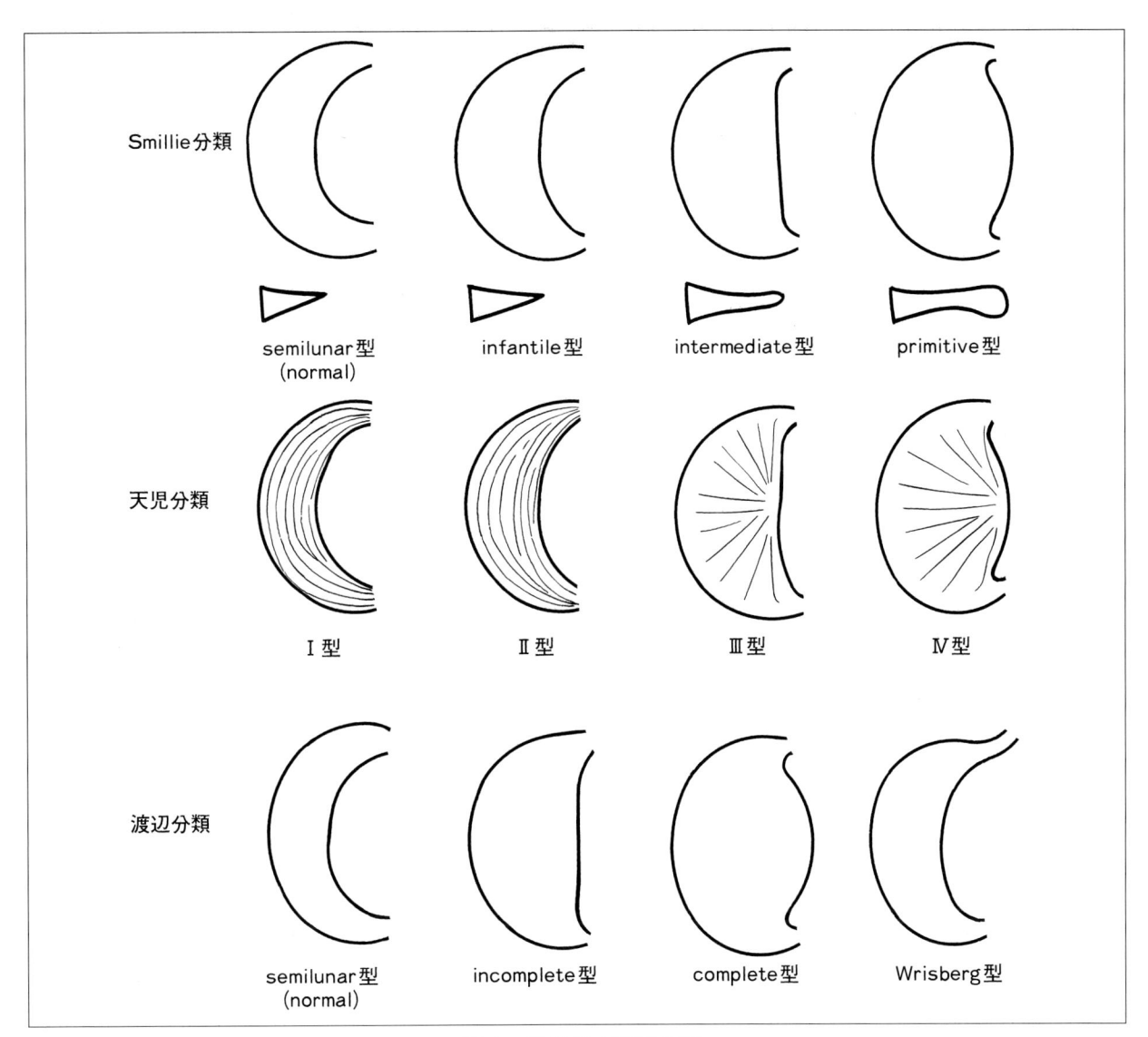

図43 半月板の形態分類

4）半月板後角が脛骨に付着せず，Wrisberg靱帯を介して大腿骨外側顆後面に付着するWrisberg型半月板に分類している．実際にはWrisberg型半月板の出現頻度はきわめて低い．

冨士川の関節造影による1,000関節の計測によると，内側半月板の99.7%，外側半月板の80.1%はSmillie分類による正常型，外側半月板の13.2%は幼若型，0.67%は円板型で，一方内側半月板が円板型を呈することはきわめて稀である．また，半月板の形態は左右対称型であることが多く，一方が円板型であれば他方も円板型であると考えてよい．

3）半月板による膝関節障害

半月板による膝関節障害は，半月板の損傷，破格（形態異常，付着異常），変性，異常可動性（hypermobile），またはこれらの複合によって生じる．半月板障害頻度に男女差はなく，若い年齢層では形態

異常，高い年齢層では変性，変性断裂が原因となることが多い．

半月板障害の内外側比は，欧米では3〜4：1で内側に多いと報告されている．本邦では外側半月板障害が多く，その原因は生活様式の相違，外側円板型メニスクスの頻度がきわめて多いことなどが挙げられていたが，形態異常による障害を除くと欧米の比に一致する．正常型半月板損傷は前十字靱帯損傷に合併することが多い．

4）半月板の損傷形態(図44)

半月板の損傷形態により臨床症状，治療適応が大きく異なる．半月板の損傷形態は，基本的には縦断裂(longitudinal tear)，水平断裂(horizontal tear)，横断裂(transverse tear)，辺縁剝離(marginal detach, peripferal detach)，変性(degeneration)に分類され，さらにこれらの損傷が合併した複合断裂(complex tear)がある．いわゆるbacket handle tear, parrot beak tear, flapping tearなどと呼ばれている損傷も，それぞれ縦断裂，縦＋横断裂，縦または横＋水平断裂である．

損傷形態の頻度は，若年者には辺縁剝離を含む縦断裂が最も多い．とくに内，外側半月板縦断裂は前十字靱帯に合併することが多い．小児では外側円板型メニスクス(断裂形態は水平断裂)障害，高齢者では内側半月板変性，水平断裂，複合断裂がほとんどを占める．

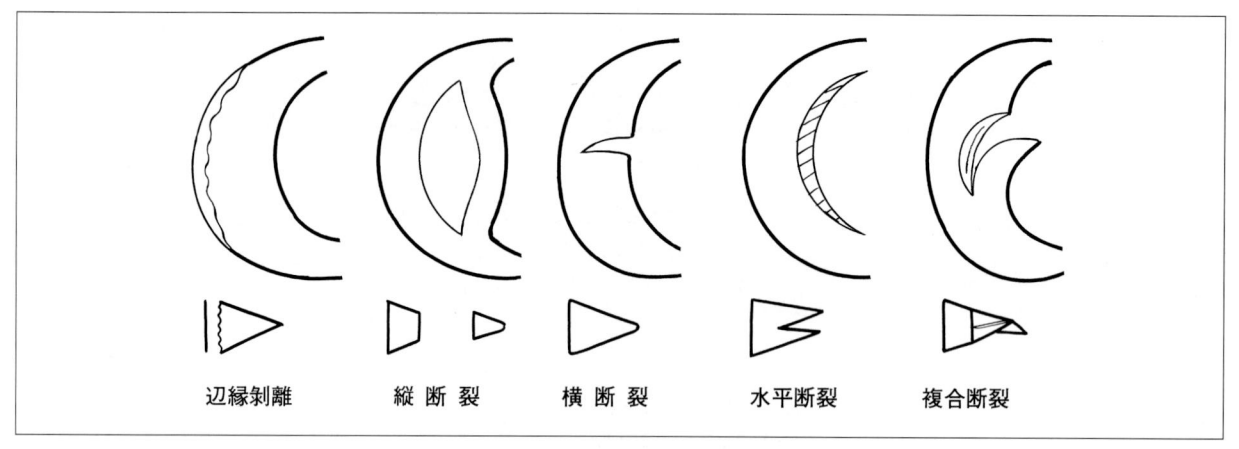

図44　半月板の損傷形態

5）臨床症状

（1）自覚症状

疼痛，異常音，跛行，弾発，膝折れ現象(giving way)，可動域制限，嵌頓(locking)などが主な自覚症状である．伸展障害を嵌頓と誤ることがあるので注意を要する．嵌屯は，バケツ柄損傷(backet handle tear)で生じ遊離縁側が関節中心側に脱臼し，大腿顆部との間に嵌入しある角度で膝関節が伸展も屈曲もできなくなった状態をいう．

（2）他覚所見

他覚的には大腿四頭筋萎縮，関節裂隙の限局性圧痛，各種徒手検査陽性が主要所見で，関節水腫，滑膜炎などを見ることもある．徒手検査は30数種類あるといわれているが，基本的には膝関節屈伸に内，外旋，内，外反あるいは軸圧を加えて疼痛，弾発音を再現するものである．徒手検査の陽性率は半月板の損傷形態により大きく異なり，70～30％と報告されている．青年の半月板損傷は前十字靱帯損傷に合併することが多く，とくに1回の大きな外傷(single violence)により関節血腫を伴った半月板縦断裂は，高率に前十字靱帯損傷を伴う．

6）診　　断

現病歴，自覚症状，他覚所見により半月板障害の診断は容易である．

（1）徒手検査法

前述のごとく，半月板損傷の徒手検査法には多くの先達により冠名された方法が提唱されているが，誤って用いられたり表現されたり，かえって混乱を招くことが多い．自分の最も慣れた方法を2～3修得すればよい．

（2）単純X線写真（図45）

半月板障害としてある程度経過期間のあるものは，内側または外

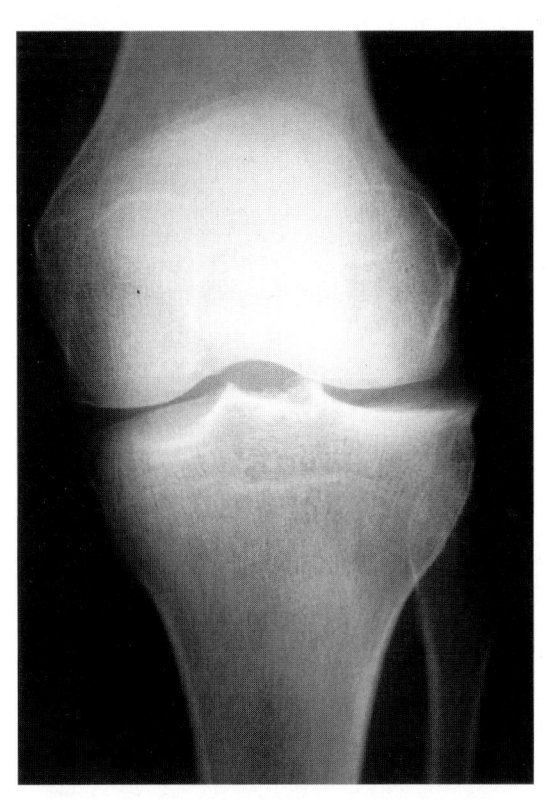

図45　外側半月板損傷単純X線写真（18歳）
外側関節裂隙狭小化，軟骨下骨硬化，骨棘形成，顆間結節尖鋭化など二次性変形性変化を認める．

側(unicompartmental)に限局性二次性変形性変化,すなわち軟骨下骨組織の硬化,脛骨顆間隆起の先鋭化,骨棘形成,関節裂隙の狭小化,大腿骨関節面の平坦化/脛骨関節面の陥凹などが出現する.とくに外側完全型円板状半月板では,脛骨外側関節面があたかも円板型メニスクスをはめ込むかのごとく陥凹していることがある.

また,単純X線写真により離断性骨軟骨炎,骨軟骨骨折(tangential osteochondral fracture),関節内遊離体,剝離骨折(avulsion fracture)などと鑑別することができる.

(3) 関節造影

関節内に造影剤と空気を注入し,関節に内,外反ストレスを掛けながらX線写真を撮影する関節造影法は,手技が比較的容易で半月板のみならず関節軟骨も鮮明に造影され,さらに撮影時に内外反ストレスを掛けるので,関節の不安定性を半定量的に診断することができる.しかし,関節内に造影剤を注入する,X線を照射するなど患者に与える侵襲があることにより,現在ではMRIに代わられている.

(4) M R I (図46)

患者に対する侵襲がないこと,半月板のみならず靱帯,関節軟骨およびその他の軟部組織,単純X線写真では表現されない骨の微細な病態などを把握できる現在最も頻用されている補助診断法である.関節造影や関節鏡では把握できない半月板内部の損傷,変性などの病態の診断も可能である.

半月板損傷像は,Minkの分類により損傷が半月板内部のみに留まり表面には及んでいないgrade-1,損傷が半月板の上面または下面の一方のみに及び全体としての連続性はまだ保たれているgrade-2,損傷が上面から下面まで貫通し完全に断裂しているgrade-3に分けられる.grade-1,2は通常は臨床症状を呈さないことが多く,また自然修復の可能性があるとされている.

またMRIは,近年盛んに行われている半月板修復術後の癒合状態の観察にも利用されている.

(5) 超音波(echo)

超音波による半月板障害の診断は,患者に侵襲がまったくないこと,簡便に繰り返し行えることなどにより次第に普及されている.近年,解像力は改善されてはいるものの,関節造影,MRIに比較するとはるかに劣るという欠点がある.

(6) 関節鏡 (図47)

関節鏡は半月板および関節内構成体の確定診断には最も有効な検査法である.直視下に静的のみならず動的にも観察できるという大きな利点がある.ただし損傷が半月板表面に及んでいない場合は診断できない.診断的関節鏡,単純な半月板損傷の部分切除術は外来検査,手術としても可能である.

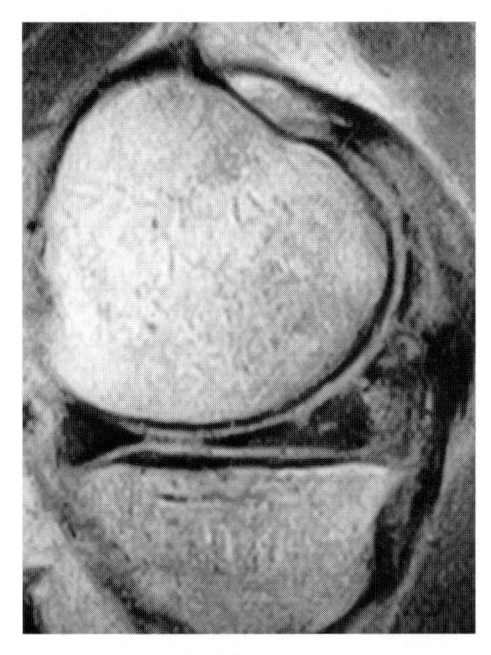

図46　内側半月板損傷 MRI(Mink grade-3) 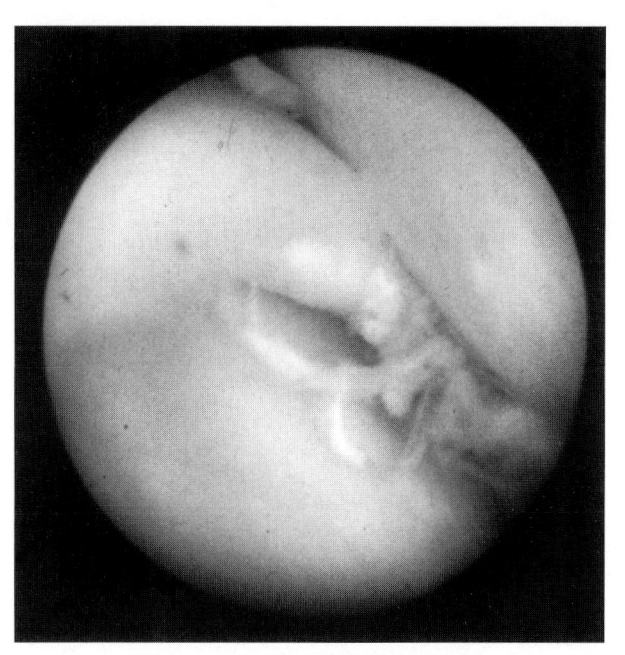　　図47　内側半月板損傷関節鏡所見

7）治　療

　半月板障害は，何らかの臨床症状があればその軽重には関係なく，全切除術が適応になるという時代が長く続いた．しかし，生体力学的研究により半月板の荷重伝達機能の重要性が認識されてからは，症候性半月板障害であっても，まず十分に保存療法を試みるのが一般となっている．保存療法を行っても症状が改善しない場合には手術が適応されるが，現在は切除，部分切除，縫合による修復が関節鏡視下に低侵襲に行うことができるので，手術療法の適応に躊躇してはならない．

（1）保存療法

a．新鮮半月板損傷

　損傷の形態が関節包からの剝離や半月板の関節包付着縁に近い血行が存在する部位にある場合には，保存療法により修復される可能性がある．保存的にはギプスによる外固定を2〜3週行い，さらに内外反を防止する簡易装具を装着のうえ2〜3週間免荷を継続する．スポーツ活動への復帰は3〜4ヵ月後に許可する．しかし，日常臨床では，荷重に関してはどの時期にどの程度の負荷をかけてよいかを判断する根拠はないので，多くは経験的に行っているにすぎない．損傷部位に不安定性がある場合，癒合を確実にするために関節鏡視下に縫合術を行うことが多い．

b．陳旧性半月板障害

　陳旧性半月板障害に対しては，まず日常生活指導，大腿四頭筋訓練などを中心とした保存療法を試みる．関節水腫，滑膜炎を伴うものは7〜10日位免荷を行い，局所の安静を保つ．ときには関節穿刺後ステロイド剤を1〜2回注入することもある．

嵌屯に対する整復法は種々挙げられている．通常は関節内に15〜20 cc の局所麻酔剤を注入し，患者によく説明して筋力を弛緩させ，他動的にゆっくり関節を屈伸，回旋，内外反繰り返して整復するか，自動運動によって整復する．頻繁に嵌屯するものは整復も容易である．筋弛緩が得られず整復できぬものは，筋弛緩の得られる short acting な静脈麻酔下に整復を行う．縦断裂で嵌屯した例でも，整復されるとその後長期間まったく症状を出さないことも稀ではない．

(2) 手術療法

日常生活動作に著しい障害をきたす疼痛のあるもの，嵌屯を頻回に起こすもの，嵌屯が整復できないもの，伸展ブロックが長期間続くものなどが手術療法の適応となる．症候性の半月板障害を長期間放置すると，関節軟骨に二次性の不可逆性変化をもたらす．手術は関節鏡視下に行う．

a．半月板切除術(図48)

半月板切除術手技は，膝関節90度屈曲位，下腿を下垂させる肢位が常用される．膝関節裂隙は患者の下腿の自重により開大し，操作が容易になる．麻酔は腰椎麻酔，硬膜外麻酔，全身麻酔が用いられる．

関節鏡は lateral infrapatellar portal より，手術器具は medial infrapatellar portal より挿入する．

無血行領域の縦断裂，部分的水平断裂，関節包に達しない横断裂，

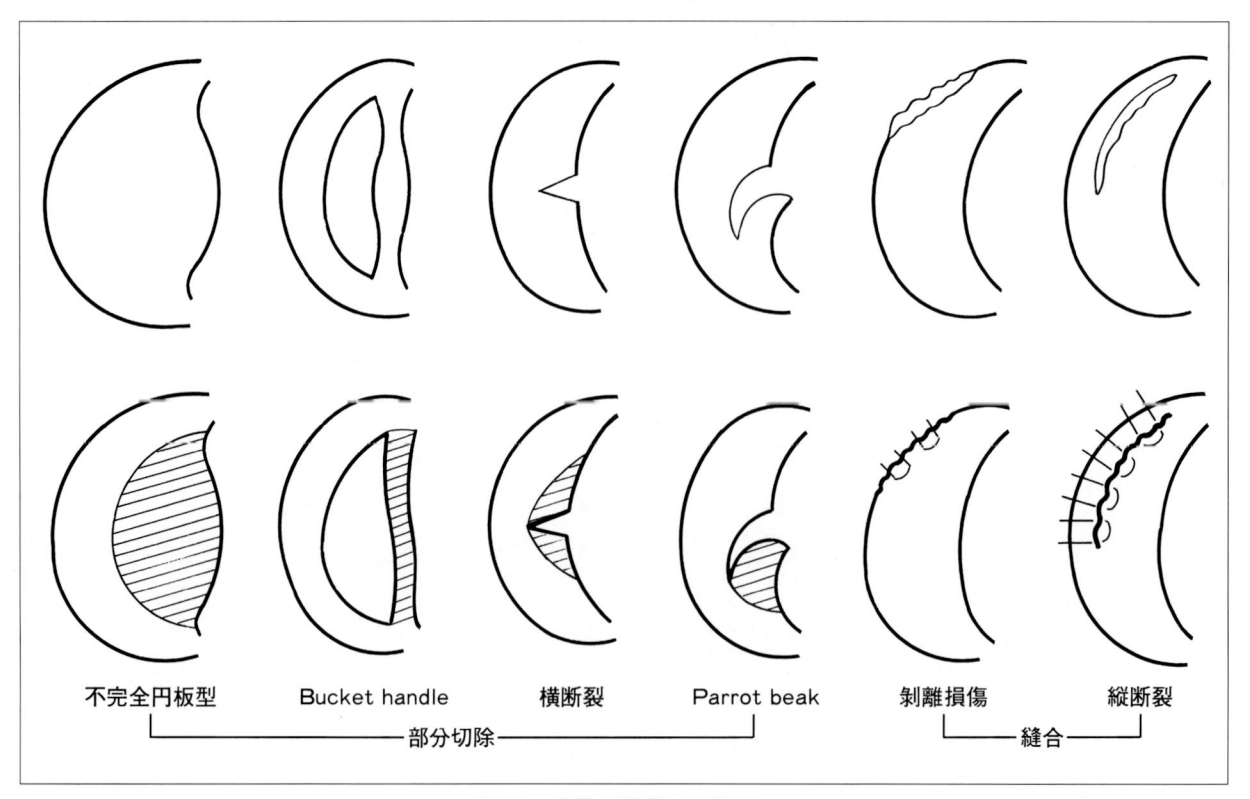

図48　半月板障害の手術法

弁状断裂など多くの断裂は部分切除の適応となる．(亜)全切除が適応になるのは，円板型半月板か高度，広範囲に損傷や変性が及んでいるものである．前節を basket 鉗子，鋏刀で切離した後，後節はごく一部を残して切離する．最後に半月板鉗子で半月板を把持し，後節の残存部を引きちぎるように半月板を関節外に引き出す．円板型メニスクスは piece by piece に咬除することもある．切離縁は shaver でトリミングする．変性が強い場合は最初から shaver で削り取る．

b．半月板縫合術

半月板関節包付着部剝離，関節包側1/3縦断裂は血行が存在するので縫合術の適応となる．最近では無血行領域でも断裂面の搔爬を行い，新鮮化したり，滑膜を移行し血行の新生を促すなどの工夫を加えて縫合術を試みることもある．

縫合術にはいろいろな器具が開発されており，その器具に応じて inside-out 法，outside-in 法，inside-in 法などがある．

c．半月板移植術，再建術

近年同種半月板移植(allograft)，自家組織，人工素材による再建術の報告が散見される．いずれも短期成績でまた症例数も限られているので一般臨床には導入されていない．とくに本邦では組織銀行(tissue bank)が確立していないので同種半月板移植による再建術は事実上不可能といえよう．

8）後療法

半月板切除術後は，腫脹など手術侵襲が鎮静するまで(通常3〜5日)は松葉杖を用いて免荷をする．手術翌日から全荷重歩行を許可する報告があるが，いったん滑膜炎を惹起し慢性化すると関節水症も合併し，治療に難渋することがある．

手術翌日から関節可動域訓練，大腿四頭筋強化訓練を開始する．術前に屈曲拘縮が続いた例では，後部関節包，hamstrings などの拘縮があるので，しばらく完全伸展障害が継続することがある．

半月板縫合術後の後療法については，半月板の癒合期間，力学的強度の経時的推移などのデータがないため，十分な統一見解は得られていない．通常は経験的に関節可動域訓練，大腿四頭筋訓練は術後早期に開始し，3週間免荷後に日常生活動作に復帰させる．一方，ACL損傷に合併した半月板縦断裂を縫合した場合は，ACL再建術の後療法に準じるので，術後の腫脹がとれると荷重を開始することも少なくなく，これは半月板損傷が red zone (血管分布領域)における縦断裂の場合は，放置してもほとんどの場合には癒合するという臨床経験によるものである．

9) 術後成績

一般に半月板切除後の変形性変化の出現は避けられないが，臨床的予後は良好である．半月板の1/2から2/3が残存すると，その荷重伝達機能は50%以上維持されるので，半月板部分切除および縫合術は全切除に比較してはるかに変形性変化の出現は少ないとされている．

しかし，青年期の内側半月板損傷に対する全切除術は，経年的に内側型変形性関節症に発展し，加齢的変化が加わる年齢になると症候性になることがきわめて多い．

外側半月板切除術は内側のそれに比較してはるかに良好である．外側型変形性膝関節症は半月板損傷（とくに円板型メニスクス）が原因であることが多い．

付-2．小児半月板障害（図49）

小児半月板障害はほとんどが円板型を呈する先天性形態異常が原因となり，通常は形態異常に損傷，変性が加わっていることが多い．円板型メニスクスは発生学上の特性により外側に発現し，内側に発現することはきわめて稀である．

円板型形態異常があっても変性や損傷を伴わない場合には，無症候性に経過することが多い．

円板型形態異常の発生頻度は，形態異常をどのように分類するか，調査対象をどのようにとるかなどにより報告者により数%から10数%までさまざまである．われわれの膝関節二重造影法による研究では，円板型形態異常の発生頻度は，外側6.7%，内側0.3%（内側例はいずれも incomplete type）で，約90%は左右対称性である．

小児例は成人例と多少異なり，
1）膝関節伸展制限
2）大腿四頭筋萎縮
3）軋礫音，弾発現象，click
4）疼痛

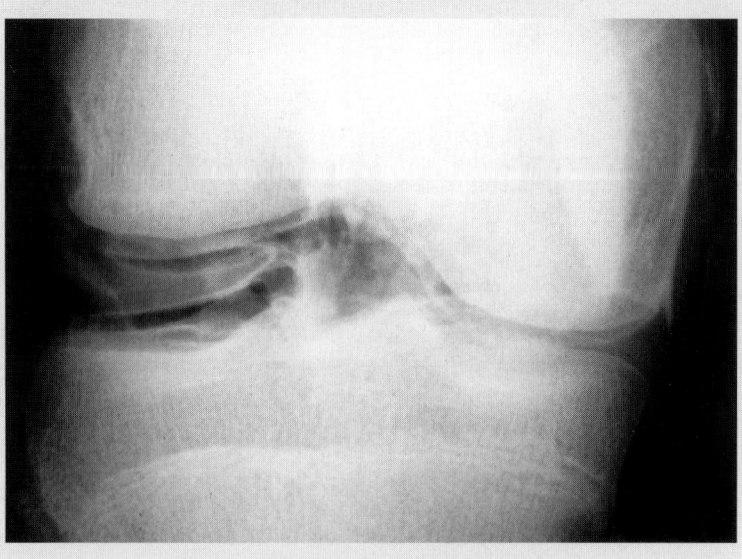

図49　小児円板型半月板関節造影像

が主要臨床症状である．10歳以下の小児で膝関節伸展制限(extension block)を訴えたら，まず外側半月板の円板型形態異常を考えるべきである．疼痛を訴えることは成人ほど多くはない．むしろ母親，幼稚園や小学校の先生が膝関節伸展障害による跛行，周囲に聞こえるような click に気づき受診させることが多い．12歳以上になると正常型半月板損傷も加わり，成人例と類似した病態を呈するようになる．

　治療はまず対症的に保存療法を試みるが，膝関節伸展制限，頻繁に出現する弾発現象，click が継続すると二次性に関節軟骨に不可逆性変性，損傷をもたらすので，無計画に保存療法を繰り返すことは慎むべきである．手術は多くは関節鏡視下に行われる．complete type 円板型メニスクスは亜全切除を適応することが多い．incomplete type の場合は，正常型半月板の形態に形成する形成的部分切除術が適応となる機会がある．形成的部分切除術は，亜全切除術に比較して術後の変形性変化の出現が軽微であるという報告が多い．

　小児半月板障害は外側半月板の形態異常によることが多いこと，外傷の既往は少なく，成人例にみられるような前十字靱帯損傷の合併がきわめて少ない，などの理由により，小児円板型メニスクスの亜全切除術の臨床的予後は一般に良好である．しかし，X線写真上変形性関節症変化の出現は程度の差こそあれ避けることはできない．また，離断性骨軟骨炎を合併することも稀ではない(約5％)．小児半月板障害に合併する離断性骨軟骨炎は術後3年以上経過してから発症することがあり，一次性に比較して難治性である．したがって，術後長期間定期的追跡調査が必要である．

[冨士川　恭輔]
（文献は496頁参照）

3. 靱帯損傷

　膝関節の形態は図形的にみるとほぼ平面の脛骨内・外側顆の上を円柱状の大腿骨内・外側顆が転がる構造をとる．したがって形態上は荷重関節には必須の関節安定性が得られにくく，関節安定性と関節運動の制御には靱帯を中心とする軟部支持組織が重要な役割を演じている．膝関節靱帯損傷を放置すると関節の不安定性を残すばかりでなく正しい関節運動軌跡を失い，さまざまな機能障害の原因となる．

1) 膝関節靱帯損傷総論

　膝関節靱帯損傷は受傷直後の急性期には著しい疼痛や腫脹を認めるものの，急性期が過ぎるとこれらの症状は軽減し，関節可動域も改善する．したがって，一見，治癒したようにみえるが，実際には関節不安定性を残している場合が多い．また関節不安定性が残存していても，膝関節周囲の大腿四頭筋をはじめとする筋力や他の支持機構に代償されて日常生活程度の活動では不安定感を訴えないことが多い．したがって，その治療法の選択は画一的に行うべきではな

く，靱帯の損傷程度，患者の活動レベル，年齢，職業などさまざまな因子を考慮して決定する必要がある．

2）内側側副靱帯(MCL)損傷

膝関節靱帯損傷のうち最も頻度が高い．膝関節に過剰な外反力が加わることにより発生する．スポーツ外傷，とくにスキー外傷などで足部が固定されたまま転倒し膝関節が外反強制されて受傷することが多い．

（1）診　断

MCLは完全伸展位や最大屈曲位で緊張するため，新鮮例では膝関節軽度屈曲位をとり，他動的に完全伸展や最大屈曲を強制すると疼痛を訴えることが多い．また，断裂部に一致して圧痛や腫脹を認める．しかし，MCLは膝関節包外の靱帯であるため，単独損傷では通常関節血症は生じず，これを認めるときには関節包を含めた広汎な損傷やACL，PCL，半月板などの損傷の合併に注意する必要がある．Ⅰ度の損傷では損傷部の圧痛，腫脹などの局所所見のみで不安定性は認めない．Ⅱ度損傷では膝関節完全伸展位で不安定性はないが，30°屈曲位における外反不安定性が陽性となる．さらに，Ⅲ度損傷では完全伸展位，30°屈曲位ともに外反不安定性が陽性となる．Ⅲ度損傷はACLやPCL損傷を合併している頻度が高いので十分に前後不安定性の検索も行う必要がある．

単純X線写真では大腿骨付着部の剝離骨折を認めることがある．外反ストレスX線写真ではⅡ度損傷以上では内側関節裂隙の開大を認める．関節造影では新鮮例でMCLの全層および関節包が損傷されると損傷部位から造影剤の洩出をみる．また，造影下におけるストレス撮影では関節裂隙の開大が内側半月板より中枢で起こるか（上位損傷型），内側半月板と脛骨間で起こるか（下位損傷型）で損傷部位の診断が可能である．下位損傷型では半月板損傷の合併率が高い．MRIでは新鮮例ではMCLそのものの輝度低下と周囲軟部組織の腫脹を認める．陳旧例では線維化や肥厚を認めることもあるが，明らかな所見のない場合もある．

（2）治　療

損傷程度によって治療法を選択する．新鮮例のⅠ度損傷では湿布と弾力包帯固定または支柱つきサポーターなどの簡単な外固定のみを通常1～3週間行うが，大きな愁訴を残すことはほとんどない．新鮮例のⅡ度およびⅢ度損傷の治療については未だに議論があり，①いずれもシリンダーキャストまたは支柱つきサポーターによる保存療法，②いずれも可及的早期の縫合術，③Ⅱ度損傷に対しては保存的，Ⅲ度損傷に対しては手術療法（一次修復術）④患者の活動レベルをみて手術適応を決めるなどさまざまな意見がある．われわれはⅠ，Ⅱ度損傷は保存療法，Ⅲ度損傷は手術療法としている．Ⅲ度損

傷は元来不安定性が高度で保存療法では高度の外反不安定を残すことが多い．陳旧性に対する決定的な手術法はないなどの理由による．手術療法は縫合術により完全な修復ができれば理想的であるが，通常 mop-end tear のため解剖学的な縫合が難しいこと，術後外固定を要することなどの問題点もある．また，保存療法を勧める根拠としてMCLが比較的血行の良好な部位にあるため，外固定によりある程度の修復が期待できること，陳旧例になって外反不安定性が残存しても，日常生活上の訴えが少ないことなどもあげられる．一方，陳旧例に対しては外反不安定性の程度と患者の生活レベルを考慮して手術適応を決める．不安定性が軽度で，活動レベルの低い患者に対しては大腿四頭筋訓練などの対症的な保存療法を行う．不安定性が高度で活動レベルの高い患者に対しては，必要により再建術やMCLの付着部を骨片をつけたまま移行する advance 法が行われる．再建術には半腱様筋腱などの自家組織や人工靱帯を用いる方法などが報告されている．Advance 法にはMCLの大腿骨付着部を中枢側に移行してMCLの緊張性を得る Mauck 法，逆にMCLの脛骨付着部を末梢側に移行する逆 Mauck 法などが行われているが手術侵襲が大きいわりに効果は少ない．

3）外側側副靱帯（LCL）損傷

日常臨床でLCL損傷をみることは実際にはきわめてまれで，多くはACL損傷やPCL損傷に合併する．膝関節内反強制で受傷するが，通常のスポーツ活動時には内反強制されても下腿が回旋し内反力が逃げるため，LCLに張力がかからず損傷されにくい．最も頻度が高いのがオートバイ事故で，オートバイは両膝関節の中央に巨大なエンジンが存在するため，転倒した際に下腿が回旋できず地面とエンジンの間に膝関節が挟まれたまま内反強制されて受傷することが多い．

（1）診　　断

LCLも膝関節包外の靱帯であるため，単独損傷では通常関節血症を認めない．関節血症を認めるときにはACLやPCLなどの合併損傷に注意する必要がある．徒手検査では30°屈曲位における内反不安定性が陽性となるが，30°屈曲位ではACLやPCL損傷だけでも内反不安定性が陽性となるので診断は難しい．

単純X線写真ではLCLの腓骨付着部の剥離骨折をしばしば認める．関節造影そのものでは明らかな異常を認めないことが多いが，内反ストレスをかけると外側関節裂隙の開大を認める．MRIではLCLの連続性の消失と新鮮例では周囲軟部組織の腫脹を認める．

（2）治　　療

腓骨の剥離骨折がある場合には pull-out 法などにより可及的早期に手術的に整復固定する．実質部損傷に対しては一次修復術が行

われることもあるが，解剖学的に十分な強度を確保するように縫合することが困難なため放置されることが多い．陳旧例に対しては必要により半腱様筋腱などの自家組織や人工靱帯を用いた再建術や，LCLの付着部を骨片をつけたまま移行するHughston法やClancy法などが行われる．

4）前十字靱帯(ACL)損傷

MCL損傷に比べ頻度は低いが，自覚的な関節不安定感の訴えは強い．過度の前方引き出し力でも発生するが，下腿の過度の内旋による受傷が多いとされている．スポーツ外傷が多く，とくにバスケットボールやバレーボールなど下腿を回旋しながらジャンプするような競技で受傷することが多い．ACL損傷を放置したままスポーツ活動を続けると関節面に繰り返し剪断力が加わるため，二次的に半月板損傷や軟骨損傷を合併することが多い．

（1）診　　断

ACL損傷は損傷時に約70％が関節血症を呈するため(図50)，膝関節の新鮮スポーツ外傷で関節血症を認める場合はまずACL損傷を疑う．受傷後数時間経ってから腫脹や疼痛が出現することもある．疼痛のため膝関節は軽度屈曲位をとることが多く，可動域も著しく制限される．徒手検査ではLachman sign(20～30°屈曲位における前方不安定性)，anterior drawer sign(90°屈曲位における前方不安定性)，jerk sign(前外側回旋不安定性)が陽性となるが，新鮮時には疼痛によるhamstring(膝関節屈筋群)の防御収縮のため，これらの徒手検査が施行できないことが多い．しかしLachman testはhamstringの緊張による影響を受けにくいので新鮮時でも陽性率が高いといわれている．

単純X線写真では小児は脛骨顆間隆起の剥離骨折がしばしば存在

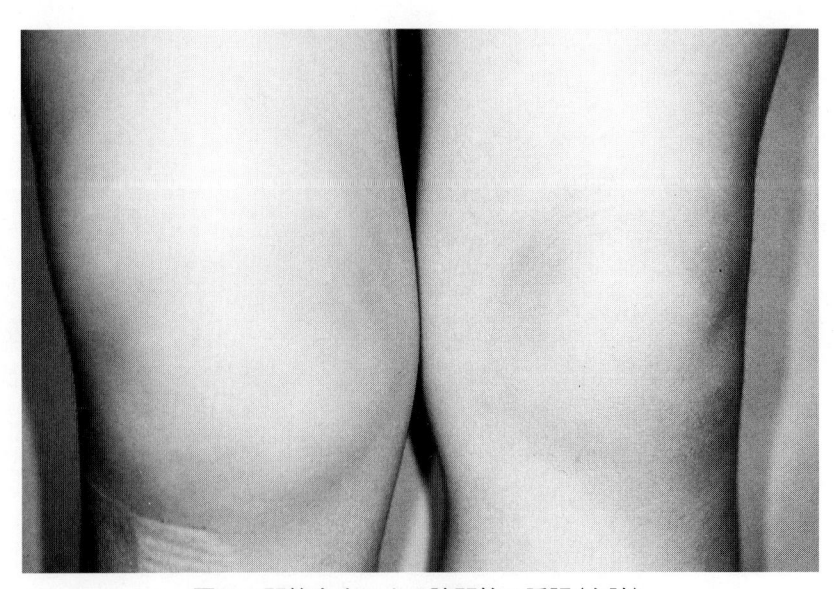

図50　関節血症による膝関節の腫脹(右膝)

する．また，脛骨外側顆関節面直下に外側関節包の剥離骨折（Segond骨折）をみることがあり，これを認める場合には膝関節に強い回旋力が加わったことを意味し，ほぼ100％にACL損傷が合併していると考えてよい．また陳旧例では，顆間隆起の尖鋭化を認めることが多い．前方引き出しストレスX線写真では脛骨の著明な前方変位を認める．関節造影は合併する側副靱帯損傷，半月板損傷，軟骨損傷の診断には有効であるがACL損傷そのものを直接観察することはできない．MRIでは新鮮例ではACLの連続性の消失と輝度低下を認める．陳旧例になるとACLの遺残を認めることもあるが，完全に消失していることも多い．

（2）治　　療

かつてはACL新鮮損傷例に対しては急性期に一次縫合術が行われたが，関節拘縮が遺残しやすいこと，可動域が回復するに従って不安定性が再現することが多いので現在ではあまり行われていない．したがって，新鮮例に対してはまず急性期の炎症症状に対して治療を行う．関節血症を認める場合にはこれを穿刺し，支柱つきサポーターまたは腫脹の強い場合にはギプスシーネ固定などを行い（通常1〜3週間），松葉杖を用いて患肢を免荷する．急性期の炎症症状が鎮静化したら患者の年齢，職業，活動レベル（とくにスポーツ）を考慮して手術適応を決める．すなわち，活動レベルの低い場合はそのまま日常生活に復帰させ，関節不安定感の訴えが残る場合にのみ手術（ACL再建術）を行う．活動レベルの高い場合はACL機能不全を放置したままにすると半月板や関節軟骨など他の重要な関節構成体の二次性損傷や変性を惹起する頻度が高いので炎症症状が鎮静化したら手術を行う．また，陳旧例に対しても同様に活動レベルを考慮して，手術適応を決める．再建術には腸脛靱帯や膝蓋腱，hamstringなどの自家組織を用いる方法，同種組織を用いる方法，人工靱帯を用いる方法などが報告されている．

5）後十字靱帯（PCL）損傷

PCLはACLに比べほぼ2倍の太さを有しているが，ACL損傷に比べ機能障害は少ない．交通事故などで脛骨に後方引き出し力が加わることで発生することが多いが（dashboard injury），スポーツ外傷などで脛骨に過度の回旋が加わったり，過伸展されることでも発生する．ACL損傷に比べ，二次的な半月板損傷や軟骨損傷の合併は少ない．

（1）診　　断

PCL損傷も関節血症を呈することが多いが，PCLの脛骨付着部は関節包外にあるため，この部の損傷や剥離骨折では関節血症を認めないこともある．徒手検査では脛骨がその自重により後方に落ち込むposterior sagging，90°屈曲位におけるposterior drawer test

(後方引き出しテスト)が陽性となる．しかし，新鮮時には腫脹のため，前・後方不安定性の鑑別は難しく，その際にはposterior saggingが重要な決め手となることが多い．

単純X線写真では脛骨付着部の剝離骨折がしばしば存在する．側面像で顆間隆起の後方に浮上した骨片を認めることが多い．また後方引き出しストレスX線写真では脛骨の著明な後方変位を認める．関節造影はACL損傷と同様PCL損傷そのものの診断には適さない．MRIでは新鮮例ではPCLの連続性の消失と輝度低下を認める．PCLは正常でも後方にcurveしているのでMRIによる弛緩の有無の判定は困難である．

（2）治　　療

PCL損傷は前述したごとくACL損傷に比べ，機能障害が少ないため保存療法が選択されることが多い．ただし，脛骨の裂離骨折で骨片が著しく中枢側に転位している場合には，内側半月板後節の付着部位でもあり，半月板障害を起こしたりそのまま癒合すると関節の可動域制限をきたすので新鮮時に整復固定術を行う．実質損傷では，ACL損傷と同様，急性期の炎症症状が鎮静化してから日常生活に復帰させ，関節不安定感の訴えを観察する．通常はかなり活動レベルが高くても強い関節不安定感を訴えないことが多い．ごく一部の症例，とくに膝関節後外側支持機構，LCL損傷を合併している場合には関節不安定感を強く訴える例があり，手術(PCL再建術)が適応となる．再建術にはACL再建術と同様，腸脛靱帯や膝蓋腱，hamstringなどの自家組織を用いる方法，同種組織を用いる方法，人工靱帯を用いる方法などが報告されている．

6）複合靱帯損傷

上述した靱帯損傷が複数合併することがあり，その際にはさらに強い関節不安定性を招く．

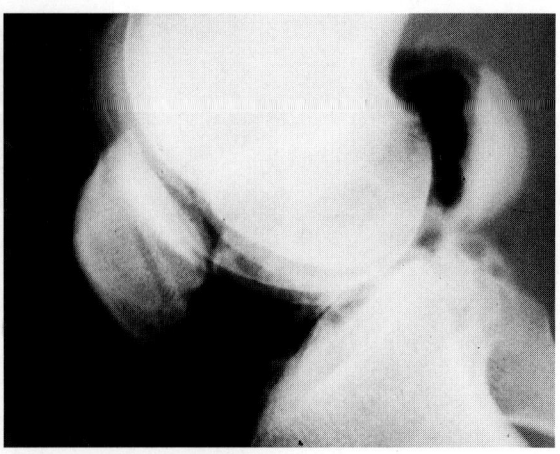

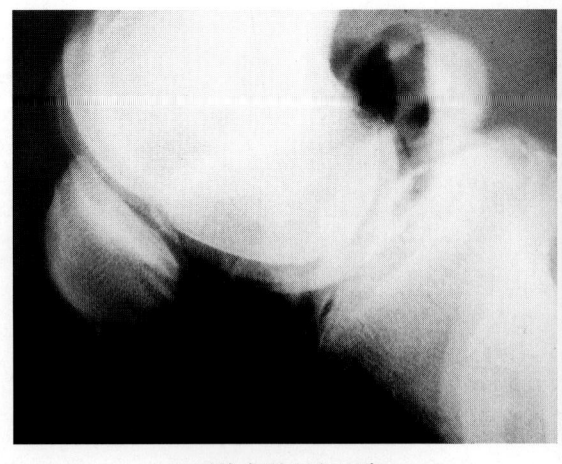

(a)後方引き出し時　　　　(b)前方引き出し時

図51　ACL＋PCL複合損傷における関節造影後の前後ストレスX線写真像

最も頻度が高いのが ACL＋MCL 損傷でスポーツ外傷が多い．診断，治療に関してはそれぞれの靱帯損傷に準ずるが，内側関節包の損傷が合併すると，ACL 損傷に伴う関節内の出血が関節外に流出し，関節血症を呈さず，関節周囲の腫脹を認めることがある．

また ACL＋PCL 損傷も決してまれではなく，交通事故で受傷することが多いが，スポーツ外傷によって受傷することもある．前述したごとく徒手検査で前・後不安定性の鑑別が難しいため，ACL または PCL 損傷の一方を見落とすこともしばしばあり，注意を要する（図51）．

さらに，交通事故など強大な外力に伴う膝関節脱臼では上述した靱帯のうち，最低でも2本，通常は3本の靱帯損傷が合併し，関節包の損傷も伴うことが多い．その際には脱臼を整復した後ギプス固定を行い，まず，関節包などの周囲組織の治癒を待ってから，必要に応じてそれぞれの損傷靱帯に対する処置を行う．

おわりに

膝関節靱帯損傷は損傷靱帯の種類や程度によってその予後が大きく影響される場合と，放置されても比較的障害を残しにくい場合がある．いずれにせよ，初期に正確な診断を下し，適切な治療方針を立てることが大切である（図52）．

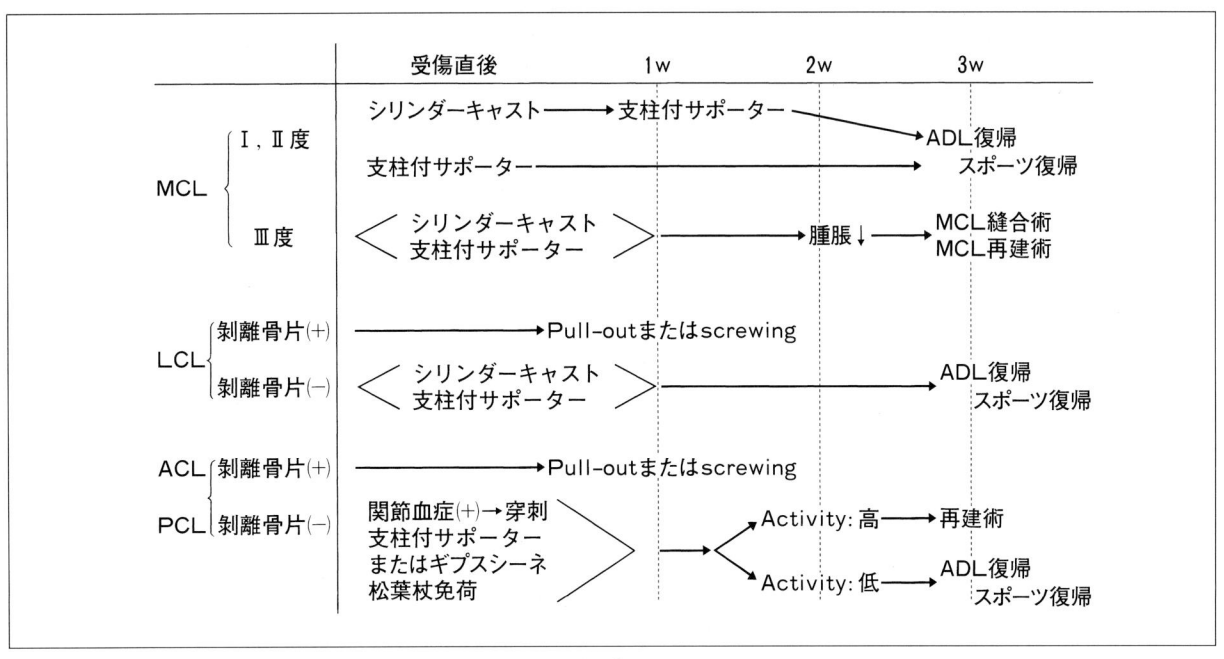

図52 治療の chart

［松 本 秀 男］

文　献

[Tangential osteochondral fracture]
1) Ahstrom JP : Osteochondral fracture in the knee joint associated with hypermobility and dislocation of the patella. Report of eighteen cases. J Bone Joint Surg 47A : 1491 -1502, 1965.
2) Fujikawa K, et al : Biomechanics of patellofemoral joint. Part-1. Mechanical Engineering 12 : 3-11, 1982.

3) 冨士川恭輔ほか：膝関節の tangential osteochondral fracture. 関節外科 4：281-288, 1985.
4) 冨士川恭輔：膝関節の tangential osteochondral fracture. エース整形外科（泉田重雄，矢部　裕編），pp69-77，南山堂，東京，1990.
5) 藤沢義之：Osteochondral fracture. 整形外科 Mook 9：161-179, 1979.
6) 伊勢亀冨士朗ほか：いわゆる osteochondral fracture について．臨整外 4：555-559, 1969.
7) Kennedy JC, et al : Osteochondral fractures of the femoral condyles. J Bone Joint Surg 48B : 436-440, 1966.
8) Matthewson MH, et al : Osteochondral fracture of the lateral femoral condyle. A report of indirect violence of the knee. J Bone Joint Surg 60B : 199-202, 1978.
9) Milgram JE : Tangential osteochondral fracture of the patella. J Bone Joint Surg 25 : 271-280, 1943.
10) Moscher E : Cartilage-bone lesion of the knee joint following injury. Reconstr Surg Traumat 12 : 2-26, 1971.
11) Roraberk CH, et al : Acute dislocation of the patella with osteochondral fracture. A review of eighteen cases. J Bone Joint Surg 58B : 237-240, 1976.
12) Scheller S, et al : Traumatic dislocation of the patella. A radiographic investigation. Acta Radiol (Suppl)336 : 1-160, 1974.
13) Trillat A, et al : Le fractures chondrosseuses du versant articulaire interne de la rotule. Rev Chir Orthop 53 : 331-342, 1967.

[半月板損傷]
1) 天児民和：日本人膝関節メニスクス障害．日整会誌 32：806, 1958.
2) Amako T : On the Injuries of the Meniscus in the Knee Joint of Japanese. J Jap Orthop Ass 33 : 1289, 1960.
3) Cox JS, et al : The degenarative effects of partial and total resection of the medial meniscus in dog's knee. Clin Orthop 109 : 173, 1967.
4) 冨士川恭輔ほか：膝半月損傷．整形外科 Mook9，金原出版，東京，1979.
5) 冨士川恭輔ほか：小児円板状半月障害における半月部分切除について．臨整外 14：226, 1979.
6) Fujikawa K, et al : Partial Resection of the Discoid Meniscus. J Bone Joint Surg 63B : 391, 1981.
7) Fujikawa K, et al : Discoid meniscus in the pediatric knee. Current Opinion in Orthopaedics 8 : 41, 1997.
8) Hayashi LK, et al : Arthroscopic Meniscectomy for Dicoid Lateral Meniscus for Children. J Bone Joint Surg 70A : 1495, 1988.
9) 小林　晶ほか：膝関節円板状メニスクスについて．臨整外 10：10, 1975.
10) 黒沢　尚ほか：半月板切除後の予後．術後成績に影響を与える因子．整形外科 27：825, 1976.

[靱帯損傷]
1) 冨士川恭輔：靱帯損傷．外傷．ヴォアラ膝（小林晶ほか編），pp123-143，南江堂，東京，1991.
2) 守屋秀繁ほか：膝関節靱帯損傷診療マニュアル（守屋秀繁編），pp1-176，金原出版，東京，1991.
3) 戸松泰介ほか：膝関節．関節靱帯損傷．整形外科 MOOK：58（藤巻悦夫編），pp135-219，金原出版，東京，1989.

G-6 変性

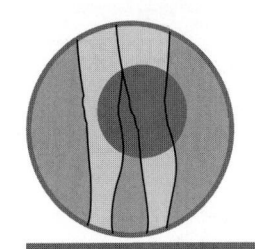

1. 変形性膝関節症

1）病態

　変形性膝関節症とは関節軟骨の変性，摩耗，破壊（退行性変性変化）に骨棘形成，骨硬化（増殖性変化）が混在する関節の変形をきたし，疼痛を主とする症状をもたらす病態である．軟骨の変性，摩耗，破壊には種々の原因があり，その主なものは肥満，重労働，下肢軸の変形（O脚が多い）などによる関節軟骨に対する過負荷である．さらにこれらの力学的原因に軟骨破壊酵素およびその活性化物質の出現などが複雑に関与している．手指の遠位指節関節が肥大するヘベーデン結節を合併した症例は generalized osteoarthritis と呼ばれる遺伝性の強い病態が示唆される．また女性に好発することから女性ホルモン関与も考えられている．

　病変の部位，広がりにより分類すると内側大腿脛骨関節が主に障害される内側型，外側大腿脛骨関節が主に障害される外側型，膝蓋大腿関節が主に障害される膝蓋型，関節全体が障害される全関節型に大別される．内側型が外側型，膝蓋型に比べ圧倒的に多い．

　病期診断は一般に荷重時X線写真における関節裂隙狭小の程度で評価する Ahlbäck[1]の方法が基準となる．本邦でも諸家により評価方法が考案されている．軟骨摩耗が早期より出現する部位が膝関節軽度屈曲位での荷重面であることから，膝関節を45度屈曲した状態で立位荷重位をとらせ，後方から10度頭側よりX線を照射撮影する Rosenberg[2]の撮影方法が早期に軟骨の摩耗を把握できることから最近用いられるようになった．

2）臨床症状（表3）

　変形性膝関節症の主症状は疼痛である．とくに初期では坐位から立ち上がり歩行するなどの動作の開始時に疼痛が出現し，動作を続けると軽快または消失するのが特徴である（starting pain）．変形が進むにつれて動作中，さらには動作後にも消失しない疼痛に変わる．日本人は内反膝が多いので，荷重痛は関節内側部に集中する．膝蓋大腿関節に変形性変化がある場合には階段，坂の昇降時に膝関節前部痛を訴える．

表3 変形性膝関節症の臨床症状

a．自覚症状	b．他覚所見
1．疼 痛	1．大腿四頭筋萎縮
2．こわばり感	2．腫 脹
3．腫 脹	3．圧 痛
4．可動域制限	4．軋 音
5．変 形	5．変 形
6．不安定感	6．可動域制限
7．異 音	7．不安定性

　腫脹は関節液の貯留(関節水腫)，滑膜肥厚(増殖)により生じ，両者が合併することもある．本症では前者によることが多く，関節液は通常黄色透明である．圧痛は関節裂隙，とくに内側関節裂隙から脛骨内側顆部にかけて存在する，鵞足部に限局することもある．膝蓋大腿関節症の場合は，膝蓋骨後面に圧痛がある．可動域制限は，初期では軽度の屈曲障害があり正座が困難であることを訴えるが，次第に伸展制限を伴うようになる．本邦では変形性膝関節症の約85％に内反変形(内反膝)がみられるが，これは脛骨近位部の内反(tibia vara)によるもので，もともと内反膝があったものと変形性変化が内反膝をもたらしたものがある．いずれも進行とともに変形は増大する．とくに前者では高率に脛骨近位部の外旋変形を合併している．

　変形性変化が進行しても前後方向の不安定性はみられないが，側方動揺性は出現する．この不安定性は靱帯など支持組織が原因となるものではなく，変形性変化による骨の変形によって生じるものである．

3) X線写真所見

　変形性膝関節症でみられる単純X線写真所見は，骨破壊像のなかに骨増殖像が混在するのが特徴的であるが，とくに関節軟骨の変性，摩耗，損傷および半月板の損傷，摩耗による関節裂隙の狭小化と反応性骨増殖による骨棘形成，軟骨下骨骨硬化が特徴的である(図53, 54)．いいかえれば関節裂隙の狭小化，軟骨下骨硬化は実際には造影されていない半月板，関節軟骨の変化をよく表現している[10]．

6. 変　性　499

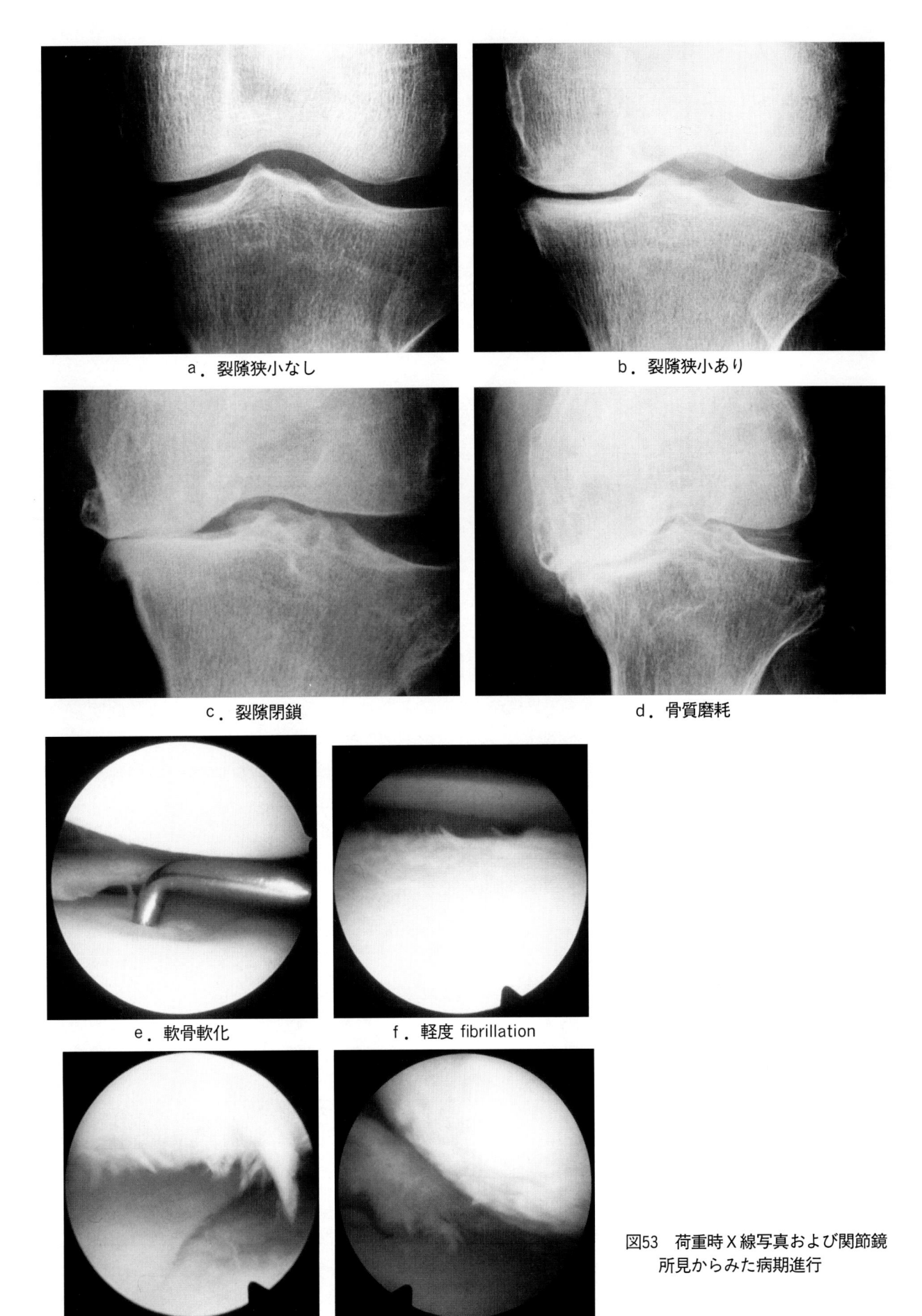

a．裂隙狭小なし

b．裂隙狭小あり

c．裂隙閉鎖

d．骨質磨耗

e．軟骨軟化

f．軽度 fibrillation

g．高度 fibrillation

h．軟骨下骨露呈

図53　荷重時X線写真および関節鏡所見からみた病期進行

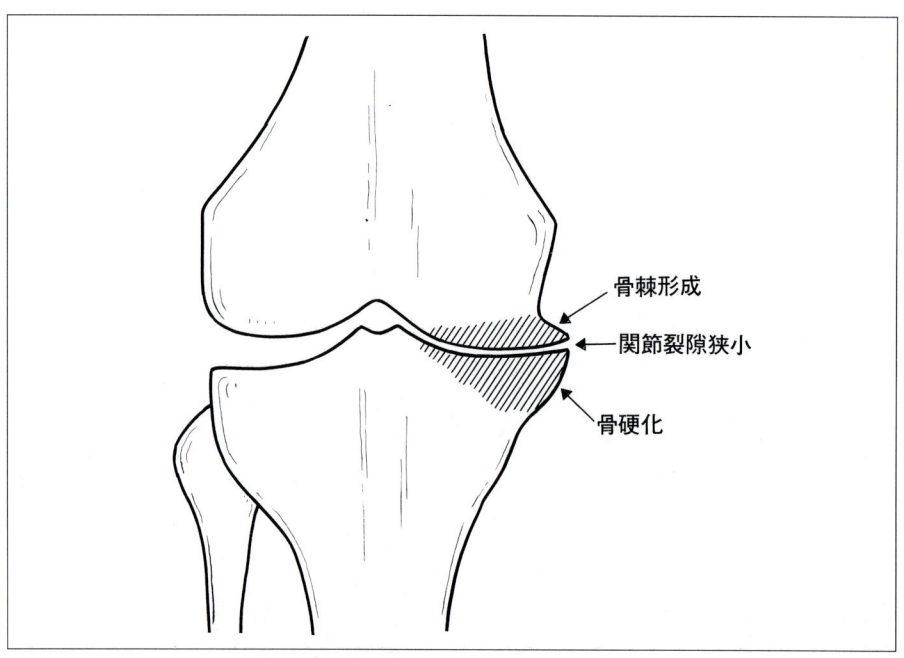

図54　変形性膝関節症のX線写真

4）治　　療(図55)
(1) 保存療法

疼痛などの臨床症状はあるが，日常生活動作が維持されX線写真上変形性変化が軽度から中等度で，前節で述べた荷重時X線写真で関節裂隙が開存している軽度または中等度の症例は保存療法の適応である．また高度例でも手術の承諾が得られない場合は保存療法を試みる．保存療法には肥満に対する減量指導，大腿四頭筋強化訓練，薬剤療法，装具療法，理学療法，ヒアルロン酸製剤の関節内注入療法などがある．疼痛に対する対症療法として最も頻繁に用いられる薬剤療法には各種消炎鎮痛剤の投与，湿布剤，軟膏など塗布剤などがある．理学療法は温熱理学療法が主に行われる．ときにステロイド剤の関節内注入を行うが，とくに初期，中期例では1回の関節内注入で著効を奏することがある．高度(進行)例は有効期間も短く注入を繰り返すようになりがちのため，使用法には十分な注意が必要である．

a．減量指導

減量は関節軟骨に対する生体力学的な過負荷を軽減する最も確実な方法であり，とくに肥満を伴った症例では減量による効果は大きい．定期的に体重計測を行い摂取カロリーを制限するよう指導する．最近では定期的に栄養科の指導を受けさせることも少なくない．肥満に対する運動療法として定期的な散歩，水中訓練は筋力強化も同時に期待できる．ジョギングはかえって軟骨の変性摩耗を助長する可能性がある．

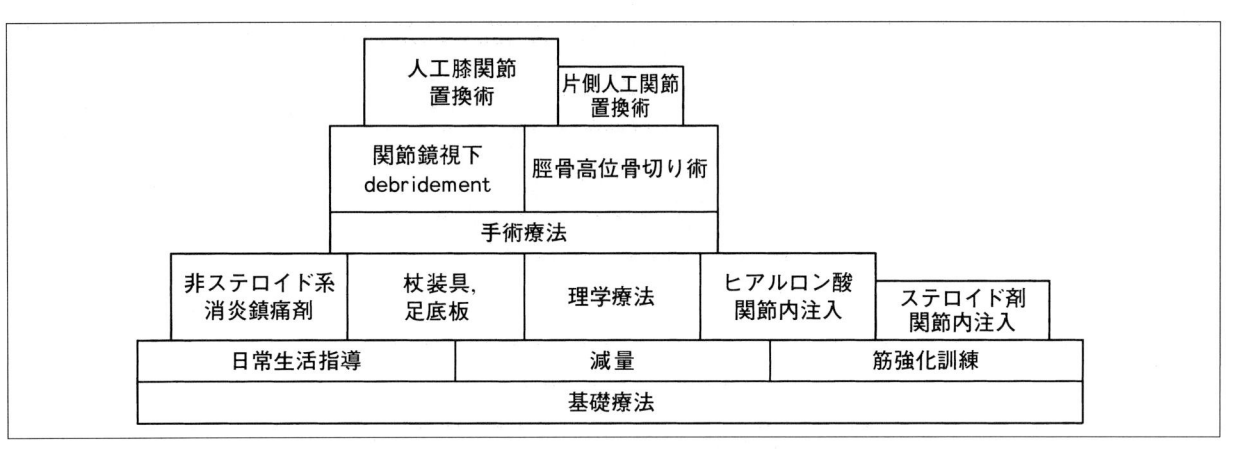

図55 変形性膝関節症(大腿脛骨関節)の治療体系

b．運動療法

運動療法としては関節軟骨に過剰な負荷がかからない方法で大腿四頭筋の強化を指導する．大腿四頭筋筋力が強化されても関節軟骨を中心とした関節構成体の変化自体が改善するわけではないが，関節の機能が改善し，疼痛の改善，歩行距離の拡大，階段昇降能の改善などが期待できる．

簡単な方法としては仰臥位で行う下肢伸展位挙上体操があるが，腰痛を合併している場合にはむしろ椅子に座った状態で行う下腿挙上運動を勧めるべきである．回数や砂嚢などによる負荷量は患者の筋力に合わせて指導する．そのほかマット運動，エアロバイクなどが一般的であるが，機会があればプール内歩行練習，水泳が有効である．減量と運動療法により軽度の例はほとんどが軽快する．

c．装具療法

装具療法には一般臨床では外側楔状足底板と支柱つき膝装具を用いることが多い．内反型変形性膝関節症に対する外側楔状足底板の原理は，足底外側部を挙上することにより膝関節部を通過する体重の荷重線をわずかでも外側に移行させ，軟骨の変性摩耗した内側大腿脛骨関節に集中する負荷を軽減することである．また内反変形(O脚)により内側偏位している荷重線を足底外側を挙上することにより外側に移行する静的な負荷の軽減よりも，荷重時の膝関節の外方側方動揺による動的な負荷を抑制する作用のほうが主要であるとする考えもある．

支柱つき膝装具の作用機序はO脚を矯正する効果と，側方動揺を抑制する効果を期待するものである．ともに立っている機会が多いときとか，歩行時にはできるだけ着用するよう指導する．

d．ステロイド関節内注入療法

1951年に Hollander[11] により紹介された関節内ステロイド剤注入療法は除痛効果が劇的であり，以後急速に普及した．しかし症例によっては関節症変化の進行が加速され，ステロイド関節症となることが1958年に Chandler[12] により報告され反省期に入った．その後の

実験的研究によりステロイド剤関節内注入で軟骨細胞の代謝が低下すること[13]や，病理学的に変性の進行が認められること[14]が報告され，日常診療で関節内にステロイド剤を注入することは激減した．ステロイド剤の関節内注入によるステロイド関節症のX線写真は大腿脛骨関節の高度骨萎縮，脛骨関節面の病的骨折，骨欠損などが特徴的な所見である．これら骨破壊の著明な例では骨欠損による側方動揺も高度で，人工膝関節置換術が必要となる場合が多い．感染を合併することもあり，さらに頻回のステロイド剤関節内注入により局所的な感染に対する抵抗力の減退を招き，潜在性の感染を内在している可能性があり，人工関節の最も重篤な合併症である術後感染を併発する危険性が高くなる．ステロイド剤の関節内注入を行う場合は単発性に行うべきである．

e．ヒアルロン酸関節内注入療法

近年，関節内注入用高分子ヒアルロン酸が開発され頻繁に使用されるようになった．ヒアルロン酸は硝子体，臍帯，皮膚，関節軟骨，滑膜などに存在し，Nアセチルグルコサミンとグルクロン酸が交互に結合した酸性ムコ多糖類で粘稠な物質である．元来，重要な関節液成分として関節内にも存在している．

1971年に Rydell[15]は競争馬の外傷性関節炎にヒアルロン酸を注入しその有効性を報告した．一般臨床における有用性は Helfet[16]により報告された．ステロイド剤ほど顕著な除痛効果はないが，ヒアルロン酸製剤の変形性膝関節症に対する臨床効果はすでに確立されているといえよう．またステロイド関節症のような重篤な合併症も報告されていない．作用機序に関してはヒアルロン酸リセプターを介した除痛効果[17]，形成された液体膜による潤滑の改善，プロテオグリカン遊離の抑制[18]，また滑膜に対する新たなヒアルロン酸産生の亢進，さらには損傷軟骨に対する修復促進などがあげられている．

投与方法は週1回通常の膝関節内への注射と同様に膝蓋上嚢に2.5 ml注入する．無菌操作に気をつけることはステロイド剤と同じである．1回の注射で疼痛の改善が得られることは少ないが，数回関節内投与を繰り返すうちに除痛効果が得られてくる．

(2) 手術療法

a．保存療法の限界と手術療法の適応

保存療法を施行しても疼痛を中心とした臨床症状が増悪し，X線写真で関節裂隙の著明な狭小化，軟骨下骨の硬化，高度な骨棘形成など関節軟骨，半月板など主要関節構成体の高度変性変化を示唆する所見が認められる場合は保存療法の限界で，手術療法を考慮する必要がある．

変形性膝関節症に対する手術療法は，関節鏡視下 debridement，高位脛骨骨切り術，人工膝関節置換術がある．人工膝関節置換術には片側置換術と全置換術がある．手術法は病態，患者の年齢，活動

性により決定する．一次性変形性膝関節症の大半が内側(内反)型であるが，病変が内側大腿脛骨関節に限局し，60歳以下の場合は高位脛骨骨切り術が適応となり，手術成績はきわめて安定しており，確立した手術法といえる．片側人工膝関節置換術は骨切り術に比較すると適応される機会が少ない．病変が大腿脛骨関節全体に及ぶ場合は全人工関節置換術の適応となる．とくに70歳以上の高齢者に対しては内側型変形性膝関節症であっても術後日常生活への復帰が早い人工膝関節置換術が適応される．人工膝関節は材質，デザインが著しく改良され手術成績も安定するようになったとはいえやはり耐久性に問題がある．日本人の平均寿命を考慮すると65歳以下の比較的若く活動性が高い症例に人工関節置換術を施行した場合，20年にわたり置換した人工関節が維持されうるかどうかはまだ不明である．変形性膝関節症に対する関節鏡視下 debridement は関節鏡システム，関節鏡視下手術器具の著しい進歩と手術手技の向上により小侵襲で短時間に行えるようになった．変形性関節症の症状は多様な原因によって発生するが，ときには損傷半月板や関節内遊離体が主原因になっていることがあり，変形性変化が軽度，中等度であれば関節鏡視下にこれらの主原因を取り除くことによって症状は軽快する．同時に骨棘，増殖した滑膜を部分的に切除することもある．一方，関節軟骨を中心とした変形性変化が高度で，日常生活に著しい障害をきたすような疼痛や可動域制限が複雑な病態で生じている場合には本法は適応にはならない．むしろこの手術で症状が悪化することもあるので適応には慎重を要する．

b．手術療法の予後

高位脛骨骨切り術は内反変形を骨切り術によって矯正し，荷重線を軟骨，半月板が変性，損傷，摩耗した内側大腿脛骨関節からこれらの関節構成体が比較的維持されている外側大腿脛骨関節に移行させることである．したがって，矯正が不十分であったり外側大腿脛骨関節の構成体が変性，損傷，摩耗すれば疼痛が再発することになる．Coventry の報告[19]によると矯正が十分に行われ，肥満が標準体重の1.32倍以下であれば，術後5年の成績は90%が十分満足でき，10年後にはそれが65%となる．矯正不良，肥満がある場合は成績は低下する．本術式の対象は比較的若年者(60歳以下)なので，高位脛骨骨切り術施行時には人工関節による再手術の必要性も考慮しておく必要がある．

人工関節の術後の問題点には人工関節のゆるみ，高密度ポリエチレンの摩耗および破損，人工関節の破損，晩期感染などがあげられる．術後10年でこれらの原因により再手術(再置換術，関節固定術)を要する例は一般に5～10%と報告されている．

2. 半月板石灰化症(偽痛風)

1) 病態,臨床症状,診断

　　壮年期以降の膝関節単純X線写真で半月板に一致して無数の点状の石灰化陰影を認めることがあり(図56),この病態はMcCarty[1]によりpseudgout(偽痛風)と呼称された.痛風様の激しい関節炎発作(偽痛風発作)を伴うことがあるので偽痛風と呼ばれる.石灰化陰影の本態はピロ燐酸カルシウムの結晶であることが多い.ときに膝関

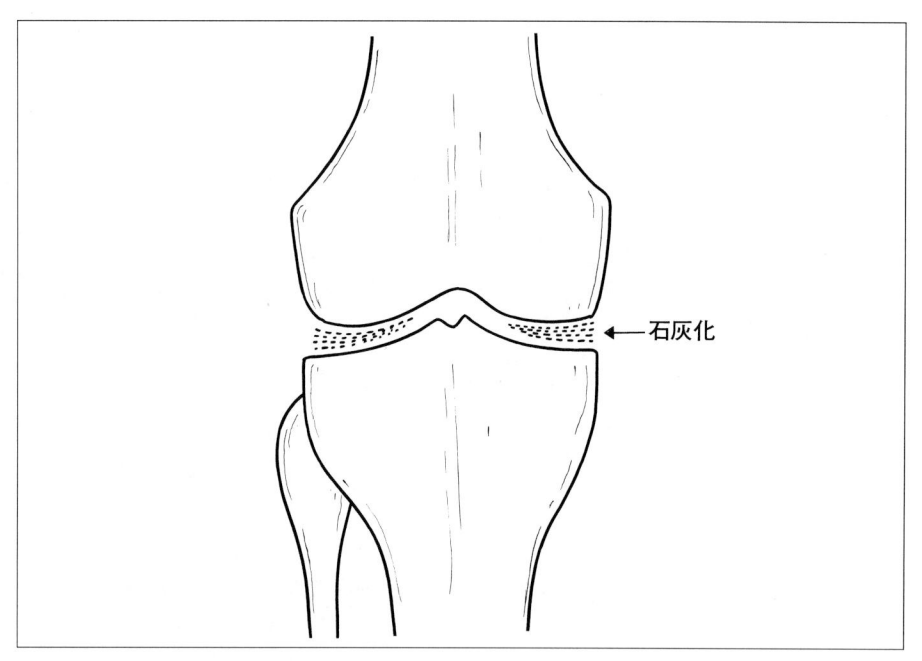

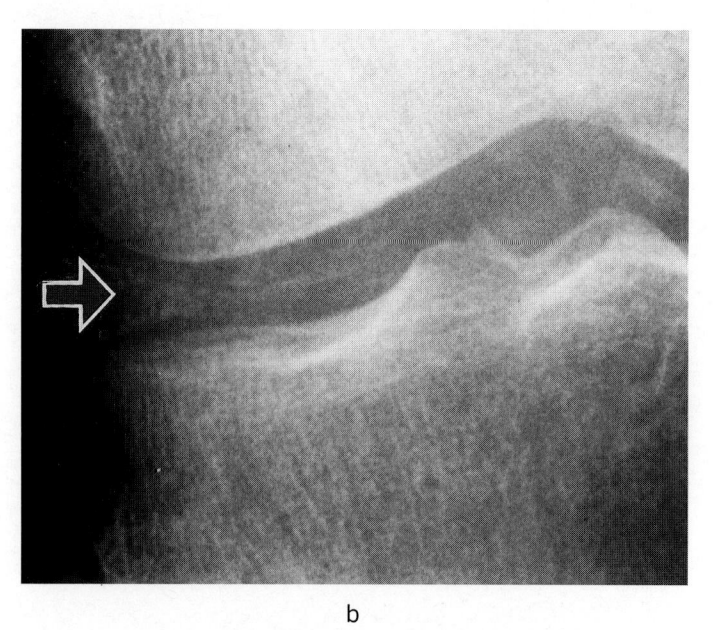

図56　半月板石灰化症(偽痛風)のX線写真

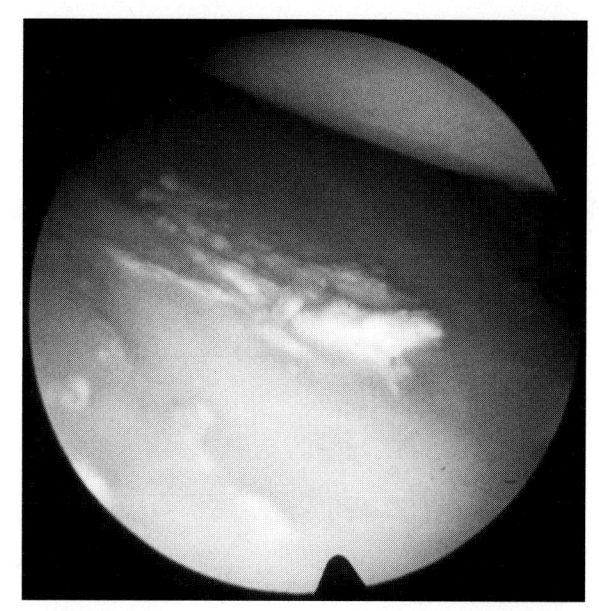

図57　ピロリン酸カルシウム結晶の鏡視所見

節の腫脹，熱感，発赤と全身性の発熱など化膿性膝関節炎症状を呈して来院することがある．ピロ燐酸カルシウムが沈着するのは膝関節だけでなく肩関節，足関節，手関節などの他関節にも生じ多発性関節炎の臨床像をとることもある．変形性膝関節症に合併することが多い．X線回析によりピロリン酸カルシウム結晶が証明されれば診断が確定する．通常はX線写真による無数の点状石灰化像，関節穿刺液中の偏光顕微鏡による菱形のピロリン酸カルシウム結晶の検出，前述した臨床経過より総合的に診断する．60歳以上の変形性膝関節症の関節鏡視を行うと60～70%の症例に半月板，滑膜にピロリン酸カルシウムが沈着しているのが観察され(図57)，その大部分は結晶性関節炎を発症していないという報告もある．また1976年にDieppe[2]が光学顕微鏡では検出困難な微小な結晶であるハイドロキシアパタイト結晶による偽痛風発作が存在することを報告しており，偏光顕微鏡検査で結晶が検出されなくても完全に偽痛風発作を否定できない．

　感染を疑い初期に抗生剤を投与されることが多いが，感染と鑑別するために抗生剤投与前に関節液の培養検査を行うことが診断，治療上重要である．

2）治　　療

　結晶誘発性関節炎であるから，安静，関節液の穿刺排液，消炎鎮痛剤の投与を行う．化膿性膝関節炎との鑑別，合併を否定することが重要である．感染が完全に否定されればステロイド剤の関節内注入により著効が得られる．ステロイド剤は感染に対する抵抗力を減弱させるのでその使用には慎重を要する．感染症が否定できない場合には，抗生剤の投与も必要となる．急性炎症が対症療法によって

軽快しない場合は関節腔内を洗浄し，ピロリン酸カルシウム結晶を洗浄排泄することもある．

3. 離断性骨軟骨炎(osteochondritis dissecans)

1) 病態

離断性骨軟骨炎は1888年Königにより初めて呼称された．若年男子(8〜15歳)に好発し軟骨下骨が何らかの原因によって離断し，さらに関節軟骨も離断し関節内に遊離する疾患である．

離断の原因には外傷，循環障害，骨化障害などがあげられているが明らかに家族内発生があること，多関節発生例があることなどから内因(遺伝因子，ホルモン異常，骨端核異常など)の関与は否定できない．外傷に続発したり，スポーツ愛好家など活動性の高い若年者に発生しやすいこと，免荷により高率に完治することから力学的ストレスを直接の原因とする意見が強い．

膝関節の離断性骨軟骨炎は大腿内側顆顆間窩側(外側)に好発するが，その原因として戸松[1]は関節負荷面と離断性骨軟骨炎の発生部位との相関を検討し，大腿内側顆顆間窩部のいわゆる classical site は膝関節伸展時の screw home movement に際し，同部と脛骨内側顆間隆起の傾斜面の間に負荷面が形成され，膝関節完全伸展時に伴う大腿骨の強制内旋運動の際に shearing stress が生じ，これが離断性骨軟骨炎の発生に関与しているとした．いずれにしても一因性とは考えにくく，内因性要素に外因性要素(多くは繰り返しの stress)が加わり発生するという考え方が一般的である．

発生部位はきわめて特徴的でAichroth[2]によると大腿内側顆に約85％が発生し，とくに classical site と呼ばれる内側顆顆間窩部には約70％が発生する(図58)．戸松らによると classical site の発生

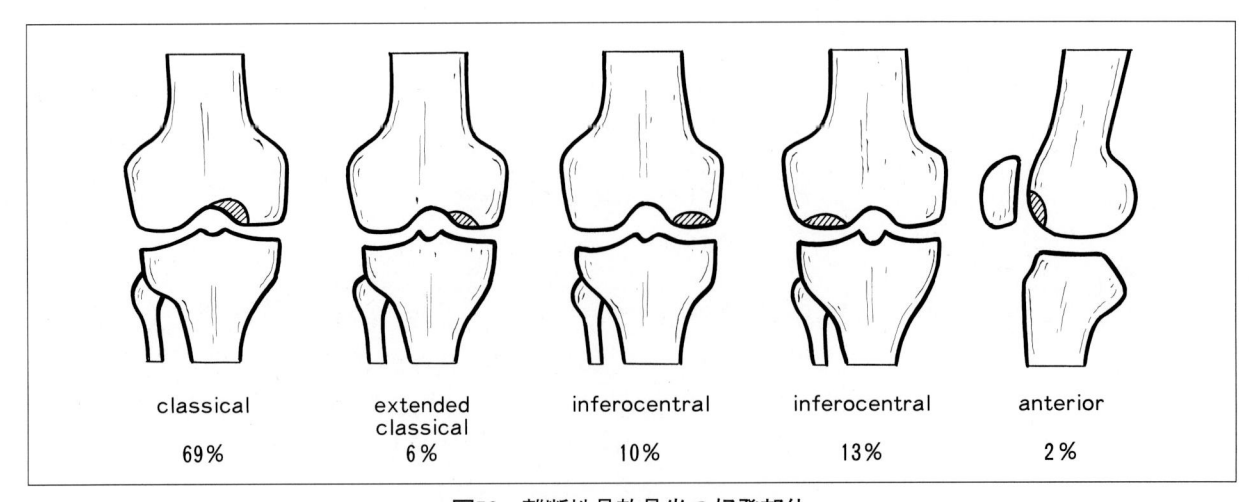

図58 離断性骨軟骨炎の好発部位
(Aitcroth P : J Bone Joint Surg 538 : 440-447, 1971 より引用)

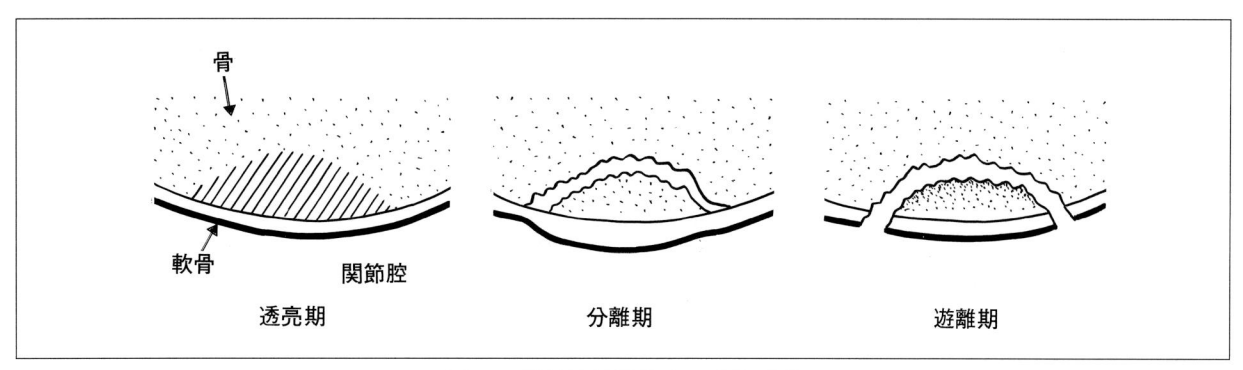

図59 離断性骨軟骨炎の病期分類

例が約80％で膝蓋骨の発生例はきわめて少ない．大腿骨外側顆発生例は小児円板状半月板障害に合併することが多い．

骨軟骨片の遊離状態で病期分類がなされ，病期により治療法が異なる．発症初期はX線写真上病巣部に透亮像が認められるのみで透亮期である．中期では骨組織は分離しているが軟骨組織の連続性は保たれた状態で，遊離前の分離期と呼ばれる．軟骨組織の連続性も失われ骨軟骨片が関節内に遊離した末期が遊離期である(図59, 62)．

2）臨床症状

疼痛，嵌屯，関節水腫が主要症状である．症状はきわめて緩徐に出現し，また軽度である．はじめは運動時の不快感程度であるが，次第に疼痛を伴うようになる．ときには初発症状が関節内遊離体による嵌屯症状のこともある．疼痛誘発テストとして Wilson's sign があり，患者を仰臥位とし，患側膝関節を90°屈曲に保持し下腿を強く内旋しながら伸展していくと疼痛が誘発され，外旋すると消失する．歩行時に疼痛を回避するために少し下腿を外旋することもある．関節内遊離体となると突然嵌屯症状を呈し，関節水腫を伴うことがある．

3）X線写真所見

典型的なX線写真所見は，母指頭大の半円形の骨離断像または骨欠損像を呈し，周辺には骨硬化像を伴う．病巣は大腿骨顆部のやや後方にあるため膝関節伸展位正面X線写真像では描出されず，顆間窩撮影(図60, 61)によって初めて明らかになることもある．

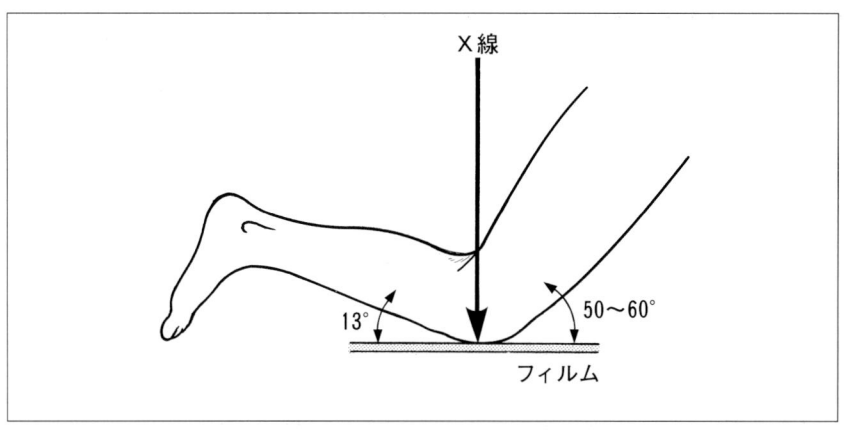

図60 大腿骨顆間窩撮影法
腹臥位でフィルムカセットを下に置き大腿を50～60度,
下腿を13度角度をつけ後方より撮影する.

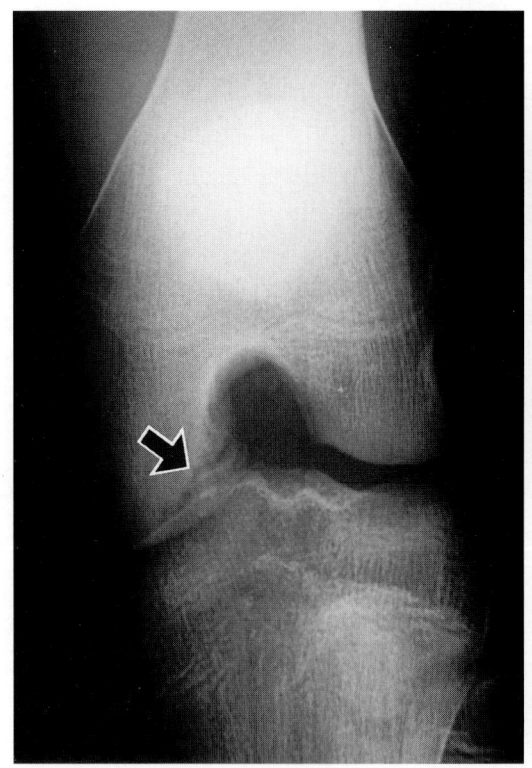

図61 顆間窩撮影
大腿骨内顆 classical site に病巣(矢印)が認められる.

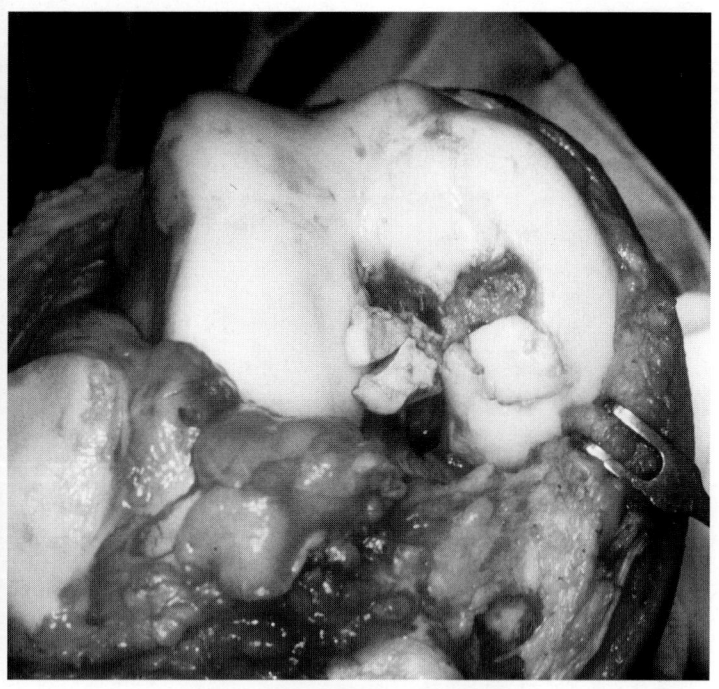

図62 離断性骨軟骨炎術中所見

4) 診断・鑑別診断

若年男性でスポーツ選手または愛好家でX線写真上大腿骨内側顆軟骨下骨組織に異常陰影をみたら本疾患を疑う必要がある.

MRIはとくに初期診断に, CTは病巣の広がりの診断に有用である. MRIはT1強調像で骨内の高輝度脂肪髄内に低輝度に描出される. 実際の病態より強調して表現されることが多い. プロトン密度像で母床との間に高輝度線状像が認められるときは分離が疑われる[3]. 骨シンチグラフィは, 初期ではほとんど正常かごくわずかな集

積像をみるにすぎない．特発性骨壊死との大きな相違点である．

　大腿顆部後方にみられる localized epiphyseal dysplasia は，発症年齢，臨床症状，X線写真所見が離断性骨軟骨ときわめて類似しているので鑑別が困難なこともある．localized epiphyseal dysplasia による骨化障害は，大腿骨外側顆後面に好発すること，病巣が離断性骨軟骨炎に比較してはるかに大きいこと，ときに分節状であること，免荷を中心とした保存的療法を行っても骨癒合などの治療機転がまったくみられないことなどが特徴である．

5）保存療法とその限界

　透亮期でとくに骨端線閉鎖以前のスポーツ活動を行っている症例はスポーツ活動を中止する．松葉杖を使用させ免荷を徹底させる．疼痛に対しては消炎鎮痛剤の外用薬または内服薬を併用する．そのうえでX線写真またはMRI検査で経過を観察する．病変の改善傾向があればそのまま免荷を続行する．膝関節に負荷のかからない大腿四頭筋強化訓練を併用する．免荷期間はおよそ3〜6ヵ月を要す．数ヵ月経過を観察しても改善が得られない，もしくは進行するようであれば手術療法を考慮する．予後を左右するのは関節面欠損の大きさで Hughston[4]は欠損部が大きい程予後は不良であり，成績が poor, failure の症例の病巣の大きさの平均は 8.15 cm^2 であったと報告している．

　病期が分離期，遊離期であれば安静のみによる改善は期待できず手術が適応となることが多い．

6）手術的治療

　透亮期で安静のみで改善が得られず，しかし関節軟骨の連続性が保たれている場合は，病巣部の血行を改善させ骨癒合を図る目的でドリリングを行う．手術はキルシュナー鋼線による穿孔を多数行うだけであり，関節鏡視下に可能である．

　分離期には分離した骨軟骨片を母床に圧着，固定する必要があり，骨釘，ハーバートスクリュー，最近では吸収性の素材であるポリL乳酸ピン，ポリデオキサノンピン等を用い固定し，遊離の予防，分離の接合を試みる．関節腔外に骨移植を行う方法もある．

　遊離期は遊離した時期が新しく，遊離体，母床とも変形が少なくある程度骨性要素が存在する場合に，遊離した骨軟骨片を母床に整復し分離期に用いたのと同じ固定材で接合術を試みる．遊離後経過が長く遊離体，母床とも変形が強く接合術が不可能な場合で病巣が1cm程度であれば関節内遊離体の摘出術のみとする．病巣が大きいものでは骨軟骨移植を行う．骨軟骨移植片は大腿骨膝蓋関節面外縁より採取し，採取部には腸骨より移植骨を採取し移植する[5]．

4. Osgood-Schlatter 病

1）病　　態

　　成長期に発症する骨端症の一つである．脛骨近位骨端核が前下方にくちばし状に発達した後，女子は9歳頃，男子はやや遅れて11歳頃にX線写真上脛骨中枢前面に新たな骨化核が出現する．この骨化核が脛骨近位骨端核と癒合するのが女子で12歳，男子で13歳頃である（図63）．16～18歳頃に脛骨近位骨端核とこの骨化核が癒合した舌状突起が脛骨骨幹端部と癒合して脛骨粗面を形成する．Osgood-Schlatter病の好発年齢は，ちょうどこの脛骨近位前方部に骨化核が出現し脛骨近位部の骨端核と癒合するまでの時期を中心に発症する[1]．さらにこの時期は身長の第2次発育急進期にあたり膝蓋靱帯が付着する脛骨粗面部に急激な骨成長による過負荷が働くと考えられる．またこの頃は各種スポーツ活動に参加し始める時期でもあり，脛骨粗面部に大腿四頭筋力による過負荷がさらに働くことになる．脛骨近位部の骨端核と癒合前の構造上弱い脛骨近位前面骨化核に骨成長，スポーツ活動の牽引力による過負荷が働き疼痛を中心とした炎症症状を発現する．多くは骨端線閉鎖とともに症状は軽快する．しかし，癒合が得られても脛骨粗面部を中心とした疼痛が持続すると難治性になる．また癒合しても骨性の突出部を残存すると正座動作などで疼痛を生じる．

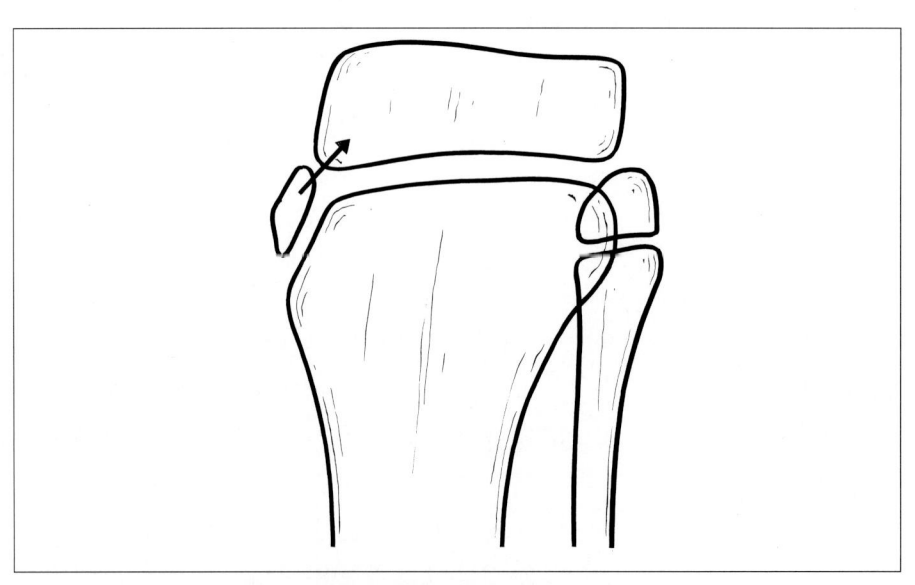

図63　脛骨近位前方骨端核の出現と癒合
単純X線写真上男子11歳，女子9歳頃，骨端核が出現し，男子13歳，女子12歳頃脛骨近位骨端核に癒合する（矢印）．

2）臨床症状・診断

脛骨近位前面（粗面部）の限局性圧痛，スポーツ活動中の疼痛が特徴的である．疼痛の程度はさまざまで Blazina の膝蓋靱帯炎に対する臨床症状の分類[2]を Osgood 病に利用することが多い（表4）．日常生活動作に障害をきたすこともある．通常局所に炎症所見を認めないが，ときには腫脹熱感を伴うこともある．新たにクラブ活動に加わる，スポーツクラブの合宿に参加する，など overuse が発症のきっかけとなることが多い．多くは典型的な臨床所見により診断するが，年齢的にも部位的にも骨腫瘍との鑑別を行うためX線写真検査が必要である．

表4　Blazina の臨床症状による分類

第1度	スポーツ活動の後に疼痛が出現するが，スポーツ活動には支障をきたさない．
第2度	スポーツ活動中，後に疼痛が出現するが，スポーツ活動は一応可能である．
第3度	スポーツ活動中にみならず自発痛もある．スポーツ活動を障害する．

3）治　　療

病態が脛骨粗面部に対する過負荷（overuse）であるのでスポーツ活動に参加している症例は程度に応じてレベルを落とすか中止する．スポーツを継続する場合でもスポーツ前に十分ウォーミングアップ（ストレッチ），スポーツ後のクールダウンを行うよう指導する．また日常も十分にストレッチングを行うように指導する．脛骨粗面部圧迫バンド，ヒールウェッジが有効であるという報告もある[3)4)]．自然治癒が期待できるので，この時期に手術を行うことはほとんどない．

骨端線閉鎖後遊離体が残存したり骨性の突出部が残存した場合は摘出，切除の手術を行うこともある．

5．膝蓋軟骨軟化症

1）病　　態

関節軟骨の構造は最表層に無構造物質層（lamina splendens）があり，その下に表層，中間層，深層，石灰化層という層構造を形成している．各層でコラーゲン線維の配列方向に違いがあり，表層では関節面に平行に，中間層では不規則に，深層では石灰化板に垂直に走行している．Goodfellow[1]は軟骨変性を2種類に区別している．一つは軟骨の表層から障害が始まるものであり，他の一つは軟骨表層

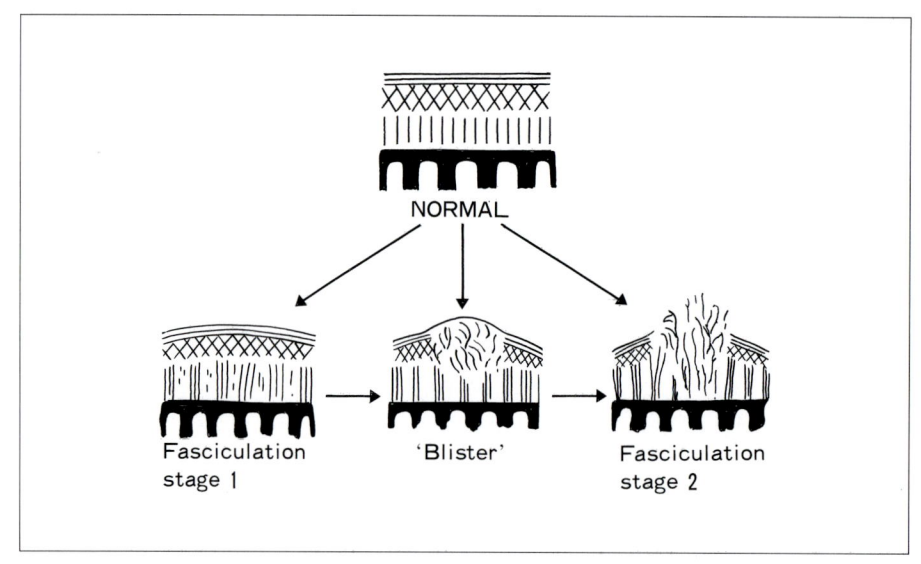

図64 軟骨軟化症の病態
(Goodfellow, J. J Bone Joint Surg 58-B: 291-299 より引用)

は正常で平滑であるが，中間層，深層に変性が生じるもので，後者が軟骨軟化症と呼ばれる病態である(**図64**)．戸松[2]の実験的研究によると，軟骨面に弱いが高速の衝撃を加えると軟骨表面から損傷が生じるが，弱くてゆっくりとした衝撃では軟骨と軟骨下板との間に亀裂を生じる．これらのことから軟骨表面が正常で中間層，深層に変性を生じる軟骨軟化症はゆっくりした軽い負荷が慢性に加わり生じる可能性がある．一方，膝蓋骨関節面に過負荷が加わると軟骨の表層から変化が始まり，かえって負荷が過少であると関節軟骨の pumping 作用が失われ深部の変化(軟化)が生ずるとする意見もある．膝蓋軟骨軟化症の原因には，原因が明らかでない一次性軟化症と二次性軟化症に分けられ，後者の原因として膝蓋骨亜脱臼症候群，膝蓋骨不安定症，膝蓋骨高位症[3]，関節弛緩症[4]などがあげられる．しかしこれらの疾患の病態は不明の点が多く，いずれも症候名にすぎず，さらに膝蓋軟骨軟化症の病態を複雑にしている．膝蓋軟骨軟化症の好発部位は膝蓋骨関節面の遠位1/3～1/4部位 vertical facet でいずれも膝蓋大腿関節に malalignment が生ずると接触圧が減ずる部分である．若年女性に多いのが特徴である．

2）臨床症状・診断

いわゆる anterior knee pain と呼ばれる膝関節前方部痛が主症状である．日常生活動作には大きな障害はないが常に違和感があり，立ち上がり動作，坂，階段の昇降で膝関節前方部に疼痛が出現する．腫脹を伴うこともある．膝蓋骨関節面に圧痛があり，屈曲運動により異音を発することが多い．スポーツ活動により疼痛は増強し，障害することが多い．主として臨床症状で診断する．

3）治　　療

　治療は亜脱臼の矯正，膝蓋骨の安定化，ハムストリングタイトネスの是正である．膝蓋骨亜脱臼に対する解剖学的異常を保存的に矯正することは困難であるが，伸展位での下肢挙上による大腿四頭筋の強化は有効性が期待できる．とくに大腿四頭筋の内側斜頭が膝蓋骨の外方変位を抑える機能を有しており，この筋肉は完全伸展位で機能するので伸展位下肢挙上訓練でこの筋肉を強化する．膝蓋骨不安定症に対する安定化に対しても大腿四頭筋訓練を行う．ハムストリングタイトネスの是正はストレッチングを行う．下肢を伸展して足部を机の縁にのせ体幹の前屈運動を行わせハムストリングを伸長する．

　装具療法では膝蓋骨の外方偏位を抑え安定化させる各種装具が考案されている．

　ヒアルロン酸製剤の関節内注入を行うこともある．いずれの保存療法も決定的なものはない．一時期，drilling，関節鏡視下 shaving などが行われたが，一時的な効果しか期待できないこと，20代後半〜30代になると症状が自然に軽快すること，変形性関節症に移行する例が少ないことなどから膝蓋骨関節面に対する手術療法は行われなくなった．しかし保存療法に抵抗性で膝関節伸展機構の

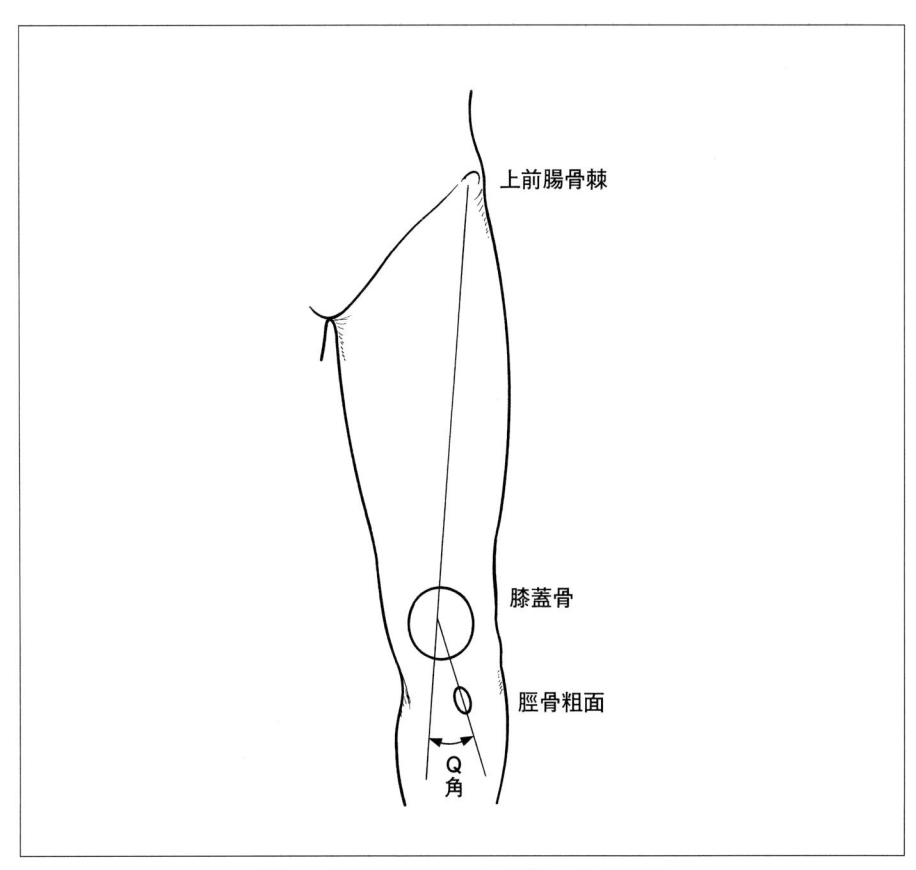

図65　膝蓋大腿関節のＱ角による評価

malalignment(20度以上のQ角(図65), X線写真軸斜像, CT検査などで明らかな膝蓋骨亜脱臼)が明らかな場合は手術が適応となることもある.

手術方法は脛骨粗面の内方移行, 外側支帯の解離術, 内側広筋の前進術, 内側支持機構の再建術などを病態に合わせ施行する.

文献

[変形性膝関節症]
1) Ahlbäck S: Osteoarthrosis of the knee-A radiographic investigation. Acta Radiol Suppl 277: 1-72, 1968.
2) Rosenberg TD, Paulos LE, Parker RD, et al: The forty-five-degree posteroanterior flexion weight-bearing radiograph of the knee. J Bone and Joint Surg 70-A: 1479-1483, 1988.
3) Chan WP, et al: Osteoarthritis of the knee: comparision of radiography, CT, and MR imaging to assess extent and severity. AJR 157: 799-806, 1991.
4) Danielson L, et al: Clinical and roentgenological study of knee joint with ostophytes. Clin Orthop 69: 302-312, 1971.
5) 冨士川恭輔:関節造影による膝半月と関節軟骨の計測知見. 日整会誌 52: 203-215, 1978.
6) 冨士川恭輔:変形性膝関節症:半月, 靱帯性因子. 変形性膝関節症(小林 晶編), pp26-38, 南江堂, 東京, 1992.
7) 冨士川恭輔ほか:変形性膝関節症における不安定性. 関節外科 11: 88-101, 1992.
8) Noyes FR: A system for grading articular cartilage lesions at arthroscopy. Am J Sports Med 17: 505-513, 1989.
9) 戸松泰介ほか:変形性膝関節症の関節造影像―関節軟骨の変化について―. 臨整外 17: 985-994, 1982.
10) 冨士川恭輔ほか:関節軟骨の臨床的病態診断. 単純X線写真/関節軟骨. 骨・関節・靱帯 10: 1277-1283, 1997.
11) Hollander JL, Brown EM Jr, Jessar RA, et al: Hydrocortisone and cortisone injected into arthritic joints, comparative effects of and use of hydrocortisone as a local antiarthritic agent. J Amer Med Ass 147: 1629-1635, 1951.
12) Chandler GN, Wright V: Deleterious effect of intra-articular hydrocortisone. Lancet 2: 661-663, 1958.
13) Mankin HJ, Conger KA: The acute effects of intra-articular hydrocortisone on articular cartilage in rabbits. J Bone Joint Surg 48-A: 1383-1388, 1966.
14) Moskowitz RW, Davis W, Sammarco J, et al: Experimentally induced corticosteroid arthropathy. Arthritis Rheum 13: 236-243, 1970.
15) Rydell N, Balazs EA: Effect of intraarticular injection of hyaluronic acid on the clinical symptoms of osteoarthritis and on granulation tissue formation. Clin Orthop 80: 25-32, 1971.
16) Helfet AJ: Management of osteoarthritis of the knee joint. In: Disorders of the knee, pp 175-194, JB Lippincott Co, Philadelphia, 1974.
17) Gotoh S, Onaya J, Abe M, et al: Effects of the molecular weight of hyaluronic acid and its action mechanism on experimental joint pain in rats. Ann Rheum Dis 52: 817-822, 1993.
18) Larsen NE, Lombard KM, Parent EG, et al: Effect of hylan on cartilage and chondrocyte cultures. J Orthop Res 10: 23-32, 1992.
19) Coventry MB, Ilstrup DM, Wallrichs SL: Proximal tibial osteotomy-A critical long-term study of eighty-seven cases. J Bone and Joint Surg 75-A: 196-201, 1993.

[半月板石灰化症]
1) McCarty DJ, Kohn NN, Faires JS: The significance of calcium pyrophosphate crystals in the synovial fluid of arthritic patients: The "pseudogout syndrome" I. Clinical aspects. Ann Intern Med 56: 711-737, 1962.
2) Dieppe PA, et al: Apatite deposition disease. Lancet 1: 266-269, 1976.

[離断性骨軟骨炎]
1) 戸松泰介:膝離断性骨軟骨炎―病態と治療―. 日整会誌 66: 1266-1275, 1992.
2) Aichroth P: Osteochondritis dissecans of the knee. A clinical survey. J Bone Joint Surg 53-B: 440-447, 1971.
3) 真宗信弘, 小林龍生, 新名正由:観血的整復固定術を行った離断性骨軟骨炎のMR画像変化. 整形外科 47: 1469-1471, 1996.
4) Hughston JC, Hergenroeder PT, Courtenay BG: Osteochondritis dissecans of the femoral condyles. J Bone Joint Surg 66-A: 1340-1348, 1984.
5) 冨士川恭輔, 伊藤亀冨士朗:膝関節の tangential asteochondral fracture. 関節外科 4: 107-114, 1985.

[Osgood-Schlatter 病]
1) Ogden JA, Southwick WO : Osgood-Schlatter's disease and tibial tuberosity development. Clin Orthop 116 : 180-189, 1976.
2) Blazina ME, et al : Jumper's knee. Clin Orthop 4 : 665-678, 1973.
3) Levine J, Kashyap S : A new conservative treatment of Osgood-Schlattter disease. Clin Orthop 158 : 126-128, 1981.
4) 古賀良生：オスグッド病．黒田善雄，中嶋寛之編，スポーツ医学I，pp158-165，金原出版，東京，1988．

[膝蓋軟骨軟化症]
1) Goodfellow J, Hungerford DS, Woods C : Patello-femoral joint mechanics and pathology. J Bone Joint Surg 58-B : 291-299, 1976.
2) Tomatsu T, Nozomu I, Takeuchi N, et al : Experimentally produced fractures of articular cartilage and bone. J Bone Joint Surg 74-B : 457-462, 1992.
3) Insall J, Salvati E : Patella position in the normal knee joint. Radiology 101 : 101-104, 1971.
4) Carter C, Wilkinson J : Persistent joint laxity and congenital dislocation of the hip. J Bone Joint Surg 46-B : 40-45, 1964.

[小 林 龍 生]

G-7 腫　瘍

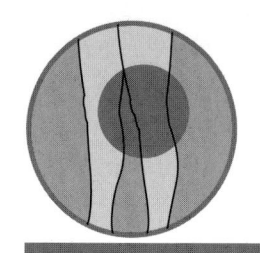

1. 膝関節周辺の骨・軟部腫瘍

　原発性骨腫瘍は良性,悪性を問わず,膝関節周辺部(大腿骨遠位部,脛骨近位部)に好発する.軟部腫瘍はいずれの部位にも発生するが,悪性軟部腫瘍は軀幹,大腿に発生する頻度が高い.

　下肢長管骨および膝蓋骨に発生するもののうち,骨良性腫瘍,腫瘍類似疾患で最も頻度が高いのは骨軟骨腫であり,ついで骨巨細胞腫,線維性骨異形成症,骨囊腫,非骨化性線維腫などである(図66).骨悪性腫瘍では原発性では骨肉腫,軟骨肉腫,悪性線維性組織球腫,Ewing肉腫が多い(図67).全身的に多発性のとき,とくに高齢者の場合は,圧倒的に転移性骨腫瘍が多い.

　軟部良性腫瘍のうち,頻度の高いものは脂肪腫,血管腫,神経鞘腫などである(図68).軟部悪性腫瘍では悪性線維性組織球腫,脂肪肉腫,横紋筋肉腫などで(図69),滑膜肉腫は下肢に好発する.

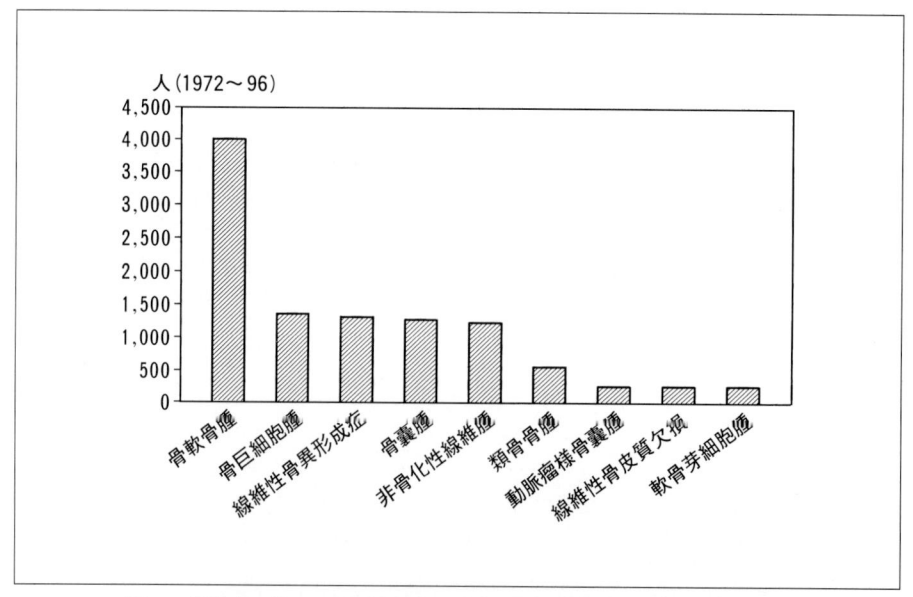

図66　膝周辺骨での発生頻度の高い骨良性腫瘍・腫瘍類似疾患
（日本整形外科学会骨軟部腫瘍委員会,1994,1996）

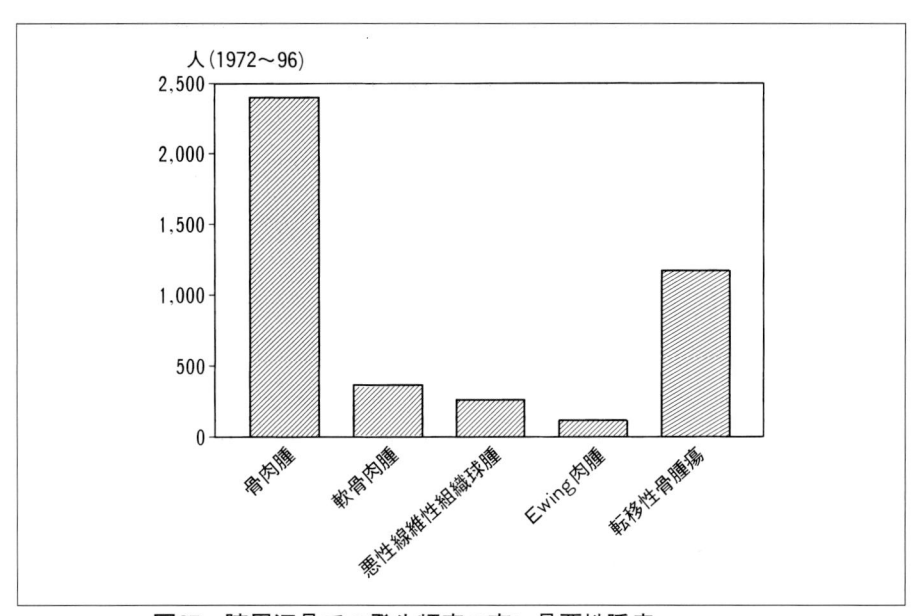

図67 膝周辺骨での発生頻度の高い骨悪性腫瘍
（日本整形外科学会骨軟部腫瘍委員会，1994，1996）

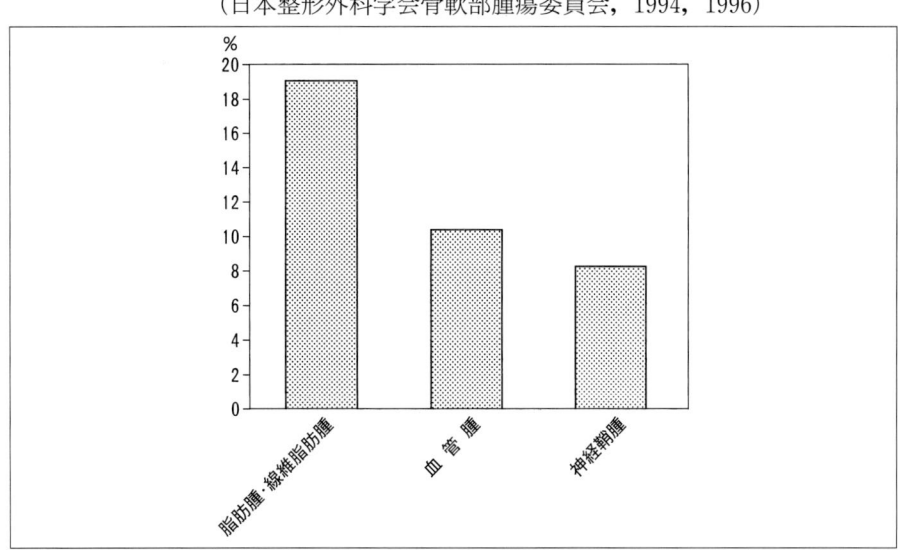

図68 発生頻度の高い軟部良性腫瘍
（遠城寺，1989より改変引用）

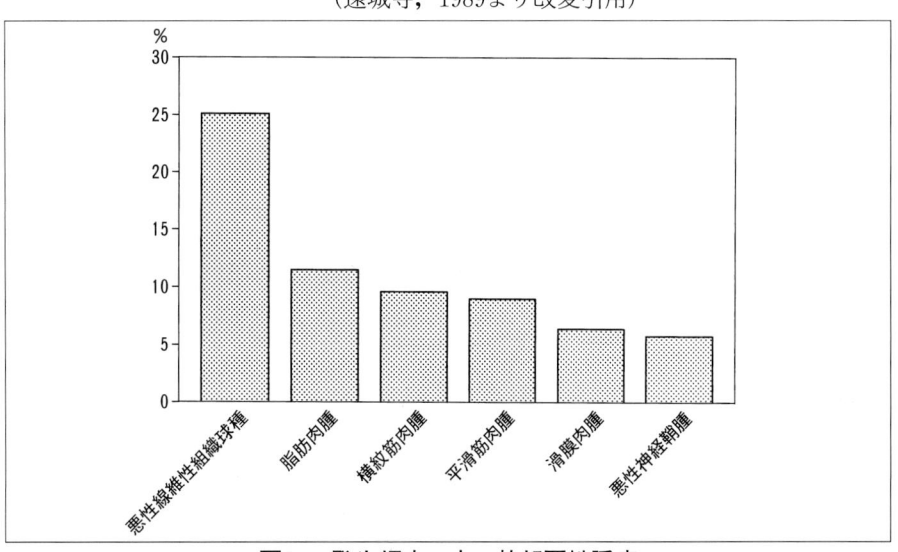

図69 発生頻度の高い軟部悪性腫瘍
（Hashimoto, 1992 より抜粋）

1）原発性骨良性腫瘍

多くの骨腫瘍は単純X線写真で診断可能であるが，確定診断については専門医に相談することがすすめられる．骨良性腫瘍は骨巨細胞腫で可及的早期に手術が必要であるが，その他の骨良性腫瘍は日常生活に支障がなければ，原則的に手術を行う必要はない．

（1）骨軟骨腫(osteochondroma)

骨原発性腫瘍中最も頻度が高く，膝関節周辺に好発する．単発性と多発性がある．

a．単発性骨軟骨腫

約半数が10歳代に発生し，好発部位は大腿骨，脛骨で全体の約60％を占める．次いで上腕骨の発生が多い．

［症状・診断］　腫瘤による変形や圧迫による疼痛が主症状である．局所が骨性に膨隆するが炎症所見を伴うことはない．無症状に経過し他の目的で撮影したX線写真により偶然発見されることも多い．脛骨内側顆に発生したものは内側側副靱帯を，大腿外側顆に発生したものはIliotibial tractにひっかかり疼痛，弾発感を生じることがある．

X線写真では腫瘍が骨幹端骨皮質より膨隆し，角状，茸状，台地状に発育する．頭部は軟骨帽(cartilage cap)と呼ばれる軟骨組織によっておおわれているので実際にはX線写真像よりはるかに大きいことがある(図70)．

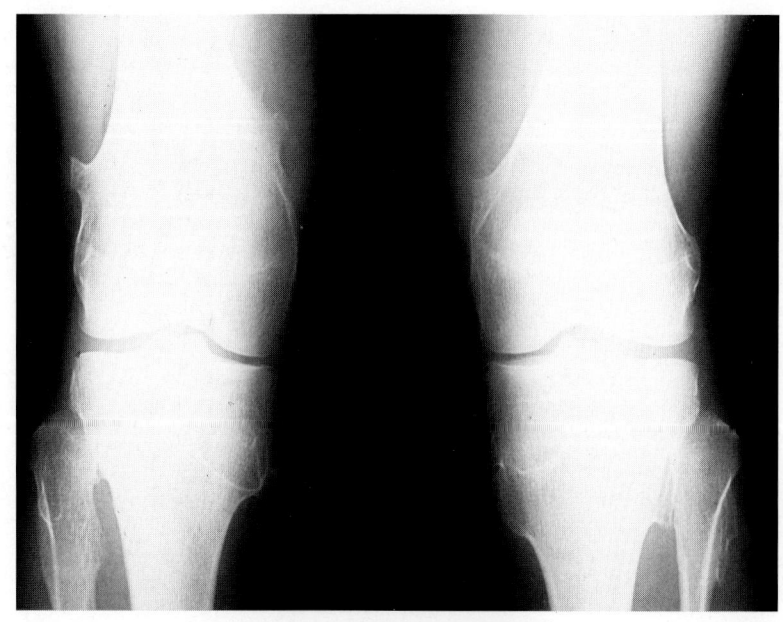

図70　多発性骨軟骨腫
両膝周辺の骨幹端部に多発性の骨軟骨腫を認める．

［治療・予後］　疼痛や機能障害をきたした場合には切除する．軟骨帽を残すと再発の原因となる．

b．多発性骨軟骨腫

10歳未満，10歳代に70％が発生する．常染色体優性遺伝である．

[症状・診断］　単発性骨軟骨腫と同様の症状を呈するが多発性である．骨の変形や短縮，関節可動域制限をきたすことがある．単純X線写真では骨端線部より角状，茸状，台地状の骨増殖像がみられ大腿骨顆部，脛骨顆部に塊状の著しい変形を伴うこともある．

［治療・予後］　疼痛，著しい関節可動域制限，著しい変形がある場合は切除する．多発性の場合は悪性化の頻度が5〜10％ある．

（2）軟骨芽細胞腫 benign chondroblastoma

大腿骨中枢と末梢，脛骨中枢，上腕骨中枢に多く，骨端部に発生する．膝周辺に好発する．10歳代に60％が発生し次いで20歳代に多い．

［症状・診断］　病巣付近の疼痛が初発し，進行するに従い限局性の圧痛，腫脹を伴うようになる．単純X線写真では骨端部に境界明瞭な円形の骨透亮像を認める．

［治療・予後］　病巣搔爬および骨移植により治癒するが，搔爬が不十分だと再発する．

（3）類骨骨腫 osteoid osteoma

10歳代に50％以上が発生し，次いで20歳代に多い．大腿骨，脛骨の骨幹部に好発する．

［症状・診断］　病巣部に疼痛を訴える．夜間激しい痛みがあり，

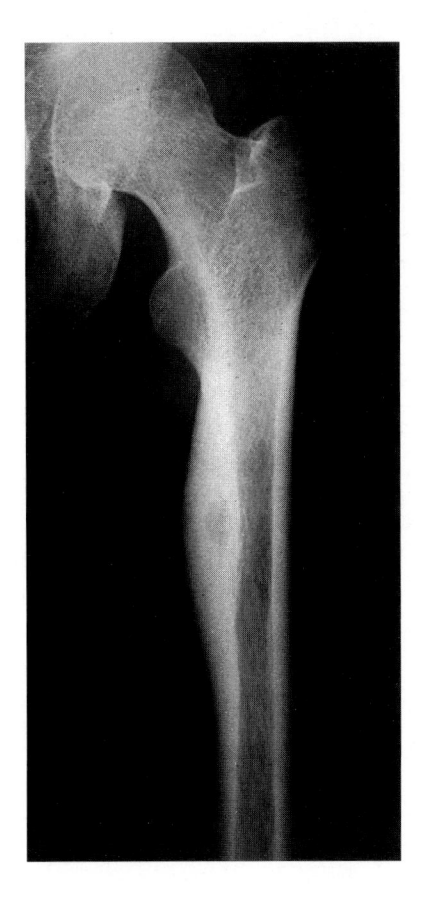

図71　類骨骨腫
Nidus の周辺に骨硬化像を認める．

消炎鎮痛剤で寛解するのが特徴的である．単純X線写真では骨硬化像に囲まれた透明巣の内部に小さな骨硬化巣があり，これを nidus と呼ぶ(図71)．

[治療・予後]　Nidus を切除することにより疼痛は軽快する．周辺骨硬化部は切除しなくてよい．

(4) 骨巨細胞腫 giant cell tumor of bone

20歳代が30％を占め，次いで30歳代，10歳代に多い．とくに膝関節周辺部に好発し，60％は大腿骨，脛骨骨端部に発生する．

[症状・診断]　局所の疼痛，腫脹が出現し，これが進行すると関節運動制限を伴う．病巣が拡大すると骨皮質が菲薄化，破壊され小さい外力により病的骨折を生ずる．病的骨折が起こりはじめて受診する例もある．単純X線写真上大腿骨，脛骨の骨端部に偏在性に囊胞状の透明巣として認められる．骨皮質は菲薄化し，内部には隔壁が存在し，石鹸の泡状(soap bubble appearance)(図72)にみえ骨巨細胞腫に特徴的な所見である．病理所見としては紡錘形細胞の間に多数の多核巨細胞が存在する．間質細胞の異型性の程度により1度から3度に分類されるが，予後とは必ずしも一致しないため，悪性骨巨細胞腫と良性骨巨細胞腫に大別される．3度と分類されていたものは最近は大部分は骨肉腫や悪性線維性組織球腫に含まれる傾向にある．

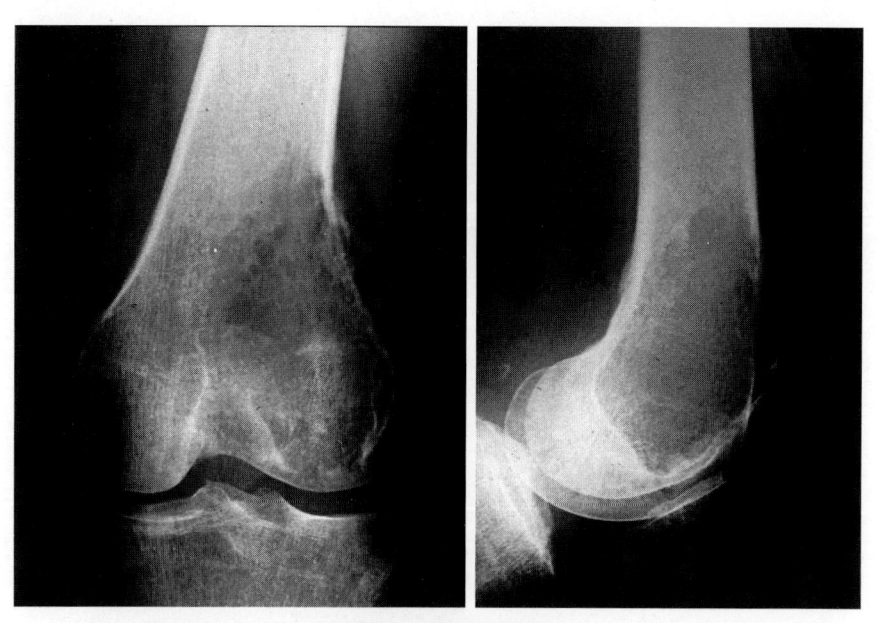

図72　骨巨細胞腫
骨端部に遍在性に存在する．

[治療・予後]　手術が適応となる．単純な掻爬・骨移植術での再発率は高く，腫瘍部辺縁切除術や広範切除術が望ましい．腫瘍が関節に近接している場合は掻爬術に加え，cryosurgery の併用やサージェアトームを使用し完全に掻爬する．関節面や関節構成体が温存困難な場合は人工関節置換術を行うこともある．

(5) 非骨化性線維腫 non-ossifying fibroma

10歳代に最も多く，次いで10歳未満に多い．大腿骨と脛骨で75%を占める．

[症状・診断] 軽度の疼痛，腫脹がある．無症候性に経過し打撲などでX線写真を撮影した際に偶然発見されることも多い．単純X線写真上大腿骨，脛骨の骨幹端部から骨幹部の髄内に境界明瞭な骨透亮像を呈する．

[治療] 小さな病巣は経過観察だけでよいが，大きな病巣があり病的骨折の可能性のある場合は病巣搔爬・骨移植術を行う．

2) 骨腫瘍類似疾患

(1) 単発性骨囊腫 solitary bone cyst

10歳代に最も多く，次いで10歳未満に多い．上腕骨近位(図73)，大腿骨近位，踵骨に多いが膝周辺は比較的少ない．

[症状・診断] 通常は無症状に経過する．病巣が拡大し病的骨折を合併したり，他の理由により単純X線写真を撮影し偶然発見されることが多い．単純X線写真では骨幹端部に境界明瞭な骨透亮像を呈する．囊腫内に液体が貯留し線維性結合織が囊腫内腔壁を形成している．

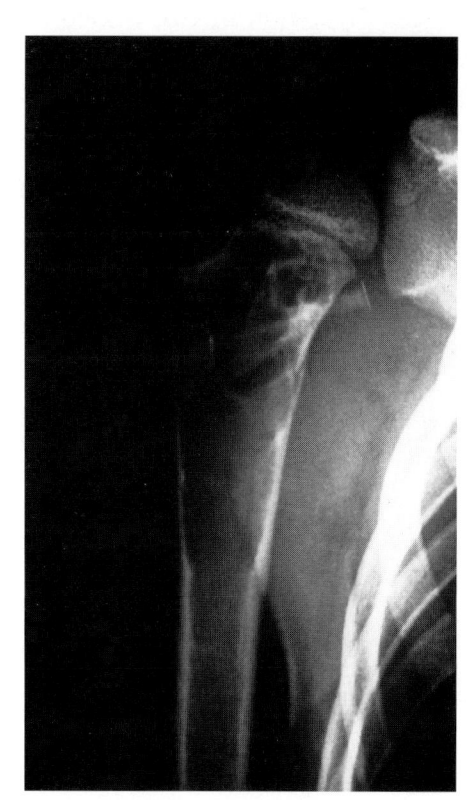

図73 上腕骨骨囊腫

[治療] 従来，病巣搔爬・骨移植術が行われることが多かったが，近年スクリューや鋼線刺入法，ステロイド注入法などが行わ

れるようになってきた．また病巣の拡大が著明でなく骨皮質が温存されていない場合は搔爬のみが行われることもある．

(2) 動脈瘤様骨囊腫 aneurysmal bone cyst

10歳代に最も多く次いで20歳代に多い．大腿骨，脛骨，上腕骨の骨幹端部に好発する．

［症状・診断］　疼痛，腫脹を訴えることが多く，嚢腫が大きくなると病的骨折を起こすことがある．単純X線写真では骨幹端部に偏心性の隔壁のある多房性の骨透亮像を呈する(図74)．血液を充満する嚢腫であり，線維性結合織が内腔壁を形成している．

［治　　療］　症状が強い場合，病巣が大きい場合には搔爬・骨移植術が適応される．

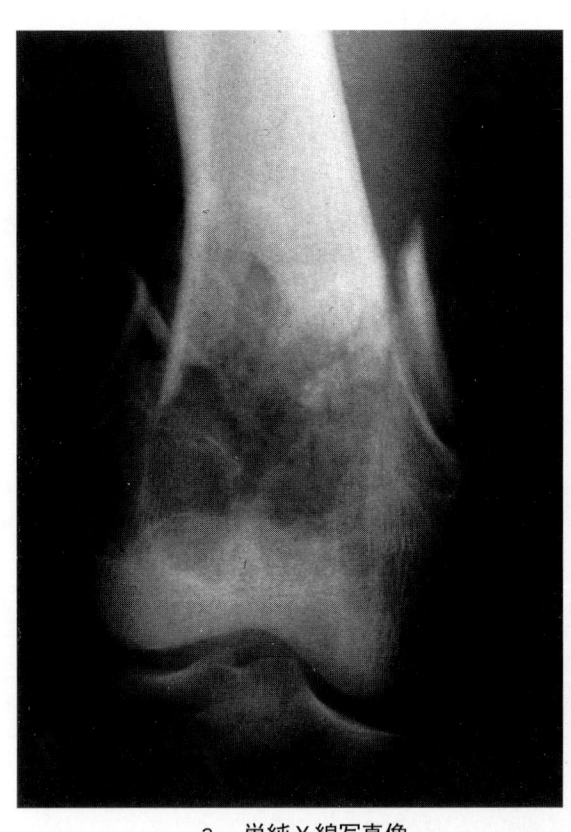

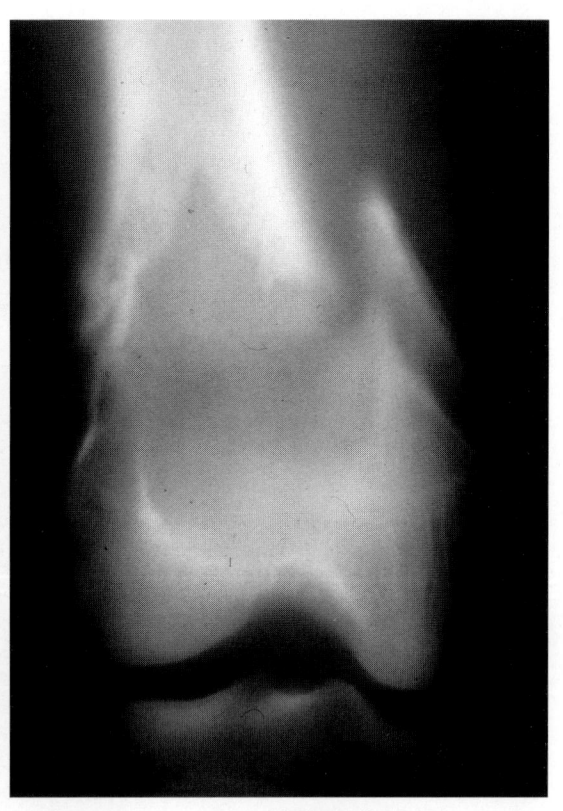

a．単純X線写真像　　　　　b．断層撮影像

図74　動脈瘤様骨囊腫
骨皮質が菲薄化して病的骨折を起こしている．断層撮影では内部の状態がよくわかる．

(3) 線維性骨異形成 fibrous dysplasia

10歳代に最も多く，ついで10歳未満，20歳代に多い．大腿骨，脛骨，上腕骨などの長管骨に好発する．

［症状，診断］　疼痛が主症状であるが，多発性のものでは変形や病的骨折をきたすことがある．単純X線写真では境界明瞭なスリ硝子様陰影(ground glass appearance)と呼ばれる骨透亮像を呈するのが特徴である．

[治　　療]　高度変形に対して矯正手術や病的骨折の可能性がある場合は病巣掻爬・骨移植術を行う．小児例では再発が多いため保存的療法を優先させる．

（4）線維性骨皮質欠損 fibrous cortical defect

10歳代に最も多く次いで10歳未満に多い．下肢に発生することが多く，とくに大腿骨遠位骨幹端から骨幹にかけて好発する．

[症状，診断]　ほとんど無症状である．偶然発見されることが多い．単純X線写真では病巣は骨端軟骨線の骨幹側付近に存在する．2〜3cmと小さいことが多い．骨皮質に限局する．

[治　　療]　経過観察により自然に消滅する．

3）骨悪性腫瘍

初診時に著しい疼痛，腫脹，熱感など悪性を疑う所見を認めた場合にはできるだけ早期に専門医に相談することがすすめられる．

（1）骨　肉　腫 osteosarcoma

10歳代に圧倒的に多く，次いで20歳代に多い．大腿骨と脛骨で75％を占め，骨幹端部に発生するのでとくに膝関節周辺に好発する．

[症状，診断]　疼痛と腫脹である．症状が進行すると局所熱感も出現する．さらに進行すると病的骨折をきたす．血液検査では血清アルカリフォスファターゼ値の上昇を示すことが多い．単純X線写真では初期にはごく小さな骨膜反応や骨破壊像がみられる．進行し

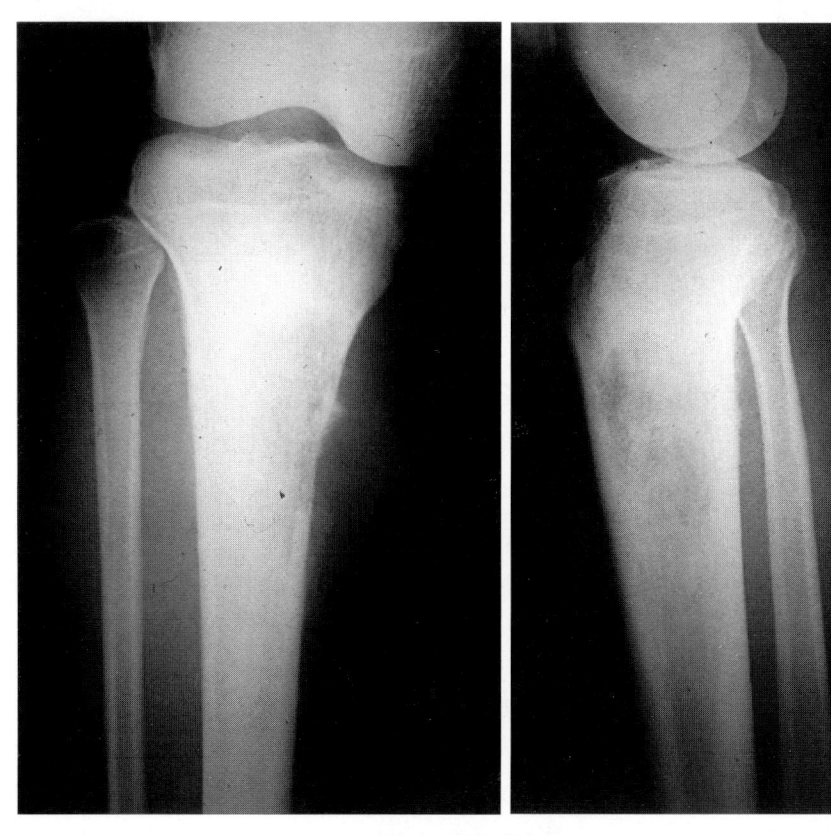

図75　脛骨骨肉腫

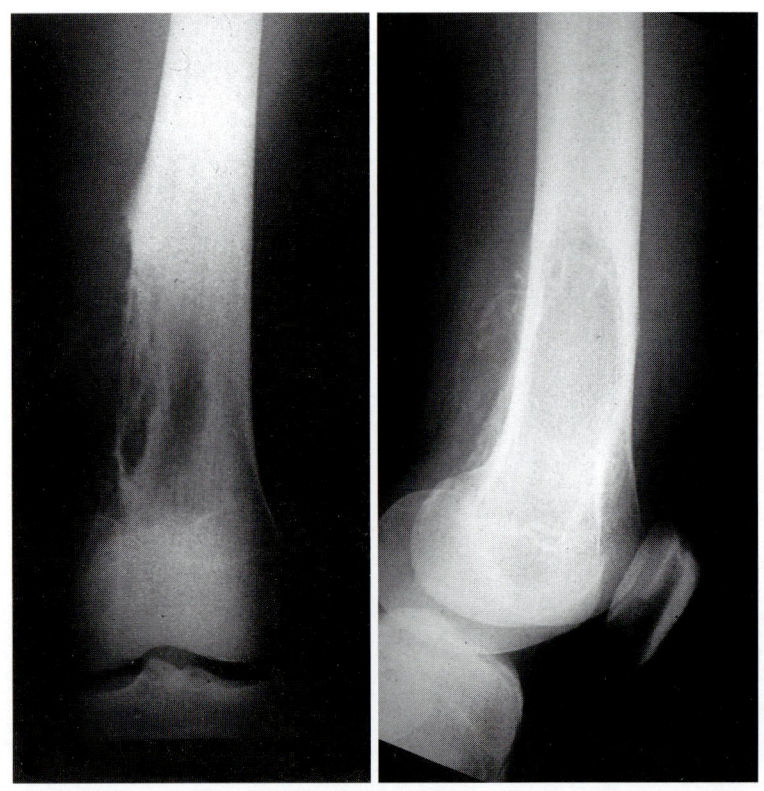

a. 単純X線像

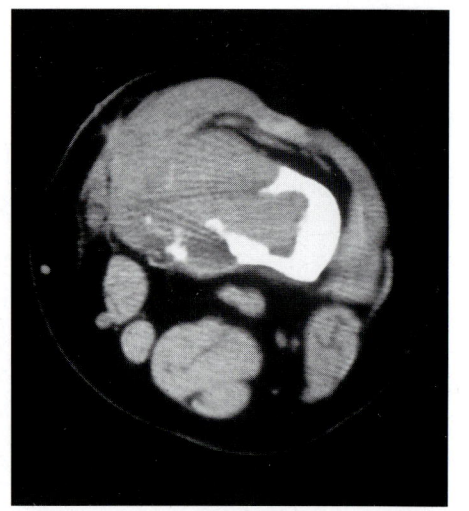

b. CT像

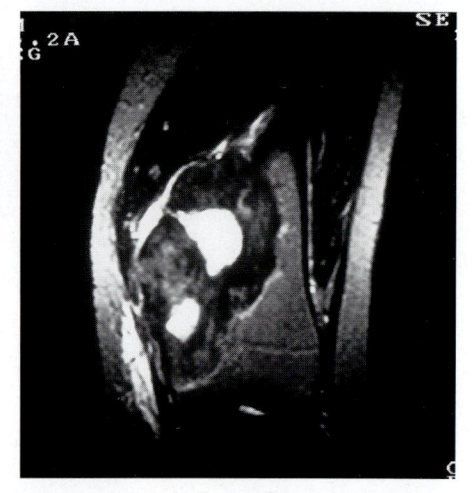

c. MRI像

図76 大腿骨骨肉腫
CTやMRIで骨外病変がよくわかる．

てくるとCodman三角，sun-ray apperanceなどを形成する（図75, 77）．また単純X線写真ではとらえられない腫瘍の広がりや血管神経との関係がCT，MRIにより明らかにすることができる（図76）．

［治　療］　以前は切断術が施行され，予後もきわめて悪かったが，近年は画像による正確な診断が可能となり化学療法，放射線療法などの集学的治療の進歩により患肢温存療法が行われ，生存率は飛躍的に向上した．その結果，最近の5年生存率は50～70％に達している．治療はまず画像および生検により診断を確定した後，術前よりシスプラチン(CDDP)，アドリアマイシン(ADR)，大量メソトレキセート(MTX)などによる化学療法を行い，予定する手術の切除縁が十分確保できないときは放射線療法を追加して，広範切除術もしくは切断術を行う．術後は半年から1年の間化学療法を続ける．

(2) 軟骨肉腫 chondrosarcoma

一次性と多発性骨軟骨腫などから発生する二次性軟骨肉腫に分けられる．40歳代，50歳代に多いが，20歳代から60歳代に幅広く発生する．好発部位は骨盤，大腿骨，上腕骨であるが膝周辺にも発生す

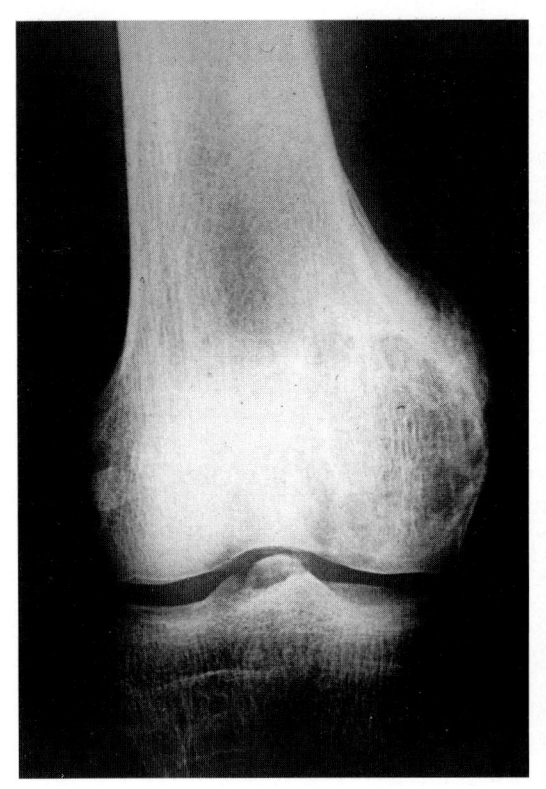

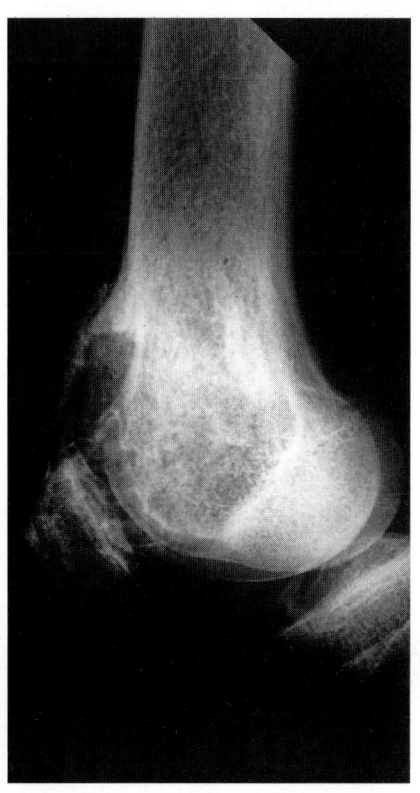

a．単純X線像

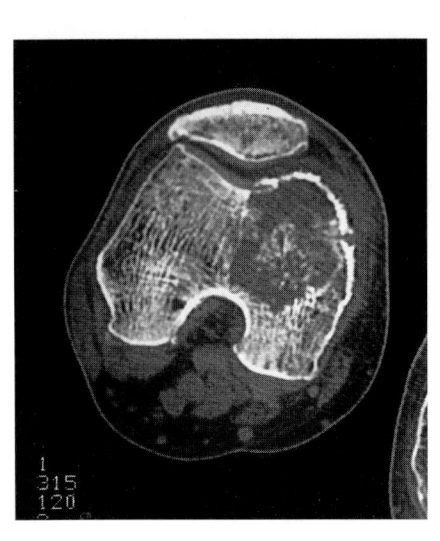

b．CT像 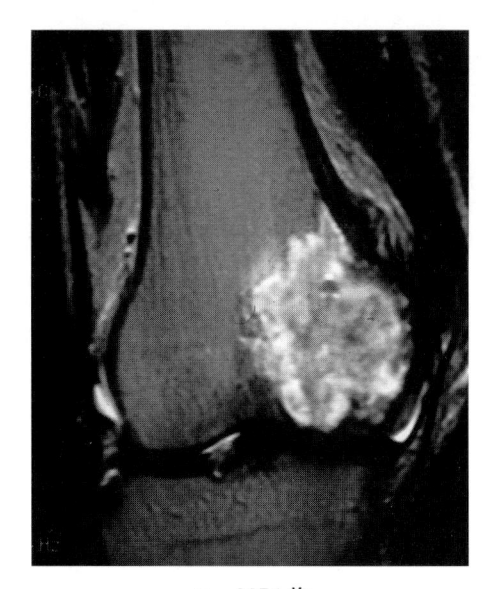   c．MRI像

図77　軟骨肉腫

る．

　[症状，診断]　主症状は腫脹と疼痛でときに病的骨折をきたすこともある．単純X線写真所見は骨髄内に発生するものは境界不鮮明な骨透亮像を示す．しばしば腫瘍内に斑点状の石灰化がみられ，骨皮質を圧排して膨隆する(図77)．骨の周辺から発生するものは軟部に大きく膨隆する腫瘍陰影がみられる．

　[治　療]　一般に腫瘍の成長速度は遅く，転移は比較的少ない．

広範切除術や切断術が適応となり，予後は5年生存率で約70％である．

（3）悪性線維性組織球腫 malignant fibrous histiocytoma of bone

50歳代に最も多く発生し，ついで40歳代，60歳代である．大腿骨に約半数が発生し，脛骨がついで多い．

［症状，診断］　疼痛および腫脹が主要症状である．単純X線写真では骨髄内に境界不明瞭な骨透亮像を呈する．

［治　療］　広範切除術や切断術を行う．高悪性度のものには骨肉腫に準じた化学療法を行う．

（4）Ewing 肉腫

10歳代に最も多い．ついで10歳未満，20歳代に多く発生する．大腿骨，脛骨，上腕骨などの長管骨骨幹部や骨盤に好発する．

［症状，診断］　疼痛，腫脹，熱感が主症状である．単純X線写真では境界不明瞭な骨吸収像を呈する．玉ねぎの殻様骨膜反応(onion peel appearance)などの骨膜反応がしばしば現れる．

［治　療］　術前化学療法および放射線療法の後に広範切除術を行い，術後に化学療法を施行する．予後はきわめて悪く，5年生存率は約40％である．

4）転移性骨腫瘍

骨悪性腫瘍は原発性よりも転移性腫瘍のほうが多い．原発性骨悪性腫瘍が膝関節周辺に好発するのに対し，転移性骨悪性腫瘍は膝周辺には比較的少ない．原発巣は肺癌，乳癌，腎癌，前立腺癌，胃癌，肝癌，子宮癌，大腸癌，甲状腺癌の順に多い．発症年齢は全体的には高齢者に多く，50～60歳代に好発する．乳癌はやや若く40～50歳代に多く，前立腺癌は70歳以上に多い．

［症状，診断］　疼痛が主症状でしばしば病的骨折を起こし，はじめて転移が判明することもある．多発していることが多い．単純X線写真上は溶骨型，造骨型，混合型に分類されるが圧倒的に溶骨型が多い．シンチグラフィで多数の取り込みがみられ，全身的な転移部の検査に有用である．

［治　療］　手術療法は余命がある程度見込まれる場合には長管骨の病的骨折や脊椎での脊髄麻痺などに対して，患者のQOLを向上させる目的で手術を行う．放射線療法は除痛を目的に行われ，これに化学療法，ホルモン療法が適宜追加される．薬物療法としては消炎鎮痛剤，モルヒネ徐放剤を使用する．

5）軟部良性腫瘍

軟部良性腫瘍はデスモイドを除いては基本的に保存的療法でもよいが，直径5cm以上のものや筋膜より深層にあるものは生検を行い腫瘍の性状を明らかにする必要がある．

####（1）脂　肪　腫　lipoma

軟部腫瘍のうちで最も多い．成人の背部，肩甲部，臀部，大腿部に好発し，皮下腫瘤が主症状で疼痛，圧痛を伴うことはない．膝関節部に発生することは少ない．CT では low density area を呈する．治療は放置することが多いが，大きいもの，美容上問題となるものは単純摘出を行う．

####（2）血　管　腫　hemangioma

脂肪腫に次いで多い．小児および若年者の頭頸部，四肢，軀幹に多い．X線所見では静脈石を認めることがある．膝関節では稀に滑膜に発生することがある．関節内血管腫で症候性のものは摘出する．

####（3）神経鞘腫　schwannoma, neurinoma

神経の走行に沿って発生する．神経の走行に沿った放散痛，知覚障害を呈する．腫瘤部の Tinel sign は特徴的である．膝関節周辺では総腓骨神経から発生することがある．治療は神経束から腫瘍を剝離して摘出術．

####（4）ガングリオン　ganglion

通常は手関節(背側)に好発する．手関節を多用するスポーツ選手，職業従事者に多いとする意見があるが，家庭の主婦などに発生することも少なくない．膝関節部では半月板ガングリオンとして発生することがある．半月板関節包付着部が腫瘤状に腫脹し，半月板損傷に類似した症状を呈する．穿刺によるゼリー状内容物を吸引することにより症状は消失するが，再発を繰り返す場合には半月板を温存するように切除する．前または後十字靱帯から発生することもあり不定の膝関節痛，膝関節伸展，屈曲障害を惹起する．

以前は膝内障という basket name で包括されていたが MRI，関節鏡により容易に診断されるようになった．症候性の場合は関節鏡視下に切除する．

####（5）デスモイド　desmoid

10～30歳代に好発し，症状は無痛性の腫瘤で，筋肉内に発生し，線維方向には境界不明瞭で浸潤性である(図78)．治療は単純切除では再発率は極めて高率で，広範切除や筋肉の全摘出術が行われる．腓腹筋，大腿四頭筋内に発生した場合は術後膝関節機能が障害されることもある．

6）軟部悪性腫瘍

軟部悪性腫瘍は多彩な症状を呈するが，骨悪性腫瘍とは異なり膝関節付近に好発するわけではない．初期には腫瘤を触れる以外は無症候性に経過する．CT, MRI などで腫瘍のひろがりはよく分かるが質的診断は困難なことが多い．診断は生検による．大きさが 5 cm 以上あり，筋膜より深層にあるものは悪性を疑う必要がある．この場合は無闇に生検など行わず早期に専門医に紹介すべきである．

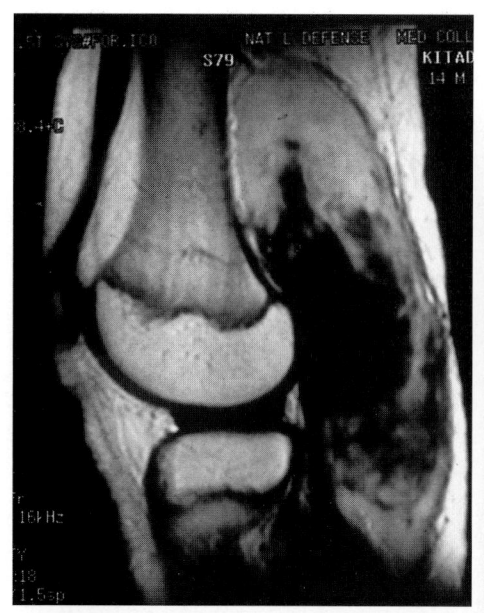

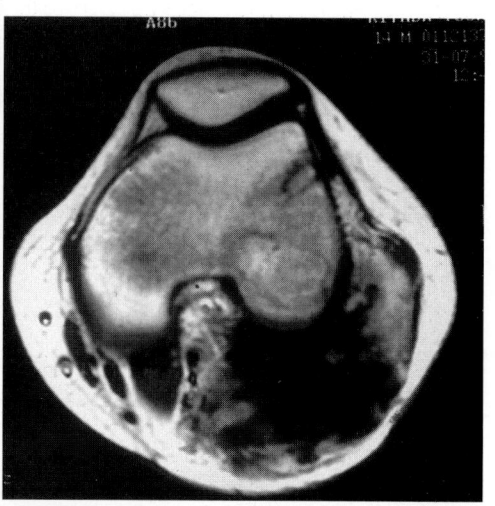

図78 デスモイドのMRI像

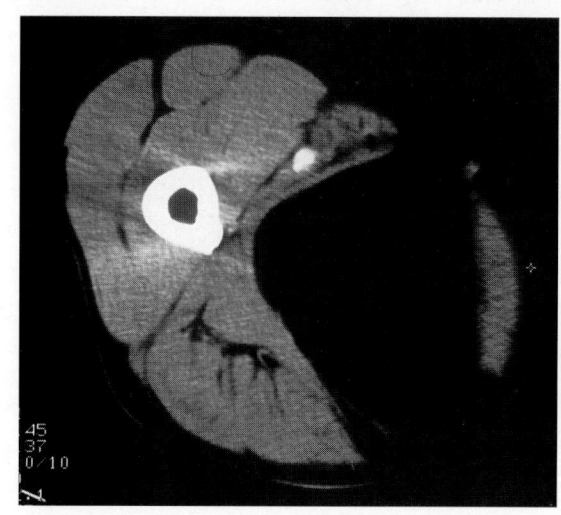

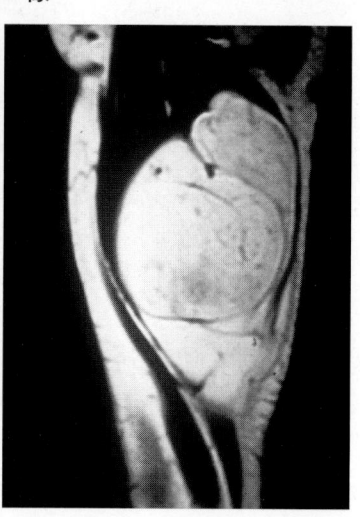

a. CT像　　　　　　b. MRI像
図79 脂肪肉腫

(1) 悪性線維性組織球腫 malignant fibrous histiocytoma
　　50歳代以上の高齢者に多い．下肢，臀部，後腹膜に好発する．硬い腫瘤でときに疼痛を伴う．治療は広範切除術を行う．5年生存率は約60％である．

(2) 脂肪肉腫(図79)
　　分化型，粘液型，円形細胞型，多形型に分類される．30〜60歳代に発生することが多く，大腿，体幹に好発する．腫瘤の境界は比較的明瞭なので脂肪腫と誤診されることもある．治療は広範切除が行われ，予後は分化型，粘液型は5年生存率は80〜90％と比較的良好であるが，円形細胞型，多形型は予後不良である．

(3) 横紋筋肉腫
　　胎児型，包巣型，多形型に分類される．胎児型は10歳未満に，包

巣型は10歳代に，多形型は40〜50歳代に多い．臀部，大腿部に好発する．小児例は頭頸部にも好発する．腫瘍は速やかに増大する．治療は広範切除術を行う．術前術後に化学療法，放射線療法を加える．5年生存率は約30%である．

(4) 滑膜肉腫

20〜40歳代に多い．下肢とくに膝周辺に好発する．治療は広範切除術，切断術が行われる．5年生存率は約60%．

(5) 悪性神経鞘腫（図80）

40歳以上に多い．下肢などの末梢神経に沿って発生することが多い．レックリングハウゼン病に合併して発生することが多い．比較的硬い腫瘤として触知し，Tinel症状を認めることも多い．治療は広範切除術，切断術を行う．5年生存率は約60%．

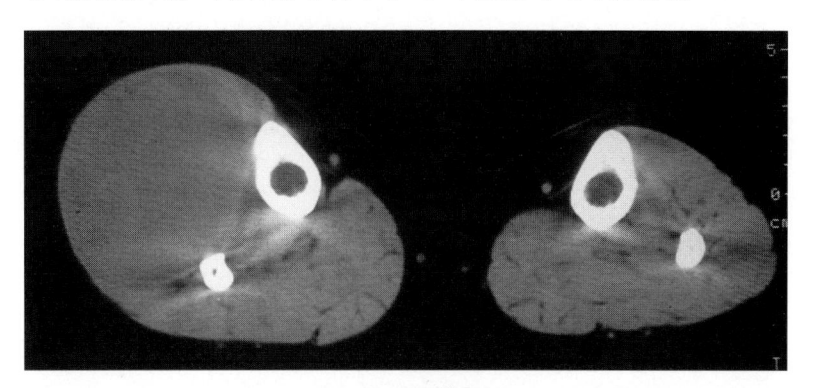

a．CT像

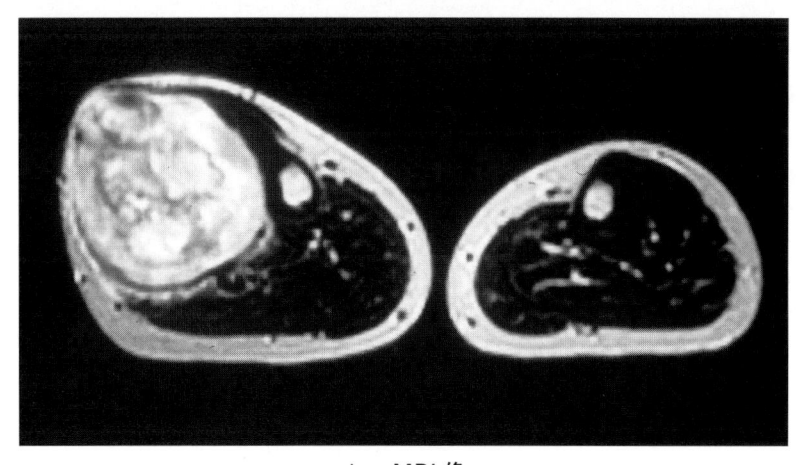

b．MRI像

図80 悪性神経鞘腫

2. 膝窩部囊腫

40〜50歳代の女性に多くみられる．

膝窩部滑液囊腫は Baker cyst と呼ばれる．元来，膝窩部には解剖学的に多数の滑液包が存在するが，症候性の腫瘤となるのは gastrocunemiosemimembranous bursa（内側）と popliteal bursa（外側）である．膝固有関節腔との解剖学的関係は不明な点が多いが，膝

固有関節腔と交通性のあるものとないものがあり，前者は滑液包と膝固有関節腔の間に弁状構造により関節腔から滑液包への一方通行となっていると言われている．また，ある程度関節腔の内圧が高まらないと滑液包に関節液が流出することはない．腫脹が軽度の場合は無症候性のことが多いが，腫脹が増大するに従って圧迫感，牽引痛などがあり正座が不能となる．稀に神経，血管の圧迫症状を伴うことがある．単純X線写真側面像で腫瘤陰影を認めることもあるが，関節造影，MRIにより診断は確定する．

　治療は膝固有関節腔と連絡のないものは穿刺，吸引後にステロイド剤の注入を数回繰り返すことにより軽快することが多い．一方，関節腔と連絡のあるものは関節炎の治療を優先する必要がある．再発を繰り返す場合，神経・血管の圧迫症状を伴う場合は，手術的に切除するが再発率は30％といわれている．

　慢性関節リウマチに合併する巨大な膝関節嚢腫はときに嚢腫壁が破れ，内容の滑液が腓腹筋間に流出し下降し calf cyst を形成することもある．

文献

1) 日本整形外科学会骨軟部腫瘍委員会編：全国骨腫瘍患者登録一覧表．国立がんセンター，1994．
2) 日本整形外科学会骨軟部腫瘍委員会編：全国骨腫瘍患者登録一覧表．国立がんセンター，1996．
3) Hashimoto H, et al : Prognostic significance of histologic parameters of soft tissue sarcomas. Cancer 70 : 2816-2822, 1992.
4) 石川栄世，遠城寺宗知編：軟部腫瘍アトラス．文光堂，東京，1989．

［伊崎　寿之］

H

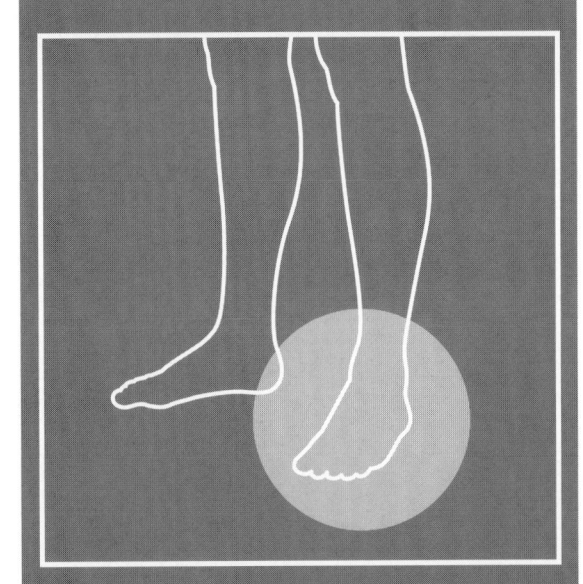

足関節・足

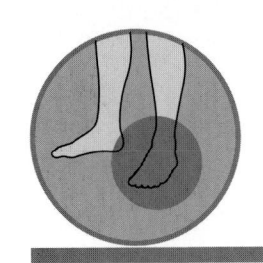

H-1
足関節・足の解剖

1. 足関節・足の解剖

1) 骨格

　足部には脛骨，腓骨以下26の骨がある．このうち，脛骨，腓骨，距骨，踵骨，舟状骨は広義の足関節を構成している．距腿，距踵，距舟関節である．これはあたかも距骨をボールベアリングとするユニバーサルジョイントとみなすことができる．そのため，矢状面での底背屈，冠状面での内外転，内外反，水平面での内外旋などの自由度の高い，複雑な運動を可能としている（図1）．

　また，足部の骨格はアーチ構造をもっていることが特徴である．足部のアーチは3つあり，内側縦アーチ，外側縦アーチおよび横アーチと呼ばれている．内側縦アーチは，踵骨，距骨，舟状骨，楔状骨および中足骨からなり，足部内側にアーチ構造をつくっている．このアーチはヒトの直立2足歩行に非常に重要な役割をもっている．それはtruss mechanism（トラス構造）とwindlass mechanism（巻き上げ構造）と呼ばれ，truss mechanismとは，足部全体を足関節前方部と後方部を上辺の2辺，足底の足底腱膜を底辺とする三角形を建築学上のトラス（桁構えで支える構造）とみたてた足の構造である．体重が負荷されるとトラスは沈み込み力を分散，吸収する．体重負荷が消失するとトラスはもとの形に回復する．この構造によ

図1　足の骨
　ta：距骨　ca：踵骨　na：舟状骨
　mc：内側楔状骨　ic：中間楔状骨　lc：外側楔状骨
　cu：立方骨　me：第1－5中足骨
　pp：第1－5基節骨　ip：第2－5中節骨
　dp：第1－5末節骨

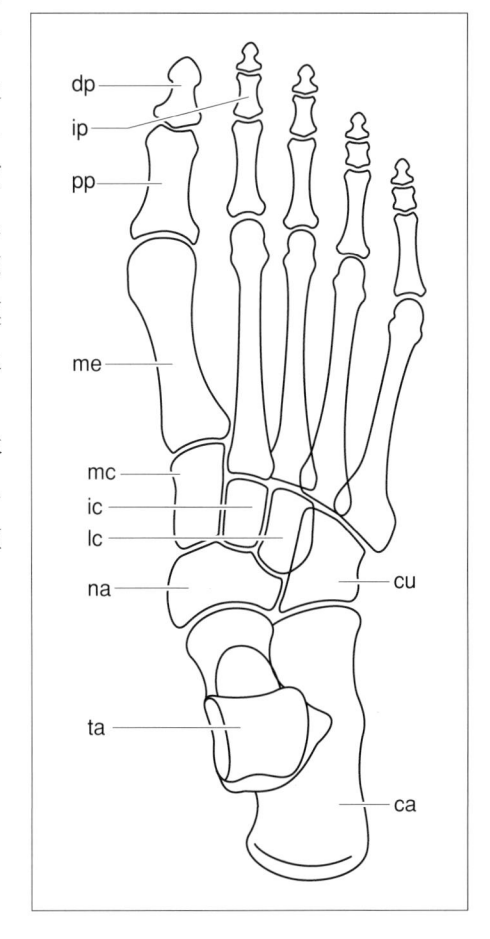

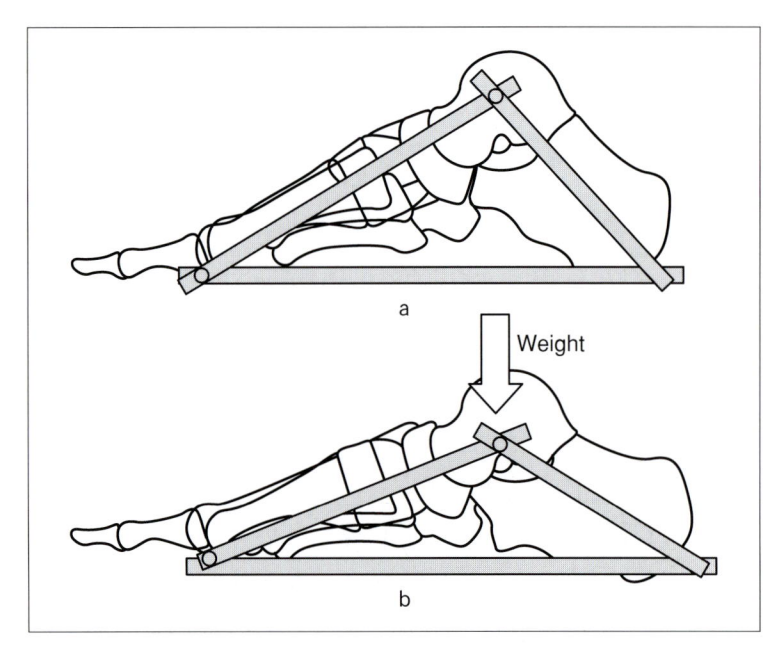

図2 足アーチの truss mechanism（トラス構造）
a：体重負荷がない状態では，足アーチは高く三角形の高さは高く，底辺は短い．
b：体重負荷がある状態では，底辺である足底腱膜が伸び，足アーチの高さが下がって荷重を分散するとともに吸収する．

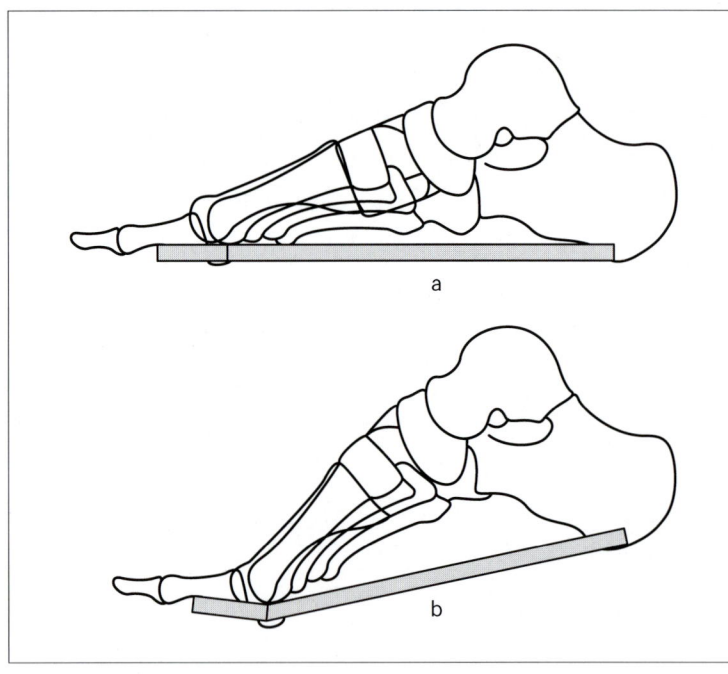

図3 足アーチの windlass mechanism
a：中足趾節間関節が伸展位である状態．
b：踵離地時に足趾背屈とともに中足趾節間関節が背屈すると，足底腱膜が巻き上げられることにより足アーチが高くなり，固定される(rigid)ので踵離地から趾離地での蹴り出しの力をスムーズに地面に伝えることができるようになる．

って体重を支持し，足接地時の衝撃を吸収することができる（図2）．Windlass mechanism とは，踵骨を起始として足趾基節骨に停止する足底腱膜が踵離地時に足趾背屈とともに巻き上げられることにより足アーチが高くなり，固定された(rigid)足となって踵離地から趾離地での蹴り出しの力をスムーズに地面に伝えることができるようになる機能である（図3）．

2）腱・靱帯

足部，足関節には，手関節と同様に筋が腱として通過していることが多く，多くの腱が狭い箇所を通過している．また足部にはほかの関節に比較して多くの骨があるため，それらを連結する靱帯も多

図4　足背部の筋・腱
TA：前脛骨筋腱　EHL：長母趾伸筋腱
EHB：短母趾伸筋腱　EDL：長趾伸筋腱
EDB：短趾伸筋腱　PT：第3腓骨筋腱
IER：下伸筋支帯

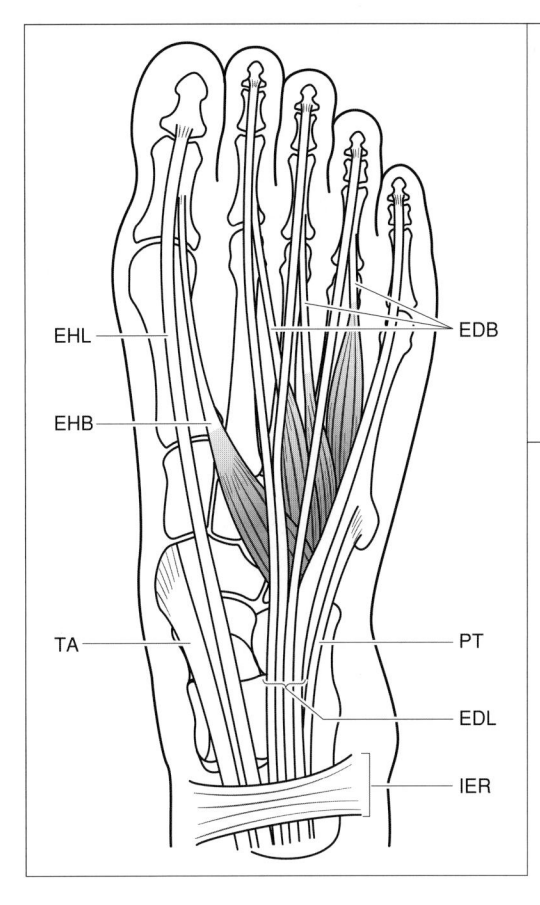

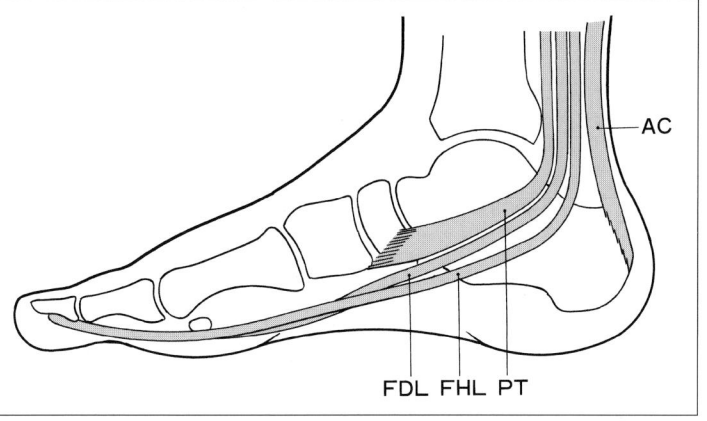

図5　足関節後内側部の筋・腱
PT：後脛骨筋腱　FDL：長趾屈筋腱　FHL：長母趾屈筋腱
AC：アキレス腱

数存在し重要な働きをもっている．これらの靱帯を臨床的に重要なものを中心に足関節外側，内側，足背，足底に分けて述べる．

(1) 筋・腱

下腿から起始する外在筋と足部から起始する内在筋がある．外在筋腱は足関節を通過する部位によって，足背部，後内側部，後外側部を通る筋に分けることができる．

足背部の筋腱として前脛骨筋腱，長母趾伸筋腱，長趾伸筋腱，第3腓骨筋腱がある(図4)．前脛骨筋は起始が脛骨，下腿骨間膜中枢側にあり，下伸筋支帯を通過して停止が内側楔状骨，第1中足骨にあり，足関節を背内側へ屈曲する作用がある．長母趾伸筋は起始が腓骨中央，下腿骨間膜で，下伸筋支帯を通過して停止が母趾末節骨にあり，母趾を背屈する．長趾伸筋は，起始が脛骨，下腿骨間膜，腓骨上部で，下伸筋支帯を通過して停止が第2～5趾趾背腱膜にあり，足趾を背屈する．第3腓骨筋は起始が腓骨下部で，下伸筋支帯を通過して停止が第5中足骨であり，足関節を背外側へ屈する．

後内側部の筋腱として，後脛骨筋腱，長趾屈筋腱，長母趾屈筋腱，アキレス腱，足底筋がある(図5)．後脛骨筋は起始が脛骨，下腿骨間膜，腓骨後面で，屈筋支帯を通過して停止は舟状骨，内側，中間，外側の楔状骨，立方骨および第2，3，4中足骨と広範囲である．機能は足関節の底屈と回外のほかに，近年足アーチに対する効果も注目されている．足部は歩行時にrigidな状態とflexibleな状態を

くり返して，荷重の分散と力の伝達を巧妙に行っている．足部がrigidであるかflexibleであるかは，中足部の距舟関節，踵立方関節(ショパール関節：Chopart joint)が大きな役割をもっている．すなわち，この2つの並んだ鞍状関節は運動軸が直交するとショパール関節は固定されて動きにくいrigidな足となり，逆に運動軸が平行になるとショパール関節は固定が解除されて動きやすいflexibleな足となる．後脛骨筋腱は前足部を回内することによって2つの運動軸を直交させ，ショパール関節を固定してrigidな足をつくる．長趾屈筋は起始が脛骨，下腿骨間膜後面にあり，屈筋支帯を通過して停止は第2－5趾末節骨で，足趾を屈曲する．長母趾屈筋は，起始が腓骨，下腿骨間膜の下部にあり，屈筋支帯を通過して停止は母趾末節骨で，母趾を屈曲する．アキレス腱は腓腹筋とひらめ筋の共通腱である．腓腹筋は起始が大腿骨内側，外側上顆で停止は踵骨隆起にあり，足関節を底屈する．ひらめ筋は起始が脛骨後面，腓骨にあり，停止が踵骨隆起で，足関節を底屈する．足底筋は起始が大腿骨外側上顆，弓状膝窩靱帯で，細い腱となり腓腹筋とひらめ筋の間を下降し，停止が踵骨内側と足底筋膜にあり，下腿三頭筋の作用を助ける．

後外側部の筋腱として，短腓骨筋腱，長腓骨筋腱がある(**図6**)．短腓骨筋は，起始が腓骨外側面で，長腓骨筋腱の前方で上，下腓骨筋支帯を通過して，停止が第5中足骨であり，足を底屈する．長腓骨筋は起始が脛骨外側から腓骨頭にあり短腓骨筋腱の後方を下降し，上，下腓骨筋支帯を通過して立方骨の底部で長腓骨筋腱溝を通り，大きく走行方向を変えて停止は内側楔状骨，第1中足骨にある．その働きは足部を底屈，外反することである．

内在筋は足背部の筋と足底部の筋に分けることができる．足背部の筋としては短母趾伸筋と短趾伸筋がある．短母趾伸筋は起始が踵骨体部外側で，停止が母趾基節骨にある．短趾伸筋は起始が踵骨外

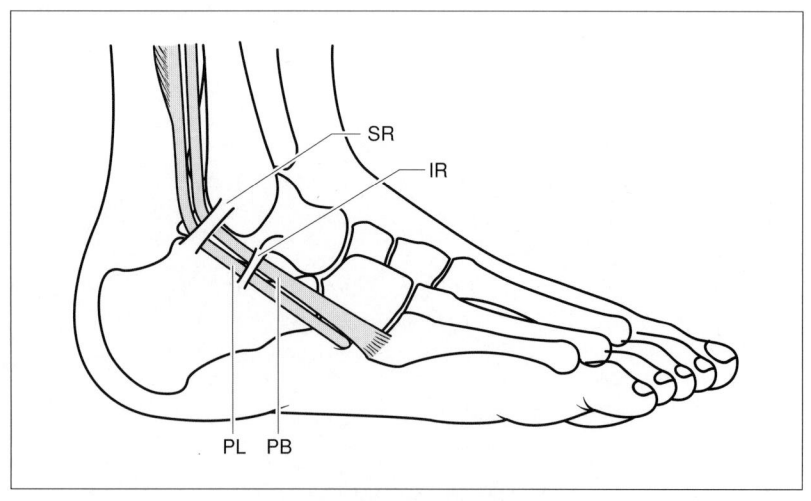

図6 足関節後外側部の筋・腱
PB：短腓骨筋腱　PL：長腓骨筋腱　SR：上腓骨筋支帯　IR：下腓骨筋支帯

1. 足関節・足の解剖　537

側面で，停止が第2－4趾の背側腱膜にある(図4)．

　足底部の内在筋は数が多く，足アーチの保持に少なからぬ役割をもっている．足底腱膜，母趾外転筋，短母趾屈筋，母趾内転筋，短趾屈筋，虫様筋，骨間筋，足底方形筋，短小趾屈筋，小趾外転筋，小趾対立筋がある．足底腱膜は踵骨隆起に起始し扇状に足底面全体に拡がり，中足趾節間関節部の趾屈筋腱腱鞘に停止する(図7)．これは強い腱膜であり，足アーチ構造をつくるトラス構造のなかで底辺の役割をもっている．同腱膜の切断によって足アーチが低下することが実験的に確かめられている．

　母趾外転筋は起始が踵骨隆起で停止が母趾基節骨である．同

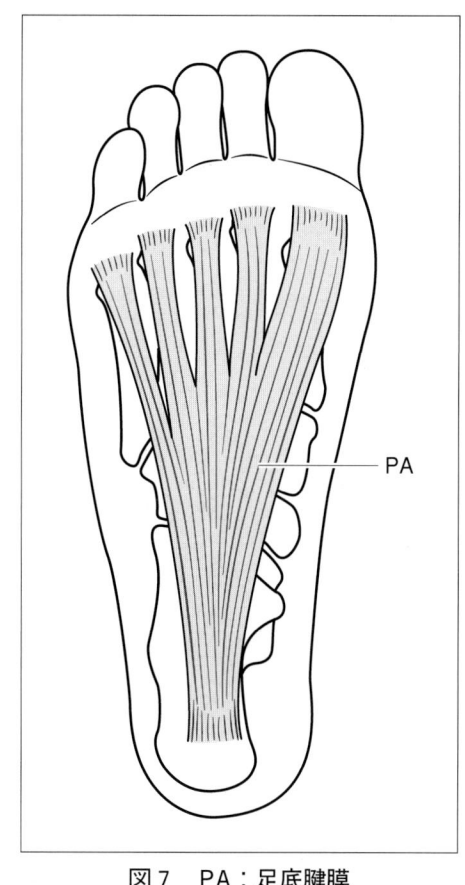

図7　PA：足底腱膜

筋を強化することが外反母趾の予防に重要である．短母趾屈筋は起始が内側，中間楔状骨にあり，停止が母趾種子骨である．母趾内転筋は起始が外側楔状骨，立方骨，第2，3，4，5中足骨(以上斜頭)，第3，4，5中足骨骨頭(以上横頭)にあり，停止が母趾基節骨および外側種子骨である．外反母趾では同腱が拘縮を起こしていることも多く外反母趾増悪因子となる．

　短趾屈筋は，起始が踵骨隆起内側にあり，停止が第2，3，4，5趾中節骨である．足底方形筋は起始が踵骨下部で，停止が長趾屈筋で，長趾屈筋の働きを助ける．

　短小趾屈筋は起始が長足底靱帯と第5中足骨にあり，停止が小趾基節骨で，小趾基節骨を屈曲する働きがある．小趾外転筋は起始が踵骨，長足底靱帯で，停止が第5中足骨と小趾基節骨にあり，小趾を外転する働きがある．小趾対立筋は起始が長足底靱帯と第5中足骨で，停止が第5中足骨外側にある．

(2) 足関節外側部の靱帯(図8)

　足関節外側部には前脛腓靱帯，後脛腓靱帯，前距腓靱帯，踵腓靱帯，後距腓靱帯，外側距踵靱帯，骨間距踵靱帯，二分靱帯，背側踵立方靱帯などがある(図8)．前後の脛腓靱帯は，脛骨と腓骨を遠位部で結合する靱帯で，足関節脱臼骨折時，とくに回旋強制されたときに損傷されやすい．

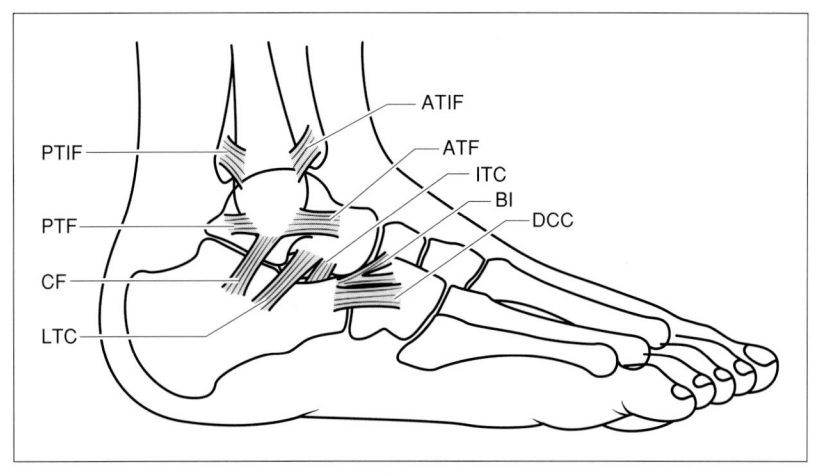

図8　足関節外側部の靱帯
AITF：前脛腓靱帯　　PITF：後脛腓靱帯　　ATF：前距腓靱帯
CF：踵腓靱帯　　PTF：後距腓靱帯　　LTC：外側距踵靱帯
ITC：骨間距踵靱帯　　BI：二分靱帯　　DCC：背側踵立方靱帯

前距腓靱帯は腓骨外果と距骨を結ぶ靱帯で，足関節の底屈，内返し強制に対し制動を担っている靱帯である．底屈，内返しというのは，日常最も遭遇しやすい受傷機転であるにもかかわらず，前距腓靱帯はそれほど強靱ではないため，足関節の靱帯中最も損傷頻度が高い．いわゆる足関節捻挫である．

踵腓靱帯は，腓骨外果と踵骨外側部を結ぶ靱帯で，足関節が背屈，内返を強制されたときにその制動を担っている．前距腓靱帯とともに最も損傷頻度の高い靱帯である．骨間距踵靱帯は，距骨底部と踵骨背部とを結ぶ距骨下関節内靱帯である．本靱帯の損傷により距骨下関節不安定症を起こすという報告もある．二分靱帯は踵骨背側と舟状骨背側を結ぶ踵舟靱帯と踵骨背側と立方骨背側を結ぶ踵立方靱帯とからなる．本靱帯は足関節捻挫においてしばしば損傷を受ける靱帯である．背側踵立方靱帯は踵骨背側と立方骨背側を結ぶ靱帯で，この靱帯も日常しばしば損傷を受ける．

(3) 足関節内側部の靱帯(図9)

足関節内側部には強靱な三角靱帯がある．三角靱帯は脛骨内果と距骨前方を結ぶ前脛距部，脛骨内果と舟状骨を結ぶ脛舟部，脛骨内果と踵骨を結ぶ脛踵部，脛骨内果と距骨後方を結ぶ後脛距部の4束に分かれる(図9)．

(4) 足背の靱帯(図10)

足背には足根骨間を連結する多数の靱帯が存在する．距骨と舟状骨を結ぶ距舟靱帯，舟状骨と楔状骨を結ぶ背側楔舟靱帯，舟状骨と立方骨を結ぶ背側立方舟靱帯，楔状骨間を結ぶ背側楔間靱帯，外側楔状骨と立方骨を結ぶ背側楔立方靱帯などである(図10)．また，リスフラン関節には背側足根中足靱帯が楔状骨，立方骨と中足骨間を結合している．骨間楔中足靱帯は内側楔状骨と第2中足骨とを結んでおり，リスフラン靱帯とも呼ばれ，足部が底屈強制を受けたとき

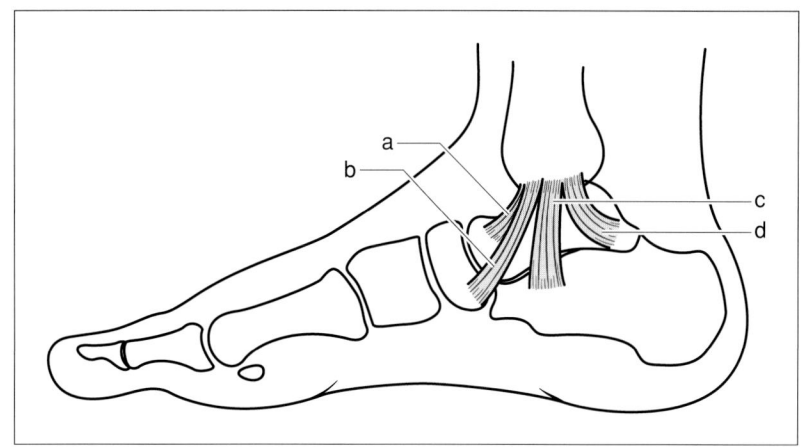

図9 足関節内側部の靱帯（三角靱帯）
　a：前脛距部　　b：脛舟部
　c：脛踵部　　　d：後脛距部

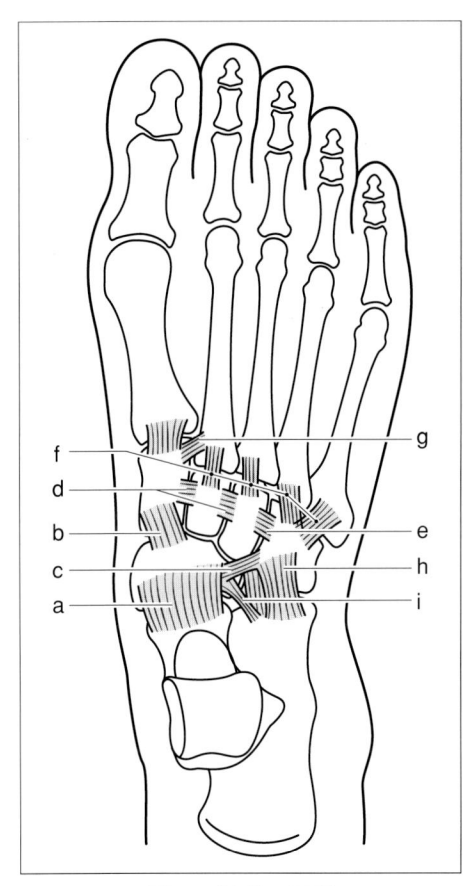

図10 足背の靱帯
　a：距舟靱帯　　　　　b：背側楔舟靱帯
　c：背側立方舟靱帯　　d：背側楔間靱帯
　e：背側楔立方靱帯　　f：背側足根中足靱帯
　g：骨間楔中足靱帯（リスフラン靱帯）
　h：背側踵立方靱帯　　i：二分靱帯

図11 足底の靱帯
　a：長足底靱帯
　b：底側踵舟靱帯（スプリング靱帯）
　c：底側楔舟靱帯　　　d：底側足根中足靱帯

に損傷されやすい(**図10g**)．しばしば本靱帯損傷が看過され陳旧例となることが少なくない．

（5）足底の靱帯(図11)

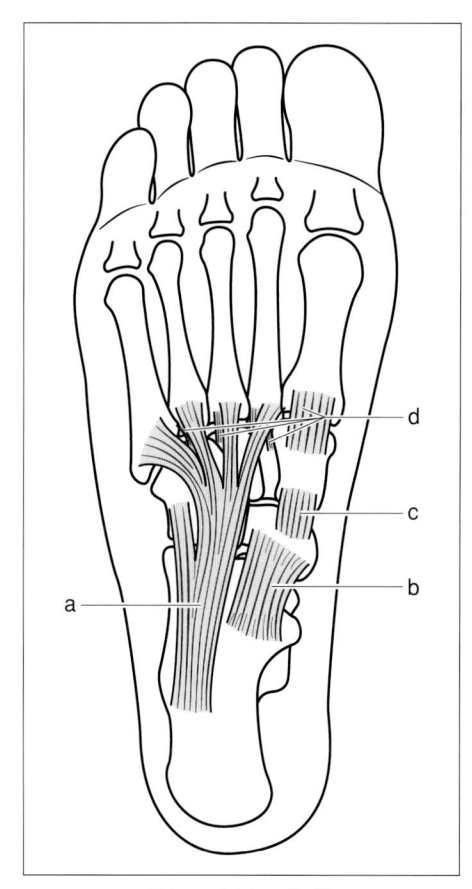

　足底の靱帯は足根骨を下から支えて足アーチを保持するという重要な働きをもっている．長足底靱帯は最底面にあり，踵骨隆起と立

方骨ならびに中足骨底を結ぶ．底側踵舟靱帯は踵骨載距突起と舟状骨とを結び，弾力性に富み，距骨頭部を下から支え足アーチを保つのに重要な働きをしている．この靱帯はスプリング靱帯とも呼ばれ，臨床的に断裂例の報告がある．底側楔舟靱帯は舟状骨と内側楔状骨を結ぶ．この靱帯の断裂によって足アーチは低下する．底側踵立方靱帯は踵骨と立方骨，底側立方舟靱帯は立方骨と舟状骨，底側楔間靱帯は各楔状骨間，底側楔立方靱帯は外側楔状骨と立方骨をそれぞれ結んでいる．底側足根中足靱帯は，楔状骨および立方骨底部と中足骨底部を結ぶ．内側楔状骨と第1中足骨間だけ独立しており，ほかは一体となっていることが多い．

3）血管・神経

（1）血　管

足関節・足部に至る主な動脈は前脛骨動脈，後脛骨動脈，腓骨動脈の3本である．

前脛骨動脈は下腿骨間膜前面を前脛骨筋の外側で下行し，下伸筋支帯を通過する(図12)．したがって足関節の前方進入に際しては，長母趾伸筋腱と長趾伸筋腱との間で展開すると安全に足関節を展開できる．前脛骨動脈は内果，外果に枝を送ったあと，足背動脈となり，リスフラン関節で弓状動脈を分岐する．弓状動脈は第2，3，

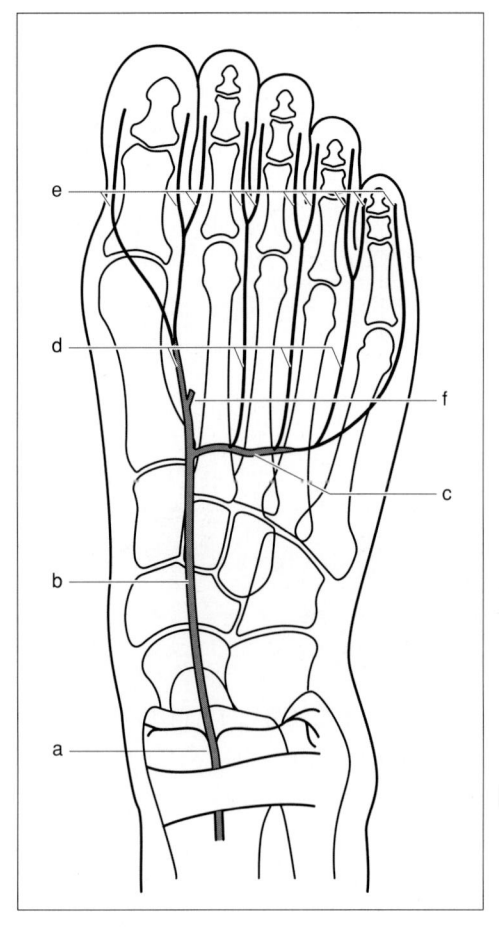

図12　足背の血管
　a：前脛骨動脈　　　b：足背動脈
　c：弓状動脈　　　　d：背側中足動脈
　e：背側趾動脈　　　f：深足底枝

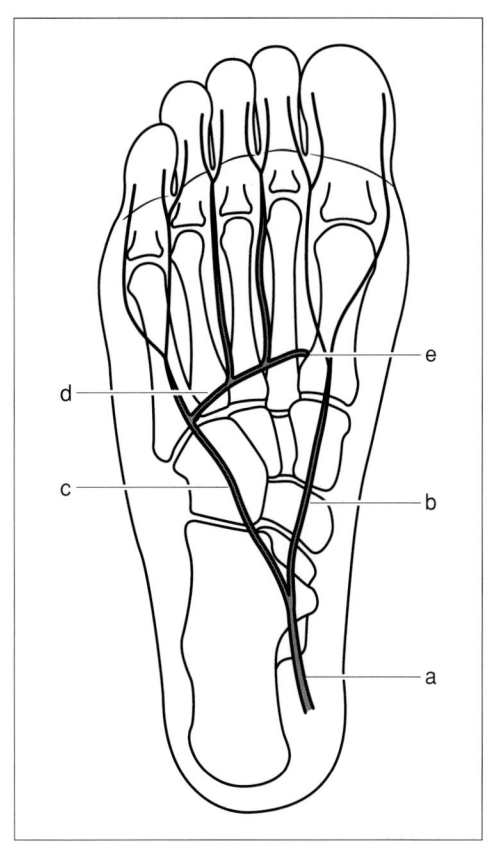

図13　足底の血管
a：後脛骨動脈　　b：内側足底動脈
c：外側足底動脈　d：足底動脈弓
e：足背動脈深足底枝

4背側中足動脈を分岐し，それらは背側趾動脈となって足趾を栄養する．さらに足背動脈は第1，2中足骨間で足背への第1背側中足動脈と足底への深足底枝に分かれる．第1背側中足動脈は背側趾動脈となり，母趾と第2趾内側を栄養する．深足底枝は足底で外側足底動脈と吻合して足底動脈弓をつくる．

後脛骨動脈はアキレス腱の内側を下行し，足関節内果後方で長趾屈筋腱と長母趾屈筋腱の間で屈筋支帯を通過して内果枝，踵骨枝を分岐したあと，内側足底動脈と外側足底動脈とに分かれる．内側足底動脈は足の内側を栄養する．外側足底動脈は，足背動脈深足底枝と吻合して足底動脈弓をつくり，第1-4底側中足動脈を分岐する．これらは底側趾動脈となり足趾を栄養する(図13)．

腓骨動脈は下腿上方で後脛骨動脈から分岐して，腓骨後方部に沿って下行して外果に至る．

静脈系は大きく2本あり，内果前方から下腿内側を伏在神経とともに上行する大伏在静脈と，外果後方から下腿後方を腓腹神経とともに上行する小伏在静脈がある．

(2) 神　　経

足関節部に至る主な神経は，脛骨神経，浅腓骨神経，深腓骨神経，腓腹神経である．

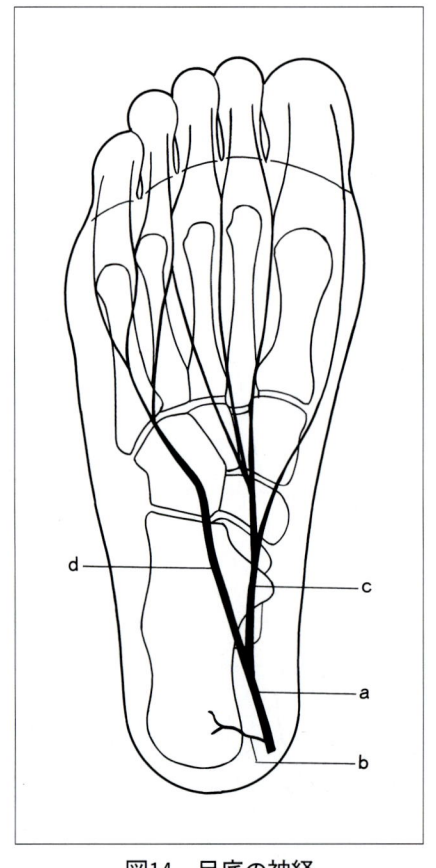

図14 足底の神経
a：後脛骨神経　　b：内側踵骨枝
c：内側足底神経　d：外側足底神経

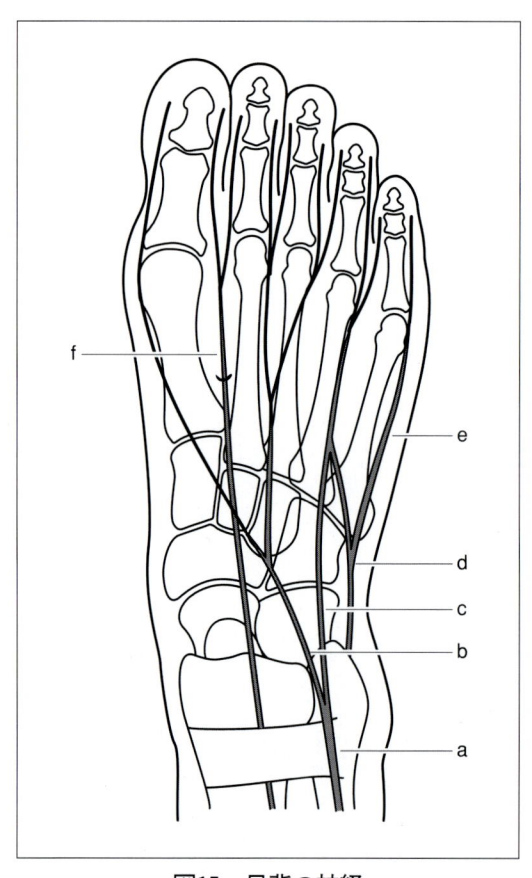

図15 足背の神経
a：浅腓骨神経　　b：内側足背皮神経
c：中間足背皮神経　d：腓腹神経
e：外側足背皮神経　f：深腓骨神経

　脛骨神経はすべての屈筋群を支配する．この神経は下腿後面を後脛骨動脈とともに下行して踵骨に内側踵骨枝を出したあと，内果後方で屈筋支帯を通過する．このあと，内側足底神経と外側足底神経に分岐する．内側足底神経は足底内側の筋に筋枝を出したあと，足底内側および母趾から第4趾内側までの知覚を支配する．外側足底神経は筋枝を出したあと，足底外側の知覚を支配する(図14)．屈筋支帯でガングリオンなどの占拠性病変が生じると脛骨神経が障害され，足底のしびれ，知覚障害が生じ，足根管症候群となる．
　浅腓骨神経は短腓骨筋と長腓骨筋に筋枝を分岐したあと，皮下に出て内側足背皮神経，中間足背皮神経となる．
　深腓骨神経は下腿で前脛骨筋，長趾伸筋，長母趾伸筋などに筋枝を出したあと，前脛骨動脈とともに伸筋支帯を通過する．その後，第1，2中足骨間で皮下に出て母趾外側と第2趾内側の知覚を司る(図15)．
　腓腹神経は小伏在静脈とともに下行して外果後方をまわり，外側足背皮神経となる(図15)．

［橋本　健史］

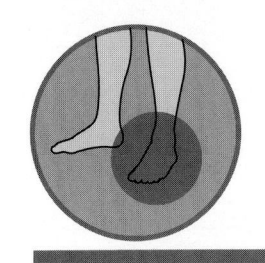

H-2
足関節・足の診察法

1. 足関節・足の診察

　　　　足関節・足の診察は，診察室に入ってくる患者の歩行状態をよく観察することから始まる．独立歩行か，松葉杖歩行か，車椅子移動か，また，跛行の有無について観察する．

1）問　　　診

　　　　まず問診を行う．いつ頃からどの部位に疼痛が出現したかを聞く．足部の疾患では疼痛の部位が非常に重要な情報である．それは足は皮膚の直下に骨や靱帯があるので，疾患部位の直上の皮膚がそのまま疼痛の部位になっていることが多いからである（図16）[1]．足の診察では，外傷の既往が重要であるので必ず問診する．とくに足関節捻挫の既往はよく聞き出すことが必要である．仕事については立ち仕事か，デスクワークかについても確認する．学生時代も含めたスポーツ歴はその種類，一日の練習時間まで聞き出す．腰椎疾患由来の足部疼痛もあるので，腰椎疾患の既往を必ず聞いておく．
　　　　問診が終わり，全身状態の観察を行ったら次の項目について診察する．

2）歩容の観察

　　　　患者を歩かせてその様子をみる．

3）視　　　診

　　　　皮膚に発赤があれば，感染，痛風などの炎症を考える．紫色化があれば糖尿病，閉塞性動脈硬化症などの血液循環障害を考える．黒色化した壊死部があればより確実である．足の形すなわち外反母趾，扁平足，尖足，凹足の有無を観察する．小児では内反足，内転足，外反踵足の有無を観察する．また，足底全体を接地，荷重できているかが重要なので荷重状態における足の肢位をよく観察する．患者を立たせてまず側面から足底の接地状態を観察する．また後方から観察して内反，外反していないかをみる．

4）触　　　診

　　　　皮膚温が低ければ，閉塞性動脈硬化症，糖尿病性足部潰瘍などの

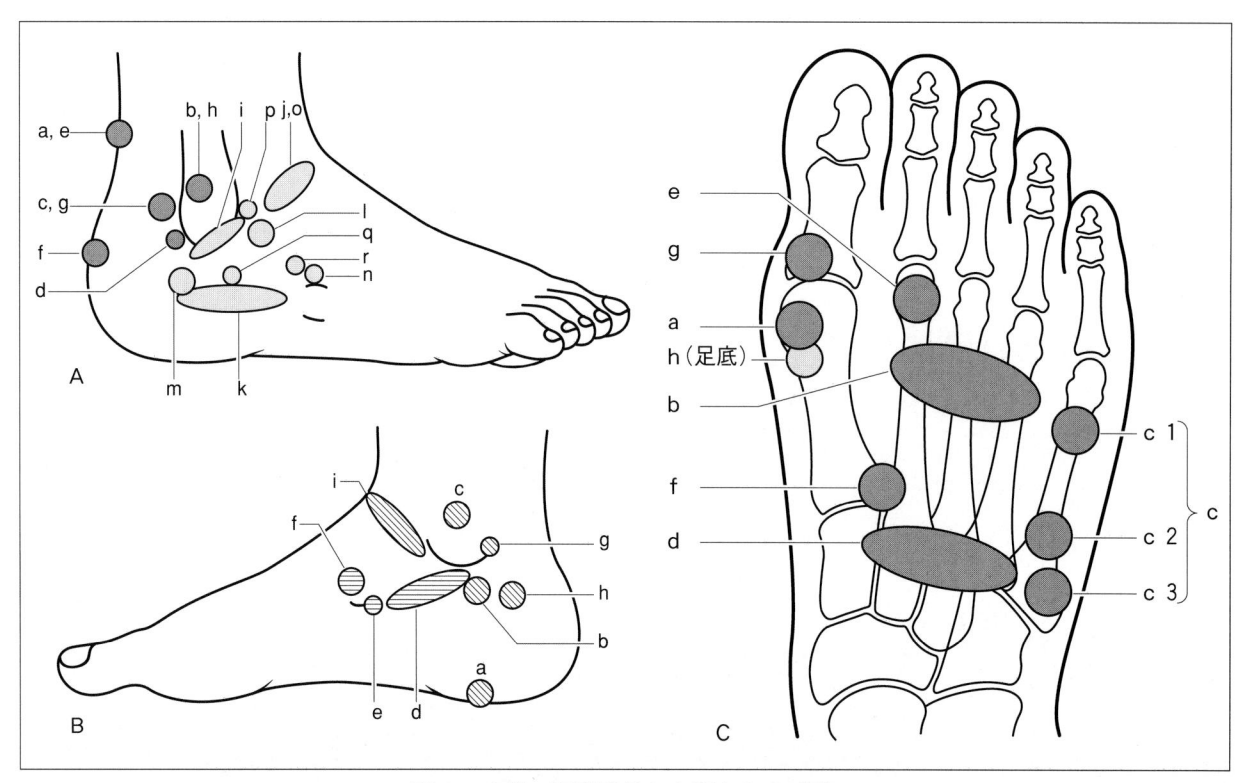

図16 疼痛，圧痛部位から疑われる疾患
A．足関節外側部
　a：アキレス腱周囲炎　b：足関節果部骨折　c：三角骨症候群　d：腓骨筋腱脱臼　e：アキレス腱断裂　f：ハグランド病　g：距骨後突起骨折　h：足関節外果疲労骨折　i：足関節捻挫　j：変形性足関節症　k：距骨下関節不安定症　l：距骨骨折　m：踵骨骨折　n：足根骨癒合症　o：足関節脱臼　p：距骨骨軟骨骨折　q：距骨外側突起骨折　r：二分靱帯損傷
B．足関節内側部
　a：足底腱膜炎　b：足根管症候群　c：足関節内果疲労骨折　d：扁平足障害　e：有痛性外脛骨　f：舟状骨疲労骨折　g：距骨骨軟骨障害（内側）　h：距踵骨癒合症　i：変形性足関節症
C．足背部（足底部）
　a：外反母趾　b：中足骨疲労骨折　c：第5中足骨骨折　c1（Dancer's fracture）　c2（Jones骨折）　c3（第5中足骨結節部骨折・下駄骨折）　d：リスフラン関節脱臼骨折　e：フライバーグ病　f：リスフラン靱帯損傷　g：母趾基節骨疲労骨折　h：母趾種子骨障害

末梢循環不全を考える．熱感があれば炎症を考える．圧痛点の確認は疼痛部位の確認と同様に重要である（図16）．疼痛部位と圧痛点は一致することが多い．骨折，靱帯損傷などは受傷部位による特定の圧痛点がある．また，足趾や足底部に放散するしびれを訴える例ではTinel様徴候を調べる．とくに足根管症候群，前足根管症候群を疑ったら欠かせない検査である．

5）血液循環状態

チアノーゼの有無とともに足背動脈，後脛骨動脈，膝窩動脈の拍動を確認する．閉塞性動脈硬化症，糖尿病性足部潰瘍などの診断時にはとくに大切である．

6) 関節可動域

　　足関節の背屈，底屈，内反，外反を自動と他動に分けて測定する．足関節背・底屈角は外側から測定し，下腿長軸と第5中足骨長軸のなす角度とする．内反，外反角は，患者を腹臥位として下腿長軸と踵骨のなす角度とする．また，中足趾節間関節の可動域(中足骨長軸と基節骨長軸のなす角)を測定する．

7) 筋　　　力

　　MMT 5段階評価に従って下肢の筋力を調べる．大腿四頭筋，膝屈筋群，前脛骨筋，長母趾伸筋，長母趾屈筋，また足関節では内反筋力，外反筋力も調べておくとよい．

8) 関節安定性

　　足関節の不安定性を確認することは足の診察において重要である．それは足関節疾患で足関節外側靱帯損傷が約20％を占めるからである．検査法はいくつかあるが，足関節前方引き出しテスト，内反ストレステストが代表的である．足関節前方引き出しテストは被検者を診察台に座らせて，左手を被検者の下腿にあて，右手で踵部を持ち，足関節底屈10°で踵部を前方に引き出す．個人差が大きいので左右差をみるが，両側例もあるので注意を要する．内反ストレステストは内反ストレスをかけて，その左右差をみる(図17)．内反ストレステスト陽性であれば，足関節外側靱帯損傷を疑う必要がある．

9) 靴の状態

　　なるべく日常装用することの多い靴を持ってきてもらう．踵部の減り方，足底の内・外側の減り方をみる．とくに小児では重要な情報が得られることがある．足部の疼痛の原因が靴にあることがある

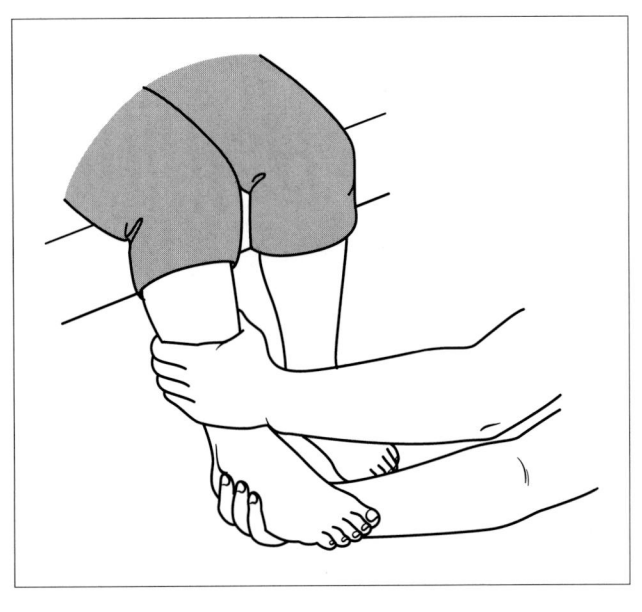

図17　足関節内反ストレステスト（徒手検査）

ので、ヒールの高さはどのくらいか、さきたま(toe cap)の大きさは十分にあるか、形は先細りではないか、足底のアーチはどのくらいつくられているかなどに注意する．

2. 足関節および足の画像診断

1) 単純X線写真
(1) 足関節正面・側面像

外傷後であれば、骨折の有無を注意深く読影することが重要である．見逃しやすい骨折として、距骨滑車部骨軟骨障害(骨軟骨骨折)があげられる．滑車外側部では薄い骨軟骨片がみえる．滑車内側部では、深いカップ状の骨軟骨片の場合が多い(図18)．前脛腓靱帯の脛骨起始部での剝離骨折(Tillaux 骨折)も見逃しやすい．距骨外側突起骨折の有無も確認する必要がある．足関節裂隙の開大にも注意することが重要である(図18)．外傷後でない場合は、陳旧性骨折片と過剰骨に注意する．腓骨外果遠位端に外側靱帯付着部の剝離骨片があることがある．内果遠位端には、内果骨折偽関節の骨片が存することがある．距踵骨癒合症の癒合部が内側に突出してみえることがある(図19)．

側面像では、足関節前方骨棘形成の有無や足関節裂隙の狭小化、不整化をみる．足関節後方では、過剰骨である三角骨の有無を確認する．また、距骨体部に骨陰影の増大がないかどうかをみる．あれ

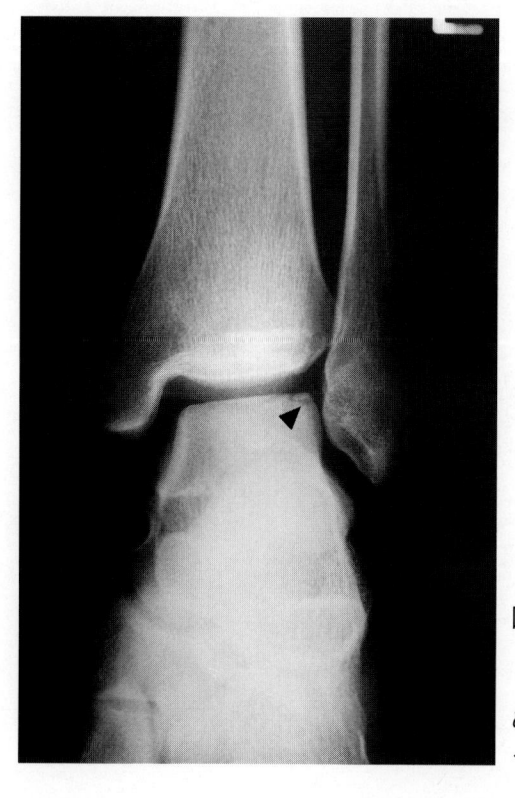

図18 外側部距骨骨軟骨障害(骨軟骨骨折)の単純X線写真所見
三角靱帯損傷を合併しているため、内側関節裂隙の開大が認められる．

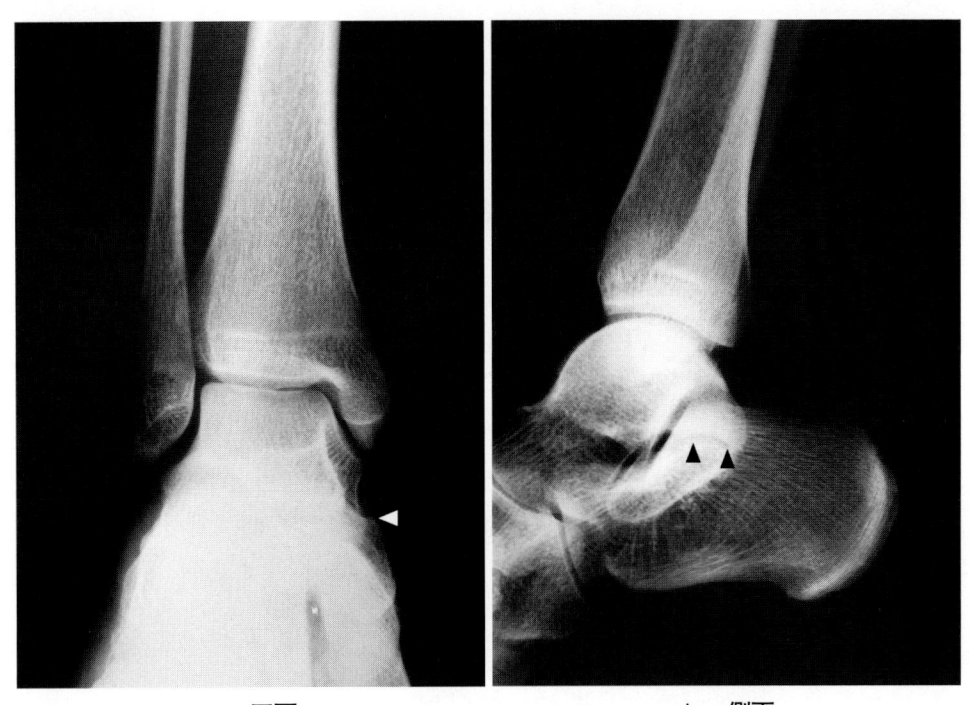

a．正面　　　　　　　　　　　b．側面
図19　距踵骨癒合症の単純X線写真所見

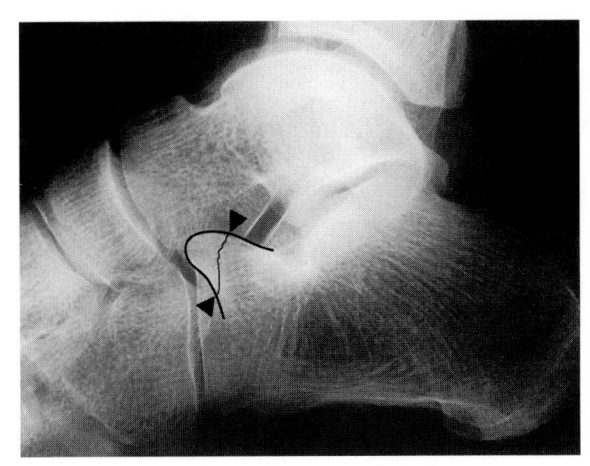

図20　踵骨前方突起骨折　　　　図21　踵骨疲労骨折

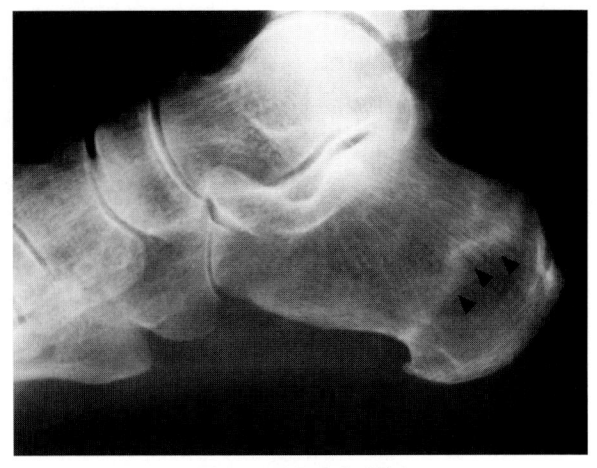

ば距骨無腐性骨壊死を疑う．距骨下関節では，関節裂隙狭小化，関節面の不整，距踵骨癒合症の有無を注意する(図19)．踵骨底部の骨棘形成があれば，足底腱膜炎を疑う．そのほか，見逃しやすいピットフォールの所見として，踵骨前方突起骨折(図20)，踵骨疲労骨折(図21)がある．

(2) 足関節荷重位正面・側面像

足関節は荷重関節であるので，原則として足関節荷重位でX線を撮影するとよい．下腿のアライメントや足関節関節裂隙狭小化などが明瞭になる．足関節荷重位正面像では，下腿のアライメント，

内外反の有無を確認する．脛骨長軸と脛骨下端足関節関節面のなす角である正面天蓋角を測定する．変形性足関節症における足関節裂隙の狭小化，足関節裂隙の狭小化には，4段階のstage分類[2]があるので，それを記載しておく．stage分類を次に示す．

stage 1：関節裂隙の狭小化はないが，骨棘形成がみられる．
stage 2：関節裂隙の狭小化があるが，軟骨下骨の接触はない．
stage 3：部分的な軟骨下骨の接触がある．
stage 4：広範な軟骨下骨の接触がある．

（3）足関節正面底屈像

足関節を底屈させて（通常15°，30°，45°底屈位）足関節正面像を撮る．距骨滑車部骨軟骨障害（骨軟骨骨折）のうち，滑車内側部では障害部位が距骨後方であることが多いため，中間位正面像では読影が難しい場合があり，この底屈位正面像でよくわかることがある（図22）．

（4）足関節斜位像

外傷後で足関節脱臼骨折が疑われるときは，正面，側面に加えて斜位像を撮るとよい．骨折線や骨片転位の程度がより明確になる場合がある．

（5）足部正面・側面像

足部正面像では，過剰骨や足根骨癒合症の有無を確認する．舟状骨内側部の外脛骨や楔状舟状骨癒合症などがある．内側楔状骨と第2中足骨との離開が認められたらリスフラン靱帯損傷を考える．

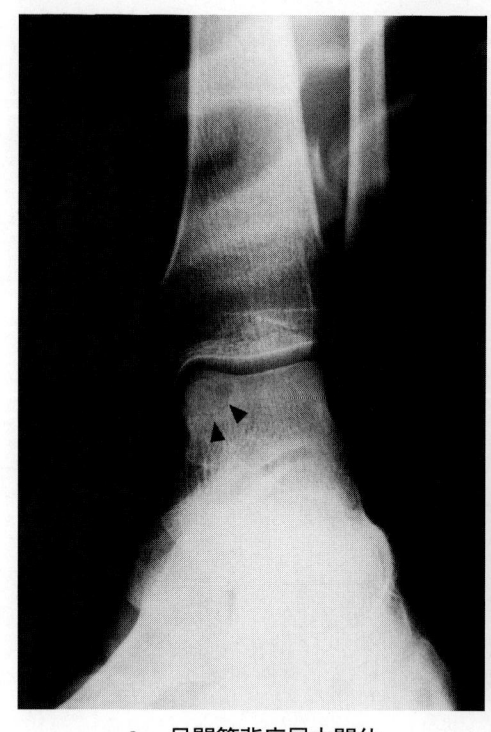

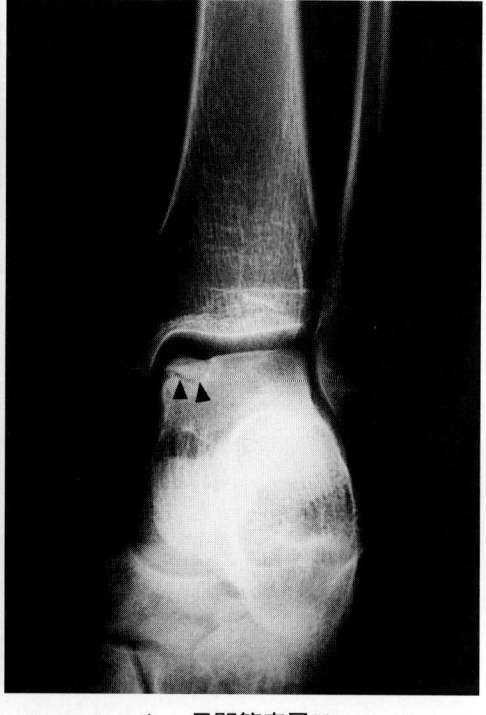

a．足関節背底屈中間位　　　　　　　　b．足関節底屈30°

図22　内側部距骨軟骨障害（骨軟骨骨折）の単純X線写真像（同一症例）
中間位では造影されないが30°底屈像では病巣が描出される．

(6) 足部荷重位側面像

踵部から足趾先端まで足部全体を撮影することが大切である．足縦アーチの形状に注意して扁平足の有無を観察する．Calcaneal pitch（踵骨底面と床面とのなす角度），Talo-metatarsal angle（距骨長軸と第1中足骨長軸とのなす角度）が有名である（図23）

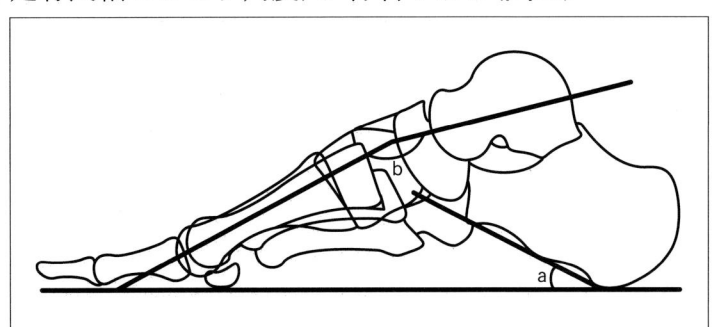

図23 足縦アーチの指標となる角度
　a：calcaneal pitch（正常値：10°−30°）
　b：talo-metatarsal angle（正常値：0°±15°）

2) ＣＴ検査

CT撮影は被検者を仰臥位にし，両膝を屈曲させて足底全体を接地させ，両足同時に撮影するとよい．こうすれば常に一定のスライスを得ることができ，両足関節を比較することもできる．また，足関節CTで最も有用な足関節の正確な冠状断を得ることができる．読影すべき主なポイントは以下のごとくである．

(1) 距腿関節

関節面の不整，狭小化で変形性足関節症の程度を判定できる．距骨滑車部の骨軟骨障害は，単純X線写真ではわかりにくい病変も描出できる．

(2) 距骨下関節

距踵骨癒合の有無を診断するためには，CTが最も有効である．内側部に多い（図24）．わかりにくい場合も両側をよく比較することで診断できる．しかし両側例もあるので注意を要する．

(3) 骨折の有無，状態

足関節脱臼骨折，Plafond骨折，距骨骨折，踵骨骨折のときに，CTによって骨片転移の状態が詳しくわかり，治療にきわめて有用である．また，距骨外側突起骨折，舟状骨骨折など単純X線写真ではわかりにくい骨折もCT検査で明らかとなることがある．

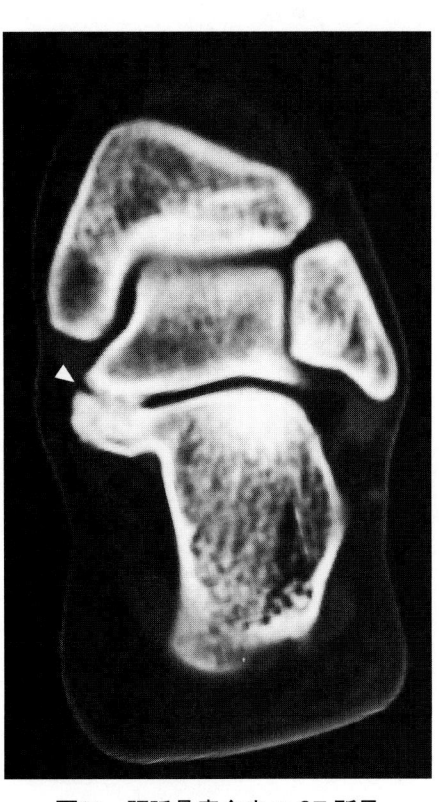

図24 距踵骨癒合症のCT所見

(4) 3D-CT

得られた CT データから 3D 画像を再構築できる機種が増えてきている．足関節脱臼骨折などのときに骨片転位の程度が正確に把握でき，手術計画の作成に有用である．とくに Plafond 骨折などの関節内粉砕骨折の症例で有用である．

3) M R I

MRI は足関節においても重要な検査法である．冠状断，矢状断，軸写像をうまく使い分ける必要がある．

(1) 冠　状　断

CT と同様に距腿関節の不整像，狭小化をみるのによい．距骨滑車の骨軟骨障害は，CT よりもさらに明確に描出される (図25)．内果下方部では，後脛骨筋腱，長趾屈筋腱，後脛骨動静脈，後脛骨神経，長母趾屈筋腱が描出される．腱内の高信号像は腱損傷を示唆する．足根管内を観察することによって足根管症候群における占拠性病変（ガングリオンなど）を診断できる．また，載距突起部の距踵骨癒合症も明確となる．外側では，踵腓靱帯の状態をみることができる．低信号中に高信号があれば靱帯損傷を示唆する．

(2) 矢　状　断

アキレス腱の状態がよく描出される．低信号中に高信号領域があればアキレス腱炎を示唆する．距骨体部無腐性骨壊死では体部に低信号領域が描出される．距骨骨軟骨障害では，距骨滑車部に低信号領域が描出される．滑車内側病変は後方部に，滑車外側病変は前方部に存在することが多い．

(3) 軸　写　像

腓骨外果下端部から距骨へ伸びる前距腓靱帯がよく描出される．靱帯損傷の場合は靱帯の菲薄化や連続性の消失および高信号領域部が観察される．また，アキレス腱の横断像が描出されるため，アキレス腱炎の診断に有用である．距骨骨軟骨障害では，水平面における病変の局在が明らかになる．

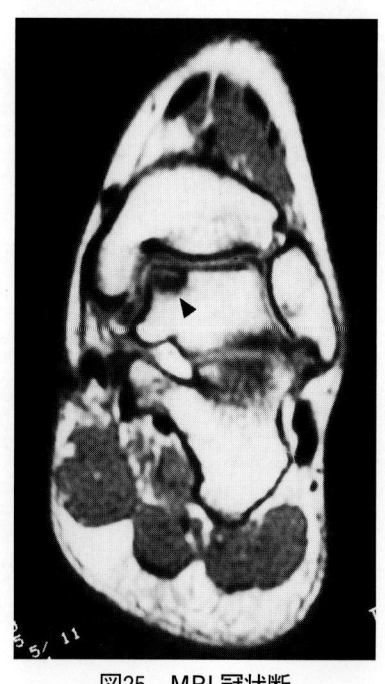

図25　MRI 冠状断
距骨骨軟骨障害．距骨滑車内側部に低信号領域（矢頭）を認める．

4）足関節ストレスＸ線写真検査

足関節捻挫の既往がある場合や徒手検査で足関節前方不安定性が疑われたときは，足関節ストレスＸ線写真検査を行う．前方引き出しテスト（図26A）と内反ストレステスト（図26B）がある．ストレスを定量的に負荷する器械を用いると定量的に評価できる．

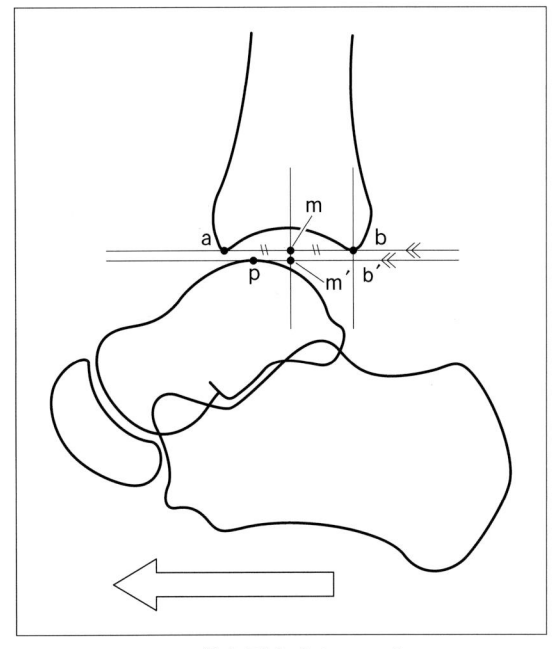

A：前方引き出しテスト
距骨前方移動距離：pm'(mm)．m は ab の中点．6 mm 以上が前方不安定性（＋）．距骨前方移動比：pb'/ab×100（％）．68％以上が前方不安定性（＋）．

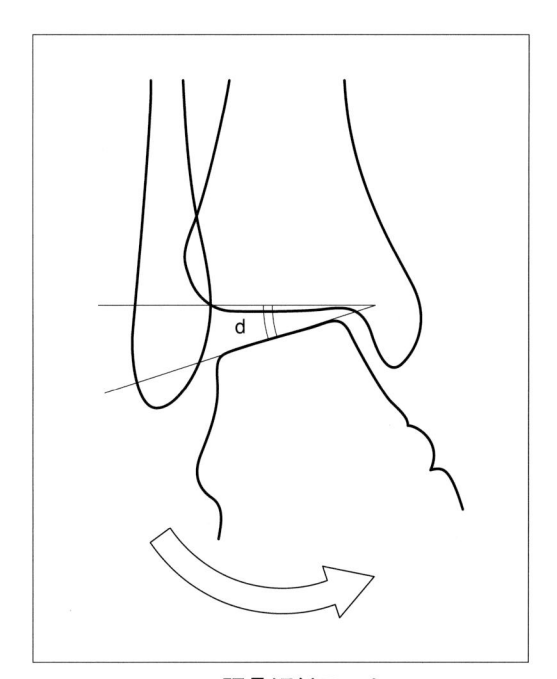

B：距骨傾斜テスト
距骨傾斜角（d）10°以上が不安定性陽性．

図26 足関節ストレスＸ線写真検査

5）関節造影検査

足関節造影は被検者を側臥位とし，Ｘ線イメージ下に21G針を足関節後方部から刺入し造影剤を注入すると距腿関節，距骨下関節いずれへも容易に造影を行うことができる．距腿関節あるいは距骨下関節に5 ccの造影剤を注入する．距腿関節包造影では距腿関節包の形，大きさを観察する．距骨骨軟骨傷害では遊離骨軟骨片がよく描出される．距骨下関節包造影では造影剤注入時に造影剤が腓骨筋腱鞘へ漏出すれば踵腓靱帯損傷が示唆される．また，micro recess（距骨下関節包前縁の小さな凹凸）が消失していれば骨間距踵靱帯損傷を疑う．

6）超音波検査

アキレス腱断裂において断裂の程度，また治癒の程度を確認することができる．足関節内・外側の靱帯断裂も確認できるとする報告がある．

文　献

1) 橋本健史, 井口　傑：下腿と足のスポーツ障害（2）—圧痛点による病態把握. 関節外科 17：174-177, 1998.
2) 加藤哲也：変形性足関節症. 変形性関節症のすべて, pp104-144, 医歯薬出版, 東京, 1982.

［橋本　健史］

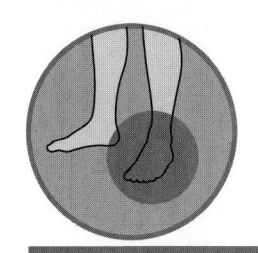

H-3
形態異常

1. 先天性脛骨・腓骨欠損

1-1. 先天性脛骨欠損症
(congenital longitudinal deficiency of the tibia)

先天的に脛骨の一部または全体が欠損しており，大腿骨近位部部分欠損，足趾欠損，足根骨癒合症など同側下肢のほかの奇形を伴うことが多い．きわめてまれな奇形で出生100万に対して1人の発生率である．Jones ら[1]は単純X線写真で4型に分類しており(図27, 28)，いずれの type でも腓骨頭の近位への脱臼を伴う．

治療は欠損の程度，片側か両側かなどにより切断か温存を選択する．Type 1 の患肢温存法として大腿腓骨間関節形成術[2)3)]が行われるが，いずれの type でも足部変形が著しいため意見の分かれるところである．

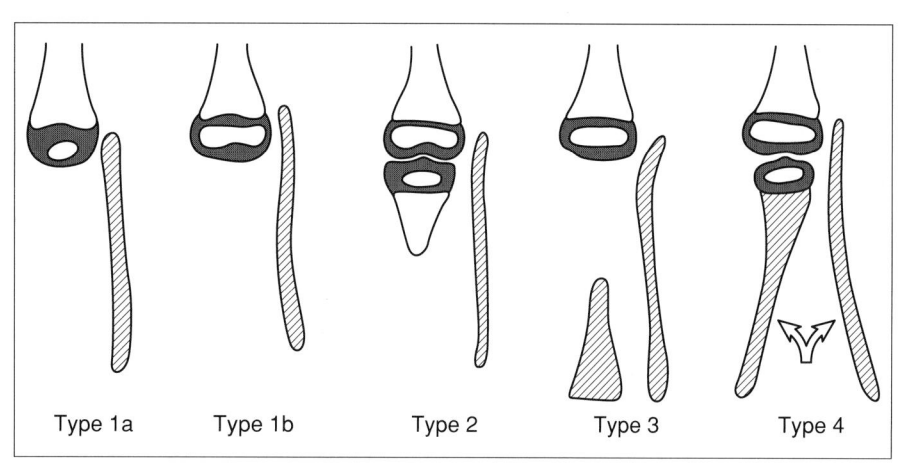

図27 先天性脛骨欠損症の単純X線写真分類(Jones, et al, 1978[1])
 Type 1a：脛骨全体の欠損(大腿骨遠位骨端は低形成)
 Type 1b：脛骨全体の欠損(大腿骨遠位骨端は正常)
 Type 2：脛骨遠位の欠損
 Type 3：脛骨近位の欠損
 Type 4：脛骨の短縮に遠位脛腓間の離開を伴う．
 いずれの type でも腓骨頭の近位への脱臼を伴う．

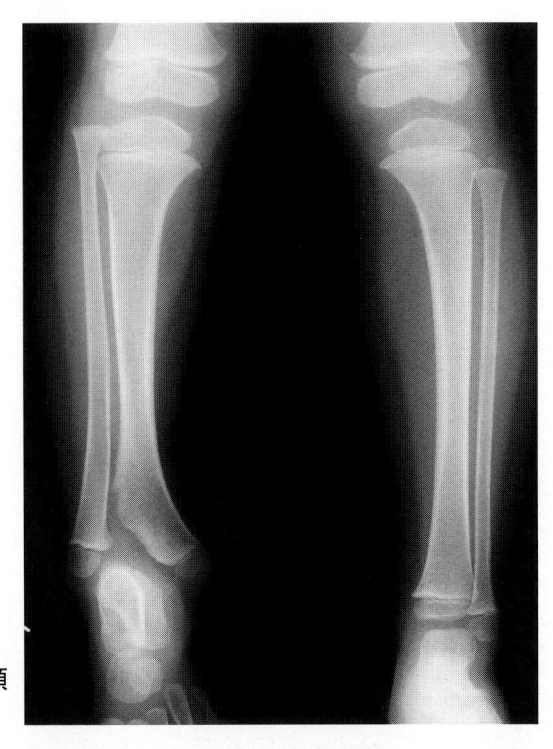

図28　先天性脛骨欠損症 Type 4
　　（2歳，女児）
　　患側（右側）の脛骨短縮と腓骨頭の脱臼を伴う．

1-2. 先天性腓骨欠損症
(congenital longitudinal deficiency of the fibula)

　先天的に腓骨の一部または全体が欠損している．同側下肢全体の腓骨列形成不全症を伴うため，下肢短縮，外反足変形，足根骨癒合症，足趾欠損などを合併することが多く，また下腿の前彎外反変形を伴うことが多い（図29a, b, c）．発生率は長幹骨の欠損のなかでは最も多いとされる．形態分類として Achterman and Kalamchi の分類[4]が用いられる（図30）．

　欧米では完全欠損型の治療は，患肢温存には多数回の手術が必要となることから，切断のうえ義肢装着を勧めることが多い．本邦では屋内で裸足になる生活習慣があることから患肢温存の報告が多い．患肢温存に際しては脚長差や足部変形などの問題があるが，近年，創外固定による変形矯正や脚延長により，治療成績は向上している[5]．

2. 先天性内反足
(congenital clubfoot, talipes equinovarus, pes equinovarus)

　出生時よりみられる足部変形で，前足部の内転，後足部の内反，尖足および凹足を呈し，徒手矯正が不可能なものをいう（図31）．

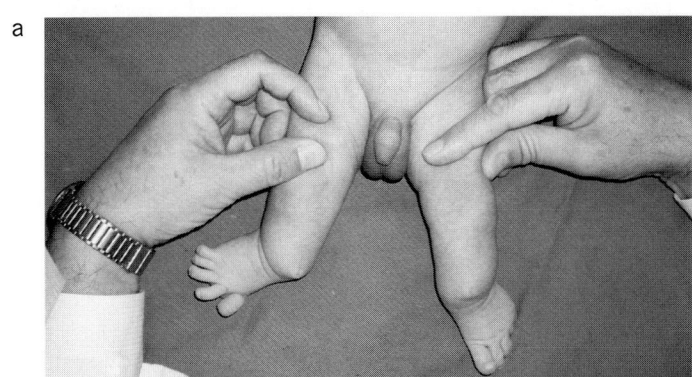

図29 先天性腓骨欠損症（両側）
a：生後1ヵ月，男児．下腿が中央でほぼ90°に彎曲している
b：単純X線写真正面像
c：単純X線写真側面像

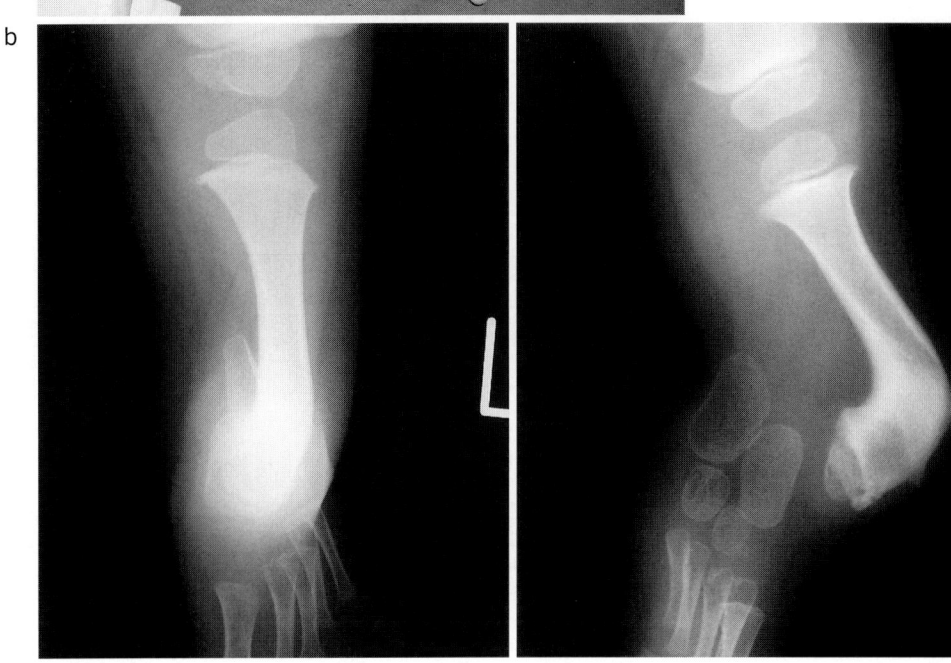

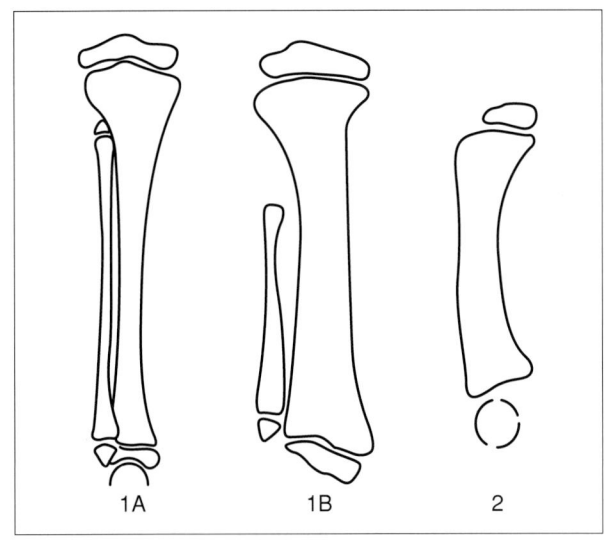

図30 先天性腓骨欠損症の単純X線写真分類
（Achterman and Kalamchi, 1979[4]）
Type 1A：腓骨の低形成　Type 1B：腓骨の部分欠損
Type 2：腓骨の全欠損

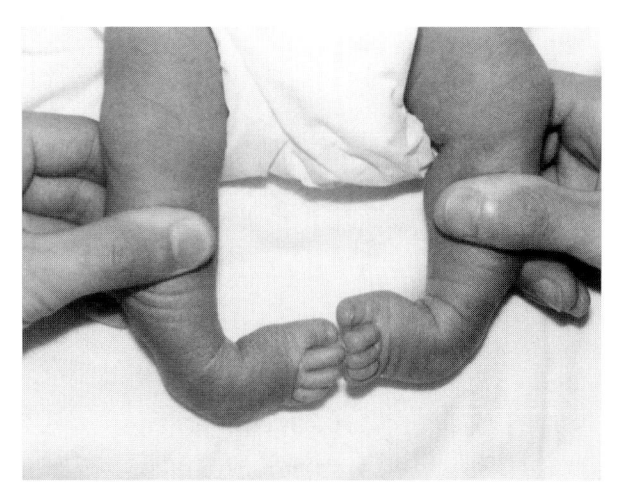

図31 先天性内反足（両側）
生後7日，男児．

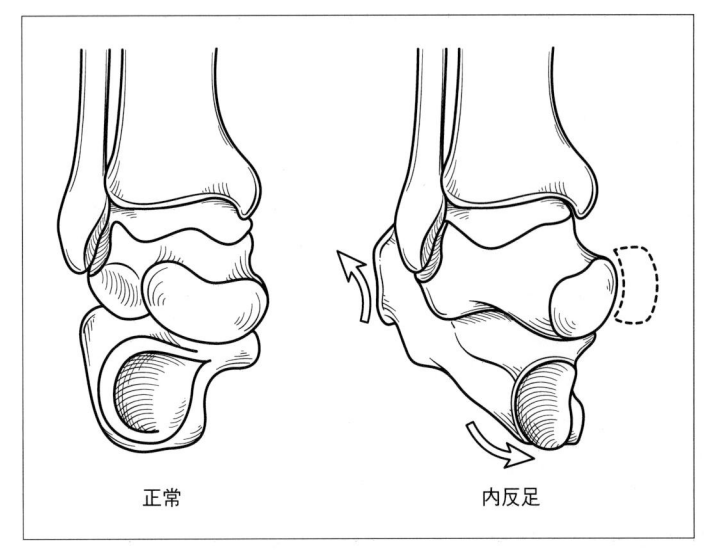

図32 距骨, 踵骨, 舟状骨の関係
(Tachdjian M, 1990[3]より改変)
内反足では踵骨前方部は距骨下へもぐりこみ内反, 尖足位となる. 距骨頸部の内転変形のため距骨前方関節面は内側に向き, 舟状骨も内転位にある.

1）病　態

出生に対する頻度は約0.1％, 男女の比率は2：1である.

病因は未解明であるが, 子宮内における圧迫など機械的因子説や遺伝や内因性発育停止説などの一次的原因説がある. 一卵性双生児での内反足の一致性は32.5％, 二卵性では2.9％で遺伝の関与を示唆している[6]. 先天性多発性関節拘縮症や二分脊椎症などに同様の変形を伴うことが多く, これらはとくに難治性である.

本疾患の変形は足根骨の配列異常によるものであるが, その原因として, 軟部組織の短縮や拘縮, 足根骨の形成異常があげられる.

軟部組織の異常としてはアキレス腱, 後脛骨筋腱, 長母趾屈筋腱, 長趾屈筋腱等の短縮と後距腓靱帯, 三角靱帯, 踵腓靱帯, 底側踵舟靱帯(Spring靱帯), 二分靱帯(Y靱帯), 距踵骨間靱帯などの短縮がある. 足根骨の形成異常は主に距骨頸部の内反, 短縮である. 距骨滑車の扁平化は矯正による医原性の変化と考えられてきたが, 現在は一次性の形成不全とされている.

以上の結果, 踵骨前方部は距骨の下へもぐりこみ内反尖足位を呈し, 舟状骨は距骨体部に対し内側に転位する(図32).

2）診　断

（1）臨床診断

生下時より特徴的な内反尖足変形により診断は容易である. 片側例では健側に比べ, 発育が悪く足長も短い. 年長例では下腿筋の萎縮も認める.

（2）単純X線写真

単純X線写真は経過中の治療効果の判定にも用いるため, 再現性のある方法が必要である. 亀下の方法[7]に準じ, 最大矯正位で背底像および側面像を撮影し評価を行う. 単純X線写真の特徴は, 背底像では踵骨の外転が小さく, 距踵骨との重なり面積が広い. 側面像で

は距踵骨軸が平行に近く，踵骨軸が尖足位を呈する(図33)．
　背底像では距踵角，距骨—第1中足骨角を，側面像では距踵角，距骨—第1中足骨角，脛踵角を計測する(図34)．

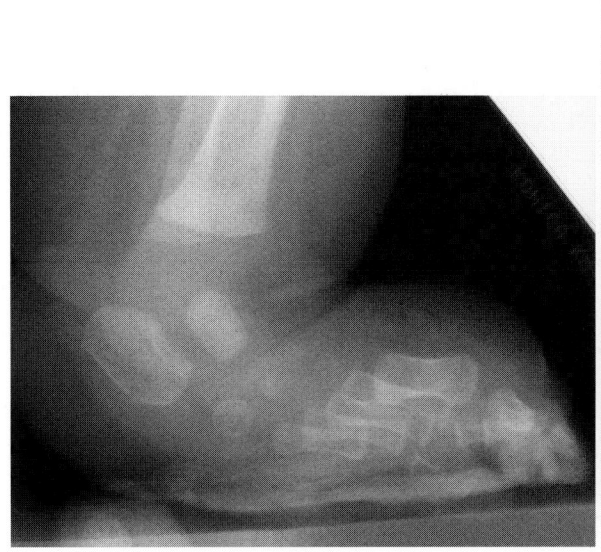

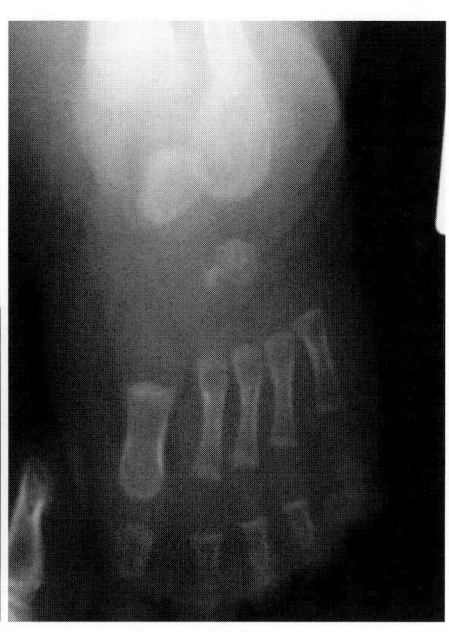

側面像　　　　　　　　　　　　背底像

図33　矯正位単純X線写真(生後2ヵ月，男児)
側面像では前足部は背屈するが，踵骨は尖足位をとっている．
背底像でも踵骨の外転が小さく，矯正不良である．

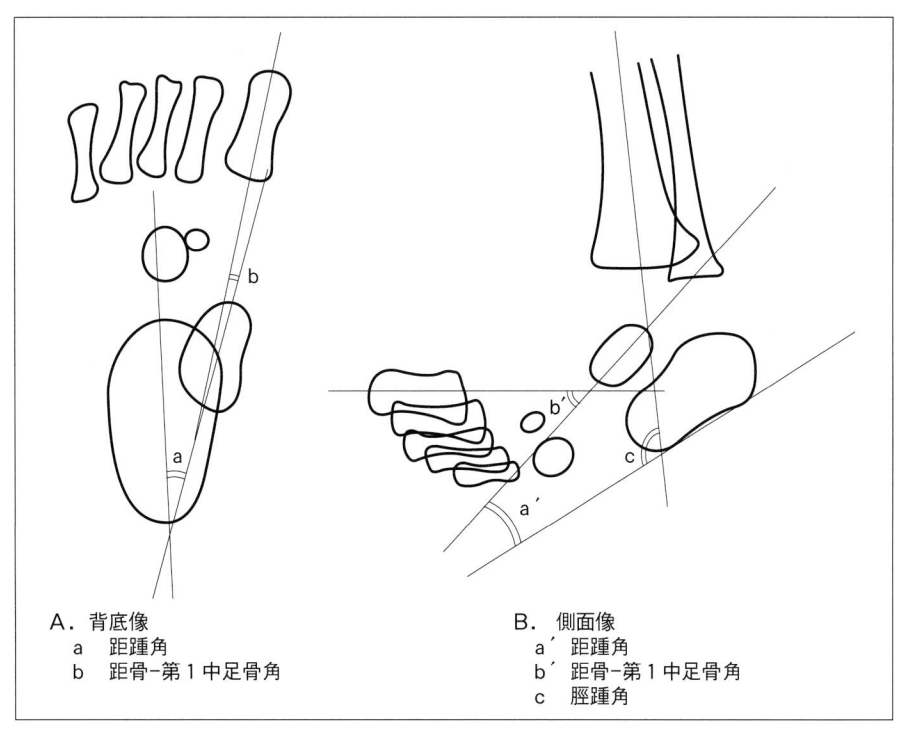

A．背底像
　　a　距踵角
　　b　距骨-第1中足骨角

B．側面像
　　a′　距踵角
　　b′　距骨-第1中足骨角
　　c　脛踵角

図34　単純X線写真計測
基準線の引き方：背底像においては骨核の2等分線か距骨は内側，踵骨は外側にそれ
　　　　　　　ぞれ沿った線とする．側面像では骨核の2等分線か距骨踵骨とも底
　　　　　　　側に沿った線とする．
正常値：背底像　距踵角　36.8°±7.3°
　　　　側面像　距踵角　48.8°±9.5°　　脛踵角　34.1°±9.5°(亀下喜久男，1981[7])
　　　　距骨—第1中足骨角は背底，側面とも20°以下を正常とする．

3）治療
（1）保存療法
a．矯正ギプス

矯正は生後できるだけ早期に開始したほうが容易である．初診時より徒手矯正を十分に行い，週に1回矯正位でギプスで外固定を行う．

矯正の要点は，初期は尖足位のまま，前足部を外転，外反位に矯正するために外側背側に突出した距骨頭を押さえながら，第1趾MP関節と踵立方関節底面に力を加え，外反させる．ギプスによる外固定は足部を外旋位に保てるように膝関節を約90°の屈曲位とし，大腿から足尖部まで固定する．初回は褥瘡や皮膚のかぶれなどの確認のため，4，5日で巻きかえるが，以後は週1回の巻きかえでよい．3，4回の巻きかえで，内反が矯正されてくると内果が触れやすくなるので，尖足の矯正を加える．足尖で背屈させると，舟底足変形を生ずるので，踵立方関節底側に背屈力，踵骨後端に下方牽引力を加える．

定期的に単純X線写真で評価し，改善が難しくなるおおむね3ヵ月以降，矯正位維持の目的で，Denis-Browne型装具に変更する（図35）．

保存療法の目標は，脛踵角が70°以下で，これに満たないものは将来の手術的治療を家族に説明しておく必要がある．

なお，保存療法として，1996年 Ponseti は，独自の矯正法と早期のアキレス腱皮下切腱術を組み合わせた内反足の治療体系を成書[8]として著した．「Ponseti法」として本邦においても追試されており，良好な治療成績が報告されつつある．

b．装具療法

Denis-Browne型装具は終日装着するが，成長に伴い容易に自分で外すようになるため装着は夜間のみとし，日中は長靴型の矯正位装具を装着する．家族には徒手矯正を続けてもらう．

歩行が可能になったら，前足部の外転位と足底部の外反位を維持する矯正靴に変更する．この年齢になるとDenis-Browne型装具の装着は困難なので，夜間は長靴型装具で管理するか，日中のみの装具装着で経過をみる．

矯正靴はおおむね就学時まで継続する．関節可動域や背屈力など

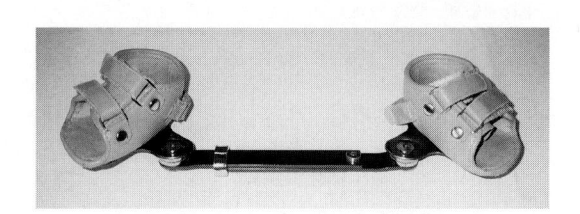

図35 Denis-Browne 型装具

が正常に近ければ，4歳前後で装具治療を終了しても，再発はほとんどない．

(2) 手術療法

a．手術適応について

保存療法で目標に達しなかったものは基本的に手術療法の対象となる．

内反が矯正されていない場合には，立位時に足背で荷重するようになるため，生後6〜8ヵ月で手術を行う．未治療で年長に達し，すでにつかまり立ちをする場合には，可及的早期に手術を行う．

尖足のみが遺残した場合には，歩行開始後，歩容や荷重位単純X線写真で手術適応を決める．荷重時に踵骨が尖足位をとる例には手術適応がある．保存療法で距踵角がまったく改善しない難治例では，距踵骨の癒合をみることがある．

b．軟部手術

・後方解離術（図36）

保存療法の結果，尖足のみが遺残した例が対象になる．術式はアキレス腱をZ状に延長したあと，後距腿関節包，後距腓靱帯，三角靱帯後方部，距踵関節包後方部，踵腓靱帯を切離し，背屈矯正位でキルシュナー鋼線を用いて固定する．過矯正にすると，底屈力や底屈可動域が不十分になるため，脛踵角70°を目標に固定しアキレス腱を適度に緊張させて縫合する．

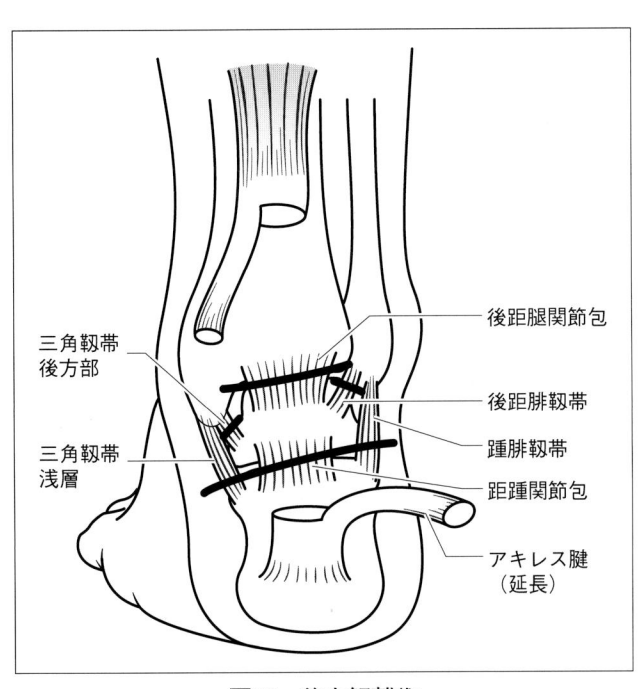

図36 後方解離術
太い黒線は切離すべき部位を示す．

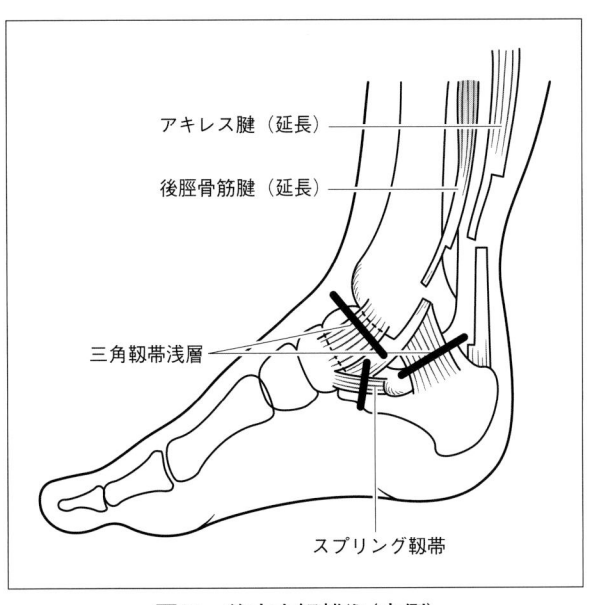

図37 後内方解離術（内側）
図36の後方解離術に加えて内側で三角靱帯浅層，スプリング靱帯，距舟踵関節包の切離を行う．

・後内方解離術(図37)

内反・内転変形が遺残した場合に行う．先述した後方解離術に加え内側の展開を行い，後脛骨筋腱の延長，距踵関節包内側，Chopart関節包，二分靱帯，底側踵舟靱帯(Spring 靱帯)，距踵骨間靱帯を切離する．以上の操作後，舟状骨の内転を矯正しキルシュナー鋼線を距骨-舟状骨を貫いて固定し，さらに距踵骨間の内反尖足を矯正し鋼線で固定する[9]．

・底側解離

凹側変形が強い例に対し，後内方解離と同時あるいは二次的に行う．内果下方の皮切から進入し，程度により足底腱膜の切離や短趾屈筋，小趾外転筋，母趾外転筋，足底方形筋の解離，さらに長足底靱帯の切離などを行う．

そのほか，後外方解離や距骨下関節全周解離[10] などが症例に応じて行われる．

c．骨性手術

年長例で軟部の手術では矯正できないもの，再発性のものなどに適応がある．先天性多発性関節拘縮症に合併したものでは，ほとんどの例で骨性の手術を要する．

・外側列骨短縮術(図38)

踵立方関節部で骨切除を行う．切除法により Evans 法[11]，Lichtblau 法[12] などがある．

・三関節固定術

骨成熟後の重度の変形遺残例や再発例に対し，距踵関節，距舟状関節，踵立方関節で変形矯正するように楔状骨切りを行い固定する．

そのほか，年長で再発例や変形遺残例には Dwyer 法[13] や，腱移行術などが報告されている．

Evans 法
踵立方関節において，踵骨，立方骨とも軟骨面を切除し関節固定する

Lichtblau 法
踵立方関節において，踵骨遠位端を切除する

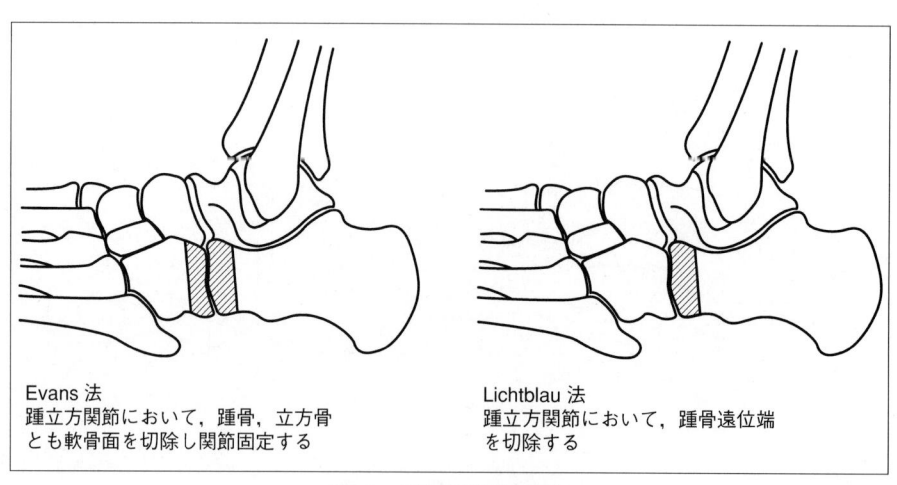

図38　外側列骨短縮術

3. 扁平足, 下垂足(含む垂直距骨)

1) 外反扁平足(flat foot, pes planovalgus)

　　　　　小児の外反扁平足は, 歩行開始後の1歳半から2歳頃に受診することが多い. 立位で距骨頭が内下方に突出し, 足部内縁が外方に曲線を描く. 後方から見ると踵骨が外反している. 多くは歩隔を広げて外旋位歩行をする. 重度のものは関節の弛緩性や運動発達遅滞を伴い, 精神発達遅滞に伴う例も多い.

　　　診断には荷重位での単純X線写真が重要である(図39). 後述の垂直距骨および麻痺や関節弛緩性を伴う合併疾患がないことを確認する.

　　　ほとんどが自然経過で改善するが, 荷重位側面距踵角が2歳を過ぎても50°以上で足部の不安定性のため歩容が不良の場合はアーチ

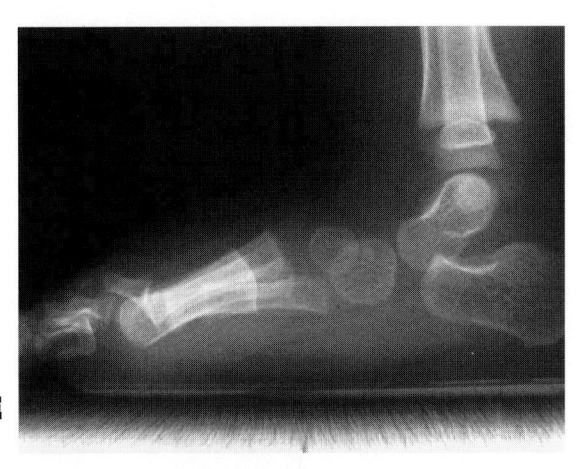

図39　外反扁平足(荷重位)
距踵角は大きいが踵骨は背屈位にある.

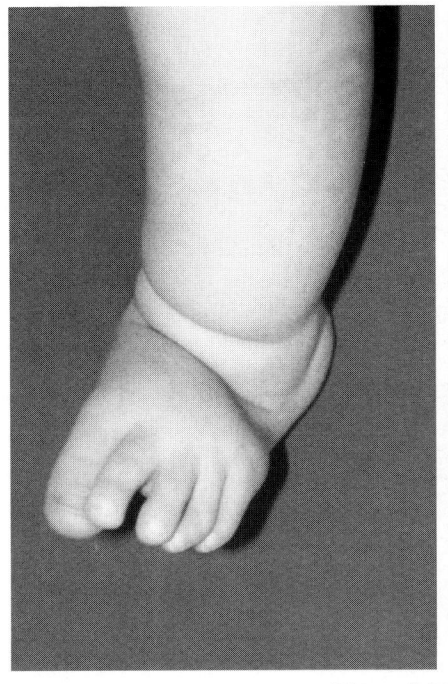

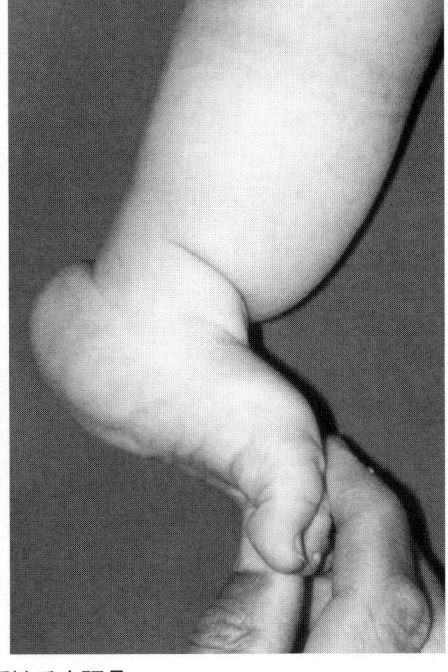

図40　先天性垂直距骨
生後1ヵ月, 女児.

を保持する足底板で加療する．そのほか，芝生上などの裸足歩行や爪先立ちの練習を勧めるものもあるが，装具を含めて効果について確証はない[14]．

成長しても遺残する外反扁平足には足根骨癒合症，腓骨筋緊張性外反足や外傷性に後脛骨筋を断裂した場合などがある．いずれも疼痛などを伴う場合には外科療法を要する．

2）先天性垂直距骨（congenital vertical talus）

生下時より後足部は尖足位を呈し，アキレス腱の短縮がみられる．距骨頭は内下方に突出しており，前足部は背屈している（図40）．いわゆる舟底足変形を呈しており，先天性多発性関節拘縮症や二分脊椎に合併することが多い．

外反扁平足との鑑別は底屈位単純X線写真で行う．中間位側面像ではどちらも距骨軸に対し前足部が背側に転位しているが，底屈位では外反扁平足は前足部が距骨軸上にそろうのに対し，垂直距骨では前足部は距骨軸の背側に脱臼したままである（図41）．

治療は保存的には困難であり，早期に軟部組織解離術を行う．アキレス腱延長に加え，距骨下関節全周解離術および距舟状関節，踵立方関節の解離を行い，背側転位した舟状骨および立方骨を整復し固定する[15]．重度例や年長例では距骨切除や距骨下関節固定術，三関節固定術などが適応となる．

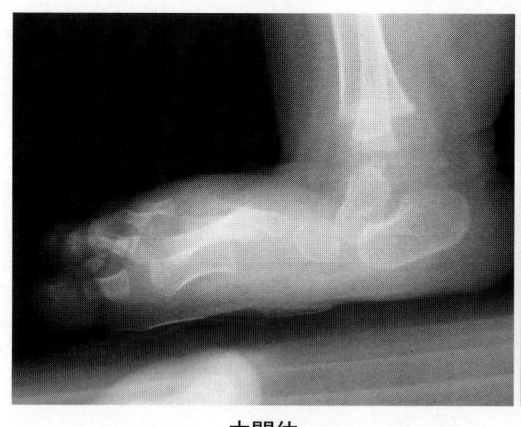

中間位
踵骨は尖足位をとり前足部は距骨軸に対し背側に位置する．

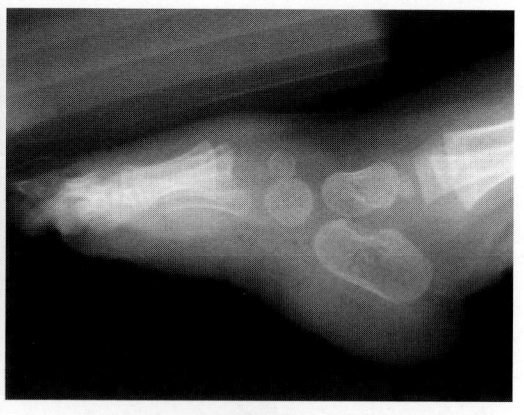

底屈位
前足部を底屈してもなお，距骨軸に対し前足部背側に転位したままである．

図41　先天性垂直距骨の単純X線写真（ストレス撮影）

付-1．麻痺性尖足

尖足変形を診た場合，原病を確認するのはいうまでもないが，拘縮の有無，麻痺があれば痙性か弛緩性か，などを確認する．筋ジストロフィー症の初期症状として尖足歩行が現れたり，骨流蠟症など骨系統疾患に合併するものもある．

治療は基本的には発症早期から関節可動域訓練や装具療法を開始することが重要であるが，手術療法を行う際には，年少例に成人に行うような腱移行術を行うと逆変形

を生じ，難治となるため注意を要する．アキレス腱延長では術後療法として再発防止を含め長期の装具療法を併用する必要がある．日内変動のある尖足歩行はジストニアが疑われ，薬物療法が奏効することがある．

[伊部　茂晴]
(文献は568頁参照)

4．外反母趾

1）病　態

　生活様式や履物が欧米化するにつれて，近年本邦で外反母趾は急増している．外反母趾は母趾が第1中足趾節関節(MTP関節)で外反，回内した変形を示す．通常第1中足骨の内反を伴っており，これが外反母趾発生の主な原因と考えられている．

　体重や活動性の増加により前足部，とくに母趾球部へ荷重が集中し，さらにMTP関節周囲軟部組織の弛緩が加わると，第1中足骨に働く外転力(第1中足骨骨頭を内側に開こうとする力)がこれに拮抗しようとする内転力を上回り中足骨の内反が発生する．この際，種子骨，長母趾屈筋腱腱鞘，底側板などの底側機構は深横中足骨間靱帯と内転筋によりもとの位置にとどまり，第1中足骨骨頭に対して外側に位置することになる．その結果底側機構と強く結合する基節骨は回内，内転し外反母趾が発生する．外反母趾が進行すると，長母趾屈筋腱および伸筋腱は第1中足骨骨頭に対して外側に移動し，その筋力は母趾内転力として作用することになる．また母趾回内により外転筋は底側に移動し外転機能を失う(図42)．この頃にはMTP関節内側の関節包，側副靱帯は弛緩，外側軟部組織は拘縮し，徒手的にも母趾を外転させることが困難となる．外反母趾がさらに進行すると，母趾が第2趾時には第3趾の下に潜り込み，第2(3)基節骨がMTP関節で背側脱臼する．

　本疾患は女性に多く発生し，そのほか遺伝的素因や足部の形態(扁平足，開張足，母趾が第2趾に対して長いエジプト型など)，関節弛緩性も外反母趾発生の内的要因となる．ハイヒールは母趾を外反位に強制しながら前足部への荷重を増加させ，母趾を背屈位とし側副靱帯を弛緩させるなどの理由から，外反母趾発生の大きな外的要因となっている．脳性麻痺，脳卒中後，二分脊椎など麻痺性，痙性疾患や関節リウマチ，後脛骨筋腱断裂など，関節包や靱帯の弛緩，筋力の不均衡や低下をきたす疾患は続発性外反母趾の原因となる．

2）臨床症状

　前足部の疼痛が主症状であり，疼痛部位にはしばしば胼胝を伴う．

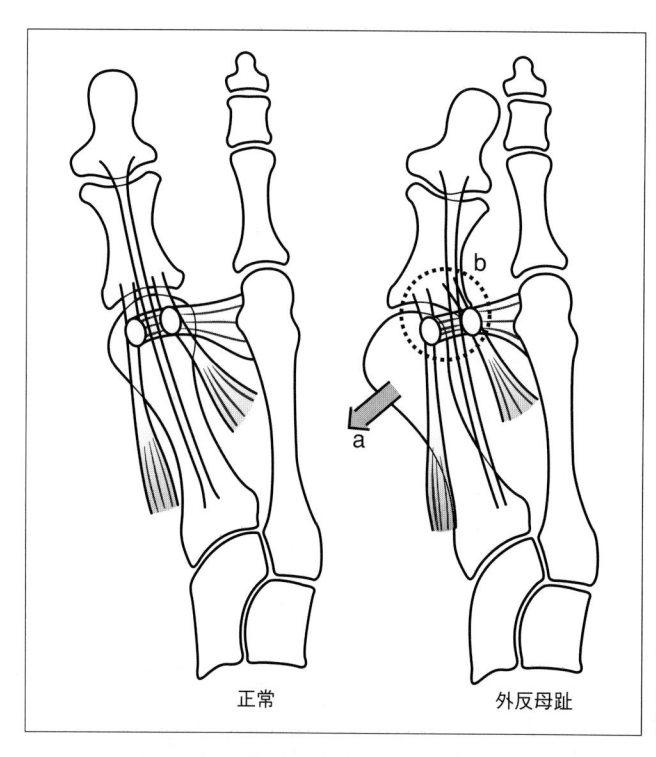

図42 外反母趾の病態
第1中足骨の内反（a）と底側機構の外側偏位（b）により基節骨が回内，内転し外反母趾が発生する．

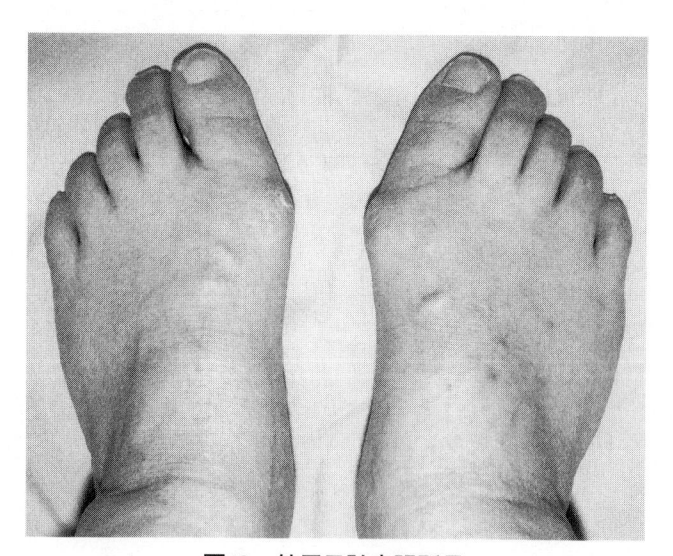

図43 外反母趾肉眼所見

多くの例で第1中足骨骨頭突出部の内側に皮下滑液嚢炎（bunion）による疼痛を認める（図43）．内側足背皮神経の圧迫も内側部痛の原因となり，ときに知覚障害を伴う．そのほか扁平足や第2，3趾背側脱臼を伴う例では第2，3趾MTP関節底側に，また開張足合併例では第5趾外側，底側に有痛性胼胝が観察される．第2，3趾背側脱臼に槌趾を合併するとPIP関節背側にも胼胝を形成する．

母趾に徒手的に内反ストレスを加え，第1MTP関節外側の拘縮の程度を確認する．拘縮の強い例では外側軟部組織解離術の適応となる．また第1MTP関節の可動性の低下は関節症性変化の存在を疑わせる．

3）画像所見
（1）単純X線写真
荷重時足部背底像は必須で，以下の項目について検討する．

① 外反母趾角（HV角）：第1中足骨軸と基節骨軸のなす角で外反母趾の重症度の指標となる．正常値は15°以下で，一般に20°未満を軽症，40°未満を中等症，40°以上を重症とする（図44）．
② 第1，2中足骨角（IM角またはM1M2角）：第1中足骨軸と第2中足骨軸のなす角で，第1中足骨の内反の程度を表す．正常値は8°以下である（図44）．
③ 第1中足骨遠位関節面傾斜角（DMA角）：第1中足骨軸の垂線と第1中足骨遠位関節面のなす角である．外反母趾では正常に比べ外側に傾斜する（図45）．
④ 第1中足骨骨頭内側の骨性隆起．
⑤ 第1 MTP部の種子骨の偏位．
⑥ 第1，2，3 MTP関節の適合性．
⑦ 第1 MTP関節の関節症性変化の有無．

また荷重位側面像で縦アーチを評価し，種子骨軸射像で種子骨と第1中足骨骨頭の位置関係を確認する．

（2）その他
CT，MRIによる3次元的評価，歩行解析，足底圧の計測も有用である．

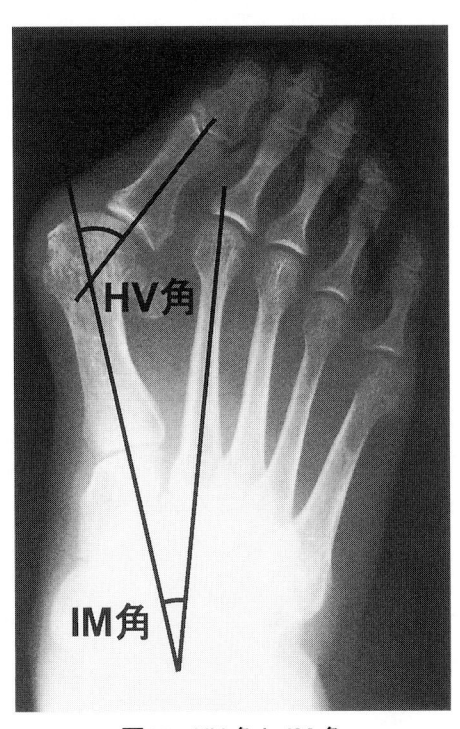

図44 HV角とIM角

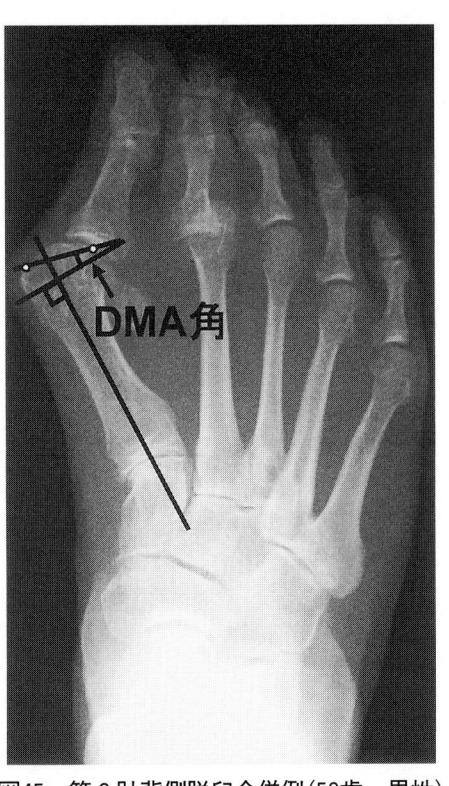

図45 第2趾背側脱臼合併例（58歳，男性）
DMA角は12°．

4）診　　　断

　　視診および触診で，疼痛や胼胝の部位を正確に把握することは病態の解明にも役立つので重要である．また歩容，靴の装用状況，靴の減り方などにも注意する．足部の診察は荷重，非荷重両条件下で両側を比較しながら行う．徒手検査，単純X線写真で外反母趾の病態，重症度を確認し治療方針を決定する．

5）治　　　療

（1）保存療法

　　保存療法は除痛および進行防止を目的に，靴，装具，運動療法の3つに大別される．靴は足趾先端が入るトーボックス部が幅広く（スクウェア型），足趾の運動に余裕があるもの，ヒールの低いものを選択する．中足骨骨頭中枢部で幅の広過ぎる靴は第1中足骨の内反を許容し，外反母趾の進行を助長しかねないので注意を要する．疼痛部が靴に当たらないようシュースプレッダーなどで靴革を一部膨らませ，足底挿板を用いて縦，横アーチを確保し足底胼胝部に凹みをつけるなどの工夫も大切である．

　　装具は主に第1MTP関節外側の拘縮予防の目的で使用される．日中は第1，2趾間にセパレーターをはさみ，夜間は夜間装具で矯正を行う．一般に装具による効果は限定的であるが，関節拘縮をきたしていない初期軽症例や若年例には比較的有用である．

　　運動療法は第1MTP関節外側の拘縮予防と除去，母趾外転筋の筋力強化が主体となる．前者には徒手的に行う母趾外転ストレッチ運動やHohmann体操（両母趾に紐やゴムをかけて母趾を外転方向に引っぱる）がある．

（2）手術療法

　　軽度から中等度の変形でも保存療法に抵抗性で疼痛を強く伴うもの，高度の変形のため靴を履けない例には手術療法を選択する．軽度，中等度の例には第1MTP関節内側における骨性隆起の切除および関節包の縫縮と中足骨遠位骨切り（Chevron法，Mitchell法など）を行う．重度変形例には母趾MTP関節内側部の処理に加え，外側関節包の解離と中足骨基部骨切り（Mann法）を行う．中等度の変形でもIM角の大きい（13〜15°以上）例，第1MTP関節外側の拘縮が強い例には中足骨基部での骨切りが必要となる（図46）．第2，3趾背側脱臼合併例には第2，3中足骨短縮術を併用する．第1MTP関節適合型（DMA角が大）やIP関節型の外反母趾に対しては，基節骨基部での楔状骨切り術（Akin法）を，また第1MTP関節の関節症性変化の強い例には関節固定術を考慮する．

　　術後は再発予防のため，靴指導は引き続き行う必要がある．

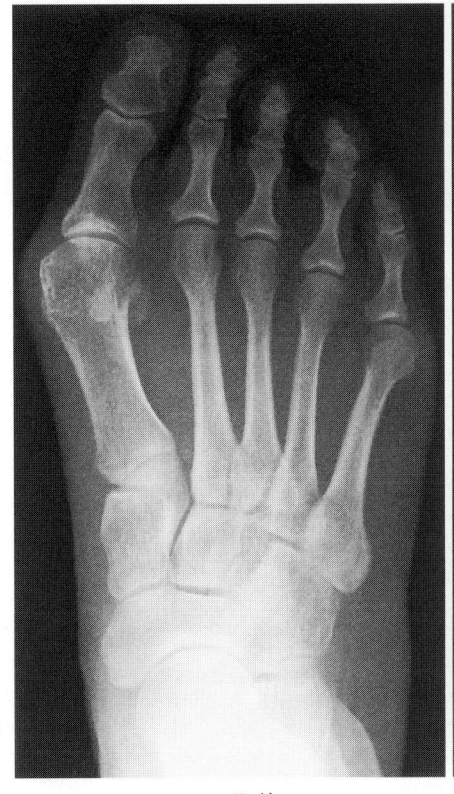

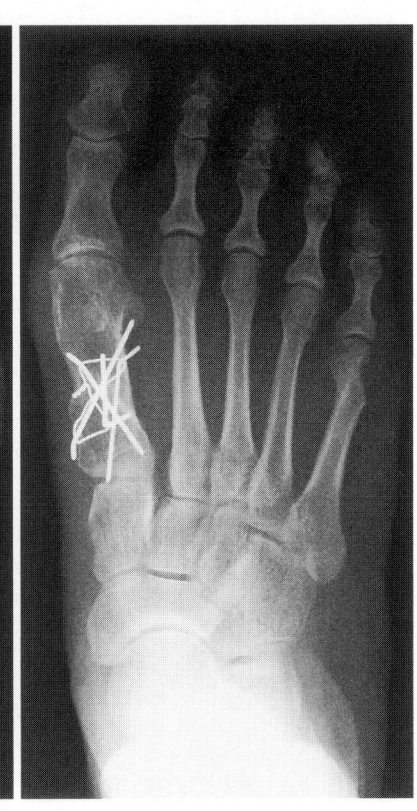

図46 症例55歳，女性
　術前HV角35°，IM角15°が，Mann変法施行後12°，5°に改善した．

a　術前　　　　　b　術後

付-2．槌趾，マレット趾，鈎爪趾

PIP関節では屈曲しDIP関節では伸展している状態を槌趾，DIP関節のみの屈曲変形をマレット趾，槌趾にMP関節の過伸展を合併したものを鈎爪趾と呼ぶ（図47）．これらを総称して広義の槌趾と呼ぶこともある．突出部にはしばしば胼胝を伴う．足趾PIP，DIP関節の伸展は主に内在筋によって行われるが，その作用はエクステンサーフードを介した運動であるため，MTP関節が背屈位に固定されるとエクステンサーフードの移動によりPIP，DIP関節の伸展力は減弱し屈筋群優位となる．その結果PIP，DIP関節の屈曲変形を生じることになる．ハイヒールはMTP関節を背屈位に強制しこれらの変形を誘発する．また外反母趾による第2，ときに3趾の突き上げや関節リウマチによるMTP関節包の弛緩なども発生要因となる．治療は胼胝部へパッドを当てる，トーボックスの大きい靴を選択する，ハイヒールを使用しない，徒手矯正などの保存療法をまず施行する．保存療法に抵抗性の場合切除関節形成術，腱移行術などの手術療法が選択される．

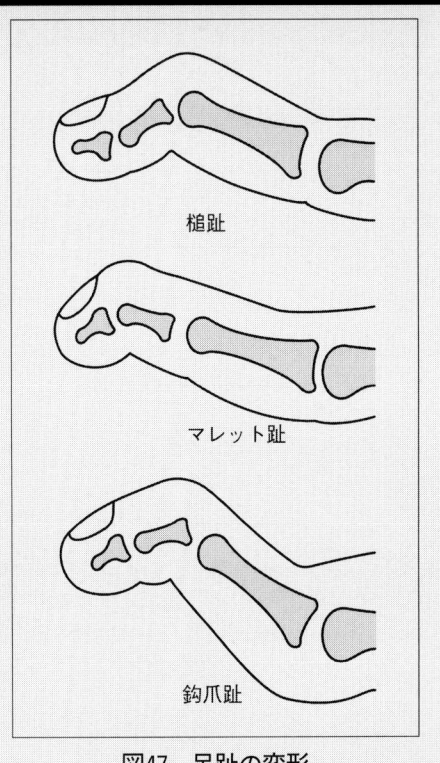

図47　足趾の変形

［須田　康文］

文　献

[先天性脛骨・腓骨欠損]
1) Jones D, et al: Congenital aplasia and dysplasia of the tibia with intact fibula: Classification and management. J Bone Joint Surg 60B: 31, 1978.
2) Brown F W: Construction of a knee joint in congenital total absence of the tibia. A preliminary report. J Bone Joint Surg 47-A: 695, 1965.
3) Tachdjian M: Pediatric orthopaedics, 2nd ed. Saunders, Philadelphia, p646, 1990.
4) Achterman C, Kalamchi A: Congenital deficiency of the fibula. J Bone Joint Surg 61-B: 133, 1979.
5) 松浦愛二ほか：先天性腓骨欠損症の足部変形とその治療．整形外科 53：1385，2002．

[先天性内反足]
6) Cummings R.J: Congenital clubfoot. J Bone Joint Surg 84-A: 290, 2002.
7) 亀下喜久男：先天性内反足のX線診断（2）．整形外科MOOK No. 17：41，1981．
8) Ponseti IV: Treatment of congenital clubfoot. Fundamentals of treatment. Oxford University Press, New York, 1996.
9) Turco VJ: Clubfoot, Churchill Livingstone, 1981.
10) Simons GW: The complete subtalar release in clubfeet. Orthop Clin North Am 18: 667, 1987.
11) Evans D: relapsed club foot. J Bone Joint Surg 43-B: 772, 1961.
12) Lichtblau S: A medial and lateral release operation for club foot; a preliminary report. J Bone Joint Surg 49-A: 1377, 1973.
13) Dwyer FC: Osteotomy of the calcaneum for pes cavus. J Bone Joint Surg 41-B: 80, 1959.

[扁平足，下垂足（含む垂直距骨）]
14) Crawford AH: Foot and ankle problem. Orthop Clin North Am 18: 649, 1987.
15) Tachdjian M: Pediatric Orthopaedics, 2nd ed. Saunders, Philadelphia, p2569, 1990.

[外反母趾]
1) 井口　傑：外反母趾の病態と治療/病態．内的要因（解剖的）．関節外科 14：35-41，1995．
2) 加藤篤史，仁木久照，加藤晴康ほか：外反母趾に伴う中足痛に対する中足骨短縮術の臨床成績．中足骨基部斜め骨切り短縮術とWeil osteotomyの比較．日足外会誌 24：138-143，2003．
3) Mann RA, Coughlin MJ: Adult hallux valgus. In Surgery of the Foot and Ankle. 7th ed, CV Mosby, St Louis, pp150-269, 1999.
4) Richardson EG, Graves SC, McClure JT, et al: First metatarsal head-shaft angle. A method of determination. Foot Ankle 14: 181-185, 1993.
5) 田中康人，高倉義典：外反母趾の成因・病態・診断．MB Orthop 14(6)：8-16，2001．
6) 山本晴康：外反母趾の手術療法の選択．MB Orhtop 14(6)：22-26，2001．

H-4
炎　　　症

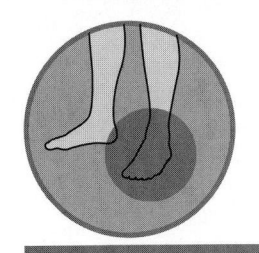

1. アキレス腱炎，アキレス腱周囲炎

1）病　　態

アキレス腱周囲炎はアキレス腱の周囲にあるパラテノン(paratenon)と呼ばれる膜の炎症であるが，重症例ではアキレス腱実質の炎症や縦断裂を伴っている場合がある．アキレス腱は腱鞘をもたず，周囲はパラテノンで覆われ，その周囲はさらに下腿筋膜で覆われ，アキレス腱とこの下腿筋膜との間の摩擦が症状発生のメカニズムと考えられる(図48)．誘因になるのは若年者では over use，中高年者では腱の退行変性であり[1]，アキレス腱実質に変化が及んでいると慢性化することが多い．

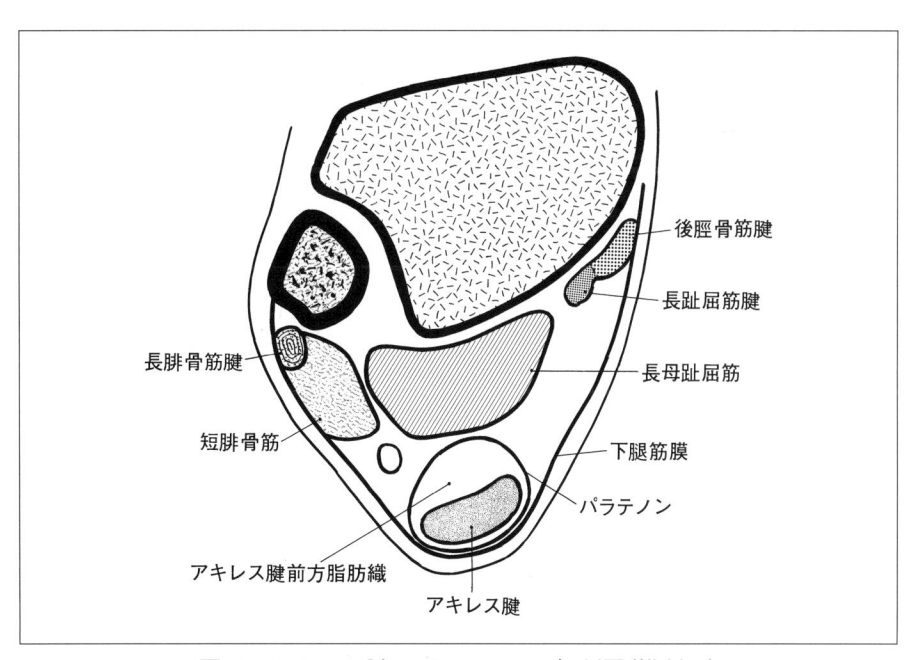

図48　アキレス腱―パラテノンの解剖図(横断面)

2）臨床症状

歩行時にアキレス腱部に疼痛を訴え，腱中央部に圧痛を伴う．長期間継続する疼痛がある場合や，腫脹の強い場合はアキレス腱の縦断裂が疑われるので，MRI での精査が望ましい．

3）保存療法

　　治療は，安静，消炎鎮痛剤内服，外用薬塗布などによる保存療法をまず行う．以前はステロイド剤局注もよく行われていたが，注射後の軽微な外力によるアキレス腱断裂が報告され，近年では行われなくなってきている．特にスポーツ選手の場合は下腿三頭筋の筋力が強いにもかかわらず腱実質は over use による縦断裂などで脆弱化している可能性が高いため，ステロイド剤局注は事実上禁忌である．保存療法で改善がみられないときや，どうしても安静が保てない患者にはプラスチック包帯による外固定が有効である．膝下ギプス固定のまま全荷重歩行を許可し，2～3週固定を継続する．たとえ完治しなくてもある程度症状が改善するため，その後安静を守る動機づけにもなる．

4）手術療法

　　手術は，パラテノン切除が行われることが多い．腱中央部に紡錘状に肥厚したパラテノンを触知し，圧痛を伴うような症例が適応になるが，パラテノンの肥厚がさらなる摩擦の原因となり，症状を悪化させている場合にのみ効果が期待できる．MRI で腱実質に縦断裂がみられる場合は，その修復を行う必要がある．

2. ハグランド病(Haglund's deformity)

1）病　　態

　　アキレス腱と踵骨隆起上縁が接触・摩擦して起きる炎症であり，比較的若い女性に多い．アキレス腱周囲炎，アキレス腱滑液包炎，後踵骨滑液包炎(いわゆるパンプバンプス)と混同されやすいが，アキレス腱付着部後方やアキレス腱前方の滑液包炎ではなく，踵骨隆起上縁が突出していて，足関節背屈時にアキレス腱が接触し，折れ曲がるのが特徴である(図49)．

2）臨床症状

　　歩行時に踵骨隆起上縁に痛みを生じ，とくに足関節背屈時に強まる．

3）画像所見

　　踵骨側面像で Fowler-Philip 角が65°以上になるとされている．しかし実際には Fowler-Philip 角65°未満でも疼痛を訴える例もあり，Fowler-Philip 角に calcaneal pitch(踵骨傾斜角)を加えた角度つまり，荷重位側面像で床からの角度で判断すべきであろう(図50)．

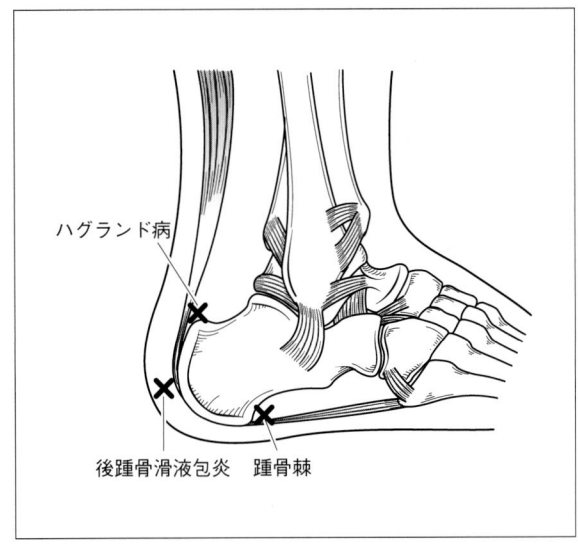

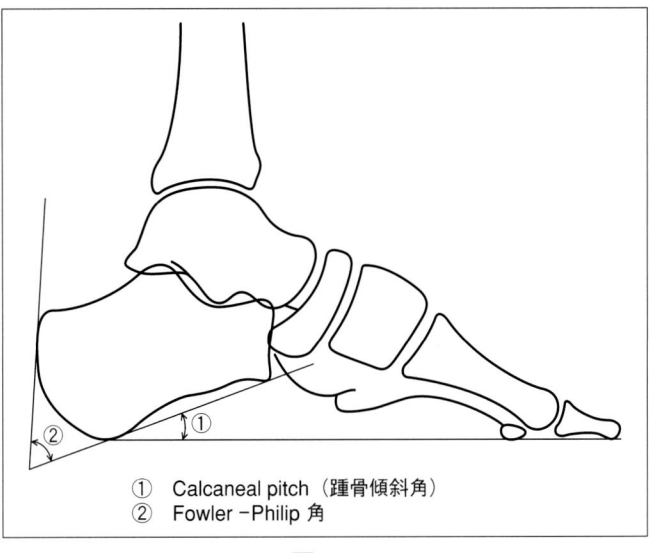

図49 炎症を起こしやすい部位

図50
① Calcaneal pitch（踵骨傾斜角）
② Fowler-Philip 角

4）保存療法

安静，消炎鎮痛剤内服で一時的には改善する．局所に局麻剤を注入すると診断的治療になるが，アキレス腱周囲炎と同様な理由でステロイド剤局注は避けたほうがよい．

5）手術療法

踵骨隆起上縁を斜めに切除するのが原因治療となる[2]．著者らは外側より進入し，切除量は最大背屈時にアキレス腱が踵骨隆起上縁に軽く触れるだけで折れ曲がらない程度としている．術後症状はすみやかに消失する．Sella ら[3]は，術後 Fowler-Philip 角が49°以下になるように切除すべきとしている．

3. 後踵骨滑液包炎（pump-bumps：パンプバンプス）

1）病態

パンプスを履く女性によくみられることから，パンプバンプスの別称があるが男性にもみられる．アキレス腱付着部と靴との摩擦により，間にはさまれた後踵骨滑液包が炎症を起こすとされているが，アキレス腱付着部の骨性突出が原因になっていることが多い（図51①）．

2）臨床症状

歩行時にアキレス腱付着部後方に痛みを生じ，靴の圧迫により増悪する．

3）画像所見

アキレス腱付着部に骨性突出を認める場合が多い（図51①）．

4）保存療法

原因となる靴の指導が重要である．安静，消炎鎮痛剤内服で一時的には改善する．ステロイド剤局注も有効であるが，永続的効果は期待できない．

5）手術療法

骨性突出が原因になっている場合，アキレス腱付着部の骨棘を切除するが，実際はアキレス腱の線維が骨棘にも停止していて，全部は切除できない．付着部を温存しながら，部分的切除にとどまることが多い．骨性突出部を全切除し，アキレス腱をアンカーを使って再縫着している報告もある[2]．滑液包の切除は必ずしも必要ではない．

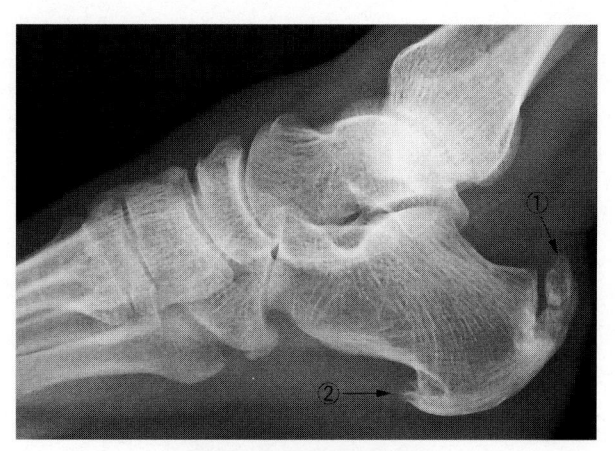

図51 踵骨の骨性突出
①アキレス腱付着部の骨棘
②踵骨棘

4. 踵 骨 棘

1）病 態

踵骨隆起下縁から前方に向かって骨棘を認め，荷重時に痛みを伴う．足底腱膜の張力による traction spur とされていたが，近年では短母趾屈筋の付着部の骨棘とされることが多い．実際に展開してみると短母趾屈筋も付着しておらず，むしろ骨棘周囲の滑液包炎の様相を呈している．同様の症状で骨棘を認めない例もあり，必ずしも骨棘の存在が痛みの原因とはいえない．中高年者に多く，heel padの退行変性も関与していると考えられる．

2）臨床症状

踵部荷重時に heel pad 中央から前内方に疼痛を生じる．同部に限局性の圧痛を認め，重症例では同部を圧しながら母趾を他動的に背屈することにより疼痛が増強する．

朝の歩き始めが痛く，しばらく歩くと疼痛が軽快することが多い．

3）画像所見

単純X線写真側面像で踵骨隆起下縁から前方に向かう骨棘を認める(図51②)．アキレス腱付着部の骨棘を合併している例も多い．また骨棘を認めない例も少なくない．

4）治療

保存療法が中心であり，長くとも1年～1年半で疼痛は自然緩解する．シリコンゴム製のヒールカップやアーチサポートを靴内に挿入すると疼痛が減少する．ステロイド剤局注も除痛効果があるが，多くは一時的である．経過が長く，手術を含め決定的な治療法がないため，複数の医療施設を回って歩く患者もみられるが，治療はあくまで対症療法であり，自然治癒を待つしかないこと，1年くらいはかかるが，必ず自然治癒することなどを説明すると納得が得られるようである．

5. 足底腱膜炎

1）病態

スポーツなどによる足底腱膜の緊張のくり返しのために腱膜中央部が炎症を起こす．micro tear の発生，瘢痕化をくり返し慢性化する場合もある[4]．

2）臨床症状

荷重時，とくに toe off の際の痛みが強い．踵骨棘と同様に歩き始めがとくに痛いことが多い．瘢痕化が進み腱膜中央部が肥厚し，触知できる場合もある．

3）治療

安静，消炎鎮痛剤内服，ステロイド剤局注などで急性期の痛みが治まっても疼痛が残存する場合は，アーチサポートを作成する．症状が軽快せず遷延化する場合は，足底腱膜踵骨起始部切離などの手術を行うこともある．

6. 痛 風

痛風発作の好発部位は母趾MTP関節であるが，足関節にもしばしばみられる．局所の腫脹，自発痛，熱感，発赤は特徴的で，血中尿酸値が高ければ診断は確定しやすい．ただし来院時すでに尿酸値が正常化している場合も多く，とくに足関節の場合は結晶性関節炎との鑑別が必要である．結晶性関節炎の場合は単純X線写真で関節裂隙にピロリン酸カルシウム結晶を認める(図52)．痛風発作は消炎鎮痛剤で炎症を消褪させたあと，尿酸排泄促進剤や尿酸形成阻害剤を開始するのが一般的である．局所の炎症症状を速効的に沈静化させるためには，ステロイド剤関節内注も有効である．

痛風結節は足部では母趾MTP関節をはじめ，アキレス腱，足底にみられることもある．通常疼痛は伴わず，細菌感染して切除する意味合いはないが，大きくなると自壊することもあり，切除が必要になる場合もある．尿酸結晶は軟部組織内にくい込んでいて全摘は困難であり，可及的切除にとどまる．

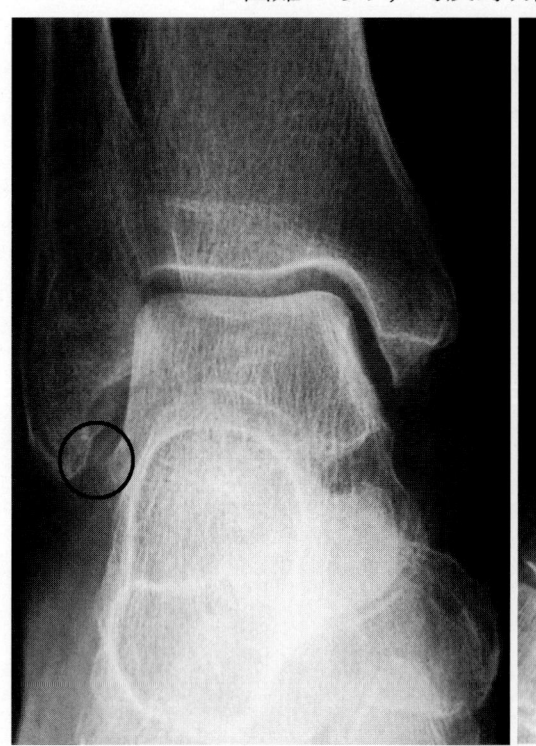

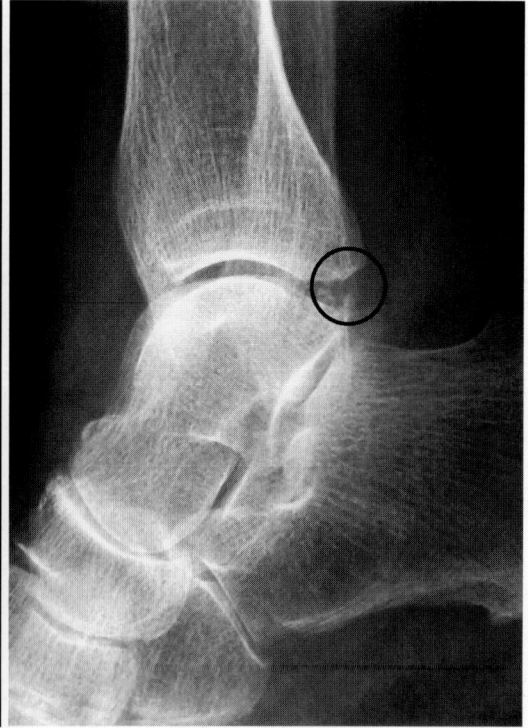

図52 結晶性関節炎

文献

1) 林 光俊ほか：アキレス腱炎，アキレス腱周囲炎．新図説臨床整形外科講座 14，スポーツ整形外科，林浩一郎編，MEDICAL VIEW, pp238-241, 1994.
2) Sammarco GJ, et al : Operative management of Haglund's deformity in the nonathlete : a retrospective study, Foot Ancle Int 19, 724-729, 1998.
3) Sella EJ, et al : Haglund's syndrome, J Foot Ankle Surg 37 : 110-114, 1998.
4) 小山由喜ほか：足底腱膜炎，新図説臨床整形外科講座 14，スポーツ整形外科，林浩一郎編，MEDICAL VIEW, pp272-274, 1994.
5) 梶野明英ほか：痛風．Monthly Book Orthopaedics, Vol. 8, pp47-54, 1995.

[星野 達]

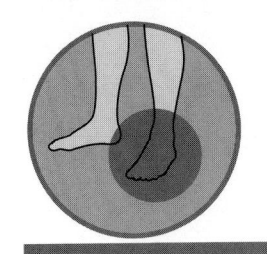

H-5

外　傷

1. 足関節果部骨折

　　足関節骨折は，関節骨折としては最も頻度の高い骨折の一つである．足関節骨折には靱帯損傷を合併していることが多く，治療に際し念頭におく必要がある．

1）診　　断

（1）臨床症状

　　腫脹，疼痛，限局性圧痛の局在，変形に加え，軟部組織，とくに靱帯，神経・血管損傷合併の評価は重要であり，コンパートメント症候群にも留意しなければならない．

（2）画像所見

　　単純X線写真は足関節正面像，側面像，天蓋像（正面像の15〜20°内旋）を撮影する．骨折が天蓋部に及んでいる場合，断層撮影やCT検査が補助診断として有用である．近年では3次元CTにより骨折の状態の把握が容易となった（図53）．靱帯損傷が疑われる場合は局所麻酔下での足関節の内外反，前方引き出し，外旋などの不安定性や足関節天蓋の離開などの脛腓靱帯結合損傷の評価が必要となる．

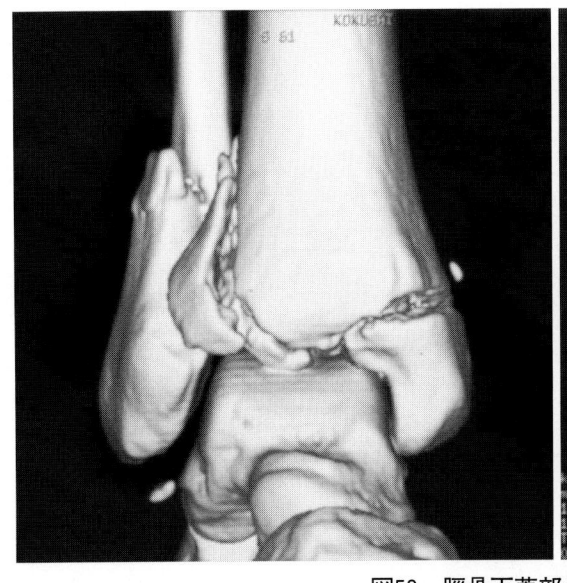

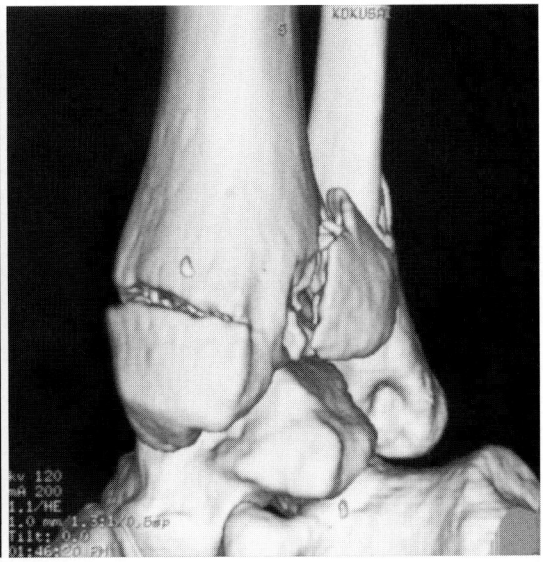

図53　脛骨天蓋部骨折の3次元CT
内・外果骨折と脛骨天蓋部の骨片の転位の状態が明瞭である．

2）骨折の分類

　足関節骨折の分類は，受傷機転，骨折型，および靱帯損傷の状態を単純X線写真との関連性から推測し，適切な治療選択，および予後予測の補助となるものである．

　Lauge-Hansen の分類(図54)は足部の肢位(supination か pronation)と，距骨にかかる力の方向(abduction, adduction と eversion, inversion)により分類される[1)-3)]．Supination-eversion は最も一般的な受傷形態である．supination でははじめに足関節の外側から，反対に pronation では内側から緊張が生じ，靱帯損傷や骨折が起こる．Lauge-Hansen の分類は徒手整復を目的として分類されており，骨折発生の機序を考える場合に有用であるが，複雑で難解な部分もある．

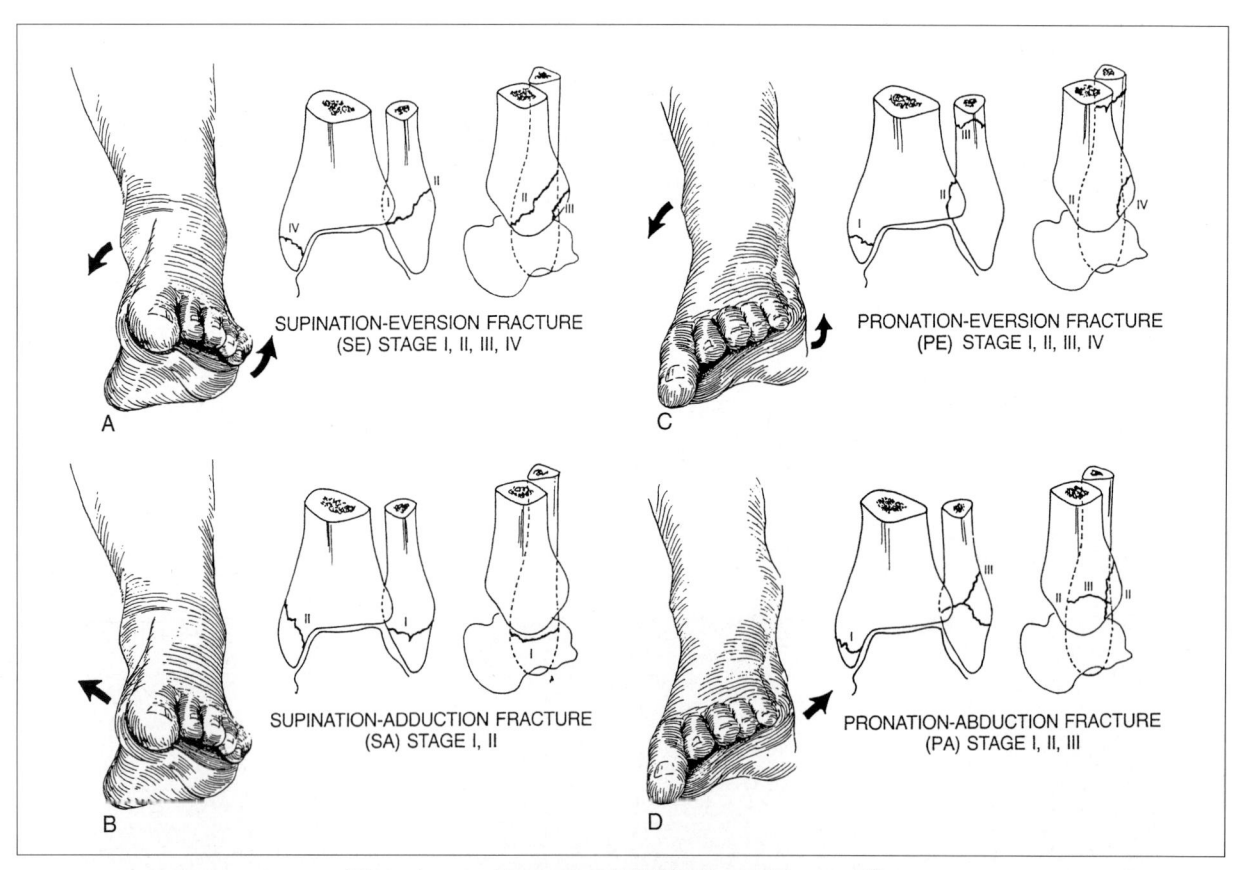

図54　Lauge-Hansen の分類(Weber ME, 1998[3)])

A．Supination-Eversion
　Stage Ⅰ．前脛腓靱帯の断裂またはその脛骨付着部の裂離骨折
　Stage Ⅱ．腓骨遠位部の斜骨折
　Stage Ⅲ．後脛腓靱帯の断裂または脛骨後果の裂離骨折
　Stage Ⅳ．内果骨折
B．Supination-Adduction
　Stage Ⅰ．外側靱帯の断裂または外果の横骨折
　Stage Ⅱ．内果骨折
C．Pronation-Eversion
　Stage Ⅰ．三角靱帯の断裂または内果の横骨折
　Stage Ⅱ．前脛腓靱帯の裂離骨折またはその断裂
　Stage Ⅲ．腓骨の高位骨折
　Stage Ⅳ．後脛腓靱帯の断裂または後果の裂離骨折
D．Pronation-Abduction
　Stage Ⅰ．三角靱帯の断裂または内果の横骨折
　Stage Ⅱ．前後脛腓靱帯の断裂またはその脛骨付着部の裂離骨折
　Stage Ⅲ．腓骨の斜骨折

Danis-Weber 分類[4)5)] と AO Müller 分類(図55)[6)7)] では腓骨の骨折部の高さから足関節骨折を分類しており，近位での骨折ほど脛腓靱帯結合の断裂を合併し不安定性が増大する．type A は足部回外位に内転力が作用して，足関節またはその下の高位での外果の横骨折で生じるもので(図56a)，type B は足部回外位に軸圧が作用して距骨が外旋し，足関節高位から近位後方に向かう外果の斜骨折を生じるもの(図56b)，type C は足部回内位に外旋力が作用して，まず内側が損傷したのち，脛腓間結合が破綻しより近位での腓骨骨幹部の骨折を生じるものである(図56c)．

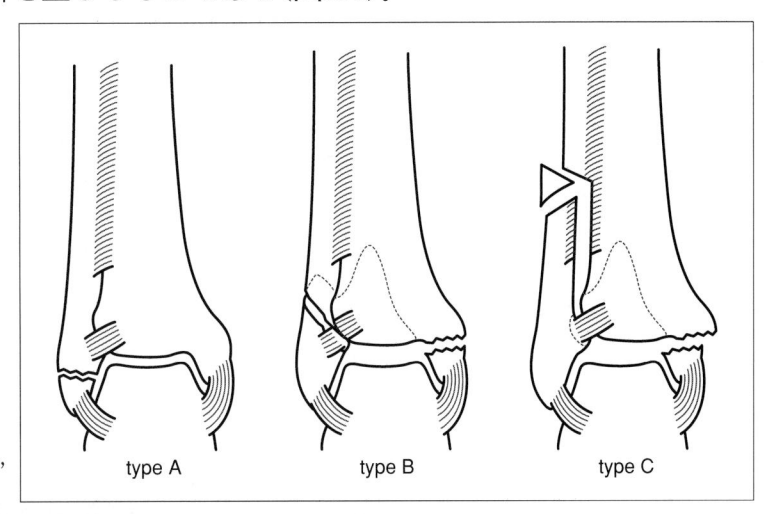

図55　AO Müller 分類
　　　(Hahn DM, Colton CL, 2001[6)])

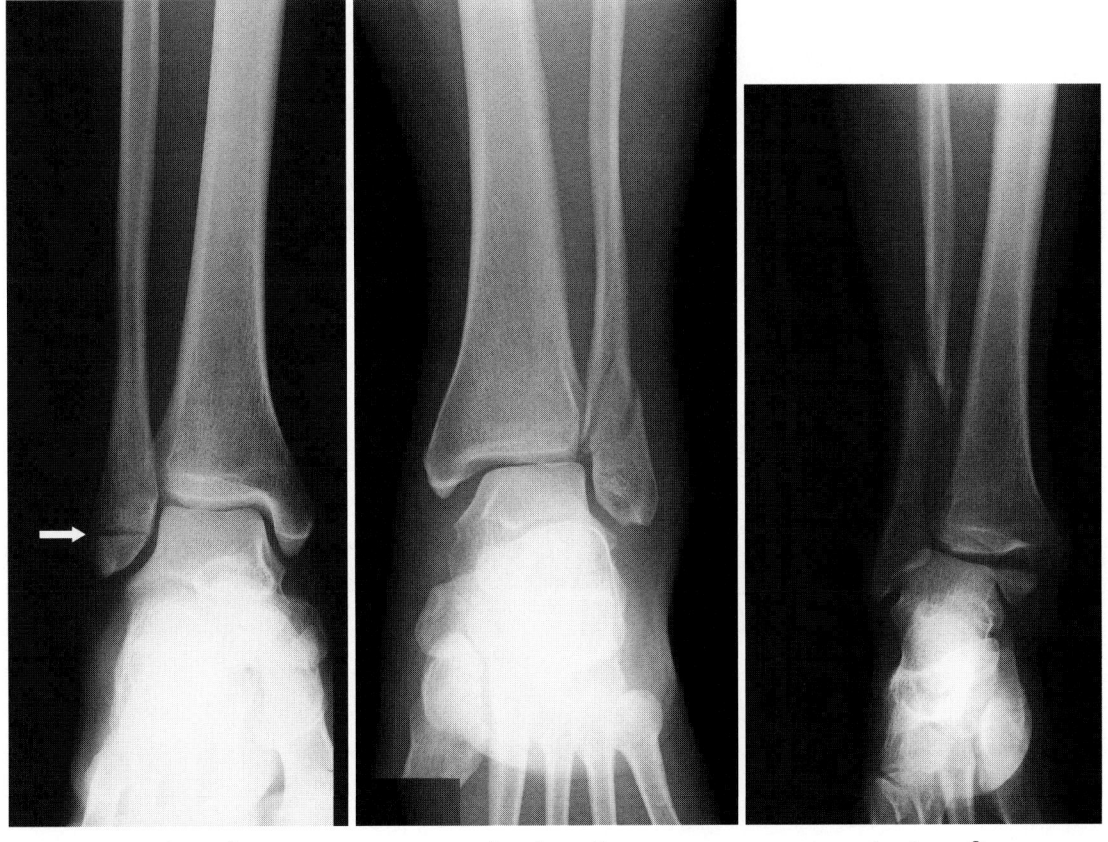

a．type A　　　b．type B　　　c．type C
図56　AO Müller 分類

付-3. Maisonneuve 骨折

　足関節の外旋により腓骨の骨幹部近位に螺旋状の骨折を生じることがある(図57)．足関節高位から骨折部までの脛腓靱帯結合の損傷を伴い，放置すれば距骨の外側偏位による関節症を生じる．足関節の単純X線写真には写らないため腓骨近位部に圧痛を認める場合，下腿全長の撮影が必要である．

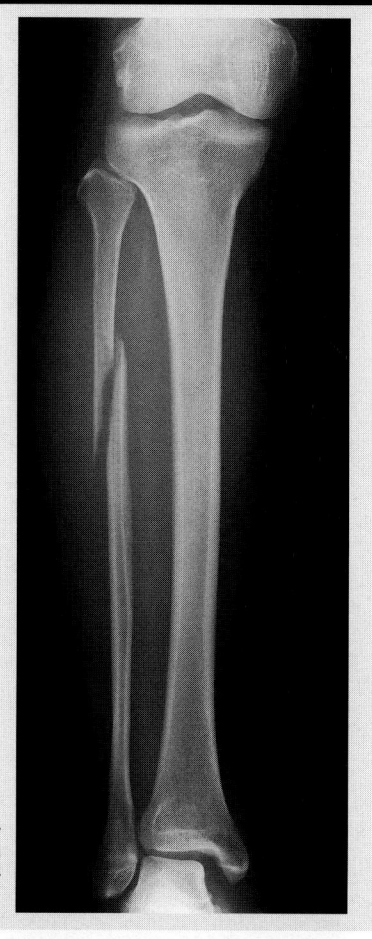

図57　Maisonneuve 骨折
　　　腓骨骨幹部近位の螺旋骨折と遠位脛腓結合間の離開，距骨の外側への偏位を認める．

付-4. Tillaux 骨折

　足関節の外転や外旋により生じる前下脛腓靱帯の脛骨付着部の剝離骨折である．

3）治　　療

　足関節の骨折を治療するにあたり軟部組織の損傷は重要な要素となる．著明な腫脹が存在する場合，手術操作を行えば一期的な創閉鎖は不可能になるため，腫脹が軽減してから手術を行うべきである．できれば腫脹が生じる前の早期に手術を行うことが望ましい．
　骨折に転位がなく，脛腓間の離開もみられない場合は保存療法の適応となる．しかし，転位があれば徒手整復操作で良好な整復位が得られたとしても，外固定で整復位を保持することは困難であり，のちに再転位を生じることが多いため，徒手整復・外固定後に単純X線写真で確認を行い，再転位がみられたら手術療法の適応となる．

(1) 保存療法

外果もしくは内果の単独骨折で転位がない場合，膝下歩行用プラスチック包帯固定で6週固定を行う．

(2) 手術療法

単果骨折でも整復やその保持が困難な症例，および二果骨折や三果骨折などは手術的治療の適応となる．

a．外果骨折

転位がない場合，しばしば保存療法が選択されるが，長期外固定による関節拘縮の合併を避けるために，早期リハビリテーションを目的に手術療法が選択されることが多い．また，三角靱帯の断裂がなくても外果の小さな転位があれば距腿関節の不適合を生じる[8]．このため高齢者で活動性が低い例以外では手術療法が適応となる．整復に際しては腓骨の長さと回旋の整復に留意する．斜骨折や螺旋骨折であれば前縁から後方へ2～3本のスクリューで固定可能なことが多いが，骨折が粉砕状の場合や骨粗鬆症などによりスクリューによる強固な固定が得られない場合は，後方からプレートで固定する．また横骨折に対しては腓骨遠位部からスクリューを垂直に刺入して固定する．

b．内果骨折

内果骨折は正確な整復と内固定が必要である．骨片の回旋防止のため，2本のラグスクリューを平行に刺入して圧着固定することが望ましいが，骨片が小さいか粉砕状の場合はキルシュナー鋼線による固定を併用したり，テンションバンドでロイヤリング固定を行う．

c．後果骨折

後果骨折は後脛腓靱帯による裂離骨折であることが多く，骨片が小さい場合固定の必要性はないが，骨折線が脛骨関節面の25％以上の場合は手術適応となる．外果骨折が合併しているときは外果の整復・固定により後果が整復されることも多く[9]，この場合固定が不要である．転位がある場合は整復・固定が必要となる．後果骨折は整復を直視下に確認することが困難なため，キルシュナー鋼線で仮固定を行ったあと，単純X線写真で整復を確認してから，中腔スクリューで固定すると比較的容易である．

内・外果の二果骨折，対側の完全な靱帯損傷を伴う単果骨折，脛腓靱帯より近位の腓骨骨折に脛腓靱帯損傷を伴う内果骨折を二果骨折といい，さらに後果骨折を伴ったものを三果骨折という．これらの骨折では距骨が外側に転位しやすいため，まず外果の整復・固定を行うことが重要である．

開放性骨折や粉砕骨折のため手術的に整復・固定が困難な場合は，踵骨からの直達牽引や，脛骨から足部にかけての創外固定器の設置を行い，できるだけ早期から可動域訓練を開始する．

d．脛腓間結合離開

腓骨の整復固定により脛腓間結合部の安定性が修復されることが多いが，骨間膜の損傷が骨折部の近位にまで及び腓骨の2〜3mm以上の外側偏位が認められれば不安定性があると判断され，脛腓間スクリュー固定の適応となる．ときに単純X線写真で不明瞭なことがありストレス撮影やCT検査が必要となる．プラスチック包帯により短下肢または歩行用外固定を行い，術後6週頃から荷重を許可する．スクリュー破損などの点から術後8〜12週で抜釘を行う．最近では抜釘の必要性のない吸収性スクリューによる固定を行うこともある．

文献

1) Lauge-Hansen N : Fractures of ankle. II. Combined experimental-surgical and experimental-roentgenologic investigations. Arch Surg 60 : 957-985, 1950.
2) Lauge-Hansen N : Fractures of ankle. IV. Clinical use of genetic roentgen diagnosis and genetic reduction. Arch Surg 64 : 488-500, 1952.
3) Weber ME : Ankle fractures and dislocations. In Chapman M.W. [ed] : Operative Orthopedics. Philadelphia, J.B. Lippincott, 471-485, 1988.
4) Danis R : Les fractures malleolaires. In Danis R[ed] : Theorie et practique de l'ostheosynthese, Paris, Masson, 133-165, 1949.
5) Weber BG : Die verletzungen des oberen sprungelenkes, 2nd ed. Bern, Verlag Hans Huber, 1972.
6) Hahn DM, Colton CL : Malleolar fractures. In Ruedi TP[ed] : AO Principles of Fracture Management, Stuttgart, New York : Georg Thieme Verlag, 559-581, 2001.
7) Muller ME, Allgower M, Schneider R, et al : Manual of internal fixation : techniques recommended by the AO Group, 2nd ed, Berlin, Heidelberg, New York : Springer-Verlag, 278-199, 1979.
8) Yablon IG, Heller FG, Shouse L : The key role of the lateral malleolus in displaced fractures of the ankle. J. Bone Joint Surg 59A : 169-173, 1977.
9) Herper MC, Hardin G : Posterior malleolar fractures of the ankle associated with external rotation-abduction injuries. J Bone Joint Surg 70A : 1348-1356, 1988.

2．脛骨天蓋部骨折

足関節の垂直圧迫骨折は脛骨天蓋部骨折(tibial plafond fracture)と呼ばれ，高所からの転落や交通事故によって生じることが多い．

1）病　　態

骨折の形態はさまざまであるが，足関節の過背屈により脛骨の天蓋部の前方に垂直剪断骨折を生じることが多い．この骨折は脛骨骨幹端部の海綿骨が圧縮され脛骨天蓋部が上方に転位していることが多い．骨折が脛骨の骨幹端部や骨幹部にまで至っている場合，pilon骨折と呼ばれる．

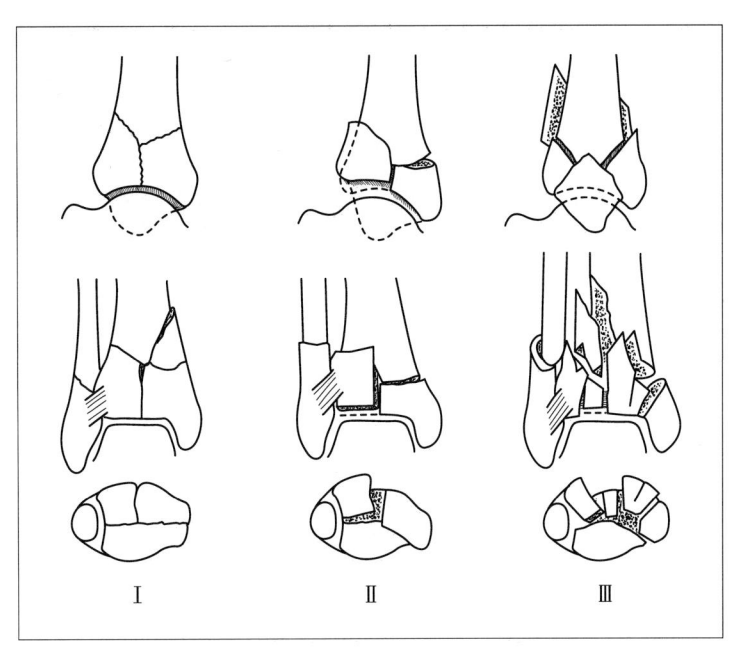

図58 脛骨天蓋部骨折の Rüedi の分類
(Müller ME, Narzarian S, Koch P, et al, 1979[1] より改変)

2) 骨折の分類

Rüedi は天蓋部骨折を type I, II, III の 3 型に分類した[1)-3)]. type I は転位がない骨折で, type II は転位により関節不適合がある骨折, type III は粉砕圧迫骨折である(図58). 距骨の骨軟骨骨折が合併していることがしばしばあり, 治療にあたっては留意する必要がある.

3) 治療

骨折に転位がなければ4～6週のプラスチック包帯固定が適応となる.

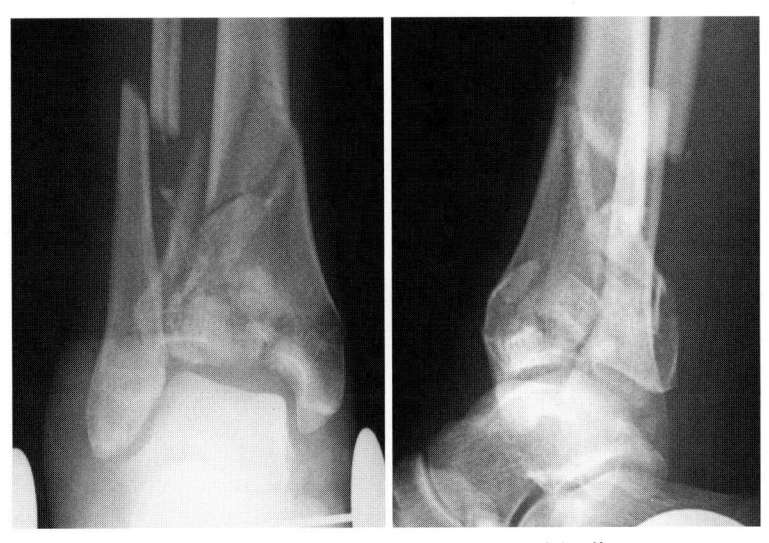

足関節正面像　　　　　　側面像
図59 脛骨天蓋部骨折 Rüedi type III(1)
骨折は粉砕状で腫脹が高度のため, まず踵骨で鋼線牽引を行った.

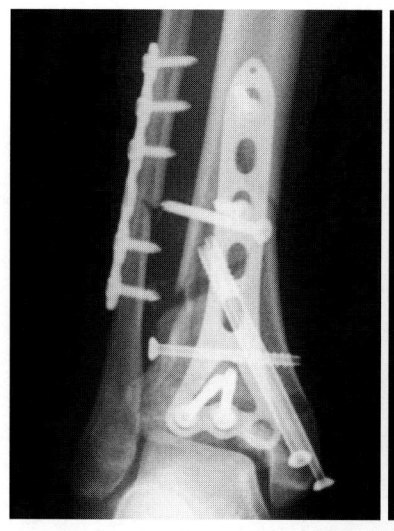

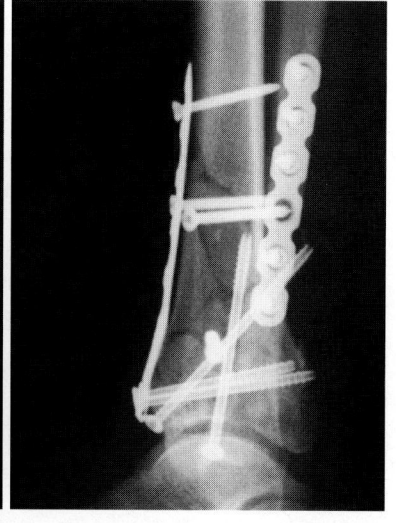

図60 脛骨天蓋部骨折 Rüedi type Ⅲ(2)
腫脹が軽減後,整復・固定術を行った.外側より腓骨の整復固定を行ったあと,前内側進入にて脛骨の整復を行い前方からバットレスプレートで固定した.

　前方,後方突起の骨片が大きく,転位がみられる場合は解剖学的整復が必要となるが,腫脹が著明であれば皮膚壊死を生じたり一期的創閉鎖が困難となることも多いため,鋼線牽引などにより骨折を整復し患肢の安静をはかり,手術は数日間待機すべきである(図59).

　手術ではまず外果および内果骨折の整復を行う.後方突起の転位は後脛腓靱帯と内側の骨膜の緊張によりある程度整復されることが多いが,良好な整復位が得られない場合は直視下に整復し,前方または後方からスクリューを刺入して固定する.

　骨折が粉砕状の場合はまず腓骨の整復を行う.これにより脛骨の長さの復元と外側からの支持が可能となる.次いで脛骨の整復を行う.骨欠損があれば海綿骨移植を行い,内側からバットレスプレートなどを使用して固定する(図60).粉砕が高度の場合は,脛骨の短縮,変形の矯正,および関節面の適合性の獲得を目的としてイメージ下に創外固定を設置することがある.

　術後,固定性が良好であれば早期から可動域訓練を開始し,短下肢ギプスシーネ固定を2週行うが,固定性が不良であれば膝上プラスチック包帯固定を6週行い,3ヵ月間は免荷として単純Ｘ線写真などを参考に荷重を許可する.

文献

1) Müller ME, Narzarian S, Koch P, et al : Manual of internal fixation, 2nd[ed]. Springer-Verlag, New York, p279, 1979.
2) Rüedi T : Fractures of the lower end of the tibia into the ankle-joint : Results 9 years after open reduction and internal fixation. Injury 5 : 130-134, 1973.
3) Rüedi TP, Allgower M : The operative treatment of intra-articular fractures of the lower end of the tibia. Clin Ortop 138 : 105-110, 1979.

3. 距骨骨折

距骨は横足根関節における支点としての役割を果たしている．距骨の表面の約5分の3は関節軟骨に覆われ，距腿関節，距骨下関節，距舟関節を構成している．このため，距骨骨折の多くは距腿関節から距骨下関節にかけての関節内骨折となり，後遺症が重篤で臨床上問題となることが多い．

1）血　行

距骨は表面のほとんどが関節面で，関節包や靱帯の付着も少ないため，血行に乏しくしばしば一次性および二次性に虚血を生じる．

距骨への血行は主に後脛骨動脈，足背動脈または前脛骨動脈，腓骨動脈の3つの血流路から供給される．①足根管動脈は後脛骨動脈から分岐し三角靱帯の下方を経て足根管に入り距骨体部の外側に分布する．②足根管動脈から分岐した deltoid branch は距骨の内側に分布する．③足背動脈からの枝は直接距骨頸部に分布し，さらに腓骨動脈穿通枝と吻合して足根洞動脈を形成し，足根管動脈と吻合する．④腓骨動脈から分岐した枝は距骨後方結節に分布し，後脛骨動脈の calcaneal branch と吻合する[1)2)]．

2）骨折の分類

距骨骨折は骨折部位により，頸部，体部，頭部骨折に分類される．頸部骨折と体部骨折は距骨底側において骨折線が足根洞と外側突起を結ぶ線の前方にあるか，または後方にあるかで区別することが可能であり，前者は関節外骨折，後者は関節内骨折となる[3)]．

3）頸部骨折

（1）病　態

頸部の骨折，脱臼骨折は距骨の外傷の約50％を占め，その約20～40％は開放骨折である．頸部骨折は交通事故や高所からの転落により生じることが多く，足部の過背屈により距骨頸部が脛骨下部の前縁に衝突して生じると考えられている[4)]．しばしば内果骨折を伴い，脱臼が重度の場合はとくにその頻度が低くなる．骨折線は中関節面と後関節面の間を走り，骨折が距骨体部にまで及ぶものは，のちに距腿関節や距骨下関節の変形性変化を生じたり無腐性壊死に進展することが多い．

（2）画像所見

単純X線写真足部正面，側面，斜位像および足関節前後像を撮影する．骨折の転位や脱臼の状態をより詳細に把握するためにはCT検査が必要である．3次元CTはとくに有用である．

584　H．足関節・足

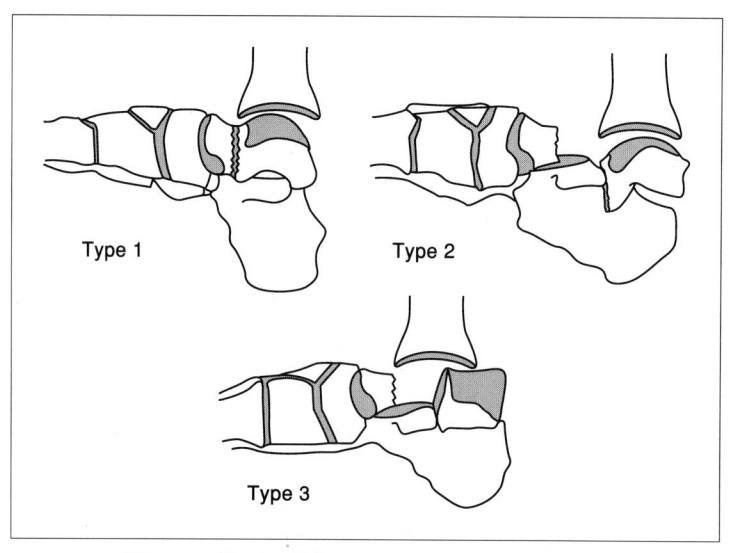

図61　距骨頸部骨折の Hawkins 分類
(Penny JN, Davis LA, 1980[4]) より引用)

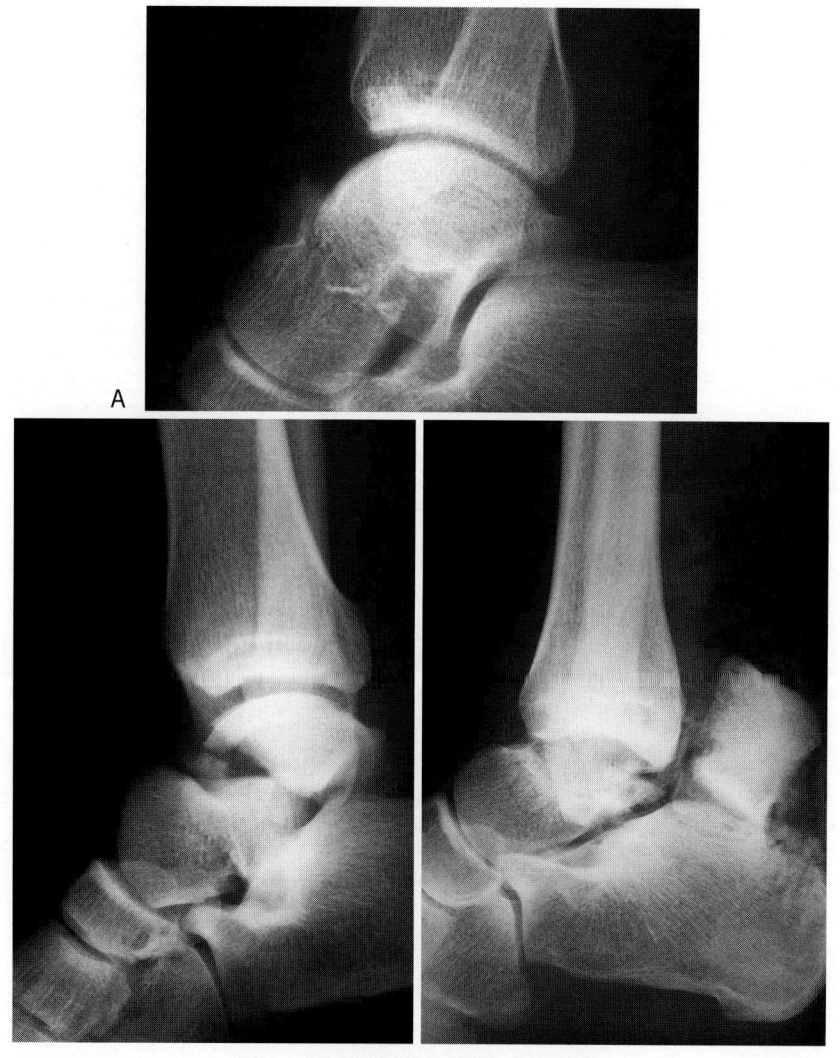

図62　距骨頸部骨折単純 X 線写真
A：Type 1　　B：Type 2　　C：Type 3

(3) 分　　類

　　Hawkins は受傷時の単純 X 線写真所見が頸部や体部への血行の障害程度の指標となると考え，距骨頸部の垂直骨折を 3 型に分類した[4,5]（図61）．Type 1 は距骨下関節，距腿関節がともに脱臼がないもの（図62A）．Type 2 は距骨下関節で脱臼するもので，とくに内側に脱臼することが多い（図62B）．Type 3 は距腿関節で完全に脱臼し，体部はしばしば後内側に脱臼する（図62C）．Type 1 では前脛骨動脈から頸部や外側に分布する分枝が損傷され，Type 2 ではさらに後脛骨動脈から足根管に向かう血管が損傷される．Type 3 は後脛骨動脈，前脛骨動脈，腓骨動脈からの 3 つのすべての血流が障害される．Canale らはさらに距腿関節，距骨下関節に加え，距舟関節も脱臼しているものを Type 4 とした[6]．この分類では，初診時の単純 X 線写真が本来の受傷時の状態なのか，またはすでに整復されている状態なのかを判断することが重要であるが，これはストレス撮影などによってしか判断することができない．

(4) 治　　療

　　1．距骨骨折部における血行再生，2．距骨無腐性壊死の発生の危険性低下，3．距腿関節，距骨下関節の関節不適合の発生防止の点から早期に解剖学的な整復位を得ることなどが治療の基本となる．

　　Type 1 で骨折の転位がない場合は，保存療法の適応となる．骨癒合が得られるまで短下肢プラスチック包帯で 6〜8 週固定・免荷を

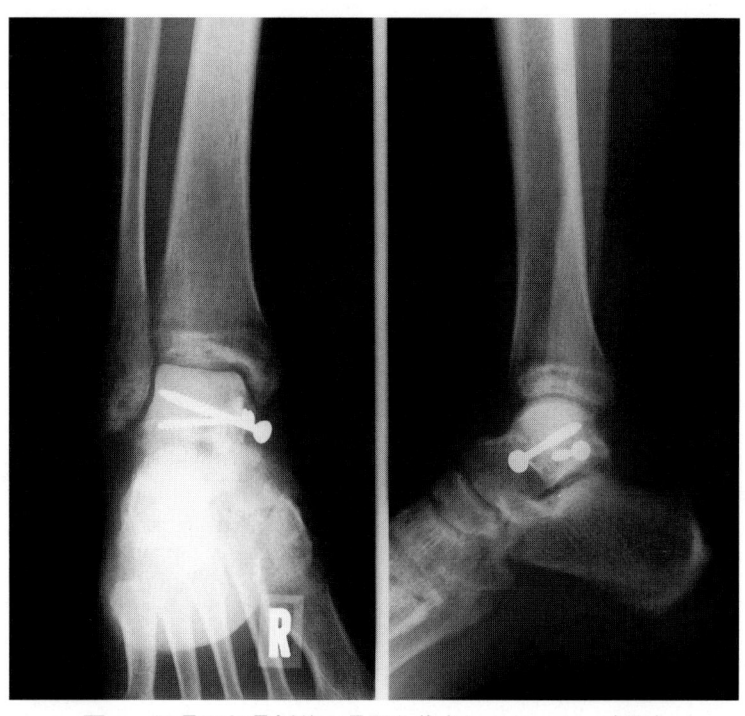

図63　距骨頸部骨折後の骨硬化像（Hawkins sign 欠如）
距骨頸部骨折（Type 3）術後 3 ヵ月．術後 3 ヵ月で距骨に骨硬化像がみられ，無痛性壊死と診断した．

行う.

Type 2 では徒手整復(腰椎麻酔もしくは全身麻酔下に側臥位で足関節を底屈位で内外反させて行う)で整復位が得られればキルシュナー鋼線もしくは中腔海綿骨スクリューを用いて固定する．回旋防止のため固定は前内側と前外側の2ヵ所から行うのが望ましい．安定した固定性が得られれば，早期に可動域訓練を開始し，術後8〜12週免荷をする．

徒手的整復が困難な場合は，手術的整復固定術の適応となる．Type 3，Type 4 では，手術操作を要することが多いが，その際距骨頭部における軟部組織の剥離は最低限とし，内側の血行保持や神経血管損傷防止に留意しなければならない．足部を底屈させて整復位を保持しラグスクリューで固定する．術後短下肢プラスチック包帯固定を行い，骨癒合が得られるまで約12〜16週間免荷とする．受傷後，足関節単純X線写真正面像で，通常6〜8週間後に距骨滑車と脛骨下端の軟骨下骨に骨萎縮像がみられることを Hawkins sign 陽性と呼ぶが，無腐性壊死の場合，距骨に骨硬化を生じ Hawkins sign が欠如する(図63)[5]．無腐性壊死は以前は Hawkins sign の有無で判定したが，現在では2〜3週で骨シンチグラフィー，MRI を行い診断が可能である．壊死が生じた場合は血行再生が得られるまで PTB 装具にて免荷を続ける．壊死により距骨に圧潰が生じた場合は Blair 法などの固定術が必要となる[7][8]．

4）体部骨折

距骨体部骨折の分類では Sneppen らによる分類が知られている(図64)[9]．滑車部の横骨折，水平骨折，矢状骨折などは距骨骨折のな

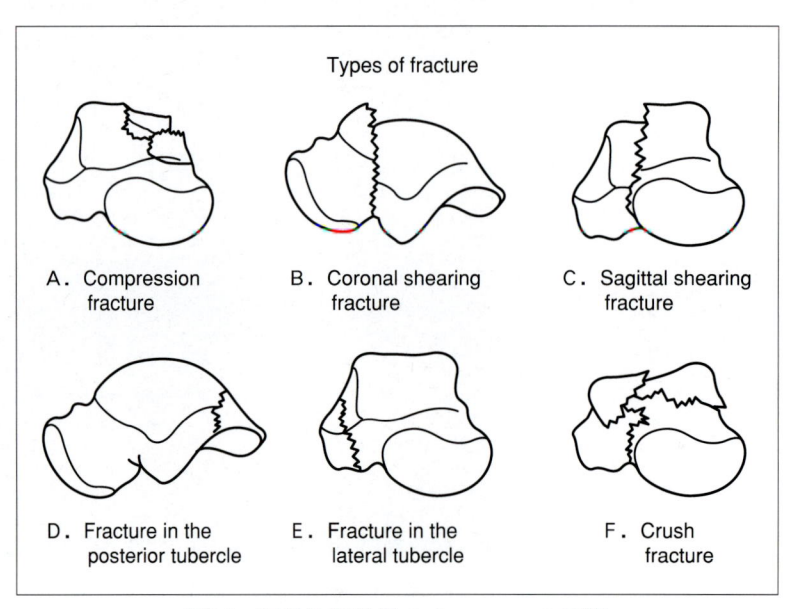

図64 距骨体部骨折の Sneppen の分類
(Sneppen O, et al, 1977[9])

かで非常にまれであるが，無腐性壊死を生じ予後が不良となることも多いので治療に難渋する．術前計画に骨折部の正確な評価を行うためCTは必須である．また，足関節の単純X線写真から外側突起骨折や後外側結節骨折を診断するのは困難なことが多く，しばしば断層写真，CT，MRIが必要となる．

治療は滑車部の骨折では手術的に整復固定を要することが多く，内果骨切りを行って進入する．固定にはキルシュナー鋼線や中腔海綿骨スクリューを使用するが，関節面にかかる固定には吸収性骨接合ピンなどが有用である（図65，66）．関節拘縮の防止のため，術後

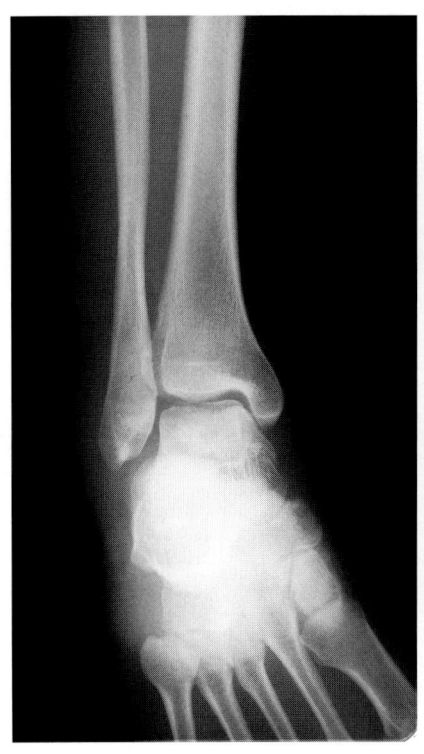

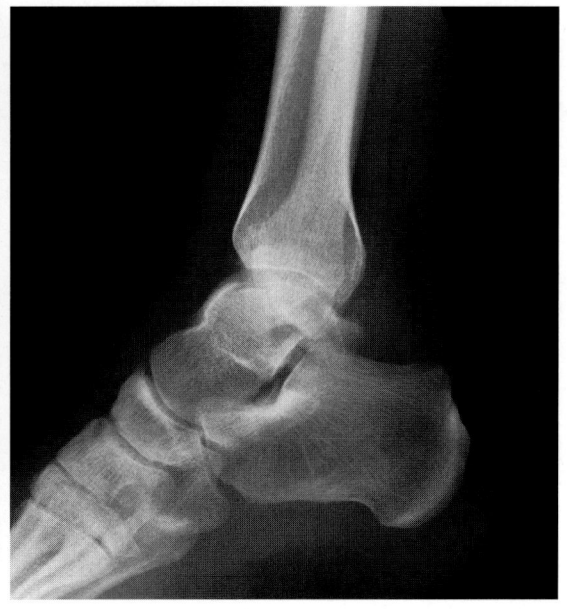

図65　距骨体部骨折(1)
単純X線写真．骨折の状態がわかりにくい．

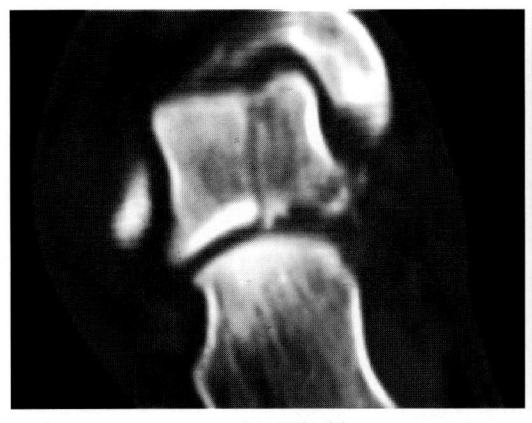

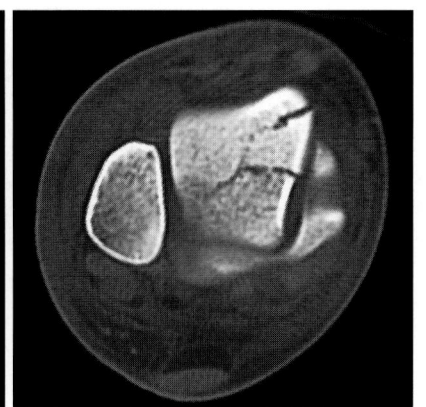

a．CT冠状断　　　　b．CT水平断
図66　距骨体部骨折(2)
CTにより骨折が明瞭となる．Sagittal shearing fractureが明らかである．

早期からの可動域訓練が重要となる．整復位が不良であると距腿関節や距骨下関節の関節不適合を生じ，外傷性の関節症をきたす．

外側突起単独骨折や後外側結節単独骨折に対しては，転位が少なければ4～6週のプラスチック包帯固定を行う．転位が大きく骨片も大きい場合は手術により整復し中腔海綿骨スクリューなどで固定する．骨片が小さく疼痛が遺残する場合は骨片を摘出することがある．

骨折型が複雑なものや粉砕骨折は，整復固定術を行うこともあるが，骨折が粉砕状の場合は骨折部への侵襲は最低限としアラインメントの保持は創外固定を使用する．

5）滑車部の骨軟骨骨折

滑車部の骨軟骨骨折はまれであり，従来 osteochondritis dissecans, transchondral fracture, osteochondral fracture などと呼ばれてきた．Berndt と Harty は骨軟骨々折が外傷により生じるとして単純X線写真により Stage I から IV に分類した(図67)[10)11)]．最近では明らかな外傷の既往がないものを含め距骨骨軟骨障害(osteochondral lesion of talus)と呼ばれることが多い．

診断は足関節の単純X線写真のみでは判然としないことが多く，断層撮影，CT，MRI，骨シンチグラフィーにより初めて診断が可能となることが多い．

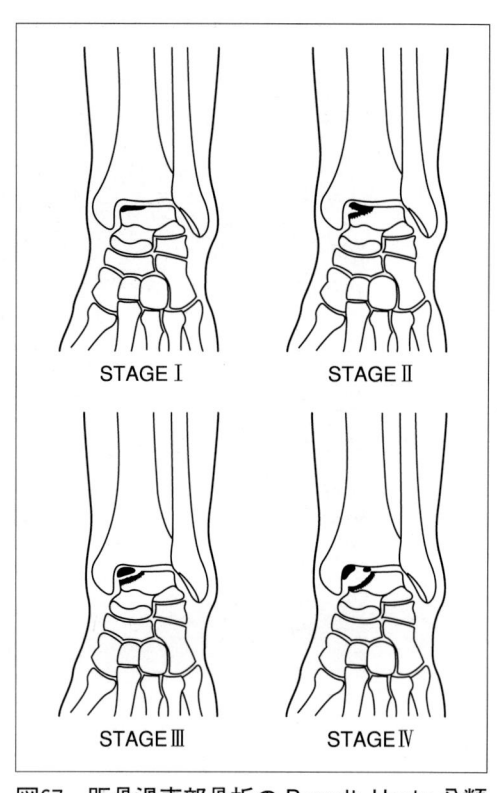

図67　距骨滑車部骨折の Berndt-Harty 分類
(Canale ST, et al, 1980[11)])

治療法は従来から Berndt and Harty の分類により選択されてきた．Stage I・II に対してはまず4～6週の短下肢免荷プラスチック包帯固定を行い，症状の改善がなければ軟骨下骨の掻爬，ドリリングを行う．Stage III・IV に対しては骨片摘出と軟骨下骨の掻爬，ドリリングを行うのが従来の方針であった．最近は関節鏡視下手術の進歩により鏡視下での操作が可能となり Stage II・III にも積極的に手術が行われる傾向となり，早期社会復帰を可能としている．新鮮

例で骨片が大きい場合は小骨用スクリュー，吸収性骨接合ピンなどを使用して骨片を固定すべきである．近年ではMRIや鏡視下所見を参考にして術式を選択することが多くなり，病変が広汎で骨嚢胞を形成している例には骨軟骨移植が選択されることがある．

6）頭部骨折

頭部骨折は頸部，体部骨折に比しまれな骨折である．底屈強制による長軸方向の圧迫力や，中足部の内外転により圧迫骨折を生じる．しばしば舟状骨の骨折を合併することがある．

文献

1) Kelly PJ, Sullivan CR : Blood supply of the talus, Clin Ortop 30 : 37-44, 1963.
2) Mulfinger GL, Trueta J : The blood supply of the talus, J Bone Joint Surg 52B : 160-167, 1970.
3) Inokuchi S, Ogawa K, Usami N : Classification of fractures of the talus : Clear differentiation between neck and body fractures, Foot Ankle Int 17 : 748-750, 1996.
4) Penny JN, Davis LA : Fractures and fracture-dislocations of the neck of the talus, J trauma 20 : 1029-1037, 1980.
5) Hawkins LG : Fracture of the neck of the talus, J Bone Joint Surg 52A : 991-1002, 1970.
6) Canale ST, Kelly FB Jr : Fractures of the neck of the talus, J Bone Joint Surg 60A : 143-156, 1978.
7) Blair HC : Comminuted fractures and fracture dislocations of the body of the astragalus, Am J Surg 59 : 37-43, 1943.
8) Lionbergar DR, Bishop JO, Tullos HS : The modified Blair fusion, Foot Ankle 3 : 60-62, 1982.
9) Sneppen O, Christensen SB, Krogsoe O, et al : Fracture of the body of the talus, Acta Orthop Scand 48 : 317-324, 1977.
10) Berndt AL, Harty M : Transchondral fractures (osteochondritis dissecans) of talus, J Bone Joint Surg 41A : 988-1020, 1959.
11) Canale ST, Belding RH : Osteochondral lesions of the talus, J Bone Joint Surg 62A : 97-102, 1980.

4．踵骨骨折

踵骨は足根骨のなかで最も大きく，また，骨折が頻繁に生じる骨である．踵骨骨折の大部分は関節内骨折であり，のちに疼痛や変形などの障害が遺残することが多い．一方，関節外骨折の多くは比較的良好な予後が得られる．

1）診　断

（1）臨床症状

足部から足関節に至る腫脹，皮下出血，踵部の疼痛，圧痛があり荷重が不能であることが多い．両側骨折の発生が10％弱あり，脊椎の圧迫骨折や，ほかの四肢の外傷など多発外傷に合併することも多い．骨折が重症の場合，しばしば高度の腫脹とともに水疱形成や皮膚壊死などがみられることがある．軟部組織損傷の状態は骨折の予後に大きく関与し，踵骨骨折の診断と正しい病態の把握は治療計画を立てるうえできわめて重要となる．

（2）画像所見

単純 X 線写真足部背底像，側面像，踵骨軸写，Anthonsen view により，踵立方関節や距骨下関節の後関節面の転位，陥没，および踵骨の内外反変形，外壁の突出の状態を観察する．関節内骨折の場合，CT は骨折部の詳細な評価と術前計画に必須である．coronal（＝後関節面に垂直な面）および，transverse（＝地面に水平な面）の 2 方向から，それぞれ後関節面と踵立方関節面を観察する．

[骨折の分類]

Essex-Lopresti は単純 X 線所見から，骨折線が距骨下関節にかかるか否かで，踵骨骨折を関節内骨折と関節外骨折に分類した．関節内骨折はさらに tongue type, joint depression type に分類される（図68〜70）[1]．Saunders は CT の冠状面画像から後関節内骨折の骨片の数と部位により分類を行った[2]．

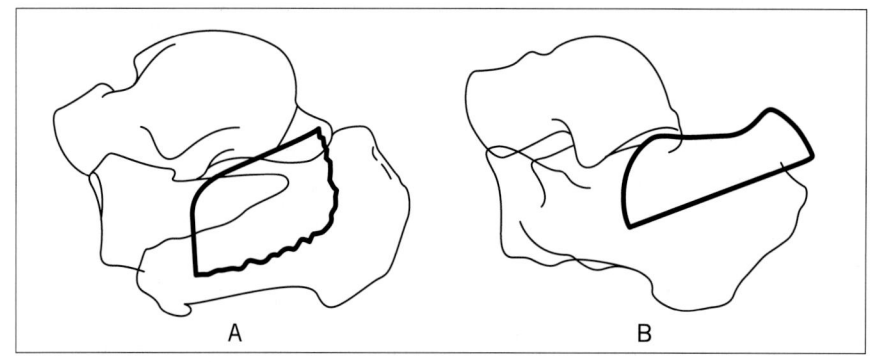

図68 踵骨骨折の Essex-Lopresti の分類（Essex-Lopresti P, 1952[1]）
A：Joint Depression Type 骨折　　B：Tongue Type 骨折

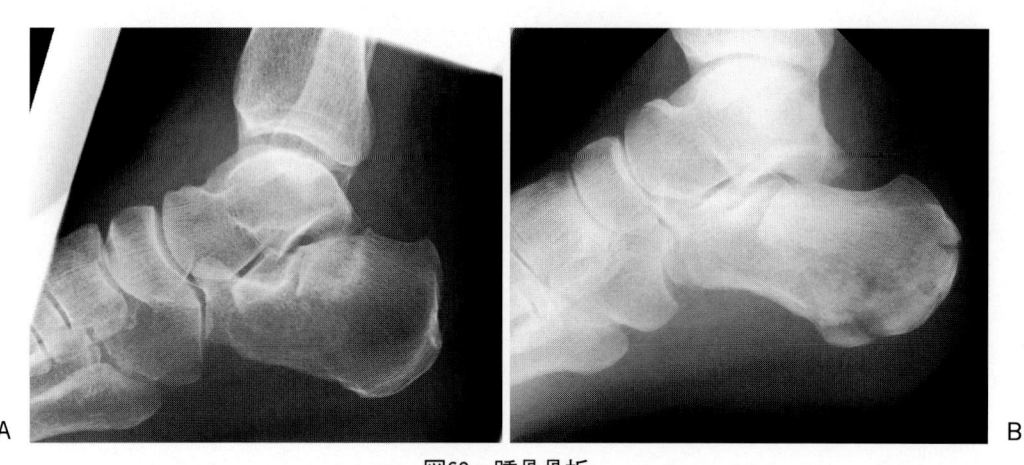

図69　踵骨骨折
A：Joint Depression Type 骨折
B：Tongue Type 骨折

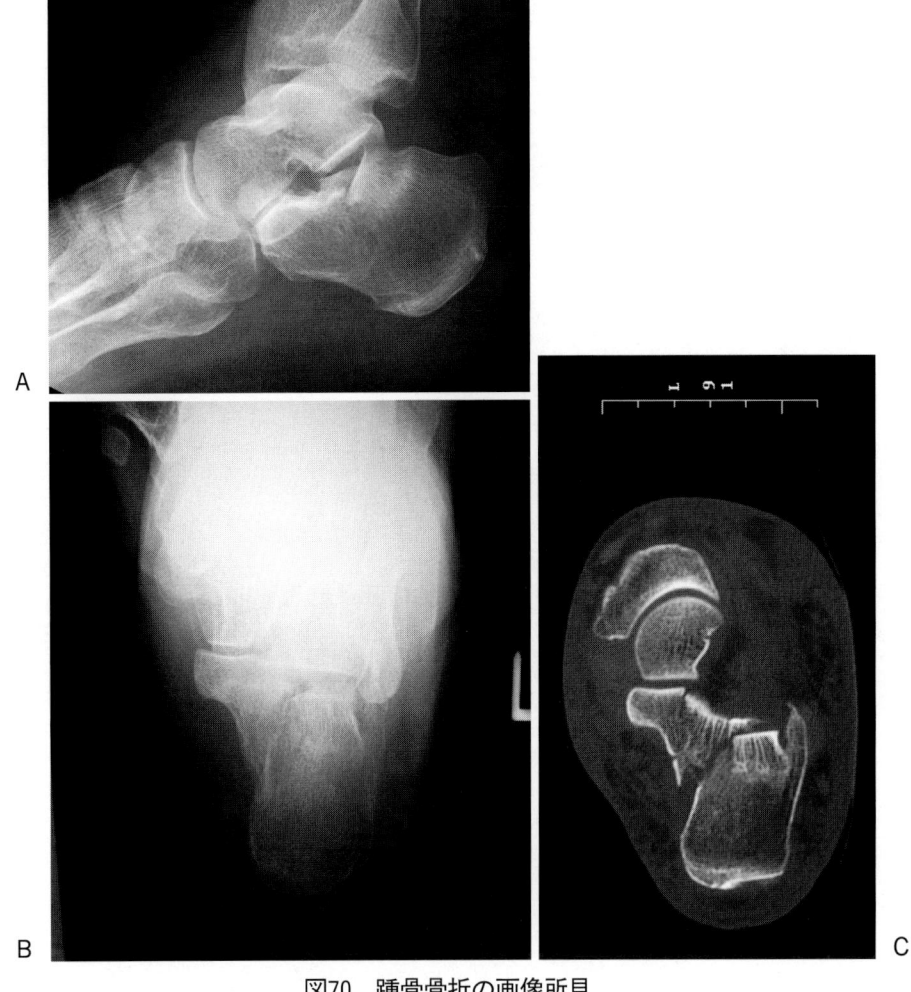

図70 踵骨骨折の画像所見
A：joint depression type（Anthonsen view）
B：同軸射像
C：同CT冠状画像．骨折線が後関節面に生じ，骨折が陥没しているのが確認できる．

2）病　　態

　　関節外骨折は踵骨への直達外力により生じることが多いが，前方突起骨折の多くは二分靱帯の剝離骨折で足関節の捻挫と同じように内反，底屈により生じる．

　　踵骨後上方部の嘴骨折は踵部後方からの直達外力で生じ，踵骨のアキレス腱付着部を含まない．アキレス腱付着部の剝離骨折はジャンプ着地時などの腓腹筋─ヒラメ筋群の強い収縮により生じるが，また骨粗鬆症の女性にも多くみられる．

　　踵骨関節内骨折の多くは高所からの転落や，交通事故による直達外力によって生じる．踵骨結節は距骨に対しやや外側に位置しているため軸圧が加わった場合，距骨が楔の役割を果たすことにより踵骨の縦軸の内側に剪断力が働く．骨折線の多くはGissane angle（踵骨後関節面の外側前方で骨皮質が前方突起へ向かい急峻に方向を変える角）の周辺で矢状面に生じ，踵骨はそれぞれ上内側（載距突起）と

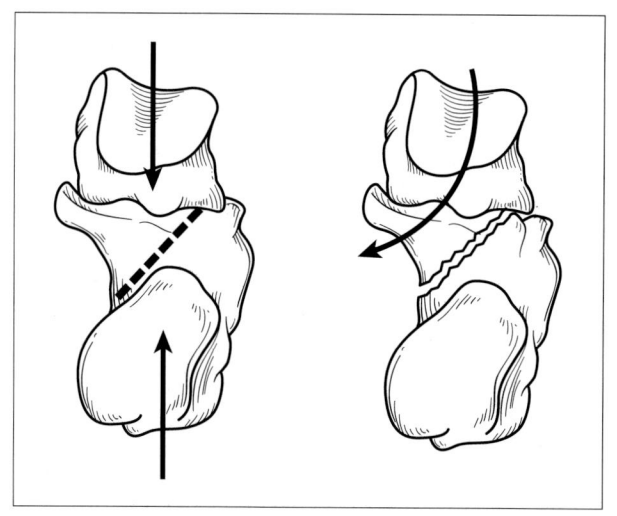

図71 踵骨骨折のメカニズム
骨折線の多くは Gissane angle の周辺で矢状面に生じ踵骨はそれぞれ上内側(載距突起)と後外側(踵骨結節を含む踵骨体部)の2つの骨片に分かれる.
(Burdeaux BD, 1983[3])

後外側(踵骨結節を含む踵骨体部)の2つの骨片に分かれる(図71)[1)3)4)5]. Joint depression type では, 骨折線はさらに後関節面の後下方に生じ, 後外側骨片は後関節面で楔状に陥没する. 一方, tongue type では, 骨折線は踵骨結節の後縁に達し, 後外側骨片はアキレス腱付着部を含むようになる. 踵骨は圧縮され外壁は膨隆し, 結節部は内側に偏位し内反変形を生じる. 骨折線はときに前方は踵立方関節や距骨下関節の前, 中関節面にまで及ぶことがある.

3) 治療

踵骨関節外骨折で転位のないものは保存療法が適応になる. しかし, 踵骨の扁平化, 膨隆, 短縮が著しい場合は, 手術による整復操作が必要となる. 前方突起骨折は保存療法でも良好な結果が得られるとの報告も多いが, 骨片が大きく転位がある場合は手術療法が選択される. 高齢者のアキレス腱付着部の剝離骨折は, 骨粗鬆症による骨の脆弱性のため後上方からのスクリュー固定のみでは十分な強度が得られず自家腱, 人工靱帯などによる付着部の補強が必要となることが多い.

踵骨関節内骨折はその複雑な形態から解剖学的に正確な整復を得ることは難しく, 治療に関して従来より手術療法か保存療法か議論の的になっている. その治療成績も報告によりさまざまであるが, 踵骨骨折後の障害には骨折型だけでなく, 軟部組織の損傷程度も大きく関与する. 近年骨折の発生機序や骨折形態がCT, 3次元CTなどにより明らかになり, 正確な術前評価と手術計画が可能となってきた. 関節内骨折で転位があるものに対しては性, 年齢を問わず解剖学的整復を目的とし, 手術療法を選択することが多くなってきた.

(1) 保存療法

骨折の転位がないか最小の場合保存療法の適応となる．3～4日のベッド上安静，患肢の挙上，圧迫包帯，副子固定を行い，腫脹が軽減したら自動可動域訓練を行う．約3週は免荷とし，その後徐々に部分荷重を開始する．また，転位があっても中等度の場合には，踵骨周辺の靱帯の緊張を利用し徒手整復を試みる[6]．

また，重度の神経・血管障害や糖尿病を合併した例には，手術は禁忌であり，粉砕骨折や開放骨折など軟部組織の障害が重度の例でも保存療法が選択されることが多い．やむを得ず保存療法を選択する場合でも骨折の転位が大きい場合，結節部の牽引や外壁圧迫などによる整復を行い遺残する変形を最低限にとどめる必要がある．受傷後約3週間は免荷とし，感染などの徴候がなければ Graffin 型装具をつけて4～5週目から部分荷重を開始し，粉砕骨折の場合は10～12週で全荷重とする．

(2) 手術療法

治療は骨折部の正確な整復と早期運動が原則である．関節面の解剖学的整復，踵骨の高さ・横径の復元，および骨軸の内外反変形の矯正を目的として手術が行われる．

Tongue type の場合は小切開で整復できることが多く，経皮的にキルシュナー鋼線を刺入し固定する．

Joint depression type や tongue type で小切開による整復が困難な場合，手術による整復固定術(外側進入，内側進入)の適応となる．拡大外側進入により後関節面を直視下に確認することができ，ほとんどの症例は本進入での整復が可能である．しかし結節部骨折，載距突起骨折，内・外反変形が強い場合，内側進入が必要となることがある．粉砕骨折に対しては一期的に関節固定術を行うことがある．

(3) 術後後療法

術後早期から距骨下関節の可動域訓練を開始する．3週は免荷とし，その後部分荷重を開始し，10～12週で全荷重とする．

4) 後遺症・合併症

距骨下関節の関節症性変化により足根洞周辺の疼痛が残存することが多い．また，外壁の突出による腓骨筋腱の腱鞘炎や，腓骨と外壁とのインピンジメントによる足関節外側部の疼痛がみられることがある．反射性交感神経性骨異栄養症も踵骨骨折後にしばしばみられるが，早期からの可動域訓練と荷重および足趾の運動が予防に重要である．

文献

1) Essex-Lopresti P : The mechanism, reduction technique, and results in fractures of the os calcis. J Bone Joint Surg 39B : 395-419, 1952.
2) Saunders R : Intra-articular fractures of the calcaneus : present state of the art, J Orthop Trauma 6 : 252-265, 1992.

3) Burdeaux BD : Reduction of calcaneal fractures by the McReynolds medial approach technique and its experimental basis. Clin Orthop 177 : 87-103, 1983.
4) McReynolds I S : Trauma to the os calcis and heel cord. In Jahss M.H. [ed], Disorders of foot and ankle, vol2, p1497, W.B. Saunders, Philadelphia, 1984.
5) Palmer I : The mechanism and treatment of fractures of the calcaneus. Open reduction with the use of cancellous grafts. J Bone Joint Surg 30A : 2-8, 1948.
6) 大本秀行：踵骨骨折に対する徒手整復の試み．整・災外 24：1524-1530，1981．

5. 足根骨骨折

中足部の関節は可動域が少なく靱帯で強固に連結されているため，舟状骨，立方骨，楔状骨の単独骨折はまれであり，横足根関節や足根中足関節の脱臼に合併していることが多い．診断は単純X線写真ではわかりにくいことも多く，症状から骨折が強く疑われれば断層撮影やCTを行う．

1）舟状骨骨折

舟状骨骨折は中足部の骨折のなかでは比較的多く，結節部骨折，体部骨折，剥離骨折，疲労骨折に分類される．舟状骨は背側では足背動脈の分枝から，底側は内足底動脈から血行を受けている．内側と外側3分の1は血行が豊富であるが中央は血行に乏しく疲労骨折や偽関節を生じやすい[1]-[3]．

（1）舟状骨背側剥離骨折

舟状骨骨折のうち最も多いのは背側の剥離骨折で，多くは前足部の底屈，内返しにより生じる．疼痛などの症状は短期間の安静により軽快することが多いが，症状が強い場合は3〜4週の歩行用プラスチック包帯で固定を行う．

（2）舟状骨結節部骨折

結節部骨折は急な外返し時に後脛骨筋腱の牽引力により生じ，しばしば中足部の亜脱臼や立方骨骨折を伴う．転位は少ないことが多く，治療は歩行用プラスチック包帯固定などの保存療法が選択されるが，症状により3〜4週の固定を行う．偽関節を生じることがあるが，多くは無症状である．

（3）舟状骨体部骨折

舟状骨体部骨折は衝突や高所からの転落など足部軸圧により生じ，粉砕骨折となったり，靱帯損傷を伴って転位していることがある．症状は舟状骨部の腫脹と限局性の圧痛で荷重時痛を訴えることが多い．骨折は単純X線写真で判定できるが，断層X線写真，CTにより骨折部の評価を詳細に行うことが重要である（図72）．

治療は粉砕や転位の程度により選択される．転位が少なければ骨癒合が得られるまで6〜8週の短下肢免荷プラスチック包帯固定が適応となる[4]．骨折に転位があれば徒手整復は困難であり手術の適

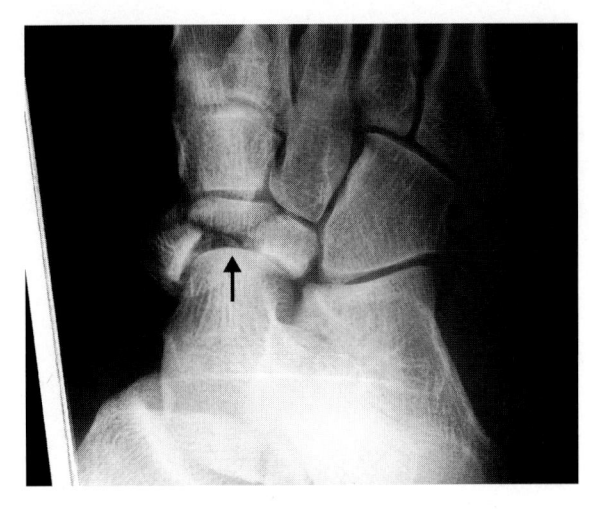

図72 舟状骨体部骨折
　　　骨折は粉砕状である(矢印).

応となる．距舟関節の解剖学的整復と内側縦アーチの再建が重要な要素となる．多くは前内側からの進入によりスクリューによる固定が可能であるが，粉砕が高度の場合，中腔スクリューやキルシュナー鋼線を使用して隣接した足根骨を同時に固定することにより整復位の保持が可能となる．術後8～10週の免荷プラスチック包帯固定のあと，内側縦アーチ保持の目的で足底板の装着を行う．

　後遺症として，距舟関節の関節症や舟状骨の無腐性壊死などを生じることがある．

(4) 舟状骨疲労骨折

　舟状骨疲労骨折の患者は外傷の原因なく足背部の疼痛を訴え来院するが，その発症時期も明らかでない．疼痛出現直後では初診時の単純X線写真でも異常所見を認めないことが多い．

　疼痛は足部の内外返しで増強し，多くは舟状骨に限局性の圧痛を認める．診断は断層撮影や，CT，骨シンチグラフィー，MRIなどにより可能である．転位がない例では6～8週の免荷により治癒することが多いが，転位していたり偽関節となっているものは骨移植と整復固定術の適応となる．

　患者は陸上競技者に多く，骨折線のほとんどは中央3分の1に存在する．

2) 立方骨骨折・楔状骨骨折

　立方骨の単独骨折はまれで楔状骨骨折，外側の中足骨の基部骨折，足根中足関節の脱臼に合併して発生することが多い．

　骨折型は二種類ある．一つは踵立方靱帯の付着部剥離骨折で前足部の内反により生じる．治療は中足部の内側にまで靱帯損傷が及んでいるか否かで異なる．内側部まで及ぶ損傷がない場合は，疼痛が軽減するまで膝下歩行プラスチック包帯固定が選択される．舟状骨や楔状骨に剥離骨片がみられるなど，内側の損傷が考えられる場合は，4～6週のプラスチック包帯固定ののちアーチサポートなどの足底板の装着を行う．ほかの一つは"nutcracker骨折"と呼ばれる

もので，立方骨が第4，5中足骨と踵骨との間で圧迫されて生じる骨折である(図73)[5]．足部の外転強制により生じ，足根中足関節脱臼に合併することが多い．治療は関節面に大きな転位がなければ保存療法の適応となるが，転位が大きい場合，のちに外傷性関節症をきたすため整復術と骨移植が必要となる．

楔状骨単独骨折もまれであり，転位していることも少ないため歩行用プラスチック包帯固定などの保存的治療が選択される．

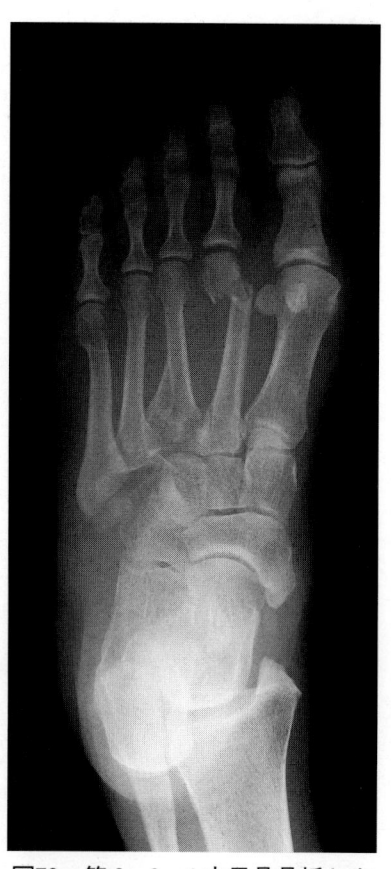

図73 第2,3,4中足骨骨折と立方骨骨折
立方骨は圧迫され，第5中足骨基部との間に離開を生じている．

文献

1) Orva S, Puranen J, Ala-Ketola L : Stress fractures caused by physical exercise. Acta Orthop Scand 49 : 19-27, 1978.
2) Sarrafian SK : Anatomy of the foot and ankle. J.B. Lippincott, Philadelphia, 1983.
3) Torg JS, Pavlov H, Cooley LH, et al : Stress fractures of the tarsal navicular. J Bone Joint Surg 64A : 700-712, 1982.
4) 宇佐見則夫，井口 傑，星野 達：足舟状骨単独骨折の検討．整形外科 44 : 37-42, 1993．
5) Hermel MB, Gershon-Cohen J : The nutcracker fracture of the cuboid by indirect violence. Radiology 60 : 850-854, 1953.

6. ショパール(Chopart)関節脱臼・骨折 (横足根関節脱臼・骨折)

ショパール関節は，距舟関節と踵立方関節から構成される．ショパール関節の脱臼骨折には距骨頭，舟状骨，踵骨前方突起，立方骨などの骨折が合併していることが多く治療には留意する必要がある．

1) 病態

ショパール関節の脱臼骨折は交通事故や転落などにより生じることが多いが，階段の踏み外しなどの軽微な外傷でも生じることがある．

最も多いのは足部底屈位で中足骨骨頭に軸圧が加わり，距骨頭―楔状骨間で舟状骨が圧迫され，舟状骨や距骨頭に骨折を生じる場合である．リスフラン関節の脱臼骨折も同様の受傷機転により生じることがあり，しばしば本脱臼骨折に合併する(図74)．まれに足部の底屈強制によりショパール関節の完全脱臼を生じることがある．

また，前足部の内外転により立方骨，踵骨の外側，舟状骨の結節部や背側，距骨の内側に剥離骨折を生じ，距舟関節の亜脱臼や踵立方関節部の粉砕骨折を合併することがある[1]．

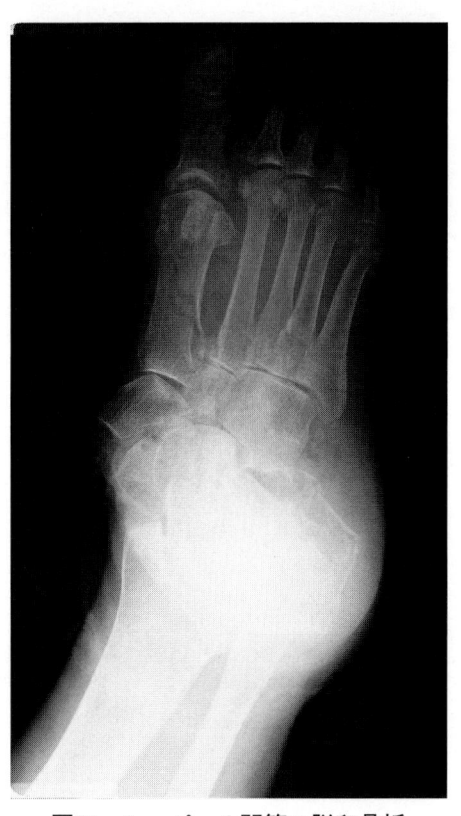

図74 ショパール関節の脱臼骨折
第1, 2, 3, 4中足骨骨折，内側・中間楔状骨骨折，舟状骨脱臼骨折を認め，第1, 2中足骨間は離開している．

2）診　断
(1) 臨床症状
多くの患者は荷重時痛を訴え，腫脹，圧痛がある．脱臼があれば前足部は変形する．しかし，軽微な外傷により発生した場合，しばしば足部の捻挫と誤診される．足部の変形が明らかでなくとも中足部の疼痛，腫脹，皮下出血があればショパール関節の脱臼骨折を疑う必要がある．

(2) 画像所見
足部単純X線写真背底，斜位，側面像のみでは骨折はわかりにくいことも多く，足関節の正面像も撮影する．単純X線写真で骨折が不明瞭な場合や関節内骨折の場合は断層X線写真，CTが骨折の診断に有用である．また，前足部の内・外転ストレスX線写真により不安定性の評価が可能である．

3）治　療
転位，不安定性がないものは，短下肢歩行用プラスチック包帯で3週程度固定する．ストレスX線写真で不安定性があるものは，経皮的にキルシュナー鋼線を刺入し固定したあと，短下肢免荷プラスチック包帯で3〜4週固定する．転移，脱臼が認められるものは徒手的に整復するが，解剖学的整復位が得られない場合，手術により整復しスクリューやキルシュナー鋼線で固定する．術後短下肢免荷

プラスチック包帯で4〜6週固定する．プラスチック包帯固定を除去後に疼痛が残存する場合はアーチサポートを装着する．

舟状骨骨折や距骨頭骨折後に舟状骨の無腐性壊死や距舟関節に変形性変化を生じることがある．また，踵立方関節の粉砕骨折では疼痛が残存することが多く，関節固定術を要することがある．

文　献

1) Main BJ, Jowett RL : Injuries of midtarsal joint. J Bone Joint Surg 57B : 89-97, 1975.

7. リスフラン(Lisfranc)関節脱臼・骨折（足根中足関節脱臼・骨折）

リスフラン関節の脱臼骨折はまれであるが，しばしば診断と治療に難渋する．保存療法では良好な結果が得られないことが多く，手術的整復固定術が推奨される．

リスフラン関節は，第1〜第3中足骨基部と3つの楔状骨，および第4，第5中足骨基部と立方骨からなる関節である．機能上，第1中足骨基部と内側楔状骨からなる内側列と，第2，第3中足骨基部と中間，外側楔状骨からなる中央列，第4，第5中足骨基部と立方骨からなる外側列の3つの部分に分けられる．中足骨はその基部で隣接する中足骨や楔状骨，立方骨と強固な骨間靱帯により連結している．しかし，第1，第2中足骨基部間には靱帯性の結合はなく第2中足骨基部は内側楔状骨と"リスフラン靱帯"により結合している．第2中足骨基部は3つの楔状骨に挟まれるように関節を形成し，冠状面では中足部横アーチの楔となる重要な骨であり，リスフラン関節脱臼骨折の治療に際しては，まずはこの部位の整復が重要となる．

1) 病　態

リスフラン関節脱臼骨折は，交通事故や高所からの転落など強い外力により生じることが多いが，スポーツ外傷でも生じることがある[4]．直達外力による脱臼骨折の場合，加わった外力の方向により脱臼は背側，底側のいずれにも生じ，多くは軟部組織の広範な損傷と多発骨折を伴う．介達外力による骨折は，尖足位の状態で前足部に軸圧が加わった結果足部が過底屈し，さらに内外返しや，回旋などの力が作用して生じると考えられている[2)-4)]．中足骨は背側に脱臼し，しばしば外側に転位する．

2) 診　断

中足骨に大きな転位がみられれば診断は容易であるが，多発外傷で転位が小さかったり，すでに整復されたような症例では見逃され

ることがある．また，スポーツ外傷などで第1，第2中足骨基部間にわずかな離開がみられることがあるが，捻挫として看過され疼痛が遺残することが多いので注意が必要である．

(1) 臨床症状

症状は転位の程度によりさまざまであるが，多くは中足部に強い疼痛を訴え，荷重することができない．転位が大きい場合，中足部の腫脹と変形が著明である．足根中足関節周辺に圧痛を認め，他動により疼痛が誘発される．足底部に皮下出血がみられることが多い．

(2) 画像所見

足部単純X線写真正面，斜位，側面像が診断に必要である．第2中足骨基部骨折と立方骨の圧迫骨折はリスフラン関節脱臼に合併していることが多く，第1，第2中足骨間における各基部の剝離骨折も本関節の脱臼・骨折に特徴的な所見である[5]．また，舟状骨の内側に剝離骨折を認める場合も本損傷を疑うべきである．しかし，単純X線写真のみでは骨折や脱臼が判然としないことも多い．臨床症状からリスフラン関節の障害が疑われる場合は，健側との比較やストレスX線写真による不安定性の評価が必要となる．荷重時と非荷重時単純X線写真の比較により，第1，第2中足骨間の離開が確認されることがある．また，第1，第2中足骨基部間にリスフラン靱帯の剝離骨折による小骨片がみられることがある(fleck sign)(図75)．中足骨基部と楔状骨，立方骨の正常の位置関係を知ることは転位や

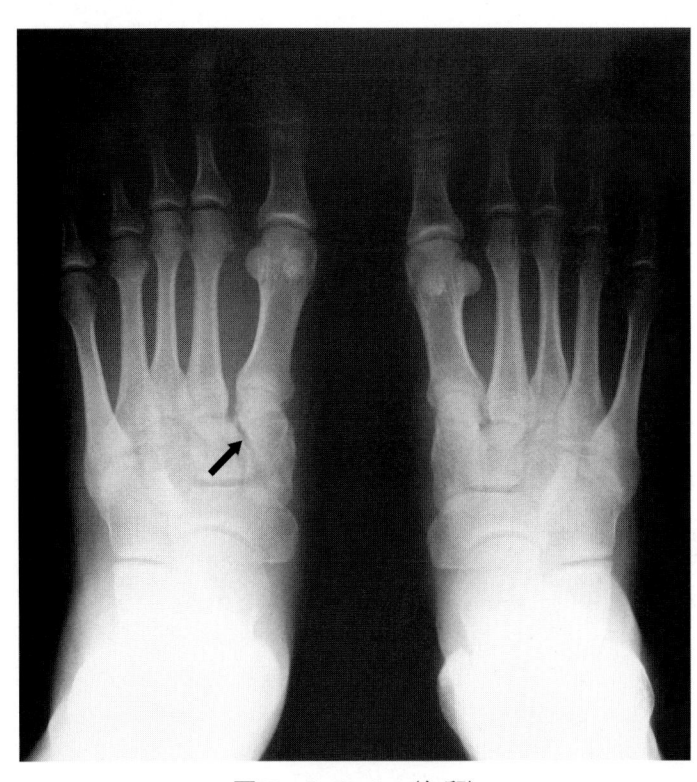

図75　fleck sign(矢印)
健側(右)に比し患側(左)の第1，第2中足骨間が離開しているのが認められる．また同部に小骨片(矢印)を認める．

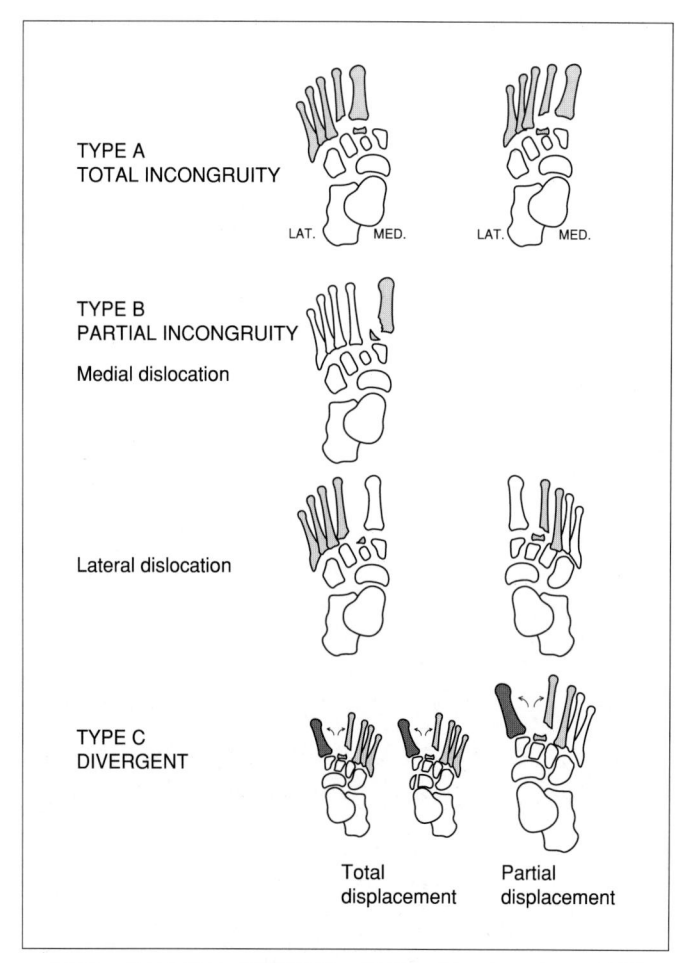

図76 リスフラン関節脱臼・骨折の Hardcastle の分類
(Hardcastle PH, et al, 1982[6])

整復の評価に重要である．

　CTにより単純X線写真では認識できないような亜脱臼や小骨片が明らかになることも多い．

[骨折の分類]

　足根中足関節の脱臼骨折の分類には，Hardcastle の分類が一般的に用いられ，Type A，B，C の 3 つに分類される[6]（図76）．Type A は全中足骨の一方向への完全脱臼であり，Type B は内側または，中央，外側列の中足骨の一方向への不完全脱臼である．Type C は中足骨が第 1，2 中足骨間で内外側に離開する脱臼である．

3）治　　療

　治療に先立って足部コンパートメント症候群の評価が必要である．コンパートメント症候群が存在すれば，内側と第 2 ―第 3，第 4 ―第 5 中足骨間の背側から縦切開を加え減圧を行う．

　単純 X 線写真上，明らかな骨折や転位がなければ保存療法の適応となるが，ストレス X 線写真で不安定性のないことを確認する必要がある．転位や不安定性がない例では，中足部の捻挫として短下肢プラスチック包帯で 2〜3 週固定し，疼痛が軽減すれば歩行用ギプ

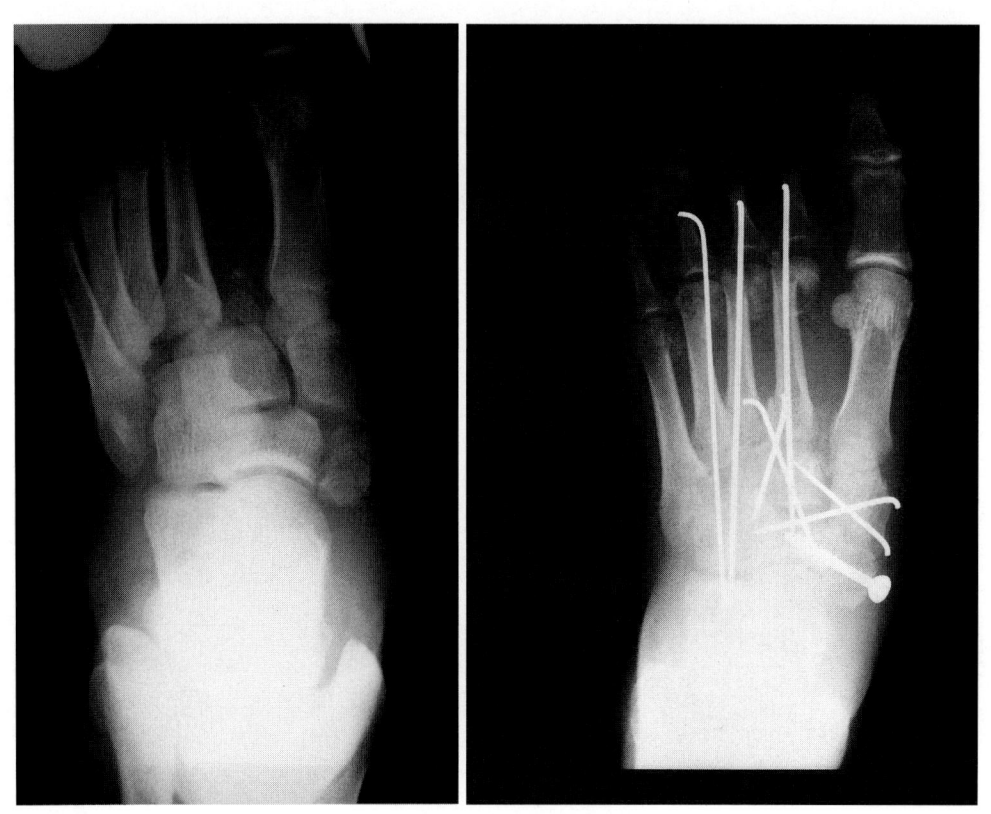

図77　リスフラン脱臼・骨折
A：第2～5中足骨は外側に脱臼し，舟状骨骨折を合併している．Hardcastle 分類 Type B lateral dislocation である．
B：背側縦切開にて進入し中腔ラグスクリュー，キルシュナー鋼線で固定した．

スに変更し，さらに2～3週の固定を行う．
　転位がある場合，整復操作が受傷後早期に行われれば整復は比較的容易である．転位が残存すると疼痛が遺残することが多い．このため，できるだけ早期に整復することが重要となる．整復はまずChinese finger traps などで牽引して行うが，整復位は不安定なことが多く，プラスチック包帯の固定でこれを保持することは困難である．このため解剖学的整復位が得られれば，内・外側から経皮的にキルシュナー鋼線を交差させて刺入し足根中足関節を固定する．
　良好な整復位が得られない場合は，すみやかに手術的に整復固定術を行う．整復に際しては第1楔状骨と第2中足骨基部間の整復が重要である．固定にはキルシュナー鋼線やスクリューを使用する（図77）．術後短下肢免荷プラスチック包帯で5～6週固定し，その後歩行用ギプスで荷重を開始する．術後8～10週でギプスを除去したあとはアーチサポートなどの足底板を着用させる．骨癒合が得られたら，術後およそ8～10週で抜釘を行う．

文献
1) Turco VJ: Diastasis of first and second tarsometatarsal rays: A cause of pain in the foot. Bull NY Acad Med 49: 222-225, 1973.
2) Jeffreys TE: Lisfranc's fracture-dislocation: a clinical and experimental study of tarsometatarsal dislocations and fracture-dislocations. J Bone Joint Surg 45B: 546-551, 1963.

3) Wiley JJ : The mechanism of tarsometatarsal joint injuries, J Bone Joint Surg 53B : 474-482, 1971.
4) Wilson DW : Injuries of the tarso-metatarsal joints : etiology, classification and results of treatment. J Bone Joint Surg 54B : 677-686, 1972.
5) Myerson M : The diagnosis and treatment of injuries to the Lisfranc joint complex, Orthop Clin North Am 20 : 655-664, 1989.
6) Hardcastle PH, Reschauer R, Kutscha-Lissberg E, et al : Injuries to the tarsometatarsal joint : incidence, classification and treatment, J Bone Joint Surg 64B : 349-356, 1982.

8. 中足骨骨折

中足骨は第1・2趾間以外は，隣接する中足骨の間で近位および遠位で強固な靱帯性の結合があり，矢状面での動きを制御している．このため複数の中足骨の骨折では転位を生じるが，単独骨折ではあまり大きな転位はみられない[1]．

中足骨骨折で変形治癒すると，前足部における足底圧分布が分散できなくなり，足底に難治性の胼胝を形成することがある．また，中足骨の内・外側への転位は，骨頭間に生ずる圧迫による趾間神経腫を生じることがある[2]．

1）診　　　断

第2～第4中足骨の骨折は，交通事故や足背への重量物の落下など直達外力により生じることが多い．これに対し第5中足骨骨折の多くは，内返し捻挫など介達外力により生じる．多発中足骨骨折は大きな直達外力により生じ，皮膚や皮下組織の損傷を合併することも多い．コンパートメント症候群を呈することがあるので治療に際しては留意すべき点である．

患者は骨折部の疼痛，荷重時痛を訴える．足背部の腫脹に加え骨折部の限局性圧痛がある．診断には単純X線写真正面，斜位，側面像が必要で，立体構造を理解するうえで三次元CTは有用である．

2）治　　　療

第2～第4中足骨の単独骨折は靱帯性結合により転位が小さいことが多く，中足骨パッドと絆創膏による前足部の固定や，歩行用プラスチック包帯など保存療法の対象となる．第1中足骨は荷重により骨頭にかかる負荷も大きく，第1・2趾間における靱帯性の結合が弱いためほかの趾に比し転位しやすい．このため，2週程度の短下肢免荷プラスチック包帯固定のあと，歩行用固定にして徐々に荷重を許可する．

転位がある第1中足骨骨折は，まずChinese finger trapsなどを使用して徒手的に整復したあと，経皮的にキルシュナー鋼線を刺入し固定する．徒手整復により整復できない場合は，手術的に整復・固定を行いキルシュナー鋼線やスクリューで固定する．術後3～4

週間の免荷プラスチック包帯固定のあと，歩行用固定で徐々に荷重を開始する．粉砕骨折で短縮が生じる可能性がある場合は，キルシュナー鋼線で第2中足骨と一緒に串刺し状に固定するか，創外固定により固定する．

転位がある第2～第4中足骨の骨幹部骨折は，まず徒手整復を試みる(図78)．整復位が得られれば経皮的にキルシュナー鋼線を刺入し固定する．徒手整復後も転位が残存する場合は，手術的に整復する必要があり，骨折部背側より縦切開で進入し，キルシュナー鋼線を髄内に刺入したり[3]，交差して刺入し固定する．術後2～3週の短下肢免荷プラスチック包帯固定を行う．

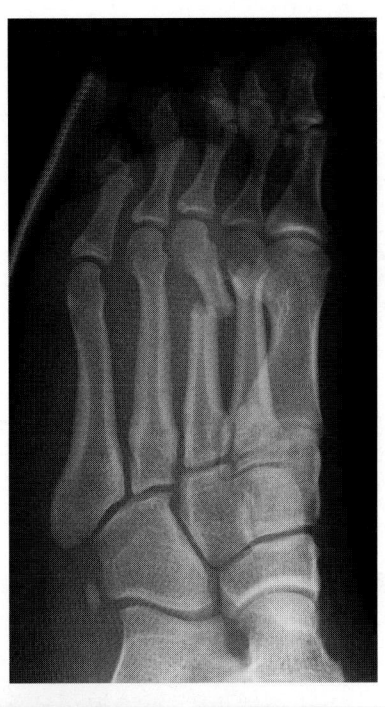

図78 第3中足骨骨幹部骨折
徒手整復できなかったため手術を行った．

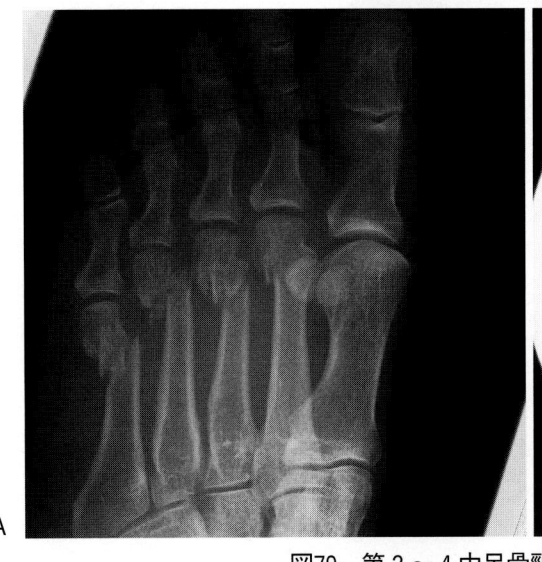

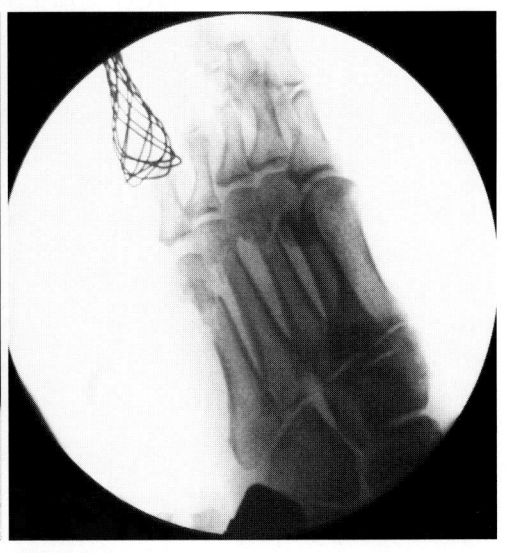

図79 第2～4中足骨頸部骨折(徒手整復法)
A：第2～4中足骨頸部に転位を伴う骨折を認める．
B：Chinese finger traps 牽引による整復．このあと，MTP関節部の底側より経皮的にキルシュナー鋼線を刺入し固定した．

中足骨頸部骨折は長趾屈筋と骨間筋の働きにより底屈変形し，骨頭は下方に転位していることが多い．転位が少ない場合は2〜3週歩行用プラスチック包帯などによる固定を行う．転位がある場合はChinese finger trapsによる牽引や足底から圧迫を加えて徒手的に整復し，骨癒合が得られるまで4〜6週歩行用プラスチック包帯で固定する．整復位が不安定な場合，中足趾節関節から経皮的にキルシュナー鋼線を刺入し固定する(図79)．整復が不能であれば，背側進入により骨折部を整復しキルシュナー鋼線を髄内に刺入して固定する．術後短下肢免荷プラスチック包帯固定を行い，鋼線は3週後に抜去する．その後，歩行用プラスチック包帯固定に荷重を開始する．

中足骨骨頭骨折では，二次性変形性関節症発生予防のために解剖学的整復を得ることが必要である．手術的整復固定術の適応であり，背側進入により合成吸収性骨接合ピンやキルシュナー鋼線などで固定する．

付-5．中足骨疲労骨折

中足骨骨幹部の疲労骨折は，"行軍骨折"として知られているが，第2，3中足骨に多くみられる．活動性の高いスポーツ選手や，ときに高齢者に発生する．初診時の単純X線写真では異常が認められないことが多いが，通常疼痛の発生後2〜3週で単純X線写真上仮骨形成がみられる．多くはスポーツの中止など局所の安静により症状は軽減する．

付-6．第5中足骨基部骨折

第5中足骨基部骨折は結節部骨折と骨幹—骨幹端移行部骨折に分けられる．結節部骨折は足部内反による短腓骨筋腱の牽引力で生じる剥離骨折で"下駄骨折"と呼ばれている．疼痛は絆創膏固定などの保存療法により2〜3週でほぼ消失するが，骨折線が関節面にかかっている場合疼痛が残存することがあるため手術的整復固定術を行う．

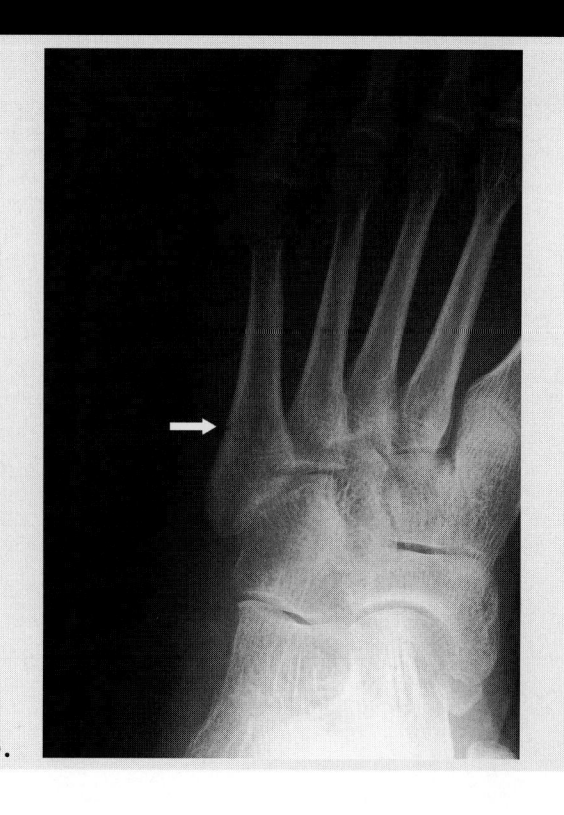

図80　Jones 骨折(矢印)
近位骨幹端に骨折を認める．

一方，骨幹―骨幹端移行部は血流に乏しいため疲労骨折を生じやすい．同部に生じる骨折は"Jones 骨折"と呼ばれているが(図80)[4]，さらに急性外傷により生じた狭義の"Jones 骨折"と疲労骨折に分けられる．前者は前足部の急激な内転により生じると考えられている．治療は骨癒合が得られにくいため保存的に治療する場合は，約6～8週の短下肢免荷プラスチック包帯固定が必要となるが，スポーツ選手など早期復帰を望む場合は中腔ラグスクリューなどで髄腔を固定する[5]．

文　献

1) Lindholm R : Operative treatment of dislocated simple fracture of the Neck of the metatarsal bone, Ann Chir Gynaecol Tenn 50 : 328-331, 1961.
2) Shereff MJ : Fracture of the forefoot, Instr Course Lect 29 : 133-140, 1990.
3) Thordarson DB : Fractures of midfoot and forefoot. In Myerson[ed] : Foot and ankle disorders, W. B. Saunders, Philadelphia : vol2, 1165-1340, 2000.
4) Jones R : Fracture of the fifth metatarsal bone, Liverpool Med Surg J 42 : 103-107, 1902.
5) 早稲田明生，宇佐見則夫，井口　傑ほか：Jones 骨折の治療成績．日足外会誌　164-167, 1996.

9. 足趾骨折

　　趾節骨骨折は，前足部の骨折のなかでも日常診療上頻繁にみられる骨折である．前足部に重量物を落下させたり，屋内で柱や椅子，テーブルの脚などにぶつけて生じることが多い．受傷後数日経って疼痛，腫脹が消失しないため受診する患者もまれではない．

1）診　　断

　　診断は単純X線写真により得られるが，転位がない場合見逃されることがある．

2）治　　療

（1）第2趾から第5趾の骨折で転位がない場合(図81)

　　多くは患趾とその横の健常な趾をテープで固定する buddy tapping 法などの保存療法が適応となる．転位がある場合は，局所麻酔や趾神経ブロックを行ってから Chinese finger traps を使用して牽引・整復し同様に固定する．靴は骨癒合が完成するまで底が硬めのものを履くように指導する．

（2）母趾の骨折で転位がない場合

　　疼痛，腫脹が軽減するまで短下肢歩行用プラスチック包帯固定を行う．転位がある場合は，まず Chinese finger traps で牽引・徒手整復を行い，整復位での保持が安定していれば副木固定を，不安定であれば経皮的にキルシュナー鋼線を刺入し固定する(図82)．その後歩行用ギプスで4～6週間固定する．徒手整復ができない場合は観血的に整復固定を行う．

　　直達外力による末節骨骨折ではしばしば爪下血腫を合併するが，

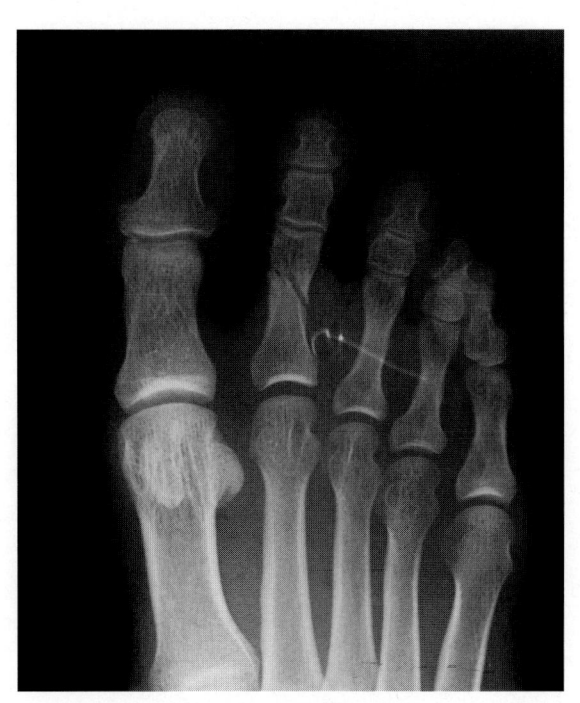

図81　第2趾基節骨骨折
転位が軽度のため第3趾と buddy tapping 固定が適応となる.

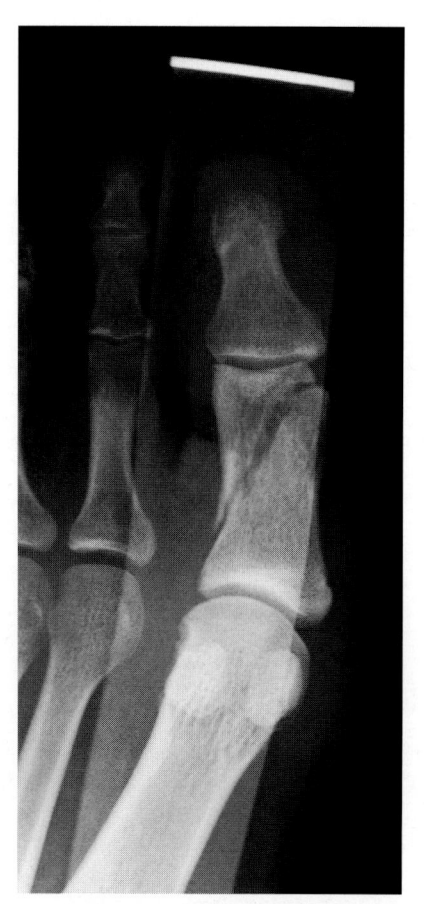

図82　母趾基節骨骨折
徒手整復後, 安定していれば副子固定, 不安定の場合は経皮的にキルシュナー鋼線固定を行う.

これは爪の穿孔により除去しうる. 通常3〜4週間で痛みは消失する. ときに変形治癒や癒合不全がみられるが, 疼痛遺残の原因となることはまれである.

［早稲田　明生］

10. 足関節外側靱帯損傷

1) 病　態

　足関節を内返し・外返しに強制され足関節の靱帯を損傷するものであるが, 一般的には不安定性が軽度な例を"捻挫", 不安定性が著しい例を靱帯損傷(一方は受傷機転, 他方は病態を示しているに過ぎない)としている. スポーツ, 転倒, 交通外傷などで生じることが多い. 足関節の解剖学上の特徴により, 内返し方向が弱いためいわゆる内返し捻挫(外側靱帯損傷)が80％以上を占める. 内返し捻挫では主として前距腓靱帯・踵腓靱帯に損傷が生じる.

2) 診　　断

足関節外側部の腫脹や圧痛，皮下出血がみられる．圧痛の部位は前距腓靱帯部・踵腓靱帯部・足根洞入口部(図83)にみられる．さら

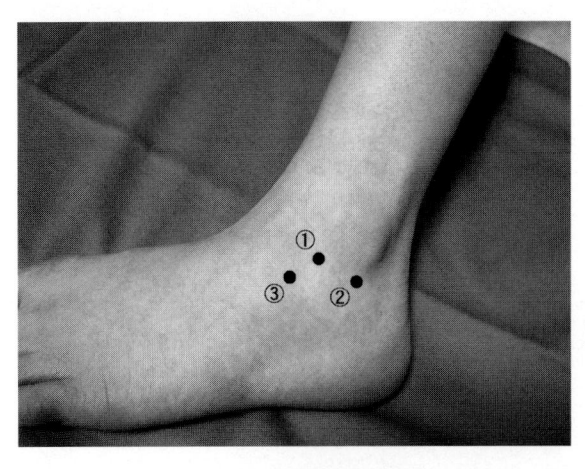

図83　足関節捻挫時の圧痛点
　①前距腓靱帯部
　②踵腓靱帯部
　③足根洞入口部

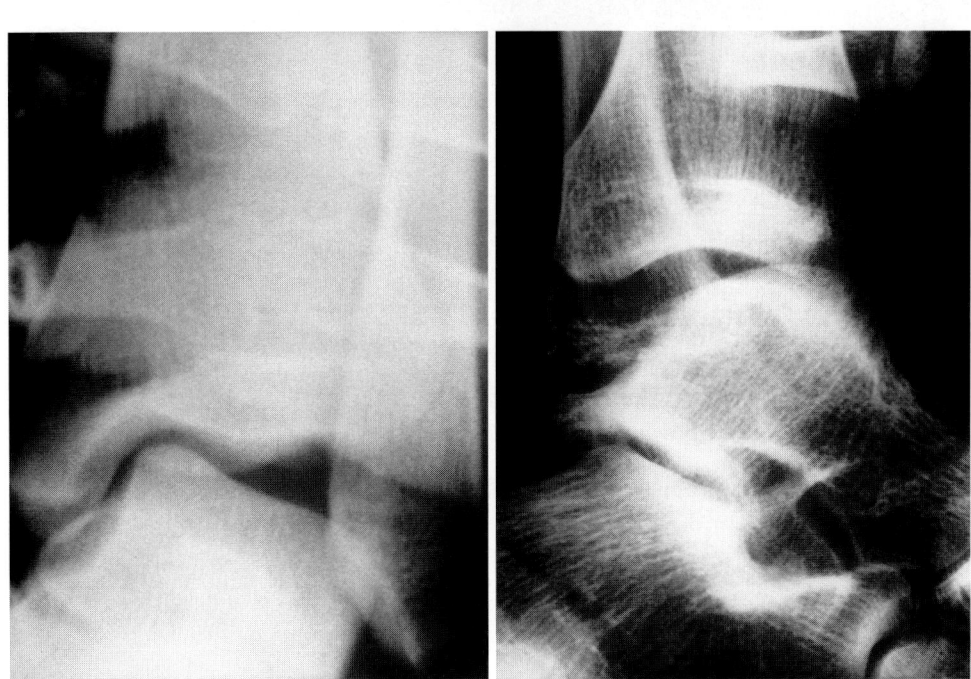

ストレスX線写真

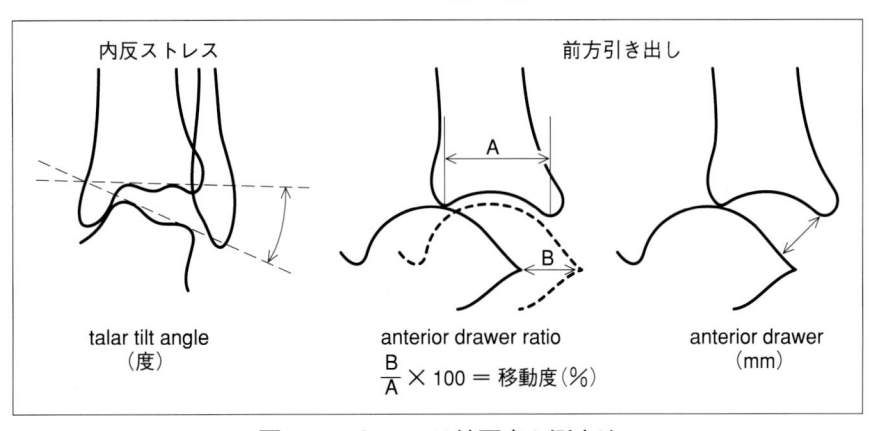

内反ストレス　　　　　　前方引き出し

talar tilt angle
(度)

anterior drawer ratio
$\frac{B}{A} \times 100 =$ 移動度(%)

anterior drawer
(mm)

図84　ストレスX線写真と測定法

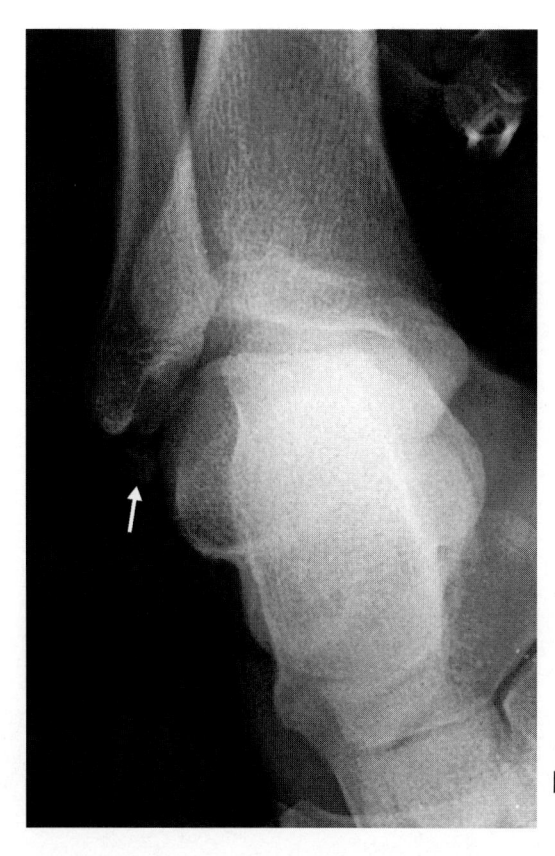

図85　外果下端裂離骨片を伴った外側靱帯損傷
小児期に内反し捻挫と診断された場合に多い.

に，重症例では三角靱帯脛舟部にもみられる．前方引き出しテストで不安定性が証明され，またその際脛骨前方部と距骨が衝突する音を感じる．画像診断ではストレスX線写真（図84）で距骨傾斜角が6°以上，前方移動度が10％以上，前方引き出し距離が6mm以上の場合は靱帯損傷と診断される．腓骨下端に骨片（裂離骨片）（図85）を伴う場合は，多くはその骨片に前距腓靱帯が付着し，ときに踵腓靱帯や後距腓靱帯が付着することがあるので靱帯損傷の有力な情報となる．小児期の捻挫により生じることが多く，現在では過剰骨である Os subfibulare であるという説は否定的である．

3）治　　療

前述した診断基準により靱帯損傷が診断されると，新鮮例では距骨傾斜角が10°以下，前方引き出し距離が6mmでは装具や副子固定を中心とした保存療法で良好な結果が得られる．しかし，15°以上の例では手術を行ったほうが早期復帰が可能となる．手術方法は靱帯成分が十分に残存していれば端々縫合でよいが，引き抜き損傷では pull-out 法や anchoring system を用いての縫合となる．10mm以上の距骨傾斜角や8mm以上の前方引き出しのある陳旧例では，再建術の適応となる．従来再建術は近傍の腱を移行する方法が行われていたが，最近は腱移植で再建する方法，人工靱帯で再建する方法が多く行われている（図86）．それぞれの方法とその利点・欠点については**表1**に記す．剥離骨片を伴った例では骨接合ができる状態

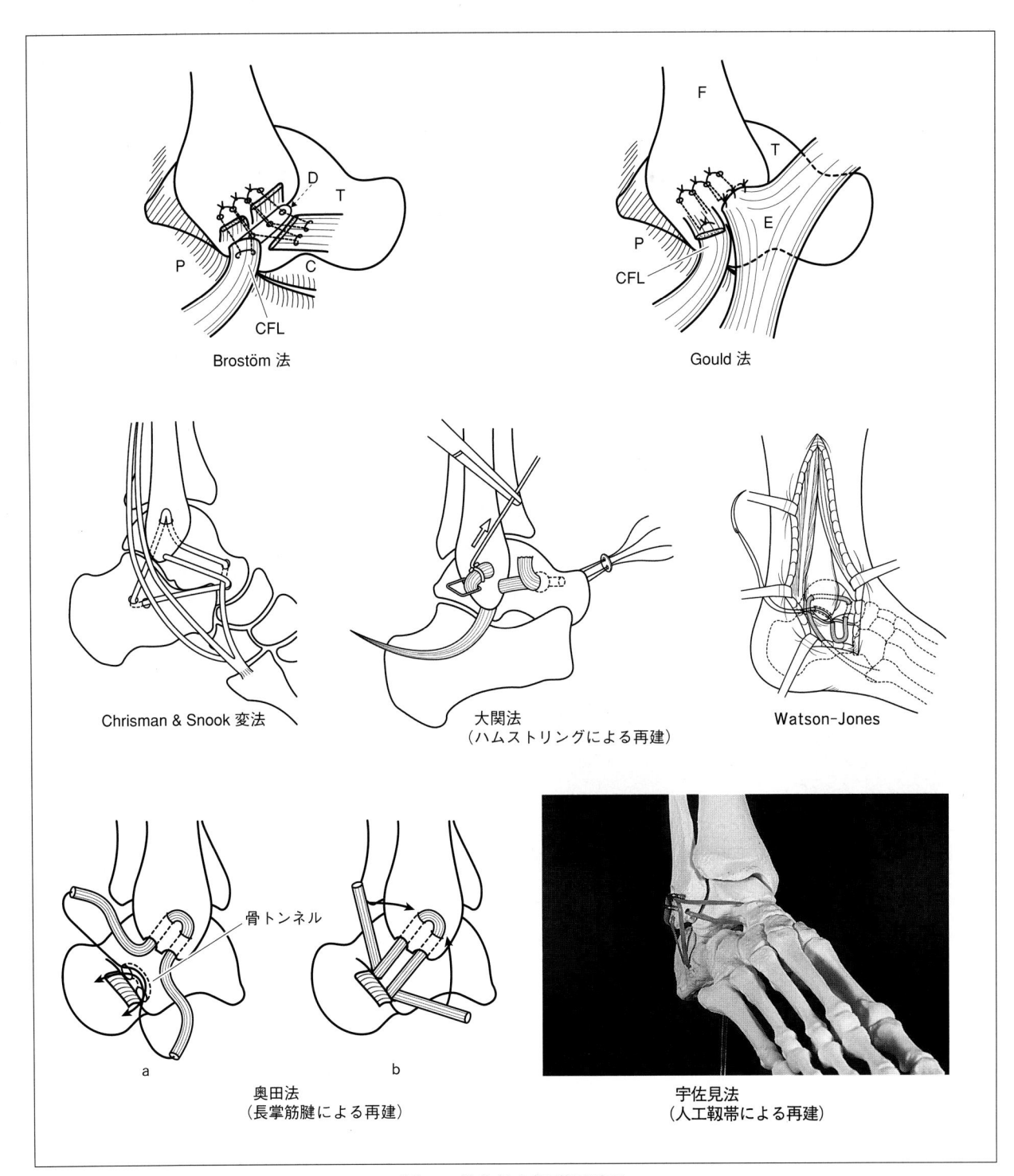

図86　代表的な靱帯再建法

表1　主な再建法の特徴

> **Watson-Jones 法**　短腓骨筋腱を利用して前距腓靱帯のみを再建する方法である．踵腓靱帯は再建されず長期的には関節症性変化が出現するとの報告がある．
> **Chrisman-Snook 法**　短腓骨筋腱を半切して前距腓靱帯と踵腓靱帯を再建する方法である．しかし，解剖学的な再建でないため可動域制限が生じる．
> **腱移植**　短腓骨筋腱，半腱様筋腱，薄筋腱，長掌筋腱などを用いて前距腓靱帯と踵腓靱帯を再建する．解剖学的再建法であるが再建靱帯の強度が増すまで長期間固定するので社会復帰までに長期を要する．
> **人工靱帯**　解剖学的再建が可能で，早期復帰が可能な方法であるが，糖尿病患者など免疫力の低下した患者への適応には注意が必要である．

(骨片の大きさ・性状,付着する靱帯の性状)であれば接合すべきであるが陳旧例では困難なことが多い.そのような例では骨片を切除して靱帯再建を行う.

正しい診断のもとに適切な治療法が選択され,保存療法,手術療法(靱帯修復・再建術)が行われるなら,どのような方法を行っても85〜98％の例でスポーツを含め,日常生活に復帰が可能である.しかし,方法によっては正座のような特有の動作に制限をきたしたり,10年以上の長期例では関節症性変化をきたすこともあるので手術法の選択には慎重を要する.

4）鑑別診断
（1）距骨下関節不安定症

症状は外側靱帯損傷とほとんど変わらないが,足関節の不安定性はほとんどの例でみられない.圧痛の部位が前距腓靱帯部よりも足根洞部に強い.距踵骨間靱帯や頸靱帯の損傷により生じるとされている.ストレスX線写真で距骨下関節の不安定性(図87)が認められ

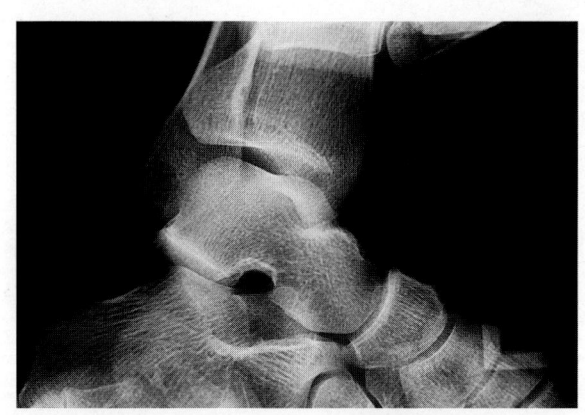

図87 ストレスX線写真
距骨下関節の前方引き出し徴候がみられる.

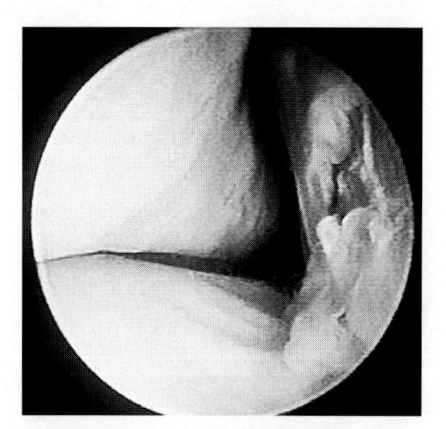

図88 距骨下関節鏡
距踵骨間靱帯の損傷を確認する.

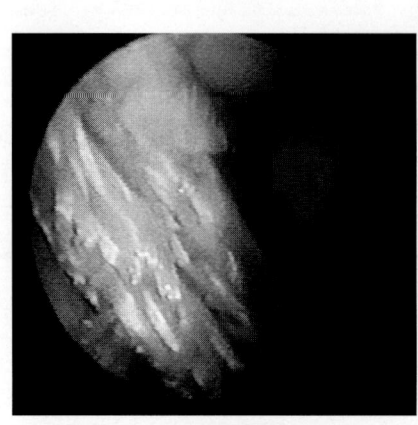

a：関節鏡視所見　　　b：人工靱帯による靱帯再建術
骨間距踵靱帯再建後の鏡視所見.　距骨頸部と載距突起下方に皮切を行う.
図89 距踵骨間靱帯の再建

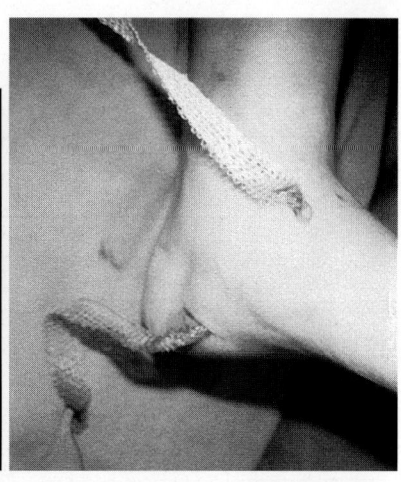

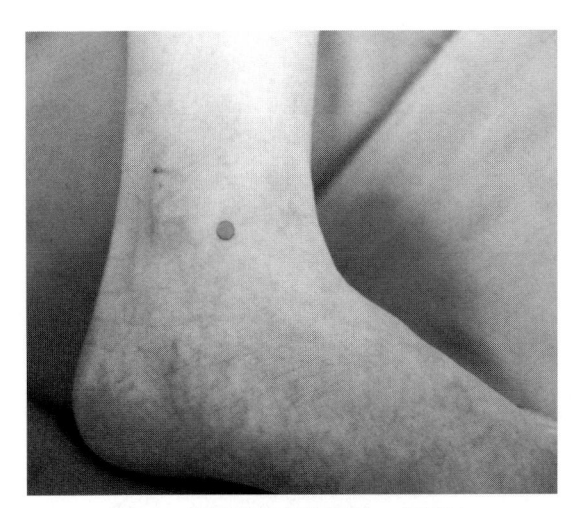

図90　前脛腓靱帯損傷時の圧痛点

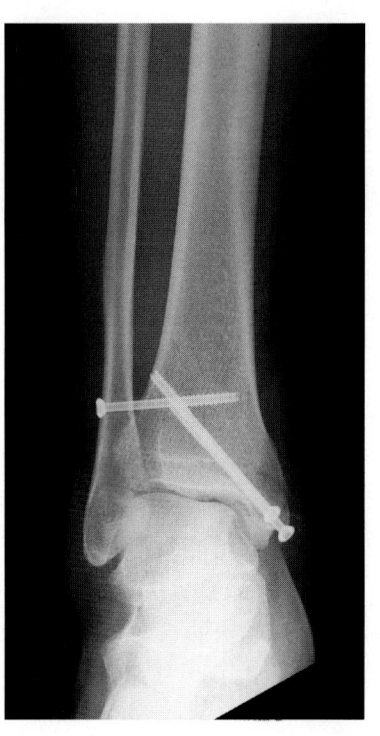

図91　手術後
螺子は対側の皮質を貫かない．

れば診断が可能であるが，通常は画像所見のみでは明らかでない．ほかの靱帯損傷を否定し，距骨下関節鏡により距踵骨間靱帯の損傷を確認（図88）することが有用である．治療はChrisman-Snook変法や関節鏡視下での距踵骨間靱帯の再建（図89）を行う．

（2）前脛腓靱帯損傷

足関節捻挫の際に多くみられる．鑑別点としては圧痛の部位が外側靱帯損傷では外果下部前方であるのに対し，本損傷は関節高位もしくはそれより近位（図90）である．さらに，足関節の内転・外転を行うと脛腓間が離開するので診断可能である．治療は靱帯縫合を行いさらに，脛腓間を5〜6週螺子固定（図91）する．その際，螺子は脛骨内側の骨皮質は貫かないようにする（three cortex）．

付-7．腓骨筋腱脱臼

スキーによる捻挫の際に生じることが多い．下腿に対して足部が内旋強制され，腓骨筋支帯が断裂し腓骨筋腱が外果を乗り越え脱臼する．診断は外果上に脱臼した腱を索状物として触知（図92）するので容易である．治療は新鮮例では整復した状態でプラスチック包帯固定や装具装着を3週行うが，再脱臼することも多いので新鮮時に手術を行うこともある．手術には外果の一部を短冊状に骨切りし後方移動して固定するDu Vries法（図93）に代表される骨性制動法と，外果後方の腓骨筋腱溝を深く掘削することにより脱臼を抑制する方法やDas De法（弛緩・拡大した腱鞘を腓骨へ縫着する）に代表される軟部組織による制動法がある．近年では手技が簡単で確実な効果が得られるDas De法（図94）がよく行われている．

612 H．足関節・足

図92 腓骨筋腱脱臼時索状物を触れる．

A：術中所見(1)
　F：腓骨筋腱　　LM：外果
B：術中所見(2)
　外果を半層短柵状に骨切りし後方にずらしスクリューで固定し骨性に制動する．

図93 Du Vries 法

図94 Das De 法
弛緩した腓骨筋腱支帯を縫縮・固定する．

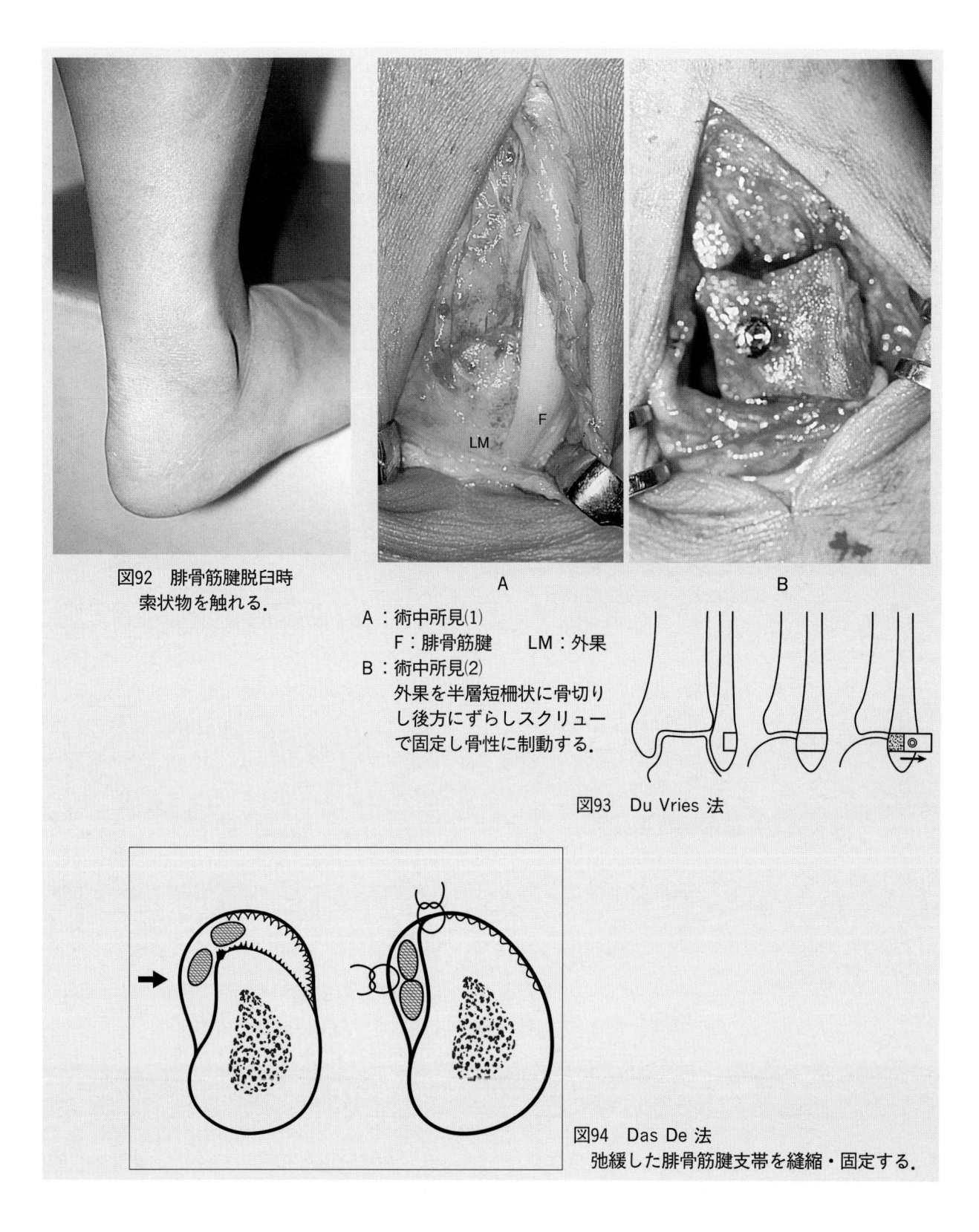

文　献

1) Berndt AT, Harty M : Transchondral Fracture (Osteochondral Dissecans) of the Talns. J Bone Joint Surg 41-A : 988-1020, 1959.
2) Chrisman OD, Snook GA : Reconstruction of lateral ligamentous tears of the ankle. J Bone Joint Surg 51-A : 904-912, 1969.
3) Snook GA, Chrisman OD, Wilson TC : Long-term results of the Chrisman-Snook operation for reconstruction of the lateral ligaments of the ankle. J Bone Joint Surg 67-A : 1-7, 1985.

4) 奥田龍三, 木下光男：足関節外側靱帯不全—長掌筋腱による再建. MB Orthop 13：37-43, 2000.
5) 杉本和也：足関節外側靱帯損傷とその合併症の診断. MB Orthop 13：9-15, 2000.
6) Watson-Jones R：Fractures and joint injuries. vol2, 4th edition, Livingstone, pp813-861, 1955.
7) 今野裕章, 大関 覚：足関節外側靱帯不全—ハムストリングによる再建術—. MB Orthop 13：51-54, 2000.
8) Heilman EA, Braly GW, Bishop OJ, et al：An anatomic study of Subtalar Instability. Foot & Ankle 10：224-228, 1990.
9) Shon CL, Clanton OT, Baxter ED：Reconstruction for subtalar instability. Foot & Ankle 11：319-325, 1991.
10) 宇佐見則夫, 井口 傑, 平石英一ほか：足関節捻挫後の疼痛遺残について—距骨下関節痛への対策—. 別冊整形外科 27：205-209, 1995.
11) 宇佐見則夫：距骨下関節不安定症の手術. 骨・関節・靱帯 14：1191-1195, 2001.
12) 宇佐見則夫：距骨下関節不安定症の診断と手術成績. 臨床整形外科 37：17-21, 2002.
13) Norio Usami, Suguru Inokuchi, Eiichi Hiraishi, et al：Clinical Application of Artificial Ligament for Ankle Instability—Long-Term Follow-up—J. of Long-Term Effects of Medical Inplants 10：239-250, 2000.
14) Nabil AE, Anis OM, Scott SG：Ankle fractures involving the fibula proxymal to the distal tibiofibular syndesmosis. Foot & Ankle 18：513-521, 1997.
15) 宮永将毅：遠位脛腓靱帯損傷の手術療法. 骨・関節・靱帯 14：1197-1203, 2001.
16) 高倉義典, 山本晴康, 木下光雄：腓骨筋腱, 後脛骨筋腱脱臼, 足部診療ハンドブック, 医学書院, 東京, pp399-405, 2000.
17) Das De S, Balasubramaniam P：A repair operation for recurrent dislocation of peroneal tendon. J Bone Joint Surg 67-B：585-587, 1985.
18) Du Vries HL：Surgery of the foot. CV Mosby, 1959.

[宇佐見　則夫]

11. アキレス腱断裂

アキレス腱はヒラメ筋, 腓腹筋が構成する人体最大の腱である. ジャンプ, ダッシュなどスポーツ活動中は体重の10倍以上の負荷が瞬間的に負荷されるといわれており, アキレス腱断裂は最も数多く遭遇するスポーツ外傷の一つである. 好発年齢は30～40歳代である. 近年余暇の増大に伴うスポーツ活動の底辺拡大により増加傾向にある.

1）病　態

アキレス腱が下腿三頭筋緊張下に急激な足関節背屈外力が加わって断裂する[1]. 若年者ではover useによる腱の慢性炎症, 中年以降は腱の退行変性による脆弱化が基礎にあると考えられている. 踵骨より2～6cmの腱中央部での断裂が多く, 筋腱移行部での断裂は少ない. 腱中央部は血流に乏しく最も変性しやすい部分である[2].

2）臨床症状

受傷時に激しい衝撃を伴うため, アキレス腱部を蹴られた, 後ろからなにかがぶつかったような感じを訴える患者が多い. あまり強い痛みがないため, 短距離走などではそのままゴールまで走り抜ける場合すらある. 多くの患者は底屈筋力がなくなり, アキレス腱断

裂と自己診断をつけて来院するが，疼痛が少なく歩行もなんとか可能なため，陳旧性になるまで来院しない場合や，ときには医師も看過することがあるので注意を要する．

　断裂部に陥凹を触れ，同部に圧痛を認める．腹臥位にして膝を90°屈曲し，下腿三頭筋を強くつまむと健側は足関節が底屈するが，患側はほとんど底屈しない(Thompson's squeezing test)[3]．低負荷時には足底筋により足関節の底屈が可能であったり両足での起立が可能な場合もあるが，患肢での片脚起立は困難である．

3）診　　断

　新鮮例の場合はエピソードもはっきりしていて，診断は容易である．ただし筋腱移行部での断裂の場合，腓腹筋断裂と混同され，適切な初期治療を受けていない例も散見される．陳旧例は歩行も可能で，gap が瘢痕組織で埋まると Thompson's squeezing test が陰性になる場合もあり，診断がやや困難である．しかし底屈筋力は明らかに弱く，患肢でのつま先立ちは不能である．さらに陳旧例では下腿三頭筋の萎縮もみられる．診断には MRI が有用である．

4）治　　療

(1) 保存療法

　受傷2日以内の新鮮例に対する治療の第1選択は保存療法である[4)5)]．最大尖足位で皮下の gap が触れなくなるようであれば手術は不要である．著者の方法は，膝下ギプスで最大尖足位2週，中等度尖足位（自然下垂位）2週，軽度尖足位2週さらに10°底屈程度のほぼ良肢位固定1週，合計7週の外固定を行う(図95)．ギプスを巻きかえるときには断裂部を触診しながら，決して無理をせずに尖足を矯正していくことが重要である．3週が経過したら，外固定のまま

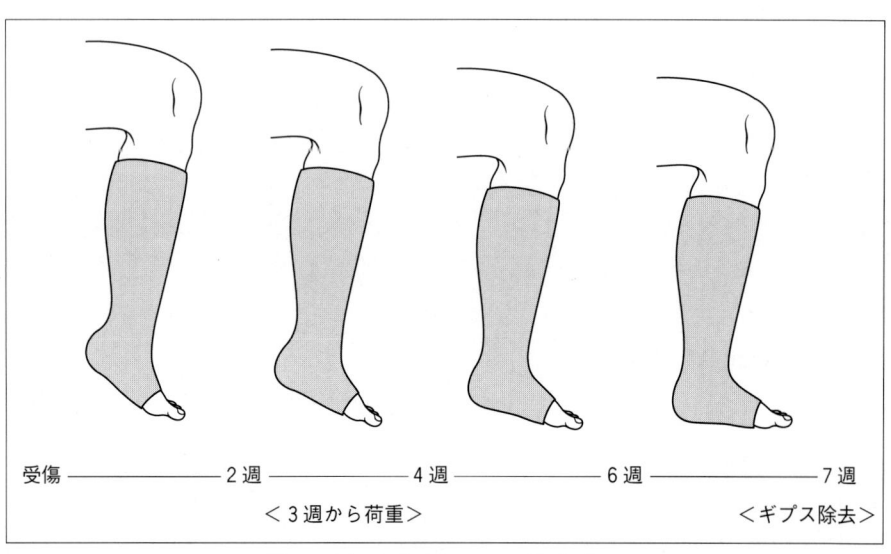

図95　膝下ギプスによる保存療法

部分荷重を許可し，荷重を徐々に増やし，外固定除去時には全荷重になるようにする．外固定除去後には，サイドサポートのついた外側靱帯損傷用のサポーターを装着すると，クロスベルトの張力により尖足拘縮はすみやかに改善し，背屈も短期間で可能になる．またサポーターを装着することにより，患肢に意識が向いて転倒，再断裂の予防にもなる．断裂部は手術療法ほど肥厚せず，整容的にも良好である．手術療法よりもつっぱり感も少なく，底屈筋力も実用上まったく問題ない．新鮮例に対しては保存療法が多くの点で手術療法に勝り，治療期間もほぼ同じであるから安易に手術療法を選択してはならない．受傷後数日を経過した例や，新鮮例でも最大尖足位でgapが消失しないような症例においてのみ，手術療法を選択すべきである．

保存療法でも近年は，短期間のギプス固定後短下肢装具を用いるもの[6]，最初から短下肢装具を用いるもの[7]などさまざまな報告があり，従来の保存療法に劣らない成績を上げている．尖足位で開始し次第に良肢位に戻してゆく形の装具を使用するのが一般的で，足関節の角度を可変にしたり，ヒールの高さを次第に下げられるなど，さまざまな工夫がなされている．

（2）手 術 療 法

陳旧例では下腿三頭筋の収縮や断裂部の癒着により，最大尖足位でも断端が寄らない場合が多いので，手術が必要になる．また新鮮例でもハイレベルのスポーツ選手などで，筋力を落とさず確実に短

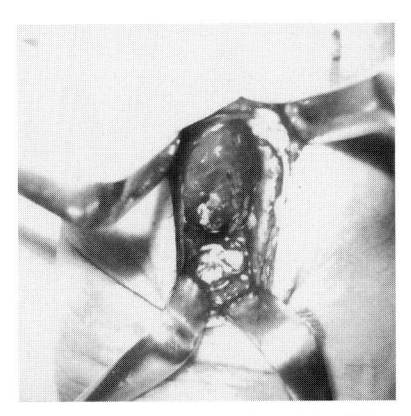

図96 アキレス腱断裂手術所見

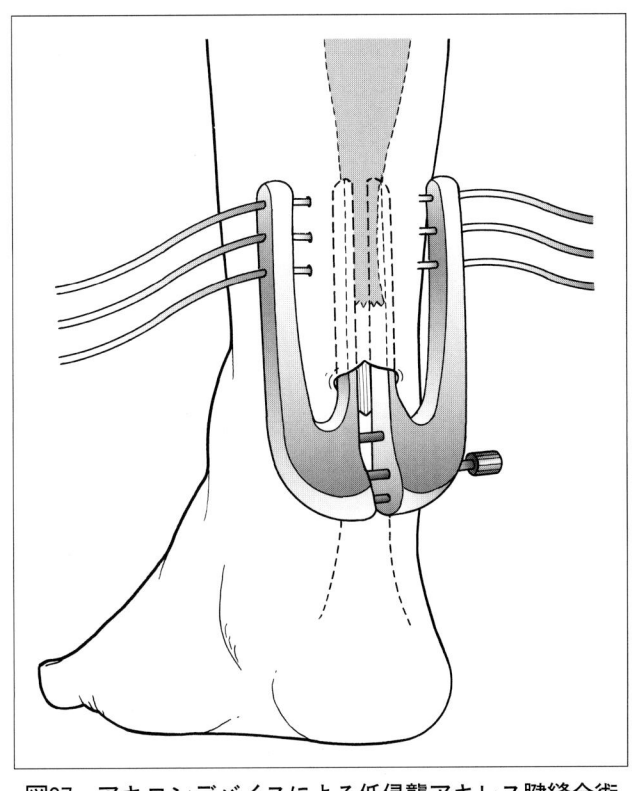

図97 アキロンデバイスによる低侵襲アキレス腱縫合術

期間で治したいという理由で手術を行うこともあるが，実際には保存療法と大きな差はない．縫合法は Bunnel 法，Kirshmyer 法などが代表的である．パラテノンはアキレス腱の栄養血管を有しており，可及的に切開を加えず温存すべきである．著者らはパラテノンの上から Kirshmyer 法で縫合し，断裂部のパラテノンの両端を全周性に連続縫合している．ほとんどの例で縫合部すべてをパラテノンで覆うことが可能である．いずれの縫合法でも，断端を引き寄せる際に糸を締め過ぎて縫合部が塊状にならないように注意が必要である．保存療法でも成績は良好なのであるから，腱縫合はあくまで断端を確実に引き寄せるためだけのもの，と理解すべきである(図96)．下腿三頭筋の強大な筋力に耐えられる縫合法はなく，腱の治癒は術後のギプス固定に委ねられているので腱縫合は最小限でよく，なるべく侵襲の小さい方法が望ましい．近年は小皮切でアキレス腱を縫合できるような縫合器も発売されていて便利である(図97)．術後の外固定は保存療法とまったく同様に行っている．

文　献

1) 冨田哲也ほか：アキレス腱断裂．新図説臨床整形外科講座 14，スポーツ整形外科，林浩一郎編，MEDICAL VIEW，pp218-221，1994．
2) Lagergren C, et al : Vascular distribution in the Achilles tendon. Acta Chir Scand 116 : 491-491, 1959.
3) Thompson TC, et al : Spontaneous rupture of the tendon of Achilles : A new clinical diagnostic test. J Trauma 2 : 126-129, 1962.
4) Lea RB, et al : Non surgical treatment of tendo-Achilles rupture. J Bone Joint Surg 54-A : 1398-1407, 1972.
5) Caeden DG, et al : Rupture of the calcaneal tendon. The early and late management. J Bone Joint Surg 69-B : 416-420, 1987.
6) 林　光俊ほか：スポーツ選手のアキレス腱断裂に対する保存療法．臨床整形外科 39(1)：43-47，2004．
7) 古府照男ほか：アキレス腱断裂に対する装具療法．Orthopaedics 16(4)：17-24，2003．

［星　野　　達］

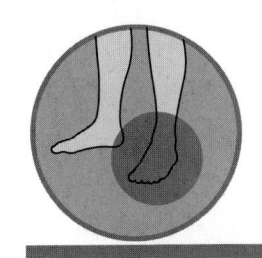

H-6
変性およびその類似疾患

1. 変形性足関節症

1）原因

明らかな原因がなく発生する一次性変形性足関節症，明らかな原因がありそれに続発する二次性変形性足関節症があり，はるかに後者が多い．二次性変形性足関節症は捻挫，骨折，脱臼などの外傷，関節内遊離体，感染，先天性疾患などにより骨・軟骨の損傷，障害・欠損が生じた結果，関節軟骨を中心とした関節構成体の変性を惹起し関節面の不整，不均衡，形態の変化に至る障害である．原因による分類としては表2のごとくある．

表2　変形性足関節症の原因
①外傷性
　　足関節脱臼骨折
　　脛骨天蓋部骨折
　　外側靱帯損傷など
②感染性
③炎症性
　　関節リウマチなど
④麻痺性
　　脳卒中，神経麻痺など
⑤先天性
　　内反足
　　足根骨癒合症など
⑥一次性

2）病態

関節面の適合が不良となるため，脛骨軸，内果，外果の軸と関節

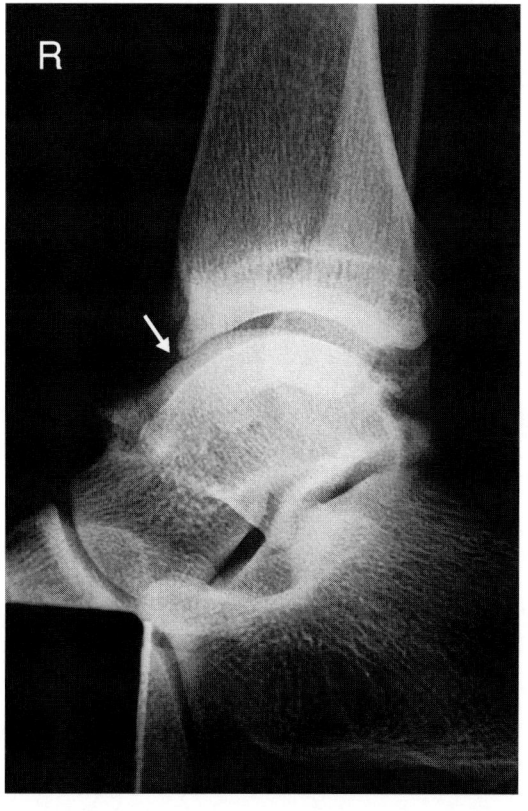

図98　変形性足関節症における脛骨下端の骨棘形成
外側靱帯損傷を合併することが多い．

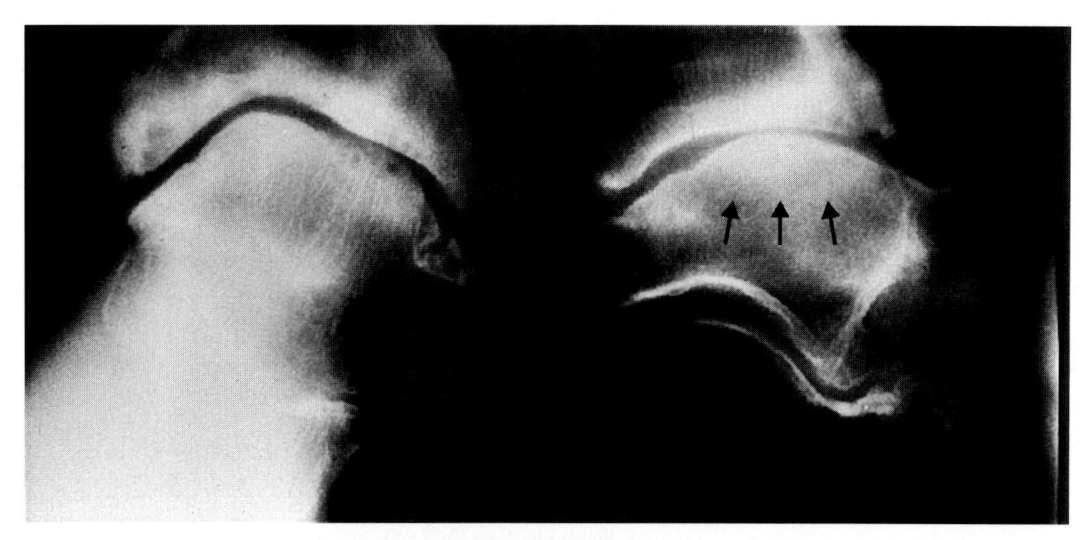

a. X線写真所見
距骨の傾斜, collapse を生じる.

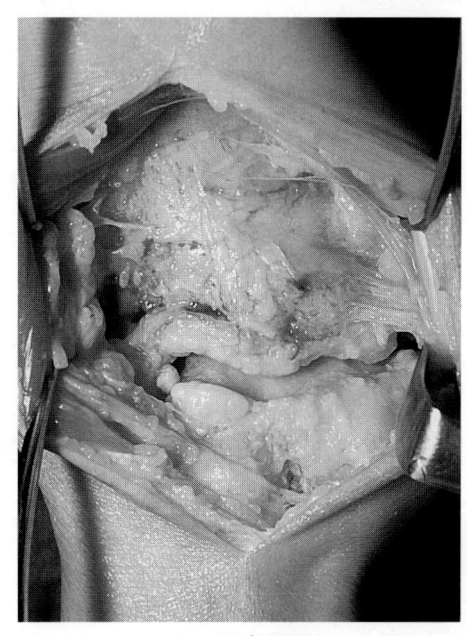

図99 重度の変形性足関節症

b. 術中所見

面とのなす角, 脛骨軸と内外果を結んだ線とのなす角などが変化する.
　軽度な例では内果や外果の先端, 脛骨前方部に骨棘(図98)が生じる. 進行した例では距骨が傾斜(内・外反変形)したり, 距骨滑車部の collapse(図99a)が生じる. その際距骨関節面の関節軟骨は剥脱し軟骨下骨が露出する. また, 脛骨関節面も距骨と対応する面に変形性変化が生じる(図99b).

3）治　　療

　保存療法としてはまず肥満があれば減量を指導する．一般的には外用剤，内服用消炎鎮痛剤を投与し，歩行時には疼痛に合わせて杖を用いる．また，荷重軸を矯正したり，足底にかかる圧力分布を分散させることにより疼痛の寛快をはかる足底板などがある．足底板では足関節の底背屈がわずかでも歩行が可能となれるよう靴底がロッカーボトムの形態(図100)をなすよう作成することが多い．

　手術療法は軽度な例では関節鏡視下に骨棘切除や滑膜切除などのjoint debridementが有効である．外側靱帯損傷を合併している例が多いので，不安定性が著明な場合には靱帯再建適応となることがある．ときに，中期への移行期では joint debridement に加えて創外固定を用いて関節裂隙を開大させ同時にROMを行う(arthrodiastasis)(図101)こともまれにある．中期で距腿関節の外側部分が保たれている例では脛骨下部骨切り術(図102)の適応がある．さらに進行期となり距腿関節裂隙全体が狭く，変形が高度な例では軸変形が15°以下で65歳以上の例では人工足関節の適応，15°以上の内・外反変形や活動性が比較的高い例では関節固定(図103)の適応となる．人工足関節(図104)は関節機能の温存が可能で，除痛効果も認められている．しかし最近では耐久性の面で改善がみられているが活動性の高

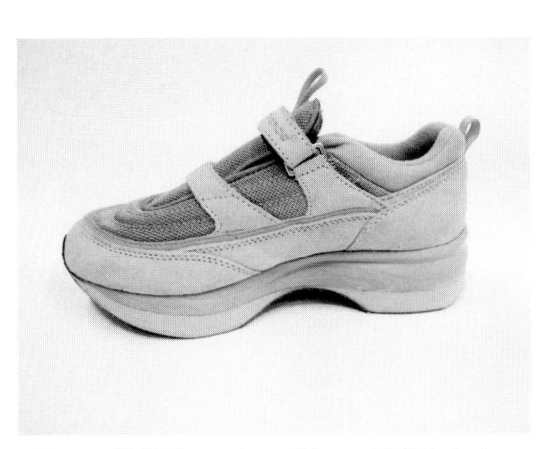

図100　靴底がロッカーボトムの形態をなす．

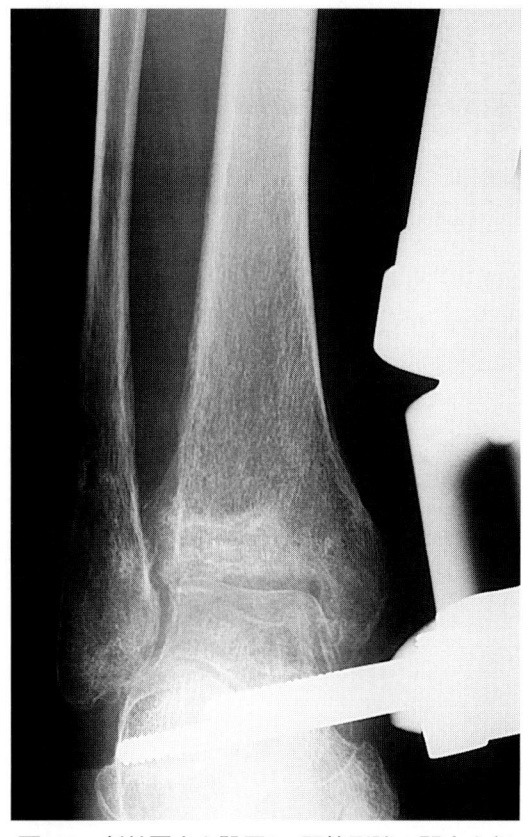

図101　創外固定を設置し，関節裂隙の開大を行うことがある．

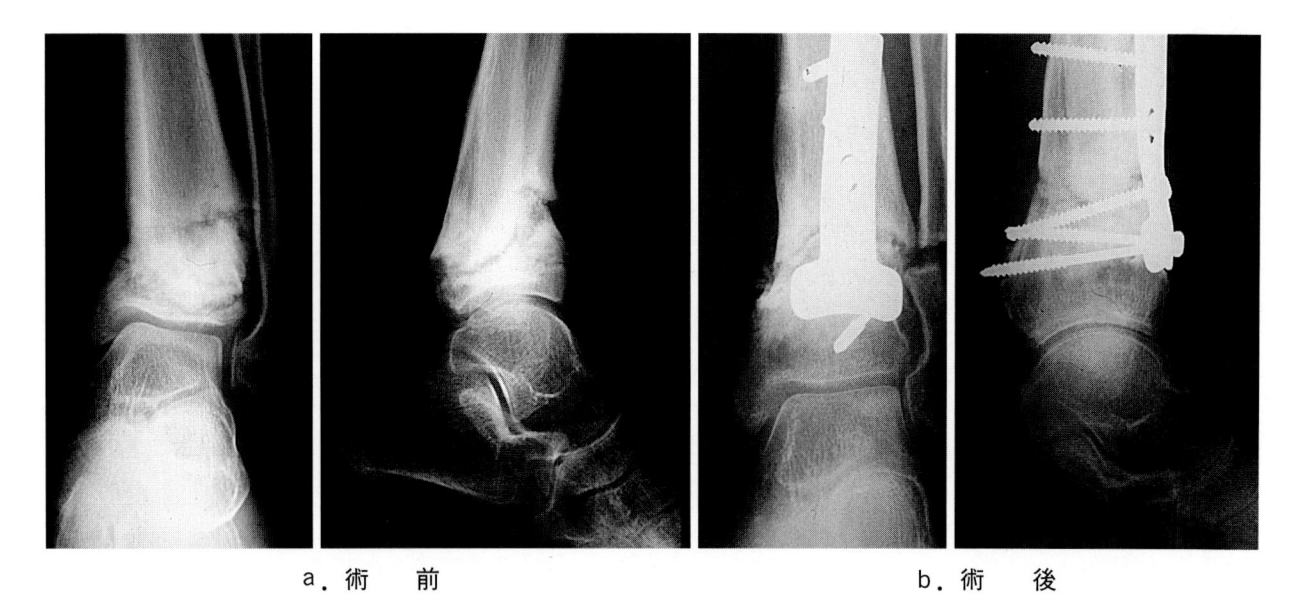

a．術前 b．術後
図102 低位脛骨骨切り術

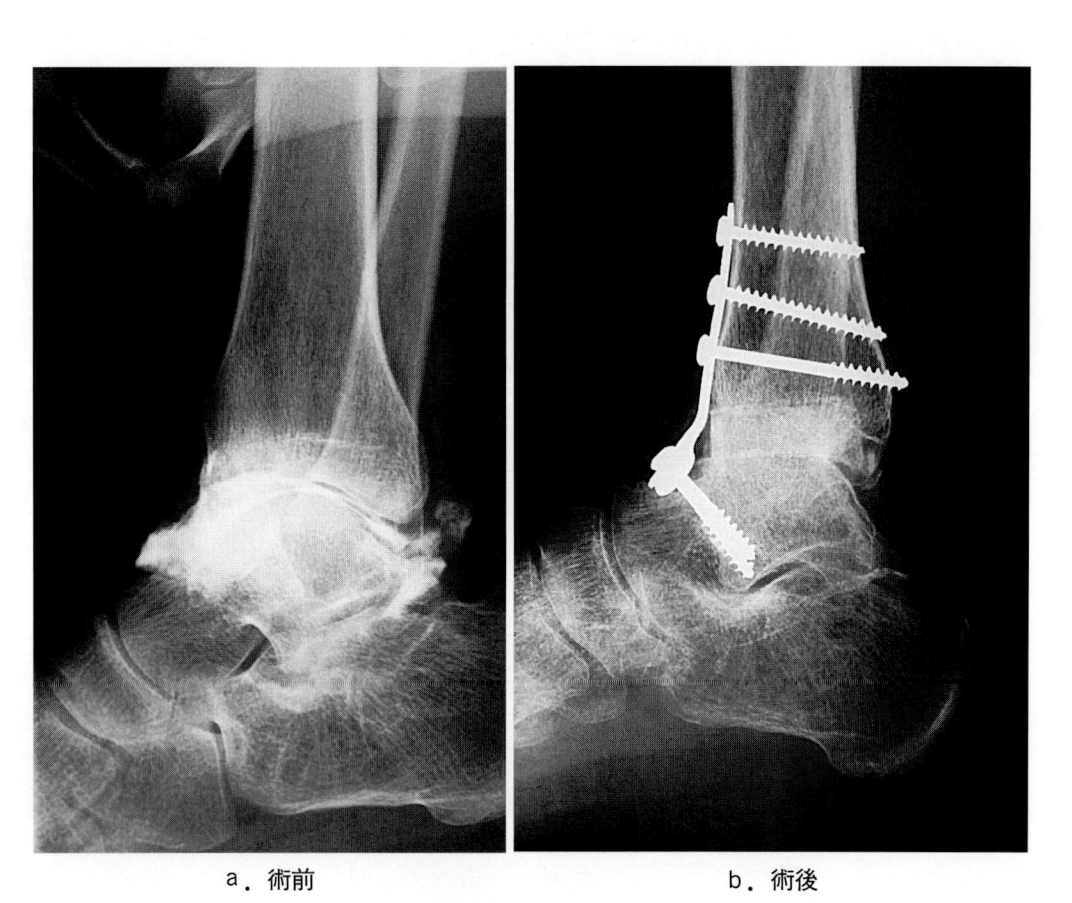

a．術前 b．術後
図103 関節固定例

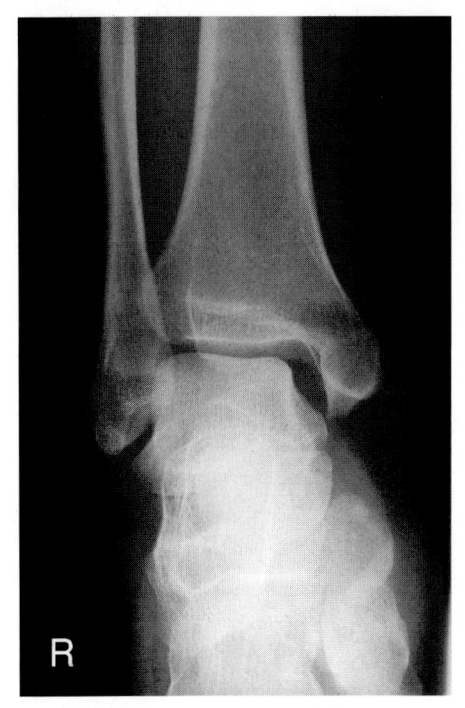

図104　主な人工関節

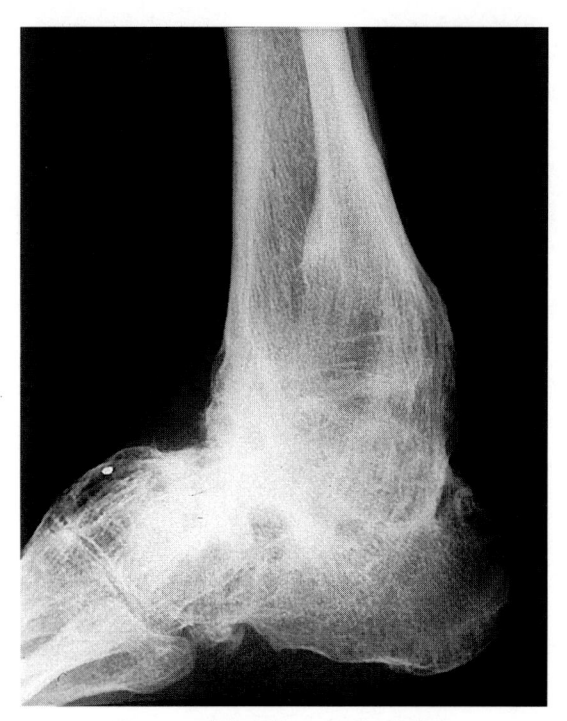

図105　感染症後の変形性関節症
　　　　足根骨が一塊となっている．

い例や，長期経過での成績低下の問題は解決されていない．関節固定は除痛効果が確実でこれらの問題点を解消できるが，関節可動性を失うため正座などのADL制限は必発である．
　特殊な例として骨髄炎や化膿性関節炎後の変形性関節症がある．このような例では足関節だけでなく足根関節にまで関節症性変化が出現（図105）することが多い．多くは関節固定により治療されるが他関節に及ぶ変形性関節症では手術を行う時期と範囲を十分に検討する必要がある．

〔宇佐見　則夫〕

2．第1ケーラー（Köhler）病

1）概念・病態

　原因は成長期の骨端症あるいは無腐性骨壊死といわれている．1908年にKöhlerにより初めて報告されたので第1ケーラー病と名づけられた．第1ケーラー病は舟状骨の骨端症に分類され，好発年齢は5〜10歳で，男：女＝5：1で男子に多い．舟状骨は足根骨のなかで最も骨化が遅い骨であるため，骨端症が生じやすいとされている．

2）臨床症状

　舟状骨付近にとくに原因なく疼痛を訴える．疼痛のため跛行を呈

することも多い．軽度の腫脹を伴うこともある．夜間痛があることも多い．

3）画像所見

単純X線写真で舟状骨が扁平化，分離している像がみられる．病状の改善とともに単純X線写真所見も改善する（図106）．

4）診　　断

舟状骨に一致して限局性の圧痛点があること，特徴的な単純X線写真所見（図106）によって診断できる．

5）治　　療

安静，運動制限を指導する．内側アーチを補強した足底板を処方するとよい．足底板による治療でほとんど6ヵ月くらいで治癒する．手術療法を要することはほとんどない．

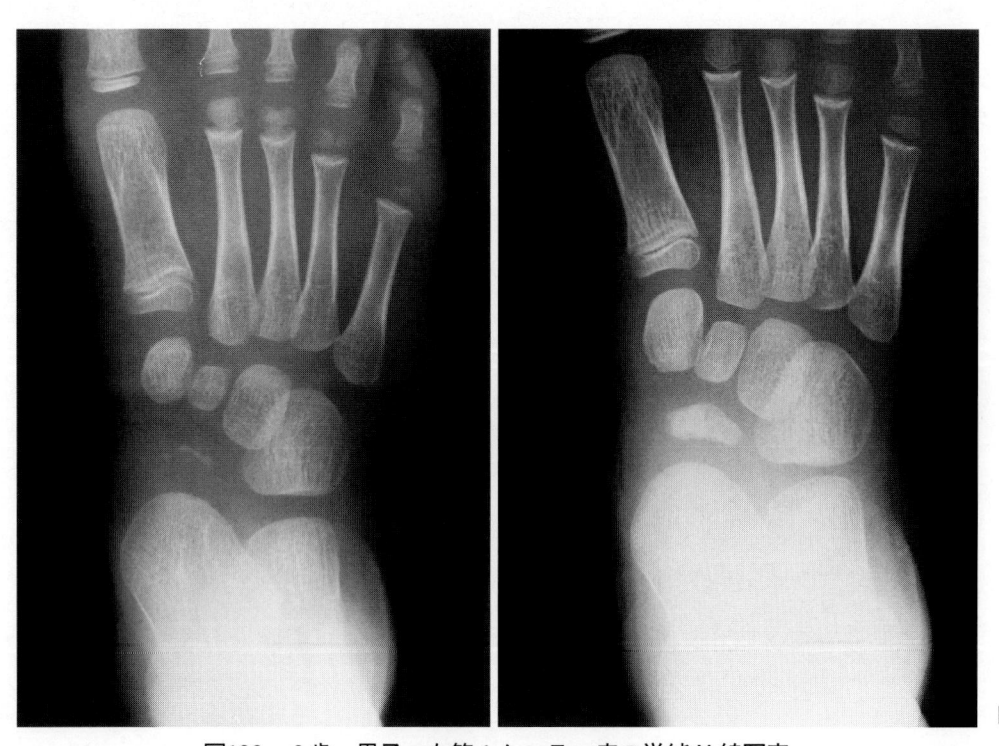

図106　6歳，男子，右第1ケーラー病の単純X線写真
a：初診時舟状骨の分離，扁平化がみられる．
b：足底板による治療6ヵ月後．舟状骨陰影は正常化している．

3. 第2ケーラー(Köhler)病[フライバーグ(Freiberg)病]

1) 概念・病態

原因は成長期の骨端症あるいは無腐性骨壊死といわれている．第2ケーラー病(フライバーグ病)は中足骨遠位骨端軟骨の無腐性骨壊死とする報告が多く，10～15歳くらいの女子に好発する．成人にも発生することもある．

2) 臨床症状

第2ケーラー病では中足骨骨頭部(第2中足骨が最も多い)に疼痛を訴える．夜間痛があることも多い．

3) 画像所見

単純X線写真で骨端部の分離，扁平化がみられる(図107)．

4) 診断

圧痛点(中足骨骨頭部)の確認と特徴的な単純X線写真所見(図107)によって診断できる．

5) 治療

安静，運動制限を指導する．足底板を処方するとよい．第2ケーラー病に対する足底板は，中足趾節間関節より近位にパッドをつけ

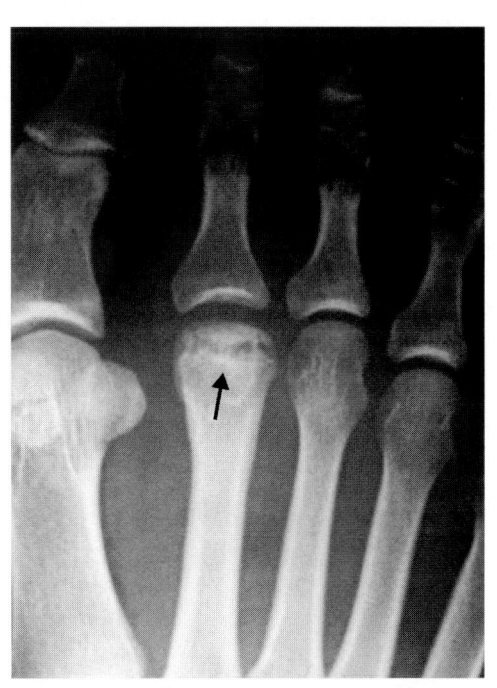

図107 24歳，女性，第2ケーラー病の単純X線写真
第2中足骨骨端部は分離，扁平化している．

る中足骨パッドを用いたものがよい．初診時に看過され陳旧化する例や保存療法に抵抗する例がある．この場合には壊死部のデブリドマン，ドリリング，中足骨頸部で楔状骨切りを行い，関節面の適合性を改善する．

4．踵骨骨端症［シーバー(Sever)病］

1）概念・病態

踵骨の骨端の成長期における骨端症である．原因としては炎症説，血液循環障害説，反復する微小外力によるとする説，内分泌異常による説などがある．8〜12歳の成長期の男子に多い．

2）臨床症状

運動時に踵後方部に痛みを訴える．局所に限局性圧痛がある．

3）画像所見

単純X線写真で踵骨骨端軟骨部に骨陰影増大，硬化，分節，扁平化がみられる．しかし，正常例，すなわちまったく症状を訴えない健側にも単純X線写真上これらの所見がみられることが少なくないので，必ずしもこの所見は病的とはいえないとする意見もある(図108)．

4）診断

踵骨骨端部の疼痛と限局性圧痛，単純X線写真所見によって診断する．アキレス腱付着部炎との鑑別は，踵骨骨端症では圧痛点がアキレス腱の停止部と異なるという点とアキレス腱付着部炎では足関節背屈によって疼痛が増強するという点で行う．

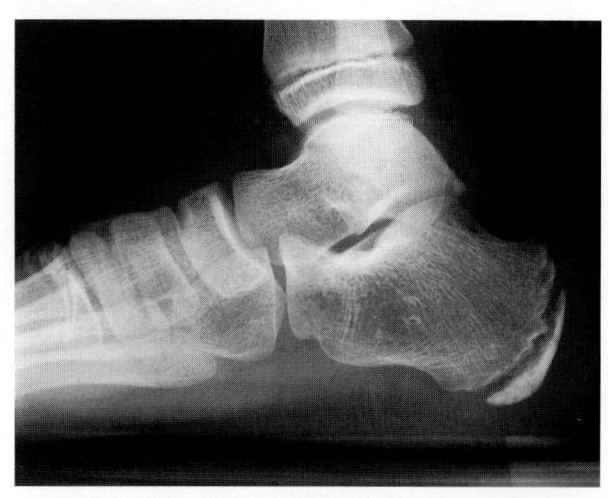

図108　10歳，男子．踵骨骨端症の単純X線写真
踵骨骨端部の骨陰影増大，硬化，分離がみられる．

5）保存療法

運動を1ヵ月から数ヵ月控えることでほとんど問題なく治癒する．外用剤が効を奏することもある．

5. 足根管症候群(tarsal tunnel syndrome)

1）概念・病態

内果，踵骨内側壁，屈筋支帯に囲まれる区画(足根管)の拘扼性神経症(entrapment neuropathy)である．1962年にKeckとLamによって命名された．足根管には後脛骨筋腱，長趾屈筋腱，後脛骨動・静脈，脛骨神経，長母趾屈筋腱が通過している．脛骨神経は足関節後方部で内側踵骨枝を分岐したあと，この足根管内で内果の約1cm中枢で内側足底神経と外側足底神経に分岐する．なんらかの占拠性病変によってこれらの神経が圧迫・拘扼を受けて生じるのが足根管症候群である．占拠性病変としては，ガングリオン，血管腫，脂肪腫，神経鞘腫などの腫瘤性，腫瘍性病変，足根骨癒合症による骨隆起，破格筋，後脛骨静脈の静脈瘤，腱鞘炎による腱の肥厚，屈筋支帯の肥厚などが報告されている．しかし，明らかな病変がなく症状が起きる場合も多い．

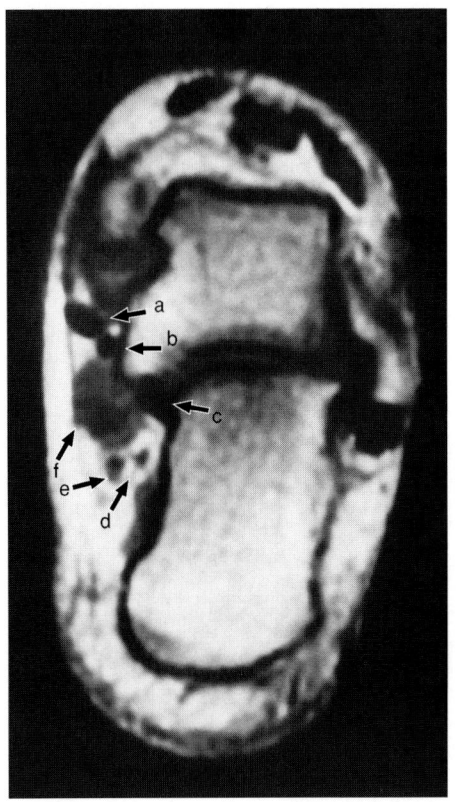

図109　MRI（足関節冠状断）
　軟部腫瘍が足根管内に存在し，足底神経を圧排している．
　a：後脛骨筋腱
　b：長趾屈筋腱
　c：長母趾屈筋腱
　d：外側足底神経
　e：内側足底神経
　f：軟部腫瘍

2）臨床症状

足底部の感覚鈍麻，しびれ感，灼熱感などの知覚異常を訴える．内側足底神経は，足底内側の内在筋に筋枝を出したあと，足底内側および母趾から第4趾内側までの知覚を支配する．外側足底神経は内在筋に筋枝を出したあと，足底外側と第4趾外側と第5趾までの知覚を支配する．したがって，足底知覚異常の部位を観察すれば内側足底神経と外側足底神経のどちらが障害されているかを鑑別診断できる．

3）検査所見

MRIで足根管内に腫瘤性，腫瘍性病変や足根骨癒合症の骨隆起などの占拠性病変を確認することができる（図109）．後脛骨神経知覚神経伝導速度の遅延を確認すると確実である．

4）診断

足底部の感覚障害と足根管部に一致するTinel様徴候（足底部に放散する疼痛）により診断できる．後脛骨神経知覚神経伝導速度の遅延とMRIによる占拠性病変の確認で診断は確定される．

5）治療

足関節装具装着により局所の安静を保つ．鎮痛・消炎剤の塗布，内服を行う．ガングリオンを穿刺することもあるが，足根骨内を通過する神経，腱を損傷せぬよう細心の注意が必要である．炎症が高度の例では足根管内にステロイド剤を注入することもある．

保存療法に抵抗するもの，およびMRIで明らかな占拠性病変の存在が確認されたら，手術療法を行う．足根管を開放して占拠性病変を除去する．内側足底神経，外側足底神経を確認して除圧が十分にされたことを確認する．屈筋支帯は縫合せず開放したまま創縫合を行う．予後は比較的に良好である．

6. 足根洞症候群（Sinus tarsi syndrome）

1）概念・病態

足関節捻挫などの外傷後に足関節不安定性がないにもかかわらず，足関節外側部の疼痛が長く残存する状態がある．足根洞において靱帯などの損傷後瘢痕組織などが炎症を起こし，足根洞内に多数存在する自由神経終末を刺激して疼痛を引き起こすと考えられている．

2）臨床症状

足関節外側部に疼痛を訴える．疼痛は足関節底屈，内返しで増強する．

3）検査所見

一般に足関節不安定性はない．MRIで足根洞内にやや高信号の瘢痕様組織が増生している像が観察されることがある（図110）．また，距骨下関節造影では micro recess の消失が観察される．

4）診断

足関節の外傷後に足部外側の疼痛が続き，かつ足関節不安定性が存在しないこと，また，足根洞部に一致して明らかな圧痛があり，局所麻酔薬の足根洞内への局所注射（足根洞ブロック）によって症状が改善することが診断の決め手となる．

5）治療

まず一般的な鎮痛・消炎剤，外用剤の塗布，内服および足関節背・底屈，内・外反の可動域訓練を行う．同時に足根洞ブロックを週に1度，数回行う．保存療法に6ヵ月以上抵抗する例に対しては，手術療法の適応である．手術は足根洞部のデブリドマンが中心となる．最近では距骨下関節鏡視下に滑膜，瘢痕組織を除去することが行われ好結果が得られている．

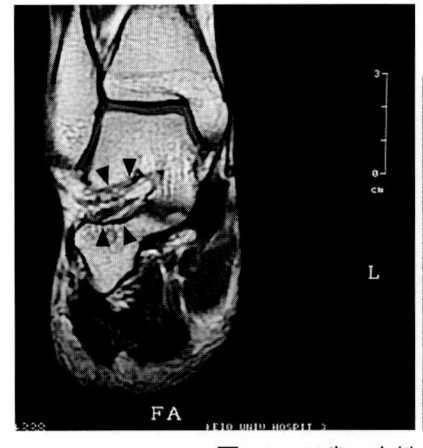

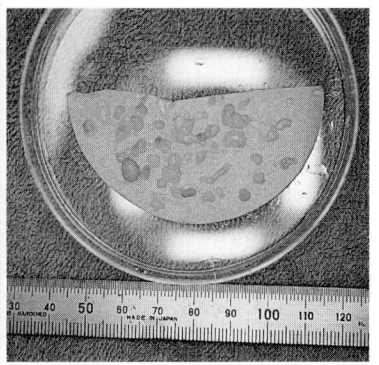

図110　28歳，女性．足根洞症候群
a：MRIでは，足根洞内に high signal または iso intensity signal の組織が観察された．距骨下関節鏡を行うと瘢痕組織，脂肪組織が充満していた．関節鏡視下にこれらの瘢痕，脂肪組織を除去した．手術後2年の現在，足関節痛は完全に消失している．
b：摘出した瘢痕，脂肪組織．

7. モートン病(Morton's neuroma)

1) 概念・病態

中足趾節間(MTP)関節部における荷重負荷と中足骨間靱帯の拘扼などによる足底趾神経の神経腫である．第3，4趾間に発生することが多い．

2) 臨床症状

荷重歩行時にMTP関節足底部の疼痛および足趾に放散するしびれを訴える．局所にTinel様徴候がある．

3) 画像所見

MRIで神経腫を確認できることがある．

4) 診　　断

MTP関節足底部の限局性圧痛と触診による腫瘤の確認で診断される．圧痛点の叩打による足趾に放散するしびれを訴えるTinel様徴候をみることが診断の決め手となる．腰椎椎間板ヘルニア，糖尿病性末梢神経障害などとの鑑別を要する．

5) 治　　療

局所の比較的安静を指導し一般的な鎮痛・消炎剤の塗布，内服を行う．足底板の処方が有効なことが多い．足底板はMTP関節中枢部に中足骨パッドをつけ，第2，3，4趾を挙上するようにするとよい．

保存療法無効例に手術療法を行う．手術は足背または足底から展開して神経腫を切除する方法が一般的である(図111)．神経腫が小さい場合には神経剥離術が有効なこともある．

8. ズデック骨萎縮(Sudeck's atrophy)

1) 概念・病態

足部外傷後にその外傷の程度に関係なく，強い疼痛が長期にわたって続き，単純X線写真上，骨が高度に萎縮する．カウザルギーとともに反射性交感神経性ジストロフィーの一病型と考えられている．原因は不明であるが，外傷に対する交感神経系の異常な反応という考え方もある．精神的な要素が関連することもある．女性に多い．

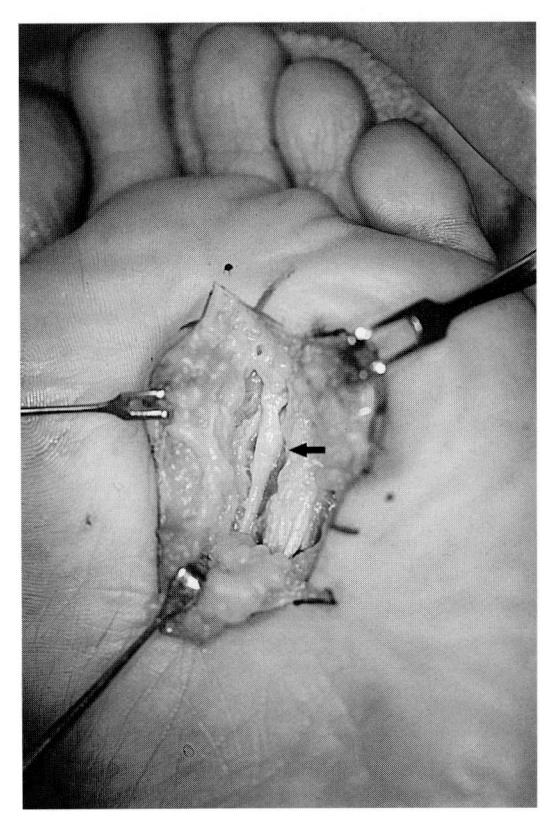

図111 モートン病の術中所見
第3，4足趾間の足底趾神経は著明に肥大し神経腫(矢印)をつくっていた．これを切除した．

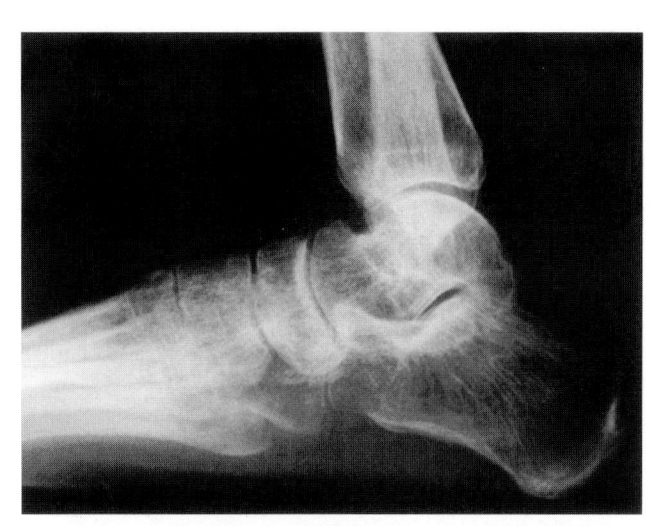

図112 35歳，女性．交通事故による足関節捻挫後のズデック骨萎縮．
足関節から足部全体に骨萎縮がみられる．強い灼熱感と足関節痛を訴え荷重不能であった．高度の足関節不安定性があったため，靱帯再建術を行ったあと，足関節 ROM 訓練を中心とした理学療法を行った．3年後の現在，疼痛は消失し日常生活が可能となっている．

2）臨床症状

交通事故などの足部外傷後に，下腿から足部にかけての強い疼痛，灼熱感，しびれを訴える．関節は拘縮し疼痛のために荷重が不可能となる．皮膚は特有の光沢を生じ紅潮または蒼白を呈する．通常皮膚温は低下する．触覚に対して過剰に反応する．筋萎縮を伴う．

3）画像所見

単純 X 線写真上，著明な骨萎縮が出現する．萎縮は足関節から足部全体に拡がる場合が多い(図112)．サーモグラフィで皮膚温の低下がみられる．

4）診断

外傷後長期にわたる強い疼痛を主とする特有な臨床症状，単純 X 線写真における著しい骨萎縮像，サーモグラフィなどによって診断することができる．

5）保存療法

ズデック骨萎縮の治療は保存療法が基本である．経過が長いことが多いため，まず患者に病態を詳しく説明して治療に時間がかかることを得心してもらう．そのうえで，関節自動可動域訓練(足関節，

足趾)を中心として，温熱治療，バイブラバス，足関節周囲筋力増強訓練などをねばり強く続ける．精神的な治療，良好な医師・患者関係の維持が重要である．

[橋本　健史]

文献

1) BailieDS, Kelikian AS : Tarsal tunnel syndrome : Diagnosis, surgical technique, and functional outcome. Foot Ankle Int 19 : 65-72, 1998.
2) Freiberg A : Infraction of the second metatarsal bone : A typical injury. Surg Gynecol Obstet 19 : 191-193, 1914.
3) Greenfield J, Rea J Jr, Ilfeld FW : Morton's interdigital neuroma : Indication for treatment by local injections versus surgery. Clin Orthop 185 : 142-144, 1984.
4) Ippolito E, Ricciardi Pollini PT, Falez F : Kohler's disease of the tarsal navicular : Long-term follow-up of 12 cases. J Pediatr Orthop 4 : 416-417, 1984.
5) Kjaersgaard-Andersen P, et al : Sinus tarsi syndrome : prevention of seven cases and review of the literature. J Foot Surg 28 : 3-6, 1989.
6) Micheli LJ, Ireland ML : Prevention and management of calcaneal apophysitis in children : an overuse syndrome. J Pediatr Orthop 7 : 34-38, 1987.
7) Seale KS : Reflex sympathetic dystrophy of the lower extremity. Clin Orthop 243 : 80-85, 1989.

索　引

和文索引

・ア

アーチサポート　572
アキレス腱　535
アキレス腱炎　553, 569
アキレス腱周囲炎　569
アキレス腱断裂　613
　　手術所見　615
　　手術療法　615
　　低侵襲縫合術　615
　　膝下ギプス　614
アキレス腱反射　307
アキレス腱付着部炎　625
アルミホイル被覆療法　232
亜脱臼性股関節症　380
悪性神経鞘腫　529
悪性線維性組織球腫　526
悪性線維性組織球腫　528
圧痛部位
　　手関節・手　200

・イ

インピンジメント症候群　107
「井桁」説(Kaplan)　260
石黒法　261, 262, 270

・ウ

烏口肩峰靱帯　82
烏口突起　82
烏口腱峰靱帯　84

・エ

江川徴候　281
腋窩神経　84
円靱帯　375
遠位指節間(DIP)関節　192
遠位橈尺関節　189, 255, 191
遠位橈尺関節症　287
遠位橈尺関節障害　243

・オ

オーバーヘッド牽引法　392
横走骨　208
横足根関節脱臼・骨折　596
横突起間靱帯　300
横紋筋肉腫　528
横靱帯　479
黄色ブドウ球菌　28, 461
黄色靱帯　8, 300
黄色靱帯骨化　311

・カ

カニ爪変形　212
ガングリオン　203, 285, 553
下位頸椎　4
下肢伸展挙上テスト　304, 305
下肢長の測定　383
下垂手　271, 272
下垂手変形　276

下垂足　561
下方引き下げテスト　96, 109
化膿性股関節炎　396
化膿性脊椎炎(頸部)　28, 29
化膿性脊椎炎(腰椎)　312, 328, 329, 330
化膿性椎間板炎(頸部)　41
化膿性椎間板炎(腰椎)　334
化膿性膝関節炎　459
化膿性腱鞘炎　195
　　急性化膿性屈筋腱腱鞘炎　227
　　中指──　228
　　母指・小指──　228
化膿性頸椎炎　28
回外筋腱弓　126
外傷性肩関節脱臼　88, 89
外傷性股関節脱臼　407, 409
外傷性椎間板ヘルニア　44
外傷性頸部症候群　43
外側尺側側副靱帯　166
外側縦アーチ　533
外側側副靱帯(LCL)　122, 430
外側側副靱帯損傷　166, 167
外側側幅靱帯複合体　166
外足距踵靱帯　537
外反ストレステスト　442
外反ストレス負荷X線像(肘関節)　164
外反股　394, 395
外反膝　427
外反肘　143
外反変形　438, 439
外反扁平足　561
外反母趾　563
　　続発性──　563
　　肉眼所見　564
外偏角　143
外顆偽関節　143
鉤爪趾　567
肩こり　89
肩手症候群　117
滑液包　429
滑膜　429
滑膜性骨軟骨腫症　399
滑膜性骨軟骨症
　　Milgramの分類　180, 182
滑膜性腱鞘　266
滑膜内血管腫　469
滑膜肉腫　529
滑膜背骨軟骨症(膝窩部)　464
　　Milgramの分類　465
滑膜腱鞘　194
滑膜腱鞘　195
壁押しテスト　96
寛骨臼　375, 376
寛骨臼横靱帯　375
寛骨臼回転骨切り術　415
環指・小指総指伸筋腱皮下断裂　270

環軸椎後方固定術　39
環軸椎前方亜脱臼　37, 38
環軸椎脱臼　47
環椎　3
環椎後弓骨折　46
環椎後頭関節脱臼　46
環椎歯突起間距離　37
環椎側塊骨折　46
環椎椎間不安定指数　21
環椎破裂骨折　46
間歇性跛行　358
関節リウマチ　270, 435
関節液　429
関節血症　435, 492
関節唇　375
関節水症　435, 492
関節弛緩　389
関節内ステロイド剤注入療法　501
関節内出血　469
関節包　429, 479
嵌頓　436, 464, 482

・キ

キーンベック病　290
ぎっくり腰　335
ギヨン管症候群　280
キルシュナー鋼線　603, 604
基節骨骨折　253, 254
奇形
　　頭蓋─頸椎移行部──　19
偽痛風　504
楔状骨　533
楔状骨骨折　595
臼蓋形成不全　392
　　指標(CE角とAHI)　393
臼蓋上腕靱帯　83
急性化膿性屈筋腱腱鞘炎　227
急速破壊型股関節症(RDC)　423
巨細胞腫　75
巨指症　216
挙睾筋反射　308
距骨　533
距骨─第1中足骨角　559
距骨への血行　583
距骨下関節不安定症　610
距骨滑車部骨折
　　Berndt-Harty分類　589
距骨滑車部骨軟骨折　588
距骨滑車部骨軟骨障害　549, 553
距骨傾斜テスト　551
距骨骨折　582
距骨体部骨折　587, 588
　　Sneppen分類　586
距骨頸部骨折　583
　　Hawkins分類　585, 586
　　骨折後の骨硬化像　585
距舟靱帯　538
距踵角　558

距踵骨間靱帯再建　611
距踵骨癒合症　550
　　CT 所見　549
強直　436
強直性脊椎骨増殖症(ASH)　67,
　　68
強直母指　226
狭窄性腱鞘炎　222
矯正ギプス　558
胸郭出口　82,113
胸郭出口症候群　10,82,113
胸腰椎脱臼骨折　343
胸鎖関節　89
胸鎖関節前方脱臼　89
胸鎖乳突筋　10
胸背神経　84
鏡視下手根管開放術(ECTR)
　　285
棘下筋萎縮　91
棘間靱帯　9,300
棘突起
筋(手関節・手)　193
筋層下前方移行術　174
筋膜圧迫症候群　150
近位指節間(PIP)関節　191

・ク
クモ膜　10
グラム陰性桿菌　28
グリソン牽引　59
クローヌス　308
屈曲―回旋脱臼骨折　343,344
屈曲―伸延損傷　341
　　破裂骨折のと合併損傷　341,
　　342
屈曲―伸延脱臼骨折　345
屈曲回旋損傷　49
屈筋腱　194
　　構造　263
屈筋腱鞘炎　194
屈筋腱損傷　265
　　Zone 分類　266
屈筋腱断裂　267
屈指症　213

・ケ
痙性斜頸　26
脛骨　427,428,533
脛骨神経　541,542
脛骨天蓋部骨折　580
　　Rüedi の分類　581
脛踵角　558
脛腓間結合離開　580
頸髄　10
頸髄腫瘍　70,53
頸髄損傷　53
頸椎
　　解剖　3
　　脱臼・骨折　45
頸椎 OPLL　64,66
　　分類　65
頸椎カラー　38,52,63
頸椎後縦靱帯骨化症　66
頸椎腫瘍　75
　　転移性――　77
頸椎症性神経根症　63
頸椎症性脊髄症　61
頸椎装具　35

頸椎捻挫　42
　　病期別治療　44
　　慢性化　45
頸痛疾患　12
　　診察法　14
　　分類　13
　　補助診断法　16
　　臨床症状　13
頸部筋群　9
頸部挫傷　42
頸部脊椎症　61
頸部椎間板ヘルニア　57
頸部椎間板症　60
頸肩腕症候群
　　病態分類　12
形成不全性腰椎すべり症　356
経皮的ピンニング　239
結核性股関節炎　397
結核性脊椎炎(肩部)　30,32,33
結核性脊椎炎(腰椎)　329,331,
　　332
結核性膝関節炎　462
結核性頸椎炎　32
結合織合指症　210
結合織性合指症　209
結晶性関節炎　575,576
結節間溝　103
血管芽細胞腫　70
血管腫　75,527
血管腫(第12胸椎)　369
血友病性関節症　469
月状骨　243
月状骨三角骨間解離　248,249,
　　251
月状骨三角骨間(LT)靱帯　189
月状骨周囲脱臼　248,249,251
月状骨脱臼　248,249,250,251
月状骨軟化症　290
月状骨無腐性壊死　290
腱(手関節・手)
　　移植　268
腱移植　609
腱交叉　195
腱鞘炎
　　急性化膿性――　227
　　狭窄性――　222
腱性槌指　196
腱板　82,83
腱板広範囲断裂　96
腱板断裂　88,98,105
牽引療法　52,156
肩関節　81
肩関節の骨格　81
肩関節血腫
肩関節後方脱臼　92
肩関節周囲炎　99
肩関節前方脱臼　92
肩関節前面の腫脹　90
肩甲下神経　84
肩甲下動脈　85
肩甲胸郭関節　81
肩甲骨　81
肩甲骨関節窩　81
肩甲骨装具　116
肩甲上神経　84,85
肩鎖関節　82
肩鎖関節脱臼　88
肩痛疾患

　　診察法　88
肩部の解剖　81
肩峰　82
肩峰下滑液包　82,100
肩峰下滑液包炎　99,107
肩峰骨頭間距離(AHI)　96
原発性悪性脊椎腫瘍　371
原発性良性脊椎腫瘍　371

・コ
ゴルフ肘　148
ゴルフ肘テスト　129
コンパートメント症候群　157,
　　600,602
股関節
　　運動機能に関与する筋肉　378
　　可動域　383
　　可動域の測定(外転)　385
　　可動域の測定(屈曲)　384
　　可動表示と測定法　384
　　解剖　375
　　構造　375,376
　　疼痛発生部位　385
股関節の靱帯　377
股関節炎
　　化膿性――　396
　　結核性――　397
　　単純性――　399
　　乳児――　397
股関節可動域制限　389
股関節開排制限　389
股関節機能調査表　382
股関節屈曲拘縮　384
股関節疾患
　　臨床所見　380
　　牽引法　392
　　小児――　385
股関節脱臼の徒手検査法
　　Barlow 法　390
　　Ortorani 法　390
股関節痛　381
　　診断上の留意点　382
股関節部の横断図　379
五十肩　88,93,99,103
高圧注入外傷(手指)　232
後下脛腓靱帯　537
後外側回旋不安定症(PLRI)
　　153,166,168
後外側回旋不安定性　123,128
後距腓靱帯　537
後骨間神経麻痺　162
後十字靱帯(PCL)　431
後十字靱帯損傷　440
後縦靱帯　8,299
後縦靱帯骨化症　8,64,312
後正中溝　10
後脊髄動脈　11
後頭環椎癒合症　21
後方 instrumentation 手術　334,
　　341,343,345
後方亜脱臼　36
後方引き出しテスト　494
後方押し込みテスト　442
後脛骨筋腱　535
後脛骨動脈　542,543
後踵骨滑液包炎　570,571
好酸球性肉芽腫症　75
好酸球性肉芽腫(第12胸椎)　370

広背筋　84
抗結核剤　35
拘縮　436
硬化性仙腸関節炎　401
硬性墜下跛行　383
叩打痛の有無　304
硬膜　10
絞扼性神経障害　170, 272
絞扼輪症候群　211
鋼線締結法　161
項靱帯　9
合指症　208, 209
　　結合織――　210
　　骨性――　210
　　皮膚性――　210
肛門反射　308
骨シンチグラム　314
骨塩定量法　363
骨化核　510
骨芽細胞腫　75
骨間距踵靱帯　537
骨間距踵靱帯損傷　551
骨間筋　196, 537
骨巨細胞腫　520
骨髄腫　75
骨性マレット指　270
骨性合指症　209, 210
骨性斜頸　26
骨性槌指　196
骨折の分類(鈴木信正)　337, 338
骨粗鬆症
　　原因　362
　　脊椎――による脊椎圧迫骨折　346
　　脊椎骨――　362
　　内分泌性――　364
　　判定基準　362
　　閉経後――　364
　　老人性――　363
骨増殖像　498
骨端線損傷　153
骨端離解　154
骨軟骨骨折　474
骨軟骨腫　75, 518
骨肉腫　75, 523
骨濃度　308
骨破壊像　309, 498
骨盤
　　大腿骨とを結ぶ筋肉　378
骨融解
　　人工股関節による――　416
骨梁　295
骨棘　310, 572, 618
骨棘形成　499, 501

・サ
鎖骨の変形　90
鎖骨遠位端の突出　90
坐骨神経痛　302
坐骨大腿靱帯　377
斉藤分類　234, 235, 237
猿手変形　276
三角萎縮萎縮　90
三角筋　84
三角筋萎縮　91
三角筋拘縮症　91, 93
三角骨　243, 546
三角線維軟骨複合体(TFCC)　189, 197, 257
三角線維軟骨複合体損傷　203, 244, 257
三角靱帯　538
三関節固定術　560

・シ
シートベルト型損傷　342
シーバー病　624
ジャパニーズニー　435
ジャンパー膝
　　Blazinaの病期分類　471
ショパール関節　535
ショパール関節脱臼骨折　596, 597
四辺形間隙　84
膝蓋下滑膜ヒダ　466, 470
膝蓋外側滑膜ヒダ　466
膝蓋骨高位の指標
　　Insall-Salvati法　455
膝蓋骨脱臼
　　反復性――　455
膝蓋骨不安定症　453
　　手術法　456
　　発症要因　453
膝蓋上滑膜ヒダ　466
膝蓋前滑液包　429
膝蓋大腿(PF)関節　427
　　Q角よる評価　513
膝蓋内側滑膜ヒダ　466
膝蓋軟骨軟化症　511
　　好発部位　512
膝蓋腱反射　307
膝蓋靱帯炎
　　Blazinaの臨床症状による分類　511
膝関節
　　可動域(ROM)の表現法　440
　　可動域制限　436
　　後面解剖図　479
　　骨軟骨腫瘍　427
　　周辺の圧痛点と病態　435
　　伸展不全　436
　　不安定性　436, 438
　　化膿性――　459
　　結核性――　462
　　真菌性――　461
膝関節屈筋群　432
膝関節疾患
　　圧痛　435
　　運動時痛　435
　　機能障害　435
　　形態上の変形　439
　　自発痛　434
　　軸変性　438
　　腫脹　436
　　診察法　439
　　診断法　445
　　臨床症状　434
膝関節周辺
　　骨・軟部腫瘍　516
膝関節障害
　　半月板による――　481
膝関節伸筋群　432
膝関節靱帯
　　解剖　430
　　外側側副靱帯(LCL)　430
　　後十字靱帯(PCL)　431

前十字靱帯(ACL)　30
腸脛靱帯(ITT)　431
内側側副靱帯(MCL)　429
内側膝蓋大腿靱帯　431
弓状靱帯　431
膝関節靱帯損傷
　　外側側副靱帯(LCL)損傷　491
　　後十字靱帯(PCL)損傷　493
　　前十字靱帯(ACL)損傷　492
　　治療方針　497
　　内側側副靱帯(MCL)損傷　489
　　複合靱帯損傷　494
膝窩筋　433
膝窩部嚢腫　529
指屈筋　195
指骨骨折　252
指伸展機構　196
指節間(IP)関節　191
指節癒合症　215
指尖―床間距離(F.F.D.)　303
指尖損傷　232
指尖部の解剖　229
指尖部切断
　　アルミホイル被覆療法　232
指尖部皺テスト　274
指背腱膜
　　骨性――　196
脂肪腫　527
脂肪肉腫　528
歯突起骨　21
色素性絨毛結節性滑膜炎　399, 468
軸圧損傷　50
軸椎　3
軸椎歯突起形成異常　21, 23
軸椎歯突起骨折　47
軸椎椎体骨折　48
斜指症　214, 215
斜頸　25
　　先天性筋性――　26
　　痙性――　26
　　リンパ性――　26
尺骨　121
尺骨遠位端骨折　232
尺骨管症候群　173
尺骨神経(手関節・手)　199
尺骨神経の走行　126, 170
尺骨神経管の解剖　280
尺骨神経管症候群　280
　　病型分類(津下・山河)　281
尺骨神経溝撮影　131
尺骨神経麻痺　126, 202
尺骨動脈　124
尺側皮静脈　87
手外筋　193
踵骨　533
踵骨傾斜角　570
踵骨骨折　590
　　Essex-Lopresti分類　590
　　joint depression type　590, 592, 593
　　tangue type　591, 592
踵骨骨端症　624
踵骨前方突起骨折　547
踵骨疲労骨折　547
踵骨棘　570, 572
踵腓靱帯　537
踵腓靱帯損傷　551

634 索引

手根管 190
　解剖図 191, 281, 282
手根管開放術(OCTR) 285
手根管症候群 242, 283
　浜田分類 285
手根骨 243
手根骨間関節症 288
手根骨骨折 244
手根中手(CM)関節 189, 190, 191
手根不安定症 247
手指関節の骨格 191
手掌腱膜 196
手内筋 193
手部の知覚神経
　固有支配領域 271
受動喫煙 174
樹枝状脂肪腫 470
終止伸腱 196
終糸 300
舟状骨 243, 533
舟状骨結節部骨折 594
舟状骨月状骨間(SL)靱帯 189
舟状骨月状骨間解離 246, 248, 251
舟状骨骨折 243, 244
　Herbert 分類 246
舟状骨骨折後偽関節 247
舟状骨体部骨折 594, 595, 596
舟状骨大菱形骨(STT)間関節症 288
舟状骨背側剝離骨折 594
舟状骨疲労骨折 594
重複神経障害 113, 115
小児ばね指 226
小児股関節脱臼
　徒手診察法 385
小児半月板障害 488
小児肘内障 152
小手筋 193
小菱形骨 243
小趾外転筋 537
小趾対立筋 537
掌側脱臼 260
掌側板 198
上位頸椎損傷 45
上衣腫 70, 73
上前腸骨棘 454
上腕回旋動脈 87
上腕筋 123
上腕骨 121
上腕骨外上顆炎 146
上腕骨外顆骨折 158, 159
上腕骨外顆骨折後偽関節 160
上腕骨近位端骨折 88
上腕骨骨頭 81
上腕骨内上顆骨折 160, 161
上腕骨顆上骨折 156
上腕二頭筋 123
上腕二頭筋長頭腱 84
上腕二頭筋長頭腱断裂 91
上腕二頭筋長頭腱腱鞘炎 99, 102
静脈(手関節・手) 198
伸筋腱 196
伸筋腱損傷 262, 267
　伸展機構構造 269
伸筋腱断裂
　Zone 分類 268
伸筋腱腱鞘第一区画 222

伸展回旋損傷 48
伸展損傷 48
深指屈筋腱 194, 265
深指屈筋腱損傷 201
深部知覚検査 307
深腓骨神経 541, 542
真菌性膝関節炎 461
神経・筋原性脊柱側弯症 318
神経支配(腰部)
　主要筋の──と髄節 305, 306
神経鞘腫 70, 1, 72, 527
人工股関節
　構造 416
　セメントレス── 416
　置換術 415
人工硬膜 74
人工腱 268
人工靱帯 609
靱帯(腰部) 299
靱帯(肘関節) 122
靱帯(頸部) 8
靱帯再建法 609
靱帯性腱鞘 194, 224, 266
靱帯損傷(膝関節) 489
　徒手検査 442

・ス

ズデック骨萎縮 628, 629, 630
ストレスX線写真撮影 200, 608
スプリング靱帯 540
スポーツ外傷 613
スワンネック変形 264
垂直性亜脱臼(頸部) 36, 37, 38
髄核 7, 297
髄膜腫 72, 70
杉岡式大腿骨頭回転骨切り術 418, 419, 422
鈴木式 rod 39, 40
砂時計腫 70

・セ

星状細胞腫 70, 73
正中索 196
正中神経(手関節・手) 199
正中神経(肘関節) 126
生理的腓骨近位部内反 450
石灰症 102
石灰性腱炎 88, 96
石灰沈着性腱炎 99, 101
脊索腫 75, 76
脊髄 10
脊髄・馬尾腫瘍 367
脊髄円錐部神経 300
脊柱管 6
脊柱管前後径正常値 6
脊柱管内骨片占拠率 341
脊柱後弯症 326, 317
　手術適応 325
　神経・筋原性── 318
　診断上の4つのポイント 320
　先天性── 318
　特発性── 317
　弯曲のパターンによる分類 319
脊柱洞神経 297
脊椎の形態異常 19
脊椎カリエス 32, 303
脊椎圧迫骨折

　脊椎骨粗鬆症による── 346
脊椎外傷 303
脊椎骨骨粗鬆症 362
脊椎腫瘍(腰部) 365, 368
　存在部位による分類 365
脊椎成長判定法(Risser の分類) 322
脊椎側弯症 323
仙骨関節炎 400
仙骨腫瘍(転移性) 313
先天性握り母指 226
先天性異常症候群 218
先天性筋性斜頸 26
先天性股関節脱臼 389, 391
先天性垂直距骨 563, 564
先天性脊柱側弯症 318
先天性側弯症の分類 318
先天性多発性関節拘縮症 213
先天性内反足 554
　Evans 法 560
　Lichtblau 法 560
　Ponseti 法 558
　外側列骨短縮術 560
　距骨，踵骨，舟状骨の関係 558
　後内側解離術 559
　後方解離術 559
　三角節固定術 562
　手術療法 558
　底側解離術 559
先天性反張膝 448
先天性膝関節脱臼 448
　Curtis の分類 448, 449
　Drehman の分類 448
先天性扼腕輪症候群 218
先天性橈尺骨癒合症 140, 141
先天性脛骨欠損症 553, 554
　単純X線写真分類(Jones) 553
先天性腓骨欠損症 555, 556
　単純X線写真分類(Achterman and Kalamchi) 555
先天性頸椎癒合症 25
先天的形態異常(手関節・手)
　Swanson 分類 204
尖端合指症 219
浅指屈筋腱 194, 201, 266
浅指屈筋腱損傷 201
浅腓骨神経 541, 542
潜在性脊椎破裂 326, 327
線維性骨異形成 522
線維性骨皮質欠損 523
線維輪 7
前下脛腓靱帯 537
前角 10
前距腓靱帯 537
前骨間神経麻痺 202
前十字靱帯(ACL) 430
前縦靱帯 8, 299
前縦靱帯骨化 310
前正中裂 10
前脊髄動脈 11
前足根症候群 544
前方 apprehension 徴候 95
前方亜脱臼(頸部) 36, 38
前方亜脱臼(膝関節) 448
前方引き出しテスト 442, 551
前方脱臼(膝関節) 448
前腕骨欠損 139

索 引 635

前脛骨筋腱 535
前脛骨動脈 540
前脛腓靱帯損傷 611
　　圧痛点 612
全指癒合症 209
剪断脱臼骨折 344

・ソ

爪下血腫 231
爪床損傷 231
僧帽筋 10,84
僧帽筋硬結 40
創外固定術 241
早期可動域訓練 162
総指伸筋腱断裂
　　関節リウマチ患者による――
　　　269
側索 196
側幅靱帯 197
側方屈曲損傷 50
側弯 317
側弯角の計測法(Cobb法) 321
足(縦)アーチ 535,536
　　truss mechamism 534
　　指標となる角度 549
足関節・足
　　可動域 545
　　解剖 533
　　診察 543
　　ストレスX線写真検査 551
　　捻挫時の圧痛点 607
　　不安定性 545
　　疼痛，圧痛部位と疾患 544
足関節果部骨折 575
　　AO Müller分類 575,577,578
　　Danis-Weberの分類 576
　　Lauge-Hansenの分類 576
　　外果骨折 579
　　後果骨折 579
　　手術療法 579
　　内果骨折 579
足関節外側靱帯損傷 606
足関節前方引き出しテスト 545
足関節捻挫 538
足根管症候群 544,626,627
足根中足関節脱臼骨折 598
足根洞症候群 627,628
足底挿板 566
足底反射 308
足底方形筋 537
足底腱膜 536
足底腱膜炎 573
足部
　　筋・腱 534
　　骨格 533
足趾の変形 567
足趾骨折 605
続発性(転移性)脊椎腫瘍 371

・タ

多指症 211
大孔症候群 19
大腿骨 427
　　骨盤とを結ぶ筋肉 378
大腿骨壊死 418
大腿骨骨頭壊死
　　X線写真像による壊死範囲の決
　　　定 419

　　帯状硬化像 418
大腿骨骨肉腫 524
大腿骨頭 375
大腿骨頭回転骨切り術(杉岡式)
　　418,419
大腿骨頭壊死症 381
大腿骨頭動脈 379
大腿骨頭靱帯 375
大腿骨頭頸部外側骨折 406
　　Evansの分類 406
　　観血的整復固定術 407
大腿骨膝蓋骨関節 440
大腿骨腓骨角(FTA) 438,439
大腿骨頸体角
　　内反股と外反股の―― 394
大腿骨頸部骨折 402
　　分類 402
大腿骨頸部内側骨折 403,404
　　Garden stage分類 403
　　観血的整復固定術 404
　　人工骨頭置換術 405
大腿骨顆間窩撮影法 508
大腿四頭筋 432,436
大腿四頭筋訓練 513
大腿神経伸展テスト 305
大腿神経痛 302
大腿動静脈 379
大腿二頭筋 432
大腿脛骨(FT)関節 427
大菱形骨 243
第1ケーラー病 621
第1中足趾関節 563
第2ケーラー病 623
第2肩関節 81,82,102
第2趾基節骨骨折 606
第5中足骨基部骨折 604
棚(膝蓋内側滑膜ヒダ) 466
棚障害 429,466
　　疼痛誘発テスト 445
単純X線写真読影上のポイント
　　(小児) 133
単純性股関節炎 399
単発性骨囊腫 521
短指症 217
短小趾屈筋 537
短母趾屈筋 536
短母趾伸筋 536
短腓骨筋腱 538
短趾屈筋 537
短趾伸筋 536
弾撥現象 436
弾撥指 224

・チ

知覚検査
　　深部―― 307
　　表在―― 305
　　複合―― 307
恥骨大腿靱帯 377
遅発性尺骨神経麻痺 144
中下位頸椎損傷 48
中指テスト 129
中手骨骨折 252,254
中手指節骨間(MP)関節 191
中心性股関節脱臼骨折 410
　　牽引法 411
中心性頸髄損傷
　　Schneider型 55

中節骨骨折 254
中足骨 533
中足骨骨折 602
中足骨疲労骨折 604
虫様筋 196,537
肘外偏角 122
肘関節
　　解剖 121
　　骨格 121
　　診察法 127
　　靱帯 123
肘関節をまたぐ筋群 124
肘関節脱臼 155
肘関節不安定性
　　検査法 133
肘関節部骨端線損傷 154
肘機能評価法(JOA) 138
肘屈曲位撮影 132
肘頭骨折 161,162
肘頭部皮下滑液包炎 150
肘内障
　　小児―― 152
　　整復法 153
肘部管形成術 174
肘部管症候群 127,170
腸腰靱帯 300
腸脛靱帯(ITT) 431
長胸神経 84
長母趾筋腱 535
長母趾伸筋腱 535
長趾屈筋 536
長趾屈筋腱 535

・ツ

つまみ動作(異常な) 202
椎間板 7,297
　　変性 298
　　力学的機能 298
椎間板ヘルニア 303
椎間板内圧
　　姿勢との関係 298
椎間板変性 312
椎弓 295
椎弓根 39,295
椎骨 3,295,297
椎体のすべり 310
椎体の不安定性 310
痛風 573
　　好発部位 573
使いすぎ症候群 471
槌指 196,262
　　腱性―― 196
槌趾 567
爪の剝離 231
爪損傷 232

・テ

デスモイド 527
テニス肘 147,148
手関節・手
　　圧痛部位と疾患 200,201
　　解剖 190
　　骨格 190
　　神経 199
　　診察法 200
　　靱帯構造(Berger) 197
　　先天的形態異常 204
　　単純X線像 190

636 索　引

疼痛誘発テスト　223
末梢神経損傷・障害　270
末梢神経の知覚支配域　202
手関節鏡視下手術　260
低側機構　563
定型的頸部椎間板ヘルニア　60
底側足根中足靱帯　540
底側立方舟靱帯　540
底側楔間靱帯　540
底側楔舟靱帯　540
底側楔立方靱帯　540
底側踵舟靱帯　539
底側踵立方靱帯　540
抵抗下手関節屈曲テスト　147, 148
抵抗下手関節伸展テスト　147, 148
抵抗下前腕回内テスト　147, 148
抵抗下中指伸展テスト　147, 148
転移性骨腫瘍　526
転移性脊椎腫瘍　30, 309
転移性頸椎腫瘍　77
殿筋反射　308

・ト

トラス構造　535, 536
徒手筋力テスト(MMT)　274, 304, 305, 385
徒手整復　153
凍結肩　99
糖尿病性足部潰瘍　546, 547
逃避性跛行　382
頭蓋―頸椎移行部　20
頭蓋―頸椎移行部奇形　19
頭蓋底嵌入症　21, 22
橈骨　121
橈骨・尺骨遠位端骨折
　Frykman 分類　235, 237
橈骨・尺骨遠位端骨折
　Gartland 分類　237
　Melone 分類　236, 237
　整復法　237
　斉藤分類　234, 237
橈骨遠位端骨折　232
橈骨月状骨間靱帯(RL)　197
橈骨手根関節　189, 190
橈骨舟状骨月状骨間靱帯(RSL)　197
橈骨舟状骨有頭骨間靱帯(RSC)　197
橈骨神経　124
橈骨神経(手関節・手)　199
橈骨神経管症候群　147, 149
橈骨頭骨折　163
橈骨頭脱臼　162
橈骨動脈　124
橈尺骨癒合症
　先天性――　141, 142
橈側側副靱帯(RCL)　197
橈側皮静脈　87
橈側列形成不全症　140
橈側列欠損　139
疼痛性跛行　382
疼痛発生部位(股関節)　385
疼痛誘発テスト(手関節)
　Finkelstein テスト　223
　岩原・野末の徴候　223
動脈(手関節・手)　198

動脈瘤様骨嚢腫　75, 522
動揺性肩関節　109
特発性関節出血　469
特発性骨壊死　435
特発性脊柱側弯症　317
特発性大腿骨頭壊死　417

・ナ

ナックルキャット　253
内側縦アーチ　533
内側上顆　164
内側側副靱帯(MCL)　122, 164, 429
　解剖　430
内側側副靱帯障害　150
内側側副靱帯損傷　164, 165
内側膝蓋大腿靱帯　431
内側楔状骨折　237
内反ストレステスト　442, 545
内反位　427
内反股　394, 395
内反手　140, 205
内反膝　427, 498
内反肘　143, 144
内反変形　438, 439, 449, 498
内分泌性骨粗鬆症　364
軟骨下骨骨硬化　499, 501
軟骨化生　465
軟骨芽細胞腫　519
軟骨骨片　476, 477
軟骨終板　7
軟骨軟化症の病態(Goodfellow)　512, 513
軟骨肉腫　525, 526
軟性墜下性跛行　383
軟部良性腫瘍　526
軟膜　10
軟膜下脂肪腫　70, 74

・ニ

二次性変形性股関節症　389, 392
二分靱帯　537
乳児股関節炎　397

・ネ

寝ちがえ　40

・ノ

脳脊髄液　10

・ハ

パーキンソン症候群　26
ハグランド病　570
ばね指　203, 224
　小児――　226
ハムストリング　432
ハムストリングタイトネス　513
パラテノン　569, 615
パンプバンプス　571
破裂骨折　339, 340
　屈曲―伸延損傷との合併損傷　341, 342
　分類(Denis)　339
馬尾・神経根
　椎骨との関係　301
馬尾腫瘍(神経鞘腫)　365, 367
馬尾神経　300
背側手根骨間靱帯(DIC)　197

背側楔間靱帯　538
背側楔舟靱帯　538
背側橈骨手根骨間靱帯(DRC)　197
背側踵立方靱帯　537
背椎 instrumentation　314
薄筋　432
半月板　431
　解剖　431
　損傷形態　482
半月板の形態分類　480, 481
　Smillie 分類　480
　天児分類　480
　渡辺分類　480
半月板移植術　487
半月板再建術　487
半月板障害
　手術法　486
　小児――　488
半月板石灰化症　504
半月板切除術　486
半月板損傷　478
　関節鏡所見　485
　機能解剖　478
　新鮮――　485
　陳旧性――　485
　徒手検査　441
半月板縫合術　487
半膜様筋　432
反射　307
反射性交感神経性ジストロフィー　117, 237, 243
反張膝　448
　先天性――　448
反復性肩関節前方脱臼　88
反復性肩関節脱臼　89, 111
反復性膝蓋骨脱臼　455
反膜様滑液包　429

・ヒ

ピアノキー症状　92
ヒアルロン酸関節内注入療法　502
ヒールカップ　572
ピロリン酸カルシウム結晶　505
皮下滑液嚢炎　564
皮下前方移行術　174
皮膚性合指症　209, 210
皮膚切開線(指)　230
皮膚知覚髄節(下肢)
　主要筋の神経支配と――　305, 306
跛行　382
非外傷性腱板断裂　99
非構築側弯　317
非骨化性線維腫　521
非定型裂手　208
腓骨　533
腓骨筋腱脱臼　611
腓骨近位骨端核　510
腓骨動脈　540
腓腹筋　433
腓腹神経　541, 542
膝くずれ現象　438, 453
膝下ギプス　614
肘周囲の神経　125
肘周囲の側副動脈　125
表在知覚検査　305, 306

索　引

・フ
瘭疽　228

・フ
フォルクマン拘縮　156,157,158
ブシャー結節　289
フライバーグ病　623
プラスチック包帯固定　602
プロカインテスト　94,99
不完全頸髄損傷　53
　　横断位分類　54
浮遊母指　205
複合知覚検査　307
分裂膝蓋骨　451
　　Saupe の分類　452

・ヘ
ヘバーデン結節　289,497
ペルテス病　420
　　Catterall 分類　422
　　病期別X線像　421
閉経後骨粗鬆症　364
閉塞性動脈硬化症　546,547
変形性関節症(手部)　287
変形性股関節症　381,413,414
変形性手関節症(橈骨手根関節)　287
変形性脊椎症(腰部)　310,357
変形性足関節症
　　原因　617
変形性膝関節症　434,439,497
　　Rosenberg の撮影法　497
　　X線写真　500
　　ヒアルロン酸関節内注入療法　502
　　関節内ステロイド剤注入療法　501
　　手術療法　502
　　治療体系　501
　　病期診断(Ahlbäck の方法)　497
　　臨床症状　498
変形性肘関節症　182,184
　　成因　183
扁平足　561

・ホ
ボタンホール変形　270,271
歩行障害　382
母指・小指化膿性腱鞘炎　228
母指 CM 関節症　288
母指形成不全　139
　　Blauth 分類　205
母指多指症　211,212
母指対立再建術　284
母趾 MTP 関節　573
母趾外転ストレッチ運動　566
母趾外転筋　536
母趾基節骨骨折　606
母趾内転筋　536
縫工筋　432

・マ
マットレス趾　567
マレット指　269
麻痺性尖足　562
巻き上げ構造　533
末節骨骨折　256
慢性関節リウマチ　439

・ム
無腐性壊死　586
鞭打ち損傷　42

・メ
メチシリン耐性ブドウ球菌　28

・モ
モアレ法　322
モートン病　628,629,630

・ヤ
矢状索　196

・ユ
ユーイング肉腫　75
癒着性関節包炎　99
有窓合指症　219
有頭骨　243
有鉤骨　243
有鉤骨骨折　245
指
　　神経損傷・麻痺見分け方　201
　　腱損傷の見分け方　201
　　伸展機構　268
　　切断　232
指関節靱帯損傷　260
指関節脱臼　260
弓状靱帯　431

・ヨ
腰髄・仙髄腫瘍　365
腰仙椎部靱帯　299
腰椎　295,297
　　仙椎，骨盤との位置関係　299
腰椎すべり症　352
　　国際分類　353
腰椎すべり症の程度分類
　　Marique-Tailard 法　353
　　Meyerding 法　353
腰椎圧迫骨折　337
　　整復法　339
腰椎横突起骨折　345
腰椎疾患
　　下肢の筋萎縮　303
腰椎疾患　302
腰椎椎間板ヘルニア　303,347
　　高位別症候　349
　　病型分類(Macnab　348
腰椎椎体　295,296,299
腰椎破裂骨折　313

腰椎部の解剖　295
腰椎分離・すべり症　356
腰椎分離症　296,352,354
腰椎変性すべり症　356
腰痛疾患
　　圧痛点　303
　　画像検査　308
　　臨床検査法　314
腰部筋・筋膜炎　335
腰部脊柱管狭窄症　358,360
　　国際分類　358
腰部椎間板症　352
翼状肩甲　91
横軸欠損　219

・リ
リウマチ脊椎炎　36
リウマチ頸椎炎　36
リスフラン関節　538
リスフラン関節脱臼骨折　598,599
　　Hardcastle 分類　600
リスフラン靱帯　538,598
リンパ性斜頸　26
離断性骨軟骨炎　177,506
　　好発部位　506
　　手術的治療　509
　　大腿骨顆間窩撮影法　508
　　病期分類　507
　　保存療法と限界　509
立方骨骨折　595
輪状靱帯　123,152
輪状靱帯脱臼　154
輪帯　377

・ル
ルシュカ関節　3,4
涙滴型つまみ　202
類骨骨腫　75,518

・レ
冷膿瘍　32
裂手症　207,208
裂手症候群　208

・ロ
ロッキング　224,225
老人性骨粗鬆症　363

・ワ
鷲手変形　194,271,272,275
弯曲異常(腰椎)　309
腕尺関節　121,122
腕神経叢　84,85
腕神経叢損傷　91
腕橈関節　122,123

英文索引

・A
A Müller 分類　575,576
acetabular labrum　375

ACL 関節　435
Adson test　113,114
AHI(acetabular-head index)　393

all in one piece　51,52
Allen test　282
amphotericin B　462
aneurysmal bone cyst　75,522

angular deformity 438
annulus fibrosus 7
anterior drawer 607
anterior drawer ratio 607
anterior drawer test 442
anterior knee pain 453,457,512
anterior longitudinal ligament 8,299
Anthonsen view 590
Apert 症候群 211
apprehension test 453,444
arachnoid 10
arcade of Frohse 126
armor plating 68
Arnold-Chiari malformation 19,24
arthrodiastasis 619
assimilation of atlas 21
astrocytome 70
ATD 385,386
atlanto-dental interval (ADI) 37
atlas 3
atolanto-dental distansce 20
axis 3

• B

Babinski 反射 308
balloon out lesion 75
Bankart lesion 111
Barlow click 385
Barlow 法 390
Barre-Lieou 症候群 43
basilar impression 21
benign chondroblastoma 519
Bennett 骨折 256
Bennett 病変 150
bilateral facet interlocking 48,49
Bimastoid line 20
Blauth 分類 140,205,206
Blount 病 439,449
  Langenskiöld の分類 450,451
  Levine らの鑑別 450
Boston brace 323,324
Brown-Sequard 症候群 54
Brown-Sequard 徴候 70
Buck-Gramucko の橈側化術 207
Bunnel 法 615
burst fracture 339
button hole deformity 270

• C

calcaneal pitch 546,570
calcinosis 102
Camitz 法 196,285
candle flame 68
cannulated hip screw (CHS) 404
carrying angle 122,127,143
cartilage endplate 7
cauda equina 300
CE (center-edge) 角 385,386,393,428
central slip 196
chair テスト 129
Chamberlain line 20

chiasma 195
Chinese finger traps 237,238,601,602,603
chip fracture 48
cholesterol cleft 469
chondral fracture 474
chondrosarcoma 524
Chopart joint 535
chordoma 75
Chrisman-Snook 法 609
claw finger deformity 171
claw hand 194,271,272
clay shoveler's fracture 50
clonus 308
closed reduction 法(石黒法) 261,262,264
CM 関節 191
  第2,3—— 289
Cobb 角 321,325
Codman 三角 524
Codman 体操 100,108
cold abcess 32
cold in hot 像 417,418
collapse 618
Colles 骨折 234,235,237
  外固定肢位 238
  不安定型――の判定基準 239
congenital clubfoot 554
congenital dislocation of the hip (CDH) 389
congenital longitudinal deficiency of the fibula 554
congenital longitudinal deficiency of the tibia 553
congenital muscular torticollis 26
congenital scoliosis 318
congenital vertical talus 562
continuous-passive motion (CPM) 461
conus medullaris 300
Cotrel 牽引法 324
Cotton-Loarder 肢位 238
Crepitus 徴候 94
cross finger test 172,173
cruciata 型麻痺 70
CUSA 74

• D

Das De 法 612
de Quervain 病 222
  岩原・野末徴候 223
demoid 527
Denis-Browne 型装具 558
digastric line 20
DIP 関節 194,201,262
DISI 変形 190
distal IP (DIP) 192,193
distal radioulnar joint (DRUJ) 189,257
distal realignment 457
DMA 角 565
dorsal tilt 238
double crush syndrome 173
double lesion neuropathy 113,115
drop arm 徴候 94,105
drop hand 271,272

dumbbell tumor 70
Dupuytren 拘縮 196,204,219,220
  Meyerding 分類 220
dura matter 10
Dwyer 法 560
DXA (dual-energy X-ray absorptiometry) 法 363
dynamic patella stabilizing brace 477
dynamic patellar compression brace 456
dynamic splint 164,167

• E

EB 463
Eden test 113,114
effusion 現象 95
Ehlers-Danlos 症候群 321
endoscopic carpal tunnel release (ECTR) 285
entrapment neuropathy 170,272
entrapment point 170
eoginophilic granuloma 75
ependymoma 70
Ewing sarcoma 75,526
extension block 436
extension block splint 261
extension lag 436
external rotation recruvatum test 443
extrinsic muscle 193

• F

Fanconi 症候群 206
fascial compression syndrome 150
fat pad sign 132,133,154
femoral nerve stretch test 304,305
femorotibial angel (FTA) 438,439
fibromatosis 220
fibrous band 170
fibrous cortical defect 523
fibrous dysplasia 522
filum terminale 300
finger escape sign 172,173
Finkelstein テスト 223
fish vertebra 310
flat foot 562
flconazole 462
fleck sign 598
flexion-distraction injury 341
flexion-rotation 343
flexor bursa 195
flick sign 283
flucytosine 462
foramen magnum syndrome 19
Forestier 病 (ASH) 67,310
Fowler-Philip 角 570
fracture dislocation of the hip 407
fracture of femoral neck 402
freezing phase 104
Froment's sign (徴候) 172,173,202,281

frozen phase 104
Frykman 分類 235,236,237
FT 関節 427,428,432
fungal arthritis of the knee jpint 461

• G
gamekeeper's thumb 197
ganglion 527
Gartland 分類 236
generalized osteoarthritis 497
giant cell tumor 75
giant cell tumor of bone 520
Gissane angle 592,593
giving way 438,442,453
gravity test 135
greater arc injury 248
Guyn 管 191,198,281
Guyson 管症候群 173

• H
Haglund's deformity 570
halo ring 52
halo vest 31,52
Halo 車椅子牽引法 324
Hangman 骨折 48
hard disc hernia 57
Hauser 法 477
Hawins 法 107
Hawkins sign 586,587
heel pad 572
height-index of Klaus 20
hemangioblastoma 70
hemangioma 75
hemiplegia cruciata 型麻痺 70
Herbert screw 245
Herbert 分類 246
Hill-Sachs lesion 111
himangioma 527
Hoffa sign 470
Hoffa 病 470
Hohmann 体操 566
Holt-Oram 症候群 206
Humphry 靭帯 479
HV 角 565
hypoplasia or agenesis of dens 21

• I
idiopathic necrosis of the femoral head 417
idiopathic scoliosis 317
iliofemoral ligament 377
impingement injection テスト 94,107
impingement syndrome 88,107
impingement 症候群 84
IM 角 565
inching technique 284
inferior and multidirectional instability 109
INH 463
Insall-Salvati 法 455
instability index 21,22
insufficiency fracture 435
intermittent claudication 358
interphalangeal(IP) 191
interspinous ligament 300

intervertebral disc 7,297
intra-focal pinnning 240
intrinsic muscle 193
IP 関節 191,193
ischiofemoral ligament 377

• J
Jefferson 骨折 46
jerk test(Hughston) 442,443, 436
JOA 137
JOA スコア 63
joint debridement 619
joint laxity 389

• K
Kanavel の四徴 227
Kapandji 法 240
Kemp test 304
King 変法 174
Kirner 変形 217
Kirshmyer 法 615
Klippel-Feil 症候群 19,26,321
KM 463

• L
laateral pivot shift test 437
Lachman test 442
Lasēge test 304,305
lateral band 196
lateral facet 428
lateral pivot shift test 442,443
lateral ulnar collateral ligament (LUCL) 166
Lechtman 分類 289290
Legg-Calve Perthes disease 420
lesser arc injury(Mayfield) 248
Lichtman 分類 290,291
ligament 8
liganentum mucosum 466,470
lipoma 527
localized epiphyseal dysplasia 509
locking 224,225,436,464,482
long arm splint 173
long brace 323,324
loose shoulder 88,92,109
Losee test 443
lower cervical spine 4
LT 靭帯 189,190
Luque rectangular rod 39
Luschka 関節 3

• M
M1M2 角 565
mabual muscle testing(MMT) 385
Maisonneuve 骨折 578
malignant fibrous histiocytoma 528
malignant fibrous histiocytoma of bone 526
mallet finger 196,262
mallet finger of bony origin 196
mallet finger of tendon origin 196
Marfan 症候群 213,321
Margel 法 40
Marique-Tailard 法 353
Mayfield の progressive perilunate instability(lesser arc injury) 249
McGregor line 20
McMurray test 441
McRae line 20
medical facet 428
Melone 分類 236
Melone 分類 236,237
meningioma 70
mesotenon 266
metacarpal boss 289
metacarpo-phalangeal(MP) 191
metaphysial-diaphysial angle (MDA) 450,451
Meyerding 分類 220
Meyerding 法 353
micro recess 551
micro tear 573
midcarpal joint 189
Mikulicz 線 438
Milwaukee brace 323,324
Moirē topography 322
Monttegia 骨折 162,163
Morley test 113
Morton's neuroma 629
MP 関節 191,192,194,197,203, 261
MRSA 28,459
MTP 関節 565,567
myeloma 75

• N
N.sinu-vertebralis 297
nerve root 11
neurilemoma 70
neurinama 70,527
neuromuscular scoliosis 318
no mans' land 195,265
non-ossifying fibroma 521
non-structural scoliosis 317
nucleus pulposus 7

• O
odd facet 428
open carpal tunnel release (OCTR) 285
Ortorani click 385
Ortorani 法 390
os odontoideum 21,23
Osborne 法 173
Osgood-Schlatter 病 471,510
　Blazina の膝蓋靭帯炎の分類 511
　好発年齢 510
osteoarhritis of the hip 413
osteoblastoma 75
osteochondritis dissecans 177, 506
osteochondroma 75,518
osteochondromatosis 399
osteochondrosis deformans tibiae 449

osteochondrosis of the
    capitellum　174
osteoid osteoma　75,434,519
osteolysis　416
osteophyte　310
osteosarcoma　75,523
overuse syndrome　471
O脚変形　449

・P

painful arc 徴候　93,105
Palumbo 型装具　456
Panner 病　178,174,175
　離断性骨軟骨炎との鑑別　176
paratenm　569
PAS　463
patella apprehension test　454
patella gliding test　454
patellar femoral grinding test
    444,445
pedicle　295
pedicle scew 法　344
pes eqinovarus　554
pes planovalgus　562
PF 関節　440,427,428
Phalen テスト　284
pia mater　10
pigmented villonodular
    synovitis(PVS)　399
pigmented villonodular
    synovitis(PVS)　468
pilon 骨折　580
PIP 関節　191,192,194,197,225,
    261,564
Pivot shift test　128,135
plaster-cast　52
plica synovialis suprapatellaris
    466
plica synovialis mediopatellaris
    466
ploca synovialis lateropatellaris
    466
PLRI(postero lateral rotatory
    instability) test
    128,135,153
polymerase chain reaction
    (PCR)法　35,334
Ponseti 法　558
posterior drawer test　442,494
posterior longitudinal ligament
    8,299
posterior sagging sign　440,494
posteriorlateral drawer test
    444
postero lateral rotatory
    instability(PLRI)　128,166,
    168
prediscal nucleus　68
proximal IP(PIP)　191
proximal realignment　457
pseudgout　504
pubofemoral ligament　377
pulley　194,266
pyogenic spondylitis　28

・Q

quadrilateral space　84,85,
    87,92

quadrilateral space syndrome
    90,92
Q 角　440,454,457,513

・R

radia tilt　238
radial bursa　195
radial tunnel syndrome
    147,149
radio-scapho-capitate(RSC)
    197
radio-scapho-lunate(RSL)　197
radiocarpal joint　189
Ranawat 値　37
rapidly destructive coxarthrosis
    (RDC)　423
RA 患者　36
RA 性肉芽　36,38
RA 頸椎　36,38
recurrent dislocation of the
    shoulder　111
Redlud-Johnell 値　37
redundant nerve roots　361
reflex sympathetic dystrophy
    (RSD)　117,237
reumatoid spondylitis　36
reverse posterior pivot shift
    test(Jakob)　444
RFP　463
Richard 病　327
rim enhancement　34
Risser の分類　322
Roos test　113,14
Rorando 骨折　255
rotation-friction test(慶大法)
    442
rotational acetabular osteotomy
    (RAO)　415
rotator cuff　82

・S

saggital band　196
Saltar-Harris 2 型　154
schwannoma　527
scoliosis　317
septic arthritis of the knee joint
    459
Sharp 角　385,386
shoulder-hand syndrome　117
Sinding-Larsen-Johansson 病
    471
sinus tarsi syndrome　626
skier's thumb　197
SLAC(scapholunate advanced
    collapse)　287
Slocum test　443
SL 靱帯　189,190
SM　463
Smith 骨折　235
snapping　436
soap bubble appearance　520
soft disc hernia　57,60
solitary bone cyst　521
SOMI　52
space available for the cord　21
spastic torticollis　26
speed テスト　102
speed 徴候　95

spina bifida occulta　326
spinal cord　10
starting pain　497
stener like lesion　261
straight-leg rasing(SLR) test
    304,305,456
structural scoliosis　317
sublimis test　266,267
subpial lipoma　70
Sudeck's atrophy　629
sulcus sign　109
sun-ray apperance　524
suprahumeral gliding
    mechanism　102
supraspinous ligament　300
Swanson 修飾分類　204,214,207
Swanson 分類　204,207,208
swimmer's position　50,51
synovial bursa　194
synovial osteochondromatosis
    464

・T

Tachdjian 式坐骨支持外転装具
    423
talar tilt angle　607
talipes equinovarus　554
talo-metatarsal angle　546
TAM(total active motion)　268
tangenital view　132
tangenitial osteochondral
    fracture　474,475,477
tarsal tunnel syndrome　625
tear drop fracture　48
tear drop sign　202
tension band wiring　161
tension sign　304
terminal tendon　196
TFCC　191
thawing phase　104
Thomsen's test　129,147,148
thoracic outlet syndrome　113
three column theory(Denis)
    337
thumb in palm　226
tibial plafond fracture　580
Tillaux 骨折　578
Tinel sign　127
Tinel 徴候　90,92,93,272,273
Tinel 様徴候　272,273,281
Tompson's squeezing test　615
torticolls　25
total hip replacement(THR)
    415
transverse ligament　375,479
triangular fibrocartilage
    complex(TFCC)　189,203,
    244,257
truss mechamism　535,536
tuberculous spondylitis　32
Tunnel view　446

・U

ulna plus variant　238
ulnar bursa　195
under arm brace　323,324
unilateral facet interlocking
    49,50,51

● V

valgus deformity　439
valgus stress test　442
varus deformity　438
vertebrae　3, 295
vertebral body　295
vertical facet　428
VISI 変形　190
volar plate　198

Volkmann 拘縮　156, 157, 158, 242

● W

Watson-Jones test　441, 442, 609
windlass machanism　535, 536
winking owl sign　309
Wright test　113, 114
wrinkled finger test　274
Wrisberg 型半月板　479
Wrisberg 靱帯　479

● X

X 線病型分類(三浪)　177

● Y

Yeagason テスト　102
yellow ligament　8, 300
Yergason 徴候　95

よく理解できる

整形外科診療の実際 Practical Orthopedics
よく理解できる頸・肩・腰・股・膝の診療【改訂増補】

ISBN4-8159-1719-1 C3047

1999年4月1日　　初版発行　　　　　　　　　　〈検印省略〉
2005年5月10日　　改訂増補発行

編　集　──　冨士川　恭　輔

　　　　　　　戸　山　芳　昭

発 行 人　──　松　浦　三　男

印 刷 所　──　日本写真印刷株式会社

発 行 所　──　株式会社　永　井　書　店

〒553-0003　大阪市福島区福島8丁目21番15号
電話大阪(06)6452-1881(代表)/Fax(06)6452-1882
東京店
〒101-0062　東京都千代田区神田駿河台2-10-6
（御茶ノ水Sビル7階）
電話(03)3291-9717/Fax(03)3291-9710

Printed in Japan　　Ⓒ FUJIKAWA Kyosuke & TOYAMA Yoshiaki, 1999

・本書の複製権・翻訳権・上映権・譲渡権・公衆送信権（送信可能化権を含む）は株式会社永井書店が保有します．
・JCLS　＜(株)日本著作出版権管理システム委託出版物＞
本書の無断複写は著作権法上での例外を除き禁じられています．複写される場合には，その都度事前に（株）日本著作出版権管理システム（電話 03-3817-5670，FAX 03-3815-8199）の許諾を得て下さい．